吞咽障碍评估与治疗

第2版

主　编　窦祖林

副主编　温红梅　万桂芳

编　者　（以姓氏笔画为序）

万桂芳	卫小梅	王　强	王玉珏	王如蜜
王亭贵	方素珍	叶　进	丘卫红	兰　月
刘晨佳	安德连	李　鑫	李小霞	李进让
李慧娟	何　萃	汪华侨	沈淑坤	张陈平
张毓蓉	陈　炳	陈　婷	陈建设	陈梅香
陈琼梅	招少枫	欧海宁	周宇麒	周惠嫦
郑　昊	郑丰平	郑从蓉	郝建萍	姜　丽
贺涓涓	贾福军	席艳玲	唐亚梅	唐志明
黄小燕	萧名彦	韩晓晓	惠艳娉	温红梅
谢纯青	窦祖林	廖贵清	戴　萌	

秘　书　韩晓晓　李鑫

人民卫生出版社

图书在版编目（CIP）数据

吞咽障碍评估与治疗 / 窦祖林主编 . —2 版 . —北京：
人民卫生出版社，2017
ISBN 978-7-117-24416-9

Ⅰ . ①吞⋯　Ⅱ . ①窦⋯　Ⅲ . ①吞咽障碍 – 治疗
Ⅳ . ①R745.105

中国版本图书馆 CIP 数据核字（2017）第 078727 号

| 人卫智网 | www.ipmph.com | 医学教育、学术、考试、健康，购书智慧智能综合服务平台 |
| 人卫官网 | www.pmph.com | 人卫官方资讯发布平台 |

吞咽障碍评估与治疗
第 2 版

主　　编：窦祖林
出版发行：人民卫生出版社（中继线 010-59780011）
地　　址：北京市朝阳区潘家园南里 19 号
邮　　编：100021
E - mail：pmph @ pmph.com
购书热线：010-59787592　010-59787584　010-65264830
印　　刷：北京顶佳世纪印刷有限公司
经　　销：新华书店
开　　本：787 × 1092　1/16　印张：44
字　　数：1071 千字
版　　次：2009 年 8 月第 1 版　　2017 年 5 月第 2 版
　　　　　2023 年 6 月第 2 版第 8 次印刷（总第 9 次印刷）
标准书号：ISBN 978-7-117-24416-9/R · 24417
定　　价：360.00 元

谨以此书献给不能食之愉悦的
吞咽障碍患者及为其辛勤工作的人们

内容简介

本书分为基础学、评估与治疗、并发症处理、与吞咽有关的常见疾病、科学研究五个部分,共二十二章。从正常吞咽的功能解剖学、临床生理学、病理学开始,全面阐述吞咽障碍的临床评估、仪器检查、治疗性训练、物理治疗及手术处理;由吞咽障碍引起的误吸和吸入性肺炎、营养不良等并发症的处理到食物的选择与调配、康复护理;此外,神经科、头颈-耳鼻喉科、呼吸科、消化科、儿科等常见吞咽障碍性疾病的临床评估及处理原则等均有介绍。

本书具有以下特点:①新颖:书中有许多内容是作者们在同步吸收国外先进技术基础上的大胆创新,如吞咽造影剂的调配,导管球囊扩张技术,说话瓣膜的应用,口腔感觉运动训练技术等;②实用:所介绍的技术与方法均来自于临床实践的凝炼,文字简练,辅以大量实拍照片,图文并茂,易学、易懂;③全面:围绕吞咽障碍这一临床症状,从功能结构到临床相关各科、各种疾病;从治疗到临床与应用基础研究均有涉猎,但重点突出;④编排形式独特:全书各章节既相互独立,又密切联系,互相呼应。每章开头列出焦点问题,引导读者带着问题阅读;每章结尾处有重点回顾,帮助读者复习;附录中有临床常用的记录表及病例分享,帮助强化学习效果;此外,书中有大量参考文献,供有兴趣和能力的读者查阅原文。

本书约100万字,近600幅彩色插图,一些视频材料通过手机扫二维码供学习者随时随地观摩,这些从内容到编排形式上的一系列创新,旨在努力打造一部精品。本书涉及临床各个学科,适用面广泛,是从事吞咽障碍评估与治疗的各科临床医生、护士、治疗师必备的工具书,也是在读研究生、在校大学生的参考书和学习辅导用书,更是患者及家属的良师益友。

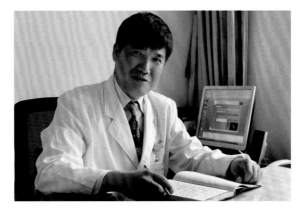

窦祖林，男，教授、主任医师、博士生导师，中山大学附属第三医院康复医学科主任。

窦祖林教授30余年来一直从事临床医疗、教学与科研工作。在功能性吞咽障碍的评估与治疗、肉毒毒素注射治疗肌痉挛、脑损伤后的运动及认知障碍康复等方面经验丰富，特别在神经性吞咽障碍领域的诊治水平在国内处于领导地位，在国际享有盛誉。作为中国吞咽障碍领域首席专家，多次应邀赴美国、日本、欧洲、韩国、中国台湾等国家和地区进行学术交流，此外，B超引导下肉毒毒素注射治疗各种痉挛技术在国内也处于一流水平，用这些创新性治疗技术，造福了大量患者。

窦祖林教授领导的科研团队先后获得国家自然科学基金18项，其中窦祖林教授本人作为项目负责人主持国家自然科学基金面上项目3项；此外，获国家科技部国际合作课题，国家科技部科技支撑计划项目，广东省自然科学基金，广东省教育部产学研项目，广州市重大科研项目等课题60余项；发明实用新型专利10余项；《导管球囊扩张术在吞咽障碍中的应用》获2014年广东省政府科学技术奖励三等奖；主持《中国吞咽障碍评估与治疗康复专家共识（2013版）》编写，主编《实用瘫痪康复》《痉挛：评估与治疗》《吞咽障碍评估与治疗》《作业治疗学》等专著8部，均由人民卫生出版社出版；副主编、参编专著、教材20余部。在国内外专业杂志以第一作者或通讯作者发表论文110余篇，其中SCI收录全文15篇，摘要收录12篇。

目前兼任中国康复医学会脑血管病专业委员会副主任委员，广东省康复医学会会长，广东省康复医师分会常务委员，《中华物理医学与康复杂志》副总编辑、常务编委或编辑委员。曾任中华医学会物理医学与康复学分会常务委员，广东省医学会物理医学与康复学分会主任委员。

主要作者简介

（按章次顺序）

窦祖林
学历:香港理工大学康复科学系　博士
现职:中山大学附属第三医院康复医学科　教授 / 主任医师

兰月
学历:中山大学附属第三医院康复医学与理疗学　博士
现职:广州市第一人民医院康复科　主任医师

唐志明
学历:日本东北大学康复医学　博士
现职:中山大学附属第三医院康复科　主治医师

汪华侨
学历:中山大学解剖学　博士
现职:中山大学解剖学教研室　教授

惠艳娉
学历:西安交通大学生理学　博士
现职:西安交通大学第二附属医院康复医学科　主治医师

丘卫红
学历:中山大学公共卫生　硕士
现职:中山大学附属第三医院康复科　主任医师

廖贵清
学历:四川大学华西口腔医学院口腔颌面外科　博士
现职:中山大学附属口腔医院口腔颌面外科　教授 / 主任医师

席艳玲

学历:新疆医科大学神经病学　博士

现职:新疆医科大学第一附属医院康复医学科　副教授/副主任治疗师

万桂芳

学历:中山大学康复治疗学　学士

现职:中山大学附属第三医院康复科　副主任语言治疗师

陈婷

学历:复旦大学上海医学院耳鼻咽喉科学　博士

现职:福建省立医院耳鼻咽喉科　副教授/副主任医师

陈炳

学历:江西中医药大学中医临床基础　硕士

现职:浙江中医药大学附属温州中医院康复科　主任医师

卫小梅

学历:中山大学附属第三医院康复医学与理疗学　博士

现职:中山大学附属第三医院康复科　主治医师

谢纯青

学历:中山大学康复治疗学　学士

现职:中山大学附属第三医院康复科　主管语言治疗师

温红梅

学历:中山大学附属第一医院神经病学　博士

现职:中山大学附属第三医院康复科　主任医师

李鑫

学历:中山大学康复治疗学　学士

现职:中山大学附属第三医院康复科　主管作业治疗师

周惠嫦

学历:长江大学临床医学　学士

现职:佛山市第一人民医院康复医学科　主任技师

郑丰平

学历:中山大学附属孙逸仙纪念医院消化病学　博士

现职:中山大学附属第三医院消化内科　主任医师

叶进

学历：中山大学附属第三医院耳鼻咽喉科学　博士

现职：中山大学附属第三医院耳鼻咽喉头颈外科　主任医师

姜丽

学历：中山大学附属第三医院康复医学　博士

现职：中山大学附属第三医院康复科　副主任医师

张陈平

学历：上海交通大学医学院口腔颌面外科　博士

现职：上海交通大学医学院附属第九人民医院口腔颌面头颈肿瘤科　教授 / 主任医师

沈淑坤

学历：上海交通大学医学院口腔颌面外科　博士

现职：上海交通大学医学院附属第九人民医院口腔颌面 - 头颈肿瘤科　主治医师

李进让

学历：中国协和医科大学、中国医学科学院肿瘤医院头颈外科　博士

现职：中国人民解放军海军总医院全军耳鼻咽喉头颈外科中心　教授 / 主任医师

王如蜜

学历：中南大学公共卫生学院流行病学　硕士

现职：中南大学湘雅二医院康复医学科　主管语言治疗师

陈建设

学历：英国利兹大学食品科学　博士

现职：浙江工商大学食品与生物工程学院　教授

安德连

学历：新乡医学院护理学院护理学　学士

现职：中山大学附属第三医院康复科　主管护师

李慧娟

学历：中山大学护理学院护理学　在读博士

现职：中山大学附属第三医院神经内科　主管护师

周宇麒

学历：中山大学附属第一医院呼吸病学　博士

现职：中山大学附属第三医院呼吸科　副主任医师

王强

学历：青岛大学附属医院神经病学　硕士

现职：青岛大学附属医院康复医学科　教授

欧海宁

学历：广州中医药大学中医内科学　博士

现职：广州医科大学附属第五医院康复科　主任医师

唐亚梅

学历：中山大学孙逸仙纪念医院神经科　博士

现职：中山大学孙逸仙纪念医院神经科　教授 / 主任医师

张毓蓉

学历：亚洲大学长期照护研究所　硕士

现职：台湾省中山医学大学附设医院复健科　讲师 / 语言治疗师

郝建萍

学历：美国俄亥俄大学言语语言听力系　博士

　　　美国言语语言听力协会认证治疗师

现职：美国北卡罗来纳中央大学沟通障碍系　教授 / 系主任

贾福军

学历：湖南医科大学精神病与精神卫生学　博士

现职：广东省人民医院广东省精神卫生中心　教授 / 主任医师

招少枫

学历：中山大学康复医学与理疗学　博士

　　　美国约翰霍普金斯大学医学院　在读博士后

现职：苏州大学附属第一医院康复科　副主任医师

王亭贵

学历：台湾大学医学系　学士

现职：台湾大学医学院附设医院复健医学部　教授

方素珍

学历：第三军医大学临床医学　学士

现职：南方医科大学珠江医院儿科　副主任医师

第 2 版序

　　1992 年,也就是 25 年前,我和广东某个城市中心医院的同道们共同抢救一位澳门的富商,他患有急性坏死性胆囊炎伴感染性休克及多器官衰竭。经过了 60 多天的抢救,他的病情稳定了,气管切开的导管也拔除了。就在拔除的第二天,护士给他喂食,没想到吃第一口后就出现呛咳及呼吸急促,次日出现发热,经过检查发现其产生严重的吸入性肺炎。由于患者全身很虚弱,此后病情急转直下,尽管进行全力抢救,患者在一个月后还是宣告不治。这件事情给我的教训极深,后来我在抢救这类患者时,特别是长期气管切开或气管插管,拔管以后非常注意采用鼻饲管进食或干脆进行胃造瘘,并不懂得如何培养及锻炼患者的吞咽功能。

　　近 3 年前,我们抢救了一位肺癌手术后反复出现肺栓塞、气胸、心力衰竭及胃穿孔的患者,其间他多次病危。经过一年多的抢救及监护,患者生命体征逐渐稳定了,但存在的最大问题就是不能自主进食。我想起了中山大学附属第三医院康复医学科的窦祖林教授,并请他为这个患者会诊。窦教授对患者的处理,包括对患者吞咽功能的评估、训练方法及食物增稠剂的调配,使我懂得,吞咽困难及治疗是一门大学问。吞咽障碍是重症患者、神经肌肉疾患、脑卒中患者常遇到的问题。由于吞咽障碍造成的一次吸入性感染就可导致严重的后果,甚至前功尽弃。国内不少知名的大医院医生对吞咽困难的评估和处理的知识所知甚少,一旦遇到这样的情况往往采用胃造瘘的方法来维持生命。当我对吞咽困难这个课题有了更多了解时,才知道通过评估、治疗、培训、调整食物黏稠度等办法可以使众多的患者恢复其吞咽功能。

　　怀着兴奋的心情,阅读了窦祖林教授所写的《吞咽障碍评估与治疗》一书,窦祖林教授的团队从吞咽功能的解剖、生理、病理生理、吞咽障碍的临床评估,包括影像学检查和其他检查,临床治疗的决策,治疗性训练、电刺激治疗及手术治疗、康复护理等方面全面地阐述了吞咽障碍的治疗和康复理念及技术,还从调整食物黏稠度及营养的角度来提高患者吞咽功能。此外,作者还从误吸、神经疾病、头颈部疾病、胃食管反流等方面分别叙述吞咽障碍的特点及处理。值得关注的是,本书还特别叙述长期气管切开患者如何恢复语言功能的技术。全书内容丰富且实用,是值得多个学科医生学习的参考书。

　　我对以窦祖林教授为首的作者团队的辛勤劳动表示尊重和钦佩。本书的出版，必然会对多个学科遇到的吞咽困难患者的评估和治疗提供有价值的知识及指导，也深信本书将为跨学科的交流与研究发挥重要桥梁作用。

中国工程院院士

2017 年 3 月于广州

第 1 版序

进食是生存的必需。然而由于脑卒中、颅脑外伤、口咽、喉肿瘤术后等多种原因不能进食的患者,常因吞咽困难导致误吸、吸入性肺炎、营养不良等严重后果,造成个人生存危机,也给家人带来巨大的困难与负担。

在美国等发达国家,一些大型医院都有吞咽医学中心专门处理这种涉及临床多个学科的吞咽障碍。在我国,近年来对吞咽障碍的评估与治疗日益受到重视,但迄今未建立专门的吞咽医学中心,有关这方面的中文专业书籍、文献也如凤毛麟角。

窦祖林教授勇为人先,主编了《吞咽障碍评估与治疗》一书,内涵丰富,不仅有大量新知识、新理论介绍,更多内容则是来自于作者多年的临床实践,是经验的总结与提炼,并非国外同类著作的翻版。通览全书,我印象深刻的有如下两点。

1. 重点突出,全面兼顾 窦祖林教授在此书中围绕脑卒中等神经疾病吞咽障碍这个临床研究的热点问题,用了大量篇幅,从吞咽功能解剖学、吞咽生理学、病理学、临床评估、仪器检查、行为治疗、康复护理、手术处理等给予了多层次、重点阐述。除神经科疾病外,吞咽障碍还涉及脑外科、头颈-耳鼻喉科、肿瘤介入放射科、消化科、呼吸科、儿科、老年病科等多个专科的疾病,本书对评估与处理上等内容均有非常专业的介绍。

2. 新颖实用,创新务实 书中有许多内容是在临床实践基础上的创新。导管球囊扩张技术就是窦教授本人在导管应用基础上的创新,成为治疗环咽肌失弛缓症的"锐利武器",是一项非常值得推广的适宜技术。吞咽造影剂的调配,既能充分显影,又符合正常食物状态,同时还适合国人口味,主编进行了大胆改革,并将其成功经验毫无保留地介绍给读者。本书还图文并茂地详细介绍了说话瓣膜的应用,而目前中文期刊尚少见。在本书中这种新颖实用的专业技术实例不胜枚举,相信读者可以从中学到详细实用的专业技能。本书讲述技术与方法时层次分明、条理清楚,并配有大量实拍图片,易学易懂。

5年前,当《痉挛:评估与治疗》出版时,我欣然应允作序。本书是其姊妹篇,可以看出是窦祖林教授及其所领导的团队极力打造的又一精品之作,是该科在此领域所做的临床及研究的成果,本书更具实用性、指导性。希望窦教授的团队继续实践,不断创新,为中国的康复医学事业做出新的贡献。

世界卫生组织康复培训与研究合作中心主任

南登崑

2009 年 3 月于武汉

第2版前言

自从《吞咽障碍评估与治疗》2009年8月问世以来，又走过了8个年头。到2013年底，市面上本已无正版书可购买，但广大读者包括吞咽障碍患者与家属仍有大量需求，忽然间"洛阳纸贵"。于是，在淘宝网上出现了盗印、翻印之作。保守估计，正版加盗版发行数已近上万册。此书如此受欢迎，我始料不及。但转念一想，"十年怀胎，一年分娩"的经历应该受到如此礼遇。这期间，人民卫生出版社也联系我，希望重印此书，但我认为这几年我国在吞咽障碍领域新理论、新知识、新技术发展太快，我必须修订以全新的面貌呈现。其一，旨在奉献新的"美食"；其二，为打击盗版做点实际工作。在各位编者的努力下，在人民卫生出版社的大力支持下，《吞咽障碍评估与治疗》(第2版)历时一年的辛勤劳动，在"第五届中国吞咽障碍高峰论坛"开幕之际终于与国内外与会者见面了。

全书共由二十二章组成，100万字左右，可谓鸿篇巨制。与第1版相比，这次修订不仅在保留的原章节内容上作了大幅度增加，还调整了一些章节，包括把吞咽障碍仪器检查拆分为吞咽障碍影像学与非影像学检查两章，吞咽障碍的非手术治疗拆分为吞咽障碍的治疗性训练和吞咽障碍的电磁刺激治疗两个部分；把食物的选择与调配、其他疾病相关症状与吞咽障碍等独立成章；为加深读者对吞咽障碍临床与基础研究的兴趣，我们特设了"吞咽障碍的科学研究"，介绍了我所在的团队、国内外同仁所做的大量研究设计与工作。

综上所述，本书围绕吞咽障碍在内容上涉猎广泛，几乎覆盖各临床学科，具有如下几个鲜明特点：①新颖：书中有许多内容是作者们在同步吸收国外先进技术基础上的大胆创新，如吞咽造影剂的调配、导管球囊扩张技术、吞咽说话瓣膜的应用、口腔感觉运动训练技术等；②实用：所介绍的技术与方法均来自于临床实践的凝炼，文字简练，辅以大量实拍照片、视频，图文并茂；③全面：围绕吞咽障碍这一临床症状，从功能结构到临床相关各科、各种疾病；从治疗到应用基础研究均有涉猎；④易学：本书采用彩色印刷，成本虽略有提高，但诸如一些误吸、滞留、残留，染色检查的影像学、手术截图更加一目了然，让读者更容易学习与领会。此外，书中有大量视频资料植入，借助融合技术，这些视频材料通过二维码手机扫描，读者可随时随地观摩，也提供了更多直观的学习机会。

参加本书修订的作者队伍也可谓阵容强大，除基本保留原书编者外，为确保本书质量，还特别邀请了与吞咽相关的耳鼻咽喉科、口腔颌面外科、头颈外科、消化科、呼吸科的专家参与编写，其中不乏海外专家的撰稿。近几年，他们在相关学科为吞咽障碍的评估与临床处理积累了丰富经验，他们的成果理应与各位同道分享。

本书在修订的过程中，得到中国工程院院士钟南山教授的大力支持，他多次鼓励我，吞咽障碍临床与研究大有可为。上海交通大学医学院附属第九人民医院口腔颌面外科巨匠张陈平教授、中山大学附属光华口腔医院口腔颌面外科大师廖贵清教授、中国人民解放军海军总医院全军耳鼻咽喉头颈外科中心主任李进让教授、海外留学归来的福建省立医院耳鼻咽喉科陈婷博士等都积极参与此书的撰写，他们的上乘之作、精美图片与视频为本书增添光彩，为打造精品奠定了基础，在此向他们以及所有为此书奉献的编者们致以诚挚的谢意。

借本书修订再版之际，我还要特别感谢中山大学附属第三医院康复医学科这个朝气蓬勃的集体，我所率领的团队。自 1995 年建科以来，我们牢记"重点、实干、合作、创新"的理念，科室不断发展壮大，特别是吞咽障碍的临床与科学研究如今在国内已占一席之地。我的内心对我的团队每一位成员都始终怀着一颗感恩之心，感谢他们与我一路前行。

希望此书的出版发行，对提高我国吞咽障碍的临床诊疗与科学研究水平贡献绵薄之力。

窦祖林

2017 年 3 月于广州

第 1 版前言

将本书的问世比作"十年怀胎,一年分娩"一点也不为过。这意味着一本好书,需要长时间的临床经验的积累,充分的收集资料,从中也可窥见锻造精品之作,实属不易。

回顾 10 年来,我对吞咽障碍的认识由知之甚少到成为吞咽障碍患者信赖的专家,在业界有一定知名度,其中经历了 3 个重要发展阶段。借此书出版之际,把我在此领域的渐进性学习过程,献给各位读者,并与同道们分享。

初学入门 1998 年伊始,香港九龙医院职业治疗部经理郑吴倩华女士每逢周末总是带着 3~5 个同事,自愿义务地来我科传经授业,除教会我们制作压力衣、矫形器外,我们还从职业治疗师张秀娴小姐那里,学到了吞咽障碍的评估与治疗技术。她很专业地为我们科室同仁讲授有关吞咽障碍的理论,示范口颜面功能评估,为吞咽障碍者做冰刺激治疗,给予喂食评估与进食技巧指导等。在她们的推动下,我专门安排了一位治疗师在康复科内开展这项工作。同年 5 月份,在庐山召开的全国首届康复治疗会议上,我有幸结识了当时在北京中日友好医院工作的大西幸子小姐。在游览庐山瀑布的路上,由于我的殷勤照顾,我们成为了好朋友。在交往中,我从她那里也学到了不少吞咽障碍知识与技能,并获得了不少吞咽障碍文献,特别是她赠送的中文著作《摄食-吞咽障碍康复实用技术》,是我初期从事吞咽障碍临床工作的良师益友。这本书应是中国的第一本有关吞咽障碍的中文书籍,以至于大西幸子回到日本后很长时间我们还有通信联系。

抓住机遇 2005 年 3 月,在香港举办了一个吞咽障碍学习班,主讲人是当时美国俄亥俄州克里夫兰大学医学院吞咽医学中心主任、美国著名的言语语言病理学家 Fred 博士。我当时正在香港理工大学康复科学系攻读博士学位,当获得这个信息时,我毫不犹豫注册参加了这个学习班。尽管这个学习班主要讲授 Fred 女士潜心研制的 VitalStim 电刺激治疗仪治疗神经性吞咽障碍,但作为一个医生,我十分关注吞咽造影检查在评估吞咽障碍中的应用。同年 8 月份,在北京普康科健医疗设备有限公司贾树利经理的帮助下,我特别邀请 Fred 女士专程来广州,进行了一次香港学习班的课程。记得在广州学习班前,我们按照 Fred 博士的要求,预约了几位患者,并请她到病房中挑选 2 位作为教学示范。在康复科病房检查患者时,她认为我们挑选的患者都需要进行扩张治疗,这给我留下了深刻的印象。这次学习班之后,我们的吞咽障碍诊疗水平获得了质的飞跃,在持续几年的临床评估与治疗的基础上,我们与放射科、耳鼻喉科合作,开展吞咽造影检查、纤维喉镜检查,客观评价每位吞咽障碍患者。在吞咽造影中,我发现许多脑干病损、鼻咽癌放射治疗后的患者食管入口环咽肌不开放,于是我主动向本书的另一位作者,当时在我院工作的耳鼻喉科谢民强教授请教,利用导尿管的球囊,创新性扩张治疗环咽肌失弛缓症,并获得了显著效果。与此同时,神经肌肉电刺激治疗吞咽障碍在我科也开展得有声有色、卓有成效。在此后几年不同专业的会议及学习班上,我们与同行分享治疗神经性吞咽障碍的临床经验与体会。经不断改进,导管球囊扩张现已成为治疗环咽肌失弛缓症的首选方法。

学习提高　2008年1月份,在美国北卡罗来纳中央大学语言治疗学系郝建萍副教授的安排下,作为访问学者,我应邀赴美国杜克大学和北卡罗来纳州立大学进一步研修吞咽障碍评估与治疗。与美国同行一起在放射科进行吞咽造影评估时,我对吞咽造影剂的使用又有了更新的认识。回国后,我们主动放弃了用碘水作为造影剂,改用国产的硫酸钡干粉,用不同食物调配成硫酸钡混悬剂。实践证明,造影效果优良。在美国期间,佛罗里达州奥兰多市举办了一个"气管切开与吞咽障碍,语言治疗师应该知道的问题"的学习班。怀着强烈的求知欲,我自费从北卡罗来纳州乘坐14个小时的火车,参加了这个为期4天的学习班。在学习班上,美国匹兹堡大学吞咽医学中心主任Gross RD博士讲授的长期不能拔除气管套管患者安装说话瓣膜的讲座,使我受益匪浅。说话瓣膜不仅能让患者立即说话,还具有改善吞咽功能、恢复喉和上气道中的气压和气流等多方面作用。迄今为止,我已在多个气管切开后长时间不能拔除气管套管的患者身上安装了这种瓣膜,均大获成功。2008年11月,Gross博士应我之邀,在广州举行的第10届全国物理医学与康复学会议上,向中国同行就此课题做了一个专题发言,引起了国内不少同行们的浓厚兴趣。在美国期间,另一件事也让我难以忘怀,应郝建萍副教授邀请,我站在北卡罗来纳中央大学交流障碍系讲台上,为全体研究生、老师作了"导管球囊扩张治疗环咽肌失弛缓症"的专题讲座,长达2小时的英文报告结束时,全场报以热烈的掌声,不仅美国同行对这一治疗技术赞不绝口,在这个语言交流障碍系我的英语表达一点也没有障碍,为我的美国之行画上了圆满的句号。

时间飞逝,10年弹指一挥间。我在发展吞咽障碍评估与治疗中所走过的路程,至今仍历历在目,对前文述及的中外同仁们所给予的帮助与指导我一直铭记于心,怀着一颗赤诚的感恩之心,再次向她们表示衷心的感谢。

在美国交流性学习期间,另一收获就是孕育了该书的雏形。除工作之外,利用美国先进的信息资源,我如饥似渴地查阅了大量吞咽障碍方面的文献,2008年3月,在全美吞咽障碍研究协会举行的第十六次全国年会上,我有机会涉猎了多部吞咽障碍最新专著,这促使我决心写出一本中文版专业书籍的欲望与冲动日益强烈。2008年3月17日,当我结束美国的学习与访问,在返回国内的美国西北航空公司客机上,结合我多年的临床积累与思考,《吞咽障碍评估与治疗》这部书的架构与腹稿已在我的心中孕育成熟了。

众所周知,吞咽障碍评估与治疗通常采用小组工作模式,本书从构思到出版问世,历时一年,同样也离不开团队的合作。没有中山大学医学院解剖学教研室汪华侨教授,现南方医科大学珠江医院耳鼻喉科主任谢民强教授,儿科方素珍副主任医师,广州市第一人民医院呼吸科曾军教授,中山大学附属第三医院放射科王晓红副主任医师等不同学科的专家们加盟,全方位高质量的向读者们呈现一部上乘之作是难以想象的。

除感谢他们的大力支持外,我工作的康复科,这个朝气蓬勃的团队中的成员们也为此书的编纂工作付出了艰辛的劳动。在这个团队中,主管语言治疗师万桂芳,经过10年的历练,已成为名副其实的吞咽障碍治疗专家。在此书的编写过程中,她提供了大量临床第一手资料和宝贵的资料图片。丘卫红、胡昔权、温红梅、兰月、欧海宁等几位副主任医师也各自承担了一些章节的编写任务。远在美国得克萨斯州立大学附属医院康复科工作的师妹李海燕副教授，美国北卡罗来纳中央大学语言治疗学系郝建萍副教授也参加了此书的编写，并给予了许多中肯的反馈意见。姜丽、潘胜桂、何萃、蒋瑞姝、郑海清、方杰、罗子芮等几位研究生为本书案头资料的准备做了许多有意义的工作，在此一并致谢。我还要特别感谢李鑫治疗师，本书配图、文字编排等大量技术处理工作均由他协助完成，正由于他的无偿奉献，加快了此书的面世。

最后，我应向我的爱妻郑重地说一声"谢谢"！多年来她在身体健康欠佳的状况下，无怨无悔地照顾我，让我全身心地投入我所挚爱的事业与工作。

窦祖林

2009 年 3 月 10 日于广州

目　录

目　录

第一章 概 述

焦点问题

1. 吞咽障碍的概念及分类。
2. 吞咽障碍的并发症有哪些?
3. 在疾病的不同阶段、不同环境下,吞咽障碍患者处理有何不同?
4. 吞咽障碍治疗团队成员的组成,其中语言治疗师的职责是什么?
5. 吞咽障碍对患者生活质量的影响。

第一节 基 本 概 念

一、定义

吞咽(swallowing)是指人体从外界经口摄入食物并经食管传输到达胃的过程,是人类最复杂的行为之一。吞咽障碍(dysphagia,deglutition disorders,swallowing disorders)是由于下颌、双唇、舌、软腭、咽喉、食管等器官结构和(或)功能受损,不能安全有效地把食物由口送到胃内的一种临床表现。由此可见,经口到胃的通道中,任何疾病均可引起吞咽障碍,如口咽腔、食管肿瘤等占位性病变,化学性烧灼伤,神经系统疾病,咽肌无力等。广义的吞咽障碍概念应包含认知精神心理等方面的问题引起的行为和行动异常导致的吞咽和进食问题,即摄食吞咽障碍。本书主要讨论的是狭义的吞咽障碍,行为和行动异常导致的摄食障碍暂不列入本书讨论范围。

吞咽障碍尚无准确定义,一般应符合下列标准:①食物或饮品从口腔输送至胃部过程中出现问题;②口腔及咽喉肌肉控制或协调不灵而未能正常吞咽,引起营养不良;③食物误入气管,引起反复肺部感染、吸入性肺炎。

在人类的日常生活中,进食和吞咽是人类个体生存的本能和味觉美感的享受。吞咽障碍的出现,不仅会损害健康,甚至可导致吸入性肺炎或因大食团噎呛致死等严重后果。文献资料显示,美国 60 岁以上,一般状况显示正常的老年人中,约 50% 有不同程度的吞咽障碍。美国因吞咽障碍噎呛致死者每年超过 1 万人。我国的资料显示,吞咽障碍的发病率和并发症等情况与国外资料相近似。

由于人类寿命的延长和疾病伤害的增加,包括咽和食管功能异常及结构性病变所致的吞咽障碍的发生率日益增高,其评估和治疗已成为医疗界甚至全社会的一项重大责任,同时也是医学中的新热点。

二、分类

（一）按有无解剖结构异常分类

依据解剖功能结构的变化情况,吞咽障碍可分为神经性吞咽障碍和结构性吞咽障碍两类。

1. 神经性吞咽障碍　当吞咽障碍是由神经性疾病所致时,称为神经性吞咽障碍。目前临床上最常见、研究最多的是脑卒中后的吞咽障碍,本书将用大量篇幅介绍有关的评估和治疗。此类型的吞咽障碍解剖结构没有异常,属于口咽、食管运动异常引起的障碍。多由中枢神经系统及末梢神经系统障碍、肌肉病变等病理因素所致。包括:①中枢神经系统疾病,如脑卒中、帕金森病、放射性脑病、脑外伤、第四脑室肿瘤、脑干或小脑病变(卒中、外伤、炎症或肿瘤)、脑瘫、手足口病脑干脑炎、舞蹈病、脊髓灰质炎累及球部、严重认知障碍或痴呆等。②脑神经病变,如多发性硬化、运动性神经元病、吉兰-巴雷综合征等。③神经肌肉接头疾病,如重症肌无力、肉毒毒素中毒、Lambert-Eaton 肌无力综合征。④肌肉疾病,如多发性肌炎、硬皮病、代谢性肌病、张力性肌营养不良、环咽肌痉挛、口颜面或颈部肌张力障碍、脊髓灰质炎后肌萎缩等。

2. 结构性吞咽障碍　是口、咽、喉、食管等解剖结构异常引起的吞咽障碍。常见有:吞咽通道及邻近器官的炎症、损伤或肿瘤,头颈部的肿瘤,外伤手术或放射治疗(简称"放疗")等。病因更复杂,本书第十七章将详述。

（二）按发生的时期分类

1. 口腔准备期/口腔期吞咽障碍　口腔准备期/口腔期吞咽障碍患者临床表现为唇运动明显不对称,流涎,食物或水从一侧口角漏出;舌运动障碍时则表现为舌肌无力,饮水前呛咳,进餐时间延长或口内食物残留,分次吞咽等;软腭运动障碍的临床表现为构音障碍,鼻反流及鼻音,软腭上抬功能差等。临床上常见于大脑皮层受损的患者。

2. 咽期吞咽障碍　咽部吞咽障碍常见于食管上括约肌(upper esophageal sphincter, UES)功能障碍。患者吞咽时常见会厌谷或梨状隐窝大量残留,多次吞咽后不能完全清除,常伴吞咽动作不协调、重复吞咽、腭咽闭合不全、喉结构上抬不充分、环咽肌开放不全等症状。临床上常见于脑干受损的患者。

3. 食管期吞咽障碍　临床表现多为食物滞留,常见于胃食管动力性病变的患者,如胃食管反流病、食管-贲门失弛缓症、弥漫性食管痉挛、食管憩室、机械性梗阻。

三、吞咽过程及其分期

（一）吞咽过程

吞咽是一系列复杂的、高度协调的肌肉运动的结果,神经肌肉的精确协调使口腔、咽、食管的管道与瓣膜依次收缩及打开,产生了能够将食团按顺序从口腔推进至食管的压力梯度。

食团被舌推入咽后,刺激咽黏膜神经末梢,同时软腭上升,将口咽部与鼻咽部隔开,从而防止了口咽部新产生的压力经过鼻腔造成分散而下降。与此同时,舌骨向前向上移动使喉部上升,使喉后间隙张开,并使会厌倾斜至舌下。会厌的倾斜掩盖了喉部防止误吸。由于咽部肌肉的收缩,吞咽时下咽部的压力突然上升。舌骨及喉的运动带动了 UES 的开放,咽部收缩、舌根部推进力驱动食团进入环咽区,环咽肌松弛。UES 的松弛开放形成负压。压力上升后的咽部与压力低于大气压的食管腔之间就出现了一个明显的压力差,十分有利于食物自下咽部向食管的移动。

食团的有效移动是神经支配下的肌肉收缩作用于食团和食团自身重力作用共同完成的。有效食团移动也是在肌肉收缩与舒张的协同作用下,产生的食团上高压推进力和食团下的负压吸引力的结果。吞咽链中的一些部分,例如食管,由于位置关系则始终保持负压。与吞咽有关的结构协调作用于嘴唇、腭帆、气道的关闭、咽食管括约肌的开放和关闭、食管下括约肌的开放和关闭等,对高压推进力和负压吸引力的产生起决定作用。舌具有首要的启动力作用,舌的向后回缩牵引舌骨,为喉部的抬高提供了基础。咽缩肌群的主要作用不是在食团上方产生正压,而是在食团通过后"清扫"咽,确保吞咽后咽无食物残留。有效的(时间和强度)喉部抬高有助于咽的负压区形成,让食团可以快速地、安全地从一个高压区进入一个低压区。如果从一个高压区移动到另一个高压区,则是异常状况所致。例如,肌肉无力和协调不能,可抑制食团移动,导致滞留和残留,甚至误吸。

(二)分期

正常情况下,根据食团在吞咽时所经过的解剖部位,将吞咽全过程分为四期:

1. 口腔准备期/口腔推送期(oral preparatory/oral propulsive phase)　吞咽反应开始之前,食物在口腔被咀嚼并形成食团的过程,称之为口腔准备期。食团从口腔进入咽的过程称为口腔推送期。临床上通常将这两个过程放在一起描述。当食物送入口腔后,首先通过咀嚼,在舌的后面形成食团,然后舌尖上举,接触硬腭,通过由下颌舌骨肌为主的肌群收缩,将食团推向软腭后方而至咽。

舌的运动对于这一期的吞咽动作非常重要。此期舌上的食物通过舌的搅拌形成食团后,被传送至口腔后部,触发吞咽反射,食物被送入咽。此期是在大脑皮层控制下进行的随意动作,因此又称为随意期。详见第三章有关内容。

2. 咽期(pharyngeal phase)　食团从咽进入食管入口的过程。此期涉及一系列的肌肉、骨骼的动作和协调。食团进入咽时刺激咽黏膜神经末梢,由迷走神经传入,延髓及其下部吞咽中枢发出冲动,由舌咽神经、迷走神经、副神经传出,兴奋咽喉壁、软腭和舌背肌肉,软腭上抬与鼻咽壁接触防止食物进入鼻腔;会厌反转关闭喉前庭,声带闭合防止食物进入气管;咽缩肌收缩,UES 松弛、开放,食团进入食管。事实上,通过一系列因素间的相互作用才实现了UES 的开放。这一系列因素包括舌骨及喉的运动带动了 UES 的开放,咽部收缩、舌根部推动力驱动食团进入环咽区,环咽肌松弛。UES 的松弛开放形成负压吸引食团向下。

食团由咽运送至食管,由中枢调控的一系列反射活动所致。食团刺激了咽的感受器,所产生的冲动传到脑干的吞咽中枢,经分析加工处理后,再传出冲动,通过支配的效应器官完成上述一系列动作,详见第三章相关内容。

偶有不慎,食物和水漏入气管后,气管内的纤毛上皮层和肌肉纤维借用由肺内冲出的空气,通过咳嗽反射将误吸物咳出。在吃饭时谈笑风生,不经意间打喷嚏、咳嗽即源于此。因此,吃饭时不要随意谈笑,以防会厌来不及盖住喉的入口而使食物漏入气管,引起剧烈的咳嗽。

这一期进行得极快,正常人通常仅需 0.1 秒。

3. 食管期(esophageal phase)　食团由食管下行进入胃的过程。食团进入食管后,继而引起食管蠕动(peristalsis)。通过食管上端的阶段性收缩和食管下端的括约肌放松,将食团推向前进。当食团到达食管下端时,贲门舒张,食团便进入胃中。

此期也属于不随意运动,也是由中枢控制的一系列反射调节完成,食团正常运行时间约 6~10 秒。

总之,吞咽是一系列典型的、复杂的反射动作,它有一连串按顺序完成的环节,每一环节由一系列的活动组成。吞咽反射的传入神经包括来自软腭(第 V、IX 对脑神经支配)、咽后壁(第 IX 对脑神经支配)、会厌(第 X 对脑神经支配)和食管(第 X 对脑神经支配)等处的脑神经的传入纤维。吞咽的基本中枢位于延髓内,支配舌、喉、咽肌肉动作的传出神经在第 V、IX、XI、XII 对脑神经中,支配食管的传出神经是迷走神经。

从吞咽开始至食物到达贲门所需的时间,与食物的性状及人体的体位有关。液体食物需 3~4 秒,糊状食物约 5 秒,固体食物较慢,需 6~8 秒,一般不超过 15 秒。

四、不良后果

充分了解吞咽障碍的潜在影响对患者的照护非常必要。吞咽障碍可通过各方面来影响患者的日常生活,即使是轻度的吞咽障碍,也会影响生活质量。因为进食足够的食物对维持营养及保持健康是必不可少的,并且进食也是一种社交活动,对人们的心理产生不可估量的影响,所以正常进食十分重要。否则,将会带来一系列后果。

(一)临床的不良后果

1. 误吸(aspiration)　由于气管和食管的毗邻关系,固体食物、流质、口咽分泌物都可通过声门进入气道。在大部分正常人中,也会偶尔出现误吸的情况,但可通过咳嗽反射将其排出。吞咽障碍患者,由于吞咽生理机制受损,误吸比较常见和频繁,导致脱水、营养不良、肺部感染的发生率增高,同时食之愉悦的良好心理状态也会受影响,从而降低了日常生活质量。

2. 吸入性肺炎(aspiration pneumonia)　固体或流质,口咽分泌物急性或慢性误吸,及胃内容物反流都会导致吸入性肺炎。一项研究发现,6 个月的随访中伴有不安全吞咽状况的卒中患者有着更高的死亡率,但另一项研究在 3 个月的随访里没有发现这种相关性。治疗吸入性肺炎的费用非常高,同时也会增加患者的住院天数,增加患者的致残率,导致患者在住院期间出现更差的营养状况。吸入性肺炎可导致严重后果,需引起高度重视。

有关误吸和吸入性肺炎将在本书第十五章中详述。

3. 脱水(dehydration)　指的是身体组织内缺乏足够的水和电解质来维持健康。即使是正常人,入量不够都会导致脱水。对于神经损伤的患者,进食固体或流质易导致误吸,会给患者带来进食的恐惧感,减少进食量,导致脱水。反之,脱水也会影响吞咽功能。例如,口腔内缺乏足够的唾液时,咀嚼更困难,食物不容易形成食团,分离成散在的微粒,需要多次吞咽。

4. 营养不良(malnutrition)　与吞咽障碍有关的营养不良常由进食恐惧(因吞咽障碍所致)、吞咽困难、消化不良引起。一旦不能安全地吞咽,维持健康的能量将减少。对于需要长期康复的术后患者、脑卒中患者或其他久病虚弱者,一旦营养状况恶化,补充营养在其康复过程中将显得十分重要。反之,营养不良状况的改善也会提高患者生活质量。

有关营养不良的评估和治疗详见第十四章。

(二)社会心理的不良后果

张口进食食物与饮品是令人愉悦的行为。共同进餐是社会互动的重要环节。一起吃顿饭,一起吃结婚蛋糕,聚会上来一份开胃小菜,享受夜宵,去自己最喜欢的餐厅,这些行为都必须拥有完好的吞咽功能。吞咽困难会限制患者社会化的程度,导致患者日常生活方式发生剧烈改变。对于误吸呛咳的恐惧与伴随的不安感会导致患者沮丧与逐渐的社会孤立,因潜在的社会化限制,其配偶与其他家庭成员同样会受到影响。即使在饮食特征上作出微妙的改变以适应吞咽障碍患者,也会导致情感上的不满。进食不再令人愉悦,仅仅是获取营养的手段。进食时需要特殊准备提供帮助,特殊的膳食补充剂长期使用价格不菲,也会产生额外的经济负担。

(窦祖林)

第二节 流行病学

很多疾病进展过程中都可出现吞咽障碍,包括自然老化、神经系统疾病、颅脑外伤、退行性变、自身免疫性疾病、全身系统疾病、肿瘤、传染病等。医源性上诸如外科手术,放射治疗、化学治疗(简称“化疗”)等也会导致吞咽障碍。慢性反流性喉炎治疗上的忽略也会影响正常的吞咽功能。头、颈部肿瘤患者的吞咽功能有一个多变的状态,在疾病的初期,作为治疗的后果他们通常都会有一个严重的吞咽障碍,但随着时间的推移可以逐渐改善。但有些疾病,如退行性疾病、自身免疫性疾病、帕金森病,患者常有吞咽障碍,并随着疾病的进展更加严重。由于复杂多变的病因,很难精确地确定各种状况下吞咽障碍的发生率。本节从流行病学角度,重点介绍常见病吞咽障碍的发生率。

一、神经系统疾病

1. 脑血管意外(cerebrovascular accident) 又称脑卒中(stroke)。脑卒中后吞咽障碍的发生率因卒中后时间长短而异,据报道,急性卒中后吞咽障碍发生率高达 64%~78%,脑干卒中康复期吞咽障碍发生率达 37%~45%。除此之外,卒中患者误吸发生率为 40%~70%,卒中后有吞咽困难的患者误吸发生率为 51%~73%,吞咽困难造成 72% 的住院吸入性肺炎,吞咽困难及误吸是吸入性肺炎最重要的危险因素。吸入性肺炎在急性期卒中相关死亡病因中占34%,是卒中后第 1 个月内死亡的第三大原因。另外,卒中后吞咽障碍是营养不良的独立危险因素,卒中患者入院时已经存在营养不足的占 9.3%~19.2%,住院 1 周新增营养不足的占10.1%,如果伴有吞咽障碍则营养问题更加严重。研究认为,脑卒中后吞咽障碍可从发病后48 小时持续到 6 个月。一般而言,缺血区域越大,吞咽障碍越明显。虽然病变部位不一定和吞咽障碍类型及严重程度相关,但更常见于皮质、脑干卒中。

2. 痴呆(dementia) 痴呆患者通常都伴随吞咽障碍。吞咽造影检查结果表明,痴呆患者只有 7% 具有正常吞咽功能。由于痴呆,这群患者很难进行各项功能性研究评估,治疗性训练的效果也较差。随着疾病的进展,吸入性肺炎的反复发生,患者体重减轻,拒绝进食。

此类吞咽障碍的患者最终需考虑非经口的营养措施。

3. 头颈部癌症（head/neck cancer） 肿瘤占位性病变形成的机械性梗阻,肿瘤浸润性病变形成的头颈部软组织柔软性下降,肿瘤的直接扩散导致重要的咽喉肌肉麻痹,神经受损导致感觉缺失,还有疼痛等是肿瘤导致吞咽障碍的主要原因。而手术、放疗或化疗是恶性肿瘤的常规治疗方法,手术切除肿瘤及其周围结构超过 50% 以上,或较大肿瘤单独接受放射治疗者,都有较高的吞咽障碍风险。咽肿瘤切除和涉及舌肿瘤的切除,都会产生吞咽障碍。有关头颈部癌症吞咽障碍发生率详见第十七章相关内容。

4. 脑外伤（head injury） 重度脑外伤之后,吞咽障碍很常见。当患者处于半昏迷状态时进食,患者不能集中注意力或配合进食,易发生呛咳、误吸。在重症监护病房（intensive care unite,ICU）中,因患者使用呼吸机或气管切开,将会干扰其吞咽能力。Logemann 等人对一组接受康复治疗的脑外伤幸存患者,用吞咽造影检查发现,大约 50% 合并有吞咽障碍。经过 9 个月的康复治疗之后,仍有 45% 的患者有吞咽障碍体征,需进一步评定。在进入康复治疗的另一组脑外伤患者中,Winstein 发现 33% 的患者入院时有吞咽障碍。5 个月的康复治疗之后,只有 6% 的患者吞咽障碍未获改善。由此可见,脑外伤患者吞咽障碍的影响因素较多,发病率波动较大。

5. 帕金森病（Parkinson disease,PD） 帕金森病继发吞咽障碍很常见,据估计至少 50% 的患者有吞咽障碍。如果有明显的痴呆,这种患者的吞咽障碍发生率更高。

6. 肌萎缩侧索硬化（amyotrophic lateral sclerosis,ALS） 当 ALS 影响到延髓支配的肌肉组织时,吞咽障碍可能是首发症状。Caroscio 发现诊断为 ALS 的患者中,与延髓症状有关的占 25%。由于并非所有的 ALS 患者都表现为特定的延髓体征,所以很难准确地估计吞咽障碍的发生率。

7. 多发性硬化（multiple sclerosis,MS） 在多发性硬化患者中,Hartelius 等人发现,超过 33% 的患者有咀嚼和吞咽问题,由于 MS 具有运动失调的发展趋势,吞咽和呼吸之间的不协调可能把这些患者误认为是吞咽障碍,或认为是口咽肌肉无力和不协调。

二、住院患者

1. 住院患者（hospitalized patients） 因鼻胃管、气管插管、气管切开、镇静剂使用等可使一般住院患者吞咽障碍的发生率增加。因此建议 ICU 的患者应在入院后 24 小时内给予吞咽功能评估。需要人工通气的患者,吸入性肺炎危险性较高。据估计,住院患者医院内获得性肺炎的死亡率介于 20%~50%。

2. 护理之家常住者（nursing home residents） 来自于疗养院、老人院护理机构的一项调查表明,40%~60% 常住者存在吞咽障碍临床证据,近年来,这个比例仍在不断升高。Smith 等人研究发现,护理机构吞咽障碍的高发生率可能是由于患者从 ICU 转移到护理机构所致,据估计各种类型的肺炎发生率为 2%。虽然不清楚具体有多少肺炎是因误吸所致,但在护理机构诊断为肺炎并转回到 ICU 中患者的死亡率超过再入院患者的 40%。

三、老年患者

研究发现,独居老年人吞咽障碍发生率达 30%~40%,接受急症护理的老年人吞咽障碍发生率达 44%。高达 50% 的老年人有进食困难,导致营养不良,体重减轻;由于体质弱,增加了跌倒的风险,对其他疾病的易感性增加等,而且体重减轻,进食时间延长,抑郁和疲劳常常见于吞咽障碍之前。

四、其他情况

1. 与心脏有关的状况　在心脏疾病中心,由于急症监护设备的使用及各种手术,导致吞咽障碍的患者增多,2004 年,Aaiv 等人进行了一次大规模流行病学调查,对 1340 例吞咽障碍患者,通过软管喉内镜下咽喉感觉功能测定(flexible endoscopic evaluation of swallowing with sensory testing,FEESST)给予确诊,分析其吞咽障碍评估的安全性及舒适因素。这批住院或门诊患者筛查的结果表明:脑卒中后患者位居第一,然而,令人惊讶的是心脏疾病患者位居第二,发生率约 22.2%。急诊住院的心脏病大多数是行心内直视手术后的患者,约占 60%,其余为心绞痛、充血性心力衰竭、心律失常患者。研究发现,在评估时提示迷走神经感觉紊乱者比例较高,因此,有隐性误吸的风险。

2. 其他　门诊就诊的患者中,吞咽障碍作为一种主诉都会记录在门诊病历中,但由于没有给予系统的评估及治疗,吞咽障碍发生率不清楚。

（兰月　窦祖林）

第三节　处 理 原 则

前文述及,吞咽障碍的分类、病因及流行病学都离不开患者所处的环境。根据疾病的转归,一般患者要经过 5 个不同的护理阶段或照顾环境,即急性,亚急性,康复,长期照顾,家庭照顾。很显然,在这个过程中,需要转往不同的场所,很多的医护人员、家属和照顾者通力合作,才能使吞咽障碍患者恢复到较好的水平,顺利地回归家庭和社会,过正常人的生活,生活质量得到改善。

由此可见,吞咽障碍的处理因病而异,因所处的不同阶段与环境而不同,详见下述。

一、不同阶段的处理原则

（一）急性期

急性期患者病情比较危急,这些患者常被收治于神经科或重症监护病房(ICU),或急性护理单元(acute care setting)。根据病情的需要,常使用呼吸机或气管切开协助呼吸及管饲维持营养,患者的精神状况也不稳定。此期患者住院时间一般为 2~5 天,应对其吞咽功能给予快速的评估。因为时间有限,不能预约复杂的实验室检查,在这种环境下,医生需结合患者病史和临床状况做出诊断,制订治疗计划。如果实施实验室检查,患者能够配合并需要进一步的康复时,医生可通过吞咽造影检查和内镜确诊吞咽障碍。

（二）亚急性期

转入到亚急性期护理单元(subacute care setting)的患者,通常还没有确定实施一个周密的康复计划,他们仍需医学监护。如果在 ICU 已制定康复治疗目标,在此阶段可实施达到这个目标的行动计划。例如,如果目标是拔除气管套管以保证吞咽安全性,吞咽治疗小组则需要向此目标努力。如果患者离开 ICU 后需要继续管饲,吞咽治疗小组的目标是尝试开始恢复其经口营养。在亚急性护理单元的患者可能停留 5~28 天。然后,他们可能出院回家,转往康复机构,或有专业技术人员的护理之家。

（三）康复期

进入康复机构（rehabilitation setting）的患者,多数被认为有足够体能,整天接受训练,旨在完成失去的功能。大多数情况下,患者也有能力学习新的信息。吞咽障碍患者可能需要学习或强化他们已学到的新吞咽技巧。此时,语言治疗师要担当重任,其作用就是教会患者掌握吞咽策略,包括吞咽姿势或特殊手法操作,也可能需要给予特殊的饮食指导。在保证吞咽安全的前提下,康复目标是尽可能让患者恢复正常或接近正常水平的饮食。吞咽安全是指没有并发症的情况下,营养和水分的维持。患者把食物和液体误吸入肺,不只是医疗上的不安全,还包括不能安全维持营养和水分支持正常人体的功能。例如,缺乏营养和水可能导致过度疲劳、精神状态的变化、厌食症（anorexia）,使正在发生的感染会有较大变化等。

在康复机构,成功地进行康复 1 个月后,患者通常出院回家,在康复期间发生了并发症或者难以达到部分自理水平的患者,可能被转送到有专业技术人员的护理之家。

（四）长期照顾期

进入长期照顾机构（long-term care setting）的患者有下列各种情况:①康复效果不佳;②急性期出院后不需要康复;③太虚弱不能回家;④慢性病需要在良好环境下监护。在此阶段吞咽障碍的发生率较高,介于 50%~66%,这是由引起吞咽障碍的多种医疗问题所致。在此阶段,一些患者吞咽障碍有所恢复,另外,一些不得不依赖管饲的患者,需重新评估他们经口进食的可能性。其中,有些患者不可能恢复经口营养。

众所周知,在长期照顾机构里的患者通常为老年人群,他们不仅承受导致吞咽障碍的老年病影响,如脑卒中、帕金森病,而且也要忍受老年过程中吞咽的损害,味知觉和在吞咽肌力和速度上的退化,就是老年化的例子。

在此机构里工作的语言治疗师一直忙于管理大量的吞咽障碍患者,只要患者处于适当的进食水平,或只要按照推荐的进食策略去做,许多患者可以安全地进食。在基础代谢方面的变化、新的神经性创伤,都可能抵消他们已获得的吞咽技能。所以,即使在吞咽障碍可疑的情况下,治疗努力的重点也是让患者尽可能安全地进食,预防吞咽障碍。这种预防性努力需要直接的行为干预、饮食治疗策略、观察进食活动,确保有误吸风险的患者能执行既定的吞咽障碍计划。

患者的精神和身体状况变化此时会妨碍配合正规吞咽评估,医务人员不得不依赖病史记录和每餐进食时的详细观察,做出治疗计划。如果患者不能经口进食,医务人员必须依赖体检判断患者试图完成口腔消化的情况。

（五）家庭照顾期

离开医院或康复机构回到家里的患者,还需要监护和治疗师指导治疗,若有必要,此时治疗师应到患者家中上门服务或提供电话或视频咨询服务。不能吞咽的患者必须接受试图经口进食的定期评估,除非治疗小组认定不能经口进食。在家庭环境中,负责处理吞咽障碍的医务人员要保证患者按吞咽方案去做,应考虑把饮食水平提高到一个新的高度。在咨询患者和家人,基于体格检查和进食观察的基础上,做出这些调整。

二、小组工作模式

（一）组成人员

吞咽障碍的临床评估与治疗常需要一个多专业人员参与并密切合作的团队。这个团队的组成人员常包括临床相关科室的医师(急诊科、重症监护室、康复医学科、神经内外科、口腔颌面外科、耳鼻咽喉 - 头颈外科、消化科、老年医学科、呼吸科、肿瘤科、营养科等医生)、语言治疗师、作业治疗师、物理治疗师、放射科技师、护士、护理员、家属等。每位成员都有其相应的职责。

（二）小组的沟通方式

为达到共同的目标，小组成员间必须进行沟通与交流。沟通方式有很多种，包括会诊制度，定期病例讨论，电话沟通及电子邮件、自媒体等。实际上，沟通质量更重要。也就是说，团队中各位成员必须尊重对方的专业，用简便、快速的方式与对方沟通。如果某位成员花了一个星期的时间才回复另一位成员的咨询，沟通将会失效。如果成员间不尊重彼此的专业，就会降低对患者治疗的质量。吞咽障碍团队必须定期评估它的工作情况，并商量如何促使成员间的沟通更有效率，确保提供的服务能达到最佳效果。

（三）工作程序

1. 团队成员的工作职责与分工　首先，由受过专业训练的护士进行吞咽障碍筛查，判断有无吞咽障碍；由相关医师进行临床评价，进行体格检查、全身营养状态评价、摄食吞咽障碍相关的评价和检查；在治疗上，执行医学治疗和管理，风险管理(感染、误吸、营养不良等)，营养管理，设定治疗目标，决定和总结治疗方针，对患者及家属进行说明，进行手术与影像学分析。确定患者有吞咽障碍后，通知语言治疗师(speech therapist, ST)再作进一步吞咽障碍的评价。负责的 ST 再确定吞咽器官的功能受损程度、发声、构音和交流能力的检查及直接评价进食食物的功能状况，决定进食的姿势、体位和食物的种类、性状、速度及量，交代有关注意事项及安全进食问题，实施针对性治疗。在治疗过程中，ST 还要负责直接和间接进食训练，指导护理员或家属如何协助。作业治疗师(occupational therapist, OT)负责日常生活活动(activity of daily living, ADL)评价、高级脑功能评价，改善腕手功能，进食姿势设定和进食训练，辅助具制作，进食环境调整，失认失用的治疗，ADL 训练等。物理治疗师：运动能力评价、移动能力评价、姿势评价、呼吸功能评价，呼吸训练，头颈及四肢肌力训练，增加体力的训练，坐位保持训练。放射科技师(radiologist)按照 ST 的要求，执行吞咽造影检查的操作。护士(nurse)的职责除进行筛查外，还要做好患者一般状态、营养状态和每日摄食状态的评价(进食方法、进食速度、进食量、是否存在呛咳等)，ADL 评价，口腔状态评价；口腔护理，ADL 指导和训练，给药，输液，精神支持和家属指导，辅助患者摄食和训练，卫生宣教，监督和指导护理员给患者喂食。护理员(caregiver)为患者调配适合的食物，监督患者执行饮食计划，协助进食。护理员在履行这项职责时必须接受 ST 和 OT 的指导或培训。家属：口腔护理，辅助摄食，精神支持等，详见表 1-1。

2. 病例讨论会　召开第 1 次正式病例讨论会时，有关的医生、ST、OT、护士、护理员及家属均应参加。小组成员在一起讨论患者情况，决定治疗方案，明确分工，以便于以后治疗过程的互相合作。讨论会上，由负责训练的 ST 或护士向各位成员重点汇报患者进食情况，包括食物成分、性状、每次入量、一天的总量、每天进食所需的时间、进食后的反应(包括呛咳、呼吸、声音、脸色)等，通过进食观察记录，各成员应了解患者的吞咽功能改善或恶化的情况。

表 1-1 参与吞咽障碍管理的相关成员和作用一览表

成员	评估	治疗
医师	• 疾病的评价 • 体格检查 • 全身营养状态评价 • 摄食吞咽障碍相关的评价和检查	• 医学治疗和管理 • 风险管理(感染、误吸、营养不良等) • 营养管理 • 目标设定 • 治疗方针的总结和决定 • 对患者及家属进行说明和同意 • 手术 • 影像学分析
语言治疗师(ST)	• 摄食吞咽障碍的评价 • 发声和构音检查 • 交流能力检查	• 直接提高吞咽功能的训练 • 代偿方法 • 语言训练 • 家属指导
护师	• 患者一般状态和营养状态 • 每日摄食状态的评价(进食方法、进食速度、进食量、是否存在呛咳等) • ADL 评价 • 口腔状态评价	• 口腔护理 • 管饲指导和训练 • 误吸、吸入性肺炎的预防 • 体位引流、排痰 • 输液、给药 • 精神支持和家属指导 • 辅助患者摄食和训练
营养师	• 营养摄取量的评价 • 食物种类和内容的评价 • 患者食物喜好的评价 • 进食方法的评价	• 营养管理和建议 • 食物形态和种类的选择 • 吞咽食物的制作 • 检查食物的制作 • 营养指导 • 营养教育
物理治疗师(PT)	• 运动能力评价 • 移动能力评价 • 姿势评价 • 呼吸功能评价	• 呼吸及肺功能训练 • 头颈及四肢肌力训练 • 增加体力的训练 • 坐位保持训练
作业治疗师(OT)	• ADL 评价 • 高级脑功能评价	• 改善手功能 • 进食姿势设定和进食训练 • 辅助具制作 • 进食环境调整 • 失认失用的治疗 • ADL 训练
家属	提供患者的基本信息	• 口腔护理 • 辅助进食、监督训练 • 精神支持
社会工作者	• 社会资源评价	• 介绍社会资源 • 提供社会环境支持

3. 团队成员间的合作　团队成员间既有明确的分工,又要密切合作,才能为吞咽障碍患者提供优质服务。结合中山大学附属第三医院康复医学科的做法,团队间合作的流程图见图 1-1。

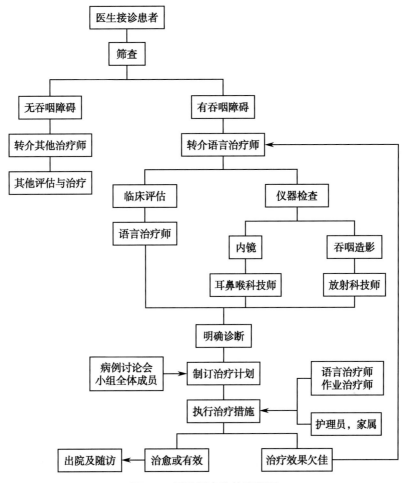

图 1-1　团队间合作的流程图

（四）对外宣教

1. 目的与内容　当多专业人员的吞咽团队建立起来后,这个团队应该对机构中其他医护人员与医疗相关人员提供短期与系统性的宣传教育。其目的是提高其他人员对吞咽问题及其表现的觉察能力,并告知他们转介患者给吞咽治疗团队的方法。宣教内容包括吞咽治疗团队提供的服务种类,如评估措施和康复训练内容。

2. 宣教对象　医院内工作的医务人员和患者及其家属都是吞咽障碍宣教对象。

（1）对医务人员的宣教:宣教最好以小型会议的形式进行,通常深入到各科部门人员会议中。首先将急诊科、重症监护室、康复医学科、神经内外科、口腔颌面外科、耳鼻咽喉 - 头颈外科、消化科、老年医学科、呼吸科、肿瘤科、营养科等纳入。在宣讲会上,介绍申请吞咽障碍造影的流程及实施步骤,强调这样做是基于对误吸患者的安全考虑,准确判断病理与生理性吞咽障碍的价值。简单讲解针对特定吞咽障碍的各种治疗方案,参与宣教的成员必须接受询问并回答各种问题。

（2）对患者及其家属的宣教：除此之外，还可以举办针对吞咽障碍患者的健康讲座，吞咽治疗团队中的成员先做好授课的准备，当这种讲座有大量的患者涌入时，详细了解真正需要吞咽障碍处理的人数比例，以便为安排多少专业人员，花多少时间继续这样的宣教提供参考。

三、吞咽障碍患者的生活质量

1. 概述　吞咽障碍的康复目标是提高生活质量。世界卫生组织（WTO）表示，健康不仅仅是没有疾病，还包括拥有良好的身体、精神、社会状况。生活质量（quality of life，QL）在医学上的定义，更多地与精神及社会方面的疾病和治疗相关。健康相关的生活质量主要问题是疾病和治疗方面在何种程度下影响了患者的体验与行为。几个公认的能影响 QL 的因素包括身体状况、心理健康、社会关系与功能完整。虽然不是非常详细，但这是 QL 最基础的方面，也是最需要考虑的方面。患者自己的 QL 评估通常有着对疾病的认知加工。几乎所有吞咽障碍患者都有 QL 与社会互动的下降。特别是无法或困难地摄食，受损的唾液自我控制，不足的热量、液体摄入，以及需要花费额外的时间和精力去进食，都会使得 QL 下降。换句话说，吞咽障碍表现为生活质量的障碍，一个人"拥有的"与"想拥有的"真实的矛盾就是 QL 的限制。

2. 生活质量的评价　Ekberg 对来自五个欧洲国家的 360 名吞咽障碍患者调查显示，只有 45% 的患者感受到进食的愉悦，41% 的患者在进食时感到恐惧，36% 甚至当他人在场时选择了逃避。研究者建议医学治疗应注重 QL 的改善。最新的改善生活质量的尝试是让 QL 量化。这需要有效的心理测量工具去评估吞咽功能的 QL。第一份为吞咽障碍患者制定的生活质量评定量表于 2002 年在美国制成，并在 386 名患者身上得以验证。随后翻译成德语版本并在德国得到验证与推广。其中美中不足是 SWAL-QOL 这份量表面向的是患病较轻的吞咽障碍患者。随后更多相似的问卷得以发展起来，用于针对医院里有认知障碍和胃管进食的患者。SWAL-QOL 量表包含 10 个章节 44 个项目，一个与社会相关的例子是问题"我因为吞咽问题不会外出吃任何东西"，回答是基于 5 分的评分标准（1= 非常同意，2= 同意，3= 不确定，4= 反对，5= 非常反对）。在吞咽障碍患者与没有吞咽障碍的患者之间，在经口进食与胃管进食的患者之间，不同饮食食谱的人们之间，得分会显示差异。量表的评分情况会影响治疗方案的决定和改进。

另一个研究的主题是传统测量吞咽生物动力学的工具与生活质量之间是否有联系。当时假定两者联系甚少，SWAL-QOL 量表在很长一段时间内都是用于为患者创建治疗目标和评估治疗效果等变量上。其中提示康复医学的治疗方法需花费更多时间在进食、情绪和社会心理等对于 QL 非常重要的变量上，而不是纯粹为了达到生物力学改变的临床目标和吞咽障碍的临床症状上。SWAL-QOL 量表在患者沮丧情绪产生的风险决定性因素上已有结果证实。Perry 和 McLarren 的研究发现卒中患者的营养不良与生活质量下降的关系。他们发现卒中 6 个月后，较差的营养状况、不足的营养消耗与变差的胃口和沮丧情绪息息相关。

吞咽障碍可能会引起和影响营养失衡，这又会导致免疫缺陷进而引起感染。总而言之，造成感染、吞咽障碍和生活质量三者之间的恶性循环。

（窦祖林　兰月）

第四节　发展简史

一、美国吞咽障碍康复的历史与现状

(一)发展简介

美国的吞咽障碍康复最早可以追溯到 20 世纪 30 年代,以 Bobath 为代表的针对脑瘫儿童的治疗方法。虽然 Bobath 方法的重点并不是吞咽,但是其中有介绍发声、吞咽的感觉运动治疗。现在强调的团队治疗里面,Bobath 对运动功能的治疗也是吞咽障碍康复中不可或缺的一部分。

20 世纪 60~70 年代开始,吞咽障碍康复逐渐被关注,并逐步形成一门学科。这个时期贡献比较大的有 George L.Larsen。Larsen 最开始在怀俄明州从事保健卫生媒体工作,后来取得言语病理学的博士学位。1964 年在西雅图退役军人医院从事言语治疗。在这个阶段很多有摄食吞咽障碍的问题,他开发了很多针对这一类问题的方法。当时急性期医院很少雇用 SLP,SLP 的工作一般限于学校或者门诊。后来,随着 SLP 逐渐在急性期、慢性期医院工作的增多,针对摄食吞咽障碍的解剖生理基础、功能评定以及训练方法等才逐渐从无到有发展起来。1972 年 Larsen 发表了题为 "Rehabilitation for Dysphagia Paralytica"(瘫痪性吞咽障碍康复)的论文,里面提到了对患者进行全面的评估。在此之后,很多关于摄食吞咽障碍的论文陆续发表,提到了"吞咽管理""吞咽治疗"等概念。"吞咽管理",更多地侧重于"代偿的方法",如姿势调整、吞咽方法、食物调整等。

20 世纪 60 年代中期到 70 年代初期,Johns Hopkins 大学的放射科科长 Martin Donner 提出了口腔咽期。在造影检查中将进行性神经肌肉疾病及摄食吞咽障碍分离出来区别对待,将关注点由上气道消化道下方转移到上方。这一进步也为后面吞咽造影检查的实施提供了思路。

20 世纪 70—80 年代代表性的人物就是 Jeri Logemann。Logemann 确立了吞咽造影检查的系统化标准化的流程,并提出了许多依据吞咽造影检查结果的训练方法。根据吞咽造影影像学的分析,对摄食吞咽障碍关键的生理解剖学层面的机制分析,并依此提出精准介入方法。

20 世纪 80 年代后半期到 90 年代,在 Logemann 等众多临床专家的影响下,吞咽障碍康复得到了飞速的发展,新的治疗方法层出不穷。人们对吞咽的基本生理机制的理解不断深入,许多新的检查方法、量表诞生了。对于治疗基本上继承了 Larsen 时期的分类:management 和 treatment 两类。Management 方法,如 Mendelsohn 方法、超声门上吞咽方法、食物调整、姿势调整(颈部回旋、点头吞咽等)。Treatment 方法,如舌肌训练,咽缩肌、呼吸肌功能训练等。

2000 年以后,导入循证医学,对于检查与治疗的有效性的临床研究与基础研究增多。新的设备仪器不断涌现,如肌肉神经电刺激仪、舌压测定、高分辨率咽腔测压系统等。另外,对于吞咽障碍的分型更细,强调和强化多学科的合作,国际交流更为频繁。

(二)吞咽障碍的研究

在吞咽障碍的研究领域,美国可谓居于世界领先地位,涉猎广泛,包括生物力学研究、神经生理学研究、吞咽功能的评估与治疗的相关研究、应用基础研究等,本书将在不同的章节予以介绍。

二、欧洲吞咽障碍康复的历史与现状

(一)欧洲吞咽障碍的发展

1. 背景　欧洲的吞咽障碍人数大约有 3000 万人,高龄人群中有近半数的人有吞咽障碍,神经疾患患者中有 50% 吞咽障碍患者,且预后不良(过去的情况)。吞咽障碍与误吸、营养不良、肺部感染、呼吸功能低下等合并症相关,合并症的诊断与治疗不完全造成的死亡不少见。吞咽障碍的诊断不清,后续的治疗很艰难。吞咽障碍没有哪一科专门的医生负责,耳鼻科医生、神经内科医生、放射科医生、嗓音治疗师、消化内科医生、胃肠外科医生、语言治疗师、护士、营养师、康复医生、儿科医生、老年医生等多个医疗职业的都可以诊断和治疗。

随着摄食吞咽障碍的病理生理机制的研究不断深入,新治疗方法相关研究的推进,人们对摄食吞咽障碍的病理生理、相关的并发症、全身的风险管理的必要性越发重视。在此背景下,一些多职种、多学科合作的研究的论文开始发表。也在此背景下诞生了欧洲吞咽障碍学会(European Society for Swallowing Disorders,ESSD),它是以摄食吞咽障碍本身以及合并症的研究、教育、治疗手段的普及作为目标的一个跨学科学术团体。

2. 从欧洲吞咽障碍咽喉异常感症研究会到欧洲吞咽障碍学会　20 世纪 80 年代,欧洲对摄食吞咽障碍的理解是从吞咽反射相关器官的动作以及时机开始的。当时,不同专业的专家在一起交换各自领域的知识和经验,共同推进吞咽障碍的康复。最初通过吞咽造影测定舌骨的运动,在吞咽造影上标记参考点推算舌骨的相对位移。1991 年经鼻内镜应用到吞咽障碍的诊断,随后吞咽障碍的诊断技术发展,到磁共振、高分辨率测压等。

1991—1992 年间,放射科医生,神经内科、发声疗法士(phoniatricians)及耳鼻喉科医生在一起决定成立一个多职种的研究会,这就是欧洲吞咽障碍咽喉异常感症研究会(European Study Group for Dysphagia and Globus,EGDG)。EGDG 每两年开一次会议,每次会议都有围绕吞咽障碍评估与治疗及基础研究的不同主题。

2010 年 EGDG 最后一次集会后,决定将 EGDG 按照欧洲的法规建立起合法的科学学会团体,并更名为欧洲吞咽障碍学会(ESSD)。理事长由 Pere Clave 担任,EGDG 的委员转为 ESSD 委员。

除了 ESSD 外,欧洲各国也有自己的吞咽协会,如荷兰 1999 年创立了吞咽障碍学会,英国 2003 年创立吞咽研究会。意大利 2005 年创立吞咽研究会,土耳其 2012 年也建立了自己的吞咽研究会。

(二)欧洲吞咽障碍学会

ESSD 是 2011 年正式创立的,并在巴塞罗那的法务部登记。会员主要由医务人员和语言治疗师为主的医疗相关人员各半构成,是一个跨学科的国际性组织。ESSD 的官方杂志 *Dysphagia* 同时也是美国吞咽障碍学会(Dysphagia Research Society)和日本摄食吞咽康复学会的官方杂志。ESSD 的网址是 www.myessd.org,上面有该学会的治疗以及国际上吞咽相关的活动信息。

ESSD 的主要目的是促进摄食吞咽障碍的照料,为吞咽生理等基础教育和研究提供良好的交流平台和服务。ESSD 每年举办一次学术会议,每一届有一个主题,现已召开 5 次,窦祖林教授也曾应邀参加,并做主题发言。

1. ESSD 的研究 ESSD 很重要的工作就是制定吞咽障碍诊疗的临床操作指南。第一阶段为 2012 年 ESSD 的专家起草了指南意见表明报告书,并在次年的学术会议上进行了讨论。意见书里面就不同的内容进行了讨论,确定哪些内容应该进行详细的讨论。如筛查法和评定法的标准化,吞咽造影和吞咽内镜检查的标准化,吞咽营养等。第二阶段就是在与其他学会共同努力建立不同疾病吞咽障碍的治疗意见白皮书。最初的白皮书就有欧洲临床营养与代谢学会(国内又称欧洲肠内肠外营养学会,ESPEN)制定的《神经科的临床营养》,还有与欧洲老年医学会(EUGMS)共同制定的《吞咽障碍:老年症候群的一种》,ESSD 自身也起草了《摄食吞咽障碍患者的食物黏性与吞咽的完全性、有效性以及吞咽的动态效果》。

2. ESSD 的教育 ESSD 的教育是由钮迪希亚(Nutricia)公司无限制赞助实现的。有在线的学习"口腔与咽期的吞咽障碍:病理生理及治疗",这些学习也可以拿到继续教育学分。还有一些培训班、操作班等。

3. ESSD 的临床 ESSD 为了让大家对摄食吞咽障碍提高重视程度,通过筛查收集吞咽障碍患者的数据,采用国际疾病分类里的吞咽障碍(ICD10:R13)的编号,计划在"世界吞咽日"12 月 12 号在全世界范围内进行吞咽障碍的筛查调查。2014 年,共 37 个国家的 145 个负责人做了回复,共 1418 人进行了筛查和仪器检查,1042 人诊断有摄食吞咽障碍。这个调查对于欧洲保险的计算、医疗的投入具有重要的意义。

4. ESSD 的未来 ESSD 的未来继续促进吞咽障碍的教育、临床、研究。计划在大学里开展吞咽障碍相关的研究生教育。与欧洲科学技术组织(COST)及 Horizon 2020 合作进行相关的科学研究。与营养、老年医学、脑卒中相关的学术团体紧密合作,制定摄食吞咽障碍的指南。与欧洲各国的吞咽障碍学会共同努力,提高治疗方法的循证依据。与美国、日本的吞咽障碍学会合作建立国际吞咽障碍学会。

三、日本吞咽障碍康复的历史与现状

(一)日本吞咽障碍康复发展的历史

日本吞咽障碍康复源于耳鼻喉科和儿科,其发展模式受美国的影响巨大。20 世纪 70 年代在美国由 Logemann 等人士的活动大力推动了吞咽康复的发展,使得本行业逐渐受到社会的广泛关注与重视。另外,脑卒中患者的增加与防治水平的提高,使得脑卒中死亡率明显下降,然而留下功能障碍的患者越来越多。最后随着人口老年化和人们对吞咽障碍导致的吸入性肺炎防治的认识与需求的增加,吞咽障碍康复也逐渐受到了临床上的重视。根据日本吞咽障碍康复发展史上的重要事件(表 1-2),笔者将其分成了 3 个重要阶段:

表 1-2 日本摄食·吞咽障碍康复医疗发展史上的重要事件

年代	主要医疗事件
1981	耳鼻喉科领域的吞咽研究会
1990	日本吞咽障碍临床研究会创立
1994	医疗保险新设摄食功能疗法项目
1995	日本摄食·吞咽康复研究会创立

续表

年代	主要医疗事件
1996	升级为日本摄食·吞咽障碍康复学会
1997	言语听力治疗师国家资格化,言语听力治疗师法里明确规定了吞咽障碍训练内容
2005	摄食·吞咽认定护士制度导入
2006	摄食功能疗法的报销天数延长
2008	摄食·吞咽障碍康复学会认定士制度设立
2010	吞咽造影检查被医保重新算定
2010	许可物理治疗师、作业治疗师、言语听力治疗师及临床技工士行气管吸痰操作

1. 萌芽期(1981—1993 年) 日本的吞咽康复从 20 世纪 80 年代初开始起步,初期主要是学习美国,通过零星地翻译外文书籍,并在此基础上不断创新,摸索出新的方法。特别是翻译的《吞咽障碍的康复 - 训练和摄食计划的实践》(J.S.Steefel 著,柴田贞雄监译)和《吞咽障碍 - 其病理和康复》(M.E.Groher 著,藤岛一郎译)等数本专业书籍为后来的吞咽障碍康复的传播奠定了基础。然后 1982 年日本的洼田开发了饮水试验,这成为了目前国际上通用的筛查手段。1985 年舟桥等发表了儿童吞咽障碍的经口腔间歇导管法,1986 年才藤等发表了"吞咽障碍康复中吞咽造影(video fluorography,VF)的应用",1987 年金子的"吞咽功能障碍,其思维和康复"等吞咽方面的新技术、新方法随之不断发表。1991 年木佐等出版了《摄食·吞咽障碍的口腔间歇性导管疗法的应用》,1993 年藤岛出版了《脑卒中的摄食·吞咽障碍》的图书,为吞咽障碍的应用奠定了基础。

2. 成长期(1995—2004 年) 经过上一时期之后,日本的吞咽障碍康复初具规模。这一时期的主要特点是各学术团体纷纷组建,有组织、有计划地开展吞咽障碍的学术活动。同时一些专业书籍的出版为推广吞咽障碍康复起到了重要作用。1995 年日本摄食·吞咽康复研究会成立,第二年改名为日本摄食·吞咽障碍康复学会,为日本吞咽障碍康复领域最大的学会。然后 1998 年金子、千野主编的《摄食·吞咽障碍康复》出版,日本吞咽障碍临床研究会主编的《摄食·吞咽康复的思维和实践》等入门书籍陆续出版。在此基础上吞咽障碍的各相关专业团体积极响应挖掘本专业技能如何在吞咽障碍康复中应用,特别是 1999 年的语言治疗师法里面明确提到吞咽训练的内容,这是首次从立法的角度明确了语言治疗师应涉及吞咽障碍的康复,为专业本身的成长注入了新的活力。

3. 发展期(2005 年至今) 学会的创立使得吞咽障碍的活动与行为更具有组织和规划性,学术交流活动频繁。特别是在学会的努力下,各种有利于吞咽障碍康复发展的政策纷纷出台,资格认证制度与体系也得以实现。2005 年,日本摄食·吞咽障碍康复学会成立后的第 10 年,吞咽康复护理协会确立了吞咽护士认定制度。随后日本摄食·吞咽障碍康复学会与日本听力言语治疗师学会同样也设立了专业人员认定制度。2006 年吞咽功能疗法纳入到日本的医疗保险,2010 年吞咽造影检查在医疗保险中独立报销。2014 年日本摄食·吞咽障碍康复学会迎来第 20 周年纪念庆典,国际吞咽障碍专题研讨会和日本摄食·吞咽年会已在东京同时召开。

（二）日本有关吞咽障碍的学术团体

前文已述及各学术团体的创立积极地推动了日本吞咽障碍康复的发展，其中以日本摄食·吞咽障碍康复学会的作用最大。

1. 日本摄食·吞咽障碍康复学会

（1）过去，现在和未来：日本摄食·吞咽障碍康复学会（The Japanese Society of Dysphagia Rehabilitation，JSDR）作为一般社团法人，是日本吞咽障碍康复最大最专业的学术团体。其前身为 1995 年由康复医师、齿科医师和言语听力治疗师为主的日本摄食·吞咽康复研究会，第二年升级为学会。现会员数已经超过 1 万人，包括康复医师、内科医师、齿科医师及齿科卫生士、护士、营养师、言语听力治疗师、物理治疗师等（表 1-3，图 1-2）。近年来年会参加者每届超过 5000 人，以至于确保和预订大规模会议的会场都是会议组必须要考虑的问题（图 1-3）。JSDR 为多职种组成的跨学科特殊组织。组成人员中最多的为言语听力治疗师，约占总体的 40%，其次为齿科医师，约占 20%，其余的包括护士、各科医师、齿科卫生师、物理治疗师、作业治疗师等（图 1-4、图 1-5）。每年的年会前后都有各种类型学习班，会期中除研讨会外还有教育演讲、招待演讲、一般口头发表、午餐会议、专家面对面等多形式。

表 1-3　日本摄食·吞咽障碍康复学会会员数的增加（2005 年与 2013 年对比，单位：名）

职种	资格	2005 年 6 月	2013 年 9 月
医师·齿科医师	齿科	759	1941
	康复科	189	382
	儿科	61	63
	内科	53	140
	耳鼻喉科	46	82
	神经内科	44	75
	脑外科	19	34
	整形外科	10	16
	其他医师	62	69
护理与医技	言语听力治疗师	1464	3647
	护士[1]	477	1367
	营养士[2]	311	674
	齿科卫生士[3]	266	786
	作业治疗师	152	207
	物理治疗师	133	263
	其他医学相关人员	378	582
总数		4427	10 328

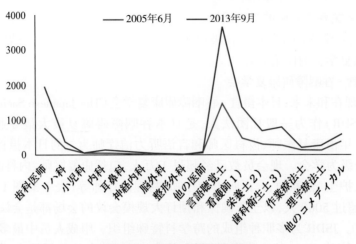

图 1-2　JSDR 会员数的增加
含保健师、管理营养师、齿科技工士

医师

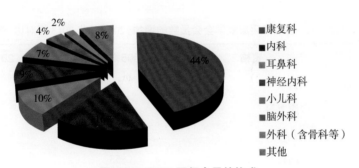

- ■康复科
- ■内科
- ■耳鼻科
- ■神经内科
- ■小儿科
- ■脑外科
- ■外科（含骨科等）
- ■其他

图 1-3　JSDR 医师会员的构成

医师以外

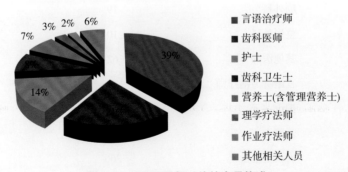

- ■言语治疗师
- ■齿科医师
- ■护士
- ■齿科卫生士
- ■营养士(含管理营养士)
- ■理学疗法师
- ■作业疗法师
- ■其他相关人员

图 1-4　JSDR 医师以外的会员构成

　　JSDR 在推动吞咽障碍康复基础知识的普及、行业规范、科研、学科交流方面发挥着重要作用。JSDR 设立当时 1 年仅发行 1 次学会杂志,1999 年开始 1 年 2 次,2005 年开始 1 年 3 次。杂志的创立为临床和基础研究成果的传播提供了良好的学术平台。每年举办一次年会、多次学术会议和学习班。除了为专业人员服务外,JSDR 也在积极开展普通市民教育,与大型会议同时举办或单独举行市民讲座,普及吞咽障碍康复知识,直接惠及普通群众,同时也有利于提高学科在社会中的认知度。资格认证讲座也是学会活动的一个重点,每年年会时都会组织相应的专题讲座并授予学分,学分是资格认证和资格更新的必备条件。除现场讲座外,为方便更多临床一线的医务人员学习,JSDR 专门组织开发了网络课堂。通过网络课堂的学习也可获得相应的学分。网络课堂不仅针对会员开放,非会员通过申请也可使用。在 JSDR 的组织下各种诊疗指南相继制定,为从业人员提供了标准的操作和简化的流程。JSDR 同时设立了吞咽障碍科研基金资助,组织引导科研。今后,在 JSDR 的带领下,日本吞咽障碍的康复将继续向前迈进,向一般介护(养老)场所推广,惠及其国内每一个角落;同时推进国际合作进程,促进日本国内和国际吞咽障碍康复事业的发展。

(2)目标设定及之后的成长(种花得果):JSDR 的成长与理事会(委员会)和会员们的努力分不开,委员会相继设定了 5 个重要的目标,为今后学会的发展提供了方向。

第一,学会法人化。社团法人是经过日本相关部门批准的合法组织,JSDR 为了有更好的社会发言权和社会活动,法人化是相当重要的。JSDR 设立后第 10 年(2005 年)确定此目标,计划 5 年内实现法人化,2009 年提前实现。这一点对中国成立吞咽障碍专业委员会具有很大的借鉴作用。

第二,学会资格认证制度。吞咽障碍的康复是一个跨学科事业,JSDR 最大的目的就是推进多职种的知识和技能的普及,为行业的发展设定标准和准入资格。为此,通过充分的准备,JSDR 于 2008 年开始实行认证制度,并设立了资格更新制度。

第三,强化与其他相关学术团体的合作。JSDR 成立以来非常重视与相关学术团体的交流合作,因为 JSDR 充分认识到吞咽障碍本身是一个以症状学诊断为基础的交叉学科。JSDR 在 2004 年与美国 DRS,2006 年与 *Dysphagia* 杂志,同年与日本静脉经肠营养学会(Japanese Society for Parenteral and Enteral Nutrition,JSPEN)等建立了良好的合作关系。

第四,吞咽障碍康复的循证。为促进吞咽障碍临床与基础研究的发展和为临床研究积累证据,JSDR 专门成立了相关的研究委员会引导和协调多中心研究,并组织制定了各种检查、治疗和吞咽食物的指南。

第五,吞咽障碍专业人员的激励与培养。为鼓励创新,积极培养吞咽障碍专业人才,2007 年 JSDR 专门设立了学会奖,2008 年设立了研究资助制度,2009 年开设了 e- 大学(网络课堂)。此外,为鼓励海外学术交流,同时为了纪念对本学会的创建和发展做出巨大贡献的已故言语听力治疗师冈田澄子,2008 年 JSDR 设立了"冈田澄子纪念国际研究基金"。

2. 日本吞咽医学会 日本吞咽医学会(The Society of Swallowing and Dysphagia of Japan)是日本最早涉及吞咽障碍的学术团体。1981 年由耳鼻喉科和头颈外科医师为中心的吞咽研究会发起,当时挂靠在日本气管食管科学会之下,1999 年更名为日本吞咽研究会,2005 年独立出来改组为日本吞咽医学会。现在每年均召开全国性学术会议,交流高水平的基础研究和外科治疗技术。2012 年起该学会官方杂志从《耳鼻与临床》分册独立出来,创立了《吞咽医学》杂志。会员虽仍以耳鼻咽喉科的医师为多,但随着日本对吞咽问题重视,许多其他学科人员也陆续加入到本学会中,如康复科、神经内科、外科、脑外科等领域的临床医师以及言语听力治疗师、齿科医生、护士和物理治疗师等(图 1-5、图 1-6)。研究对象也从病理生理相关的基础研究课题向吞咽障碍的诊断和治疗类的临床问题延伸。

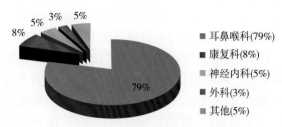

图 1-5　日本吞咽医学会医师会员的构成

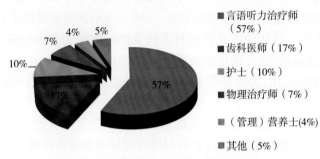

图 1-6　日本吞咽医学会医师以外的会员构成

3. 日本吞咽障碍临床研究会　日本吞咽障碍临床研究会(The Society of Japanese Clinical Dysphagia Research)是 1988—1989 年间以言语听力治疗师为中心成立的学术团体。2013年 11 月会员数已达 406 名,半数以上皆为言语听力治疗师。本研究会的特点为病例讨论多,每年在各地都举办多个病例讨论会,通过个案分析大力推动了吞咽障碍知识的普及与实践能力的提高。1998 年该研究会组织编写了《吞咽障碍临床康复的思维与实践》。

(三)日本吞咽障碍发展的契机、特征及其课题

1. 诊疗收费标准的设立和改定　1994 年日本厚生劳动省批准了医科和齿科的摄食·吞咽疗法的诊疗费用,为这一行业的发展提供了经济基础。同时由于各学会的努力,吞咽相关的研究成果不断积累,吞咽障碍康复的重要性越来越被社会认可。因此尽管是在日本医疗预算相当严峻的现实下,一些新的摄食·吞咽障碍诊疗的项目以及口腔功能改善的项目也逐渐被批准。2006 年诊疗费用被刷新,保险支付的日期也被大幅延长。同时随着行业的发展,"摄食功能训练和口腔卫生管理对介护预防的贡献"被广泛认可。因此,日本厚生劳动省在新的介护预防支付中将健康高龄者为对象的社区支援项目及"口腔功能改善"两个项目事业列入其中。

2. 言语听力治疗师法的制定　日本 1997 年制定、1998 年实施的《言语听力治疗师法》第 42 条规定:言语听力治疗师可以在临床医师和齿科医师的指导下进行吞咽训练。这一规定肯定了言语听力治疗师从事吞咽训练业务的合法性,也是他们进入摄食·吞咽障碍领域的原动力,同时提高了这个职业在社会中的认知度。现在言语听力治疗师已成为各摄食·吞咽障碍关联的各学术团体的主力。

3. 强调全面康复的重要性　过去对吞咽的认识被局限在生理解剖结构的水平,涉及

吞咽有关的问题都属于耳鼻咽喉科的范畴。随着近代康复医学的发展,人们对吞咽也产生了新的认识,强调摄食前的准备期到食物进入胃的整个过程中涉及的所有个体和环境因素的重要性。如食物的性状、颜色、气味以及个体对这些特性的认知功能都可以影响到吞咽。JSDR 在其学会名称和学会杂志名称中《摄食》与《吞咽》并存,而且两者之间都要加一个"·",表示吞咽障碍应该体现从摄食到吞咽的全过程。

4. 多学科合作　摄食与吞咽是人类最基本的活动之一,多种疾病均可引起摄食·吞咽障碍,同时吞咽障碍也可以再引起误吸、营养不良等并发症。因此吞咽障碍是各学科的交叉点,需要各学科的紧密协作才能做好。在医疗资源良好、分科较细的大学附属医院,一般由医师作为吞咽康复团队的领导对患者进行初步评定和诊断,然后言语听力治疗师、放射科技师等进行进一步精密的检查。紧接着护士、作业治疗师、物理治疗师、管理营养师、齿科卫生士以及患者召开评价会,决定治疗方针后各专业人员相互配合,对吞咽障碍进行综合康复和管理。但是一般医院和小规模的场所并不具备所有相应学科人员,各学科之间相互兼职是日本的现状。中国目前也一样,大部分医院并未细分相应专科治疗师,一名治疗师可能要同时兼做作业治疗、物理治疗和吞咽障碍的治疗,同时国内尚未有负责口腔卫生的齿科卫生士还有营养处方管理的管理营养士,现阶段主要由护士和护工具体实施。

5. 康复医师和齿科医师的主导性　日本康复医师和齿科医师在吞咽治疗中起主导作用。日本一方面正在向超高龄社会急速前进,另一方面随着医学的进步,许多致命的疾病正在被逐一地克服。但是虽然性命得到了挽救,身体残疾的病例却越来越多,如何从医院顺利过渡到回家生活自理或尽可能的自理是一个很大的课题。在此背景下,日本的康复医学急速发展,康复专科医师日益受到关注和重视。康复医师是以吞咽的障碍为中心,重视患者的风险管理,同时发挥小组综合治疗策略的优势。

齿科医师积极地参与吞咽障碍的治疗是日本的一大特点。第一代 JSDR 理事长(会长)即为齿科医师,现学会中齿科医师的数量仍占到第二位(见图 1-4)。这是由于齿科在日本相当发达,齿科医师数量多,齿科诊所遍布日本大街小巷,加之介护保险也适用,与紧缺的临床医疗资源相比,患者就诊相当便利。从专业角度来讲,经口摄食的先决条件是口腔的状态良好,仅将不合适的义齿重新安装正确就可以改善吞咽功能的例子不在少数。此外,口腔卫生的管理对吸入性肺炎防治的重要性众所周知,齿科医师和齿科卫生士在这一方面相当有经验。因此日本吞咽障碍是由临床医生、齿科医师作为领导,言语听力治疗师、护士、齿科卫生士、管理营养士、物理治疗师、作业治疗师等成员共同参与组成的小组来完成。现在各成员之间相互尊重,各司其职,扬长避短,合作交流,努力提高吞咽障碍康复效果。

（四）日本吞咽障碍康复的最新动向

日本的吞咽障碍康复通过 30 年来的不断摸索和发展,新技术的不断应用,以前棘手的吞咽障碍问题得以逐步解决。目前日本的吞咽障碍康复发展方向可以体现在四个方面:第一,新的评定手段的探索。特别是一些高精尖的评定仪器开发和应用。如最新出的 320排动态 CT 可以立体动态地观察吞咽器官的解剖结构和食物的状况,还有无线吞咽内镜、功能磁共振成像(functional magnetic resonance imaging,fMRI)、近红外线光谱(near-infrared spectroscopy,NIRS)等先进的评定仪器正在应用于临床和研究。第二,吞咽障碍治疗方法的探索与临床应用。如肉毒素注射,非侵袭性脑刺激技术,吞咽肌的电刺激疗法等新方法正在向临床推广。第三,新型外科手术的开发:外科手术通过改变吞咽器官的结构也可达到改善吞咽的目的,是目前发展的另一个重要方向。第四,针对衰老与衰退的综合对策。高龄者由于本身衰老与衰退可出现肌肉萎缩、肌力低下及身体功能低下的问题,这些改变也可引起到吞咽功能的障碍,后者又可引起吸入性肺炎、营养低下等并发问题,后者又可加速全身状态的衰退。因此针对老年人衰老和衰退所带来的吞咽障碍课题也越来越受到重视。

（五）对中国的借鉴意义

经口摄食是人类最重要的功能和最基本的欲望,对于有经口摄食障碍的患者如何让他们更安全地进食,如何更好地提高他们的生活质量（quality of life,QL）是摆在我们面前急需解决的问题。2013 年中国 60 岁以上的人口已超过 1.8 亿,到 2030 年时 65 岁以上的人口比例将超过日本,成为世界高龄人口最多的国家。与日本当时一样,中国现在脑血管意外患者的增加,从救命为主过渡到救命兼提高生活质量的理念转变。这些因素使得吞咽障碍的康复需求逐年增加。日本的吞咽障碍康复从 20 世纪 80 年代初开始起步,经过 30 多年的发展,已形成了一个完善的体系,其发展的模式值得我们借鉴。

但是吞咽障碍的康复在中国起步较晚,对吞咽障碍的诊疗和管理经验尚不足,特别是专业委员会的缺乏,使得吞咽障碍的发展缺乏计划性与系统性,如准入制度,人才培养系统,继续教育系统,资格认证,医保项目设立,国际合作,多中心科研的协调,指南共识的制作等。

此外,吞咽障碍康复并非单纯的吞咽训练,是一个与患者症状相结合,运用各种治疗手段的系统工程。成功的关键是小组医疗和社区介护系统的构建。而这是中国目前比较欠缺的,特别是在低级别的医疗机构。在大医院,凭借优良的医疗资源,患者可能独立生活,但是脱离大医院的医疗环境后患者往往难以适应,这样医疗的意义就大打折扣。因此,为给患者提供必要的医疗服务,构建小组协作医疗和医院之间的转介制度,以及建设社区吞咽障碍康复的模式十分重要,专科医院向社区医疗的支援是必不可少的。

再次,中国虽然近年来的学术活动有所增加,但相比日本各学术团体的学术活动活跃程度还远远不够。现在除了中山大学附属第三医院每两年举办一次全国吞咽障碍高峰论坛之外,各地也纷纷举办各种规模的培训班,这些加速了国内吞咽障碍的康复发展,但还有待于进一步加强各个专业之间的学术交流。可喜的是,2013 年第三届中国吞咽障碍高峰论坛上讨论并通过了国内首部吞咽障碍康复专家共识,已为中国吞咽障碍诊疗提供典范。最后相对于日本吞咽障碍专业书籍的出版来说,中国出版的专业书籍屈指可数,今后为普及吞咽障碍康复的技术和理论,在专业书籍的编辑、翻译和出版及宣传等方面还需加大力度。

四、中国大陆吞咽障碍康复的历史与现状

（一）初步探索阶段

1. 吞咽评估　这一时期吞咽障碍话题虽然受关注,由于缺乏临床积累,大部分的评估手段均来自于借鉴其他国家的方法,其中大部分来自于日本,包括洼田饮水试验、洼田吞咽能力评定法、洼田吞咽功能障碍评价标准、才藤吞咽功能分级标准等。这些评估方法结合了患者吞咽相关肌肉力量的评定,患者吞咽食物种类及营养摄取途径以及饮水时呛咳的情况等制定评估标准,简便易行,临床上广泛使用。这些评估方法或量表在我国的应用是拿来主义,都是直接的借用,其信度及效度暂时研究较少,鲜见报道。这一时期吞咽造影检查也被引入作为吞咽障碍评估的手段,这一时期的评估不够完整,无论是量表评估还是仪器检查评估指标都尚不完善。

2. 吞咽障碍治疗　在学习国外治疗经验的同时,我国专业人员也对不同的康复手段进行了探索,包括球囊扩张治疗技术、神经肌肉电刺激技术、针灸及综合治疗等方法。例如,窦祖林教授带领的团队于 2005 年对脑干梗死后吞咽障碍、放射性脑病的患者进行球囊扩张治疗,通过吞咽造影检查进行疗效评估,总结出这一技术可以有效地缓解脑干梗死后所致环咽肌失迟缓。电刺激对脑卒中后吞咽障碍患者的治疗效果优于冰刺激,直至今天,这一结论不断被临床验证。这一时期出现了一些新的康复治疗方法,但是仍然缺乏系统性研究,并且多停留在经验性观察治疗阶段,对于治疗更深层的机制尚未涉及。

（二）快速发展阶段

在应用日本学者等的简易筛查量表评估基础上,我国专业人员开始尝试自行修订、归纳、开发新的量表,其中我们借鉴国外通用的吞咽功能临床评估量表,改编了适合中国饮食文化与饮食结构的吞咽功能临床评估表,该量表以主观、客观、评估、治疗计划为基本框架,更为全面地整合了吞咽障碍患者评估需要的主客观信息,并对存在的问题进行分析,提出治疗方案和措施。关于量表的信度和效度也有了进一步的研究,标准化吞咽功能评定量表具有良好的信度、效度,较高的敏感度和特异度,适合临床应用。吞咽造影检查方面的研究也趋于细化,万桂芳等通过对泛影葡胺和硫酸钡这两种造影剂进行比较后,认为硫酸钡混悬液可以更好地反映患者的吞咽功能及康复治疗的效果,故推荐硫酸钡混悬液作为吞咽造影使用用的对比剂,迄今为止,国际上也一直公认这种造影方法。纤维鼻咽喉镜作为吞咽功能检查的手段对于急性脑卒中患者渗漏、误吸和残留的诊断得到神经科医生的青睐,这种可视化检查方法与 X 线荧光透视检查（vedio fluoroscopic swallowing examination,VFSS）一样可视为吞咽检查的金标准。在这一时期,关于吞咽障碍的治疗更为丰富、立体。出现了气脉冲刺激、振动刺激、K 点刺激、舌肌主动及被动训练等康复治疗手段,并且出现了三级吞咽康复治疗等理念。前一时期所发展的治疗方案被进一步推广运用,临床工作的实践也为治疗提供了循证依据。关于多学科合作,鉴于吞咽障碍病因多种多样,且涉及患者营养情况、生存质量等因素的考量,除康复科医生、治疗师外,其他学科背景的专业人员开始关注此领域,并为改善患者的功能和生存质量而不断努力。例如,以神经内科专家组成的中国卒中患者营养管理专家共识组发布了《中国卒中患者营养管理专家共识》,除强调了营养管理外,其中也涵盖了吞咽障碍相关内容。营养支持对吞咽障碍患者至关重要,营养科医生从营养支持的方式、实际供应量、并发症的处理和监测指标等方面对吞咽障碍患者的营养支持进行了探讨。此外,经皮内镜下胃造瘘术作为胃肠外营养支持的途径也在中国的吞咽障碍患者中得以实施,消化科医生作为胃造瘘术的主力军,积极参与吞咽障碍患者的综合治疗中。

（三）深入研究阶段

随着临床不同学科的关注及经验的积累,吞咽障碍量表与临床检查,简单的仪器评估已无法满足临床和科研的进一步需要。在此阶段,更为细化、准确和直观的检查手段及分析方法不断出现。表面肌电图用于分析脑卒中后吞咽障碍患者颏下肌群的肌电信号可有效筛查口咽吞咽障碍患者,并且能定量检测吞咽肌的收缩力。应用高分辨率固态咽食管段压力测量,评估咽和食管腔运动、压力和协调性,量化静态、动态情况下所测部位压力的变化,与传统的吞咽造影所获取的信息相得益彰。考虑到两种检查有极强的互补特点,吞咽视频采集分析同步测压检测也被运用于吞咽障碍的评估中,开创了从生物力学与运动学两个方面更为精确、全面地定量评估吞咽功能的方法。窦祖林教授在日本第 20 届吞咽障碍年会大会上报告了所在科室开展的咽期吞咽高精度咽腔测压与吞咽造影检查参数之间的相关性分析。该项研究同步应用吞咽造影和最新的高精度咽腔测压技术评价了脑干损伤吞咽障碍患者的吞咽过程,研究发现吞咽造影检查中的形态学指标与力学参数(压力)存在的高度相关关系,使用吞咽造影来监测传感器正确的位置也拓展了吞咽造影在临床上的应用。本阶段《中国吞咽障碍康复评估与治疗专家共识》的发布,是吞咽障碍领域发展过程中的里程碑,借鉴国外的做法,这份专家共识荟萃了临床、治疗与护理方面的循证依据,全面系统地对吞咽障碍康复的评估和治疗进行了阐述,相信对今后的临床工作具有指导意义。除了系统性,这一阶段开始涉猎国际上的研究热点、难点,通过应用基础研究,为临床有效治疗的机制提供循证依据与理论基础。例如,通过多项国家自然基金课题资助的研究表明,球囊扩张治疗脑干梗死后环咽肌失迟缓症,主要是通过恢复脑干的吞咽调控中枢,直接牵拉环咽肌的作用是次要的;针刺足三里穴位能够激活岛叶后部皮质,这一效应通过易化吞咽动作启动、改善口咽部躯体感觉和味觉等多种途径促进吞咽功能的恢复;同时,窦祖林教授的团队将320排CT引入吞咽障碍研究领域,借助三维重建,用计算流体力学手段分析吞咽运动的动态生理机制,建立吞咽-呼吸协调模型,希望通过计算机模拟进一步阐明气管切开后吞咽障碍的误吸与咽腔残留等症状的发生机制。经颅磁刺激在吞咽障碍治疗中的应用是目前研究与应用的热点,我们采用自上而下的经颅磁刺激与自下而上的味觉刺激探寻大脑的认知网络与吞咽网络的节点,进而揭示痴呆伴吞咽障碍的治疗机制,相关的研究正进行中。

迄今为止,中国大陆的"吞咽障碍高峰论坛"已经连办了5届,参会专家和代表也是一届比一届多,从一个侧面表明国内康复界对吞咽障碍领域的关注。当然我们也应注意到目前国内在临床课题的研究设计、研究内容的广度和深度等方面与国外水平还存在一定差距。相信通过我们的不懈努力,通过与国际吞咽领域专家的更多交流和合作,通过培训和壮大吞咽障碍的专业队伍,定会让广大中国的吞咽障碍患者得到更好的康复治疗,享受更高质量的生活。

五、中国台湾地区吞咽障碍康复的历史与现状

(一)中国台湾地区吞咽障碍的服务模式

中国台湾地区的语言治疗师执业项目包括吞咽障碍评估和治疗,在卫生医疗院所由医师进行吞咽评估与治疗;对于需要长期照护的患者,则由其专管医师评估进行评估后,申请由语言治疗师进行居家吞咽治疗。除语言治疗师外,各类病因所造成的吞咽障碍还需要通过跨领域合作模式来进行。脑卒中后并发吞咽障碍的患者需由神经科医师、复健科医师、感染科医师、语言治疗师、护理师和营养师共同参与;头颈部肿瘤后合并吞咽障碍的患者需由耳鼻喉科医师、肿瘤科医师、放射科医师、物理治疗师、职能治疗师、语言治疗师、护理师和营养师等进行多专业的合作。即吞咽障碍的服务只有在多功能专业团队合作的模式下才能收到最大的效益,改善患者的吞咽功能和生命质量。世界听语照护先进的国家(如英国、美国、加拿大等)均制订了吞咽障碍临床服务指引,建立了全国性的吞咽障碍服务标准流程;目前,台湾地区的医疗专家们亦积极地规划建置台湾地区吞咽评估及复健指标,期望透过专家讨论及共识,建立符合台湾地区临床需求的吞咽评估和复健标准,以提升吞咽障碍服务的成效。

(二)中国台湾地区现阶段吞咽障碍的服务状况

目前,中国台湾地区的吞咽障碍服务内容主要包括临床吞咽检查、代偿性技巧、吞咽运

动和吞咽手法（swallow maneuvers）等。如台大医院、台北荣民总医院、长庚医院等均设置有电视荧光吞咽摄影检查或纤维内视镜吞咽检查，以诊断患者吞咽异常的原因，提升吞咽治疗成效。台湾地区吞咽障碍服务的对象主要包括医疗院所收治的神经性损伤、退化性疾病、头颈部肿瘤等患者，服务内容包括评估、治疗及咨询，主要由语言治疗师执行，过程中会与其团队密切合作，为患者提供吞咽障碍服务。由于近年来台湾地区老龄化人口的加速，吞咽障碍服务范围已扩展到长期照护居家服务中。

（三）吞咽障碍患者的临床评估与治疗

与中国大陆一样，台湾地区的吞咽障碍服务对象包括脑卒中、头颈部肿瘤吞咽障碍患者的临床评估、吞咽功能的仪器检查、治疗与疗效的研究等，详见参考文献。

综上所述，我国在吞咽障碍评估与治疗领域，经过10多年的努力，成绩是喜人的。但从国际视野看，我们应该对我国吞咽障碍领域的康复临床及科研有一个清醒的认识，目前尚存在如下问题：①多学科间的合作尚不够密切，多学科治疗团队仍然缺乏指导性的合作模式；②多数文章侧重于临床观察性治疗，吞咽障碍评估简单，停留于筛查性量表，没有循证依据的量化评估；治疗师作为临床治疗的主力军，鲜见其发表文章；③研究领域文献量较少，关于机制的研究及新技术的应用多见综述，基础与临床研究亟待开展。

（窦祖林 唐志明）

重 点 回 顾

1. 吞咽障碍是指食物经口进入胃的过程中出现困难。吞咽障碍是许多疾病的临床表现，并不是一种疾病。通常，依据患者是否存在解剖功能结构的变化将其分为神经性吞咽障碍和结构性吞咽障碍两类。

2. 不能进食、吞咽延迟或食物误吸是吞咽障碍的特征性表现。其主要并发症有误吸所致的吸入性肺炎，以及不能进食所致的体重减轻或营养不良。

3. 很多疾病进展过程中都可出现吞咽障碍，包括自然老化、神经系统疾病、颅脑外伤、退行性变、自身免疫性疾病、全身系统疾病、肿瘤、传染病等。医源性上诸如外科手术，放、化疗等也会导致吞咽障碍。一般情况下，患者要经过5个不同的护理阶段或照顾环境，即急性、亚急性、康复、长期照顾、家庭照顾。在急性期，康复科医生需结合患者病史和临床状况快速做出诊断，制订计划。在仍需医学监护的亚急性期，可实施部分患者力所能及的康复治疗计划。对于进入康复期的患者，康复目标是尽可能让患者恢复正常或接近正常水平的饮食。当患者离开医疗环境，进入长期照顾机构和回到家里后，康复医生努力的重点是让患者尽可能地安全进食，以及确保有误吸风险的患者能执行既定的吞咽障碍计划。

4. 吞咽障碍的评估与治疗需要一个多专业人员参与的密切合作的团队。这个团队的组成人员常包括临床相关科室的医生、语言治疗师、作业治疗师、物理治疗师、放射科技师、护士、护理员、家属等。在吞咽治疗小组中，语言治疗师在小组成员中担当主要的治疗角色，并在各成员间发挥协调作用。

5. 几乎所有吞咽障碍患者都有生活质量与社会互动能力的下降。特别是多数患者无法摄食或摄食困难，每日热量/液体摄入不足，流涎难以控制。以上问题均会使患者的生活质量下降。因此在对吞咽障碍的治疗中,不能仅仅关注患者吞咽障碍的临床症状,还要花费更多时间关注其饮食调配、情绪和社会心理,与家人、朋友、亲戚交往等对于生活质量影响非常重要的因素上。

参 考 文 献

1. Groher ME, Crary MA. Dysphagia:clinical management in adults and children. 2nd ed. St. Louis, MO:Mosby, 2015

2. 中国吞咽障碍康复评估与治疗专家共识组. 中国吞咽障碍康复评估与治疗专家共识(2013 年版). 中华物理医学与康复杂志,2013,35(12):916-929

3. Platteaux N, Dirix P, Dejaeger E, et al. Dysphagia in head and neck cancer patients treated with chemoradiotherapy. Dysphagia,2010,25(2):139

4. Murry T, Carrau RL. Clinical management of swallowing disorders. 2nd ed. San Diego:Plural Publishing,2012

5. Ickenstein GW. Diagnosis and treatment of neurogenic dysphagia. Europe:International Medical Publishers, 2011

6. Jean A. Brain stem control of swallowing:Neuronal networks and cellular mechanisms. Physiol Rev,2001,81:929-969

7. Kwon M, Lee JH, Kim JS. Dysphagia in unilateral medullary infarction:lateral vs medial lesions. Neurology, 2005,65:714-718

8. Gall IJ, Val EV, D'Alatri L, et al. Postoperative dysphagia versus neurogenic dysphagia:scintigraphic assessment. Ann Otol Rhinol Laryngol,2003,112:20-28

9. Perlman PW, Cohen MA, Setzen M, et al. The risk of aspiration of pureed food as determined by flexible endoscopic evaluation of swallowing with sensory testing. Otolaryngol Head Neck Surg,2004,130:80-83

10. Ertekin C, Turman B, Tarlaci S, et al. Cricopharyngeal sphincter muscle responses to transcranial magnetic stimulation in normal subjects and in patients with dysphagia. Clin Neurophysiol,2001,112:86-94

11. Ertekin C, Aydogdu I. Neurophysiology of swallowing. Clin Neurophysiol,2003,114:2226-2244

12. Sawczuk A, Mosier KM. Neural control of tongue movement with respect to respiration and swallowing. Crit Rev Oral Biol Med,2001,12:18-37

13. Han TR, Paik NJ, Park JW. Quantifying swallowing function after stroke:a functional dysphagia scale based on videofluoroscopic studies. Arch Phys Med Rehabil,2001,82:677-682

14. Katelaris P, Holloway R, Talley N, et al. Gastro-oesophageal reflux disease in adults:Guidelines for clinicians. J Gastroenterol Hepatol,2002,17:825-833

15. Farrell RJ, Khan MI, Noonan N, et al. Endoscopic papillectomy:a novel approach to difficult cannulation. Gut, 1996,39:36-38

16. Madden C, Fenton J, Hughes J, et al. Comparison between videofluoroscopy and milk swallow endoscopy in the assessment of swallowing function. Clin Otolaryngol,2000,25:5042-5061

17. Rees CJ. Flexible endoscopic evaluation of swallowing with sensory testing. Curr Opin Otolaryngol Head Neck Surg,2006

18. Katelaris P, Holloway R, Talley N, et al. Gastro-oesophageal reflux disease in adults:guidelines for clinicians. J

Gastroenterol Hepatol,2002,17:825-833

19. 窦祖林,兰月,万桂芳.神经性吞咽障碍的康复治疗及其进展.中华物理医学与康复杂志,2006,28:788-791

20. 李兆申,陈志荣.胃食管反流病内镜治疗进展.临床荟萃,2003,18:1166-1167

21. Gonçalves MI,Leonard R. A hardware-software system for analysis of video images. J Voice,1998,12:143-150

22. Spadotto AA,Gatto AR,Cola PC,et al. Swallowing quantitative analysis software. Radiol Bras,2008,41:25-28

23. Burton C,Pennington L,Roddam H,et al. Assessing adherence to the evidence base in the management of poststroke dysphagia. Clin Rehabil,2006,20:46-51

24. Marchese-Ragona R,Restivo DA,Marioni G,et al. Evaluation of swallowing disorders in multiple sclerosis. Neurol Sci,2006,27:S335-S337

25. Restivo DA,Marchese-Ragona R,Patti F. Management of swallowing disorders in multiple sclerosis. Neurol Sci,2006,27:S338-S340

26. Brady S,Darrach M,Escobar NG,et al. Persons with disorders of consciousness:are oral feedings safe/effective? Brain Inj,2006,20:1329-1334

27. Pennington L,Roddam H,Burton C,et al. Promoting research use in speech and language therapy:a cluster randomized controlled trial to compare the clinical effectiveness and costs of two training strategies. Clin Rehabil,2005,19:387-397

28. Mann G,Hankey GJ. Initial clinical and demographic predictors of swallowing impairment following acute stroke. Dysphagia,2001,16:208-215

29. Yinghua Chen,Barron JL,Taves DH,et al. Computer measurement of oral movement in swallowing. Dysphagia,2001,16:97-109

30. Smithard DG,O'Neill PA,England RE,et al. The natural history of dysphagia following a stroke. Dysphagia,1997,12:188-193

31. Teasell R,Foley N,Fisher J,et al. The incidence,management,and complications of dysphagia in patients with medullary strokes admitted to a rehabilitation unit. Dysphagia,2002,17:115-120

32. Aviv JE,Kim T,Thomson JE,et al. Fiberoptic endoscopic evaluation of swallowing with sensory testing(FEESST)in healthy controls. Dysphagia,1998,13:87-92

33. Steele CM,Lieshout PHHMV. Influence of bolus consistency on lingual behaviors in sequential swallowing. Dysphagia,2004,19:192-206

34. Skeat J,Perry A. Outcome measurement in dysphagia:not so hard to swallow. Dysphagia,2005,20:113-122

35. 万桂芳,窦祖林,丘卫红,等.小组工作模式对吞咽障碍评价与治疗的作用.中国康复医学杂志,2003,18(9):539-541

36. 窦祖林.中国吞咽障碍临床与科研十年回眸.中国康复医学杂志,2014,29(6):403-405

37. Nilsson H,Ekberg O,Olsson R,et al. Dysphagia in stroke:a prospective study of quantitative aspects of swallowing in dysphagic patients. Dysphagia,1998,13:32-38

38. Logemann JA. The role of exercise programs for dysphagia patients. Dysphagia,2005,20:139-140

39. McHorney CA,Bricker DE,Kramer AE,et al. The SWAL-QOL outcomes tool for oropharyngeal dysphagia in adults:I. conceptual foundation and item development. Dysphagia,2000,15:115-121

40. McHorney CA,Bricker DE,Robbins J,et al. The SWAL-QOL outcomes tool for oropharyngeal dysphagia in

adults：Ⅱ. item reduction and preliminary scaling. Dysphagia,2000,15：122-133

41. Calcagno P,Ruoppolo G,Grasso MG,et al. Dysphagia in multiple sclerosis-Prevalent and prognostic factors. Acta Neurol Scand,2002,105：40-43

42. 卒中患者吞咽障碍和营养管理中国与家组,中国卒中杂志,2013;8(12):973-983

43. Baijens LWJ,Clavé P,Cras P,et al. European society for swallowing disorders-european union geriatric medicine society white paper：oropharyngeal dysphagia as a geriatric syndrome. Clinical Interventions in Aging, 2016,11：1403-1428

44. 窦祖林,唐志明,兰月,等. 吞咽障碍临床与研究进展——美国、日本吞咽障碍年会热点透视. 中国康复医学杂志,2013,28(9):859-861

45. 窦祖林,温红梅,兰月. 美国吞咽障碍研究会 2011 年第 19 届年会侧记. 中华物理医学与康复医学杂志, 2011,33(12):954-956

46. 盛华,林育妤,池育君,等. 台湾吞咽障碍医疗服务与专业人力资源. 中华物理医学与康复医学杂志, 2015,37(12):955-958

第二章　吞咽功能解剖学

焦点问题

1. 在吞咽过程中,食物易滞留在何处?

2. 环咽肌的作用。

3. 喉肌在吞咽过程中发挥的作用。

4. 脑干中吞咽中枢的位置。

5. 吞咽活动中,参与的脑神经有哪些?

　　吞咽(swallowing)是人类最复杂的行为之一,是食物经咀嚼形成的食团由口腔经咽和食管入胃的过程。正常吞咽过程中口腔期、咽期和食管期的划分与食团在吞咽时所经过的解剖部位有关。

　　吞咽涉及口腔、咽、喉和食管等结构,与面部有关的多达26对肌肉兴奋和抑制的协调运动,以及至少需要6对脑神经的调控。同时吞咽由于语言和呼吸系统的参与而更加复杂化。与吞咽有关的解剖结构概括如下:

　　1. 器官　口腔、舌、咽、喉、食管。

　　2. 骨骼系统　上颌骨、下颌骨、舌骨、喉软骨。

　　3. 肌肉系统　咀嚼肌群、舌骨上肌群、舌骨下肌群、面部肌、舌肌、软腭肌。

　　4. 神经系统

　　(1)中枢:延髓、大脑。

　　(2)传入神经:第Ⅴ、Ⅸ对脑神经(软腭)、第Ⅸ对脑神经(咽后壁)、第Ⅹ对脑神经(会厌)、第Ⅹ对脑神经及其喉上支(食管)。

　　(3)传出神经:第Ⅴ、Ⅸ、Ⅺ、Ⅻ对脑神经(舌、喉、咽肌)、第Ⅹ对脑神经(食管)。

　　熟悉头颈部正常的解剖结构,在吞咽中的相互协调作用,对理解吞咽功能及评估与治疗吞咽障碍患者是非常必要的。本章侧重复习一些与吞咽功能有关的解剖结构。

第一节　口　　腔

　　口腔(oral cavity)是吞咽器官的起始部分,由唇、上颌、下颌、牙、舌、口底、颊、硬腭、软腭、悬雍垂、腭舌弓、腭咽弓等组成(图2-1)。

口腔的这些结构与相邻部位借助肌肉、黏膜形成袋或侧沟,如牙槽和上、下颌与唇部肌肉组织所形成的前沟,牙槽和上、下颌与颊部肌肉组织所形成的侧沟。这些沟对吞咽来说很重要,口颜面瘫痪时,食物容易滞留在侧沟中。

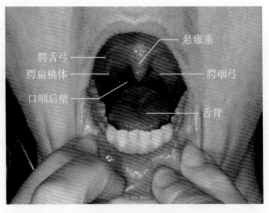

图 2-1　口腔结构

一、软组织

1. 唇　上界为鼻底,下界为颏唇沟,两侧以唇面沟为界,其中部有横行的口裂将唇分为上唇和下唇两部。

2. 颊黏膜　从口腔前连合延续到磨牙后牙龈的表面光滑的黏膜。该处有腮腺导管的开口,颊肌位于颊黏膜所在的深面。

3. 口底　其边界为下牙槽骨的内界和舌腹,后面到扁桃体前柱。口底肌肉包括下颌舌骨肌、颏舌骨肌和颏舌肌。上方有舌下腺、舌下腺导管和小涎腺。舌神经和舌下神经穿行于口底。

4. 磨牙后区　中后界为扁桃体前柱,外侧为颊黏膜,上界为上颌结节。

5. 软腭　包括悬雍垂,将口腔、口咽和鼻咽不完全地分隔开,附于前方的硬腭,与腭咽弓相延续。

6. 扁桃体区　位于口咽侧壁的后方,包括腭舌肌与腭咽肌,向上会聚于软腭,隐窝下方为舌腭沟。

7. 舌根　轮廓乳头到会厌谷之间的组织称为舌根,包括咽会厌皱襞与舌会厌皱襞,其在侧方延伸至舌腭沟。支配神经包括舌下神经、迷走神经和舌咽神经。

二、骨

由上颌骨、腭骨及下颌骨围成。顶为骨腭,前壁及外侧壁由上、下颌骨的牙槽突及牙齿围成。

1. 上颌骨(maxilla)　位于颜面的中央部,构成鼻腔的侧壁、口腔的顶以及眶下壁的大部。

2. 下颌骨(mandible)　上缘构成牙槽弓,容纳有下颌牙的牙槽。体外面的正中有凸向前的颏隆凸,为人类所特有;靠外侧约正对第 2 前磨牙根的下方有颏孔。

下颌支的上端有两个向上突起,前方的称冠突,后方的称髁状突。髁状突上端膨大为下颌头,与颞骨下颌窝组成颞下颌关节(temporomandibular joint,TMJ),当此关节受累时,张口困难,影响正常进食。

3. 腭骨(palatine bone)　位于上颌骨的后方,呈"L"形,构成骨腭和鼻腔外侧壁的后部(图 2-2)。

口腔以上、下牙列和牙龈为界,分为前外侧的口腔前庭和后内侧的固有口腔两部。口腔前庭是唇、颊与上、下牙弓和牙龈之间狭窄的间隙;固有口腔为上、下颌牙及牙龈的后内侧部的空间。当上、下颌牙列咬合时,口腔前庭可借最后一个磨牙后方的间隙与固有口腔相通。因此,当牙关紧闭不能进食时,可经此间隙插入胃管,注入营养物质等。

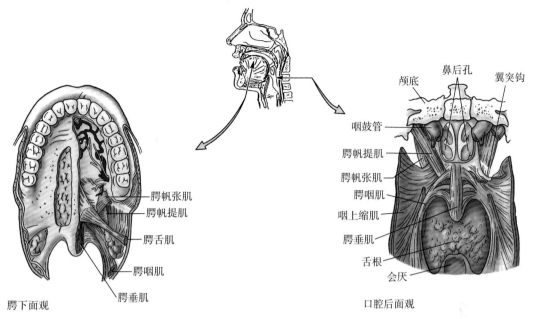

腭帆张肌
腭帆提肌
腭舌肌
腭咽肌
腭垂肌

腭下面观

颅底
鼻后孔
翼突钩
咽鼓管
腭帆提肌
腭帆张肌
腭咽肌
咽上缩肌
腭垂肌
舌根
会厌

口腔后面观

图 2-2　口腔后部和腭

三、颞下颌关节

颞下颌关节是人体所有关节中结构最复杂、生理功能最多的双侧联动关节,位于颅骨和下颌骨之间,分左右两侧(图 2-3)。由颞骨的关节窝和关节结节、下颌骨髁突,以及关节盘、关节囊、关节韧带等组织构成。附着于下颌骨上的咀嚼肌与颞下颌关节结构紧密相连并行使功能。颞下颌关节在语言、咀嚼、感情的表达中起着重要作用。

1. 颞下颌关节的硬组织　①关节窝:呈横的卵圆形,骨质较薄,窝中央与颅中窝仅隔薄层骨板,后方与外耳道和中耳紧密相邻。②关节结节:位于颧弓根部,侧面观为一斜向前下的突起,分为前斜面和后斜面,其中后斜面偏大,是关节的功能面。③髁突:位于下颌支末端,呈椭圆形突起,从侧面观,髁突顶上有一横嵴将髁突分为较小的前斜面和较大的后斜面。

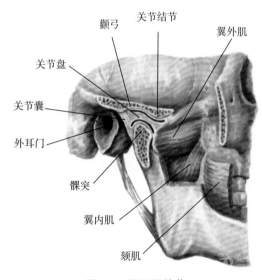

颧弓
关节结节
关节盘
翼外肌
关节囊
外耳门
髁突
翼内肌
颊肌

图 2-3　颞下颌关节

2. 颞下颌关节的软组织　①关节盘:位于关节窝、关节结节和髁突之间,呈双凹卵圆形,分为前带、中间带和后带。②关节囊:由纤维结缔组织组成,外层为松而薄的结缔组织纤维层,内层为含丰富血管的滑膜层。关节囊上起关节结节和关节窝周缘,向下附着于髁突颈部,包绕整个颞下颌关节。③韧带:主要作用是悬吊下颌骨和限制下颌运动的范围,包括颞下颌韧带、蝶下颌韧带、翼下颌韧带、茎突下颌韧带以及盘锤韧带。④颞下颌关节的血管和神经分布:动脉来自颈外动脉分支,其中最主要是来自颞浅动脉和上颌动脉的分支;神经支配主要是三叉神经下颌支的分支。

3. 颞下颌关节的运动　①开闭口运动:是转动和滑动相结合的运动。开口初期,舌骨上肌群中的二腹肌前腹、下颌舌骨肌和颏舌骨肌收缩,髁突和关节盘在关节窝内转动;当开口度达到 2cm 左右时,升颌肌群与翼外肌下头收缩,髁突和关节盘沿关节结节向后斜面滑动,同时两侧髁突沿横轴转动达关节结节下方;张口最大时,髁突在关节结节前斜面下方转动,如在此阶段双侧翼外肌下头收缩过度使髁突超过关节结节,则造成颞下颌关节脱位。闭口时,髁突返回关节窝。②前后运动:主要依靠滑动运动。前伸运动主要在关节上腔,由双侧翼外肌下头同时收缩,髁突和关节盘沿关节结节后斜面向前下滑动;后退运动主要由双侧颞肌后束和二腹肌前腹同时收缩,髁突和关节盘沿关节结节后斜面向后上滑动,最后髁突返回关节窝。③侧向运动:是一种不对称的下颌运动。由翼内肌和颞肌交替收缩完成,一侧的髁突和关节盘沿关节结节向对侧前下内方向转动,对侧髁突以其纵轴转动,两侧髁突有轻微的滑动。

颞下颌关节紊乱、脱位、强直等均可导致相关运动受限。出现张口不能、咀嚼不协调等口腔期吞咽功能障碍。同时因咀嚼肌、舌骨上肌群等附着于上颌骨,下颌关节的功能紊乱势必对整个吞咽过程产生影响。

四、牙齿

牙是人体最坚硬的器官,具有咀嚼食物和辅助发音等作用。牙位于口腔前庭和固有口腔之间,嵌于上、下颌骨的牙槽内,分别排成上牙弓和下牙弓(图 2-4)。

1. 牙的种类和功能　人的一生中,先后有两组牙发生:第一组称为乳牙,第二组称为恒牙。恒牙全部出齐共 32 个,上、下颌各 16 个。根据其形状可分为切牙、尖牙、磨牙三种,其中切牙和尖牙分别用以咬切食物和撕扯食物,磨牙则有研磨和粉碎食物的作用。

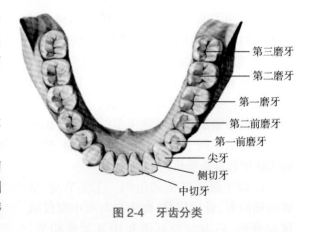

图 2-4　牙齿分类

2. 牙的形态　牙的形状和大小各不相同,但其基本形态是相同的。均可分为牙冠、牙根和牙颈三部分。牙冠暴露于口腔,包括 5 个不同的面即唇面、颊面、舌面、接触面、嚼面;牙根是嵌入牙槽内的部分;牙颈是上述两者中间的部分,被牙龈所包绕。

3. 牙组织　牙由牙质、釉质、牙骨质和牙髓组成。牙质构成牙的大部分,硬度仅次于釉质,却大于牙骨质。牙冠部的牙质外面覆有釉质,牙根及牙颈的牙质外面覆有牙骨质,牙髓位于牙腔内,由结缔组织、神经和血管组成。

4. 牙周组织　包括牙周膜、牙槽骨和牙龈。对牙起保护、固定和支持作用。牙周膜是介于牙槽骨和牙根之间的致密结缔组织膜,具有固定牙根和缓解咀嚼时所产生压力的作用;牙龈是口腔黏膜的一部分。

五、肌肉

与吞咽有关的面部及口腔内肌肉有颞肌、颊肌、咬肌、口轮匝肌、翼内外肌、腭肌、舌肌、舌骨肌等,食团在舌面上和牙齿间咀嚼时,面部肌肉也起着重要作用。部分肌肉的作用及神经支配见表 2-1。

表 2-1　与吞咽有关的面部及口部肌肉解剖、功能及神经支配

肌肉	起点	止点	功能	神经支配
咬肌	颧弓	下颌骨外侧面	抬高下颌骨而发挥闭颌作用	三叉神经
颞肌	颞窝及筋膜	冠状突及下颌骨支前缘	抬高下颌骨而发挥闭颌作用	(CN-V 3)
翼内肌	蝶骨、腭骨及上颌骨	下颌骨支及下颌角内侧面	抬高下颌骨而发挥闭颌作用	(CN-V 3)
翼外肌	蝶骨及翼突外侧板外面	下颌骨髁状突、TMJ 关节盘前缘	辅助开口;向前牵拉髁状突及关节盘(研磨动作)	(CN-V 3)
口轮匝肌	无骨附着;环状肌	口角	闭唇及缩拢唇	面神经(CN-Ⅶ)
颧肌	颧骨	口角	使嘴角上下运动,例如笑	(CN-Ⅶ)
颊肌	上颌骨及下颌骨的牙槽突	口角	与面颊共同保存食物,由唇间排出空气(例如吹喇叭-颊肌)	(CN-Ⅶ)
颏肌	下颌骨	颏部皮肤	抬高或皱起颏部皮肤,降低和伸下唇	(CN-Ⅶ)
唇下方肌	下颌骨斜线	下唇皮肤	向下及向侧方降下唇,如表达讥讽的表情	(CN-Ⅶ)
口三角肌	下颌骨斜线	口角	降口角(颧肌拮抗肌)	(CN-Ⅶ)

1. 咀嚼肌　吞咽功能首先需要口唇肌(口轮匝肌)的关闭与颊肌的张力,以使舌肌运动并移动食物至腭咽弓。食团的咀嚼涉及咀嚼肌[咬肌(masseter)、颞肌(temporalis)、翼内肌(medial pterygoid)、翼外肌(lateral pterygoid)和颊肌(buccinator)],三叉神经(Ⅴ)发出运动纤维支配这些肌肉(图 2-5、图 2-6)。颊肌收缩可防止食团在齿龈颊槽沟内集中,并送至磨牙下咀嚼。当口腔咀嚼功能完成时,吞咽反射才能开始。此外,维持食团在舌面上和牙齿间咀嚼时,面部肌肉起重要作用。如果口腔的解剖结构受到破坏,口腔吞咽功能障碍就必然影响到吞咽的进行。尤其是口轮匝肌(orbicularis oris)和唇周的环形肌保持口腔开闭功能,并认为是吞咽系统的第一处括约肌。

2. 腭肌　口腔的顶部由硬腭、软腭及悬雍垂所构成,位于腭舌弓的腭舌肌收缩时可将硬腭往下及往前拉,使软腭下降与舌根接触,可以阻挡正在咀嚼的食物掉进咽。位于腭咽的腭咽肌、腭帆提肌及咽上缩肌的纤维所构成的肌肉群(图 2-7),其收缩时可将硬腭往上拉及往回缩,腭舌肌收缩接近腭和舌后部,有效关闭口腔后部。吞咽系统中,腭肌是第二处括约肌。

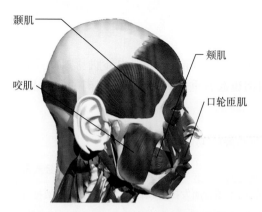

图 2-5 口面部(咀嚼肌)肌肉(侧面观)

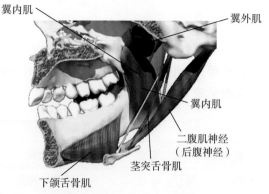

图 2-6 翼内外肌(侧面观)

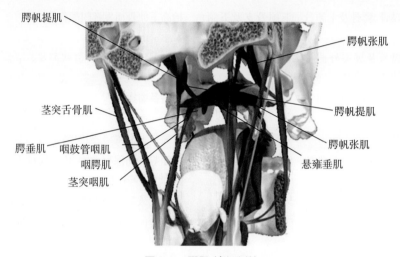

图 2-7 腭肌(侧面观)

六、舌

舌(tongue)分为上、下两面。舌的上面又称舌背,借"V"形的界沟可将舌分为前 2/3 的舌尖、舌体和后 1/3 的舌根。界沟的尖端有一小凹,称舌盲孔,为胚胎时期甲状舌管的遗迹。舌体的前端为舌尖。舌下面正中线上有一条纵行的黏膜皱襞,连于口腔底的前部,称舌系带。舌系带根部的两侧各有一个小的圆形隆起,称舌下阜,其上有小孔,为下颌下腺及舌下腺大管的开口。在舌下阜的两侧有向外侧延续的舌下襞,舌下腺小管散在地开口于此。

舌的主要功能是将食物搅拌形成食团,并由舌前部输送到舌根部。大多数食团的位置和运动由舌肌来完成。除 4 对舌内肌位于舌内(上纵肌、下纵肌、横肌和垂直肌)外,还有 4 对舌外肌(颏舌肌、舌骨舌肌、茎突舌肌、腭舌肌),与相关的颈部肌共同组成舌外肌群(图 2-8、图 2-9)。

按吞咽功能状况,以轮状乳头为界,舌可分为口腔部分与咽腔两部分,舌的前 2/3 受舌神经支配,在吞咽口腔期很活跃。舌的后 1/3 为咽腔部,也就是舌根,受舌咽神经支配,在吞咽的咽期较为活跃,舌内、外肌群起、止点,功能和神经支配,详见表 2-2、表 2-3。

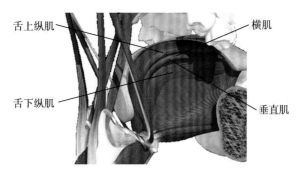

舌上纵肌　　　　　　　　　　　横肌

舌下纵肌　　　　　　　　　　　垂直肌

图 2-8　舌内肌

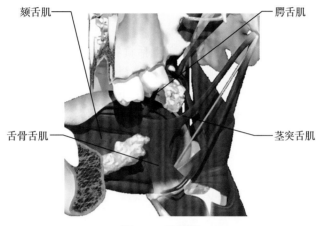

颏舌肌　　　　　　　　　　　腭舌肌

舌骨舌肌　　　　　　　　　　茎突舌肌

图 2-9　舌外肌

表 2-2　舌内肌群

肌肉	起点	止点	功能	神经支配
上纵肌	舌底	舌尖	水平方向和纵向走行；使舌缩短	舌下神经（CN-Ⅻ）
下纵肌	舌底、舌两侧	舌尖	水平方向和纵向走行；使舌缩短，舌尖向下翻转	
横肌	舌正中部	舌侧缘黏膜下组织	舌侧向走行；使舌变窄	
垂直肌	舌背部	舌侧及舌底	垂直向下走行，使舌展平	

表 2-3　舌外肌群

肌肉	起点	止点	功能	神经支配
颏舌肌	下颌骨颏棘	上肌肉纤维插入舌部，由舌根至舌尖。中间纤维附着于咽侧壁，下肌肉纤维附着于舌骨体	向后呈放射状走行，根据其走行，具有伸舌和降舌作用，或上抬舌骨	舌下神经（CN-Ⅻ）
舌骨舌肌	舌骨体及舌骨大角	舌侧	垂直放射状走；降舌，在舌固定和抬高时，升高舌骨	
茎突舌肌	颞骨茎突	舌侧	下前走行，使舌抬高和缩回	舌咽神经（CN-Ⅸ）咽丛

续表

肌肉	起点	止点	功能	神经支配
腭舌肌	前软腭	舌侧及舌背部	形成前腭弓，上抬舌	迷走神经（CN-X）
二腹肌前腹			提高舌骨、口腔底。舌骨固定时降低下腭	三叉神经（CN-V3）
二腹肌后腹			提高舌骨和舌根部	面神经（CN-VII）

七、唾液与腺体

吞咽活动的准备期除食团的咀嚼外，尚包括食物与唾液的混合。食物食团由口腔进入食管前需要与唾液的充分混合，唾液润滑和稀释食团以利于吞咽，这些唾液来自口腔的腺体。口腔的腺体主要由腮腺（parotid gland）、下颌下腺（submandibular gland）、舌下腺（sublingual gland）3大唾液腺组成，它们分别位于脸颊沟及唇沟中，见图2-10。其解剖位置及功能见表2-4。除此之外，有许多小腺体在舌、唇、脸颊及口腔顶部的黏膜中。来自脑干内上、下泌涎核的副交感神经纤维调控唾液腺的分泌。

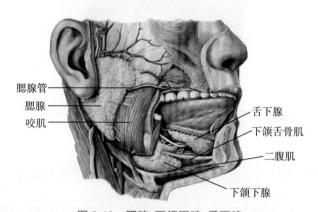

图 2-10　腮腺、下颌下腺、舌下腺

表 2-4　口腔三大腺体解剖位置及分泌物

名称	解剖位置	功能
腮腺	位于耳廓前下方的腮腺床，导管出口平对上颌第二磨牙的颊黏膜处	分泌水状液体
下颌下腺	位于下颌下三角内，开口于舌下阜	分泌较稀的水状液体
舌下腺	位于口底舌下襞深面，大管开口于舌下阜，小管开口于舌下襞表面	分泌黏稠液体

腺体由多个小叶组成，每个小叶又包含多个由腺泡和导管组成的分泌单元。腺泡内腔被分泌细胞围绕形成盲端，产生的唾液经过插层、小叶、排泄管最后到达主排泄管。液体和蛋白分泌是一个主动耗能的过程。腺泡细胞负责分泌液体，同时负责大部分蛋白分泌，而导管细胞只负责分泌一小部分蛋白成分。腺泡形成的初级等渗唾液在经过管道系统的过程中

不断变化,至进入口腔时的次级唾液呈现低渗性质。

唾液 24 小时分泌体积总量约 1~2L,发挥消化、保护以及其他一些功能。消化功能包括食物的机械处理,比如咀嚼、食团形成以及吞咽。其中食物的化学降解通过淀粉酶和脂肪酶完成,这些酶在胃中继续发挥它们的作用;溶解过程使其与味蕾相互作用,进而味觉会建立胃酸的分泌反射作为胃分泌头期调节的一部分。唾液的保护功能包括黏蛋白对口腔结构的润滑作用、对冷热食物和辛辣食物的稀释作用,这些作用通过碳酸氢钠、磷酸盐和蛋白质完成,从而将唾液 pH 值保持在 7 左右。同时唾液内成分还具有牙釉质利用钙的再矿化作用,以及通过免疫球蛋白 A、α- 防御素、β- 防御素的抗菌防御作用、通过生长刺激因子如表皮生长激素、富酪蛋白、组胺素的伤口愈合作用。另外,唾液对于有声语言、排泄、社交(如接吻)都是必需物质。此外,唾液还有营养的作用,同时维持味蕾的数量。最后,越来越多的证据表明胎儿时期的唾液分泌对口腔结构的发展非常重要,同时唾液腺可能具有内分泌功能。

1. 腮腺 腮腺重约 15~30g,磁共振成像显示,腮腺的体积是下颌下腺的 2.5 倍,是舌下腺的 8 倍。其分泌占总唾液的 30%,主要与水和酶分泌相关。腮腺导管(也叫 Stensen 导管,长约 7cm)开口于第二磨牙水平,大约 20% 的人腮腺导管周围包绕小的附属腺体。腮腺在刺激分泌中占主导地位,应对柠檬酸等强刺激时其分泌量与下颌下腺相当,然而应对咀嚼时,其分泌量是下颌下腺的 2 倍。

2. 下颌下腺 下颌下腺重约 6~12g。其分泌占总唾液的 60%,是浆液黏液混合性腺体,其中浆液性(水和酶分泌)90%,黏液性(黏蛋白分泌)10%。下颌下腺导管(也叫 Wharton 导管,长约 5cm)开口于舌乳头处。

3. 舌下腺 舌下腺重约 1.88~3.75g。其分泌占总唾液的 5%,主要与黏蛋白分泌相关,通过主舌下腺导管(Bartholin 导管)流入下颌下腺管,或者通过一些开口在舌下腺折叠处的小外泌管直接进入口腔。

4. 微小唾液腺 颊、腭(仅位于软腭)、唇、舌、磨牙腺分泌占总唾液的 5%,主要与黏蛋白分泌相关,通过小的穿越上皮的独立管直接进入口腔。微小腺体可以自发分泌唾液,神经活动可能会增加其分泌。

唾液分泌的传入刺激 吃饭对唾液分泌是一种强烈的刺激。食物摄入时一系列的感觉受体即被激活,包括味觉感受器、压力感受器、伤害性感受器和嗅觉感受器。酸、盐、甜、苦四种味道均可以诱发唾液分泌(味觉唾液反射),其中酸是最有效的刺激,其次为盐。味蕾位于舌乳头,盐的感受在舌尖尤其丰富,苦味感受在舌背,甜和酸的感受在两侧,另外,除了舌头以外的区域,软腭以及会厌、食管、鼻咽、颊壁也存在味蕾分布区域。咀嚼使牙齿侧向移动,从而刺激牙周韧带机械性受体(咀嚼唾液反射),另外,牙龈黏膜组织机械性受体在咀嚼过程也被激活。嗅觉受体位于筛板,即鼻腔顶面,负责对鼻及鼻后部流动空气(来自口腔或咽部)挥发性分子做出反应。下颌下腺可以被"嗅觉唾液反射"调节,而腮腺不能。伤害性感受器可能被辛辣食物如辣椒、胡椒等激活。

唾液分泌的传出刺激 腺体的分泌成分(腺泡、导管、肌上皮细胞)是固定的,主要由副交感神经支配。但是交感神经支配因腺体不同而强度不同。相对于下颌下腺而言,腮腺的分泌成分被认为更少受交感神经支配,而唇腺被认为没有交感神经支配。副交感神经负责唾液的大量分泌,然而在交感神经支配分泌的事件中,副交感神经诱发唾液分泌极少见。无论是副交感神经还是交感神经都可以导致蛋白分泌。味觉反射可同时激活两种自主神经,而咀嚼反射则首先激活副交感神经。虽然刺激副交感神经所产生的唾液分泌远远大于刺激交感神经，但唾液蛋白浓度却是交感神经刺激者高一些。对于双重神经支配的分泌细胞，副交感神经和交感神经对反应产生协同作用。唾液分泌需要由体循环提供大量的水，唾液腺有相当密集的毛细血管网与心脏相连，副交感神经激活可引起血管舒张，使腺体的血流量增加 20 倍。

　　唾液分泌的神经支配　副交感神经的唾液中枢位于延髓，分为上、下泌涎核及中间带。上泌涎核连接（面神经）下颌下腺和舌下腺，而下泌涎核连接（舌咽神经）腮腺。中间带与下颌下腺和腮腺均有连接。下颌下腺和舌下腺的副交感节前神经纤维离开面神经，通过鼓索神经接入舌神经，形成索舌神经到达颌下神经节。下颌下腺节后神经纤维支配下颌下腺和舌下腺组织。腮腺的副交感节前神经纤维经过舌咽神经鼓室支（Jacobson 神经）、鼓室神经丛、较小的岩浅神经，在耳神经节中转后的节后神经纤维通常被认为通过耳颞神经到达腺体。微小腺体的副交感神经通路通过下颌神经颊支作用于磨牙、颊和唇腺（节后神经起源于耳神经节），通过舌神经作用于舌腺（Remak 节，位于舌内），通过腭神经作用于腭腺（蝶腭神经节）。交感神经唾液中心位于脊髓的上胸段。交感神经节前神经纤维在椎旁交感干上升，与其颈上神经节的节后神经纤维形成突触，通过动脉到达腺体。

八、X 线解剖学

　　下颌骨 X 线侧位片除前部外，其后部和下颌支均可显示，见图 2-11。下颌支和下颌角的后部常与咽重叠，可见舌骨体、舌骨大角和会厌软骨的投影。下颌骨后前位片见髁突外缘与下颌支、下颌角外缘，由骨皮质连成一直线。下颌支内侧与上颌骨外侧之间为下颌间隙。颞下颌关节的侧斜位片显示关节间隙上间隙最宽，后间隙次之，前间隙最窄，两侧相等。髁突在张口时位于关节结节下方或前下方。颞下颌关节的关节结节、关节凹表面可见致密白线，有时可无。腮腺管造影 X 线侧位片显示位于下颌支后缘中部附近，上、下排泄管直角相汇合成，造影时腺泡不显示膨

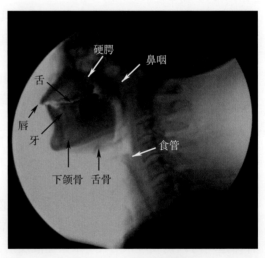

图 2-11　口腔 X 线解剖

大。下颌下腺管侧位观位于下颌骨下方，升至下颌骨下缘上方，急转前上升至开口处。

第二节　鼻　与　咽

　　鼻（nose）是呼吸道的起始部，又是嗅觉器官；咽（pharynx）为消化与呼吸的必经通道，两者与吞咽、呼吸、发声关系至为密切。

一、鼻的结构

　　鼻分为三部分，即外鼻、鼻腔和鼻旁窦（图 2-12）。具有通气、过滤、清洁、加温、加湿、共鸣、反射、嗅觉等功能。其中嗅觉功能起着识别、报警、增进食欲、影响情绪等作用。

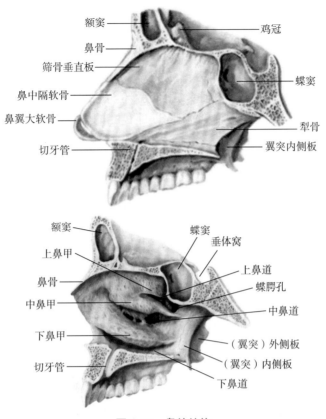

图 2-12 鼻的结构

（一）外鼻

外鼻（external nose）以鼻骨和软骨为支架，外被皮肤、内覆黏膜，分为骨部和软骨部。外鼻与额相连的狭窄部位称为鼻根，向下延续为鼻背，末端称为鼻尖，鼻尖两侧扩大称为鼻翼。

（二）鼻腔

鼻腔（nasal cavity）是由骨和软骨围成的腔，内衬黏膜并被鼻中隔分为两半，向前通外界称为鼻孔，向后通鼻咽称为鼻后孔。每半侧鼻腔又分为鼻前庭和固有鼻腔，两者以鼻阈为界。

鼻中隔由筛骨垂直板、犁骨和鼻中隔软骨构成，为黏膜所包被，因其前下方血管丰富、位置表浅而易引起出血。鼻腔外侧壁自上而下可见上、中、下三个鼻甲凸向鼻腔。位于上鼻甲内侧面和与其相对的鼻中隔以上部分的鼻黏膜称为嗅区，富有嗅细胞，鼻腔其余部分黏膜称为呼吸部黏膜，富有鼻腺。

（三）鼻旁窦

鼻旁窦（paranasal sinuses）是鼻腔周围含气颅骨开口于鼻腔的含气空腔，腔内衬以黏膜并与鼻黏膜相移行。鼻旁窦有 4 对，左右对称排列，称额窦、筛窦、蝶窦和上颌窦。能温暖与湿润空气，对发音产生共鸣。

1. 额窦 位于额骨体内，眉弓的深方，底向下尖向上，呈三棱锥形。额窦大小不一，多有中隔并常常偏向一侧。额窦口位于窦底部，开口于中鼻道的筛漏斗。

2. 筛窦 由位于鼻腔外侧壁上方与两眶之间的筛骨迷路的小气房组成，每侧有 3~18个。依据窦口的部位将其分为前筛窦、中筛窦和后筛窦。其中前、中筛窦开口于中鼻道；后筛窦开口于上鼻道。

3. **蝶窦**　位于蝶骨体内,被中隔分为左右两腔,容量平均 7.5ml,窦口直径 2~3cm,分别开口于最上鼻甲或上鼻甲后方与鼻腔顶之间的蝶筛隐窝。

4. **上颌窦**　位于上颌骨体内,成人上颌窦高 33mm、宽 23mm、长 34mm,容积平均为 14.67ml,呈三角锥体形,有 5 个壁。前壁为上颌骨体前面的尖牙窝,后壁与翼腭窝毗邻,上壁是眼眶下壁,底壁即上颌骨的牙槽突,内侧壁即鼻腔的外侧壁。开口于中鼻道的半月裂孔,因开口较高,分泌物不易排除。

二、咽的分部和结构

咽是肌性管道,上宽下窄,前后壁紧邻,略呈扁的漏斗形。但其前壁敞开,自上而下向前通于鼻腔、口腔、喉腔,向下连于食管。所以,咽实际上几乎没有前壁,只有在喉口以下的喉后壁,可视为咽的前壁。咽上起颅底,下达第 6 颈椎体下缘高度,成人咽长 11.0~14.0cm。咽腔在靠近颅底处,宽可达 3.5cm,而在与食管相接处,宽仅 1.5cm。

咽壁:咽后壁有软腭部鼻咽延伸至会厌下方水平,包括了口咽的侧后壁。咽缩肌群构成咽壁,其与第 2/3 颈椎联系紧密,包括黏膜层、黏膜下层、咽上缩肌下的咽颅底筋膜以及颊咽黏膜。咽侧壁与咽会厌皱襞延续并向内延续于梨状隐窝侧壁,由舌咽神经和迷走神经支配。

咽可分为鼻咽、口咽、喉咽三部(图 2-13),与吞咽关系密切的是口咽和喉咽两个部分。

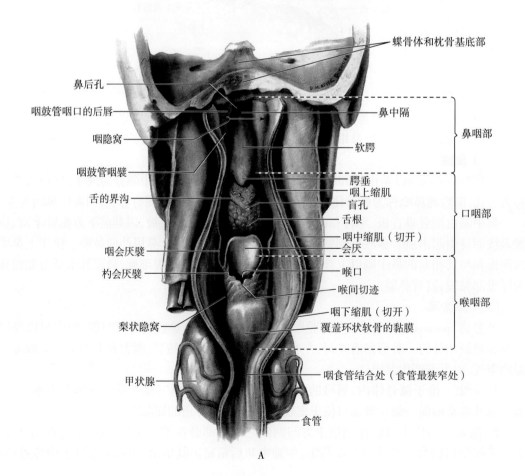

A

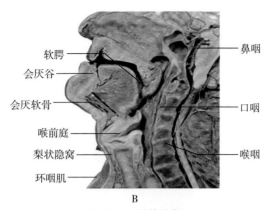

图 2-13　咽的分部

A. 后面观（后壁切开）；B. 侧面观（解剖标本）

（一）鼻咽

鼻咽（nasopharynx）介于颅底与腭帆（第 2 颈椎体下缘高度）之间。腭帆后缘与咽后壁之间的通道称鼻咽峡，是鼻咽与口咽的分界，鼻咽向前经鼻后孔与鼻腔相通。鼻咽由顶、后壁及两侧壁围成。

（二）口咽

口咽（oropharynx）介于腭帆与会厌之间，相当于第 3~4 颈椎高度。向前经咽峡通口腔，向前下通喉腔，向下通喉咽，向上经鼻咽峡通鼻咽。舌根的舌扁桃体面向口咽，可视为口咽腔的前壁；咽峡两侧的腭舌弓、腭咽弓以及两弓之间的腭扁桃体，可视为侧壁，腭舌弓为侧壁的前缘。舌扁桃体和腭扁桃体都是淋巴组织，是经口入咽的第一道免疫防御结构。位于舌根与会厌之间的黏膜，形成三条矢状位的皱襞，分别是舌会厌正中襞和两侧的舌会厌外侧襞。三襞之间的凹陷称会厌谷（epiglottis，vallecular spaces），见图 2-13B。通常会厌谷的容积约 8~10ml，在正常吞咽过程中，食物与水也可滞留于此。

（三）喉咽

喉咽（laryngopharynx）位于喉的背侧，介于会厌软骨上缘与环状软骨下缘之间（图 2-13A）。相当第 4~6 颈椎高度，上宽下窄，其下段是咽腔最窄处，宽约 1.5cm。喉口由杓状会厌襞围成，前高后低，将喉咽上段分隔为左右，喉口与咽侧壁间呈凹窝状下陷，称梨状隐窝（piriform fossa），俗称梨状窦（piriform sinuses），在吞咽时食物可滞留于此凹陷中，见图 2-13B。在梨状隐窝底，可见一横向的黏膜襞，称喉神经襞，是喉上神经的内侧支自外上向内下入喉的途径，临床可用此处做神经阻滞麻醉。在喉口前缘，会厌软骨上缘两侧，还有一横向皱襞，自会厌呈弧形绕至咽侧壁，称咽会厌皱襞由茎突咽肌的部分纤维经过黏膜之深面构成，可视为口咽与喉咽的分界。

三、咽肌

咽是肌性器官，由斜行的咽缩肌和纵行的咽提肌构成（图 2-14）。

1. 咽缩肌群　由上、中、下三层咽缩肌组成，自下而上覆盖，呈叠瓦状。

（1）咽上缩肌（superior pharyngeal constrictor）：肌纤维略呈水平，起点有四，自上而下依次为蝶骨翼突内板（后缘下 1/3）、翼突下颌缝（位于翼突与下颌小舌间的纤维索，也是向前行

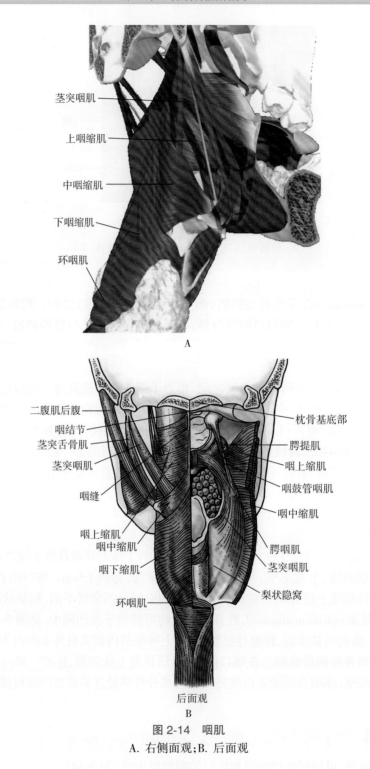

茎突咽肌

上咽缩肌

中咽缩肌

下咽缩肌

环咽肌

A

二腹肌后腹

咽结节

茎突舌骨肌

茎突咽肌

咽缝

咽上缩肌

咽中缩肌

咽下缩肌

环咽肌

枕骨基底部

腭提肌

咽上缩肌

咽鼓管咽肌

咽中缩肌

腭咽肌

茎突咽肌

梨状隐窝

后面观

B

图 2-14　咽肌

A. 右侧面观；B. 后面观

的颊肌的起点)、下颌舌骨线(后段)和舌根侧缘(可视为舌横肌的延续)，肌纤维经两侧向后，会于咽缝。

（2）咽中缩肌(middle pharyngeal constrictor)：起自舌骨小角、大角和茎突舌骨韧带下部。

肌纤维呈辐射状,两侧肌会合于咽缝,全肌呈菱形。其上部肌纤维覆盖咽上缩肌。

（3）咽下缩肌（inferior pharyngeal constrictor）：起自甲状软骨的斜线和环状软骨外侧面,肌纤维由两侧绕向背侧,会合于咽缝。其上部肌纤维斜向内上,覆盖咽中缩肌的下部。在咽与食管交界处,有横行肌纤维,两端向前附着于环状软骨,称环咽肌（cricopharyngeus, CP）。咽下缩肌纤维向前连接甲状软骨的两侧,这些纤维与两侧的甲状软骨之间形成间隙,这些间隙就是梨状隐窝,其末端止于咽最下方的环咽肌下方,这是咽最下方的结构。吞咽时,食物由此通过。

传统上认为环咽肌是食管上括约肌（upper esophageal sphincter, UES）主要肌肉成分,环咽肌分别插入左、右环状软骨板下侧缘。因此,括约肌和喉部必须运动一致。此轴向活动由与脂肪组织平行的后部组织裂隙辅助进行,受同侧咽丛及喉返神经支配,有学者把环咽肌纤维视为咽下缩肌的一部分。

环咽肌起括约肌作用,此肌肉在食管上方充当双向阀门作用,使食团进入食管,也可以使呕吐物和气体由食管进入咽。此肌纤维在休息状态下呈收缩状态,维持一定的紧张性收缩,以避免呼吸时空气进入食管。环咽肌纤维和环状软骨板共同构成食管上括约肌,其为长 3~5cm 的环状高压带,能抵挡食管内 11cm 水柱的压力,在造影时可清楚地显示,与腔内测压术的颈段食管高压区相对应,也是咽与食管的"枢纽"。环咽肌在吞咽前瞬间与吸气时的压力最大。吸气时,压力的增加是为了确保空气不能吸进食管。在吞咽适当时刻,环咽括约肌打开,持续约 2 秒,让食团通过食管后,继之以强力收缩,即刻关闭,防止食管内食物反流到咽。

2. 咽提肌群 为纵行肌束,贴近纤维膜,共计 3 束。

（1）茎突咽肌（stylopharyngeus）：起自茎突根部,肌束扁而细长,下行于咽上、中缩肌之间,末梢放散于咽壁中,部分肌纤维与腭咽肌混合,止于甲状软骨板后缘。收缩时,提咽向上,缩短咽腔,同时将咽腔向外上提而使咽腔扩展。

（2）腭咽肌（palatopharyngeus）：肌长而扁阔,位于腭舌弓内。起自甲状软骨板后缘及咽纤维膜,肌纤维向内上行,止于腭腱膜上、下面。此肌收缩,可缩小咽峡,同时牵软腭向后,分隔鼻咽和口咽,即所谓"腭咽闭合"（palato-pharyngeal closure）,这对吞咽和发音都至关重要。

（3）咽鼓管咽肌（salpingopharyngeus）：可视为腭咽肌的一部分,介于咽鼓管软骨部与甲状软骨上角之间。收缩时,牵喉向上。

综观咽肌在吞咽时,咽缩肌自上而下依次收缩,迫使食团向下运行。咽提肌收缩,上提咽、喉,在喉肌配合下,关闭喉口;腭帆后移,封闭鼻咽峡。从而使食团自舌根与会厌之间,分别流经喉口两侧进入梨状隐窝,而后汇合经喉咽进入食管。

四、X 线解剖学

口咽、喉咽侧位片可观察咽后壁宽度,壁的厚度因年龄、体型、体位等不同而有差异。口咽腔前壁有向后下的阴影,为软腭和腭垂。舌根部在口底呈块状阴影。咽腔表面光滑,年龄越长,腔也增宽。喉咽腔通常闭合,钡剂检查可见梨状隐窝处较宽。两侧茎突一次投照有利于对比。舌骨斜位 X 线检查可观察舌骨大角与甲状软骨之间的关系（图 2-15）。

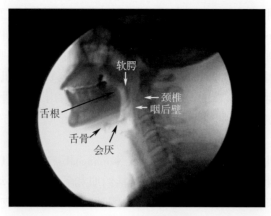

图 2-15 咽 X 线解剖

第三节 喉

喉(larynx)位于颈前正中线,相当于第 3~6 颈椎高度。在舌骨下方,上通喉咽,下接气管,它是一个开放的腔道。喉不仅是呼吸通道,而且是发音器官。它以软骨为支架,并通过关节、韧带、纤维膜、肌群以及黏膜,构成一个比较复杂而精巧的空气通道器官,见图 2-16。

喉的上界为会厌软骨上缘,相当于第 3 颈椎体上缘水平,下界为环状软骨下缘。会厌软骨是会厌的基础,借舌骨会厌韧带与舌骨连接,会厌软骨基部由韧带与甲状切迹连接;会厌与舌根之间形成楔形间隙为会厌谷。会厌谷和梨状隐窝合称为咽隐窝,食物在咽期吞咽起始前或之后可进入或停留在此处。进入喉部的入口为喉前庭,见图 2-16。此部位由会厌软骨、杓状会厌襞与杓状软骨围成,其下端是假声带的上方,见图 2-17。吞咽食物时,喉随咽上提且稍向前移,舌根向后方压迫会厌向下封闭喉口,使食团进入咽,避免食物在吞咽时进入呼吸道。

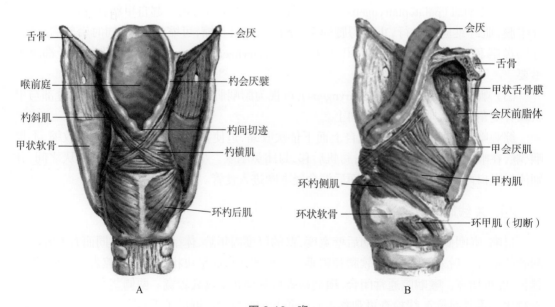

图 2-16 喉
A. 后面观;B. 侧面观(右侧甲状软骨板切除)

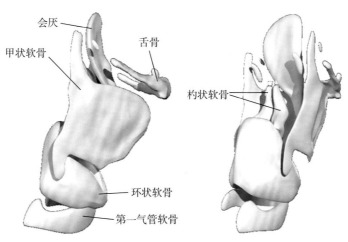

图 2-17　喉的软骨结构

一、喉软骨

（一）软骨

1. 喉软骨（laryngeal cartilages）　构成喉的支架，主要有 9 块。其中 3 块较大，不成对，即甲状软骨、环状软骨和会厌软骨。其余 6 块成对，即杓状软骨、小角软骨和楔状软骨。这 6 块成对的软骨，特别是杓状软骨，在吞咽时为防止误吸发挥了重要作用。

2. 杓状软骨（arytenoid cartilages）　口外侧角呈钝圆突出，称肌突（muscular process），有环杓侧肌、环杓后肌以及杓斜肌、杓横肌、甲杓肌的外侧部等附着；其前角向前尖锐突出，称声带突（vocal process），有声韧带和声带肌附着。杓状软骨尖弯向后内，顶端有小角软骨相接。

杓状软骨左右各一个，位于环状软骨板上方中线两侧。由会厌压肌、四方肌与楔形软骨共同构成杓状会厌襞，此部位与会厌软骨边缘接触，由侧方、后方及下方包围杓状软骨，杓状会厌襞形成喉前庭的侧壁。两个杓状软骨位于环状软骨后方边缘上。肌肉收缩拉动杓状软骨，控制声带的运动。环杓后肌位于后环状软骨板的表面，连接杓状软骨的肌突，可控制杓状软骨与真声带的外展运动，协调呼吸。连接环状软骨的上缘以及同侧杓状软骨的环杓侧肌和连接两个杓状软骨间的杓内肌控制杓状软骨的闭合运动，以关闭横跨于呼吸道上方的声带。由于甲杓肌肌肉纤维收缩拉动，使杓状软骨在吞咽时向前倾斜，以致呼吸道关闭。

（二）声带

1. 假声带　即前庭襞或称室襞，位于真声带的上方，与真声带平行，杓状会厌襞终止于假声带，见图 2-18A。

2. 真声带　是由声带肌和甲杓肌构成真声带连接杓状软骨的声带突，侧方连接甲状软骨板的内表面，并往前连接甲状切迹，当真声带闭合时，将两个突出于呼吸道的软骨板，以有效闭合喉部。因此，当食物进入气管前，真声带是保护呼吸道的最后一道防线。会厌软骨和杓状会厌襞、杓状软骨、会厌软骨基部和假声带，与真声带形成喉部的三层括约肌，从咽开始，使喉部完全关闭，防止吞咽时食团或液体呛入气管（图 2-18B）。

3. 喉室　真声带和假声带都是由软组织形成的隔板，由前往后凸出于喉的两侧；两侧真声带和假声带之间所形成的空间为喉室。

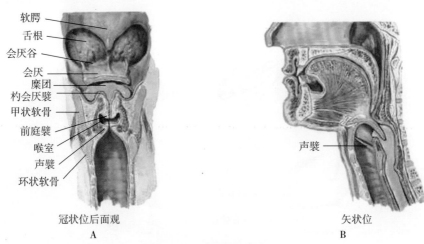

软腭
舌根
会厌谷
会厌
糜团
杓会厌襞
甲状软骨
前庭襞
喉室
声襞
环状软骨

声襞

冠状位后面观　　　　　　　　　　矢状位
　A　　　　　　　　　　　　　　B

图 2-18　吞咽时喉的改变
A. 声带；B. 喉关闭状态

二、喉关节

喉软骨主要有两对关节,即环杓关节(一对)和环甲关节(一对)。

1. 环甲关节　由甲状软骨下角内侧面的关节面与环状软骨相连接处外侧的关节面构成,是车轴关节,能够产生旋转运动。环甲肌收缩时,环状软骨的前部拉向上方与甲状软骨靠近,环状软骨的后部则带动杓状软骨一起向下移动,从而使声带张力增加,配合声门闭合。

2. 环杓关节　由环状软骨板上部的关节面与杓状软骨底部的关节面构成,是鞍形关节,能够进行摇摆运动和轻微的滑动运动。关节外展时,杓状软骨的运动使声突向外上方翻转,内收时,使声突向内下方翻转,开闭声门。

三、喉肌

喉肌可以分为两组,一组是喉与周围结构相连的肌,如舌骨上、下肌群及咽下缩肌、茎突咽肌等,见前述;另一组是喉的固有肌群,起止于喉软骨之间,用以调控喉的发音。固有肌群以甲状软骨板为界,又可分为喉外肌和喉内肌两组,喉外肌只有一对,即环甲肌,其余都属于喉内肌(图 2-19)。

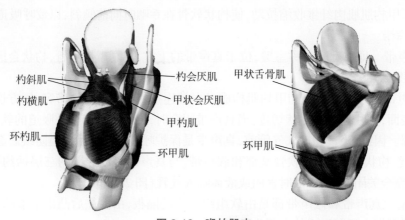

杓斜肌
杓横肌
环杓肌

杓会厌肌
甲状会厌肌
甲杓肌
环甲肌

甲状舌骨肌

环甲肌

图 2-19　喉的肌肉

1. 环甲肌（cricothyroid）　位于环状软骨弓与甲状软骨板的表面,呈三角形。肌纤维起自环状软骨弓的前外面,向后上行,一部分止于甲状软骨板下缘的后部,称直部;其余的部分止于甲状软骨下角的前缘,称斜部。环甲肌多与咽下缩肌相连（75.8%）。此肌收缩,使甲状软骨前倾前移;若甲状软骨固定,则使环状软骨及其上方的杓状软骨后倾。两种情况都是拉长声带,使之紧张。

2. 环杓侧肌（lateral cricoarytenoid）　呈不等边三角形,肌纤维起自环状软骨弓上缘,斜向后上,止于杓状软骨肌突的前部。此肌收缩时,使杓状软骨内旋,两侧声带靠拢且稍松弛。

3. 环杓后肌（posterior cricoarytenoid）　呈三角形,起自环状软骨板背侧的板凹,肌纤维斜向外上,止于杓状软骨肌突的后部。此肌收缩时,使杓状软骨外旋,从而声门开大,声带紧张。

4. 杓横肌（transverse arytenoid）　肌纤维横行,位于两侧杓状软骨背侧面,附着于杓状软骨的外侧缘和肌突。此肌收缩,使杓状软骨向中线靠拢,声门裂软骨间部（呼吸部）变窄,声带稍紧张。

5. 杓斜肌与杓会厌肌　杓斜肌（oblique arytenoid）是一对肌束,位于杓横肌的浅层,相互交叉呈 X 形,起于一侧软骨的肌突,止于对侧软骨尖。此肌延续入杓状会厌襞内,则称杓会厌肌（aryepiglotticus）。两肌收缩,不仅协助杓横肌使声门变窄,更主要的是使喉口缩小,甚至关闭。

6. 甲杓肌（thyroarytenoid）　是介于甲状软骨前角与杓状软骨之间的矢状位肌纤维的总称。较厚,可分内侧、外侧两部。内侧部有少数肌纤维位于前庭襞内,称前庭肌（vestibularis）或室肌（ventricularis）。收缩时,使两襞缩短并靠近。另一部分肌束附着于声韧带的外侧,向后止于声带突及其附近,称声带肌（vocalis）。此肌后部较厚,收缩时,牵杓状软骨向前,声带变松;外侧部的肌纤维主要止于杓状软骨的椭圆凹,并有纤维与杓横肌相续,收缩时,可使声带松弛、声门裂软骨间部靠拢,乃至关闭。另有部分肌纤维自甲状软骨背侧斜向后上,止于会厌软骨侧缘和前面,称甲状会厌肌（thyroepiglotticus）,收缩时,牵会厌软骨向前下,使喉口及喉前庭扩大。

综观喉肌,其主要作用是使声带运动,在吞咽时,协助声带关闭,避免食物误吸入肺。

四、X 线解剖学

喉的侧位片可以清晰地显示喉的结构（图 2-20）。会厌的侧影呈前下至后上的倾斜位,其上方高于舌骨上缘。在会厌上缘与杓状软骨圆顶状阴影之间,有一条或两条斜行线状阴影,即杓状会厌襞,并可见楔状软骨和小角软骨的阴影包含其中。在舌骨平面以下,甲状软骨板与会厌之间的楔形软组织阴影,是会厌前间隙,为喉癌转移的常见部位。在喉腔内,可见一横向的气袋状影像,约占喉腔的前 2/3,此为喉前庭。喉室的上、下界,分别衬托出前庭襞与声襞的影像。

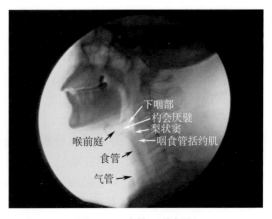

下咽部
杓会厌襞
梨状窦
咽食管括约肌
喉前庭
食管
气管

图 2-20　喉的 X 线解剖

20 岁左右,喉软骨开始骨化,呈线状或斑点状,即骨化点,不可认为是异物。随着年龄的增长,骨化扩大,有时在甲状软骨板中部,仅留有一"8"字形未钙化区,不可认为是软骨破坏。老年人的喉软骨可能完全骨化,致使喉内结构难以显示,造成临床诊断的困难。

第四节 食 管

食管是胃肠道上部一个富有伸缩性近乎塌陷的肌性管道,长 23~25cm。食管分为颈段、胸段和腹段。在颈段,食管位于气管的后方,与气管的膜性腔壁有疏松结缔组织相连。因此,气管的后壁也是食管的前壁,见图 2-21。当食管异物较大时,推移气管膜性腔壁可压迫气管,引起呼吸困难,气管外伤时也常伴有食管损伤,可引起吞咽困难。

一、食管的生理性狭窄

食管有三个生理性狭窄(图 2-22)。第一狭窄是食管入口部,在环状软骨下缘,因环咽肌强有力的收缩将环状软骨拉向颈椎,使其成为食管最狭窄处;第二狭窄相当于第 4 胸椎平面,是主动脉弓和左主支气管横过食管前壁之处;第三狭窄相当于第 10 胸椎平面,是穿过横膈食管裂孔,为膈脚压迫处。这四个比较狭窄的部位是食管最易受伤和异物最易停留的部位,尤其以第一狭窄处更为突出。

二、食管的肌层和括约肌

食管由两层肌肉组成,内层为环状,外层为纵向。每层上 1/3 为横纹肌,下 1/3 为平滑肌,中层为横纹肌和平滑肌,通过节律性蠕动,推挤食物入胃。

食管上、下两端各有一个括约肌,上端为食管上括约肌(upper esophageal sphincter,UES),与咽相连;下端为食管下括约肌(lower esophageal sphincter,LES),即贲门,连接于胃,可防止胃内容物反流。

1. 食管上括约肌 至少由 3 组横纹肌组成:①下咽缩肌远侧部;②环咽肌;③食管近端肌肉。UES 能使咽与食管分隔,在呼吸时防止气体进入消化道,通过防止物质由食管反流进入咽,保护气道。

食管上括约肌也称为周围食管段(peripheral esophagus segment,PES),是涉及口咽期吞咽的第三处也是最后一处括约肌所在位置。休息时,环咽肌收缩使其关闭。抑制紧张性收缩,使其松弛和括约肌开放,开始口咽期的吞咽并持续到环咽肌又紧张性收缩,从而使食团进入食管。喉的升高(使

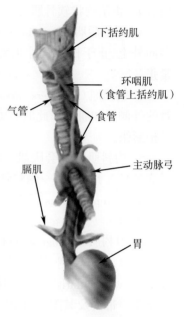

图 2-21 食管与气管的关系

右侧标注(从上到下):
下括约肌
环咽肌(食管上括约肌)
食管
主动脉弓
胃

左侧标注:
气管
膈肌

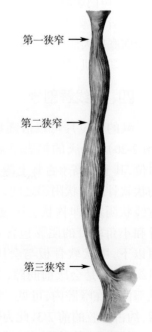

图 2-22 食管

左侧标注(从上到下):
第一狭窄
第二狭窄
第三狭窄

环状软骨板离开咽后壁）和环咽肌松弛对正常的咽食管段的开放是必要的,有利于食团通过。压力研究显示成功的吞咽依赖于舌的驱动力和在食管入口处产生的负压,而不是括约肌蠕动样的压力。

2. 食管下括约肌　未吞咽时平滑肌紧张性收缩,在食管和胃的交界处压力升高,形成食管下括约肌。括约肌处升高的压力可阻止胃内容物反流入食管。吞咽时,食管下括约肌的张力被抑制,括约肌松弛,食团进入胃。

在食管和胃之间,虽然在解剖上并不存在括约肌,但用测压法可观察到,在食管至胃贲门连接处以上,有一段长 4~6cm 的高压区,其内压力一般比胃高 0.67~1.33kPa（5~10mmHg）,因此是正常情况下阻止胃内容物逆流入食管的屏障,起到了类似生理性括约肌作用,通常将这一食管称为食管 - 胃括约肌。当食物经过食管时,刺激食管壁上的机械感受器,可反射性地引起食管 - 胃括约肌舒张,食物便能进入胃内。食物入胃后引起的胃泌素释放,则可加强该括约肌的收缩,这对于防止胃内容物逆流入食管可能具有一定作用。

第五节　与吞咽有关的神经结构

脑干（brain stem）由延髓（medulla oblongata）、脑桥（pons）和中脑（midbrain）组成,位于颅后窝,延髓和脑桥的背面与小脑相连。吞咽中枢位于脑干,主要与延髓有关,见图 2-23。

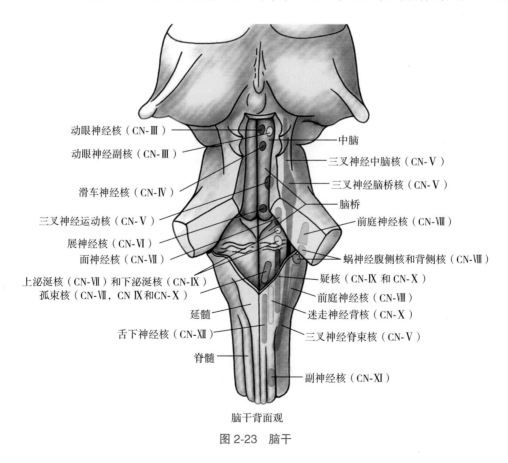

脑干背面观

图 2-23　脑干

一、延髓

（一）外观

延髓形似倒置的圆锥体,长约 3cm。下端平枕骨大孔处与脊髓相连,上端借延髓脑桥沟与脑桥分界。在腹侧面,前正中裂两侧的纵行隆起为锥体(pyramid),由大脑皮质发出的锥体束所构成。下端锥体束的大部分纤维交叉至对侧,构成锥体交叉(decussation of pyramid)。锥体外侧有一对卵圆形的隆起,称橄榄,内含下橄榄核。橄榄与锥体之间的沟内有舌下神经根出脑。橄榄背侧的沟内,从上向下依次有舌咽神经、迷走神经和副神经的根丝出入。在背侧面,上部因中央管敞开,构成第四脑室底;下部形似脊髓,薄束结节和楔束结节的深面分别为薄束核和楔束核。楔束结节外上方的隆起称小脑下脚,为小脑与脊髓、延髓间联系的纤维构成。

（二）内部结构

延髓下部的结构与脊髓相似,向上则逐渐复杂。其重要结构分述于下。

1. 锥体束和锥体交叉　延髓的锥体内有锥体束(pyramidal tract),它是大脑皮质的神经元发出管理骨骼肌随意运动的下行纤维束,在延髓腹侧的中线两侧聚集成锥体。锥体束在下行过程中一部分纤维终止于脑神经躯体运动核和特殊内脏运动核,称为皮质核束(corticonuclear tract)。另一部分纤维下行到脊髓,终止于前角运动细胞,称为皮质脊髓束(corticospinal tract)。皮质脊髓束下行至锥体下端,其大部分纤维(约 3/4)在中央管前方越过中线至对侧,形成锥体交叉。交叉后的纤维下行于脊髓的外侧索,称为皮质脊髓侧束。其余 1/4 未交叉的纤维在同侧脊髓前索下行,称为皮质脊髓前束。

由于皮质脊髓束的大部分纤维经锥体交叉到达对侧,故在锥体交叉以上损伤锥体束时,对侧肢体的骨骼肌产生瘫痪。

2. 薄束核、楔束核和内侧丘系交叉　薄束核(gracile nucleus)和楔束核(cuneate nucleus)分别位于延髓背侧的薄束结节和楔束结节的深面,接受脊髓传导本体感觉和精细触觉的薄束和楔束的上行纤维。此二核发出的纤维呈弓形绕过中央灰质的外缘走向中央管的腹侧,在中线上左右交叉,称为内侧丘系交叉(decussation of medial lemniscus)。交叉后的纤维在锥体后方和中线两侧折向上行,称为内侧丘系(medial lemniscus),它经脑桥、中脑,止于丘脑。在一侧内侧丘系损伤后,对侧躯干和四肢出现本体感觉和皮肤精细触觉障碍。楔束核的背外侧有楔副核(accessory cuneate nucleus),埋于楔束内,与脊髓的胸核相当,由大型细胞组成。它从楔束接受颈部与上胸部脊神经后根的传入纤维;发出纤维组成楔小脑束,经同侧小脑下脚止于小脑皮质。向小脑传递同侧躯干上部和上肢的本体感觉冲动。

3. 下橄榄核和小脑下脚　下橄榄核(inferior olivary nucleus)位于延髓橄榄的深方,在切面上呈袋口向内的多皱褶的囊形灰质团块。此核在人类特别发达,它接受大脑皮质、中脑红核和脊髓等处的纤维,发出橄榄小脑束越边至对侧,经小脑下脚折向背侧进入小脑。可能与人的直立行走和手的技巧性活动有关。小脑下脚(inferior cerebellar peduncle)是延髓连到小脑的一个复合纤维束,主要由橄榄小脑束、脊髓小脑后束、楔小脑束以及发自延髓一些核团的纤维组成。

4. 三叉神经脊束和脊束核　三叉神经脊束(spinal tract of trigeminal nerve)在延髓关闭

部位置表浅,位于楔束和楔束核的外侧,相当于脊髓背外侧束的部位;开敝部位于小脑下脚的腹内侧。它是由三叉神经进入脑桥后,下行的降支纤维构成,传导三叉神经分布区域的痛、温觉冲动,止于其内侧的三叉神经脊束核。三叉神经脊束核(nucleus of spinal trigeminal tract)为一纵长核柱,属一般躯体感觉核。上起自三叉神经脑桥核下端,向下纵贯脑桥下段和延髓全长,与脊髓后角胶状质相接。由于在位置上三叉神经脊束与脊束核靠近脊髓丘脑束,故延髓背外侧区的损伤,可出现同侧面部和对侧肢体皮肤痛、温觉丧失的交叉性感觉异常。

5. 延髓的脑神经核 延髓内有与Ⅸ、Ⅹ、Ⅺ、Ⅻ对脑神经联系的核团,这些核团与吞咽功能密切相关,见图 2-24。

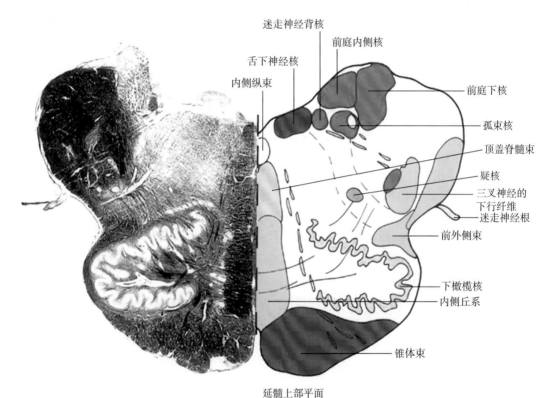

延髓上部平面

图 2-24 脑干内的脑神经核

(1)舌下神经核(hypoglossal nucleus):属一般躯体运动核。位于中线两侧,舌下神经三角深部,由大型运动神经元组成。此核细胞发出纤维向前经锥体束和下橄榄核之间出脑,支配同侧舌肌的运动。由于舌下神经根靠近锥体束,因此,当延髓一侧锥体病变时,常累及舌下神经根,出现交叉性瘫痪,即病灶侧舌肌瘫痪,病灶对侧肢体也瘫痪。

(2)下泌涎核(inferior salivary nucleus):为位于迷走神经背核头端的独立细胞群,属一般内脏运动核。在橄榄上部平面,弥散分布于网状结构内,此核发出副交感节前纤维加入舌咽神经,支配腮腺的分泌。

(3)疑核(nucleus ambiguous):属于特殊内脏运动核,位于网状结构内,居三叉神经脊束核与下橄榄核之间,由典型的多极运动神经元组成。疑核传入纤维来自三叉神经感觉核和孤束核,参与由咽喉肌及其他肌完成的吞咽及咳嗽、呕吐等反射活动。它发出的运动纤维加入舌咽神经、迷走神经和副神经颅根,支配软腭、咽、喉和食管上部的骨骼肌。

(5)副神经核(accessory nucleus):属特殊内脏运动核。上端达锥体交叉中部,与疑核相续;下段伸入上部颈髓,位于前角的背外侧部。该核发出的纤维走向后外侧,在脊神经前、后根之间出脊髓,组成副神经脊髓根。支配胸锁乳突肌和斜方肌。

(6)孤束核(nucleus of solitary tract):属内脏感觉核,位于迷走神经背核的外侧,围绕在孤束的周围。孤束(solitary tract)是由面神经、舌咽神经和迷走神经的一般和特殊内脏传入纤维的长降支组成,终止于其周围的孤束核。孤束核发出的纤维上行至高级中枢的路径尚不清楚,多认为它主要是混入内侧丘系上行达背侧丘脑。另外,孤束核也发纤维直接或间接至脑干和脊髓的核团,完成心血管、呼吸及泌涎等反射。

6. 延髓的纤维束　分布于延髓背外侧的周边部和中缝两侧,在延髓关闭部的周边。自背侧向腹侧依次为薄束、楔束、三叉神经脊束、脊髓小脑后束和脊髓小脑前束,后者内侧有脊髓丘脑束(又称脊髓丘系)。在开敞部的周边,小脑下脚的腹侧依次列有三叉神经脊束、脊髓小脑前束,以及后者内侧的脊髓丘脑束。在延髓中缝两侧,由腹侧向背侧依次排列着锥体束、内侧丘系、顶盖脊髓束和内侧纵束。

7. 延髓的网状结构　在脑干背盖内,各核团及纤维束之间有纵横交织成网的神经纤维和位于纤维网内大小不等的神经细胞,这些结构总称为网状结构(reticular formation)。在低等脊椎动物的中枢神经,大部分由网状结构组成;高等脊椎动物虽已出现了大量边界明显的灰质和白质,但网状结构仍然是脑内的一个重要组成部分。网状结构从脊髓上胸段向上延伸至间脑,其中脑干的网状结构最为发达。

在网状结构内的神经细胞虽然比较分散,大小及形态不一,纤维多方向行走,联系复杂,但在一定程度上也聚集成团,形成神经核。根据这些核团的分布与功能,把脑干网状结构分为纵长的 3 个区,即正中区、内侧区和外侧区。

网状结构内有许多调节内脏活动的神经元。这些神经元胞体所在部位,常被称之为中枢。如吞咽中枢位于延髓迷走神经背核附近的网状结构中,延髓外侧网状结构中有心血管运动中枢;在延髓闩附近的网状结构中有呼吸运动中枢;此外,在延髓的背外侧网状结构中有呕吐中枢等。网状结构是通过网状脊髓束实现其对内脏活动的下行性调节。

二、脑神经

在吞咽活动中,12 对脑神经均参与吞咽反射活动,其中三叉神经、面神经、舌咽神经、迷走神经、副神经、舌下神经 6 对脑神经为主要参与神经,见图 2-25,详述如下。

(一)嗅神经

嗅神经(olfactory nerve,CN-Ⅰ)为特殊内脏感觉性脑神经,传导气味刺激所产生的嗅觉冲动。起于鼻腔嗅部黏膜内的嗅细胞,其中枢突集合形成约 20 条嗅丝(嗅神经),穿过筛板终止于嗅球。嗅球神经元发出的纤维在经嗅束 - 外侧嗅纹终止于嗅中枢。嗅觉系统是唯一不在丘脑换元,而将神经冲动直接传到皮质的感觉神经(图 2-26)。

嗅神经损伤可以导致一侧或两侧嗅觉减退或缺失,嗅中枢的刺激性病变可以引起嗅幻觉。

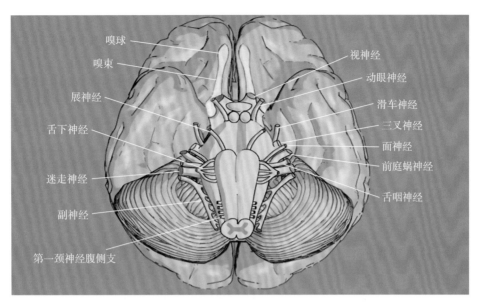

图 2-25　与吞咽反射有关的脑神经

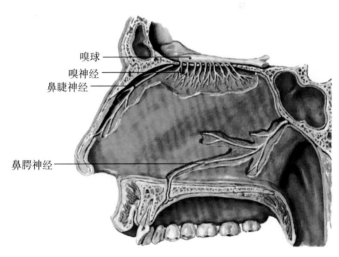

图 2-26　嗅神经传导

（二）视神经

视神经（optic nerve，CN-Ⅱ）为特殊躯体感觉性脑神经，是由视网膜神经节细胞的轴突聚集而成，主要传导视觉冲动。视网膜的神经节细胞发出的轴突在视乳头形成视神经，经视神经孔入颅中窝，在蝶鞍上方形成视交叉，来自视网膜鼻侧的纤维交叉至对侧，来自颞侧的纤维不交叉，形成视束终止于外侧膝状体。外侧膝状体换元后经内囊后肢后部形成视放射，终止于枕叶视皮质中枢（图 2-27）。

视神经损伤可以导致视力障碍或视野缺损。

（三）动眼神经、滑车神经、展神经

动眼神经、滑车神经和展神经共同管理眼球运动，合成为眼球运动神经。

动眼神经（oculomotor nerve，CN-Ⅲ）为支配眼肌的主要运动神经，包括运动纤维和副交

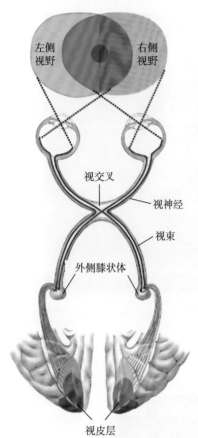

图 2-27 视神经传导

感纤维两种成分。动眼神经发自中脑上丘水平的动眼神经核。可分为三部分：①外侧核：为运动核，位于中脑四叠体上丘水平的导水管周围腹侧灰质中，左右各一。发出的运动纤维穿过红核组成动眼神经，由中脑脚间窝出脑，穿过海绵窦之侧壁经眶上裂入眶，支配上睑提肌、上直肌、内直肌、下斜肌、下直肌。②正中核：位于中线上，不成对，发出的副交感纤维到达两眼内直肌，主管两眼的辐辏运动。③埃-魏核：位于正中核的背外侧，发出的副交感神经节前纤维入动眼神经，至睫状神经节换元，其节后纤维支配瞳孔括约肌和睫状肌，司瞳孔缩小及晶状体变厚而利于近视物，参与瞳孔和调节反射。

滑车神经（trochlear nerve, CN-Ⅳ）发自中脑动眼神经核下端的滑车神经核，其纤维走向背侧顶盖，经下丘下方出脑，穿过海绵窦外侧部与动眼神经伴行，经眶上裂入眶后，支配上斜肌，司眼球向外下方向转动。

展神经（abducent nerve, CN-Ⅵ）发自脑桥中部被盖中线两侧的展神经核，其纤维从桥延沟内侧部出脑，通过硬膜下间隙进入海绵窦，由眶上裂入眶，支配外直肌，司眼球向外侧运动。

眼球活动是一种精细而协调的运动，在眼外肌中只有外直肌和内直肌呈单一的水平运动，其他肌肉都有向几个方向运动的功能，既可以相互抵消，又可以相互协同，以完成眼球向某一方向的运动（图 2-28）。眼球运动障碍根据损害部位不同，可以分为周围性、核性、核间性及核上性四种类型。眼球运动神经损伤可以导致复视、眼震、凝视、瞳孔异常等，无法感知事物或出现感知异常。

（四）三叉神经

三叉神经（trigeminal nerve, CN-Ⅴ）为混合性神经，含有一般躯体感觉和特殊内脏运动两种纤维（图 2-29）。

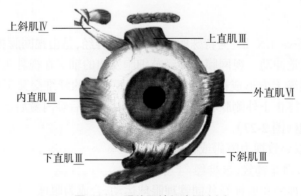

图 2-28 眼外肌神经支配（左）

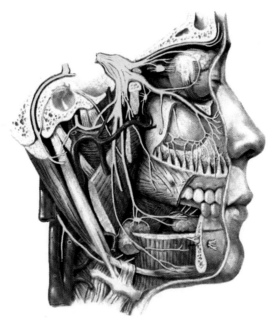

图 2-29　三叉神经及其分支支配

1. 特殊内脏运动纤维　始于三叉神经运动核,其轴突组成细小的三叉神经运动根,由脑桥基底部与小脑中脚交界处出脑,加入下颌神经,经卵圆孔出颅,分布于咀嚼肌等。运动根内含有由三叉神经中脑核发出的纤维,传导咀嚼肌的本体感觉。

2. 一般躯体感觉纤维　组成粗大的感觉根,位于运动根的外侧,连接三叉神经节(又称半月神经节)。该节位于颞骨岩部尖端三叉神经节压迹处,由硬脑膜形成的三叉神经腔内,蛛网膜和蛛网膜下腔也延入腔中,包绕三叉神经根和三叉神经节后部。

一侧三叉神经周围性完全损伤时出现的感觉障碍,主要为同侧面部皮肤及口、鼻腔和舌前 2/3 黏膜的感觉丧失;角膜反射可因角膜感觉丧失而消失。运动障碍为同侧咀嚼肌瘫痪和萎缩,张口时下颌偏向患侧,沿下颌骨的下颌支与颧弓以上出现一个深凹。

(五)面神经

1. 面神经纤维成分　面神经(facial nerve,CN-Ⅶ)为混合性脑神经,含有 4 种纤维成分:

(1)特殊内脏运动纤维:起于脑桥被盖部的面神经核,主要支配面肌的运动。

(2)一般内脏运动纤维:起于脑桥的上泌涎核,属副交感神经节前纤维,在有关副交感神经节换元后的节后纤维分布于泪腺、下颌下腺、舌下腺及鼻、腭的黏膜腺,控制上述腺体的分泌。

(3)特殊内脏感觉纤维(味觉纤维):其胞体位于颞骨岩部内,面神经管弯曲处的膝神经节,周围突分布于舌前 2/3 黏膜的味蕾,中枢突终止于脑干内的孤束核。

(4)一般躯体感觉纤维:传导耳部皮肤的躯体感觉和表情肌的本体感觉。

2. 面神经根　由两个根组成,一个是较大的运动根,自脑桥小脑角区,脑桥延髓沟外侧部出脑;另一个是较小的混合根,称中间神经,自运动根的外侧出脑,两根进入内耳门合成一干,穿内耳道底进入与中耳鼓室相邻的面神经管,先水平走行,后垂直下行由茎乳孔出颅,向前穿过腮腺到达面部,在面神经管内有膨大的膝神经节。

3. 面神经分支　面神经穿经面神经管及最后穿出腮腺时都发出许多分支,见图 2-30。

（1）面神经管内的分支

1）鼓索:是面神经的重要分支,在面神经出茎乳孔前约 0.6mm 处发出,由面神经管进入鼓室后,沿鼓膜内面前行,之后出鼓室,至颞下窝,加入舌神经,其中的特殊内脏感觉纤维随舌神经分布于舌前 2/3 黏膜的味蕾,感觉味觉。鼓索内还含有副交感节前神经纤维,在下颌下神经节换元后,自节发出副交感节后纤维,分布于舌下腺和下颌下腺,管理两腺的分泌。

2）岩大神经:含有副交感节前神经纤维,自膝神经节分出,至翼腭神经节,在节内换神经元后,发出副交感节后神经纤维分布于泪腺和鼻、腭部黏膜腺,支配腺体分泌。

3）镫骨肌神经:支配鼓室内的镫骨肌。

（2）颅外分支:面神经出茎乳孔后即发出 3 小支,支配枕肌、耳周围肌、二腹肌后腹和茎突舌骨肌。面神经主干前行进入腮腺实质,在腺内分支组成腮腺内丛发分支至腮腺前缘,分布于面部诸表情肌(图 2-30)。

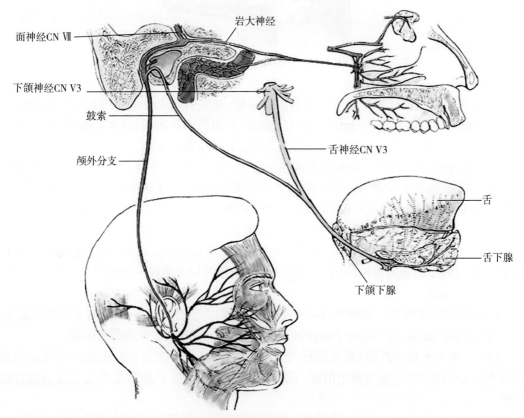

图 2-30　面神经及其分支支配

1）颞支:经腮腺上缘,斜跨颧弓,支配额肌和眼轮匝肌上部;

2）颧支:3~4 支,由腮腺前端穿出,支配眼轮匝肌下部及颧肌;

3）颊支:3~4 支,出腮腺前缘,支配颊肌、口轮匝肌及其他口周围肌;

4）下颌缘支:从腮腺下端穿出后,行于颈阔肌深面,越过面动、静脉的浅面,沿下颌骨下缘前行,分布于下唇诸肌及颏肌;

5）颈支：由腮腺下端穿出，在下颌角附近至颈部，行于颈阔肌深面，支配颈阔肌。

4. 面神经核　位于脑桥，分为上下两部分，上部分受双侧大脑皮质运动区的支配，并发出运动纤维支配同侧颜面上半部的肌肉，核的下半部分仅受对侧大脑皮质的支配，并发出运动纤维支配同侧颜面下半部的肌肉。因此面神经损伤症状分为中枢型和周围型两种：

（1）中枢型：为核上组织（包括皮质、皮质脑干纤维、内囊、脑桥等）受损时引起，出现病灶对侧颜面下部肌肉麻痹。从上到下表现为鼻唇沟变浅，露齿时口角下垂（或称口角歪向病灶侧，即瘫痪面肌对侧），不能吹口哨和鼓腮等，对吞咽、咀嚼有一定的影响。多见于脑血管病变、脑肿瘤和脑炎等。

（2）周围型：为面神经核或面神经受损时引起，出现病灶同侧全部面肌瘫痪，从上到下表现为不能皱额、皱眉、闭目、角膜反射消失，鼻唇沟变浅，不能露齿、鼓腮、吹口哨，口角下垂（或称口角歪向病灶对侧，即瘫痪面肌对侧）。多见于受寒、耳部或脑膜感染、神经纤维瘤引起的周围型面神经麻痹。此外还可出现舌前 2/3 味觉障碍。

（六）前庭窝（位听）神经

前庭耳蜗神经（vestibulocochlear nerve，CN-Ⅷ）又称位听神经，是特殊感觉性脑神经，由功能不同的蜗神经和前庭神经组成（图 2-31）。

蜗神经起自内耳螺旋神经节的双极神经元，其中枢突进入内听道组成蜗神经，终止于脑桥尾端的蜗神经前后核，发出的纤维一部分经斜方体至对侧，另一部分在同侧上行，形成外侧丘系，终止于四叠体的下丘及内侧膝状体，内侧膝状体发出纤维经内囊后肢形成听辐射，终止于颞横回皮质听觉中枢。蜗神经的功能主要是传导听觉。

前庭神经自内耳前庭神经节的双极神经元，其周围突分布于三个半规管的壶腹、椭圆囊和球囊，感受身体和头部的空间移动。中枢突组成前庭神经，

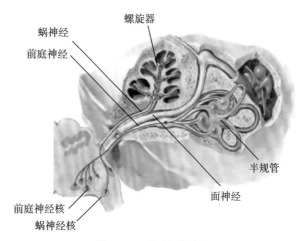

图 2-31　前庭耳蜗神经

和蜗神经一起入颅，终止于脑桥和延髓的前庭神经核群。发出的纤维一小部分经过小脑下脚终止于小脑的绒球及小结；一部分构成前庭脊髓束终止于同侧脊髓前角细胞，调节躯体平衡；其余的纤维加入内侧纵束，与眼球运动神经和上部颈髓建立联系，调节眼球及颈肌反射性活动。前庭神经的功能是反射性调节机体的平衡，并调节机体对各种加速度的反应。

蜗神经损害主要表现为听力障碍和耳鸣，前庭神经损害主要表现为眩晕、眼球震颤及平衡障碍，其中平衡障碍表现为步态摇晃不稳、指鼻试验不稳，手指协调性差。

（七）舌咽神经

舌咽神经（glossopharyngeal nerve）为混合性神经，含 5 种纤维成分。

1. 特殊内脏运动纤维　起于疑核，支配茎突咽肌和咽缩肌。

2. 一般内脏运动（副交感）纤维　起于下泌涎核，在耳神经节交换神经元后到腮腺，支配腮腺分泌。

3. **特殊内脏感觉纤维**　胞体位于颈静脉孔处的下神经节,中枢突终于脑干孤束核,周围突分布于舌后 1/3 的味蕾。

4. **一般内脏感觉纤维**　胞体也位于下神经节,中枢突终于孤束核,周围突分布于咽、舌后 1/3 等处黏膜以及颈动脉窦和颈动脉小球。

5. **一般躯体感觉纤维**　胞体位于上神经节内,分布于耳后皮肤。

舌咽神经的根丝,自延髓后外侧沟出脑后与迷走神经和副神经同出颈静脉孔。在孔内神经干上有膨大的上神经节(superior ganglion)。出孔后,在孔的下方又形成一稍大的下神经节(inferior ganglion)。舌咽神经出颅后先在颈内动、静脉间下降,然后呈弓形绕茎突咽肌向前,经舌骨舌肌深面达舌根(图 2-32)。有以下分支:

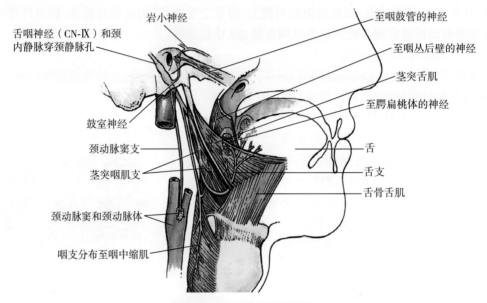

图 2-32　舌咽神经及其分支

1. **鼓室神经**　至鼓室、乳突小房和咽鼓管的黏膜,司黏膜感觉。鼓室神经的终支为岩小神经(lesser petrosal nerve)。内含管理腮腺的副交感节前纤维,经鼓室上壁出鼓室,再经卵圆孔到颞下窝,入耳神经节交换神经元后,分布于腮腺。

2. **咽支**　有 3~4 支,在咽后壁上与迷走神经和交感神经的咽支共同构成咽丛。分支至咽壁的肌肉和黏膜,支配部分咽缩肌运动和黏膜的一般内脏感觉。

3. **颈动脉窦支**　分布于颈动脉窦和颈动脉小球,分别感受动脉内的压力和血液内的二氧化碳浓度的变化,反射性地调节血压和呼吸。

4. **舌支**　为舌咽神经的终支,经舌骨舌肌的深面,分布于舌后 1/3 黏膜和味蕾。司一般内脏感觉和味觉。

此外,舌咽神经还发出咽支、扁桃体支和茎突咽肌支等。

一侧舌咽神经损伤后表现为:①咽与舌后 1/3 的感觉障碍;②咽反射减退或消失;③舌后 1/3 味觉丧失;④某些咽肌肌力减弱,悬雍垂偏向健侧;⑤腮腺分泌减少等。然而舌咽神经损伤不易检查,而且单独舌咽神经损伤也甚罕见,常伴有迷走神经或其他一些核的损伤。

（八）迷走神经

迷走神经（vagus nerve，CN-Ⅹ）为混合性神经，是行程最长、分布范围最广的一对脑神经。含有四种纤维成分。

1. 一般内脏运动（副交感）纤维 起于迷走神经背核，主要分布到颈、胸和腹部的脏器，管理平滑肌、心肌和腺体活动。

2. 特殊内脏运动纤维 起于疑核，支配咽、喉肌。

3. 一般内脏感觉纤维 其胞体位于颈静脉孔下方的下神经节内，其中枢突终于孤束核，周围突分布于颈、胸和腹部的脏器。

4. 一般躯体感觉纤维 其胞体位于上神经节内，其中枢突止于三叉神经脊束核，周围突主要分布于耳廓、外耳道的皮肤和硬脑膜。

迷走神经由延髓后外侧沟出脑，经颈静脉孔出颅。迷走神经干位于颈动脉鞘内，沿颈总动脉和颈内静脉之间的后面下降。到颈根部，左右迷走神经行程不同：右迷走神经经右锁骨下动、静脉间进入胸腔，沿气管右侧下行，经右肺根后方至食管后面分散成食管后丛。此丛向下聚合成迷走后干（posterior vagal trunk），经膈肌的食管裂孔进入腹腔；左迷走神经由左颈总动脉和左锁骨下动脉间下降到胸腔，越主动脉弓左前方，再经左肺根的后方至食管前面分散成食管前丛，此丛向下聚合成迷走前干（anterior vagal trunk），亦经膈肌的食管裂孔进入腹腔。迷走神经在颈部、胸部与腹部都有分支。其中颈部分支与吞咽关系密切。详述如下。

1. 在颈部的分支

（1）耳支管理外耳道和耳廓后面的皮肤。

（2）咽支有数条，经颈内、外动脉之间前行。至咽侧壁，与舌咽神经和交感神经的咽支共同构成咽丛，支配咽缩肌和软腭肌肉（腭帆张肌除外）的运动及咽黏膜的感觉。

（3）喉上神经经颈内动脉内侧行向前下，至舌骨大角处分为内、外两支：内支是感觉纤维，较粗，与喉上动脉同穿甲状舌骨膜入喉，管理声门裂以上的喉黏膜以及会厌、舌根等的感觉；外支是运动纤维，细小，支配环甲肌，并分出细支至甲状腺（图2-33）。

一侧迷走神经主干损伤表现为病侧软腭瘫痪、发音困难、声音嘶哑、心动过速、喝水时易发呛等症状。两侧迷走神经损伤可引起失音、喉部肌肉瘫痪、呼吸困难、心律不齐甚至导致死亡。单独迷走神经损伤少见，多伴舌咽神经、副神经和舌下神经受累，而引起相应的系列症状。当与舌咽神经合并损伤时，会发生吞咽困难、腭垂歪向

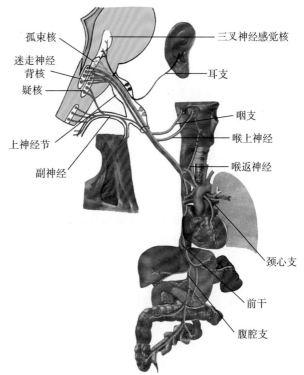

图2-33 迷走神经及其分支支配

健侧等。

（九）副神经

副神经（accessory nerve，CN-Ⅺ）由颅根和脊髓根组成。颅根（延髓部）含特殊内脏运动纤维，起自疑核，出脑后与脊髓根合成副神经。经颈静脉孔出颅后，颅根又分开加入迷走神经支配咽喉肌。脊髓根（脊髓部）的纤维为躯体运动纤维，起自脊髓颈段和延髓下端的副神经核，由脊神经前、后根之间出脊髓，在椎管内上行，经枕骨大孔入颅腔，与颅根汇合成副神经。出颅后脊髓根与颅根分开，单独成为颈部所见的副神经，绕颈内静脉行向外下，经胸锁乳突肌深面继续向外下斜行进入斜方肌深面，分支支配此二肌，见图2-34。

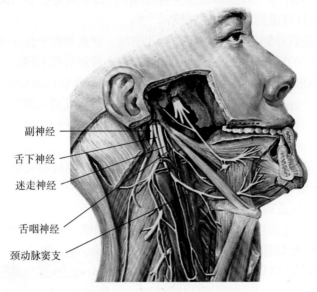

图2-34　副神经及其分支支配

副神经的脑根单独损伤少见，常与迷走神经一同损伤，引起喉及咽肌瘫痪而出现发音和吞咽障碍；一侧副神经脊髓根受损时，引起胸锁乳突肌、斜方肌瘫痪，出现头部向健侧转动无力，患侧肩部稍下垂、耸肩无力等症状。在清除颈后三角淋巴结的手术时，亦可损伤副神经而出现斜方肌瘫痪。

（十）舌下神经

舌下神经（hypoglossal nerve，CN-Ⅻ）由躯体运动纤维组成，由舌下神经核发出，自延髓的前外侧沟出脑，经舌下神经管出颅。出颅后，经颈内动、静脉之间下行，然后在枕动脉下方绕颈外动脉向前达舌骨舌肌浅面，在舌神经和下颌下腺导管的下方进入舌内，支配全部舌内、外肌（图2-35）。

一侧舌下神经受损，患侧舌半舌肌瘫痪，继而舌肌萎缩，伸舌时由于健侧颏舌肌牵拉力量强于患侧，故舌尖偏向患侧；缩舌时，健侧茎突舌肌过度牵拉，舌侧偏向健侧。多见于脑血管意外。

（十一）脑神经损伤的吞咽障碍临床特征

与吞咽有关的脑神经损伤主要导致咽肌推进力弱、喉关闭不全、环咽肌功能障碍和咽阶段延长，而吞咽触发障碍较少见。

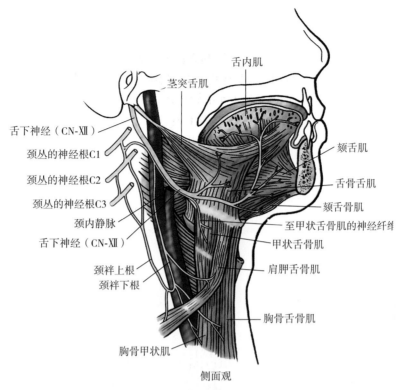

图 2-35 舌下神经及其分支支配

1. 三叉神经受损 三叉神经运动核腹侧是吞咽皮质 - 皮质下通路的一部分,中继吞咽信息,损伤后可导致吞咽皮质下通路中断,出现吞咽困难。三叉神经运动核受损,则受其支配的下颌舌骨肌、二腹肌等口部肌肉出现麻痹,表现为咽阶段延长,吞咽障碍。若三叉神经脊束核或脊束受损,那么就会降低口腔、牙龈、舌体、软腭等黏膜的感觉功能。临床表现为食物到达咽部时,吞咽动作不能触发,从而明显增加了误吸风险。

2. 面神经受损 面神经受损后,则是面肌、口唇肌麻痹,使口准备阶段和口阶段障碍,唇不能将食物维持在口中,出现流涎、食物易从患侧口角流出等表现。面颊部不能与舌的活动相协调,影响食团在口腔内的推进。吞咽后口腔内有食物残留、食物咀嚼无力。

3. 舌咽神经受损 一侧舌咽神经损伤表现为同侧舌后 1/3 味觉丧失,舌根及咽峡区痛觉消失,同侧咽肌力弱及腮腺分泌明显障碍。临床上舌咽神经单独发生损伤者少见,常与后组脑神经损伤同时发生,一侧舌咽、迷走神经或其神经核损害时,可出现同侧软腭麻痹、咽部感觉减退或消失、咽反射消失。

双侧舌咽神经损伤 患者进食、吞咽、发音均有严重障碍,严重时患者发"啊"的声音时软腭和悬雍垂偏向健侧,甚至不能发音和吞咽,唾液外流等。

4. 迷走神经受损 迷走神经损伤能对吞咽造成破坏性影响,可导致咽缩肌和声带麻痹、声门关闭不全和咳嗽减弱等多方面损伤。迷走神经受损后,受其支配的杓状软骨肌麻痹,引起喉关闭不全和误吸。而且由于迷走神经受损后,舌根部和会厌感觉降低引起食物溢出,出现误吸危险。

5. 副神经受损 副神经受损可导致咽缩肌收缩力量不足,头颈转向障碍。仅副神经受损,吞咽障碍程度较轻。

6. 舌下神经受损　舌功能在吞咽中十分重要,在口阶段起主要作用,其推进力也是咽阶段的功能性成分。所以舌下神经损伤可出现明显的吞咽困难。舌下神经受损后,口腔内的食物得不到维持而溢出口腔或提前流入咽喉部出现呛咳与误吸。

上述六对脑神经损伤导致的吞咽功能障碍范围广泛。Perlman 和 Schulze-Delrieu 描述了这些脑神经损伤后,吞咽障碍的临床表现,详见表 2-5。

表 2-5　脑神经损伤的吞咽障碍临床表现

脑神经	损伤后临床表现
Ⅰ 嗅神经(内脏感觉)	无法感知食物香味,可能引起食欲下降
Ⅱ 视神经(躯体感觉)	食物色泽及位置定位障碍,可能出现食欲下降、进食动作不协调
Ⅲ 动眼神经、Ⅳ滑车神经、Ⅵ展神经(运动)	食物定位障碍,可能出现进食动作不协调
Ⅴ 三叉神经(混合神经)	轻微咀嚼无力
Ⅶ 面神经(混合神经)	食团控制能力轻微下降,嘴唇闭合无力,味觉障碍
Ⅷ 前庭耳蜗神经(感觉)	平衡障碍,进食动作不协调
Ⅸ 舌咽神经(混合神经)	吞咽时,咽期启动不能,食物由口进入气道,味觉障碍
Ⅹ 喉上神经(感觉)	失去声门关闭的保护和咳嗽反射的保护,无法防止食物从声门上进入气道
Ⅹ 迷走神经(运动)	腭咽关闭不全,鼻反流;咽下残留食物清除不全,声带水平以上食物的滞留,声带开放时误吸 喉部转运时声门关闭不全
Ⅻ 舌下神经(运动)	食团控制问题,两侧损伤将吞咽不能

三、皮质及皮质下区域

吞咽是一种典型的、复杂的反射动作,在皮质及皮质下区域神经网络调控下,它有一连串的按顺序发生的环节,每一环节由一系列的活动过程组成,前一环节的活动又可引起后一环节的反应性应答,参见第三章第三节有关内容。

(汪华侨　惠艳娉)

重点回顾

1. 在口腔期,食物容易滞留在侧沟中,在咽期,会厌谷和梨状隐窝容易滞留食物,在病理状态下,如瘫痪患者,这些部位发生食物滞留的情况更为常见。

2. 环咽肌位于咽与食管交界处,是咽下缩肌的一部分。传统上认为该肌是食管上括约肌的主要肌肉成分。环咽肌起括约肌作用,在休息状态下呈收缩状态,维持一定的紧张性收缩,避免呼吸时空气进入食管。具有双向阀门作用,在吞咽的咽期末,让食团进入食管,若发生嗳气或呕吐,可以使气体和呕吐物由食管进入咽。

3. 喉肌可以分为两组,一组是喉与周围结构相连的肌,如舌骨上、下肌群及咽下缩肌、茎突咽肌等;另一组是喉的固有肌群,起止于喉软骨之间。前者在吞咽过程中参与舌的运动,后者吞咽时,协助声带完全关闭喉部,防止吞咽时食团或液体呛入气管,避免食物误吸。

4. 脑干由延髓、脑桥和中脑组成,初级吞咽中枢位于脑干,主要与延髓有关。一般认为,吞咽中枢位于延髓迷走神经背核附近的网状结构中,由孤束核与疑核及其相互连接的网状结构组成吞咽中枢模式发生器(central pattern generator)。除此之外,呕吐中枢,呼吸运动中枢、心血管运动中枢均位于此处。

5. 在吞咽活动中,12 脑神经均参与吞咽反射活动,其中三叉神经(CN-Ⅴ)、面神经(CN-Ⅶ)、舌咽神经(CN-Ⅸ)、迷走神经(CN-Ⅹ)、副神经(CN-Ⅺ)、舌下神经(CN-Ⅻ)6 对脑神经为主要参与神经。

参 考 文 献

1. Amirali A,Tsai G,Weisz D,Schrader N,et al. Mapping of brain stem neuronal circuitry active during swallowing. Ann Otol Rhinol Laryngol,2001,110:502-513

2. Amri M,Car A,Roman C. Axonal branching of medullary swallowing neurons projecting on the trigeminal and hypoglossal motor nuclei:Demonstraition by electrophysioogical and fluorescent double labeling techniques. Exp Brain Res,1990,81:384-390

3. Bieger D. Rhombencephalic pathways and neurotransmitter controlling deglutition. Am J Med,2001,111:85S-89S

4. Gestreau C,Dutschmann M,Obled S,et al. Activation of Ⅻ motoneurons and premotor neurons during various oropharyngeal behaviors. Respir Physiol Neurobiol,2005,147:159-176

5. Cunningham ET,Sawchenko PE. Dorsal medullary pathyways subserving oromotor reflexes in the rat:implications from the central neural control of swallowing. J Comp Neurol,2000,417:448-466

6. Hamdy S,Aziz Q,Rothwell JC,et al. Cranial nerve modulation of human cortical swallowing pathways. Am J Physiol,1997,272:G802-G808

7. Lawn AM. The nucleus ambiguous of the rabbit. J Comp Neurol,1988,127:307-320

8. Moore KL,Dalley AF. The head,the neck,the cranial nerves//Moore KL,Dalley AF. Clinically Oriented Anatomy. Baltimore:Williams & Wilkins,2002

9. Ono T,Ishiwata Y,Kuroda T,et al. Swallowing-related perihypoglossal neurons projecting to hypoglossal motoneurons in the cat. J Dent Res,1998,77:351-360

10. Zald DH,Pardo JV. The functional neuroanatomy of voluntary swallowing. Ann Neurol,1999,46:281-286

11. Snell RS. Clinical Anatomy. Philadelphia:Lippincott Williams & Wilkins,2001

12. Corbin LJM,Liss JM,Sciortino KL. Clinical anatomy and physiology of the swallowing mechanism. Clifton Park,NY:Thomson Delmar Learning,2004

13. 柏树令 . 系统解剖学 . 北京:人民卫生出版社,2005

14. 李云庆 . 神经解剖学 . 西安:第四军医大学出版社,2005

15. 李振平 . 临床中枢神经解剖学 . 北京:科学出版社,2003

16. 全国自然科学名词审定委员会.人体解剖学名词.北京:科学出版社,1991

17. 姚志彬.医用解剖学.北京:人民卫生出版社,2009

18. 汪华侨,初国良.基础解剖学标本彩色图谱(双语版).北京:北京科学技术出版社,2008

19. 汪华侨.功能解剖学.北京:人民卫生出版社,2008

20. 吴江.神经病学.北京:人民卫生出版社,2010

21. 田勇泉.耳鼻咽喉 - 头颈外科学.北京:人民卫生出版社,2004

22. 张志愿.口腔科学.北京:人民卫生出版社,2004

第三章 吞咽的临床生理学

焦点问题

1. 吞咽四个阶段的生理性质是否相同?
2. 食团在口腔期的形成和推送有哪些重要肌群参与?
3. 咽期的主要生理活动包括哪些?
4. 上消化道中含有哪三种括约肌? 它们的主要组成部分是什么? 是如何开放和关闭的?
5. 咽期启动过程中,参与的感觉神经有哪些? 相对应的黏膜神经末梢分布在哪里?
6. 什么是吞咽中枢模式发生器? 什么是中枢模式发生器的传入? 吞咽中枢模式发生器是如何调控吞咽功能的?
7. 老年人的吞咽生理有哪些特点? 婴幼儿与成人间吞咽器官的解剖功能有哪些差异?

正常吞咽是一个流畅、协调的过程。通常口腔、咽、食管被比喻为一个由括约肌划分的能够舒张和收缩的管道,称之为上消化道。通过上消化道括约肌的序贯收缩和舒张作用,分别在食团前后产生负性吸引力及正性压力,将食团推进。正常的吞咽活动分成 4 个期:口腔准备期、口腔期,咽期和食管期。其中口腔准备期、口腔期是处于随意控制下,而咽期和食管期则是自动完成的。如表 3-1 列举了各期涉及的解剖结构及其功能,正常吞咽器官及各肌群时序性运动见图 3-1。

表 3-1　正常吞咽过程的解剖学及其作用

时期	口腔准备期和口腔推送期	咽期	食管期
相关解剖学	唇	咽肌肉	环咽肌(部分 UES)
	牙齿	软腭	食管
	硬腭及软腭	会厌	食管下段
	颊	会厌谷	
	口底	梨状隐窝	
	腭	舌骨	
	舌	喉	

续表

时期	口腔准备期和口腔推送期	咽期	食管期
	咽弓	环咽肌	
作用	取食物并将其放入口中	软腭上抬	喉头降低
	咀嚼食物	喉头向上、向前然后向后移动,闭合以保护气道	食管蠕动使食物通过食管下端括约肌进入胃
	混合食团与唾液	咽缩肌将食物向下推挤食物使其通过咽	环咽肌收缩防止食物反流
	将食团放于舌上准备进行吞咽	环咽肌松弛使食团进入食管	
	将食团推挤后送至硬腭		
	当食团通过咽弓后触发咽期		

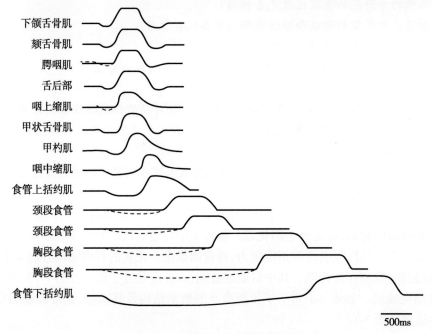

图 3-1 吞咽时各肌群收缩顺序

第一节 正常生理性吞咽

一、口腔准备期

口腔准备期(oral preparatory phase)是指摄入食物到完成咀嚼的阶段,发生于口腔,主要是纳入食物、对食物加工处理,这一时期可以随意控制,在任何时候都可以停止。

1. 基本生理过程 在口腔准备期,食物被放置在舌上,舌的活动能力及有力的咀嚼肌配合,通过咀嚼改变食物性状,同时刺激唾液分泌。然后把通过"加工"后的食物放在适当的位置,通过强有力的运动推入咽。这一时期,咽与喉是处于静止状态,气道开放且鼻呼吸持续存在(图 3-2)。口腔准备和口腔期的持续时间长短不一。假如口部的控制和协调能力差,将导致一部分食物在吞咽开始之前就过早滑入了咽,引起误咽。

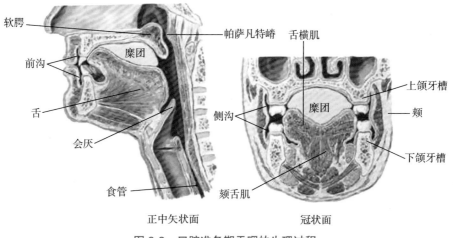

图 3-2 口腔准备期吞咽的生理过程

2. 口面部肌肉的作用 在这一阶段,口轮匝肌是吞咽系统维持口腔功能的第一道括约肌,唇维持闭合状态以防止食物由口漏出;颊肌收缩避免食物滞留于齿龈与面颊之间,起到了保持食团在舌面上和牙齿之间以便咀嚼的作用。周围的其他肌肉如颞肌、咬肌、翼内外肌负责下颌骨、唇及面颊的运动。肌肉的收缩完成咀嚼、吞咽及其他可能的口运动功能。上述肌群活动由三叉神经、面神经、舌下神经支配。

3. 舌的作用 食物的移动及放置通过舌的活动控制,大多数食团的位置和运动由舌肌来完成。舌肌包括 4 对舌内肌、4 对舌外肌,其功能和神经支配见第二章第一节表 2-2、表 2-3。在吞咽活动中,舌内肌主要完成食物的搅拌及输送。在舌外肌群中,以颏舌肌较为重要,两侧颏舌肌同时收缩,将舌拉向前下方,即伸舌;一侧收缩使舌尖伸向对侧。舌内肌和颏舌肌的作用可改变食物的形状,其余三块舌外肌调节舌相对于口腔和咽结构的位置。

舌面密集的机械刺激感受器决定了舌是食团大小的重要感觉区域。舌前 2/3 的感觉由三叉神经分支舌神经传入延髓的吞咽控制中枢,而舌后 1/3 的的感觉由舌咽神经传入(图 3-3)。

在口腔准备期,腭舌肌收缩使舌根部抬升接触软腭,使口腔后部关闭,以免食团过早地脱离口腔到咽腔。

4. 不同性状食物的处理 不同性状食物在本期有不同处理方法:①液体等不需在口腔内进一步处理加工的食物,原样经舌背进入食团形成阶段;②蜂蜜等高黏度食物和粥、粉等半固体食物是通过舌和腭来挤压推送;③固体食物则通过咀嚼运动、舌部的协调、脸颊运动引起的搅拌、粉碎、研磨、唾液混合等,被处理成可吞咽的食团。

二、口腔推送期

口腔推送期(oral propulsive phase)是指咀嚼形成食团后运送至咽的阶段,主要是食团的形成和运送到咽的过程。

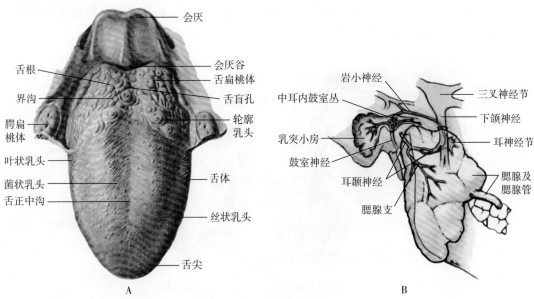

图 3-3　舌面感觉神经的分布
A. 舌；B. 舌面感觉神经的分布

1. 基本生理过程　吞咽的口腔期一旦开始,舌尖被放置于上颌骨中央的切牙后的牙槽嵴处,开始向舌上方运动,舌与硬腭的接触面扩大至后方,把食团挤压向后送,几乎与此同时,软腭开始提升,舌后部下降,舌根稍稍前移,食团被挤压开始流入咽。软腭随之上升,与向内前方突出的咽后壁相接,封锁上咽与中咽的间隙,形成鼻咽腔闭锁(图 3-4)。

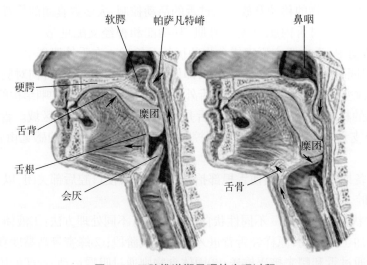

图 3-4　口腔推送期吞咽的生理过程

口腔推送期完成时间一般少于 1 秒至 1.5 秒,随着食团黏稠度增加,时间随之稍微延长。一旦食团到达舌后部并通过咽弓,吞咽动作则变为反射性行为,不再受意志的控制。在舌的驱动力(或称为舌投入动作或推进动作)作用下将食团推送入咽。

2. 肌肉的作用 口腔期有关的代表肌肉包括三个解剖区域的肌群:舌骨提肌群、围绕腭弓的肌群和关闭鼻咽的肌群。

在吞咽的口腔期,面部肌群(特别是唇肌、颊肌)、舌肌和上咽缩肌、茎突舌肌、茎突舌骨肌、颏舌骨肌、下颌舌骨肌肌群放松,随后是腭舌肌群和腭咽肌群收缩运动,二腹肌也参与了舌骨和喉的抬升活动。

腭的抬升是由于腭提肌收缩的结果,腭提肌由迷走神经的咽丛支配。由舌下神经支配的舌骨舌肌和茎突舌肌控制舌后部的下降。舌前部快速地从上颌骨后的牙槽嵴向硬腭前部挤压,把食团移至舌面上。此时,口轮匝肌和颊肌收缩避免压力向前、向口腔外及向两侧面分散。

软腭的抬升使食团通过腭弓。一旦软腭抬升完全,与咽后壁接触,则像阀门一样关闭鼻咽,阻止食物进入鼻咽。鼻咽侧壁由上咽缩肌组成,也是关闭鼻咽的重要组织。迷走神经的运动纤维的咽丛支配上咽缩肌及腭肌。接着,在进入咽期前三叉神经的运动支支配的下颌舌骨肌收缩使舌骨轻度抬升。

3. 不同性状食物的处理 吞入食团的量随着食物的黏稠度而改变。①稀流质,可从1ml(唾液食团)到17~20ml(用杯子喝水)。②当食团黏性增加时,吞咽的最大量随之下降。果冻平均可吞入5~7ml,较浓稠的马铃薯泥则为3~5ml,肉则平均为2ml。如果大量浓稠食物放在口中,经舌搅拌后再细分,把细分出来的部分先形成要被吞咽的食团,其他部分则放在口内一侧,等待稍后的吞咽。当食物黏稠度增加时,需要较大的挤压力和较多的肌肉参与活动。③降低食物的黏稠度能使食团较容易通过咽,特别是通过食管上括约肌。

4. 唾液的分泌及其作用 唾液对食物的湿润和稀释作用能够调节食物的黏稠度使之适合吞咽,因此唾液对食物的混合作用是使食物能够成功地从口腔进入食管的重要保证。唾液包含了两种主要的蛋白质成分,即消化淀粉酶和润滑液。正常的唾液分泌每天约为1.0~1.5L。唾液的分泌由脑干的涎核控制,发出的神经冲动经副交感神经系统的神经纤维传出支配腮腺、下颌下腺和舌下腺等唾液腺的分泌。

总而言之,正常的口腔期:①需要完好的双唇肌肉力量,确保适当的密闭,阻止食物从口腔流出;②需要很好的舌运动,将食团往后推送;③需要完好的两侧颊肌运动,以控制食物不残留于两侧颊沟;④需要正常的腭肌确保顺畅的呼吸。如果上述某一个功能结构异常,将会产生不同程度的口腔期吞咽障碍。

三、咽期

咽期(pharyngeal phase)是指吞咽反射启动,食团开始进入咽,结束于环咽肌松弛,食团进入食管。咽期是吞咽的最关键时期,气道必须闭合以防止食团进入呼吸系统。许多功能活动在此期以同步的方式极快地发生,食团通过咽仅持续约0.8~1秒。此期运动由于是不受随意控制的非自主性运动,一旦启动,则是不可逆的。如果没有完好的喉保护机制,此期最容易发生误吸。

1. 吞咽的启动 舌根与下颌骨相交的任一点均可视为咽期的吞咽启动(initiation of swallow)点。所有年龄层次的人,在口腔期舌推动食团,食团的头部到达此点时,口腔期随即结束,咽期吞咽即启动,见图3-5。

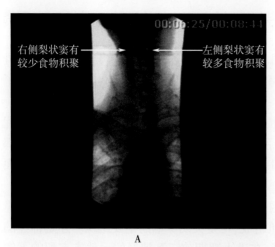

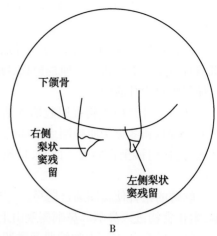

图 3-5 咽期吞咽启动点示意图（录像截图）

B 图中，黑点为下颌骨与舌根交点，即咽期吞咽启动点

口腔里要有食物、液体或是唾液，才能诱发咽期吞咽的启动点产生吞咽，否则无法产生吞咽。如：连续的干吞咽后，很难再继续吞咽。正常的咽期吞咽需要主动吞咽意识与启动咽期吞咽的参与，两者缺一不可，若仅有一种机制存在，是无法产生正常经口进食过程中所出现的规律与即时的吞咽动作。只有启动咽期吞咽，才可能产生咽期生理活动。如果只有舌部把食团往后推送，而没有启动咽期吞咽，那么，食团将会被舌推到咽，停留在会厌谷或梨状隐窝；食物如果是液体，将会溢入开放的呼吸道；如果是浓稠食物，将会从会厌谷流出，到杓状会厌襞，进入梨状隐窝，或掉入呼吸道。此时要靠咳嗽才能咳出食物。

2. 正常吞咽活动 咽期吞咽起于咽期吞咽的启动。吞咽启动后，将带动一系列的生理活动（图 3-6），包括：

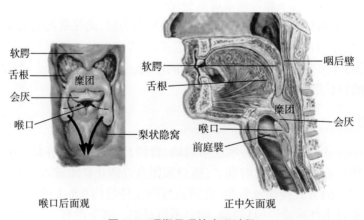

喉口后面观　　　　　　　　　　正中矢面观

图 3-6 咽期吞咽的生理过程

（1）软腭上抬与后缩而完全闭锁腭咽，阻止食物进入鼻腔：正常吞咽者腭咽闭锁和舌骨与喉的上抬前移几乎是同时发生。腭咽闭锁可增加咽的压力，若其他所有咽吞咽生理（特别是舌根和咽壁的移动与接触）皆正常，即使没有腭咽闭锁，功能性的吞咽亦可完成。

（2）舌骨和喉部上抬以及前移：这项活动有 2 个生理活动：①上抬可关闭呼吸道入口，

正常人舌骨上抬约 2cm。②前移可使食管上括约肌打开。③喉部的上抬以及前移,使会厌基部增厚协助喉前庭闭合;扩大咽;在下咽产生真空,向下推进食团;松弛环咽肌。

（3）喉部闭合:喉部闭合始于声带,继而延伸至喉前庭。闭合的产生由下到上,可将漏入喉部内的食物由喉前庭推至咽,预防误吸的发生(如食物、液体等,进入呼吸道真声带上方)。当呼吸道的前庭闭合时,杓状软骨会有向下、往前及内缩的摇摆动作,促使喉部的通道缩小。同一时间,喉部将上抬与往前拉,上抬会使会厌基部增厚,协助喉前庭的闭合。正常人单次吞咽,呼吸道闭合时间约 0.3~0.6 秒,用杯子连续饮水,呼吸道闭合时间可超过5 秒。

（4）舌根下降和后缩与前突的后咽壁接触,闭锁上咽腔,增加咽推动食团的动力,防止食物重新进入口中。

（5）咽缩肌规律地由上到下收缩,控制食团前进的三个因素造成食物向下运动:①"咽舌部"的推进作用;②咽缩肌的挤压作用,吞咽时咽缩肌的收缩呈次最大强度;这些肌肉收缩的速度和启动时间比收缩的力量更为重要;③咽呈现负压,与食团中或其上方正压相比,食管应呈现较低压力。一旦食管上括约肌开放,这将使食物直接进入食管内。

（6）会厌反转,覆盖喉前庭:这样可以:①保护气道;②在会厌两侧形成"滑道"使食物向下滑落;③使食团绕道进入梨状隐窝。有些人认为,由舌产生的推进力(也称为舌驱动力)是其中的最重要因素。因其在上咽产生压力。

（7）环咽肌开放,使食团进入食管:环咽肌(cricopharyngeus,CP)与下咽缩肌远侧部、食管近端环形肌共同构成食管上括约肌(upper esophageal sphincter,UES),是长度为 3~5cm 的高压带。环咽肌在咽的缩肌中是独特的。生理状态下,在其他咽缩肌休息放松时,环咽肌保持连续张力性收缩,其作用是关闭食管入口,防止食物由食管反流入咽;当在咽期未让食团通过时,嗳气(打嗝)或呕吐期间可呈正常生理性放松状态。尽管目前对此过程不甚明了,但下列三个因素影响环咽肌的开放:①受迷走神经支配;②通过喉部的上抬以及前移牵拉肌肉使其开放;③咽缩肌收缩,形成咽缩窄压力挤压食团,被动启动环咽肌开放。

如果咽缩肌无力,咽推进食团的力量下降,食团较难通过 UES。如果咽肌不协调,当UES 在吞咽过程中处于紧张状态而无法放松(失弛缓)时,将会发生吞咽的协同困难,食物容易反流。如果吞咽时喉部的上抬以及前移运动不足或不能,将导致环咽肌开放不完全或完全不开放。如果支配环咽肌的迷走神经功能障碍,也严重影响环咽肌的开放。这几种情况都可导致全部或部分食团滞留在咽并且在吞咽后引起误吸。

四、食管期

食管期(esophageal phase)是指食物通过食管进入胃的过程。此期是食物通过时间最长的一个期,它起于喉部下降,环咽肌开放开始,食物经贲门进入胃内结束,持续约 6~10 秒。

1. 基本生理过程　这是由食管肌肉的顺序收缩实现的。食管肌肉的顺序收缩又称蠕动(peristalsis),它是一种向前推进的波形运动。在食团的下端为一舒张波,上端为一收缩波,加上重力作用,食团就很自然地被推送前进运送到胃内。食管的蠕动波在速度和强度上都有比较大的变化,一旦启动,并不是"全和无"现象,它可以在到达食管下括约肌前消散。依赖于食物的特性,感觉反馈在调节蠕动波的速度和强度中起到了重要的作用。

食管蠕动波分三种,第一蠕动波亦称原发蠕动,由吞咽动作诱发,为推进食物的主要动力;第二蠕动波亦称继发性蠕动,与吞咽动作无关,由食物进入食管,食管扩张对食管感受器产生刺激引起,常始于主动脉弓水平,在收缩强度和速度上有别于初级蠕动;第三蠕动波亦称第三收缩波,为食管下端环状肌的局限性不规则收缩运动所形成,是非推进性蠕动。

食管下段是一高压力区,源自组成括约肌的平滑肌紧张性收缩。括约肌压力的增加有助于防止食物从胃部反流入食管。吞咽时食管下段括约肌放松,使食物能够通过到达胃部(图 3-7)。

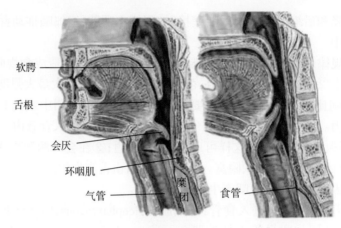

图 3-7   食管期吞咽的生理过程

2. 神经调节   吞咽的食管期需要食管肌肉的兴奋和抑制的输入。安静时,食管呈电静息状态。在吞咽的口咽期,所有的食管神经元活动被抑制,而食管收缩波在食管期通过抑制的输入被提前。一旦食团进入食管,食团的移动与食管的括约肌和横纹肌有关。食管的横纹肌由脑干的运动细胞控制,而平滑肌的收缩则由自主神经系统控制,由迷走神经运动核发出的节前纤维支配。像口咽的肌肉一样,食管肌肉运动神经元的抑制和兴奋由与吞咽中枢相连的中间神经元控制。目前对这些中间神经元的定位知之甚少,它们起到调节食管的作用和协调吞咽的口咽期与食管期的活动。

五、各期的关系

目前的研究清楚地显示了吞咽的各期的关系,涉及从皮层到周围神经系统的协调处理过程。吞咽中任何一个期的问题均会导致其他期出现问题。例如,中枢神经系统的结构控制了食团从口中摄入到被运送到胃的过程,然而,这些中枢控制过程需要周围神经系统的协调以执行把从食物从口运送到胃的功能。

吞咽各期的关系因受到食团种类、大小和黏稠度的影响有时是会变化的。即使是正常个体,吞咽的过程,尤其是吞咽的时序性也不是完全固定不变的。此外,吞咽的时序性可能不同的人根据他或她吞咽时的状态而受影响,例如,是否受到干扰、是否多次吞咽、是否快速吞咽等。尽管如此,Martin-Harris 和他的同事们提出一个大致的正常吞咽过程。这些过程中,时序的变化是变量。

第二节 吞咽的功效学分析

一、基本概念

许多肌肉以高度协调的方式进行工作,产生有效和高效能的吞咽动作。自然吞咽是由唾液触发的一种不自主的吞咽活动。吞咽平均持续时间为(1.13 ± 0.28)秒。年龄是影响因素之一,老年人平均吞咽时间长于年轻人,可能的原因是老年人吞咽活动的能力较年轻人有所下降;而性别则对吞咽时间无明显影响。本节从人体功效学角度分析吞咽时肌肉的生理性收缩活动。

（一）按照功能肌肉的分类

1. 原动肌(agonist) 这些肌肉是导致运动发生的肌肉,通过收缩使关节产生正常范围的运动。原动肌又称为主缩肌(prime movers),它们是首先应答产生运动的肌肉。例如颏舌肌是舌骨前伸的原动肌(图 3-8)。

2. 协同肌(synergist) 这些肌肉执行或辅助执行与原动肌相同的运动功能。某些情况下,协同肌又称为中和肌(neutralizer),因为它们可以帮助抵消由主缩肌产生的额外动作,以确保所产生的力在预期运动平面中发挥作用。例如,翼内肌或翼外肌向前牵拉下颌骨髁,二腹肌(包括前腹及后腹)向后牵拉下颌。当一起发挥作用时,它们可使颞下颌关节(temporomandibular joint,TMJ)产生旋转运动,使颌张开(图 3-9),通常把这种作用称之为力偶,此种力偶在全身很常见。

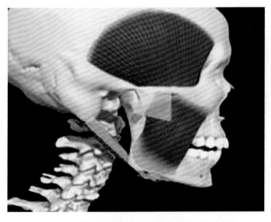

图 3-8 颏舌肌作为舌骨前伸的原动肌
如黄色线条所示

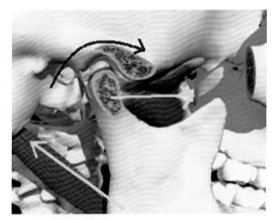

图 3-9 二腹肌作为下颌运动的协同肌
如黄色箭头所示

3. 拮抗肌(antagonist) 这些肌肉产生的运动与原动肌产生的运动方向相反,负责将身体复原至起始位置或在运动时对抗原动肌产生的力量。后者是必需的调控机制,有利于运动的流畅。例如,在舌喉复合体向前运动时,二腹肌后腹是二腹肌前腹的拮抗肌。但是在舌喉上抬时两者却成为协同肌(图 3-10)。

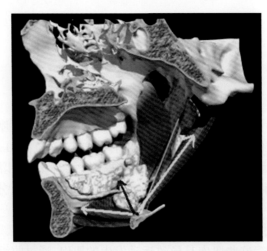

图 3-10　舌喉复合体向前运动时二腹肌后腹作为二腹肌前腹的拮抗肌
如黄色箭头所示

（二）肌纤维的募集特性

1. 肌纤维的类型　肌纤维分成两大类，即Ⅰ型和Ⅱ型。但是所占的比例不同，主要取决于其功能。这些肌纤维具有以下截然不同的特性，见表 3-2。

表 3-2　Ⅰ型和Ⅱ型肌纤维的特性

	Ⅰ型	Ⅱ型
收缩速度	慢	快
耐力	高	低
疲劳	慢	快
力量	小	大
体积	小	大
功能	静态,姿势性的	动态,爆发性的

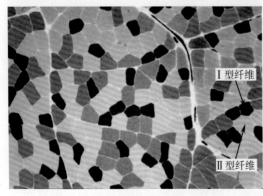

图 3-11　正常肌肉的肌肉活检
pH 染色下Ⅰ型肌纤维深染，Ⅱ型纤维浅染，可见
Ⅱ型纤维大约是Ⅰ型纤维的 2 倍大小

身体所有的肌肉都含有这两种肌纤维，正常的肌肉组织可看到Ⅱ型纤维大约是Ⅰ型纤维的 2 倍大小，见图 3-11。根据肌肉的特定功能，一种类型的肌纤维所含比例高于另一种。以颈短伸肌为例，基本功能是维持头处于直立位的体位，含有较高比例的Ⅰ型纤维。另外，具有更动态功能（如点头、旋转、弯曲，防止颈部伸展过度）的颈短屈肌则含有较高比例的Ⅱ型纤维。一般认为高速、动态和相对有力的吞咽动作是由Ⅱ型肌纤维完成的。

2. 肌纤维募集的顺序　当发生正常肌

肉收缩时,首先募集Ⅰ型肌纤维,努力程度增加时才募集较大的肌纤维(Ⅱ型)。所以,Ⅰ型纤维首先获益于多数常规训练,如神经肌肉功能受损后早期康复所进行的低强度训练。较大的Ⅱ型肌纤维只在动态训练时才能得到募集。但该类型肌纤维的训练常常未被列入康复训练计划中,即使最后采用,也维持不到康复训练晚期。

3. 失用性萎缩时肌纤维成分的变化　活动减少一段时间后,肌肉会发生相关变化。很多情况下肌肉都会有一定程度的失用性萎缩,最明显的改变是Ⅱ型纤维的体积(肌腹横截面积)减小。失用性萎缩出现得非常快,Ⅱ型肌纤维每天损失多达10%,见图3-12。

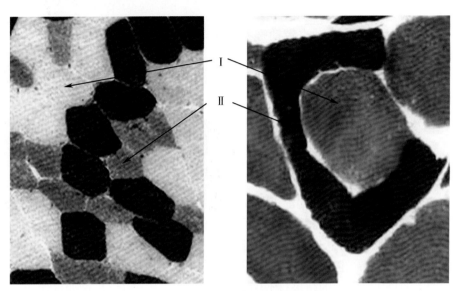

图 3-12　失用性萎缩时肌纤维成分的变化

萎缩肌肉活检。Ⅰ型纤维在左侧玻片染色最浅,右侧玻片中度褐色。
Ⅱ型纤维在左侧玻片中度褐色,右侧玻片深褐色

吞咽肌肉系统也有同样变化,只是所受影响相对更大,因为Ⅱ型肌纤维总体比例相对较高。使吞咽情况变得复杂的是横纹肌失用时出现的功能紊乱:Ⅰ型纤维占优势的张力肌倾向于僵硬和纤维化,而Ⅱ型纤维为主的局部肌群倾向于肌力减退。这就出现了矛盾,失用性萎缩所致Ⅱ型纤维显著变弱,但是口颜面的常规训练和饮食调节实际上是在加强Ⅰ型纤维的作用,因此,训练时应该注意该问题。

二、口闭合

通过口轮匝肌的张力使口闭合(mouth closure),防止食物从口中流出。在食团推进时,口轮匝肌与颊肌和上咽缩肌协同收缩产生环形肌肉悬带(图3-13中黄色的虚线)。在食团推进时,其产生的张力是维持口闭合和鼻咽通过舌后1/3产生正压所必需的。

三、舌及流体静压

吞咽过程中舌骨前向运动主要作用是打开食管上括约肌,允许食物进入食管,舌骨垂直运动带动会厌关闭,因此舌骨运动在吞咽过程中起到保护气道及安全有效转运食物的作用。吞咽过程中舌骨活动是先向上再向外移动,最后回到静息位置。研究表明吞咽移动度

大小与所吞咽的食物性质（固态或液态）、吞咽物的容积、年龄等因素有关，性别因素对舌骨、喉室的前后及垂直移动度的影响不大，也有研究发现年龄因素对舌骨、喉室的前后及垂直移动度也影响不大，可能是由于研究人群种族差异性以及吞咽物容积不同所致。自然吞咽时，舌骨前后、垂直方向移动度分别为 (0.90 ± 0.30) cm、(0.93 ± 0.36) cm。另一方面，舌骨运动也带动喉室运动，结果是导致会厌 - 喉关闭以保护气管不会产生误吸，喉前后、垂直方向平均移动度分别为 (0.69 ± 0.25) cm、(1.04 ± 0.45) cm。

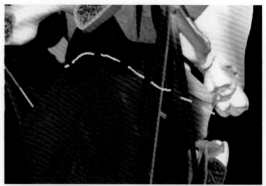
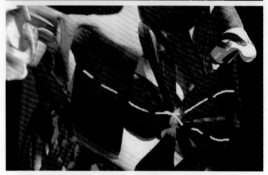

图 3-13　舌口轮匝肌与颊肌和上咽缩肌协同收缩产生环形肌肉悬带
如黄色虚线所示

四、食团移动

正常吞咽过程的进行依赖于食团从口腔到胃的快速转运。如为液体食物会在 5 秒内进入胃。有效移动是神经支配下的肌肉收缩作用于食团和食团自身重力作用共同完成的。有效食团移动也是在肌肉收缩与舒张的协调作用下，产生的食团上高压推进力和食团下的负压吸引力的结果（图 3-14）。吞咽链中的一些部分，例如食管，由于位置关系则始终保持负压。与吞咽有关的结构协调作用于嘴唇、腭帆、气道的关闭、咽食管括约肌的开放和关闭、食管下括约肌的开放和关闭等，对高压推进力和负压吸引力的产生起决定作用（表 3-3）。通过比较嘴唇分开和关闭时的吞咽，可体会吞咽效果的不同。舌具有首要的启动力作用，舌的向后回缩牵引舌骨，为喉部的抬高提供了基础。有效的（时间和强度）喉部抬高帮助制造出咽的负压区，让食团可以快速地、安全地从一个高压区进入一个低压区。如果从一个高压区移动到另一个高压区，则是异常状况所致。例如，肌肉无力和协调不能，可抑制食团移动，导致滞留和残留，甚至误吸。

表 3-3　与食团转运过程有关的重要吞咽结构

结构	功能
嘴唇	关闭建立口腔内压
舌	提供原动力
腭帆	隔离鼻咽以防异物进入
真声带	提供气道保护
假声带	提供气道保护
咽食管括约肌	放松使食团进入，关闭防止反流
食管下括约肌	放松使食团进入，关闭防止反流

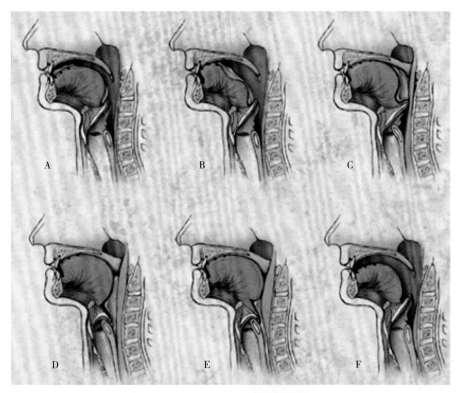

图 3-14　吞咽过程中口腔、咽、食管肌肉的收缩与舒张

　　此外，有研究显示，食团的大小及黏稠度对吞咽也有影响。食团的体积增大，UES 的残余压力和放松的时间延长，但不影响开放前最大压力和关闭后最大压力，也不影响最大咽下压力、最大咽下压力上升速率和压力持续时间。食团的黏稠度对吞咽的影响，在于喝水时最大咽压力、咽压力持续时间、UES 放松时间、UES 开放前最大压力、UES 关闭后最大压力均显著高于吞咽其他黏稠度高的食物，而稀糊状食物和浓流质则没有差别；对 UES 残余压和咽收缩上升速率无影响。

五、气道保护

　　吞咽是一个复杂的活动，需要感觉和运动机制的互相作用才能完成。一个正常的吞咽过程包括气道保护（airway protection）和食团推进（bolus propulsion）两个独立的因素。

　　正常吞咽过程的气道保护由喉部括约肌三个层次的关闭执行，包括真声带和杓状软骨（例如声门）、假声带、杓状会厌襞、会厌（例如上声门）的关闭。喉部向前上的运动，由舌骨上肌肉的收缩完成，从而打开了后部的环状软骨腔和把喉部推向上，以便保护舌根下的空间。吞咽之后，重新恢复的呼吸过程由呼气开始。

　　当气道保护不完全或延迟，食物渗漏甚至误吸就有可能会发生。Kendall 等指出，在大多数情况下，杓状软骨会厌关闭发生在食团到达食管上括约肌前。但是，在一些病例中有可能发生在其后，通常延迟不会超过 0.1 秒。研究人员还发现正常老年患者上声门关闭没有延迟现象。目前已明确的是任何不能使声门及时和恰当关闭的情况，食物和液体都有可能进入气道。

六、括约肌的作用

吞咽可被视为食团通过一系列腔室的动态过程。这些腔室被括约肌分隔，在下一个腔室准备好接受食物前括约肌帮助阻止溢出。括约肌也可保持一个密封的空间，为了在一个腔室里建立压力，促进食物进入下一个腔室。除了肌性括约肌外，吞咽过程中也包括上消化道特殊的括约肌活动。

1. 腭咽闭合 由腭帆提肌、上咽缩肌和腭咽肌等组成的腭咽括约肌，共同完成腭咽闭合。

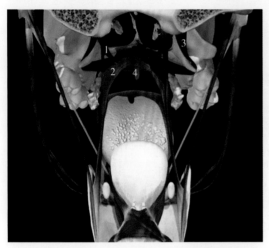

图3-15 腭帆提肌与上咽缩肌协同作用
完成腭咽闭合

注：1. 腭帆提肌；2. 腭咽肌；3. 腭帆张肌；4. 悬雍垂

双侧腭帆提肌（levator veli palatini，LVP）与上咽缩肌（superior pharyngeal constrictor，SPC）协同收缩完成腭咽闭合。LVP上抬软腭后部和会厌，并将它们轻微向后牵拉，此时，SPC将咽后壁向软腭牵拉。此肌肉协同作用闭合鼻腔使其与口咽隔离（图3-15）。

腭帆提肌是软腭的主要肌肉成分，并主要负责软腭的上抬，其附着于软腭中部并与之混合共同形成提腭吊带。上咽缩肌上部纤维负责咽侧壁的内移，以便有效缩窄腭咽口。悬雍垂只有少量的肌纤维，对腭咽闭合没有作用。腭咽肌起自腭腱膜并插入咽正中脊。此肌肉与上咽缩肌一起负责咽后壁及咽侧壁的前伸闭合腭咽。腭舌肌具有拮抗腭帆提肌的作用，具有降低软腭或抬舌作用。腭帆张肌不具有腭咽闭合的作用（见图3-14）。

腭咽括约肌（velopharyngeal sphincter）关闭不能可导致食团反流或空气进入鼻咽腔，降低了产生合适的口咽压力使推进食团通过口咽的可能。有研究显示，舌头基部活动增加可导致对食物的压力增加，产生更高效的吞咽，以减少食团运送的时间和使食物得到更好的清除。

2. 舌喉部偏移（hyolaryngeal excursion） 舌骨由附着于颅骨后侧（附着于茎突和乳突）及下颌骨前部的肌肉悬吊着。喉与舌骨通过韧带连接，甲状舌骨肌可以主动收缩。在吞咽时这些肌肉之间的精细协调运动产生了适时的舌喉复合体的前移。舌骨下肌调控此移动过程，并可能协助产生充分的UES开放。向前牵拉舌骨的肌肉群由二腹肌前腹、下颌舌骨肌及颏舌肌组成。向上及向后牵拉舌骨的肌肉群由茎突舌骨肌和二腹肌后腹组成。使舌骨和喉并拢的肌肉是甲状舌骨肌。向下牵拉舌喉复合体的肌肉群由胸骨舌骨肌、胸骨甲状肌和肩胛舌骨肌组成。

3. 喉闭合（laryngeal closure） 按下列顺序依次进行。先由真声带关闭，其次为假声带关闭，最后杓状软骨靠近会厌底部，完成喉闭合。吞咽中声门上和声门括约肌不能关闭将导致渗漏和误吸，下咽足够压力产生能力下降，不能有效地将食团经咽食管段推入食管。

4. 咽收缩（pharyngeal construction） 当食团通过咽时，咽肌肉收缩，使咽气室消失。此收缩向食管方向推进食团，并确保吞咽后无食物残留（图3-16）。

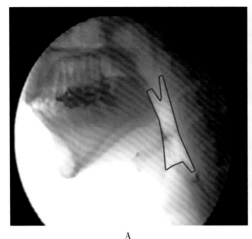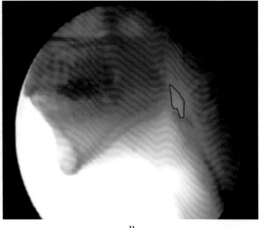

A　　　　　　　　　　　　　　　　　B

图 3-16　吞咽前及吞咽时咽腔轮廓（录像截图）

A. 吞咽前；B. 吞咽时

主要负责前后位收缩的肌肉是三块咽缩肌：咽上缩肌、咽中缩肌和咽下缩肌。它们的主要作用不是在食团上方产生正压，而是在食团通过后"清扫"咽，确保吞咽后咽无食物残留。

缩短咽的肌肉包括茎突咽肌、腭咽肌、咽鼓管咽肌（图 3-17），注意茎突咽肌的走行，该肌由外侧上方向内侧下方走行。除此之外，应了解茎突咽肌与咽中缩肌之间的关系：咽中缩肌包绕着茎突咽肌，当后者紧张或收缩时，使咽变宽并拉长此缩肌。咽的增宽将降低下咽压力（因此吞咽时咽处于密封状态），咽中缩肌拉长可以产生更大压力。

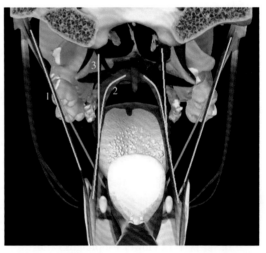

图 3-17　缩短咽的肌肉

注：1. 茎突咽肌；2. 腭咽肌；3. 咽鼓管咽肌

由此可见，茎突咽肌肌肉收缩不仅缩短咽部还可使咽部增宽。这将促成喉咽负压的产生，后者在食团运送过程中发挥着相当重要的作用。

5. 食管上括约肌（upper esophageal sphincter，UES）　是一组保持张力性收缩的骨骼肌，分隔咽和食管。这组括约肌的主要组成部分是环咽肌。

环咽肌的生理结构：包括慢收缩和快收缩肌纤维，是不吞咽时维持肌张力使食管口闭合、吞咽时快速扩张的基础。环咽肌包含大约 40% 的高弹性结缔组织，肌纤维与其相连形成一个高弹性的肌肉网。

环咽肌的生理特点：在纤维长度达到原长 1.7 倍时产生最大张力，即肌肉不在原长度时产生最大张力。食管上括约肌可以在没有主动舒张下依然能被舌骨的前上移动拉开。

在休息状态下，括约肌处于张力性收缩状态，最大限度地减少呼吸时空气进入胃肠道，同样重要的功能是防止食物从食管反流进入咽部。在吞咽、嗳气和呕吐时则处于松弛状态。

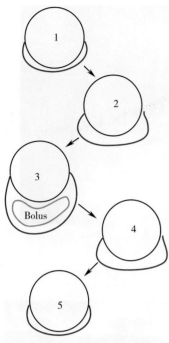

图 3-18　食管上括约肌开放
步骤示意图
图中数字代表 1~5 期

即使在松弛时,此括约肌纤维中仍具有被动弹性闭合力。在食团大小和重量、舌骨上肌肉系统的向上和向前的牵引力量及使咽缩短肌肉向上牵拉力的共同作用下,UES 被牵拉处于开放状态。

张力性收缩的 UES 在咽发生蠕动性挤压下放松。放松开始于吞咽启动后,持续 0.5~1.0 秒。咽蠕动波的产生由软腭贴近咽壁开始,产生持续超过 0.1 秒的收缩和并产生大于 180mmHg 的压力。咽蠕动以 15cm/s 的速度传送到口咽和下咽,大约 0.7 秒到达 UES。放松期过后,括约肌收缩的压力增大,可以达到超过休息时的 2 倍张力,1 秒后可以回到基线前水平。

Jacob 将 UES 松弛分为 5 期,见图 3-18。

第 1 期:环咽肌的张力性收缩被抑制。在 UES 实际开放前 0.1 秒,在环咽肌松弛前下咽缩肌被激活。

第 2 期:通过舌喉部偏移的生物力学作用使环咽括约肌开放。通过一系列内在联系的肌肉的相互作用,如颏下肌或舌骨上肌的收缩,向前上牵拉舌骨。此运动与多块肌肉(尤其是甲状舌骨肌)一起收缩向上和向前牵拉喉复合体。由于食管上括约肌通过附着于环状软骨的环咽肌与喉复合体相连,食管上括约肌前部在牵拉作用下开放,此开放发生于环咽肌松弛之后。

第 3 期:食团的重量和体积产生的压力使食管上端括约肌扩张,促使 UES 进一步开放。

第 4 期:食团通过括约肌后,扩张的 UES 被动塌陷。

第 5 期:环咽肌的主动收缩使 UES 闭合。

神经疾病如喉神经麻痹或脑干卒中使咽食管段协调性差,舌骨喉复合体不能充分上抬和(或)咽缩肌无力都会影响咽食管韧带作为括约肌的功能。

6. 食管下段(lower esophagus) 是一个光滑管状肌肉,长 20~25cm,它起源于环咽肌尾部,终止于胃贲门肌肉。它放松时让食物进入胃腔,并在静息状态时收缩防止胃食管反流。组织学检查食管下段括约肌未能识别特定的括约肌结构,与相邻结构相比,食管下段肌肉也同样存在对许多兴奋剂具有较高的敏感性,提示其括约肌张力受神经和激素影响较大。

第三节　神经系统的反射性调节

吞咽是一种典型的、复杂的反射运动。吞咽反射的传入神经包括来自软腭(CN-V、CN-IX)、咽后壁(CN-IX)、会厌(CN-X)和食管(CN-X)等处的脑神经的传入纤维;基本中枢位于延髓内,大脑皮质吞咽相关中枢参与了吞咽的启动、规划和执行;支配舌、喉、咽肌肉动作的传出神经在 CN-V、CN-IX、CN-XI 和 CN-XII 对脑神经,支配食管的传出神经是第 X 对脑神经。

吞咽的神经学结构相当复杂,就如它所调节的过程一样。吞咽过程的调节需要以下几个要素:①来自周围神经系统的感觉传入;②一个或几个中枢性协调中心;③相互协调的运动反应。一般的调节过程如下述。

味觉、温度觉和压力觉刺激舌、口腔、咽喉周围感受器,感觉传入冲动主要通过CN-Ⅴ、CN-Ⅶ、CN-Ⅸ和CN-Ⅹ对脑神经传入中枢。舌根与下颌骨下缘相交的吞咽启动点、咽峡、咽和咽后壁是引起最有效的吞咽刺激的关键部位。脑皮质和皮质下通路调节着吞咽反射的阈值。脑干吞咽中枢接受传入冲动,并把它转化为能被执行的反应。来自吞咽中枢的传出冲动经过CN-Ⅴ、CN-Ⅶ、CN-Ⅸ、CN-Ⅹ、CN-Ⅺ和CN-Ⅻ对脑神经的神经核后传出,到达它们所支配的肌肉,产生反射性的功能活动,由此可见吞咽只是执行来自这些中心信息的反应之一(图3-19)。

吞咽反射过程

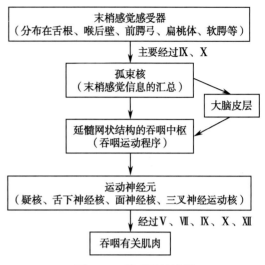

图 3-19　吞咽反射过程

一、不同时期吞咽的反射性调节

在上述的这些反射活动中,只有口腔准备期和口腔期受意识控制,咽期和食管期完全由不受意识控制的反射调节。下面介绍吞咽不同时期的反射性调节活动。

1. 口腔准备期和口腔期　此期为自主控制的活动。主要反射调节过程如下:当食物送入口唇时,三叉神经支配舌骨肌和二腹肌完成张口运动,食物进入口腔,咀嚼肌(亦由三叉神经支配)咀嚼食物成团块状,通过舌肌的搅拌形成食团,食团刺激舌背和咽喉部的神经末梢,经舌咽神经、迷走神经传入到脑干,脑延髓及其下部吞咽中枢发出冲动,由舌咽神经、迷走神经、舌下神经传出,兴奋舌基底部和口腔底部肌肉,使舌向上顶住硬腭向后推移,把食团挤进咽;同时,膈神经及肋间神经被抑制,使膈肌和肋间肌放松,呼吸暂停。此时大脑皮质参与控制、小脑起协调运动的作用,如图3-20所示。

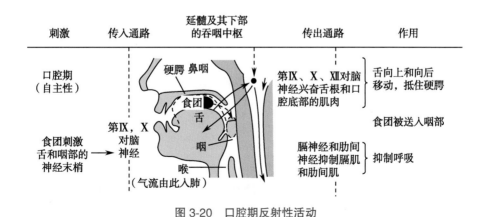

图 3-20　口腔期反射性活动

2. 咽期　此期为非自主性活动。主要反射调节过程如下:食团进入咽,刺激咽弓前部及舌的底部,诱发吞咽反射。当食团进入咽时刺激咽黏膜神经末梢,由迷走神经传入,延髓及其下部吞咽中枢发出冲动,由舌咽神经、迷走神经、副神经传出,兴奋咽喉壁、软腭和舌背肌肉:①使软腭上抬与鼻咽壁接触防止食物进入鼻腔;②使声带和会厌关闭喉前庭防止食物进入气管;③使食管上括约肌松弛、咽缩肌收缩,食团被挤入食管(图 3-21)。

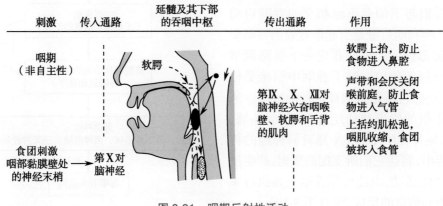

图 3-21　咽期反射性活动

3. 食管期　此期为非自主性活动。主要反射调节过程如下:食团刺激食管壁神经末梢,由迷走神经传入,延髓及其下部吞咽中枢发出冲动,由迷走神经传出支配奥尔巴赫神经丛,腭咽闭合、食管肌性收缩蠕动把食团推送至至贲门,贲门括约肌松弛,食团通过并进入胃部(图 3-22)。

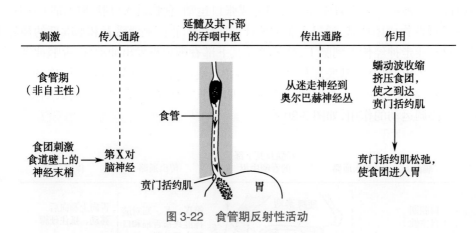

图 3-22　食管期反射性活动

二、皮质与吞咽功能

(一)吞咽功能的中枢神经调控通路

吞咽不是一个单纯的随意活动,而是一种复杂的反射活动。Jean 报道了吞咽的脑干、神经元网络和细胞调控机制,认为吞咽运动的兴奋来源于延髓中的中枢模式发生器(central pattern generator,CPG)。但是,吞咽的神经网络非常复杂,许多神经功能异常引起的吞咽障碍并不涉及脑干,而是延髓以上中枢神经区域受到广泛影响。结合延髓的 CPG 和反射性神经调控通路,延髓的 CPG 在接受口咽等周围感觉神经冲动传入的同时,也接受大脑皮质和皮质下结构的调控,共同构成完整的中枢神经调控通路。另外,Hamdy 等研究发现在没有食团刺激时,如空吞咽也能引发吞咽动作,表明大脑皮质在随意吞咽的启动中具有重要作用,损伤吞咽的运动皮质代表区或者它们与脑干的神经联系将会导致吞咽障碍。因此,大脑皮质对吞咽的调节起着很重要的作用,吞咽活动需要皮质和脑干的协调,从而保证安全、有效的感觉运动冲动的传入。

双侧大脑多个部位皮质和皮质下结构参与了吞咽的活动,这些皮质区域有半球间联系和投射到脑干的运动神经核。首先是迷走及舌咽神经(主要是喉上神经内侧支)的传入冲动传导至延髓孤束核(nucleus solitarius,NTS)的运动前神经元,当 NTS 与腹外侧区(ventral swallow group,VSG)产生联系后,可兴奋吞咽的运动神经元,产生反射性吞咽动作。同时从脑干的网状系统(孤束核)发出的纤维上升到脑桥,通过皮质延髓系统外侧的感觉束结合在一起,如来自下丘脑的感觉传导束(下丘脑具有调节渴与饥饿反应的作用),所有上传的感觉信息通过丘脑,再被传送到顶叶的感觉运动带(sensorimotor strip)。来自中央前回外侧的下行运动纤维通过皮层下的黑质,向 NTS 和疑核(nucleus ambiguous,NA)投射,触发随意吞咽,并控制吞咽的起始部分,如口腔期。此外,皮质还有一部分纤维终止于脑桥和延髓网状纤维结构,从而影响这些核团支配的吞咽肌。来自下丘脑、边缘前脑和小脑的运动纤维都可能影响吞咽行为(图 3-23)。

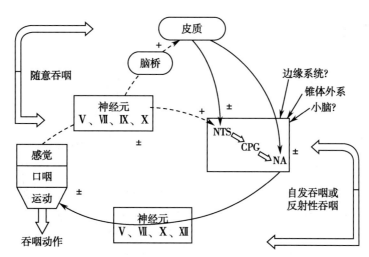

图 3-23　吞咽功能的中枢神经调控通路模式图

(二)吞咽各期与大脑皮质的控制

1. 口腔期与大脑皮质的控制　口腔期是吞咽解剖的第一阶段。吞咽的启动是一个由意识决定的过程,需要大脑皮质的参与。Hamdy 等用事件相关性功能磁共振成像(fMRI)研究发现吞咽的启动与头外侧的感觉运动皮层有关。在自主吞咽前一秒,研究发现扣带回皮质短暂地激活,提示可能与吞咽启动和认知的处理过程相关。而且,就在吞咽前,两侧前扣带回(BA24、25、32、33)和辅助运动区激活。继而岛叶和额下回持续激活至吞咽动作出现。初级感觉运动区和感觉运动整合区(BA5、7)和初级运动区(BA4)与自主吞咽的计划和处理相关。而在反射性吞咽活动中没有这些区域的激活。

在口腔准备期,咀嚼活动把食物的感觉信息通过舌背部和齿龈传入,这对于调整食物的稠度和舌的推动运动起重要作用。这种感觉传入被认为激活岛叶、杏仁核和前额叶眶周皮质。吞咽时与舌活动相关的脑区包括中央沟周围外侧皮质,额顶叶鳃盖部以及前扣带回,并通过皮质延髓通路和 CN-Ⅴ、CN-Ⅻ脑神经支配舌肌、下颌和舌骨上肌群。Lamkadem 等研究中采用麻醉的绵羊,直接刺激咀嚼肌投射的皮质区发现可以抑制反射性吞咽的激活,但是一旦反射性吞咽启动则不能通过这种方法停止。这种抑制机制可以确保在吞咽启动前有充分的食团准备时间。近来,Babaei 等用 fMRI 扫描左侧大脑半球,把不同口味(爆米花、柠檬和巧克力味牛奶)和水、唾液比较大脑皮质血氧依赖性反应。结果显示,与平淡的水相比,各种口味的食物显著激活扣带回前部和后部、前额叶和感觉运动皮质,而不是岛叶。研究结果可能意味着味觉、嗅觉和视觉等感觉可能会加强和调节吞咽皮质网络。

2. 咽期与大脑皮质的控制　口腔期后,食团由舌根部向咽部运动,吞咽的咽期启动。这个时期被认为是半反射性的过程,吞咽的时间和肌肉的运动强度由咽部感觉信息来调节。Teismann 等用脑磁图(MEG)研究发现口咽局部麻醉导致初级感觉运动皮质激活显著下降,结果显示皮质活动减少会降低吞咽的速度和量。

到达咽部的食团激发了一系列协调的肌肉运动,包括下颌的关闭,舌骨和舌的向后运动。舌根和咽后壁接触后,食团被压力驱动。喉和舌骨运动来保护气道,喉的运动有助于打开 UES。初级运动区(M1,BA4)是否在看似反射性的咽期吞咽中起作用还存在争议。然而,脑影像学研究显示咽期有 M1 的激活。Furlong 等用 MEG 研究发现吞咽的运动相,中央沟周围皮质被激活。这一区域与 Hamdy 等用经颅磁刺激(transcranial magnetic stimulation,TMS)定位的咽和食管肌肉代表区一致。Doeltgen 等用经颅磁刺激 - 运动诱发电位(TMS-MEP)描绘自主舌骨上肌收缩,自主吞咽和反射性吞咽时舌骨上肌肉的运动皮质投射区。结果显示皮质延髓通路在舌骨上肌群收缩时加强,而不是自主吞咽和反射性吞咽。提示初级运动皮质在吞咽的控制中起作用。进一步研究咽腔电刺激可以增强吞咽时皮质的血氧水平依赖(BOLD)信号,并逆转低频 TMS 对吞咽皮质的抑制作用。

许多影像学研究发现吞咽时岛叶前后部有一致性的激活。近来的病例报道,一名癫痫患者因查出右侧岛叶后部的神经胶质瘤行手术切除。在手术前,用电刺激这个特定部位时偶然地引发不规则和延迟的吞咽活动。患者自觉吞咽时有"结巴"感。报道者认为岛叶后部在大脑皮质吞咽控制中重要的部位,可能通过影响口咽喉部的感觉而干扰运动控制。

3. 食管期与大脑皮质的控制　食管期是反射性的。由食团刺激食管近端诱发的,感觉受体通过喉上神经和喉返神经传入。一旦环咽肌开放,食团进入食管,通过蠕动将食团运送至胃。脑干的吞咽 CPG 通过独立的抑制性和兴奋性机制调节咽期和食管期吞咽时间间隔,确保食团顺利运送。抑制性机制影响食管的纵行肌和环形肌层,尤其在快速连续吞咽时可以防止两个不同步的食管蠕动波同时发生而出现潜在的食物阻塞。

食管的皮质投射区比咽投射区靠前、靠近中线。在 fMRI 研究中,Paine 比较了食管注入酸和唾液两种情况。在注入唾液后,感觉运动皮层,岛叶和壳核在吞咽时激活。在注入酸后,初级运动区和感觉运动联合区的激活减少。作者认为这种皮质抑制是对抗伤害性物质的保护性机制。与其他研究不一致的是食管内微小的酸刺激与缓冲液相比,增加了皮质的激活。然而这些研究都显示,食管内的化学刺激都对吞咽皮质功能有强烈作用。

三、脑干与吞咽功能

吞咽活动与脑干的延髓密切相关。现已公认,延髓背侧区(dorsal swallow group,DSG)

与腹外侧区（ventral swallow group，VSG）构成了脑干的吞咽中枢模式发生器（central pattern generator，CPG）。其中，背侧区由孤束核（nucleus of solitary tract）及其周围菱脑小细胞性网状结构（rhombencephalic parvicellular reticular formation，RFpc）构成；腹外侧区由疑核（nucleus ambiguous，NA）及其周围网状结构构成。它们负责吞咽的整合，包括接收脑神经传入的与吞咽有关的感觉信息（触觉、温度觉和味觉），也接受 CN-Ⅴ、CN-Ⅶ、CN-Ⅸ和 CN-Ⅹ 的传入信息，还接受来自心血管和呼吸性脑干核团的信息。经突触传递的顺行和逆行示踪实验表明，在吞咽过程中，VSG 内的疑核所控制的运动神经元（CN-Ⅴ、CN-Ⅶ、CN-Ⅸ、CN-Ⅹ 和 CN-Ⅻ脑神经的运动神经元）被 DSG 依次激活，保证生理性吞咽的完成。神经化学研究表明，CPG 的中继核及神经元可区分为兴奋性氨基酸能（excitatory amino acids，EAA）神经元、胆碱能（cholinergic）神经元、γ- 氨基丁酸能神经元等，其主要功能是兴奋或抑制 CPG。由此可见，CPG 能产生节律吞咽活动神经环路，将兴奋或抑制信号传给参与吞咽的肌肉，从而调节吞咽的时序性和节律性。

Jean 等通过电生理和神经解剖学研究指出，脑干吞咽模式发生器包括 2 个"半中枢模式发生器（hemi-central pattern generator，hemi-CPG）"，分别位于延髓的两侧，呈对称分布。当刺激一侧外周神经（主要为喉上神经）时，首先是同侧的激活一侧的 CPG，然后通过中间神经元之间直接的突触联系，将信号传递至对侧的 CPG，使两者产生同步化。Lang 等证实，孤束核在两侧 CPG 的同步化中具有重要作用，而外周神经纤维的损伤对同步化并无影响。发生单侧脑干病变后或一侧 NTS 完全损毁后，吞咽启动和节律性控制也随之消失，但是刺激对侧的喉上神经（superior laryngeal nerve，SLN）仍可产生完整的吞咽活动，这可能与 CPG 的单侧调控和两侧半个 CPG 的同步化机制有关。

中枢模式发生器（central pattern generator，CPG）在没有外界反馈的情况下，由神经元驱动的重复而又复杂的节律性运动。

中枢模式发生器的神经元直接刺激脑干内的不同脑运动核，使兴奋或抑制信号传递给参与吞咽的口咽肌肉。来自咽肌和黏膜感受器的外周反馈信号，通过直接传入中枢模式发生器的神经元而调整吞咽活动顺序。

中枢模式发生器可分为 3 个系统：①由外周至中枢的传入系统；②由中枢至咽肌的运动传出系统；③与脑干内神经元网络对应的组织系统，负责运动模式的编译（图 3-24）。在中枢模式发生器内，一些神经元参与的活动与吞咽无关，而是呼吸、咀嚼和发声。CPGs 调控吞咽功能的有关理论介绍如下。

（一）中枢模式发生器的传入

来自 3 对脑神经的分支：三叉神经、舌咽神经和迷走神经把周围感觉反馈传入到 CPG。

1. 舌咽神经的传导　口咽黏膜受体由舌咽神经的纤维分布，感受的吞咽刺激通过咽丛和喉上神经（superior laryngeal，SLN）传递，且经过短暂的潜伏期后，喉上神经受刺激可诱发吞咽，据此认为喉上神经的纤维是构成吞咽启动的主要传入通路。舌咽神经受刺激后可使吞咽更易进行，但单独刺激时不能触发纯粹的口咽吞咽运动模式。

2. 孤束核的作用　舌咽神经和喉上神经发纤维至脑干内的孤束核。孤束核是咽和食管的主要感觉神经核。涉及启动和易化吞咽的所有传入纤维都集中至孤束核，并主要位于间质部。涉及吞咽的几乎所有的孤束核神经元由来自喉上神经的刺激激活。大多数同样的孤束核神经元也能被舌咽神经的刺激激活。吞咽时，向后投射的食团刺激咽感受器，通过喉上神经由中枢模式发生器协调，启动了不随意吞咽咽期的开始。

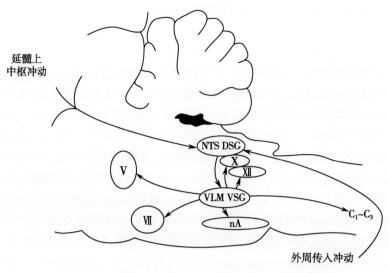

图 3-24　延髓的 CPG 和反射性神经调控通路模式图

3. 外周的影响　尽管口咽期吞咽运动的顺序由中枢组织协调,但随外周传入信息变化也能改变。在吞咽食物、液体和唾液时,肌肉的运动顺序是不可逆的,但外周感受器传入信息的变化可调整中枢网络活动,根据食团一致性和大小适应吞咽运动顺序。食团的一致性和大小变化时,口咽肌肉收缩的时序性、时间以及强度可相应改变。感觉反馈能调整中枢编程,依据口咽传导的内容调整运动输出。换句话说,来自咽的连续感觉反馈可能影响中枢模式发生器的神经元,因而修正中枢编程。在正常个体中,通过吞咽造影研究发现,咽期吞咽时,按时间顺序排列,肌肉收缩有相当大的差异性。

（二）中枢模式发生器的较高级皮质传入

经由中枢模式发生器,认为较高级皮质的信息传入可影响吞咽的协调性。许多神经功能失调导致的吞咽障碍并不涉及脑干,但延髓上中枢神经区域受广泛影响。另外,在没有食团刺激时,如空吞咽也能有意识地引发吞咽运动,表明来自大脑皮质的输入信号能触发吞咽。

较高皮质区如何影响吞咽的机制目前还不十分明确,似乎较大范围的脑干网状结构参与了控制吞咽,说话动作或吞咽的口腔阶段可能在第一皮质运动区和运动前区的外侧中继。有许多皮质下结构,尤其是内囊、下丘脑、底丘脑、杏仁核、黑质、中脑网状结构和单胺能脑干神经核等参与吞咽通路触发,并能调整吞咽。如前所述中央前回、岛叶、屏状核前部和小脑也可能参与激活随意的吞咽活动。

（三）中枢模式发生器的运动传出

脑干内与吞咽有关的主要运动神经核有舌下运动神经核（CN-XII）和疑核（CN-X）。疑核的神经元以嘴尾侧的形式排列,相应的运动神经元支配食管、咽和喉。支配食管的运动神经元位于神经核的嘴侧致密区,咽和软腭的运动神经元位于半致密结构的中间,大多数喉的运动神经元位于尾侧的疏松结构内。在吞咽过程中疑核内运动神经元被依次激活,以保证吞咽的正确完成。除兴奋性驱动外,这些运动神经元也接受抑制性输入,或有被吞咽时序激活的复杂内在特性。

控制每组肌肉的运动神经元也有许多树状突起伸入附近的网状结构。因为网状结构是神经元网络所在,也就是中枢模式发生器的位置,这些树状结构为中枢模式发生器的神经元和吞咽运动神经元相互作用及影响提供了解剖学基础。

据报道,当负责吞咽时序性启动的运动神经元激活后,控制消化道远端的神经元活性被抑制,而且活动延迟。某些情况下,远侧神经元活性的抑制发生在近侧肌肉开始收缩前。这些抑制机制可能直接有助于运动神经元的有序兴奋。

（四）脑干中间神经元在吞咽顺序中的编程和协调作用

负责吞咽运动顺序的脑干神经元网络被称为为中间神经元（interneurons）或运动前神经元（premotor neurons）。一般来讲,中枢神经系统的中间神经元可以通过它们与脑干的多个区域或其他中神经系统部位的连接加以区别。吞咽中枢模式发生器中间神经元的物理连接为吞咽有关的活动和气道保持反射的整合提供解剖学基础。吞咽中枢模式发生器中间神经元位于两个主要的脑干区域,尽管精确的定位仍有争议。中间神经元的背侧吞咽组（dorsal swallowing group,DSG）在孤束核内位于背侧髓质并靠近网状结构。孤束核的神经元接受和整合感觉信息。中间神经元的腹侧吞咽组（ventral swallowing group,VSG）位于疑核上方的腹外侧髓质区。

1. 中间神经元的 DSG　一般认为与一系列吞咽运动模式的触发、成形（shaping）和时序有关。这些中间神经元显示出依次激活,并与吞咽相应的运动形式一致,在序贯活化的不同神经元之间有相当大的重叠。在这部分网状结构中的神经元也显示出与运动神经元有直接的联系,这些神经元可驱动涉及吞咽的咽肌肉。每一 DSG 神经元可能直接由来自外周传入纤维的信号激活,且与其口咽的控制部位相对应。

在所有的背侧吞咽组中间神经元内,刺激喉上神经可产生最新的活动,产生一个单一的信号峰。一些神经元在吞咽运动时序开始前已显示出一些活动,具有连续性,称为"吞咽前活动（preswallowing activity）"。这些 DSG 中间神经元显示的吞咽前活动可通过刺激喉上神经和舌咽神经得到体现。在 DSG 中间神经元中观察到的这种活动形式揭示这些神经元涉及吞咽的启动。皮质信号传入吞咽中枢模式发生器也与 DSG 神经元有关。因而,DSG 神经元接受皮质和外周信息的汇入并触发吞咽。最后,位于两侧延髓的两个"半中枢模式发生器"紧密同步,而且在 DSG 中间神经元内产生联系。

2. VSG 的中间神经元　一般认为具有"开关"作用,能够分配和协调参与吞咽的各种神经元群,这些神经元也按时序依次激活。但与 DSG 中间神经元相比,有更多的重叠性、较长的潜伏期,时间差异更大、频率更低。这种神经元活化形式表明 VSG 中间神经元和它们的传入纤维的连接似乎是多突触的,VSG 中间神经元也可能由 DSG 中间神经元激活。反之,在 VSG 中间神经元内,它们与所有参与吞咽的不同运动神经元连接,每一神经原纤维可以投射到多个运动神经核。三叉神经核和舌下神经核只与 VSG 中间神经元连接,与 DSG 无连接。吞咽运动神经元只接受同侧的腹侧吞咽中间神经元输出的信号。

3. 参与吞咽的其他中间神经元　除外 VSG 和 DSG 的中间神经元,在三叉神经运动核和舌下神经核内或与其邻近的部位也发现了吞咽的中间神经元。它们可能起着前运动神经元的作用,或在一个神经核内组织不同的运动神经元,促使吞咽的发生。可能也涉及双侧运动神经元的协调。

在脑桥的嘴侧也识别出大量中间神经元,在吞咽的口咽期被激活。这些中间神经元被划分为感觉中继神经元,能把口咽感受器的信息传递到较高级的神经中枢。

综上所述,DSG 中间神经元参与了连续吞咽运动的启动。它们刺激 VSG 的中间神经元,然后调整和协调涉及吞咽的不同运动神经元的兴奋状态。临床观察的结果,大多数单侧大脑皮质或脑干水平以上的单侧皮质下结构损伤导致的吞咽障碍通过一段时间的康复治疗,绝大多数患者能够恢复吞咽功能。提示吞咽中枢模式发生器可能接受大脑皮质的双侧支配,一侧与吞咽控制相关的皮质受损,可能只会导致短时间的脑干中的吞咽中枢模式发生器发生调制障碍,从而导致与吞咽相关的多肌肉运动失协调,进而出现吞咽功能障碍。随着时间的推移,病灶同侧或对侧的皮质发生功能重组,使脑干中的吞咽中枢模式发生器的控制平衡得到不同程度的重新建立,从而恢复吞咽功能。

四、周围神经与吞咽功能

正常吞咽的产生与 6 对关键的脑神经有关,它们是躯体神经与自主神经的混合神经,包括脑神经 CN-Ⅴ、CN-Ⅶ、CN-Ⅸ、CN-Ⅹ、CN-Ⅺ和 CN-Ⅻ,这些脑神经的走行、功能及分布详见第二章第五节。

1. 三叉神经(CN-Ⅴ)　负责接受口腔中的触觉、压觉和温度觉,并发出纤维支配咀嚼肌。同时还支配舌下肌群(二腹肌和下颌舌骨肌收缩)的运动,在吞咽运动时使舌收缩。

2. 面神经(CN-Ⅶ)　支配唇部肌群的活动,并有特殊的感觉支鼓索传入味觉。脑干的上泌涎核发出的脑神经Ⅶ的自主神经纤维支配下颌下腺和舌下腺分泌唾液,使口腔保持湿润。

3. 舌咽神经(CN-Ⅸ)　负责口咽的触觉、温度觉和舌前部味觉的传入。脑干的下泌涎核发出的自主神经纤维支配腮腺分泌唾液使口腔湿润。舌咽神经发出的运动纤维支配茎突咽肌,并与来自咽丛的迷走神经支配咽食管括约肌。

4. 迷走神经(CN-Ⅹ)　在吞咽活动中发挥重要作用。因为它发出的支配横纹肌和平滑肌的神经纤维不仅支配吞咽肌的运动,还支配与吞咽有关的其他器官如肺的呼吸活动。脑神经Ⅹ与吞咽有关的作用主要有四方面:

(1)咽支,与舌咽神经一起支配咽食管括约肌。

(2)喉上神经,感受会厌及气道内和周围的组织黏膜的感觉。

(3)喉下或喉返神经运动纤维支配气道的关闭和咽食管括约肌一带的肌肉运动。

(4)来自脑干迷走神经核的自主神经纤维支配食管、心脏、肺的平滑肌。迷走神经还与副神经一起支配咽缩肌。

5. 舌下神经(CN-Ⅻ)　这是与吞咽有重要关系的最后一组脑神经,它支配所有的舌内肌群和舌外附肌群。

吞咽运动中脑神经的功能总结如表 3-4 所示。

表 3-4　吞咽运动中脑神经的功能

吞咽期	脑神经	功能
口腔期	Ⅴ(三叉神经)	触觉、本体感觉、运动
	Ⅶ(面神经)	味觉及运动

续表

吞咽期	脑神经	功能
咽期	IX（舌咽神经）	味觉、咽蠕动、唾液分泌
	X（迷走神经）	味觉、运动,咽蠕动及吞咽启动
	XI（副神经）	咽蠕动、头颈的稳定性
口腔及咽期	XII（舌下神经）	舌、喉及舌骨运动

五、呼吸与吞咽的协调

呼吸和吞咽都是维持生命的主要功能,但呼吸和吞咽两者之间协调有着重要的联系。

1. 正常吞咽　在口腔准备期咀嚼时,用鼻呼吸;在咽期,食团刺激了软腭部的感受器,引起一系列肌肉的反射性收缩,使软腭上抬,咽后壁向前突出,封闭了鼻咽通道;声带内收,喉上抬并紧贴会厌,封闭了咽与气管的通道;呼吸暂时停止（会厌关闭呼吸道可持续 0.3~0.6秒）,让食物通过咽;由于喉头前移,食管上口张开,食团就从咽被挤入食管;随后,重新恢复的呼吸过程由呼气开始。

吞咽时一旦声带完全内收,则呼吸停止,这就是所谓的吞咽呼吸暂停。对吞咽时的呼吸暂停和呼吸运动的研究为吞咽误吸提供了重要的线索。正常吞咽时气流突然减少,导致短时间的呼吸暂停,暂停的时间及食团的大小与吞咽是否自发或提醒有关。正常吞咽后紧跟着是一个呼气的过程。虽然吞咽的动作通常被描述为阶段性的过程,这是为了更好地理解与吞咽有关的解剖结构。其实有足够的证据表明,吞咽的自主和非自主阶段是同步发生的,而不是按顺序发生的。

吞咽过程中呼吸管理的重要性研究显示,呼吸暂停率和时间与正常吞咽可协调得恰到好处。Shaker 等研究证实声带的内收发生在舌骨运动、舌根运动和颏下的表面肌电活动开始前,也出现在起始于鼻咽向口咽传播的蠕动之前,提示食团运送时喉运动协调异常会导致吞咽中断,这种协调缺失在吞咽误吸中可能起到重要的作用。因此,每次吞下后,有一个呼吸周期"重启",也就是说,吞咽引发正常的呼吸模式重启是始于每一次吞咽后的呼气。Perlman 等研究了正常吞咽中窒息的爆发事件,通过电视透视检查呼吸运动,从呼吸流量减少开始到完全呼吸停止的数据证明:吞咽中出现的呼吸可同时发生在口腔、舌根、梨状隐窝、食管上括约肌与食管。Kelly 等通过对正常健康者在睡眠和清醒时的检查,发现虽然通常呼气与有意识的吞咽（清醒时）有关;而反射性吞咽（睡眠时的吞咽）通常发生在呼 - 吸的高峰期,声带内收也出现在起始于鼻咽向口咽传播的蠕动之前。因此,也提示食团运输过程中出现喉运动协调异常会导致吞咽中断,协调缺失在吞咽误吸中可能起到重要的作用。

2. 异常吞咽　如果患者在进食过程中呼吸急速,咀嚼时用口呼吸或吞咽瞬间呼吸,或任何能使声门括约肌不能及时和恰当关闭的情况,都有可能使食物和液体进入气道引起误吸。

此外,有时由于胸廓过度紧张或呼吸肌肌力低下、咳嗽能力减弱,无法完全咳出误吸物,则易引起吸入性肺炎。所以,研究呼吸活动在吞咽中的运动可为吞咽误吸提供另外的线索。

正常吞咽时空气突然减少,由此会造成正常吞咽时呼吸暂停,但这种暂停可能随患者的状态、食团和患者的年龄而变化。因此可通过呼吸训练达到改善吞咽功能的目的(详见吞咽训练有关章节)。

第四节　特殊年龄者吞咽功能的生理改变

一、老年人的生理变化

老年会使肌肉量减少和结缔组织弹性下降。肌肉量的减少和弹性的下降会导致运动力量和速度的下降,这会影响头颈区域的肌肉运动。这些改变会影响老年人的吞咽功能。有证据表明只通过速度就可以区分老年人和年轻人的吞咽过程。尽管吞咽速度的下降不一定能够导致吞咽困难,但有可能发生食团运送方向错误的风险。当神经疾病或疲劳影响这些肌肉时,他们有可能无法正常发挥作用。在这些情况下,老年人的吞咽功能可能正常,但是更容易失代偿。

1. 口腔期　老年人舌的改变会影响正常的功能。脂肪组织沉积在舌上并且连接纤维增多,这些会导致肌肉力量和运动范围的下降。这些改变同样发生在咀嚼肌。有人发现虽然老年人的舌维持等长活动的能力下降,但是产生足够吞咽压力的能力是完好的。老年人还会出现初级味觉感受器减少,并有报道说他们会有嗅觉丧失;有些药物的副作用使唾液分泌减少,从而使对吞咽十分重要的感觉输入系统处于危险中;牙齿条件不好会导致吞咽疼痛,不良的咬合面可导致咀嚼不充分。咀嚼困难和缺乏口味最终会导致摄入的减少和营养不良。

2. 咽期　实验研究表明老年人气道关闭的持续时间会减少,尽管这更可能是呼吸能力下降而不是由于声带运动的主要变化所致。伴随 UES 开放程度的减小,老年人更有可能发生食团残留并进入没有保护的气道。Selley 等证明吞咽后老年人的呼气保护反应较弱。调查者在 UES 中进行压力测定发现,老年人括约肌内的压力较低。这表明,与年轻人相比,老年人防止食管内容物反流屏障较弱。

3. 食管期　一些实验证据表明,随着年龄的增长,食管的蠕动能力下降。这可能与近端食管肌肉力量的下降和它提供启动收缩,并足以触发正常的蠕动反应的功能下降有关。也有证据表明,和 UES 压力测定中的发现一样,老年人对胃内容物的 LES 压力屏障比年轻人弱。

二、婴儿与幼童的生理变化

(一)吞咽器官的解剖功能特点

1. 口腔和咽　婴儿与幼童口腔和咽的解剖关系与成人不同。年龄越小,差异越大。对婴儿而言,舌占满了整个口腔,两颊内部的脂肪垫使口腔侧边变窄。舌与喉部较成人的位置高,以提供给呼吸道较自然的保护。硬腭通常垂得很低,而悬雍垂一般靠在会厌软骨内部,在会厌谷形成一个口袋。随着舌重复的抽吸动作,食团通常会被堆集在口腔后方往前突起的硬腭前,或是在会厌谷口袋。

2. 发育特点　在 2 岁前,面部会持续成长,下颌会往下往前生长,带领舌向下,并扩大舌和腭之间的空间,逐渐发育成一个口腔空间;喉部和舌骨同时往下降,可拉长与扩展咽。在青春期,咽的拉长与喉部的下移程度是最大的。婴幼儿与成人间吞咽器官的解剖功能差异详见表3-5。

表3-5 婴幼儿与成人间吞咽器官的解剖功能差异

解剖部位	婴幼儿	成人
口腔	舌占据整个口腔,口腔空间小而舌相对较大	口腔空间增大,舌静止时位于口底部
	无牙	有牙
	舌休息位时向上顶着上腭,舌尖置于上下唇之间	舌休息位时离开上腭,舌尖位于牙后方
	颊部有脂肪垫(颊肌间的脂肪组织),参与吸吮活动	无脂肪垫,颊肌参与咀嚼活动
	下颌骨相对较小并向后缩	上下颌骨间的大小比例接近成人,下颌向前生长
	沟槽在吸吮中有重要作用	沟槽无特殊功能
咽	鼻咽及喉咽连成一体,缺乏真正的口咽结构	咽延长,口咽结构明显可见(人类的言语器官)
	鼻咽形状圆钝	鼻咽与颅底成90°
喉	喉大小为成人的1/3	喉大小为成人
	真声带的1/2由软骨折叠形成	真声带的1/3由软骨折叠形成
	会厌窄且直	会厌宽且平

(二)吞咽动作发育

1. 口腔期 吞咽动作从胎儿期已出现,胎儿通过吸吮喝羊水。婴儿的吞咽生理与成人不同,吸奶时,婴儿重复舌的抽吸动作(开始时,舌与下颌一同运动),每一次从奶嘴吸出的奶会被堆集在腭弓前或会厌谷内。每个婴儿使用舌抽吸的次数不尽相同,正常一般是2次,超过7次则为异常。通常舌抽吸的次数与一次舌运动能从奶嘴挤压出来的液体量有关,如果每一次舌运动挤压出来的液体量较多,舌抽吸次数就减少,反之亦然。当食团的大小适当时,咽吞咽即被启动。如果用汤匙给予少量的液体(1ml),婴儿通常会产生类似成人咽期的吞咽。

2. 咽期 婴儿的咽期和成人是相似的,但有两处不同,一是因为在解剖上,咽已被上提到舌根下方,所以吞咽时喉部上提范围会减少;二是婴儿在吞咽时咽后壁往前移动的幅度通常比成人大。

婴儿大约在7个月时会啃咬,10~12个月才开始咀嚼,但到达成人的咀嚼形态时间差异较大,可能需要3~4年。一旦婴儿发展到能吞咽煮烂的或软的食物时,除了喉部上抬动作较小外,口腔期与咽期的吞咽生理与成人基本相似。

(窦祖林 丘卫红)

重 点 回 顾

1. 正常吞咽分为口腔准备期、口腔推送期,咽期和食管期。其中口腔准备期和口腔推送期可随意控制,咽期和食管期则是自动完成。

2. 口腔准备期是指摄入食物到完成咀嚼的阶段,发生于口腔,主要是纳入食物、对食物加工处理。在这一阶段,口轮匝肌收缩闭合唇以防止食物由口漏出;颊肌收缩避免食物滞留于齿龈与面颊之间,并起到了保持食团在舌面上和牙齿之间以便咀嚼的作用;周围的其他肌肉如颞肌、咬肌、翼内外肌负责下颌骨、唇及面颊的运动,参与咀嚼;食物的移动及放置则由舌肌来完成。

3. 咽期开始于食团通过吞咽进入咽,结束于环咽肌开放食团进入食管。咽期一旦启动,则是不可逆的过程,并产生一系列的顺应性和协调性运动。包括:①软腭上抬与后缩而完全闭锁腭咽,阻止食物进入鼻腔;②舌骨和喉部上抬以及前移;③喉部闭合;④舌根下降和后缩与前突的后咽壁接触,闭锁上咽腔,增加咽推动食团的动力,防止食物重新进入口中;⑤咽缩肌规律地由上到下收缩,使食物向下运动;⑥会厌反转,覆盖喉前庭;⑦环咽肌开放,使食团进入食管。

4. 上消化道存在三种括约肌,分别是腭咽括约肌、声门括约肌和食管上括约肌。腭咽括约肌由腭帆提肌、上咽缩肌和腭咽肌等共同组成。吞咽过程中,腭帆提肌主要负责软腭的上抬,上咽缩肌上部纤维负责咽侧壁的内移,腭咽肌则与上咽缩肌一起负责咽后壁及咽侧壁的前伸闭合腭咽。声门括约肌由真声带、假声带和杓状软骨等解剖结构共同组成。食管上括约肌是一组保持张力性收缩的骨骼肌,分隔咽和食管。这组括约肌的主要组成部分是环咽肌。吞咽时三者依次关闭与开放,完成腭咽、喉闭合,食管上括约肌开放。

5. 咽期启动的感觉传入神经分布于软腭(CN-V、CN-IX脑神经)、咽后壁(CN-IX脑神经)、会厌(CN-X脑神经)和食管(CN-X脑神经)等处。

6. 中枢模式发生器是指在没有外界反馈的情况下,驱动重复而复杂的节律性运动的中枢神经元,一般由3个系统组成:①由外周至中枢的传入系统;②由中枢发至目标肌肉的运动传出系统;③与脑干内神经元网络对应的负责运动模式的编译的组织系统。脑干的吞咽中枢模式发生器由延髓背侧区与腹外侧区构成。其中,背侧区由孤束核及其周围菱脑小细胞性网状结构构成;腹外侧区由疑核及其周围网状结构构成。吞咽中枢模式发生器负责接收脑神经传入的与吞咽有关的感觉信息(触觉、温度和味觉),整合吞咽过程,通过疑核控制运动神经元启动吞咽。此外,吞咽中枢模式发生器还接受来自心血管和呼吸性脑干核团的信息。

7. 正常老年人也会有吞咽功能异常。由于肌肉量减少和结缔组织弹性下降,影响老年人的吞咽功能,在口腔期和咽期都有因年龄变化而产生的影响因素。如唾液分泌减少、牙齿咬合不良;气道关闭的持续时间减少、UES开放程度减小等。吞咽后老年人的呼气保护反应较弱。

在婴幼儿时期(2岁前),婴幼儿面部会持续成长,下颌会往下往前生长,带颌舌向下,并扩大舌和腭之间的空间,逐渐发育成一个口腔空间;喉部和舌骨同时往下降,可拉长与扩展咽。因此,较之成人,婴儿的吞咽器官存在以下不同:①口腔空间小而舌相对较大;②下颌骨相对较小并向后缩;③鼻咽形状圆钝,与喉咽连成一体,两者之间缺乏真正的口咽结构;④喉大小为成人的 1/3;⑤真声带的 1/2 由软骨折叠形成;⑥会厌窄且直。

参 考 文 献

1. Martin-Harris B. Temporal coordination of pharyngeal and laryngeal dynamics with breathing during swallowing: single liquid swallows. J Appl Physiol, 2003, 94:1735-1743

2. Martin-Harris B, Michal y, Castell DO. Physiologic model of oropharyngeal swallowing revisited. Otolaryngol Head Neck Surg, 2005, 133:234-240

3. Rosenbek JC, Jones H. Dysphagia in Movement Disorders. San Diego, CA: Plural Publishing, 2009, 12

4. 邓翀, 林勤, 吴琼, 等. 自然吞咽过程中舌骨及喉室移动度的研究. 中华放射肿瘤学杂志, 2015, 24:668-670

5. Ueda N, Nohara K, Kotani Y, et al. Effects of the bolus volume on hyoid movements in normal individuals. J Oral Rehabil, 2013, 40:491-499

6. Nagy A, Molfenter SM, Peladeau-Pigen M, et al. The effect of bolus volume on hyoid kinematics in healthy swallowing. Biomed Res Int, 2014, 748971

7. Tuo Lin, Guangqing Xu, Zulin Dou, et al. Effect of bolus volume on pharyngeal swallowing assessed by high-resolution manometry. Physiology & Behavior, 2014, 128:46-51

8. Hamdy S, Aziz Q, Rothwell JC, et al. The cortical topography of human swallowing musculature in health and disease. Nat Med, 1996, 2:1217-1224

9. 周立富, 王淑娟, 元小冬, 等. 正常人吞咽活动激活脑皮质中枢的功能性磁共振定量分析. 中华物理医学与康复杂志, 2015, 37:262-265

10. 张婧, 张宁, 乔慧, 等. 后扣带回在自主吞咽启动中的作用. 中华物理医学与康复杂志, 2015, 37:460-463

11. Watanabe Y, Abe S, Ishikawa T, et al. Cortical regulation during the early stage of initiation of voluntary swallowing in humans. Dysphagia, 2004, 19:100-108

12. Michou E, Hamdy S. Cortical input in control of swallowing. Otolaryngol Head Neck Surg, 2009, 17:166-171

13. Martin RE, Kemppainen P, Masuda Y. Features of cortically evoked swallowing in the awake primate. J Neuruphysiol, 1999, 82:1529-1541

14. Akhter F, Haque T, Sato F, et al. Projections from the dorsal peduncular cortex to the trigeminal subnucleus caudalis (medullary dorsal horn) and other lower brainstem areas in rats. Neuroscience, 2014, 266:23-37

15. Hamdy S, Aziz Q, Thompson DG. Physiology and pathophysiology of the swallowing area of human motor cortex. Neural Plasticity, 2001, 8:1-2

16. Lang IM. Brain stem control of the phases of swallowing. Dysphagia, 2009, 24:333-348

17. Mistry S, Verin E, Singh S, et al. Unilateral suppression of pharyngeal motor cortex to repetitive transcranial magnetic stimulation reveals functional asymmetry in the hemispheric projections to human swallowing. J Physiol, 2007, 585:525-538

18. Gallas S, Moirot P, Debono G, et al. Mylohyoid motor-evoked potentials relate to swallowing function after chronic stroke dysphagia. Neuregastroenterol Mot, 2007, 19:453-458

19. Ianessa AH. Tactile, gustatory, and visual biofeedback stimuli modulate neural substrates of deglutition.

Neuroimage,2012,59:1485-1490

20. Paydarfar D,gilbert RJ,Poppel CS,et al. Respiratory phase resetting and airflow changes induced by swallowing in humans. J Physiol,1995,483:273-288

21. Shaker R,Dods WJ,Dantas RO,et al. Coordination of deglutitive closure with oropharyngeal swallowing. Gastroenterology,1990,98:1478-1484

22. Perlman AL,Ettema SL,Barkmeier J. Respiratory and acoustic signals associated with bolus passage during swallowing. Dysphagia,2000,15:89-94

23. Kelly BN,Huckabee ML,Cooke N,The coordination of respiration and swallowing for volitional and reflexive swallows:a pilot study. J Med Speech-Lang Path,2006,14:67-77

24. Daniels SK,Foundas AL. Swallowing physiology of sequential straw drinking. Dysphagia,2001,16:176-182

25. Jean A. Brain stem control of swallowing:Neuronal network and cellular mechanisms. Physiol Rev,2001,81:929-969

26. Kendall K,Leonard R,McKenzie S. Sequence variability during hypopharyngeal bolus transit. Dysphagia,2003,18:1-7

27. Kendall K,McKenzie S,Leonard R,et al. Timing of events in normal swallowing:A videofluoroscopic study. Dysphagia,2000,15:74-83

28. McConnel FMS. Analysis of pressure generation and bolus transit during pharyngeal swallowing. Laryngoscope,1988,98:71-78

29. Mosier K,Bereznaya I. Parallel cortical networks for volitional control of swallowing in humans. Exp Brain Res,2001,140:280-289

30. Roda F,Gestreau C,Biachi AL. Discharge patterns of hypoglossal motoneurons during fictive breathing,coughing and swallowing. J Neurophysiol,2002,87:1703-1711

31. Hiss SG,Huckabee ML. Timing of pharyngeal and upper esophageal sphincter pressures as a function of normal and effortful swallowing in young healthy adults. Dysphagia,2005,20:149-156

32. Power M,Fraser C,Hobson A,et al. Changes in pharyngeal corticobulbar excitability and swallowing behavior after oral stimulation. Am J Physiol Gastrointest Liver Physiol,2004,286:G45-G50

33. Hamdy S,Mikulis DJ,Crawley A,et al. Cortical activation during human volitional swallowing:an event-related fMRI study. Am J Physiol,1999,277:G219-G225

34. Martin RE,Goodyear BG,Gati JS,et al. Cerebral cortical representation of automatic and volitional swallowing in human. J Neurophysiol,2001,85:938-950

35. 汪洁. 吞咽的生理机制与卒中后吞咽障碍. 中国卒中杂志,2007,2:220-225

36. Martino R,Foley N,Bhogal S,et al. Dysphagia after stroke:incidence,diagnosis,and pulmonary complications. Stroke,2005,36:2756-2763

37. 孙伟平,阿依古丽·艾山,王欣华,等. 115例急性脑卒中患者标准吞咽功能评估. 中国康复理论与实践,2006,12:282-284

38. Palmer JB,Drennan JC,Baba M. Evaluation and treatment of swallowing impairments. Am Fam Physician,2000,61:2453-2462

39. Aydogdu I,Ertekin C,Tarlaci S,et al. Dysphagia in lateral medullary infarction(Wallenberg's syndrome):an acute disconnection syndrome in premotor neurons related to swallowing activity. Stroke,2001,32:2081-2087

40. O'Neill PA. Swallowing and prevention of complications. Br Med Bull,2000,56:457-465

41. Hila A,Castell JA,Castell DO. Pharyngeal and upper esophageal sphincter manometry in the evaluation of dysphagia. J Clin Gastroenterol,2001,33:355-361

42. Aviv JE,Parides M,Fellowes J,et al. Endoscopic evaluation of swallowing as an alternative to 24-hour pH monitoring for diagnosis of extraesophageal reflux. Ann Otol Rhinol Laryngol Suppl,2000,184:25-27

43. Plant RL. Anatomy and physiology of swallowing in adults and geriatrics. Otolaryngo Clin North Am,1998,31:477-488

44. Perie S,Coiffier L,Laccourreye L,et al. Swallowing disorders in paralysis of the lower cranial nerves:a functional an analysis. Ann Otol Rhinol Laryngol,1999,108:606-611

45. Rubesin SE. Oral and pharyngeal dysphagia. Gastroenterol Clin North Am,1995,24:331-352

46. Hamdy S,Rothwell JC,Aziz Q,et al. Organization and reorganization of human swallowing motor cortex:implications for recovery after stroke. Clin Sci,2000,99:151-157

47. Hamdy S,Rothwell JC,Brookes DJ,et al. Identification of the cerebral loci processing human swallowing with H2150 PET activation. Neurology,1999,81:1917-1926

48. Hamdy S,Aziz Q,Rothwell JC,et al. Explaining oropharyngeal dysphagia after unilateral hemispheric stroke. Lancet,1997,350:686-692

49. 秦海强,张婧.单侧大脑半球损伤导致吞咽困难一例.中国卒中杂志,2007,3:236-238

50. 张婧.卒中损伤部位与吞咽困难的关系.中国卒中杂志,2007,3:214

51. 汪进丁,徐丽君.脑卒中吞咽障碍的病理生理机制研究进展.中国康复医学杂志,2008,23:666-668

52. Hamdy S,Aziz Q,Thompson DG,et al. Physiology and pathophysology of the swallowing area of human motor cortex. Neural Plast,2001,8:91-97

53. Kwon M,Lee JH,Kim JS. Dysphagia in unilateral medullary infarction:Lateral vs medial lesions. Neurology,2005,65:714-718

54. Aydogdue I,Ertekin C,Tarlaci S,et al. Dysphagia in lateral medullary infarction(Wallenberg's syndrome). Stroke,2001,32:2081-2087

55. Ertekin C,Aydogdu I. Neurophysiology of swallowing. Clin Neurophysiol,2003,114:2226-2244

56. Martin HB,Michel Y,Castell DO. Physiologic model of oropharyngeal swallowing revisited. Otolaryngol Head Neck Surg,2005,133:234-240

第四章　吞咽障碍的病理生理学

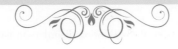

焦点问题

1. 大脑半球卒中对吞咽功能的影响。
2. 脑干卒中对吞咽功能的影响。
3. 声门下压力的消失对咳嗽反射的影响。
4. 舌缺损对吞咽的影响。
5. 为什么气管套管的气囊充气时仍会出现误吸?

本章将在功能解剖及生理学范畴描述的基础上,选择脑卒中以及一些器质性疾病如口咽手术后、喉切除术后、气管切开术后等情况,从病理生理角度介绍这些与吞咽关系密切的疾病给吞咽功能本身带来的变化,以及对机体产生的重大影响。

第一节　脑卒中与吞咽功能障碍

脑卒中是引起吞咽障碍的最常见病因。初级感觉运动皮质、基底节、丘脑、岛叶、额叶岛盖、脑干等部位的损伤均可引起吞咽困难。卒中部位不同,吞咽障碍的临床表现也各异。吞咽障碍是否由脑卒中引起,应考虑两个问题:①脑损伤定位;②损伤引起的功能性后果。这些考虑并不相互排斥。损伤定位对理解感觉运动功能损害很重要,对于了解障碍的严重程度以及在单侧还是双侧病损基础上的恢复潜力也具有重要意义。

一、皮质

(一)运动区定位

在阐述不同病理情况下吞咽障碍的特点前,首先应清楚皮层与吞咽功能的定位关系。利用脑刺激、功能磁共振成像、正电子发射体层显像和脑磁图等先进的技术手段进行的动物及人体实验研究发现吞咽需要多个皮质区参与,主要集中在初级感觉运动区皮质、运动前区、辅助运动区、扣带回、岛叶和顶枕区。双侧半球吞咽运动皮质中枢形成一个广泛的神经网络,并发出下行纤维到延髓吞咽中枢,激活延髓的吞咽运动神经元,起到启动吞咽并控制口咽阶段的作用。

不同皮质区损伤引起的吞咽障碍表现不一。初级运动皮质损伤导致运动控制障碍,进而引起吞咽障碍。尽管临床这些吞咽障碍特征性的表现尚未达成共识，但是初级运动皮质损伤产生的直接吞咽运动障碍仍是吞咽障碍主要的临床特征。运动前区皮质由于既向锥体系投射，又向锥体外系投射，对于选择适当的吞咽运动作用很关键，而且可能还综合来自前额叶皮质、基底节、小脑的传入，所以损伤之后会产生复杂的运动缺陷，而肌力减弱则不明显，其中损伤吞咽运动的计划，比口肌麻痹导致的吞咽困难更为重要。辅助运动区接受运动前区及基底节的信息输入，进一步激活初级运动皮质，辅助运动区皮质损伤容易导致误吸。扣带回可能在发出吞咽指令信号的最初过程中起重要作用，即由于受到某种感觉刺激，然后通过有关记忆，发出需要吞咽的指令信号，然后传给下一级脑区进行进一步信息处理，当后扣带的激活受到影响时，可导致吞咽指令信号发出受阻或者延迟，使吞咽启动延迟。岛叶与皮质及皮质下结构存在广泛联系，参与内脏运动功能、口面部感觉和口面部自主运动的控制，吞咽过程中，岛叶的激活呈明显的右侧半球优势化。岛叶被认为是单侧半球卒中后引起吞咽障碍的最常见受损区域。

总的来说，脑卒中后吞咽运动皮质受损所致吞咽障碍主要表现为不能启动吞咽动作，咽反射的延迟。由于吞咽皮质中枢受到了破坏，不能调节吞咽的强度和持续时间，面部肌肉、咀嚼肌、舌肌无法协调性相互运动，出现吞咽的延迟。皮质运动前区的损害导致临床上吞咽启动困难，常见患者口含食物，有吞咽的意愿但无法启动吞咽动作。

（二）感觉区定位

由感觉器官和神经传入的感觉反馈是保证正常吞咽过程的关键一环。顶叶是大脑重要的感觉区域，外周来的传入投射先到达双侧顶叶的初级感觉皮质，初级感觉皮质通过与脑干的孤束核及初级运动皮质、岛叶联系从而参与吞咽功能的调控。大量的临床观察结果提示感觉功能的损害对吞咽功能有直接影响。事实上，超过40%的脑卒中吞咽障碍患者存在顶叶损害。

吞咽障碍患者的感觉问题也可以解释一些临床表现。如口腔、咽虽然有食物残留，但患者却没有清除残留物的打算。在这些有感觉障碍的患者中，这些残留的食物有可能发生误吸。感觉障碍的患者还存在另一种特殊表现，就是忽略（neglect）。有忽略的患者不能意识到食物在消化道内的传送，可以观察到这类患者口含食物却没有吞咽的意愿。实际上，导致不能进行吞咽的原因是患者根本没有意识到口中含有食物，并不是因为直接感觉丧失，而是由于皮层接受和处理感觉的功能损害，不能对吞咽过程中的食物刺激产生反应。

（三）一侧大脑卒中与双侧大脑卒中

在考虑大脑半球对吞咽功能的影响时，常涉及另外一个问题，即吞咽功能是受一侧半球支配还是两侧半球均有支配？传统的看法认为，吞咽功能受双侧大脑皮质控制，单侧半球卒中之所以导致吞咽困难是因为单侧半球的吞咽通路不足以单独控制吞咽动作。新近的研究发现，正常吞咽不需要双侧皮质吞咽中枢支配脑干，而主要是决定于支配脑干吞咽中枢的皮质内支配咽部的神经元的数量。目前普遍认为，皮质中的吞咽代表区在双侧半球是不对称的，存在"优势"吞咽半球，即该半球吞咽中枢的作用占主要地位。如果损伤了该优势吞咽中枢，正常吞咽就不能由健侧半球的非优势吞咽中枢维系，出现吞咽困难。

吞咽功能的恢复依赖吞咽运动皮质可塑性发展，其机制目前尚未明确。目前多数研究认为单侧半球卒中后吞咽功能的恢复依赖健侧半球吞咽运动皮质的功能重塑。但部分研究认为促进患侧半球周围未损伤运动皮质的可塑性发展也有利于吞咽功能恢复。两侧大脑半球卒中的患者,吞咽障碍程度严重且持续时间较长。

临床观察也有类似结果,一侧大脑半球卒中的吞咽障碍患者,在经历一段时间后吞咽功能可逐渐恢复;双侧半球卒中的患者则更易发生误吸。有资料显示这种误吸的发生率超过50%。尽管大部分患者吞咽障碍伴发误吸的风险会随着时间的延长逐渐降低。

综上所述,大脑半球在吞咽功能中发挥的作用包括:①吞咽功能受双侧大脑皮层控制;②如果优势半球受损,对侧在功能代偿中发挥作用;③大脑皮层的可塑性可提高非优势半球在吞咽功能恢复中的可用性;④双侧大脑半球损伤可产生顽固的吞咽障碍。

二、皮质延髓通路

皮质损伤导致皮质下行投射受损。损伤皮质下白质区域前部使皮质吞咽区与对侧皮质及皮质下投射的联系中断,并干扰皮质向下的投射,导致吞咽困难和误吸。皮质延髓束参与主动吞咽的触发,并对延髓吞咽中枢有易化作用。损伤后导致咽阶段延长,严重时导致主动吞咽启动不能,但反射性吞咽尚存。同时损伤抑制性神经元环路,使延髓中枢失去高位抑制,出现环咽肌反射性过高,表现为放松不能。皮质、皮质下一个水平损伤产生轻微吞咽困难,吞咽功能相对保存。两个水平损伤导致脑干吞咽中枢达到阈下兴奋的水平降低,产生严重吞咽困难,误吸危险性增加。

三、皮层下功能定位

皮质下白质的前部受损中断了皮质吞咽中枢与对侧皮质及皮质下纤维的联系,干扰了双侧皮质之间的联系,从而引起吞咽问题,甚至出现误吸。皮质核束参与主动吞咽的触发,并对延髓吞咽中枢有易化作用。它的受损会延长咽阶段的吞咽过程。若受损严重,虽然吞咽反射是存在的,但会出现主动吞咽启动不能,并且皮质核束的受损使抑制性神经元环路受到影响,导致高位中枢不能抑制延髓,结果使环咽肌的反射性增高,表现为环咽肌不能放松,处于持续收缩紧张状态,出现吞咽困难。

1. 基底节(basal ganglia)　是位于脑皮层下的一组细胞体,对运动质量有影响。基底节的功能包括调节肌张力和维持运动的稳定性。基底节功能损伤后肌张力过高或过低,导致无目的运动。肌张力增高使得运动启动延迟、运动变慢、运动量减少。特别是无目的运动破坏了自主运动的协调性,有时表现为震颤(tremor),或有节律的阵挛运动,还可表现为肌张力障碍(dystonia)。由此产生的吞咽障碍临床表现为:①不自主运动所致口腔、口咽食团控制差;②无效吞咽导致食物分别残留于口腔、口咽和咽;③咽下方式不同,可见自主吞咽和无目的性运动;④严重依赖他人喂食。

2. 内囊　有皮质脊髓束及皮质延髓束通过,后者连接大脑皮质与脑干,是将大脑皮质输入传至脑干吞咽中枢的重要通路。利用 MRI 对 14 名卒中后吞咽障碍及 15 名卒中后无吞咽障碍患者进行的病例对照研究发现,内囊区的梗死或低灌注与卒中后吞咽障碍具有明显的相关性。

研究发现,皮层下结构受损可以破坏感觉和运动通路,这可造成口、咽期吞咽困难,包括:口传递时间稍减慢 3~5 秒;咽吞咽始发稍延迟 3~5 秒;咽吞咽的神经肌肉时序受损。

其他皮质下机构如边缘系统可能也参与吞咽功能的调控,但其具体机制尚未明确。

四、脑干功能定位

脑干（brain stem）被认为是继皮质及皮质下的第二个吞咽中枢的所在地。在脑干内，吞咽中枢存在于延髓背侧区及延髓腹侧区，前者主要由孤束核及其周围网状结构组成，后者主要包括疑核及其周围的网状结构。延髓吞咽中枢呈双侧对称分布。双侧延髓吞咽中枢联系紧密，并以交叉联系方式，来协调完成吞咽过程。来自吞咽皮质和皮质下的传入冲动在背侧区经过综合处理后传到腹侧区，之后经疑核及延髓吞咽相关神经对吞咽肌活动起控制作用。

（一）延髓卒中与吞咽障碍

延髓背侧神经核（常指孤束核）被认为与吞咽时各部分（口、咽、食管）的协调运动相关，侧重于协调吞咽与呼吸动作。这个部位损伤的患者，可能会出现与运动感觉障碍相关的严重吞咽障碍，如环咽肌失迟缓，进食时可出现呕吐与反流、严重误吸等。延髓背外侧卒中会造成的吞咽障碍以舌骨及喉结构上抬重度损伤为主或者环咽肌高反应性的咽期吞咽异常。延髓腹侧神经核（常指疑核）损伤会使其控制的软腭、舌基部、咽、喉的横纹肌活动障碍。所以单侧疑核损伤会出现同侧咽肌麻痹、同侧声带麻痹及软腭麻痹，出现吞咽困难。但这种吞咽困难非常轻微，持续时间也较短。有报道对 46 例单纯内侧、外侧延髓梗死患者吞咽障碍特点进行比较的研究表明，内侧延髓梗死出现吞咽障碍较外侧更频繁而且严重，且有40%~66% 的延髓梗死患者存在静止性误吸但未表现出特征的临床征象。临床观察表明，内侧延髓梗死后吞咽困难发生率较外侧延髓梗死更高且更严重。尽管理论上单侧延髓吞咽中枢受损后导致一侧咽喉肌障碍，吞咽困难相对较轻，然而临床上急性单侧延髓卒中患者往往出现双侧咽肌麻痹，咽阶段延长，吞咽困难较重，持续时间也较长，有些患者 4~6 个月甚至更长时间不能恢复吞咽。

双侧延髓吞咽中枢受损，则咽反射消失，若其与周围神经中断联系，则出现咽肌麻痹无力，咽部运动失常，临床表现为吞咽费力，食物滞留咽部，呛咳，甚至误吸。此外，延髓吞咽中枢内的中间性神经元起抑制咽阶段的作用，故若其损伤会出现咽阶段的吞咽延长。窦祖林团队研究发现，脑干卒中后 UES 开放不完全或完全不开放，且患者的脑干、大脑皮质及皮质下结构激活区较正常人明显减少。

双侧的延髓吞咽中枢作为一个整体控制吞咽过程，当一侧中枢的一部分因急性脑卒中受损后，损害了与对侧中枢的联系，延髓吞咽中枢就无法控制咽部肌肉有序收缩和协调运动，结果引起咽阶段时间延长，表现为吞咽呛咳、误吸等症状。但随着病程发展，患侧未受损的神经元开始逐渐与对侧的吞咽中枢发生联系，咽期逐渐恢复，吞咽功能得到改善。

（二）脑桥卒中与吞咽障碍

脑桥卒中通常导致张力增高，可造成咽期吞咽延迟或消失、单侧痉挛性咽壁瘫痪，以及喉上抬不充分合并环咽肌失弛缓等功能异常。

五、认知及交流障碍对吞咽的影响

脑卒中患者也可能同时存在明显的认知及交流障碍（communication disorders），这使他们向医务人员主诉自身吞咽障碍的能力下降。由于不能准确描述吞咽障碍的具体情况，将对功能评估及治疗策略的制定产生影响。

综上所述，一侧半球脑卒中后各种运动感觉损伤所产生的吞咽障碍，从病理学角度可概括为：①运动控制障碍产生吞咽启动困难；②瘫痪产生食物运送困难；③认知障碍使食物容易残留误吸；④交流障碍不能自我表达存在的吞咽障碍。

（欧海宁　兰月）

第二节　气管切开与误吸

气管切开（tracheotomy）与误吸有关，据估计，43%~83% 的气管切开患者有吞咽障碍症状，通常表现为误吸。Cameron 和他的同事首次在气管切开患者舌面上涂上蓝色染料（亚甲蓝），然后检查气管内的分泌物是否含有染料来证明误吸现象，结果发现随机选取的患者中，有 63% 患者气管内分泌物中存在染料。用闪烁显像法来对气管切开患者的误吸进行定量后，Muz 等推断气管切开患者的误吸现象在封管后是可逆的。他们的发现表明气管切开术后患者的吞咽生理学改变并非仅由颈部气管套管对吞咽的影响导致，更重要的因素是气管直接暴露在大气压下后发生的上气道压力变化。

临床上，关于气管切开引发误吸症状已有许多观察记录，并且多年来一直是头颈部手术后需要考虑的问题。然而，气管切开患者出现的这种吞咽障碍和误吸的治疗措施还比较有限和不规范。许多医生和护士通常无法认识到气管切开患者出现的临床问题多数是由吞咽障碍和误吸所致。最常见的错误之一就是把气管切开后唾液腺的大量分泌归咎于"气管内黏液溢出"。在中国，许多康复科医生、护士、治疗师和语言治疗师常常担心自身经验和知识不足，怕出现差错而不愿接收这种患者。一方面，缺少正规进食指导的患者会因不规范的经口进食而引发间歇、反复的吸入性肺炎；另一方面，有些医师或治疗师会因潜在的误吸风险而直接禁止气管切开患者经口进食，从而对一些患者产生了过分限制。临床上，甚至有观点认为气管内的分泌物和偶发的肺炎不可避免，无法预防，进而治疗不积极。

气管切开后对气道和吞咽功能会产生许多生理性变化，有些表现是显而易见的，有些则不是。气管切开后常见的吞咽相关生理学改变如下：①气道阻力的改变或消失；②吞咽时无法形成声门下压力；③有效的咳嗽反射减弱；④嗅觉丧失；⑤发音功能丧失；⑥肌肉敏感性降低；⑦真声带关闭和协调减弱；⑧呼吸 / 吞咽循环的断裂；⑨体外因素影响；⑩吞咽时的喉抬升幅度下降。

本节侧重介绍气管切开后对吞咽功能的影响。旨在理解与气管切开后有关的改变，以便有利于指导进行吞咽障碍的康复。

一、气道压力的改变

对误吸造成影响的一个主要因素是由于气管切开导致气道阻力（airway resistance）下降，包括呼气和吸气两方面。正常吸气时的经鼻阻力接近 $3cmH_2O/(L \cdot min)$。气管切开患者的吸气阻力会有所下降，最终引起气道直径变窄和分泌物阻塞。呼气阻力则主要由声带阻碍产生，阻力维持在 $8~10cmH_2O/(L \cdot min)$，这种阻力有助于延长呼气相从而维持肺膨胀。

而在吞咽的咽期，呼吸暂停和声门关闭（glottic closure）是预防误吸发生的重要手段。随着声门关闭，在吞咽过程即产生正性的声门下压力（subglottic pressure，Psub）。这种压力在吞咽时声门关闭后出现在气管内,并达到高于大气压 8~10cmH$_2$O 的水平。其意义在于:①作为吞咽时上气道的屏障之一;②吞咽结束时作为清除渗漏的动力来源;③激活声门下感受器,通过上呼吸道的外周感觉神经通路上传感觉信息,从而调节吞咽过程。

而在气管切开患者,由于其上气道持续开放,与大气直接相通,Psub 只能维持在大气压水平,这是气管切开患者发生渗漏/误吸的原因之一。有研究表明,气管切开患者在堵管后,其 Psub 几可恢复至正常人水平。Psub 对吞咽功能至关重要,因为它的恢复至少对气管切开伴随吞咽功能障碍有部分逆转作用。

二、吞咽-说话瓣膜

众所周知,气管切开患者拔除套管或封管会增强吞咽功能。然而,并非所有患者都能够耐受拔管或封管。有一种变通的方法是在气管套管口放置吞咽-通气-说话瓣膜(swallowing ventilation speaking valve),如 Passy-Muir 瓣膜或 Montgomery 瓣膜。吞咽-说话瓣膜的应用虽不能直接改善患者的吞咽功能,但其可即时恢复吞咽时的 Psub,从而减少渗漏/误吸的发生风险,并能够给患者尽早接受吞咽、呼吸功能康复训练创造条件。这种装置具体在吞咽障碍患者中的应用、放置方法详见第九章第四节有关内容。

既往临床研究证实,在使用吞咽-说话瓣膜后患者发生渗漏/误吸的风险下降,使用瓣膜的效果进一步确认了声门下压力是影响吞咽效率的重要因素。另外,在气管切开患者,其吞咽和呼吸之间的正常协调此时已"解耦联(uncoupling)",这些影响在拔管之后是可逆的,但在患者不能拔管的情况下,使用这种瓣膜是一种有效的替代方法。

三、喉抬升

喉抬升(laryngeal elevation)是吞咽机制中的另一个关键成分。正常情况下,喉抬升后会紧贴会厌,封闭咽与气管的通道。喉的垂直方向运动依赖于舌骨上肌群的收缩,这些肌肉在收缩的同时可以收缩咽腔和并参与环咽肌开放。气管切开导致喉抬升减弱的原因可能是气管切开后气管套管的存在妨碍了正常的喉抬升。此外,新鲜的气管切口,喉部运动会引起的不适,亦可导致喉部运动减少、抬升减弱。喉抬升幅度的下降会导致气道保护功能下降,从而升高误吸风险,这些都是术后常碰到的问题。

不同的外科手术术式对喉抬升的影响不一,因此,理论上一些外科医生选择垂直切口来减少喉气管运动的限制。但这一术式将气管壁的活瓣与皮肤缝合,也可能会潜在地减少喉抬升。因此喉运动减弱的原因是多因素的综合,而非单一因素的作用。

四、声门关闭

食团运送(bolus transit)是一项与时间距离有关的功能。咽腔是食团进入食管和空气进入气管的共同通道,因此,为保证吞咽的安全性,呼吸吞咽发生前必须中止,在吞咽结束后再重新开始。呼吸的暂停和声门关闭(glottic closure)起到保护气道的作用。在气管切开后声门关闭功能也可能受到影响。

吞咽中的声门关闭是一个重要的基本反射,受喉上神经(未交叉)调节,其发生只需要18~25ms。这种快速反应表明反射弧的中枢位于低位脑干,并且不需要高级中枢参与。在猫模型中,Sasaki 和他的助手们证实声门关闭反射可经由刺激脑神经引出。在正常吞咽过程中,声门的反射性关闭由食物或液体刺激声门上黏膜诱发。会厌的表面和其他声门上结构有丰富的感受器,包括水的感受器。喉上神经或高级迷走神经感觉输入的阻断会影响声门关闭反射发生,导致误吸。Aviv 证实,反射取决于咽黏膜的感觉阈,而且受年龄、脑卒中和许多其他疾病影响。

在气管切开后,声门下气道完整性破坏,气流经气管套管出口流出,上气道气流消失,导致上呼吸道感觉功能下降,继而导致依赖于上气道感觉感受器诱发的声门关闭反射迟钝,甚或消失。Sasaki 等证实动物模型中气管切开会可逆地提高反射阈,增加反射时程。随着气管切开,正常声门关闭的减少和丧失产生的影响在人类中也有记载。反射的缺失与气管切开的时间有关并且是可逆的,但一项对患有慢性通气障碍并行气管切开术患者进行喉内镜检查的研究表明,声门关闭反射往往不会随着气管套管的拔除或堵塞而立即恢复,尤其是长期插管患者。因此,临床上逐渐拔管是最安全的。

五、咽运送

安全的吞咽要求在声门关闭阶段,食团必须通过咽运送,通常称之为咽运送(pharyngeal transit)。在健康人,食团从舌根运送至食管的时间小于 1 秒。咽运送速度取决于多种因素,包括咽结构的完整性、舌根的推送力量、咽缩窄的程度、喉提升、咽缩肌力与协同作用,还有环咽肌的适时开放。食团运送时间的延长、声门关闭的破坏将会导致食物或液体残留在咽,一旦声门开放,就存在误吸的危险。已有研究表明气管切开会延长运送时间,其原因一方面可能与 Psub 缺失后上呼吸道的外周感觉神经通路功能下降有关,并且这种影响可因使用吞咽 - 说话瓣膜恢复 Psub 后改善;另一方面,气管套管的存在阻碍了正常的咽腔结构运动。

六、神经运动功能失调

许多需要气管切开的疾病与神经功能失调(neurologic motor dysfunction)有关。这些疾病会像影响身体其他部分一样影响咽和喉部肌肉。当气管切开合并咽误用(pharyngeal disuse)和失调时,这些影响将会更大。患者依赖辅助通气的时间越长,脱离通气过程产生的问题就越多。与之类似,置管时间越长,对咽肌张力影响越大。相反,没有神经疾病、失调、失用或口腔喉部完整性缺陷的患者,则没有与气管切开有关的吞咽障碍。如仅有双侧声带麻痹(vocal fold paralysis)或防止出现睡眠呼吸暂停(sleep apnea)需要气管切开的患者就是常见的例子。

需要注意的是,不仅是导致气管切开的原发神经功能失调会影响吞咽,气管切开本身也是造成感觉运动神经失调的原因之一,即前文已述及的 Psub 缺如导致的上呼吸道感觉功能下降。

七、呼吸衰竭

气管切开常用于呼吸衰竭(respiratory failure)的患者,气管插管和呼吸机依赖可导致喉感觉功能下降,导致分泌物积聚在咽部和喉部,继而发生误吸。呼吸衰竭可引起一系列生理学上的改变,包括呼吸频率过快、口干和咽黏膜干燥、黏液黏稠。患者正常的呼吸 - 吞咽模式失协调、咳嗽反射减弱或缺如,继而导致无力清除误吸。肺炎在这类患者中常有发生,吞咽障碍引起的误吸可能是一个重要原因。虽然不断地抽吸出位于声门下气管套管气囊上的那段气道内分泌物可降低肺炎的发生率，但不能依赖气管套管充气气囊阻止误吸发生，因为分泌物依然可以沿着气囊周围漏入气管。呼吸衰竭患者常需要辅助通气，没有足够的力量来咳嗽和清除分泌物；并且气管切开后伴随肺功能衰竭的全身功能失调会使吞咽障碍的风险增加。患者身体条件越差，活动越少，发生吸入性肺炎的可能性就越大。

总而言之，气管切开破坏了正常吞咽机制，导致误吸。这些影响的严重性也因人而异，这种机制的改变是多因素的，但声门下压力的丧失是主要因素。

（窦祖林　王玉珏）

第三节　口咽术后与吞咽

吞咽障碍是口腔、口咽或下咽肿瘤患者一个常见的问题，可由肿瘤浸润（tumor infiltration）或阻塞（obstruction）和手术切除引起。头颈部肿瘤患者实施根除术的基本原则是完全切除肿瘤直至正常组织边缘。在完全切除肿瘤组织的情况下，尽量保留正常结构是重要的。虽然吞咽障碍是一个非常棘手且常见的问题，但是头颈部肿瘤患者的吞咽障碍可通过手术重建和手术后的吞咽康复训练减轻直至恢复。

一、口腔术后

口腔以唇为前界，软硬腭交界处为后界。如果从硬腭画一条垂直线下来，舌、口底、磨牙三角、下颌和上颌的牙槽均在口腔范围内。这些结构发生任何解剖或功能性的改变都可影响口腔期吞咽功能。口腔期吞咽异常的常见病因如下：

1. 口的括约作用丧失　包括：①唇切除；②口轮匝肌闭合差；③面神经下颌缘支和颊支切断。

2. 拔牙。

3. 口底切除术　导致颌舌沟丧失，前舌固定。

4. 舌切除　导致食团准备不恰当，向后的驱动力减小。

5. 硬腭切除　导致口鼻失去隔离，鼻反流。

6. 下颌骨切除术　导致口唇的括约能力发生改变。

（一）口唇括约作用丧失的影响

口唇起到括约肌的作用，以防止食物从口腔溢出或流口水。口轮匝肌对于唇的括约功能非常重要。这块肌肉在口唇分离过程中被分开，在缝合时必须要很小心地将其靠拢在一起以便恢复其功能。颏神经损伤引起的下唇感觉缺失使得可能的括约作用难以控制。在准备下颌骨切除术时，必须考虑到此影响。骨切除术应在颏孔的前方进行，颏和唇就不会失去感觉。口唇切除引起的小口畸形很难将食物送进口腔从而妨碍了吞咽功能。这也为戴义齿的患者带来了一些问题，他们的义齿很难通过一个比较小的嘴巴。由面神经下颌缘支损伤引起的下唇失去神经支配，通常表现为括约作用丧失，导致食物外漏。但是，一个更为普遍的问题是由于下唇失去运动控制，咀嚼时唇被咬伤。尽管这些似乎是整个吞咽机制中较为次要的成分，但是每个成分与口腔、下咽或口咽的其他问题一并存在时就可能导致明显的吞咽障碍。

（二）口底切除术的影响

口腔底部被认为是唾液和食物颗粒存放的地方。但是，当它被手术切除后，由于缺乏牙齿咬合面的凹槽，舌前部就不能活动，将会大大损害食团的准备过程。当切除累及口底的肿瘤时，为了使患者在术后有机会保留正常吞咽，有两个因素要考虑到：①切除组织时要尽量保护舌神经以保留舌的感觉。舌神经从颌下三角发出后到支配舌的这一段非常容易受损。②要考虑重建。如果可能的话，即使是口底的小缺损，也应行一期缝合，或者允许保留非常小的缺损通过二期愈合来修补。

（三）前舌缺损的影响

前舌对于口腔期的吞咽非常重要。如果患者的舌能前伸超过下唇，该患者在部分舌切除术（glossectomy）后就可以保持接近正常的吞咽和言语功能。舌的缺损可以行一期修补，大的缺损常常使舌失去向前的动力和向后推动食物的能力，这将会破坏口腔期吞咽活动的连续性。如果前舌存在较大缺损，就不能正确地准备食团。由于缺乏准确的控制能力，可能会表现为口咽期吞咽障碍。这样就没有充分的喉保护，导致误吸。前舌的改变也会导致食团向前推动异常。由于舌的活动差，食物和唾液将会从口腔溢出，如果口腔的括约作用已经发生变化，问题就会更严重。

（四）硬腭和下颌骨切除术的影响

1. 硬腭切除　需要行部分或完全上颌骨切除（maxillectomy）的硬腭肿瘤会影响言语和吞咽功能。切除术会破坏口鼻分离（oronasal separation）机制，将导致食物渗漏进鼻腔，并出现模糊不清的过重鼻音。单侧的上颌骨切除通常最好用佩戴义齿的赝复体重建，这样可以使口鼻重新分离，并替换失去的牙齿。完全的双侧硬腭切除（palatectomy）需要皮瓣来重建，因为没有组织来锚定这些矫形的器具。近年来，开展经颧骨种植固位的赝复体为硬腭缺损修复提供了良好条件。

2. 下颌和牙齿的缺损　许多经过口腔肿瘤切除的患者需要全牙拔除。没有牙齿就没有能力准备食团，并限制了患者能承受的食物种类。虽然下颌骨部分缺损带来的问题看似很明显（没有牙齿和咀嚼肌），但是必须考虑到下颌骨边缘性切除带来的难题。如果根除口底肿瘤时采取下颌骨边缘性切除（marginal mandibulectomy）的方法，那么再造一个充分的牙齿咬合凹槽会限制患者在术后佩戴义齿（denture）。

下颌骨侧面的切除也为再植和消化功能带来了一些复杂的问题。患者因缺乏软组织和咀嚼肌（咬肌和翼内肌）而不能咀嚼食物，引起吞咽障碍。尽管皮瓣能取代部分软组织，但是咬肌、颞肌、翼内肌的咀嚼功能不能恢复。骨的缺损常常需要重建，使得患者术后能够佩戴合适的牙齿以便恢复咬合功能。

二、口咽术后

口咽（oropharynx）开始于软腭，包括舌根、扁桃体柱、扁桃体和从软腭到舌骨水平的咽后壁。外科手术后口咽的缺损能引起明显的吞咽障碍，且对重建是一个挑战性问题。

口咽癌肿切除术后的吞咽障碍表现如下

1. 软腭　口咽吮吸泵的丧失；腭咽功能减退。

2. 扁桃体　咽侧壁的活动性改变。

3. 舌根　喉保护机制缺乏导致感觉丧失;喉上抬丧失。

（一）软腭缺损的影响

即使是很小肿瘤的切除也可能引起腭咽闭合不全（velopharyngeal insufficiency）和言语异常。软腭切除（soft plate resection）后,患者通常出现从鼻腔反流。修复的方法少,软腭缺损的处理最好通过伸长的牙托来关闭鼻咽的峡部。

（二）扁桃体缺损的影响

尽管小的扁桃体肿瘤切除术后通常不会产生永久性的吞咽问题,但是扁桃体的鳞状细胞癌的广泛切除则可引起咽外侧壁明显的瘢痕挛缩。还会使咽外侧壁的活动范围减小,从而改变口咽的推动力。如前所述,这似乎是整个正常吞咽机制中一个很小的部分,但是如果合并有第二个缺损,就可能导致明显的吞咽障碍。较大的缺损可行一期缝合,或用一个中厚皮瓣,但是更大的缺损必须考虑到再造的问题。胸肌皮瓣可用于大的缺损,但是就如前面提到的,它对于扁桃体窝（tonsillar fossa）而言体积过大。前臂桡侧皮瓣是更好的选择,因为它的柔韧性好,且比较薄。

（三）舌根缺损的影响

舌根（tongue base,TB）在正常的吞咽中起非常重要的作用。舌根部的肌肉有助于喉的上抬,并对于口咽的推进作用和充分隔离作用很重要。虽然部分切除比较容易耐受,但是大的缺损通常会引起吞咽障碍。修补舌根部大的缺损需要一个有感觉功能的皮瓣,在这个区域如果使用无感觉功能的皮瓣,通常会由于误吸而导致吞咽功能差。不管缺损区域还能不能活动和发挥其功能,均应避免使用无感觉的、失去活力的皮瓣。舌根部的瘢痕会限制舌前部的活动,所以舌根切除后不止影响吞咽的口咽期,还影响口腔期。

（四）舌骨缺损的影响

吞咽过程中舌骨前向运动主要作用是打开食管上括约肌,允许食物进入食管,舌骨垂直运动带动会厌关闭,因此舌骨运动在吞咽过程中起到保护气道及安全有效转运食物的作用。吞咽过程中舌骨活动是先向上再向外移动,最后回到静息位置。研究表明吞咽时舌骨移动度大小与所吞咽的食物性质（固态或液态）、吞咽物的容积、年龄等因素有关,性别因素对舌骨、喉室的前后及垂直移动度的影响不大,也有研究发现年龄因素对舌骨、喉室的前后及垂直移动度也影响不大,可能是由于研究人群种族差异性以及吞咽物容积不同所致。自然吞咽时,舌骨前后、垂直方向移动度分别为（0.90 ± 0.30）cm、（0.93 ± 0.36）cm。另一方面,舌骨运动也带动喉室运动,结果导致会厌 - 喉关闭以保护气管不会产生误吸,喉前后、垂直方向平均移动度分别为（0.69 ± 0.25）cm、（1.04 ± 0.45）cm。当舌骨切除后,这些功能活动丧失,误吸易发生。

三、下咽术后

在下咽部,梨状隐窝的肿瘤最常见。大多数肿瘤可经全喉切除术（total laryngectomy）治疗。累及咽后壁的下咽肿瘤切除对吞咽的影响可归纳如下。

1. 梨状隐窝　导致咽侧壁的瘢痕形成;喉上神经损伤和感觉缺失。

2. 咽后壁　无活力、无感觉的皮瓣重建;瘢痕和误吸。

下咽手术后小的缺损（小于 2cm）可以行一期缝合,或边缘缝合到椎前筋膜上,用一个中厚的移植皮片或前臂桡侧皮瓣可使较大的缺损满意愈合。但是,没有一种方法能恢复其活动能力。无收缩力导致术后出现明显的误吸,并且这个部位的修补大多数总是没有感觉功能,从而更加削弱了喉的保护。另外一个很重要且很少提到的仅见于下咽的重建问题是沿咽后壁出现的瘢痕。由于咽后壁的瘢痕,患者失去吞咽时在椎前筋膜上的正常滑动能力。检查已采用前臂桡侧皮瓣或一个中厚的皮瓣进行重建的患者,发现这些瘢痕已经导致咽后壁出现小的、水平格架(shelf)。这些格架能使食团向前推进至喉部,并能保留分泌物和咀嚼食物。如果聚集了足够多的食物或唾液,这些食物或唾液就会被倒入喉的入口,从而引发误吸。在这种情况下,瘢痕重建是一个诱人的选择。但是,这些格架会再次形成,且需要采取创伤性更大的保护气道的措施。

与下咽相关的最后一点是手术过程中发现的重要解剖关系。咽切开术的外侧切口通常穿过梨状隐窝或喉上神经和舌下神经之间的咽外侧壁,肿瘤较小的患者用几乎正常的术后解剖结构行一期缝合来重建。如果在摘除过程中喉上神经受损,就会有明显的误吸。由喉上神经支配的同侧半个喉和下咽的感觉非常重要,且经咽外侧切除下咽的肿瘤时,应非常注意保留这个结构。

(廖贵清)

第四节　喉切除术后与吞咽

一、全喉切除术后

全喉切除术后,气管和食管被永久性分隔。重建咽的技术因素(如手术缝合过程)和伤口的愈合情况可能影响吞咽。全喉切除后新造的咽由两层闭合的黏膜和梨状隐窝的肌肉以及舌根组成。黏膜的闭合由第二层缝合加强,包括下方的括约肌和舌肌。当喉头被切除后,环咽肌就被分开了,不参与到加强的一层中,因为它会使新造的咽变窄并且出现发紧感。

切除梨状隐窝常常会妨碍理想的缝合,因为下咽残留的黏膜很小。如果残留的黏膜宽度小于4cm,术后发生吞咽障碍的可能性很大。咽小的条状黏膜能成功缝合到鼻胃管上,但是即使愈合时没有瘘管形成,术后的功能还是会减退。这种情形在接受放疗的患者中将会更差。此种情况下,用这种技术不能保留正常吞咽功能,患者通常只能进流质饮食。气管食管穿刺术后发声也困难,但不是不可能,因为密闭的新造的咽几乎没有提供能振动的表面。

术后,当患者有饥饿感或有正常的肠道功能体征时,可进行鼻饲饮食,通常在术后第2天。太早开始喂食会发生早期呕吐,这对新造的咽是灾难性的损害。高达75%的患者可出现瘘管。皮瓣重建的患者应通过处理内脏时放置的胃造瘘管或空肠造瘘套管喂食。评估是否准备经口进食的最好方法是患者能否吞咽口水。当患者依赖床边吸痰清除的唾液少于50%时,就可以开始经口进食了。在大多数之前没有进行放疗的患者中,这种情况在术后5~7天出现。在此之前已行放疗的患者如果能吞咽口水,则在术后10天开始进食。有皮瓣或胃代食管手术的患者需要吞咽造影检查来评估吻合口是否完整。经口进食的前两周,所有患者被告知进食软食或切碎的食物,如汤、果酱、液体、水煮鸡蛋等。

二、喉部分切除术后

（一）气管切开套管的影响

在传统的喉手术中，有几个因素可导致术后吞咽障碍。

1. 气管切开的套管限制了气管和喉的上抬，而这两者对正常吞咽是非常重要的。

2. 正常的声门下压力丧失引起真声带的本体感觉丧失，且缺乏有效的咳嗽。如果没有正常的本体感觉（传入 - 传出反射），真声带的内收就会不足，并引起误吸。

所有患者都会试着拔管，但不幸的是，一些患者无法拔管。第九章第四节中将介绍使用 Passy-Muir 瓣膜，这种瓣膜是一种单向通气阀，与气管套管配接后，吸气时开放，呼气时关闭。这样就可恢复声门下压力，患者就能有效咳嗽了，但这种装置并不能解决留置气管套管的所有问题。

（二）拔管时间的影响

拔管时间由患者的表现决定。垂直型的半喉切除患者，术后第 9~10 天可尝试将气囊放气。那时，患者应该能耐受其分泌物。气囊放气 1 天后，把气管套管换成无气囊的金属管，然后封管。如果套管能封闭 24 小时，患者就可以拔管。经口喂食要到气管切开处完全愈合后才能开始，通常在拔管后 2~3 天。对于声门上喉切除的患者，拔管的方法是相同的，但是要等到术后 2 周或 3 周才能开始。术后 14 天之前不能尝试将气囊放气，因为这样会出现误吸。如果患者床边吸痰清除唾液比较彻底时，可尝试气囊放气。

（三）胃食管反流的影响

在治疗部分喉切除患者时，胃食管反流（gastroesophageal reflux，GER）应是一个重要考虑因素。胃的分泌物冲洗杓状软骨引起明显水肿，导致分泌物潴留、误吸和吞咽障碍。所有保守手术治疗的患者都应预防胃食管反流。有些人相信环咽肌切除会导致反流，故不能常规使用之。环状软骨之上的喉切除术中，由于杓状软骨是重建的主要成分，故不推荐使用肌切除，并且即使是很小量的反流也能使喉功能和气道保护机制受损。

（四）组织过多切除的影响

标准的保守手术过程之外的过多切除（extended resection）也可能导致吞咽障碍经久不愈。切除了杓状软骨、舌根或梨状隐窝常常使恢复时间成倍增加。舌根和梨状隐窝的正常轮廓对引导喉周围的食物和唾液进入食管非常重要。因此，切除和瘢痕形成引起结构发生改变，可能导致口咽的食物和唾液路径改变后直接进入喉的入口，杓状软骨的缺损引起喉的一半固定，而且气道保护能力下降，患者将很难耐受。

（五）胃造口术的影响

代偿性的方法和改变食物性状能降低这些问题的严重性。胃造口术（gastrostomy）对于严重的吞咽障碍患者有用，其作用表现在：①可减轻长期留置鼻胃管引起的不适；②能在无压力下逐渐康复，尽可能快地使患者恢复"正常"；③减少了鼻饲管与黏膜的摩擦，所以没有因置于杓状软骨的鼻胃管引起的水肿或溃疡；④减轻鼻胃管带来的心理障碍。停留胃管的患者很少去公众场合，因为鼻胃管容易吸引别人的注意力。但用于喂食的胃造瘘管不易察觉，能给患者带来更大的信心去参加社会活动。

经历最初的恢复期，吞咽障碍如果呈进行性加重，应该怀疑肿瘤复发。虽然术后数月瘢痕也可能引起吞咽问题，但是必须排除肿瘤复发。如伴随疼痛、体重减轻和出血等症状，必须行食管镜检查明确诊断。

（廖贵清）

重点回顾

1. 吞咽功能受双侧大脑皮层控制，双侧大脑半球间往往存在一个优势半球，一旦发生卒中，则可能出现以下两种状况：①优势半球受损，对侧在功能代偿中可发挥作用，非优势半球大脑皮层的可塑性可改善吞咽功能；②双侧大脑半球损伤导致顽固的吞咽障碍。

2. 脑干被认为是继皮质及皮质下的第二个吞咽中枢的所在地，在脑干内，吞咽中枢存在于延髓背侧区及延髓腹侧区。上述部位损伤的患者，可能会出现与运动感觉障碍相关的严重吞咽障碍，如环咽肌失弛缓，进食时可出现呕吐与反流、严重误吸等。

3. 吞咽中，声门关闭是一个重要的基础反射，气管切开引起声门下气道完整性的破坏，使咳嗽反射迟钝或消失。

4. 前舌对于口腔期的吞咽非常重要。前舌存在较大缺损时，搅拌食物及形成食团都将存在困难，也会导致食团向后推送异常。由于舌的活动差，食物和唾液将会从口腔溢出；由于缺乏准确的控制能力，出现口咽期吞咽障碍。

5. 当气管套管的气囊充气时会堵塞气管，但不是水密性的完全堵塞，并且套管的存在会阻止正常的气流通过声门下气道和喉。套管上的分泌物聚集较多时，也会发生分泌物从套管周围漏入气囊下的气道。对于许多患者，使用说话呼吸瓣膜或拔管都会减少误吸。

参 考 文 献

1. Nudo R. Adaptive plasticity in motor cortex: implications for rehabilitation after brain injury. Journal of Rehabilitative Medicine, 2003, 41:7-10

2. Nudo R. Neural plasticity and functional recovery following cortical ischemic injury. Conference Proceedings. IEEE Engineering in Medicine and Biology Society, 2005, 4:4145-4148

3. Nudo R. Postinfarct cortical plasticity and behavioral recovery. Stroke, 2007, 38:840-845

4. Kim SM, McCulloch TM, Bae H, et al. Biomechanical model for muscular dysfunction of the human pharynx using finite element analysis. Annals of Otology, Rhinology&Laryngology, 2006, 115:864-870

5. Han DS, Chang YC, Lu CH, et al. Comparison of disordered swallowing patterns in patients with recurrent cortical/subcortical stroke and first-time brainstem stroke. J Rehabil Med, 2005, 37:189-191

6. Ebihara T, Ebihara S, Watando A, et al. Effects of menthol on the triggering of the swallowing reflex in elderly patients with dysphagia. Br J Clin Pharmacol, 2006, 62:369-371

7. Chiti-Batelli S, Delap T. Lateral medullary infarct presenting as acute dysphagia. Acta Oto-Laryngol, 2001, 121: 419-420

8. Seidl RO, Nusser-Müller-Busch R, Hollweg W, et al. Pilot study of a neurophysiological dysphagia therapy for neurological patients. Clinical Rehabilitation, 2007, 21:686-697

9. Sharma OP, Oswanski MF, Singer D, et al. Swallowing disorders in trauma patients: impact of tracheostomy. The

American Surgeon,2007,73:1117-1121

10. Watanabe Y,Abe S,Ishikawa T,et al. Cortical regulation during the early stage of initiation of voluntary swallowing in humans. Dysphagia,2004,19:100-108

11. Ramsey D,Smithard D,Donaldson N,et al. Is the gag reflex useful in the management of swallowing problems in acute stroke? Dysphagia,2005,20:105-107

12. Chouinard J,Lavigne E,Villeneuve C. Weight Loss,dysphagia,and outcome in advanced dementia. Dysphagia,1998,13:151-155

13. Huckabee ML,Cannito MP. Outcomes of swallowing rehabilitation in chronic brainstem dysphagia:A Retrospective Evaluation. Dysphagia,1999,14:93-109

14. Rub U,Brunt ER,Del Turco D,et al. Guidelines for the pathoanatomical examination of the lower brain stem in ingestive and swallowing disorders and its application to a dysphagic spinocerebellar ataxia type 3 patient. Neuropathology and Applied Neruobiology,2003,29:1-13

15. Baba Y,Uitti R,Farrer M,et al. Sporadic SCA 8 mutation resembling corticobassal degeneration. Parkinsonism and Related Disorders,2005,11:147-150

16. Hamdy S,Aziz Q,Rothwell JC,et al. The cortical topography of human swallowing musculature in health and disease. Nature medicine,1996,2:1217-1224

17. Hamdy S,Rothwell JC,Brooks DJ,et al. Identification of the cerebral loci processing human swallowing with H2（15）O PET activation. Journal of Neurophysiology,1999,81:1917-1926

18. Martin RE,Goodyear BG,Gati JS,et al. Cerebral cortical representation of automatic and volitional swallowing in humans. Journal of Neurophysiology,2001,85:938-950

19. Daniels SK,Foundas AL. Lesion localization in acute stroke patients with risk of aspiration. Journal of Neuroimaging:Official Journal of the American Society of Neuroimaging,1999,9:91-98

20. 张婧. 卒中损伤部位与吞咽困难的关系. 中国卒中杂志,2007,2:214-219

21. Watanabe Y,Abe S,Ishikawa T,et al. Cortical regulation during the early stage of initiation of voluntary swallowing in humans. Dysphagia,2004,19:100-108

22. 张婧,周筠,赵性泉,等. 人类吞咽皮质的功能定位. 国际血管病杂志,2006,14:774-777

23. Hamdy S,Aziz Q,Rothwell JC,et al. Recovery of swallowing after dysphagic stroke relates to functional reorganization in the intact motor cortex. Gastroenterology,1998,115:1104-1112

24. Jean A. Brain stem control of swallowing:neuronal network and cellular mechanisms. Physiological Reviews,2001,81:929-969

25. 卫小梅,窦祖林,招少枫,等. 脑干卒中后吞咽障碍患者改良导管球囊扩张治疗中枢调控机制的 fMRI 研究. 中华物理医学与康复杂志,2015,37:892-898

26. Ball SG,Otto MW. Cognitive-behavioral treatment of choking phobia:3 case studies. Psychother Psychosom,1994,62:207-211

27. Barofsky I,Fontaine KR. Do psychogenic dysphagia patients have an eating disorder? Dysphagia,1998,13:24-27

28. Ciyiltepe M,Türkbay T. Phagophobia:a case report. Turk J Pediatr,2006,48:80-84

29. De Lucas-Taracena MT,Montanes-Rada F. Swallowing phobia:symptoms,diagnosis and treatment. Actas Esp Psiquiatr,2006,34:309-316

30. Finkenbine R, Miele VJ. Globus hystericus: a brief review. Gen Hosp Psychiatry, 2004, 26: 78-82

31. Touyz S, Le Grange D, Lacey H, et al. Treating severe and enduring anorexia nervosa: A randomized controlled trial. Psychological Medicine, 2013, 43(12): 2501-2511

32. Abbate-Daga G, Buzzichelli S, Amianto F, et al. Cognitive flexibility in verbal and nonverbal domains and decision making in anorexia nervosa patients: a pilot study. BMC Psychiatry, 2011, 11: 162

33. Akkermann K, Kaasik K, Kiive E, et al. The impact of adverse life events and the serotonin transporter gene promoter polymorphism on the development of eating disorder symptoms. Journal of Psychiatric Research, 2012, 46(1): 38-43

34. Anderberg RH, Anefors C, Bergquist F, et al. Dopamine signaling in the amygdala, increased by food ingestion and GLP-1, regulates feeding behavior. Physiology & Behavior, 2014, 136: 135-144

35. Dalle Grave R, Calugi S, Doll HA, et al. Enhanced cognitive behaviour therapy for adolescents with anorexia nervosa: An alternative to family therapy? Behaviour Research and Therapy, 2013, 51(1): R9-R12

36. Flament MF, Bissada H, Spettigue W. Evidence based pharmacotherapy of eating disorders. The International Journal of Neuropsychopharmacology, 2012, 15(2): 189-207

第五章　吞咽障碍临床评估

焦点问题

1. 吞咽障碍评估的临床意义
2. 吞咽障碍常见症状和体征有哪些?
3. 有哪些指征和症状提示隐性误吸?
4. 吞咽障碍临床评估的内容有哪些?

根据患者的主诉,诊断吞咽障碍并不困难,但决定吞咽障碍的部位和性质则需要仔细的临床评估与仪器检查,由受过专门训练的专业人员再次加工或是给予确认的医疗信息,这些信息通过测量、功能性检查、实验室仪器检查及观察获得。这些评估必须以专业术语描述。常规的吞咽障碍评估流程见图 5-1。本章侧重于吞咽障碍的临床评估,包括:吞咽障碍主观评估、客观评估和摄食评估。

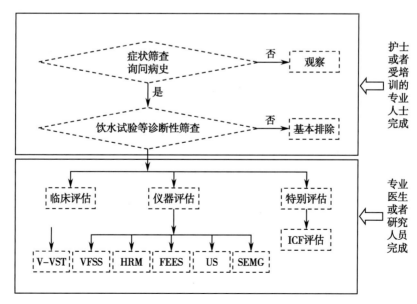

图 5-1　吞咽障碍的评估流程

第一节 概　　述

一、目的

吞咽障碍临床评估的目的是为了确定吞咽障碍是否存在;提供吞咽障碍的解剖和生理学依据;确定患者有关误吸的危险因素,预防误吸的发生;明确是否需要改变营养方式,以改善营养状态;为进一步检查和治疗提供依据。另外,对吞咽障碍后的功能变化和代偿,要进行阶段性或治疗前后的评估;而对吞咽障碍和康复机制的深入研究,则要求有较为全面的检测和更为客观的检查作为评估的基础。

二、对象

根据吞咽障碍的分类,神经性疾病患者和结构性疾病患者都是吞咽障碍评估的潜在对象。临床上导致吞咽障碍的常见疾病如下。

（一）伴发吞咽障碍症状的神经性病变

1. 脑实质和脑干疾病

（1）脑血管病:累及皮质脊髓束的腔隙性梗死;双侧假性延髓麻痹;累及下运动神经元的脑干卒中。

（2）意识状态的改变:由于戒断,服用药物,癫痫发作,代谢性脑病等所致。

（3）多发性硬化,运动神经元病,脊髓灰质炎累及球部,灰质炎后肌萎缩。

（4）帕金森病,肌张力性挛缩,肌动力异常。

（5）阿尔茨海默病。

（6）头颅外伤。

（7）脑瘫。

（8）其他:脑炎,脑膜炎,神经梅毒。

2. 脑神经病

（1）慢性或肿瘤性脑膜炎累及基底脑膜。

（2）神经病变:Guillain-Barre 综合征、面神经麻痹、糖尿病性迷走神经病变。

3. 神经肌肉连接病变　①重症肌无力;②Eaton-Lambert 综合征（肿瘤旁胆碱释放障碍);③肉毒中毒;④药物:氨基糖苷类等;

4. 肌肉疾病　①皮肌炎;②代谢性肌病;③张力性肌营养不良;④眼咽型肌营养不良。

（二）伴发吞咽障碍症状的结构性病变

1. 炎症　①非特异性食管炎;②反流性食管炎。

2. 肿瘤和肿瘤术后　①下咽癌;②食管癌;③纵隔肿瘤;④肺癌等;⑤喉咽癌;⑥食管癌术后吻合口狭窄。

3. 化学性损伤　①摄入强酸、强碱等腐蚀剂;②药物性食管炎;③食管静脉扩张行硬化剂治疗。

4. 放射性损伤　鼻咽癌放疗术后。

5. 手术后　①胃底放置抗反流器具;②颈部手术;③后颅窝手术等。

6. 其他 ①颈椎骨质增生;②咽食管憩室;③口腔干燥;④贲门失弛缓症;⑤食管裂孔疝。

三、应用价值

(一)应用价值

在诊断和治疗过程中临床评估是第一步,也是重要的一步。能够描述和解释症状,较全面地检查口腔的感觉与运动功能,有助于更进一步明确诊断。临床评估应当在所有其他诊断性检查如 X 线荧光透视检查(vedio fluoroscopic swallowing examination,VFSS)(俗称吞咽造影检查)、电视内镜吞咽检查(vedio endoscopic swallowing study,VESS)之前进行。相对于仪器检查来说,程序简便,涉及的人员较少,费用也相对低廉。

(二)不足之处

虽然临床评估对于任何吞咽功能的评价都是非常重要的,但并不是吞咽障碍评价的金标准,也有其局限性。第一,它并不能观察到整个吞咽经过的管道,所以不能提供口腔、咽及喉部结构与功能的某些信息。第二,不能提供吞咽所需时间,不能了解咽的力量、压缩食团的能力或是否吞咽后有残留。第三,无法直接观察到患者是否有误吸或误吸是如何发生的。此外,临床评估有时还会受到环境或患者本身的限制,只能做一部分检查。如没有准备好所有评估所需的各种性状的食物,临床医师只能依靠现有的条件收集部分资料。如果患者身体状态较差,则无法耐受整个检查。

四、所用设备

基本工具是小手电筒、压舌板和棉签。其他所需物品包括:①小喉镜或冰棉棒,用于触觉或冷刺激;②喂食工具,如汤匙和透明塑料杯,有时需要注射器、导管、吸管或移液器等;③食物和液体如水、冰块、浓流质、羹、饼干或其他小块的需咀嚼的固态食物;④接呕吐物的容器,如大纸杯、小塑料桶或盆等;⑤围裙、毛巾或纸巾;⑥抽吸设备以防进食评估食物进入气管;⑦有助于提供非食物刺激的工具,包括纱布卷或包着弹性吸管的纱布,柠檬汁、糖水和盐。在检查时如果有正常口颜面解剖学外观图,有助于向患者解释正常吞咽过程。

第二节 主观评估

主观评估(subjective assessment)是指由患者本人、照顾者、家属及其重要的他人所提供的病历资料,包括主诉、既往有关的主客观检查及其医疗处理。医生及治疗师、护士每次与患者面谈所涉及的有关症状及功能不佳的描述都被视为主观资料,应做好相应的记录。在首次接诊患者时,医师应了解患者的主诉。询问病史,从主观上发现患者是否存在吞咽障碍。

一、主诉

临床评估的第一步是从患者叙述他们的症状开始,即患者的主诉(complain)。吞咽障碍可能有各种不同的症状,或有不同的症状组合。许多病例的症状与吞咽或进食的关系较明显,而在另一些病例中,吞咽和症状的关系可能不明显。仔细分析患者的这些主诉,可以初步鉴别口咽性或食管性病变,有助于推导吞咽障碍的病因诊断(表5-1,图5-2)。

（一）口咽性吞咽障碍

由表5-1可见,口腔期常表现为流涎(drooling),主诉食物从口中洒落,食物含在口中,嚼来嚼去不下咽,口腔内颊沟有食物残留。咽期吞咽障碍患者常主诉吞咽时呛咳或作呕、泛酸;进食时咽异物感,食物梗在咽喉部有残留感;不能吐出口内或咽内的分泌物;进食时或进食后立刻出现呼吸异常、声音变化、痰量增多;吞咽时疼痛等。

表5-1 吞咽障碍主诉询问要点

发生的部位和时间

口内:咀嚼、食团聚集、吞咽起始等方面有困难

咽:症状出现在吞咽时;或噎呛发生于吞咽完成后,提示为咽内残余食物的再误吸

食管:症状由吞咽引起;胸骨后痛

发病、频度、进程

持续时间:与某种事件(如脑卒中、服食药丸时梗阻)有关的突然发病

频度:间断的还是持续的

症状的进程和严重程度

诱发因素和代偿机制

食物硬度:固体/半固体和(或)液体

进食的一口量和速度

愿意接受的食物温度,热、冷的影响

是否用吸吮法,有无头颈部转动或倾斜以及特定的身体姿势或位置

症状出现是间隔性或经常性,是否出现在疲劳时

合并症状

语言或声音的改变

衰弱;肌肉控制力缺失,特别在头颈部

噎呛或咳嗽

反复多次吞咽,或"清嗓"动作增加

呕吐:咽性、鼻性、食管性或胃性;进食后即刻或延迟发生;呕吐物为未消化食物,腐烂物质或分泌物

咽喉部梗阻感、粘贴感

疼痛:局部性或放射性

吞咽痛(食团通过时痛感)

次要症状或发生并发症的证据

体重减轻,缺少活力,包括因脱水而致者

对食物的态度、食欲等较差

呼吸症状:咳嗽,痰量增多,气短,呼吸道感染,反复肺炎

睡眠障碍(继发于清理分泌物或反呕)

唾液分泌:流涎过多或口干

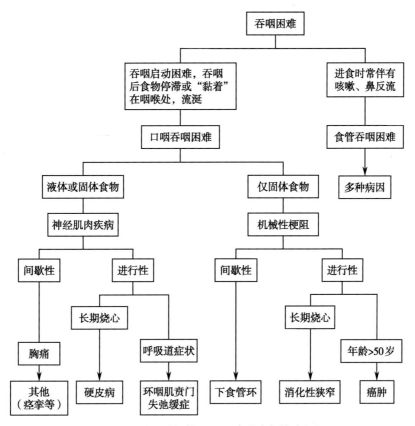

图 5-2　分析症状,推导吞咽障碍诊断的流程图

1. 咳嗽(cough)或呛咳(choking)　这是对起源于咽、喉部或肺部各种刺激的一种非特异性反应。当咳嗽发生在吞咽时或吞咽后即刻,则强烈提示吞咽有问题。然而,由于人类吞咽动作的持续发生,患者可能没有意识到咳嗽和吞咽的联系。此外,其他掩盖这种联系的因素还可能有口腔食物过早流入咽,咽食物的不完全清除和食管内容物反流至咽。所有这些咳嗽的原因使患者难以意识到其与吞咽的关系。如果出现咳嗽或者呛咳,要询问发生的频率和严重性,是痒痒的咳嗽还是不可控制的咳嗽? 有没有影响呼吸?

2. 梗阻感　吞咽障碍患者常见的主诉是梗阻感(obstructive),患者常常将这种感觉描述为食物或液体黏附(get stuck)在咽或胸部。有些患者使用"饱满感(fullness)",偶尔会用"窒息"一词描绘同样的感觉。一般认为尽管患者能准确指出吞咽困难的梗阻位置,但事实并不完全如此,约三分之一的患者指出的位置比吞咽造影检查记录高出许多,指出部位远在梗阻部位以下的较少。

梗阻感或咳嗽剧烈时,患者有时也描述有"窒息"感。尽管这两者都可发生在有吞咽障碍的患者中,它们却意味着疾病的不同机制。在分析症状时,决定患者用词的真正意义很重要。

3. 隐性误吸　吞咽障碍的临床表现很典型,但有些患者即使食物进入气管,仍然一点症状也没有,称为隐性误吸(silent aspiration)或无症状性误吸。临床上必须高度警惕患者发生隐性误吸。

隐性误吸的原因是食物、液体或唾液渗透到声门下未引发咳嗽,详见第十五章第一节。据统计,隐性误吸在吞咽困难患者中可高达40%,而临床上很难确认。如果患者有气管切开,有肺炎病史,咳嗽无力或无咳嗽,进食后声音湿润嘶哑,出现低热等症状应注意有隐性误吸的可能。

（二）食管性吞咽障碍

食管性吞咽障碍的特征性主诉包括胸痛、胸部堵塞感、延迟反流胃内容物、慢性烧心感。其中,进食后呕吐,有鼻腔反流史是最重要的主诉。

1. 反流（reflux） 是指食物或液体已通过口腔或咽以后再返回去或返至鼻腔的现象。正常吞咽的生理机制保证了吞咽时食物的单向协调性运动。反流时,不需要用力食物就回到口腔或咽。患者常主诉有烧心感、胸痛。这与呕吐不同,后者常有恶心、干呕、腹部肌肉和膈肌收缩等重要作用。当反流物味道有酸臭味,患者则通常有吞咽障碍。酸苦或酸臭味的食物或液体提示至少一部分反流物到过胃,当有酸臭味反流出现时,患者的问题可能是由于胃食管反流疾病引致的吞咽困难。

2. 其他问题 除反流外,尚有3个主要问题,应引起足够的重视,这3个最主要的问题是:

（1）是否仅为进食固体食物困难还是进食液体时也困难:对液体和固体食物都存在吞咽困难,尤其是间歇性发作伴胸痛者,提示食管动力障碍;如只有在进食固体食物时发生吞咽困难,则提示机械性梗阻可能,且食管内径 <15mm。

（2）吞咽障碍呈间歇性还是进展性:如呈进行性加重,要怀疑消化性狭窄或癌肿。

（3）是否与烧心感关联:消化性狭窄的患者常常有长期烧心和反流病史而无体重减轻;食管癌患者多见于老年男性并伴有体重减轻。其他如夜间症状（睡眠障碍、呼吸暂停）等,对诊断也有帮助。需要注意的是有些食管性吞咽困难患者,如环咽肌失弛缓症,也可能主诉颈部不适,类似于口咽性吞咽困难的症状。

（三）合并症

1. 呼吸系统 根据吞咽障碍的种类,患者可表现为喉咙痛、嘶哑、气短和胸部不适等症状。吞咽与这些症状的关系可能不明显。所有这些症状也可能由其他各种因素引起,与吞咽障碍没有特异性关联。

2. 神经系统 由于吞咽障碍患者常继发于神经性疾病,合并言语问题、认知障碍、痴呆、心理迟钝,有可能影响到沟通能力。

应详细记录吞咽障碍发生的时间及日期、是渐进性还是突发,是否与其他疾病并发或在其之后发生。

（四）其他表现

气管插管、气管切开、镇静、麻醉类药物使用的患者无法主诉,因此,并非所有患者都可以叙述他们的症状,或有些可能给出的描述不可信或虚构。临床医师也可直接或通过家属、照顾者或喂食者等有关人员注意观察了解患者是否有下列提示吞咽障碍的表现:

1. 进食时摆弄食品、咬下食物块的大小不适当、试图吞咽时有情绪变化。

2. 进食环境和选择食物的变化 不愿在公众餐厅用餐;偏食,不吃某种质地较硬或较软的食品;进食时间很长或进食时停顿、中断;进食时头颈部常做某种运动。

3. 咀嚼费力,反复多次吞咽。

4. 发音困难;声音"潮湿",嘶哑;面部两侧不对称,颈部发生痉挛性倾斜。

（五）继发症状

吞咽障碍患者最常见的继发症状是体重减轻,反复发生的肺部感染,其次有饮食习惯改变、食欲改变、味觉变化等。

二、病史询问

病史询问侧重于收集与吞咽有关的既往病史及其相应的检查、治疗情况。由于主要是患者和（或）家属提供,既往病历记载,仍是主观评价的一部分。通常包括如下内容:①一般状况;②家庭史;③以前的吞咽检查;④神经病学状况;⑤肺部情况;⑥外科情况;⑦ X 线检查;⑧精神／心理病史;⑨现在和既往服药情况:处方药和（或）非处方药,这与临床病历记录基本一致,详见下述。

1. 神经系统　尤需注意患者神经系统疾病史,如卒中、脑外伤、神经系统感染、脱髓鞘性神经疾病、阿尔茨海默病、Pakinson 病、神经肌肉萎缩等,神经系统疾病史影响吞咽的感觉及运动功能。

患者的高级脑功能和意识状态对吞咽过程亦有影响。初步认知功能如定向力、理解力、记忆力、计算力等可在病史询问过程中获得。

2. 心血管系统　心血管系统的问题会影响患者的身体状态,使患者容易疲劳。

3. 呼吸系统　吞咽障碍的患者常有食物或液体误吸的现象,因此常有吸入性肺炎或肺功能障碍的病史。下列症状之中有三项即为有肺炎的征兆:①白细胞增高;② X 线有炎症的表现;③长期不明原因体温持续在 38℃ 左右的低热;④带有脓性分泌物的咳嗽;⑤血氧分压降低 $PO_2<70mmHg$;⑥呼吸道、肺听诊有异常,如支气管音、大小水泡音。

4. 胃肠消化系统　临床表现也很重要,尤其是有胃食管反流病,可影响口腔、咽喉及食管的功能。

口腔护理及牙齿的状况也很重要,口臭提示进展期失弛缓症或者食管长期梗阻致口腔内有缓慢分解的食物残渣积聚。

5. 药物　很多药物可影响吞咽功能,在病史询问中应予注意。抗抑郁药引起黏膜干燥,嗜睡;镇静剂可影响精神状态;利尿剂会使患者觉得口干;肌松剂使肌力减退;抗胆碱药引致口干,食欲差;黏膜麻醉药抑制咳嗽反射等。

6. 其他　需记录的病史如鼻咽癌、口腔癌、口、咽喉部切除或放射治疗后、烧伤等,往往造成咽、食管平滑肌炎症、纤维化或增生,使管腔变窄;既往住院史、手术史,既往声音、语言或吞咽问题及其医疗干预等均需详细记录。

社会活动包括独立性及可获得的支持程度,也会影响诊断及治疗过程,应注意询问与记录。

三、营养状态

由于患者营养摄入不足,常有贫血（anemia）、营养不良（malnutrition）及体重下降（weight loss）。患者抵抗力下降,伤口愈合减慢,容易疲劳。食欲亦由于吞咽困难的存在而减退。

1. 应注意询问营养摄入的方法　如经口进食的器皿或吸管,非经口进食的喂养管如鼻饲管、胃造瘘管、十二指肠管、空肠管。有些方法是合用的,向患者或照顾者详细询问何时使用何种方法及摄入何种营养物非常重要。

2. 注意询问食物及液体摄入的类型、数量及频率　患者是否因为吞咽障碍而改变了饮食习惯（eating habit）？是否喜欢或讨厌吃某一类型的食物？在一天中的饮食的变化也应该记录，例如，患者在一天的某一时间段比平时吃的多吗？注意每一种类型膳食的摄入时间和摄入量，这些信息对制订饮食计划有重要参考价值。

四、心理问题

吞咽是对于生理和心理健康都有着重大影响的复杂运动功能。进食不但对保证营养起重要作用，它还是社会交际的一个重要方面。吞咽障碍影响的是人类最基本的社会生物学功能，即进食和饮水的能力。只有当不能吞咽时，才会真正认识到进食与饮水作为我们社会活动的一部分所具有的重要意义。如果不能控制流涎，患者与他人相互交流的能力将严重受限，使个体变得孤立。因此吞咽障碍可引发许多心理问题，如焦虑、羞耻、窘迫、恐惧及自尊心下降等，约33%的吞咽障碍患者存在着抑郁状态，如此高比率的精神障碍问题在临床上却经常被忽视。所以理解患有吞咽障碍的患者及其家人、感知吞咽障碍对他们生活的影响是非常重要的。

由此可见，在主观资料的收集过程中，应特别注意患者存在吞咽障碍时的自我感受。其内容包括心理压力、不良及恐惧心理、精神健康、社会功能、疲劳及睡眠等出现的情况。

第三节　吞咽障碍筛查

筛查（screening）可以间接了解到患者是否有吞咽障碍，以及障碍所导致的症状和体征，如咳嗽、肺炎病史、食物是否由气管套管溢出等症状，筛查的主要目的是找出吞咽障碍的高危人群，是否需要作进一步诊断性检查。

一、问卷调查

（一）自我筛查量表

吞咽障碍的筛查不仅针对住院患者进行，也可在家中或社会生活中进行。通过表5-2的筛查，患者及家属可以发现患者存在吞咽障碍的可能性，尽早进行相关的诊治，避免由于吞咽障碍导致的并发症。

表 5-2　吞咽障碍患者的自我筛查

问题	有	没有	备注
1. 你有吞咽障碍吗？何时有过？日期：			
2. 你对什么性质的食物存在吞咽障碍：			
唾液？			
流质体？			
粥或类似的食物？			
固体食物？			

续表

问题	有	没有	备注
3. 你有鼻饲管吗?			
4. 过去的一年你有消瘦吗? 如果有,瘦了多少?			
5. 总体来说,你吃的或喝的有比以前减少吗?			
6. 你得过肺炎吗? 多长时间一次和何时得的?			
7. 你得过慢性呼吸道疾病吗?			
8. 你有过无明显原因的突发性高热吗?			
9. 你有咳嗽变多吗?			
10. 你有经常清嗓子吗?			
11. 你有注意到在你嗓子里有很多痰吗?			
12. 你有不断增多的唾液吗?			
13. 你的嗓音有变化吗?			
14. 你感觉到你的喉咙有肿块或异物吗?			
15. 你害怕吞咽吗?			
16. 当你吞咽的时候觉得疼痛吗?			
17. 你吃饭或喝水的时间有变长吗?			
18. 当你吃饭和喝水时有改变头或身体的姿势吗?			
19. 你咀嚼时有困难吗?			
20. 你有经常觉得口干吗?			
21. 当你吃饭或喝水时有感觉不一样的冷或者热吗?			
22. 你有嗅觉或味觉改变吗?			
23. 你把咀嚼后的食物送到喉咙的时候有感觉困难吗?			
24. 当你咀嚼或吞咽食物时,食物有从口腔溢出吗?			
25. 当你吞咽完毕时一些食物或液体遗留在你的口腔内吗?			
26. 当你吞咽时,一些食物或液体进入到你的鼻腔吗?			
27. 当吃固体食物时,有一些固体食物卡在嗓子里吗?			
28. 当你吃饭或喝水时有窒息感吗?			
29. 你需要为了让残留的食物或水吞咽而反复多次吞咽吗?			
30. 在进食或喝水时或者之后你有咳嗽吗?			
31. 你通过小口进食或鼻饲管补充食物?			
32. 当你吞咽之后有感觉嗓音听起来不一样吗?			
33. 你有感觉胸部中部有压迫吗?			
34. 你有感觉在你的胸中部或喉部有灼热感吗?			
35. 你有食物反流吗?			

（二）临床筛查

吞咽障碍筛查项目　吞咽障碍的识别首先是对患者进行筛查。在欧美等发达国家，患者入院后 24 小时内，由护士完成吞咽障碍的筛查工作，这是一种快速、有效且安全的检查方法，能够识别出存在高度口咽吞咽障碍风险的患者，帮助临床医生分析吞咽过程中是否存在任何吞咽的风险，是否需要进一步评估。国内对临床筛查工作尚未给予足够重视，也没有明确的可操作规范。美国西北大学纪念医院有一整套规范的筛查试验，并在临床实践中不断完善，值得借鉴。

1. 项目筛查量表　许多疾病均可引起吞咽困难，症状包括咳嗽、吞咽时清嗓动作（经口进食时）、进餐时唾液分泌增加、吞咽一口食团时因口或咽清除食物能力降低而出现的反复数次吞咽动作等。筛查时，首先应列出与吞咽障碍有关的疾病与症状，表 5-3 可供参考。

表 5-3　吞咽障碍筛查项目列表

是	否	临床资料
		1. 曾反复发作肺炎
		2. 具有高度口咽吞咽可能并有误吸风险的疾病
		部分喉切除
		头颈部曾接受全程的放射治疗
		缺氧症
		帕金森病 / 帕金森叠加综合征
		运动神经疾患
		重症肌无力
		脊髓小儿麻痹
		前颈椎融合术
		脑卒中
		吉兰 - 巴雷综合征
		喉部创伤
		3. 长期或创伤性插管，或曾进行紧急气管切开
		4. 严重的呼吸困难
		5. 浑浊的嗓音或细湿声
		6. 主诉在吞咽前 / 中 / 后咳嗽
		7. 对口水的控制差
		8. 吞咽频率低（5min 内没有吞口水）
		9. 肺部经常有大量分泌物
10. 若患者正在进食，观察他的进食情况。若不在进食，观察吞口水的情况。判断是否有以下状况，特别考虑这些状况在进食时或进食后不久是否有改变		

续表

是	否	临床资料
		呼吸困难
		分泌物增多
		嗓音改变（浑浊嗓音）
		单一食团需多次吞咽
		喉部上抬不足
		清喉咙
		咳嗽
		易疲倦

表 5-3 筛查约需 15 分钟,所有住院患者必须尽快完成此项筛查,针对每个项目钩出合适的描述。如果没有经过筛查,则应尽量避免经口进食,直至完成临床或者仪器评估。

筛查表所列项目 10 是对患者的饮水及进食进行观察。临床工作中,患者入院后常常无法了解实际的吞咽功能,所以不建议让患者直接经口进食,应进行详细的进食筛查试验,通过筛查试验才能得出项目 10 所要求的结果。

2. 进食评估调查工具 -10(eating assessment tool-10,EAT-10)　是由 Belafsky 等人 2008 年编制的吞咽障碍筛查工具,目前国内已有中文版,并做过信度和校度检验。该量表有助于识别误吸的征兆和隐性误吸以及异常吞咽的体征,其与饮水试验合用,可提高筛查试验的敏感性和特异性。EAT-10 有 10 项吞咽障碍相关问题,每项评分分为 4 个等级,0 分无障碍,4 分严重障碍;如果每项评分超过 3 分,则可能在吞咽的效率和安全方面存在问题(表 5-4)。

表 5-4　进食评估问卷调查工具(EAT–10)

姓名　　　　年龄　　　　性别　　　　记录日期　　　　科室　　　　病床　　　　住院号

目的:EAT-10 主要在测试有无吞咽障碍时提供帮助,在您与医生就有无症状的治疗进行沟通时非常重要。

A. 说明:将每一题的数字选项写在后面的方框,回答您所经历的下列问题处于什么程度?

　　　　0 没有,1 轻度,2 中度,3 重度,4 严重

1. 我的吞咽问题已经使我体重减轻	0	1	2	3	4
2. 我的吞咽问题影响到我在外就餐	0	1	2	3	4
3. 吞咽液体费力	0	1	2	3	4
4. 吞咽固体食物费力	0	1	2	3	4
5. 吞咽药片（丸）费力	0	1	2	3	4
6. 吞咽时有疼痛	0	1	2	3	4
7. 我的吞咽问题影响到我享用食物时的快感	0	1	2	3	4
8. 我吞咽时有食物卡在喉咙里的感觉	0	1	2	3	4
9. 我吃东西时会咳嗽	0	1	2	3	4
10. 我吞咽时感到紧张	0	1	2	3	4

B. 得分：

将各题的分数相加，将结果写在下面的空格。

总分（最高 40 分）

C. 结果与建议：

如果 EAT-10 的每项评分超过 3 分，您可能在吞咽的效率和安全方面存在问题。建议您带着 EAT-10 的评分结果就诊，作进一步的吞咽检查和（或）治疗

3. 吞咽功能性交流测试评分（functional communication measure swallowing，FCM）　FCM 由美国言语和听力协会（American Speech-Language-Hearing Association，ASHA）编制，目前已经得到国际认证并被广泛应用。FCM 能敏感地反映出经口进食和鼻饲管进食之间的变化，治疗师根据临床检查结果来确定吞咽功能是否受损。1~3 级是严重的吞咽功能障碍，必须插鼻饲管进食全部或部分流质食物；4~6 级为采用某个稠度的食物吞咽或采用代偿方法吞咽是安全的；7 级表明吞咽功能完全未受损，可正常进食。

1 级　患者不能安全吞咽任何东西。所有的营养品和水不能经口摄入；

2 级　患者不能安全地经口进食营养品和水，但是可以仅在治疗时进食一定稠度的食物；

3 级　当患者经口摄入的营养和水分不到 50% 时需要进食的代偿方法。吞咽时使用适当的吞咽代偿方法治疗和最大限度的饮食改变是安全的；

4 级　至少需要以下一个帮助吞咽才是安全的。适当的代偿方式、适当的饮食改变、鼻饲管或增稠剂；

5 级　通过少量的饮食改变或较小的吞咽代偿方式改变吞咽是安全的，少量个体可以自愈。全部营养和水分都可以经口摄入；

6 级　患者独立摄入食物和水都是安全的，患者通常可以自愈，少量患者需要轻微的治疗。当有吞咽障碍时需要特定的食物以及进食时间的延长；

7 级　患者可以独立进食，无吞咽功能障碍。吞咽是安全有效的，如有需要可以采用吞咽代偿方式。

二、饮水筛查试验

文献报道许多吞咽障碍的饮水筛查试验具有相似的方法，所有筛查方法都是由一组临床特征构成的，这些临床特征都是吞咽功能异常的重要表现。

（一）要求

一个典型的饮水吞咽筛查方法应该做到：首选观察患者的意识水平，观察姿势控制程度。如果患者可主动配合并能在支持下保持直立位或坐位，需要在确定患者无严重的呼吸困难，痰量少且可通过咳嗽排出，吞咽反射存在的情况下才可进行。

（二）内容

筛查的内容包括：①口腔卫生情况；②观察患者口腔唾液的控制情况；③如果允许，给予饮水试验测试。筛查测试后应该清楚地写明各种可能结果的执行措施，例如进一步需要哪些会诊、不能经口进食、经口进食的食物性状的选择等。

（三）方法

目前临床上，使用的吞咽障碍的饮水筛查方法有许多种，除常用的洼田俊夫饮水试验

外,护士在临床护理实践中,还可采用适合不同患者的其他改良饮水筛查方法。

1. 洼田饮水试验

(1)方法:先让患者单次喝下2~3茶匙水,如无问题,再让患者一次性喝下30ml水,然后观察和记录饮水时间、有无呛咳、饮水状况等。饮水状况的观察包括啜饮、含饮,水从嘴唇流出、边饮边呛、小心翼翼地喝、饮后声音变化、患者反应、听诊情况等。

(2)评价标准(分级)

Ⅰ级,可一次喝完,无呛咳;

Ⅱ级,分两次以上喝完,无呛咳;

Ⅲ级,能一次喝完,但有呛咳;

Ⅳ级,分两次以上喝完,且有呛咳;

Ⅴ级,常常呛住,难以全部喝完。

(3)诊断标准

正常:在5秒内喝完,分级在Ⅰ级;

可疑:饮水喝完时间超过5秒以上,分级在Ⅰ~Ⅱ级;

异常:分级在Ⅲ、Ⅳ、Ⅴ。用茶匙饮用,每次喝一茶匙,连续两次均呛住属异常。

2. 改良饮水试验

(1)方法:以下介绍临床上选用的7种改良的饮水筛查试验,供检查者针对不同情况选用。

筛查试验1:如果患者意识状态好,自主咳嗽正常,确保患者处于坐位或由其他方法支持坐姿下,先给5ml水,嘱患者喝下。如果没有咳嗽,给予水杯让受试者正常饮一口水。如果患者呛咳,或显示任何误吸症状,则认为存在吞咽障碍的风险。如果上述筛查测试是满意的,无呛咳,可给予进一步测试。5ml糊状食物,自由饮50ml水,然后给一小块饼干。如果均正常,则允许经口进食。

筛查试验2:分2个阶段进行。第1阶段:每次给予患者5ml水,嘱患者喝下。吞咽3次共15ml,如果3次中出现2次呛咳或吞咽后声音嘶哑可判断有吞咽障碍风险。如果没有达到上述指标就进入第2阶段。第2阶段:给予患者60ml水,限定于2分钟内饮完。如果出现了呛咳或吞咽后声音嘶哑也可判断存在吞咽障碍风险。

筛查试验3:任意程度的意识水平下降;饮水之后声音变化;自主咳嗽减弱;饮一定量的水时发生呛咳;限时饮水试验有阳性表现。其中有一种异常即认为有吞咽障碍存在。

筛查试验4:这一试验是给予患者90ml水,在没有干预的条件下要求患者从杯中饮用,如果吞咽过程中出现咳嗽,或吞咽完毕1分钟后咳嗽,或者吞咽之后出现声音嘶哑,判断为异常征象。患者必须足够清醒,能坐起,并能拿住杯子,自己饮水,以保证测试安全。

筛查试验5:即冰水实验(标准的床旁吞咽评估)。首先检查患者的进食状态,进食姿势,呼吸,合作程度,然后检查口肌,口反射,咽吞咽,然后给予5~10ml水进行测试。患者坐直,首先给予3ml冰水含在口中,评估口的运动。然后嘱其吞咽,观察有无吞咽障碍的指征:如呛咳,吞咽延迟(大于2秒)或缺乏吞咽,喉提升差或缺乏,有痛苦表情,或呼吸困难,声音变化,口内残留冰水等。如果无上述表现,视为基本正常,然后要求吞咽两次5ml冰水。如果仍然正常,给予50ml冰水进行吞咽。患者对这些测试有任何一种吞咽障碍的表现,判定为存在吞咽障碍。

筛查试验 6：即 Burke 吞咽障碍筛查试验（the Burke dysphagia screening test，TBDST）。①双侧脑卒中；②脑干卒中；③脑卒中急性期的肺炎病史；④进食引起的咳嗽或 90ml 饮水试验时咳嗽；⑤不能完成进餐的一半食物；⑥进餐时间延长；⑦准备实施非口进食计划。如果出现上述一项或多项阳性指标，就认为未通过该试验，有吞咽障碍。

筛查试验 7：先进行口腔湿润，然后空吞咽，观察在一定时间内空吞咽的次数，一般中老年 5 次（50 岁以上），高龄患者 3 次（80 岁以上）为正常，30 秒内少于 2~3 次为吞咽异常。

（四）应用评价

1. 洼田饮水试验　由日本人洼田俊夫在 1982 年提出，主要通过饮水来筛查患者有无吞咽障碍及其程度，灵敏度为 42%~92%；特异度为 9%~91%。该试验不但可以观察到患者饮水的情况，而且可以作为能否进行吞咽造影检查的筛选标准。

2. 改良饮水试验　通过吞咽造影检查对 7 种筛查方法进行评价研究，结果表明：敏感度最高的是筛查试验 3、4、6（95.8%），特异性最好的是 7（70.7%），筛查试验 2 的阳性预测值最好（70.0%），试验后概率最好的是筛查试验 1（63.2%），试验 3、4 的阴性预测值最高（90.0%）。筛查试验 3 和 4 各项指标完全一致，因此实际使用中二者可以相互替代。

（五）注意事项

筛查试验判断患者可经口进食后，护士还需要观察患者一次或更多次经口进食过程。要了解患者的实际吞咽功能，需要观察患者一天中不同时段的进食过程，在患者运动或服用药物前后。任何由于疲劳、药物治疗或其他因素所导致的吞咽功能变化，都需要记录下来。与家属交流患者的情况，和与照顾者讨论，可以获得更多重要的信息。由此所获得的信息并不都是可靠的，要记住这些检查用于判断患者是否存在吞咽障碍有一定的局限性，还需与语言治疗师等吞咽障碍小组其他诊疗人员共同探讨进一步的评估及实验室检查的必要性，以明确患者的吞咽功能。在观察患者进食过程中，需要注意以下几点。

1. 在进食过程中，嗓音发生改变。（可疑声带上有食物残留）；

2. 在吞咽中或吞咽后咳嗽。（可疑误吸）；

3. 在呼吸时，发出痰声和咕咕声。（可疑无能力清除咽喉中食物和液体，因而误吸入气道中）；

4. 吞咽和进食困难时明显的代偿方式。比如，多次吞咽，一口量和浓度的控制、避免或倾向于选择某种食物，或采用代偿姿势进食，如点头吞咽、转头吞咽；

5. 进食疲劳或进食时间延长；

6. 喉部听诊中可听见正常呼吸气流的改变。

三、多伦多床旁吞咽筛查试验

多伦多床旁吞咽筛查试验（Toronto bedside swallowing screening test，TOR-BSST）是为护士制定的筛查工具，对于有鼻饲喂养、意识障碍和肺炎等并发症患者的评估准确度有限。要求在患者清醒、能在支撑下坐直，并能执行简单指令的情况下，进行舌的活动、咽部敏感度、发声困难（饮水试验之前、之后）、Kidd 50ml 吞水试验。

筛查前准备一杯水和一把茶匙，确保患者口腔清洁及患者能坐直至 90°。首先，让患者发"啊"音并维持 5 秒，观察声音中的呼吸声、咕噜声、嘶哑或是过清音，如发现任何一种，哪怕程度较轻，也记为异常。然后给患者 10 茶匙水，在每匙水咽下后发"啊"音，同时轻柔触诊喉部以检查最初几次吞咽时喉部的运动。如发现呛咳、流涎、湿性嗓音（类似于含少量水同时说话的嗓音）或嘶哑等改变，停止喂水；如正常，让患者使用杯子喝水。最后在水被咽下后等待1分钟，再次让患者发"啊"音。只要以上任何一项出现异常，均视为有吞咽功能障碍。

四、染料测试

染料测试（dye test）对于吞咽障碍尤其是气管切开患者，可以利用果绿、亚甲蓝等测试，是筛检有无误吸的一种方法。见图5-3。

1. 方法　给患者进食一定量的蓝色染料混合食物，吞咽后，观察或用吸痰器在气管套管中抽吸，确认是否有蓝色染料食物。

2. 结果　若有咳出蓝色染料食物或从气管套管中吸出有蓝色染料食物，应安排做吞咽造影检查。如果稍后才从气管套管中吸出蓝色分泌物，就不一定是误吸所致。因为正常的分泌物也会流经口腔和咽，蓝色染料混合分泌物流经上述器官并覆盖于气管壁，吸出蓝色分泌物并非异常，应视为假阳性结果。这一测试最好给患者尝试各种形状和质地的食物，筛选出有误吸危险的食物进行测试，以免假阳性结果。

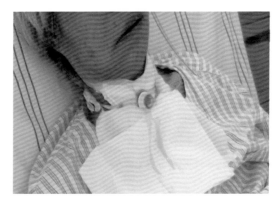

图5-3　染料测试可见误吸

视频5-1

ER-5-1　染色吞咽功能测试

第四节　吞咽器官功能评估

上述筛检后，可以大致确定患者有无吞咽障碍。为进一步明确障碍的原因及程度，需作与吞咽有关的器官检查，如口腔、咽、喉等结构、运动、感觉及反射功能。

一、口颜面功能评估

主要包括唇、下颌、软腭、舌等与吞咽有关的肌肉运动、力量及感觉检查。

（一）口腔直视观察

观察唇结构及两颊黏膜有无破损，唇沟和颊沟是否正常，硬腭（高度和宽度）的结构，软腭和悬雍垂的体积，腭、舌咽弓的完整性，舌的外形及表面是否干燥、结痂、瘢痕，牙齿及口腔分泌物状况等，见图5-4。

（二）口腔器官运动及感觉功能检查

1. 唇、颊部的运动　静止状态唇的位

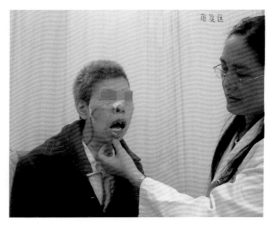

图5-4　口腔直视观察

置及有无流涎,做唇角外展动作观察抬高和收缩的运动、做闭唇鼓腮、交替重复发"u"和"i"音、观察会话时唇的动作,如图 5-5 所示。

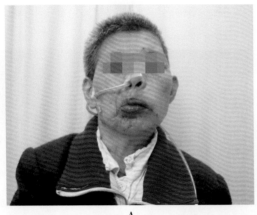
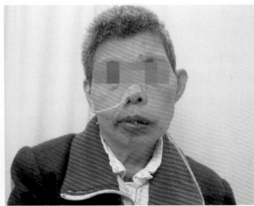

图 5-5　唇、颊部运动观察
A. 口唇突出;B. 口唇展开(无法完成)

2. 颌的运动　静止状态下颌的位置,言语和咀嚼时颌的位置,是否能抗阻力运动,如图 5-6 所示。

3. 舌的运动　静止状态下舌的位置,伸舌运动、舌抬高运动、舌向双侧的运动、舌的交替运动、言语时舌的运动(图 5-7)。以上各种运动是否能抗阻力运动。舌的敏感程度,是否过度敏感及感觉消失。

4. 软腭运动　发"a"音观察软腭的抬升、言语时是否有鼻腔漏气;软腭抬升差的患者刺激腭弓是否有上抬(图 5-8)。

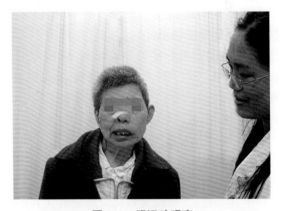

图 5-6　颌运动观察

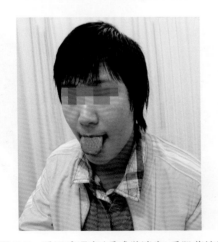

图 5-7　舌运动观察(舌感觉消失,舌肌萎缩)

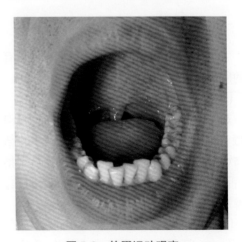

图 5-8　软腭运动观察

二、吞咽反射功能评估

吞咽反射包括咽反射（swallowing reflex）、呕吐反射（gag reflex）、咳嗽反射（cough reflex）等。

1. 咽反射　诱发咽反射可用冰冷物，用棉签或尺寸 0 号（直径 1/4）的喉镜，触碰硬腭与软腭的交界处或软腭和悬雍垂的下缘，见图 5-9，这样的触碰会引起软腭的向上向后动作，但咽壁不会有反应，也不会造成呕吐的全咽反应。

2. 呕吐反射　正常呕吐反射是由有害物质刺激所启动，如呕吐或食物逆流，引发的动作反应是把食物从咽向上及向外推挤出来，其目的是清除咽的有害物质，这正好和吞咽动作相反。呕吐反射检查是由表面的触觉感受器所启动。常用方法是用棉签触碰舌面或用喉镜触碰舌根或咽后壁，在触碰后，观察此触碰是否能引起整个咽后壁和软腭强劲而对称的收缩。若咽后壁收缩不对称，可怀疑有单侧咽无力现象，见图 5-9。有研究确认呕吐反射的缺失不一定导致吞咽能力下降。

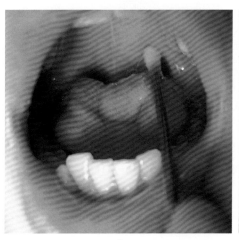
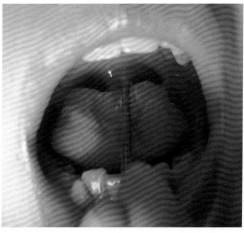

图 5-9　咽反射与呕吐反射
A. 咽反射检查点；B. 呕吐反射检查点

3. 咳嗽反射　咳嗽反射是由于气管、咽黏膜受刺激而作出的一种应激性咳嗽反应。观察患者自主咳嗽以及受刺激后的咳嗽反应。如果咳嗽反射减弱或消失，导致咽及气管内的有害刺激物误吸，容易产生误吸及吸入性肺炎。

以上反射检查主要涉及舌咽神经、迷走神经所支配的反射活动。

三、喉功能评估

喉的评估包括在持续发元音和讲话时聆听音质、音调及音量，如声音震颤和沙哑等情况。吞咽时的吞咽动作（喉上抬的幅度）。评估具体内容如下：

1. 音质 / 音量的变化　嘱患者发 "a" 音，聆听其发音的变化。如声音沙哑且音量低，声带闭合差，在吞咽时气道保护欠佳，容易误吸。

2. 发音控制 / 范围　与患者谈话，观察其音调、节奏等变化。如声音震颤，节奏失控，为喉部肌群协调欠佳，吞咽的协调性会受到影响。

3. 刻意的咳嗽 / 喉部的清理 嘱患者作咳嗽动作,观察其咳嗽力量变化。如咳嗽力量减弱,将影响喉部清除分泌物、残留食物的能力。

4. 吞唾液,喉部的处理 观察患者有无流涎,询问家属患者是否经常"被口水呛到",如果有,估计处理唾液能力下降,容易产生误吸或隐性误吸。

5. 喉上抬 检查喉上抬的幅度,通过作空吞咽检查喉上抬运动。检查方法如下:治疗师将手放于患者下颌下方,手指张开,示指轻放于下颌骨下方,中指放在舌骨,小指放于甲状软骨上,无名指放于环状软骨处,嘱患者吞咽时,感觉甲状软骨上缘能否接触到中指来判断喉上抬的能力,见图 5-10。正常吞咽时,中指能触及甲状软骨上下移动约 2cm。

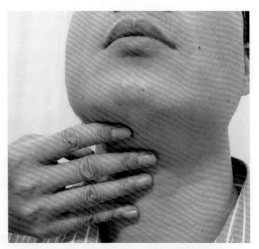
图 5-10 喉上抬(吞咽动作)检查手法

四、综合功能评估

曼恩吞咽能力评估量表(Mann assessment of swallowing ability,MASA)值得推荐。此评价方法是由 Mann 于 2002 年提出,包括意识、认知力、理解力、语言能力、呼吸功能及口咽期吞咽功能评估等 24 个方面,依据每方面的严重程度评分。该量表能确定吞咽困难和误吸,也可作为患者长期吞咽能力的监测工具,大型临床试验证明其是评价吞咽功能的简便、安全、可靠的评估方法。目前国内有运用改良版 MASA,见表 5-5。

表 5-5 改良曼恩吞咽能力评估量表(MASA)

评估内容	分级标准
1. 意识 任务:观察并评估患者对语言、肢体被动活动或疼痛刺激的反应	10 分:清醒 8 分:嗜睡 - 波动的觉醒 / 清醒状态 5 分:很难被语言或刺激唤醒 2 分:昏迷或没有反应
2. 合作度 任务:吸引患者的注意力并尽量促使患者与检查者交流或主动活动	10 分:合作(可通过某种语言或非语言的形式交流) 8 分:间断合作 5 分:不愿意合作 2 分:不合作 / 无应答
3. 呼吸 任务:评估患者的呼吸状况	10 分:呼吸音清晰,无临床或影像学异常的证据 8 分:上呼吸道痰鸣或其他呼吸系统异常情况(如哮喘伴气管痉挛性阻塞性肺疾病) 6 分:肺底细小湿啰音 / 可自净 4 分:肺底粗糙水泡音 2 分:可疑肺部感染 / 需经常吸痰应用呼吸机(器)
4. 表达性言语障碍 任务:评估言语表达受限情况	5 分:无异常 4 分:找词 / 表达语义轻度障碍

续表

评估内容	分级标准
	3分:只能用有限的方式/短语或单词表达自己的意思
	2分:无功能性言语声音或无法译解的单词
	1分:无法评估
5. 听理解力 任务:评估理解基本语言进行交流的能力	10分:无异常 8分:进行一般对话有轻度困难 6分:对重复性简单言语指令可理解 2分:提示时偶尔作答 1分:无反应
6. 构音障碍 任务:评估言语清晰度	5分:无异常 4分:变慢伴偶尔停顿或急促不清 3分:言语可被理解但讲话的速度、力度、完整性、协调性有明显缺陷 2分:言语不清,无法理解 1分:无法评估
7. 唾液 任务:观察患者控制唾液的能力;注意观察任何从口角边分泌的唾液	5分:无异常 4分:讲话时唾液飞溅,唾液增多随时需吐出 3分:说话、侧躺或乏力时流涎 2分:有时持续性流涎 1分:严重的不能控制的流涎
8. 舌肌运动 任务:评估舌的活动 前伸运动:让患者尽可能向前伸舌然后缩回; 侧方运动:让患者用舌触碰口腔的每个角,然后重复交替进行侧方运动;抬升运动:嘱患者口张大,抬起舌头向上触碰上腭,用这种方式交替上抬和下压舌尖	10分:舌活动范围完整,无异常 8分:运动范围轻微受限 6分:运动范围不完整 4分:只能轻微活动 2分:无活动或不能执行
9. 舌肌力量 任务:评估舌两侧的力量 让患者用舌边向侧方和前方用力	10分:无异常 8分:轻微减弱 5分:明显一侧无力 2分:完全无力或不能执行
10. 咽反射 任务:分别刺激每一侧咽后壁	5分:无异常 4分:两侧减弱 3分:一侧减弱 2分:一侧消失 1分:反射消失
11. 咳嗽反射 任务:让患者用力咳嗽 观察咳嗽时的力度和咳嗽音的清晰度	10分:无异常 8分:可用力咳嗽,但音质嘶哑 5分:咳嗽动作完成不充分 2分:不能作咳嗽动作或不能执行命令

续表

评估内容	分级标准
12. 软腭 任务;让患者用力发几次"啊"的声音,每次持续数秒 观察有无鼻音过强并注意软腭的抬升运动	10 分:无异常 8 分:两侧轻微不对称,软腭移动 6 分:一侧力量减弱,不能持续保持上抬 4 分:活动微弱,鼻部反流,气体从鼻部漏出 2 分:软腭不能上抬或不能执行命令

根据查体结果为患者选择每一项最合适的得分,将每项得分合计得到总分,总分≥95分,可经口进食水,观察患者第一次进食情况,如果总分≤94分,嘱患者暂禁食水。

五、咳嗽反射试验

咳嗽反射试验又称咳嗽激发试验,由 Bickerman 在 1954 年首先提出,它通过雾化吸入特异性的刺激物诱导人和动物产生反射性咳嗽,然后测定特定浓度特定时间内的咳嗽总次数,或者测定引起一定数量咳嗽所需最低浓度的一种方法。招少枫在国内首次将咳嗽反射试验应用于误吸的筛查,并与金标准对比,同时比较了不同浓度梯度柠檬酸对卒中后误吸的诊断价值。研究显示柠檬酸咳嗽反射试验对卒中后吞咽障碍患者的误吸筛查具有较高的敏感性和特异性,是一种颇具前景的评估方法。其中较低浓度柠檬酸 CRT 对误吸和隐匿性误吸诊断价值最大,这与国外研究结果一致。梯度柠檬酸咳嗽反射试验介绍如下。

1. 仪器　氧动力雾化吸入装置由国产一次性医用雾化器及气源导管构成,气源导管接口端连接氧气压力表,插口端接雾化瓶下部插口,供氧压力 5~13MPa,氧流量 5L/min。

2. 试剂准备　用0.9%的生理盐水溶解柠檬酸,配制成低浓度0.2mol/L,中浓度0.4mol/L,中高浓度0.6mol/L,高浓度0.8mol/L 柠檬酸溶液。

3. 检查流程　受试者自然放松,取坐位或半卧位,面罩边缘紧贴其口鼻处皮肤,平静呼吸 1 分钟。试验时给予提示语"正常呼吸,如果感觉想咳嗽,就请咳嗽"。在试验开始时,首先将 0.9% 生理盐水 5ml 加入雾化器中,让患者雾化 1 分钟,从而适应雾化的感觉,消除紧张情绪。然后从低到高浓度依次给予柠檬酸溶液,每次雾化 15 秒。每个浓度吸入 2 次,2 次柠檬酸试验之间吸入生理盐水雾化液 1 分钟。整个过程按照欧洲呼吸协会推荐,两次柠檬酸的吸入中给予安慰剂间隔,是为了预防机体对柠檬酸的反应钝化。记录患者在吸入试剂的 15 秒内是否有咳嗽及咳嗽的次数。

若 15 秒内未出现咳嗽或仅有一次咳嗽则记录该浓度柠檬酸 CRT 筛查"阳性";若 15 秒内出现两个或更多的咳嗽反应则记录为"阴性"。

第五节　颈部听诊

颈部听诊法是把听诊器放在颈部,听诊吞咽食物过程中咽喉部产生的声音,通过吞咽声音的音调、持续长短以及呼吸音的音调、产生时间判断吞咽障碍的一种方法。该方法是判断有无误吸、残留等非侵入性的检查手段,在床边简单易行,在日本、美国等国对颈部听诊法都非常推荐。有广泛应用。本方法与饮水试验等筛查共用可以得到更为准确的判断。

一、颈部听诊的工具和食材

1. 听诊器及选择 听诊时将听诊器轻轻置于颈部进行。由于颈部相对于肺部胸背听诊的面积小很多,因此选择听诊器最好是听头较小的,如新生儿用的听诊器。钟形和表型都可以,以表型较好。

2. 吞咽食物 一般来说口腔期障碍的患者固体食物较难吞咽,咽期障碍的患者液体食物容易产生误吸,黏稠度高的容易残留。在颈部听诊前通过问诊等了解患者容易吞咽、难以吞咽的食物、一口量、食物性状、水分与营养的不足、嗜好等。此外,液体较固体、黏度低的较黏度高的吞咽时产生吞咽音较大、持续时间短、声音明晰。

检查前原则上先进行口腔清理,重度吞咽障碍患者在使用吞咽食物测试前可以按摩唾液腺促进唾液分泌、让患者空吞咽观察患者是否可以顺畅地产生吞咽动作。然后可以用一两个小的冰块、少量冷的啫喱状食物、少量冰水混合物让患者吞咽进行颈部听诊。这些食物容易判断在口腔或者是在咽喉部的位置,而且冷刺激容易诱发吞咽反射,较其他食物安全。

二、颈部听诊的操作要点

1. 准备工作 前文已述及,在听诊前要先进行口腔清洁护理,看是否可以诱发吞咽反射。然后让患者尽量把口腔、咽腔的残留物排出。具体可指导患者躯干和颈处于前屈位,深吸一口气用力咳出。对于咳嗽能力差的患者可以经鼻或经口用吸痰管插入咽腔吸引。口腔内的残留物可使用吸脱管进行吸引。此时可以配合颈部旋转动作,使转向一侧的对侧梨状隐窝开大有利于吸引。

2. 颈部听诊的方法 残留物排出后,听头置于颈部两侧胸锁乳突肌范围内,嘱患者呼气听诊此时的呼吸音。听到呼气音有湿啰音时,做排痰或吸痰处理。直到听到清晰的呼吸音时给予患者准备好的吞咽食物,听诊患者吞咽产生的声音。吞咽结束后先不让患者咳嗽或者行吸痰等动作,听诊呼气音并与给吞咽食物前的呼气音进行比较(表5-6)。

表5-6 颈部听诊的方法(患者可以配合)

1. 让患者咳嗽或者吸痰、机械辅助排痰
2. 呼气(听呼气音)
3. 吞咽食物(听吞咽音)
4. 呼气(听呼气音,并与2的呼吸音比较)

对于一些不能遵从指令的患者,如重度认知障碍患者,先进行充分排痰听患者自发呼吸时的呼吸音,然后听患者喂食时的吞咽音以及吞咽后的呼吸音,并与给食物前的呼气音进行对比(表5-7)。

可以尝试不同类型的食物以及不同的吞咽方法、吞咽的姿势、一口量等时的颈部听诊,但是值得注意的是如果怀疑已经有误吸的情况下,要立即停止检查,迅速指示患者咳出并行吸痰、排痰处理。

表 5-7　颈部听诊的方法（患者不能配合）

1. 吸痰、机械辅助排痰
2. 自然呼吸（听呼吸音）
3. 吞咽食物（听吞咽音）
4. 自发呼吸（听呼吸音，并与 2 的呼吸音比较）

2. 颈部听诊的判定　听到吞咽音延长、减弱或者多次吞咽音的情况，需要考虑舌的运送障碍、咽缩肌乏力、喉上抬困难或食管上括约肌失弛缓等的可能。吞咽时听到水泡音或者听到有呛咳音要高度怀疑误吸的可能。吞咽音中间夹杂听到呼吸音，考虑呼吸停止 - 吞咽 - 呼吸的呼吸吞咽模式的失调，有可能出现渗漏和误吸（表 5-8）。

表 5-8　颈部听诊吞咽音的判定

吞咽音	判定
吞咽音延长、变弱、反复的吞咽音	舌的运送障碍、咽缩肌乏力、喉上抬困难或食管上括约肌失弛缓
湿啰音、呛咳音	误吸
吞咽音中夹杂呼吸音	呼吸吞咽模式的失调，误吸，渗漏

吞咽后即刻的呼气音如果表现为湿啰音、咳嗽音或者是液体的振动音则考虑渗漏、误吸或者咽腔液体残留。如果有呛咳、喘鸣音则高度怀疑误吸（表 5-9）。在听诊吞咽后的呼吸音时要特别注意与吞咽前排干净残留物是的呼吸音的比较。

表 5-9　颈部听诊的呼吸音（呼气音）的判定

呼吸音（呼气音）	判定
湿啰音，呛咳，液体的振动音	咽腔残留，渗漏或者误吸
呛咳，喘鸣音	误吸

第六节　摄 食 评 估

一、食物的准备

查阅病历，了解患者的临床情况，询问患者对食物的喜好及选择情况。选择的食物是否遵循色、香、味俱全，营养均衡的搭配。其中更重要的是选择食物的性状，如稀流质、黏稠流质、糊状、软饭等形状，必要时可选取食物加稠剂进行调制。有关食物准备详见第十二章第二节。

二、进食过程评价

进食过程的评价是了解吞咽功能的重要检查，在患者进食时，通过观察和测试直接评估患者进食情况。

（一）进食测试

1. 容积-黏度吞咽测试 容积-黏度吞咽测试（the volume-viscosity swallow test，V-VST）是从稠液体黏度开始测试，容量从5ml到10ml再到20ml逐渐增加难度（图5-11）。当患者完成稠液体黏度部分测评并没有主要的误吸症状（咳嗽或大于3%的氧饱和度下降）时，相对不安全的液体黏度部分可以同样逐渐增加量的方式来评估。最后相对安全的布丁黏度部分用同样的规则来评估。如果患者在稠液体黏度某个容积部分存在吞咽安全问题，这部分试验停止，不需要做稀液体黏度部分测试，直接进入较安全的布丁黏度部分。如果患者在稀液体黏度某个容积部分存在吞咽安全问题，这部分试验停止，直接进入布丁黏度部分，见图5-11。

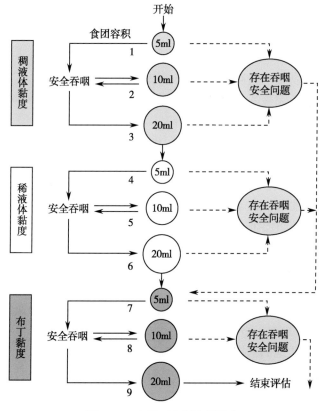

图5-11 容积-黏度吞咽测试

在吞咽测试过程中，咳嗽、大于3%的氧饱和度下降和音色的改变被视为存在吞咽安全问题的症状，零碎的吞咽和口咽部有残渣被视为吞咽功效下降的症状。

2. 功能性经口摄食分级（functional oral intake scale，FOIS） 当完成患者的进食测试后，可以根据患者经口进食情况，采用FOIS间接判定患者的吞咽功能。其分级方法为：1级：不能经口进食；2级：依赖管饲进食，最小量的尝试进食食物或液体；3级：依赖管饲进食，经口进食单一质地的食物或液体；4级：完全经口进食单一质地的食物；5级：完全经口进食多种质地的食物，但需要特殊的准备或代偿；6级：完全经口进食不需要特殊的准备，但有特殊的食物限制；7级：完全经口进食没有限制。

（二）进食观察

进食观察内容包括：①进食的姿势；②对食物的认知；③放入口的位置；④一口量；⑤进食吞咽时间；⑥呼吸情况；⑦食物的内容及质地的选择；⑧分泌物情况；⑨口服药物的评估；⑩是否有吞咽失用等。

视频5-2

ER-5-2　直接摄食评估内容

1. 进食的姿势　正常的姿势是进食的前提条件，应该观察患者采取何种姿势，是否能保持坐位，进食时躯干是否平衡，姿势的调整是否对食物会产生影响。体力较佳者，应尽量采取自然的坐位姿势；体力较弱者，可采取半卧位，头部确保维持在30°以上。见图5-12。在这些体位下，可选择低头、头旋转、侧头、仰头等姿势进食。

2. 对食物的认知　完整的进食过程，需要一定的身体耐力及意识控制。观察是否能遵从配合有关要求，自主张口意识，身体耐力能否坚持进食过程。

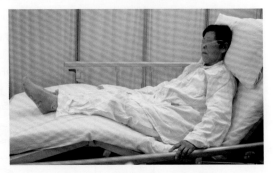

图5-12　进食姿势：床上半卧位

3. 放入口的位置　患者是否能将食物正常地送入口中，张口是否正常，食物入口的顺畅性，是否有食物漏出。

4. 一口量　评估患者一次安全进食和吞咽的食物量，建议从2~6ml开始。食团的大小与一口量有很大关系，也因个体而异。有些患者需要较小的食团，以便能更好地控制和安全运送食团，在吞咽过程中或吞咽后残留最少。另一些患者需要较大的食团增加感觉输入。

5. 进食吞咽时间　包括一次吞咽的时间和一餐的进食时间。

6. 呼吸情况　正常吞咽需要瞬间暂停呼吸（喉入口关闭0.3~0.5秒），让食物通过咽腔，咀嚼时，用鼻呼吸；如果患者在吞咽过程中呼吸急促，咀嚼时用口呼吸或吞咽时瞬间呼吸，容易引起误吸，应避免此类情况发生。

7. 食物的形态及质地的选择

（1）原则：首先是确定食物的形态，其次选择在口腔内容易运送或吞咽的食物，以使梗噎、呛咳减少或消失。

（2）具体要求：选择的食物柔软，密度及性状均匀；有适当的黏度，不易松散；通过口腔和咽时容易变形；不易黏在黏膜上。可根据以上条件结合患者的喜好，选择食物内容并加以调制。

8. 分泌物情况　主要是唾液和痰液。观察唾液分泌量是否正常，可否与食物充分搅匀形成食团；进食后痰液是否增多，咳嗽出的痰液是否有食物。及时清理口腔及咽的痰液（有时有食物），可减少吸入性肺炎的发生。

9. 口服药物的评估　吞咽障碍的患者是否可安全吞咽口服药物（药片、胶囊或药水），有无直接导致误吸或窒息的风险？患者是否可以正常服药；某些缓释药物，并不适合切分或嚼碎服用，应观察可否直接吞下服用；药物是否可引起或加重吞咽障碍？如中枢神经系统镇静剂（镇静药、阿片类药物和巴比妥类药物）有抑制保护性咳嗽、吞咽反射的不良反应，会导致气道风险，这对医生及治疗师选择适宜的替代剂型和治疗方案十分重要。

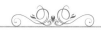

10. 吞咽失用　吞咽失用与认知功能障碍有关。吞咽失用的主要表现为：在没有给患者任何有关进食和吞咽的语言提示情况下，给予患者盛着食物的碗与餐具时，患者能正常地拿起进食，吞咽也没有问题。但给予口头指令让其进食吞咽时，患者却无法完成整个进食过程，患者意识到需要吞咽的动作，却无法启动。作者在临床中也常见到，有些患者当给予其食物时，他们会自行拿勺子舀食物，张口送入口中，但不会闭唇、咀嚼，或不会用舌搅拌运送食物，不能启动吞咽。但在无意识或检查中，可观察到患者唇舌各种运动功能都正常。

三、代偿方式

当患者正常进食有困难时，有时可采用代偿策略进行训练。什么代偿方法对患者有帮助，有什么特别的方法有利于帮助患者代偿，以下几点在评估时应注意观察。

1. 速度　改变患者进食的速度，快些或慢些，是否把吞咽的食物处理得更好。

2. 浓度　食物的浓度是否需要改变，有些食物是否需要混合或是避免混合。

3. 姿势　是否有特别的身体姿势或体位（如：前倾、低头）更好地帮助吞咽。姿势代偿是在不改变患者吞咽生理的情况下改变食物通过的路径来改善患者吞咽障碍的方法。其优点是一般不需要患者肌肉用力，不容易引起疲劳。

4. 其他　是否需要更多的其他方法帮助；食物是否放于口腔的某些位置可促进咀嚼和吞咽；是否应用注射器注入食物或者用吸管饮用；是否需要改变一口食物量吞咽；干咳是否对清除残留物有帮助等。

四、饮食习惯

患者病情的严重程度、饮食习惯、社会心理可能影响吞咽。有些患者需要固定饮食菜单和特定的食物，如液体或固体，或是黏稠或松脆，应给予重点评估。避免黏的感觉而又需要咀嚼的固体食物，较适合食管疾病患者；而咽疾病患者进食流质导致鼻腔反流；神经功能缺损的患者进食咀嚼食物容易引起疲劳；有报道称，如果患者用过多的时间去完成一餐或者在进餐时有反胃及呼吸困难，应考虑可能有吞咽障碍，需要仔细评估；患者有明显的体重下降或者拒绝进食喜欢吃的食物也应考虑吞咽障碍。

综上所述，吞咽障碍临床评估是吞咽障碍治疗不可或缺的重要内容。通过上述各项检查与评估，语言治疗师或评估者应能初步得出下述印象：①患者吞咽异常的可能原因；②最容易吞咽哪种食物；③食物放于口中的最佳位置；④采取何种姿势吞咽；⑤需要进一步完善哪些仪器检查。

中山大学附属第三医院在长期临床实践中，参考有关资料，设计了一份临床吞咽功能评估表，该表比较全面、系统地记录了吞咽障碍临床评估的各个方面，详细记录见附录一：中山大学附属第三医院康复医学科临床吞咽功能评估表。

（席艳玲　万桂芳　唐志明）

重 点 回 顾

1. 吞咽障碍临床评估的目的包括：①确定吞咽障碍是否存在；②提供吞咽障碍的解剖

学和生理学上的诊断依据；③确定患者有关误吸的危险因素，预防误吸的发生；④明确是否需要改变营养方式，以改善营养状态；⑤为进一步检查和治疗提供依据。另外，对吞咽障碍后的功能变化和代偿，要进行阶段性或治疗前后的评估；而对吞咽障碍和康复机制的深入研究，则要求有较为全面的检测和更为客观的检查作为评估的基础。

2. 吞咽障碍的症状和体征是指在吞咽过程中主观感觉到的一些吞咽方面的异常，由于认知情况不同，不是所有患者都能表达出他们的症状。常见的口咽期吞咽障碍患者多存在流涎、咳嗽或呛咳、咽喉部异物感、声音嘶哑。食管期吞咽障碍则常有胸痛、烧心、胸部堵塞感、胃内容物反流、进食后呕吐等症状。两者均可出现痰液增多、吞咽反射减弱或消失、进食易疲劳、反复的肺炎和体重减轻。

3. 食物、液体或唾液渗透到声门下未引发咳嗽，即称为隐性误吸。如果存在吞咽障碍风险的患者存在咳嗽无力或无咳嗽，进食后出现发热，进食后声音湿润嘶哑，反复的肺炎或不明原因的发热病史等表现时，应注意有隐性误吸的可能。

4. 临床吞咽功能评估包括三个主要方面：主观评估、客观评估（体格检查、吞咽筛查）、功能评估、摄食评估。对于能进食，但不配合体格检查的患者，检查者可通过询问病史和观察患者进食状况进行判断，有无吞咽障碍及其情况。大多数患者的体格检查还包括对患者精神状态的评估，以及对脑神经完整性的检查等。此外，吞咽功能的临床评估还包括对患者的吞咽代偿策略的评估。

参 考 文 献

1. 程英升，尚克中 . 吞咽障碍患者的病史询问和临床检查 . 世界华人消化杂志，2002，10：1297-1299

2. McHorney CA，Bricker DE，Robbins J，et al. The SWAL-QOL outcomes tool for oropharyngeal dysphagia in adults：Ⅱ. Item reduction and preliminary scaling. Comment in：DyspHagia，2000，15：134-135

3. McHorney CA，Bricker DE，Robbins J，et al. The SWAL-QOL outcomes tool for oropharyngeal dysphagia in adults：I. Conceptual foundation and item development. Comment in：DyspHagia，2000，15：115-121

4. 李俊樱，窦祖林 . 吞咽障碍的功能性检查进展 . 中华物理医学与康复杂志，2003，25：505-508

5. 金挺剑，邱纪芳编译 . 食团粘稠度对连续吞咽过程中舌肌运动的影响 . 神经损伤与功能重建，2006，1：190-192

6. Wilkinson TJ，Thomas K，Macgregor S，et al. Tolerance of early diet textures as indicators of recovery from dysphagia after stroke. Dysphagia，2002，17：227-232

7. Logemann JA，Veis S，Colangelo L. A screening procedure for oropharyngeal dysphagia. Dysphagia，1999，14：44-51

8. Nilsson H，Ekberg O，Olsson R，et al. Dysphagia in stroke：a prospective study of quantitative aspects of swallowing in dysphagic patients. Dysphagia，1998，13：32-38

9. Clave P，Kraa DE，Arreola V，et al. The effect of bolus viscosity on swallowing function in neurogenic dysphagia. Aliment Pharmacol Ther，2006，24：1385-1394

10. O'Neil KH，Purdy M，Falk J，et al. The dysphagia outcome and severity scale. Dysphagia，1999，14：139-145

11. Cichero JAY，Murdoch BE. Detection of swallowing sounds：methodology revisited. Dysphagia，2002，17：40-49

12. Kuhlemeier KV，Palmer JB，Rosenberg D. Effect of liquid bolus consistency and delivery method on aspiration

and pharyngeal retention in dysphagia patients. Dysphagia,2001,16:119-122

13. Langmore SE. An important tool for measuring quality of life. Dysphasia,2000,15:134-135

14. Cichero JAY,Murdoch BE. Detection of swallowing sounds:methodology revisited. Dysphagia,2002,17:40-49

15. Neil KHO,Purdy M,Falk J,et al. The dysphagia outcome and severity scale. Dysphagia,1999,14:139-145

16. Perry L,Love CP. Screening for dysphagia and aspiration in acute stroke:a systematic review. Dysphagia,2001,16:7-18

17. Lim SHB,Lieu PK,PHua SY,et al. Accuracy of bedside clinical methods compared with fiberoptic endoscopic examination of swallowing(FEES)in determining the risk of aspiration in acute stroke patients. Dysphagia,2001,16:1-6

18. Ekberg O. Dysphagia diagnosis and treatment. Verlag Berlin Heidelberg:Springer,2012

19. 中国吞咽障碍康复评估与治疗专家共识组. 中国吞咽障碍康复评估与治疗专家共识(2013年版). 中华物理医学与康复杂志,2013,35(12):924

20. 常红,肖淑芹,武剑. 吞咽过程舌压力测量的研究进展. 中国康复理论与实践,2014,20(2):156-158

21. 张新颜,闫福岭,郭怡箐,等. 卒中后吞咽障碍的筛查工具. 国际脑血管病杂志,2012,20(6):456-460

22. 招少枫,何怀,窦祖林,等. 梯度柠檬酸咳嗽反射试验在脑卒中误吸筛查中的临床价值. 中国康复医学杂志,2015,30(4):349-354

23. Clavé P,Arreola V,Romea M,et al. Accuracy of the volume-viscosity swallow test for clinical screening of oropharyngeal dysphagia and aspiration. Clin Nutr,2008,27(6):806-815

第六章　吞咽障碍影像学检查

焦点问题

1. 吞咽障碍影像学检查的应用价值。
2. 什么是吞咽造影量化分析？有何应用价值？
3. 比较吞咽造影和软管喉内镜吞咽检查的异同。
4. 软管喉内镜吞咽检查可观察哪些内容？
5. 超声检查在吞咽障碍中的应用。

随着科学技术的发展,除传统的颈部听诊外,越来越多的功能性检查被应用于吞咽障碍的评价,目前吞咽障碍仪器检查有影像学检查与非影像学检查,两种方法都可应用在正常和异常的吞咽生理研究。影像学检查包括吞咽造影检查(videofluoroscopic swallowing study,VFSS)、吞咽电视内镜检查(videoendoscopy swallowing study,VESS)、超声检查(ultrasonography)、放射性核素扫描检查(bolus scintigraphy)等。每一种检查方法都可以提供与吞咽有关的信息,包括口咽腔的解剖结构、吞咽生理功能或患者吞咽不同性状食物的异常表现等。其中,吞咽造影检查被认为是诊断吞咽障碍首选的和理想的方法,常被认为是评价吞咽障碍的"金标准",它不仅可以发现吞咽障碍的结构性或功能性异常的病因及其部位、程度和代偿情况,有无误吸等,而且是选择有效治疗措施(如进食姿势和体位)和观察治疗效果的依据,本章将重点介绍。

第一节　吞咽造影检查

一、概述

1. 概念　吞咽造影检查(VFSS)有许多名称,如改良的钡剂吞咽检查(modified barium swallowing study,MBSS)、电视荧光钡剂检查(videofluoroscopic barium study,VFBE)、电视荧光吞咽检查(videofluroscopic swallowing study,VFSS)、动态吞咽检查(dynamic swallow study,DSS)。尽管名称不同,实际上都是做同样的检查,即在X线透视下,针对口、咽、喉、食管的吞咽运动所进行的特殊造影。此项检查可以进行点片或录像来记录所看到的影像,并加以分析。

2. 与传统的胃肠道造影检查比较 吞咽造影检查不同于传统的胃肠造影,详见表6-1。

表 6-1 吞咽造影检查与传统胃肠(GI)造影比较

	吞咽造影检查	胃肠造影检查
体位	直立位,坐位	多种卧位
造影剂	钡混悬液 泛影葡胺等含碘的水样造影剂	钡剂
造影剂量	少	多
造影剂性状	稀、稠液体、半固体、固体等多种	浓稠液体、单一
造影剂质地	多样,可添加果汁、蜂蜜等,模拟自然食物	单一钡剂,很少添加其他食物
造影剂要求	涂布少,清除快	涂布多,清除慢
观察内容	口、咽、喉、食管在吞咽时的动态运动,包括持续性、协调性及异常吞咽所见	食管、胃的动力性排空,上胃肠道的功能状态,黏膜异常及有无占位性病变

3. 应用价值 自口咽至食管上段的吞咽过程十分迅速,食团(钡团)通过咽的时间仅约0.75秒,普通照片无法记录整个吞咽过程,只有X线动态造影录像或快速摄片才能记录其活动,并且可以逐帧慢速回放,仔细分析发现其中活动的异常。

该方法可对整个吞咽过程进行详细的评估和分析,通过观察侧位及正位成像可对吞咽的不同阶段(包括口腔准备期、口腔期、咽期、食管期)的情况进行评估,也能对舌、软腭、咽喉的解剖结构和食团的运送过程进行观察。在检查过程中,语言治疗师可以指导患者在不同姿势下(尤其是改变头部的位置)进食,以观察何种姿势更适合患者;当患者出现吞咽障碍,则随时给予辅助手段或指导患者使用合适的代偿性手段以帮助其完成吞咽。这种检查不仅可以显示咽快速活动的动态细节,对研究吞咽障碍的机制和原因具有重要价值。被认为是吞咽障碍检查的"理想方法"和诊断的"金标准(golden standard)"

4. 操作人员 吞咽造影是检查口咽吞咽功能最常用的方法,一般由放射科医师和语言治疗师或主管医生共同合作完成。应当注意的是,该项检查应在主管医生和(或)语言治疗师对患者完成吞咽功能的临床评估后进行。具体的职责分工如下。

语言治疗师:语言治疗师的工作包括:①基于临床检查的结果明确吞咽造影的大致操作过程,根据患者进行个体化的方案制定,包括造影所用食物的容积、质地等;②选择、准备造影用对比剂;③向患者及其家属告知该检查可能存在的风险,征得其书面同意;④在检查过程中完成操作,并结合观察到的吞咽障碍特点,有选择、有系统地选取治疗性策略;⑤与放射科医师共同完成吞咽造影的报告撰写,主要针对非经口进食的推荐、进食食物的质地、容积的选择以及必要的治疗策略的建议。

放射科医师:①操作造影机,观察患者存在的解剖学异常;②和治疗师共同完成吞咽造影的报告。

护士:①准备造影中所需要的防护服和造影使用材料;②造影前后辅助患者,协助治疗师完成造影中患者喂食等的操作;③如患者出现误吸等情况,对患者进行吸痰等操作。

5. 适应证与禁忌证 凡是存在口咽期吞咽功能障碍的患者均为吞咽造影检查的适应

证。但如存在咽、食管阻塞，高误吸风险，患者意识不清醒，完全不配合检查等情况应当禁行或者慎行该项检查。

6. 意义　吞咽造影检查可以评价吞咽的解剖和生理机制，评价异常吞咽模式，可以观察到临床评估观察不到的咽期功能障碍，通过吞咽造影检查，临床上可以明确患者是否存在吞咽障碍，可以发现吞咽障碍的结构性或功能性异常的病因及其部位、程度和代偿情况，吞咽障碍发生在哪个期，有无误吸，尤其是并发肺炎高度危险的隐性误吸，严重程度如何，评价代偿的影响，如能否通过一些吞咽方法或调整食物的黏稠度来减轻吞咽障碍的程度，为选择有效治疗措施（进食姿态治疗和姿势治疗）和观察治疗效果提供依据。所以，吞咽造影检查对指导临床吞咽治疗工作具有重要的意义。

7. 不足之处　吞咽造影检查也有许多不足之处。如费时、费力地转送患者到放射科，被迫接受 X 线的辐射；由于舌骨、喉的运动所致，不能反映咽腔横截面体积，缺乏中、下咽的分析数据；不能区分神经肌肉源性疾病与其他疾病；不能发现咽喉处是否有唾液残留；不能定量分析咽肌收缩力等生物力学指标；不能反映咽的感觉功能。

二、准备工作

（一）检查设备

造影使用的检查设备大致包括 3 个组成部分：X 线机、视频采集设备、音频采集工具。一般用带有录像功能，具备 500mA 以上功率的胃肠机，可记录吞咽时从口腔准备期到食物进入胃的动态变化情况。过去在胃肠机无录像功能时，也可用像素较高的数码相机或手机录下检查画面来代替。近年来，由于吞咽造影数字化分析技术的逐渐推广，对检查过程中的视频采集设备也有一定的要求，传统的采集方法所获取的吞咽造影检查视频无法满足需要。在中山大学附属第三医院参与开发的一项吞咽造影数字化采集系统中，所采集视频图像分辨率可达为 1920×1080，采集帧速为 30 帧 / 秒，吞咽图像测量指标：点、线、面积测量准确率 >98%，吞咽运动轨迹跟踪准确率 >80%，见图 6-1。高质量的检查视频为吞咽造影的分析、患者资料的管理也提供了基础。音频的采集通过麦克风连接采集系统可进行同步录制，音频信息对于吞咽造影视频的分析也具有重要的辅助作用。

（二）造影剂

1. 造影对比剂的选择及制备　为了使得参与吞咽的各结构能够良好地显影，检查所用食物需加入造影对比剂进行调配。目前可供选择使用的造影对比剂包括：

（1）含碘的水样造影剂：如 20% 或 76% 泛影葡胺、碘帕醇（碘比乐）、碘普罗胺（优维显）、碘海醇等，因此造影剂味苦，黏滞度高，国外很少使用，特殊情况下如严重误吸、钡剂过敏者可以使用，见下述。

（2）硫酸钡混悬液：将硫酸钡粉剂加适量的水调制而成，在胃肠造影检查中可采用

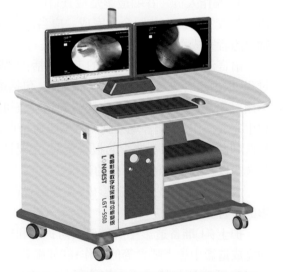

图 6-1　吞咽造影数字化采集系统（硬件设备）

浓度为 45%~60%w/v（重量／体积）的硫酸钡混悬液,但在吞咽造影检查中由于需进一步加入食物调配,建议采用 60%w/v 的浓度,具体调制方法可用 200mg 硫酸钡加入 286ml 水中（图 6-2）。

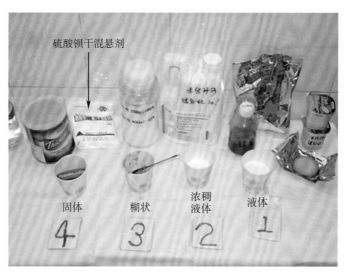

图 6-2　含硫酸钡混悬液的造影剂制备

以上两类对比剂各有优缺点,硫酸钡混悬液为临床上最常使用,因其含香草味道,患者易于接受,而含碘类对比剂口味苦涩,患者难以接受,而且进食量较多时,容易产生胃肠不适,如腹泻、腹痛等。但由于硫酸钡误吸至肺内后可沉积于肺泡内,若不能有效清除,长期沉积导致肺泡局部机化,损伤肺功能,因而对于误吸风险高且清嗓、肺廓清功能较差的患者,可考虑使用含碘的对比剂。

（三）造影用食物的选择与调配

吞咽造影的原则是模拟生理进食,观察有无病理变化。因此,造影用食物的选择与调配至关重要。通常造影需选择多种不同性状、质地的食物,判断进食时患者吞咽的安全性和有效性,从而指导治疗方案的制定,如治疗性进食中食物性状的选择。研究发现,每口量食团的黏度、容积等特性对于患者的口腔运送时间、咽腔运送时间、吞咽启动时间、环咽肌开放时间和幅度、误吸发生率可产生不同影响,如吞咽造影中使用的食物与日常治疗性进食的食物性状差异较大,将使得吞咽造影检查的结果影响治疗性进食的指导。因而应当注意造影检查中使用的食物性状需与治疗性进食过程中的食物性状尽可能保持一致。

要调配出不同性状的造影用食物,除硫酸钡粉外（在中国,绝大多数是青岛东风化工厂出品）,可选用多种食物原料,包括有米粉、淀粉类增稠剂、黄原胶类增稠剂,包括患者喜欢吃的食品。目前中山大学附属第三医院造影所配制的造影用食物大致可分为:①稀流质,即60%w/v 的硫酸钡混悬液;②浓流质,100ml 60%w/v 的硫酸钡混悬液加 3g 黄原胶增稠剂;③糊状食物,100ml 60%w/v 的硫酸钡混悬液加 8g 黄原胶增稠剂;④固体食物,即加有 3 号造影用食物的苏打饼干。目前仍在进行中的多个研究尝试运用流变学参数,黏度（单位厘泊）、剪切变稀清晰界定增稠后食物的特性。

对于造影过程中所调配的食物黏度等性状,还有以下内容需要关注:

（1）视觉：用钡液、甜品、蜂蜜按比例混匀后，倒出来看；

（2）口感：配好的造影剂食物事先可用口品尝，尤其是儿童的吞咽造影检查，可选择牛奶、果汁等口感、味道好的食物调配；

（3）操作：在患者造影前和造影过程中，需要反复搅拌、混合，避免钡粉沉积在杯底；

（4）如患者已可进行治疗性进食，可考虑用在日常使用的食物（如馒头等）中加入对比剂进行调配。

视频6-1

ER-6-1　不同性状食物造影剂的调配

三、检查方法

标准的操作是让患者在直立位或坐位下进行，一般选择正位和侧位观察吞咽造影情况。根据患者的病情和造影时所能显示的最大信息体位，通常取侧位像，左前或右前 30° 直立侧位最好，颈部较短者此位可更清晰地显示造影剂通过环咽段时的开放情况。此外，可根据需要做正位像。

（一）患者体位摆放

采用何种体位取决于患者当时的身体状况，常用的体位如下：

1. 如果患者可以配合，最好取坐位，造影时侧坐位和前后坐位转换。

2. 如果患者不能自己坐稳，则最好坐在头颈部有支撑物的椅子上并固定好躯干，以免跌倒，此椅子要求与所用 X 线机配套，以便在侧坐位和前后坐位间能够转换（图 6-3）。

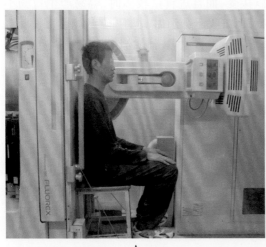
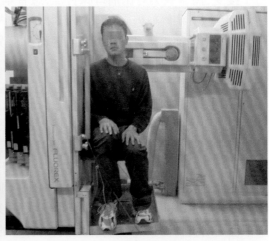

A　　　　　　　　　　　　　　　　B

图 6-3　坐位造影姿势
A. 前后坐位；B. 侧坐位

3. 如果患者无力，如偏瘫、四肢瘫不能坐站，可以将患者用绑带固定在 X 线机检查台上，为避免发生意外，采取头高脚低的半卧位，并在吞咽造影中调整为侧卧位或斜位。

4. 注意事项　为了保证造影顺利进行，造影前：①患者应清洁口腔、给予排痰处理。②插鼻饲管者，最好把鼻饲管拔掉。因为鼻饲管会影响食物运送速度，沾黏附食物，影响吞咽的顺应性和协调性，影响观察。③造影过程中应由语言治疗师或指定的人员（家属等）为患者喂食含造影剂的食物,不允许患者自行食用。

（二）不同质地造影食物的实施方法

根据临床评价结果决定使用含造影剂食物的先后顺序,原则上先糊状,后液体和固体,量由少到多。

1. 如果患者仅发生饮水呛咳,可先喂糊状食物,分次给 3、5、10ml 造影剂,先在口腔内进行咀嚼动作,观察口腔功能情况,然后嘱患者尽可能一次全部咽下,观察患者咽功能情况、会厌谷及梨状隐窝情况。

2. 进食水样造影剂时,要根据患者情况,先从小量开始,逐渐加量。可以分次给 1、3、5、10、20ml 造影剂,观察不同剂量时患者的吞咽情况,有无误吸现象发生,一旦发生误吸应停止该性状食物继续检查。

3. 如患者口腔功能减退,尽可能将食团或水样造影剂送至舌根后部,并刺激咽帮助患者完成吞咽动作(图 6-4)。

4. 应尽量确保第一次吞咽的造影剂完全通过食管后,再做重复的吞咽检查。

5. 如患者进食后发生呛咳,及时采用拍背、诱发咳嗽(摁压胸骨上窝以上气管段)及吸痰等方法,尽可能将误吸的造影剂排出气道或肺。

（三）吞咽造影范围

为了便于造影后影像资料的分析,将所用显影食物进行编号,如图 6-2 所示。造影时将此编号放在 X 线机检查台相应处,并在影像上能看见。

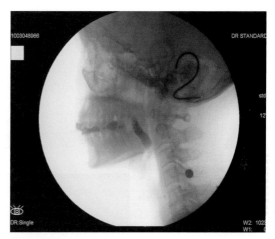

图 6-4　食物或水样造影剂被直接送至舌根后部
（录像截图）

1. 尽可能同时采用吞咽时的动态录像和吞咽后发声时的静态双对比点片摄影两种方法。

2. 咽造影检查后还要观察食管及贲门开放情况。

3. 咽点片,显示咽的解剖结构。范围应包括软腭、舌骨、环咽段及部分颈椎。

4. 如患者头不能抬起,咽显示不清时,可调整球管的角度,将咽显示清楚。

5. 无论患者有无误吸现象发生,造影结束前均常规进行前后位肺部的透视检查,了解肺内情况。

四、观察内容与分析

通常根据吞咽造影所观察到的结果,对其病理变化进行分析,分析方法分为定性分析、半定量分析和定量分析。

（一）定性分析

根据食团在吞咽时所经过的解剖部位,一般将正常吞咽过程分为三个期来观察,即口腔期、咽期和食管期,把口腔准备期和口腔推送期合并在口腔期内观察。

1. 口腔期　口腔期需要重点观察口唇的闭合及随意运动、舌的搅拌运动、舌的运送功能、软腭的活动及有无鼻腔内反流、口腔内异常滞留及残留等(图 6-5A)。

2. 咽期　咽期需要重点观察吞咽反射启动的触发时间、咽缩肌舒缩活动、咽喉上抬程度、会厌及声门关闭、会厌谷及梨状隐窝异常滞留及残留,有无误吸、误吸食物的浓度和误吸量(图 6-5B)。

3. 食管期　食管期重点需要观察食管上括约肌能否开放、开放程度、食管的蠕动、食管下括约肌的开放等(图 6-5C)。

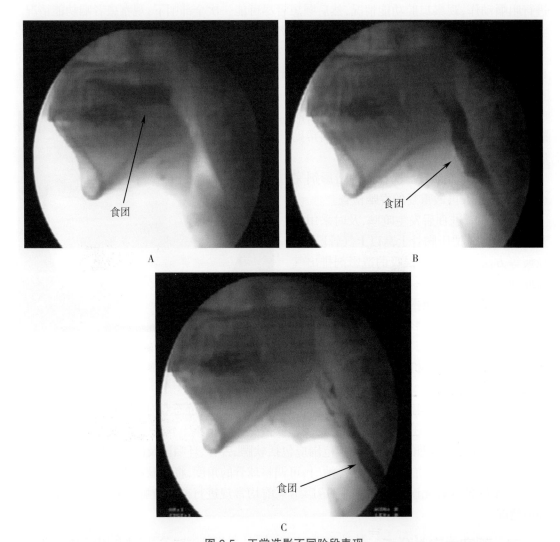

图 6-5　正常造影不同阶段表现

A. 造影食物在口腔内形成食团;B. 食团进入咽腔造影所见;C. 食团进入食管造影所见

(二)异常表现

在吞咽造影评估过程中,吞咽障碍主要表现在以下几个方面:①吞咽启动过度延迟或不能启动吞咽;②发生与吞咽有关的误吸;③腭咽反流;④吞咽后口咽不同部位(会厌谷、梨状隐窝、咽后壁)食物滞留及残留,现从侧位及正位像详述如下。

1. 侧位像　侧位是从唇到颈段食管吞咽机制的最佳观察位,也是气管与食管分开的最佳观察位,由此位可决定造影剂是否会进入气管。此体位是信息量最大的观察像,由此可见吞咽各期的器官结构与生理异常的变化。包括时序性（timing）、协调性（coordination）、肌肉收缩力（strength）、会厌反转（epiglottic inversion）、环咽肌开放情况，以及食物通过咽腔的时间，异常表现包括滞留、残留、反流、溢出、渗漏、误吸；食管蠕动运送食团的情况等。

（1）滞留（pooling）：吞咽前，内容物积聚在会厌谷或梨状隐窝时的状况，即多量造影剂在会厌谷及梨状隐窝内，数次吞咽后能及时排出，称为滞留，也可在环咽段上方或口腔底部发生阻滞和滞留。

（2）残留（residuals）：吞咽完成后内容物仍留在会厌谷或梨状隐窝的状况。即少量造影剂在会厌谷及梨状隐窝内，数次吞咽后不能及时排出，如图 6-6 所示。

ER-6-2　造影下的滞留表现

ER-6-3　造影下的残留表现

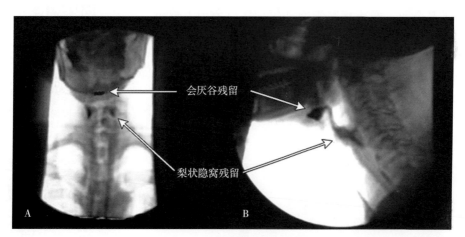

图 6-6　双侧会厌谷及梨状隐窝造影剂残留，左侧居多
A. 正位；B. 侧位

（3）反流（reflux）：造影剂从下咽腔向上反流入鼻咽腔和（或）口咽腔（图 6-7）。

（4）溢出（spillage）：在会厌谷或梨状隐窝的内容物积聚超过其容积，溢出来的状况，通常情况下会溢入喉前庭，见图 6-8。

ER-6-4　造影下的反流表现

ER-6-5　造影下的溢出表现

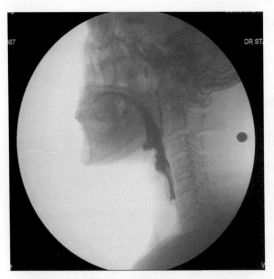

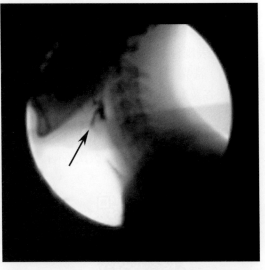

图 6-7　造影剂从下咽腔向上反流入鼻咽腔　　　图 6-8　造影剂在梨状隐窝积聚过多溢入喉前庭

（5）渗漏（penetration）：造影剂流向喉前庭等声门上部位等处称为渗漏。要注意发生的部位（喉、气管等）、数量（大、中、小、微量）和时间（吞咽前、中或后）。应注意因头位、姿势等影响，正常人偶尔可发生渗漏，在吞咽造影检查中，溢出和渗漏往往同时发生，见图 6-8。

（6）误吸（aspiration）：造影剂进入气管、支气管及肺泡内。通常以声门为界，未通过声门仍在喉前庭，属于渗漏，图 6-9。

视频6-6

ER-6-6　造影下的渗漏表现

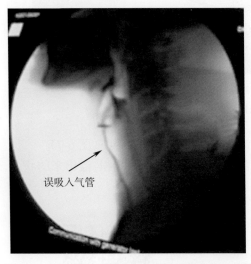

误吸入气管

图 6-9　造影剂进入喉前庭并穿过声带误吸入气管

视频6-7

ER-6-7　造影下的隐性误吸表现

视频6-8

ER-6-8　造影下的显性误吸表现

（7）环咽肌功能障碍：环咽肌功能障碍（cricopharyngeus dysfunction，CPD）通常指环咽肌不能及时松弛或发生肌肉痉挛，有：①松弛 / 开放缺乏；②松弛 / 开放时间不当；③松弛 / 开

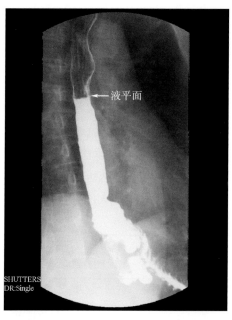

图 6-14　液面示排出欠畅,下端食管扩张,边缘呈锯齿状

（4）远段食管蠕动微弱,造影剂停滞:见于累及食管平
滑肌的疾病,如结缔组织病,以皮肌炎和硬皮病的表现最为
明显和典型。

（5）明显的、多数的无蠕动收缩:可见于多种食管运动
紊乱（esophageal motility disorder,EMD）,是 EMD 的主要征
象,大多位于中下段。但需与其他异常表现结合才能做出
最符合于某一病种的诊断。例如,中下段明显的可致管腔
闭合的多数、重复的非蠕动性收缩,致食管呈串珠状或螺旋

视频6-12

ER-6-12　正位造影下见远段食管
蠕动微弱,造影剂停滞下移现象

状,为弥漫性食管痉挛（diffuse esophageal spasm,DES）、非特异性食管运动紊乱（nonspecific
esophageal motility disorder,NEMD）的常见表现;幅度较浅的非蠕动性收缩亦可见于失弛缓
症的早期和"老年食管",后两者无胸骨后疼痛,而 DES 的此种症状最重。如能看到食管壁
的弥漫增厚,则为 DES 的特征性表现。

（6）整体食管松弛扩张:食管呈囊袋状,无或仅有微弱蠕动,LES 经常开放,极少闭合,
胃内容物可随体位自由流至食管,为弛缓症的典型表现。

（三）定性评估

1. **渗漏误吸分级**　针对吞咽安全性的评价中,渗漏误吸分级（Rosenbek penetration
aspiration scale,PAS）是目前广为临床、科研使用的定性分析方法之一,该分级表又称渗漏误
吸评分量表,由 Rosenbek 在 1996 年提出,主要根据造影过程中食团进入喉、气道的深度及
咳嗽的强度将渗漏、误吸情况分为 1~8 共 8 个等级。具体量表见表 6-2。

2. **误吸清除能力评价**　Murray 在 1996 年也针对评级为 3、5 和 8 级的情况,制定了清
除能力的评价标准,具体见表 6-3。

表 6-2　Rosenbek 渗漏 / 误吸量表

类别	分级	表现
无渗漏或误吸	1	食物未进入气道
渗漏	2	食物进入气道,存留在声带以上,并被清除出气道
	3	食物进入气道,存留在声带以上,未被清除出气道
	4	食物进入气道,附着在声带,并被清除出气道
误吸	5	食物进入气道,附着在声带,未被清除出气道进入声带下
	6	食物进入达气道声带以下,但可被清除气道或清除入喉部
	7	食物进入达气道声带以下,虽用力亦不能清除气管
	8	食物进入达气道声带以下,无用力清除表现

表 6-3　清除能力评级

清除能力分级	
a	有效:能将气管、喉口和(或)下咽的异物排出
b	中度有效:能将异物从气管、喉口排出,但无法到达高于下咽的位置
c	轻度有效:能将异物从气管排出,但无法到达高于喉口的位置
d	无效:不能将异物从气管排出

3. 误吸时相　在关于误吸的定性分析中还应当包括误吸出现的时间,据此可将误吸分为吞咽前误吸、吞咽中误吸及吞咽后误吸,具体判断方法是根据误吸出现的时间是在咽期吞咽反射启动的前、中或后。对这一内容的分析可以进一步指导治疗决策的制定。

(1)吞咽前误吸:常见于两种病理性改变,第一种是口腔控制功能受损,造影用食团提前到达会厌谷和梨状隐窝处,由于喉前庭和声门尚未关闭,食团进入喉口后即发生了误吸。这种情况可见于舌肌萎缩、软腭上抬无力等引起的食团控制能力差。第二种病理机制是由于口腔感受器功能障碍或反射弧延迟所致的口腔感觉功能减退,这种情况下是感觉功能受损而非运动功能受损,因为一旦吞咽反射启动后吞咽动作无延迟。

(2)吞咽中误吸:通常是由于咽部收缩乏力或缺失、舌喉复合体向前向上移动不足以及因此所致的会厌翻转延迟、食管上括约肌失迟缓等多种因素所致。具体表现为进入咽部的对比剂由于声门关闭延迟或声门固定而进入气道。提示存在咽喉部肌肉运动控制障碍。

(3)吞咽后误吸:是指下咽部残留的食物在吞咽反射完成,也就是咽部放松后进入气道,这种情况下有两种可能的病理机制。第一种是由于括约肌张力障碍及咽部开放不能。在吞咽反射完成后,由吞咽向呼吸的过渡会导致喉向下向后移动、下咽部空间缩小,咽部残留会在声门开放时误吸进入气道。如咽喉部感觉障碍会加重这一情况。第二种情况是由于残留在会厌谷的食团过多可溢出进入气道。

视频6-13

ER-6-13　吞咽不同时相
误吸造影检查异常所见

（四）半定量分析

美国西北大学的吞咽影像学家 Martin-Harris 教授领导的团队，在大量临床研究的基础上，对传统的吞咽造影检查进行细化，命名为改良钡剂吞咽障碍造影文档（modified barium swallow impairment profile，MBSImP），经过来自康复科、头颈外科、消化内科、放射科和病理科等学科的专家组经过反复讨论达成共识。MBSImP 从影像角度将吞咽运动过程细分为 17 个生理成分（节点）（详见表 6-4），每一成分均制定相应分级标准，并在吞咽造影的评估中对各部分内容分别进行分级评分。想对前述的定性分析而言，这一吞咽障碍评估方法的内容更为全面，涵盖了口咽期吞咽中所涉及的各相解剖结构的运动以及功能；通过进一步对评估者的培训，使其掌握评分、分级标准，可以大大减少评估过程中的主观成分；经过对各成分进行半定量的分析，可获得患者功能总体评分，便于在同一患者多次造影的评估中进行纵向的对比和在患者间进行横向的对比。

表 6-4　MBSImP 中划分的吞咽生理成分

编号	生理成分	英文与缩写
1	唇闭合	lip closure（LC）
2	舌控制	hold position/tongue control（HP）
3	食团准备 / 咀嚼	bolus preparation/mastication（BP）
4	食团运送	bolus transport/lingual motion（BT）
5	口腔残留	oral residue（OR）
6	咽期吞咽启动	initiation of pharyngeal swallow（IPS）
7	软腭抬升	soft palate elevation（SPE）
8	喉上抬	laryngeal elevation（LE）
9	舌骨运动	anterior hyoid movement（HM）
10	会厌翻转	epiglottic movement（EM）
11	喉关闭	laryngeal closure（LC）
12	咽蠕动	pharyngeal stripping wave（PSW）
13	咽收缩	pharyngeal contraction（PC）
14	食管上括约肌开放	PES opening（PESO）
15	舌根收缩	tongue base retraction（TBR）
16	咽部残留	pharyngeal residue（PR）
17	直立位食管清空	esophageal clearance in the upright position（EC）

为了使 MBSImp 能够成为吞咽造影分析的一种标准化方法，以便使多个机构间的造影量化结果具有可比性，Martin-Harris 等对其信度、结构效度、内容效度及外在效度均进行了研究。共选取了 300 名不同病因引起吞咽障碍的患者，对吞咽造影的流程也进行了标准化的设计，将营养状况、吸入性肺炎发生率、一般健康状况及生活质量等指标作为外部参考指标，验证后确证 MBSImp 的信度、效度良好，可供进一步推广使用，具体分析方法参见窦祖林、温

红梅主编《吞咽障碍评估技术》有关章节。

（五）量化分析

为了更全面、更深入地运用吞咽造影所能提供的信息，对吞咽造影检查视频进行量化分析是十分必要的。量化分析是指由经过培训的分析人员利用电脑软件对吞咽造影视频进行逐帧分析，从而获取能够反映吞咽功能的时间学和运动学参数。

1. 量化分析的工具 这一方法最早于 1988 年即见于文献报道中，Dodds 为了研究食团容积对吞咽时舌骨位移所产生的影响，在吞咽造影的过程中使用了 Beta Video Recorder（Sony SLHF 900）以每秒 30 帧的速度进行录制，同时将视频以一个计时器（Thalner Electronics，Ann Arbor）进行时间的标记，分析过程中通过在视频播放过程中进行舌骨位置的锚定，描记出舌骨的运动轨迹。近年来，国外的相关机构采取 Adobe Premiere Pro 1.5 和 Sony DVMC-DA1 Media Converter 这两个软件可将胃肠造影机采录到的视频进行数字化剪辑，然后再进一步通过 IMAGE J 软件进行分析。

定量分析涉及参数多，分析步骤烦琐且视频、图片存储数据量较大，我们也曾采用 Image J 等软件进行分析，但实际工作中需自行编写 Excel 表格进行数据的录入和结果的生成，操作费时、手工录入容易出现错误。针对存在的问题，我们也和相关公司计算机编程人员合作，编写了适宜开展吞咽造影量化分析的系统，以集成视频播放、时间点标记、图片截取、图片分析、数据储存及查询等功能，便于临床资料的存储及易化定量分析，见图 6-15。

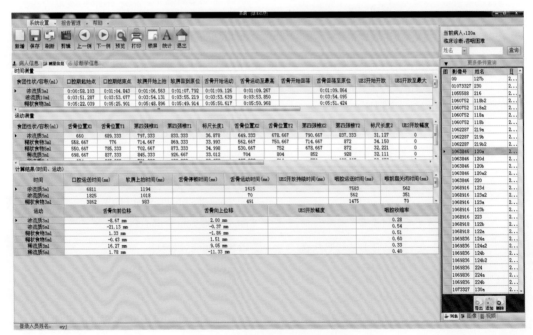

图 6-15 吞咽造影量化分析系统

由图可见，此分析系统可分析吞咽过程中的时间学参数和运动学参数

2. 时间学参数的分析

（1）持续时间：多是对某一解剖结构在一次吞咽中发生动作的持续时间，文献报道中常见的包括：①舌骨运动时间，即从舌骨向前向上运动起始到舌骨回落到静息位的时间；

②喉关闭时间,即指喉前庭从关闭到再次开放的时间;③食管上括约肌(upper esophageal sphincter,UES)开放时间,即食团到达 UES 后从其开始开放到完全关闭的时间。

（2）间隔时间:是指两个解剖结构发生动作之间间隔的时间,多用于反映吞咽的时序性,目前最常用参数包括:①吞咽启动时间,反映了口腔期到咽期的过渡,即咽期吞咽启动的时间,以食团头部到达舌下颌支交点处到咽期启动(以舌骨运动起始为标志)的间隔时间作为量度;②咽运送时间,反映食团通过咽部到达食管所需时间,以食团头部越过舌下颌支交点处到达到食团尾部通过 UES 的时间为量度;③喉关闭至 UES 开放间隔时间,根据这一名称可以直观地了解其测量方法,这一参数可用于反映呼吸与吞咽之间的协调性。

3. 运动学参数的分析　运动学参数需要逐帧进行动态分析相应解剖结构在一次吞咽中发生运动的幅度等变化。运动学参数常用的有舌骨位移、UES 开放程度、喉上移幅度及咽部收缩率等。

（1）舌骨位移:舌骨位移的测量且随着量化分析技术的进展方法各异。最初仅进行舌骨矢量位移的测量,有研究人员截取了舌骨静息位、舌骨位移最大两个时点的两帧图像,后运用软件将两幅图的脊柱按照对应关系进行重叠,直接测量了两张图中舌骨前角之间的距离,舌骨位移可被分解为向前和向上两个方向的成分。目前广泛运用的方法为截取舌骨静息位和舌骨位移最大两个时点的两帧图像,利用 Image J 软件,在两张图中分别以 C_4 前下角和 C_2 前下角连线为纵轴,通过旋转使之中立,以使椎体连线垂直。后再分别测量两张图像中舌骨前上角的坐标(x1,y1)、(x2,y2)以及 C_4 前下角的坐标(C_4x1,C_4y1)、(C_4x2,C_4y2)通过公式计算出舌骨位移如下:

$$向前位移 = (x2-x1) - (C_4x2-C_4x1) \qquad 公式（1）$$
$$向上位移 = (y2-y1) - (C_4y2-C_4y1) \qquad 公式（2）$$

以 C_3 前上角和前下角之间距离作为长度参照(15mm)将像素数换算为实际长度(mm)。有相关口腔科专家则将上犬齿和臼齿连线作为水平轴,以垂直其方向定义为垂直轴来定义舌骨向前、向上两个方向的位移。值得注意的是,由于 C_3 在不同身高的人群中长度不一,容易引起测量误差,许多研究者选择使用已知长度的不透射线的参照物,如硬币、轴承等。随着技术的进步,最新的图像识别技术可在人工选定舌骨位置后运用软件逐帧追踪舌骨,描绘其运动轨迹完成运动学指标的计算,经验证这一方法和人工分析出舌骨的位移较为一致,未来或可得到进一步发展。

（2）舌喉复合体位移:会厌翻转、喉上抬及喉前庭的关闭以及声门的闭合是吞咽过程中气道保护、防止误吸的主要生理机制。有研究将喉部这些器官作为舌喉复合体的一部分对其在吞咽中的位移进行了研究,以作为生物力学分析的一项指标。Sia 等将喉内声门上气柱的前上角作为喉部的标志点,用 C_2~C_4 前下角的连线进行作为纵轴对图像进行旋转,并以 C_4 前下角作为坐标轴原点从而测量了喉部标志点在垂直方向和水平方向的位移。

（3）咽腔收缩率(pharyngeal construction rate,PCR):中山大学附属第三医院吞咽障碍研究团队通过对脑干卒中后吞咽障碍患者进行吞咽造影检查与咽腔测压的同步分析,以对 PCR 和咽部收缩压峰值的相关性进行研究,发现咽部收缩压峰值的升高与 PCR 降低显著相关。因而咽腔收缩率也是吞咽生物力学中的一项重要参数。计算公式为:

$$PCR=PA_{max}/PA_{hold} \qquad 公式（3）$$

其中 PA_{max} 是指造影图像中一口量时吞咽咽腔收缩时侧面最小面积,PA_{hold} 则是指患者口含 1ml 食团静息状态下咽腔侧面的最大面积。

（4）UES 的开放程度：针对 UES 的功能评估方法通常为测量 UES 的开放程度。方法为患者侧位的图像中截取咽食管括约肌（颈椎 C_4~C_6 水平的咽食管过渡区域）在一次吞咽中被食团扩张到最大时最窄部分的宽度，注意测量线应与脊椎边缘垂直。也有研究者在患者正位的图像中进行了测量。

以上时间学及运动学参数均可在吞咽造影采集与分析系统中进行分析，具体操作方法见下。

4. 吞咽造影定量分析方法　随着吞咽造影定量分析的开展逐渐广泛，对于定量分析流程的数字化以及患者数据管理的需求愈发迫切，吞咽造影数字化采集与分析系统主要针对这些需求而开发。其中通过与胃肠机的连接，吞咽造影数字化采集系统可实时采集造影视频流，并可将该视频以 avi 格式导出。该视频导入分析系统后，又可自动识别录制过程中录入的患者基本信息，在系统内对患者的个人信息及视频资料进行建档及进一步分析。具体分析步骤简述如下。

（1）建档：吞咽造影检查时需在视频采集系统中录入患者基本信息，如姓名、放射号及诊断等。分析时，在吞咽造影分析系统中导入患者吞咽造影视频即可自动识别出患者的检查日期及以上信息，此外，分析者还可在这一部分中简单录入吞咽造影的定性分析结果，此过程称之为建档。

（2）视频分析：在视频分析界面进行视频播放，选择要分析的一口吞咽，进行逐帧播放，选择相关目标帧，将该时间点进行发送，并对关键帧进行截图以便进一步分析。目前系统内包括的时间点见图 6-16，通过以上时间点生成的时间学参数有口腔运送时间、软腭上抬时间、舌骨位移时间、UES 开放时间。

（3）图片分析：在图片分析中可调出截屏的关键帧，在图片分析界面进行点、线、面的描记，可将点坐标、线长度及不规则区域的面积发送至分析框。其中关键帧有舌骨静息位置帧、舌骨位移最大位置帧、UES 开放至最大限度帧、咽腔收缩至最小面积帧、咽腔静息状态帧，通过对这些帧的分析可以得到舌骨向上、向前位移，UES 开放幅度及咽腔收缩率等运动学参数，见图 6-16。

5. 量化分析的临床价值　定量分析方法应用十分广泛：①描述吞咽生理，提供参考数值：Molfenter CM 等对 20 名健康志愿者吞咽造影检查下进行 5ml、10ml、20ml 食团的吞咽，发现了食团容积对于 UES 开放时间、喉关闭时间、喉关闭到 UES 开放间隔时间、咽部运送时间均有显著影响，对于舌骨运动时间和吞咽启动时间无显著影响。李宁等对 40 名不同年龄段健康志愿者的吞咽造影中舌骨最大移动距离，钡剂通过咽腔的时间，咽腔缩窄率和食管入口的最大开放程度等指标进行分析，为成年人反映咽部吞咽功能的相关参数提供了参考值。②探讨吞咽障碍的病理生理特征：Bian RX 等对 9 例延髓梗死患者的吞咽造影结合头颅 MRI 的影像学结果进行分析，分别分析了患者的口腔运送时间、咽腔运送时间、咽期启动延迟时间、喉上抬距离及渗漏误吸量表评分，发现梗死层面、部位可用于预测吞咽障碍的程度及误吸的情况。③分析食团、年龄、性别等因素对于吞咽的影响：Kim Y 等对 40 名健康受试者进行吞咽造影检查，评估了喉上抬启动延迟时间、咽期启动延迟时间等指标，发现不同年龄组中，老龄组较青年组各参数均有延长，提示了生理性的吞咽功能退化的存在。④用于评估临床治疗疗效，本研究团队在应用吞咽造影作为评估手段，探讨球囊扩张术对于吞咽功能的改

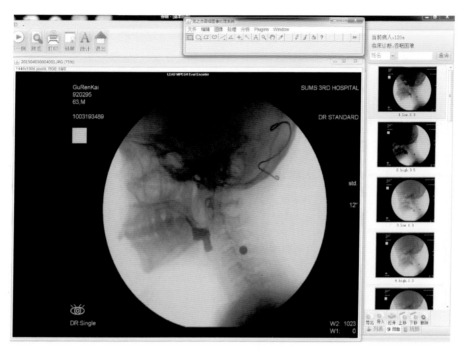

图 6-16 造影截图分析

善作用,结果球囊扩张组中的 12 例患者拔除了鼻饲管,吞咽不同性状食物时舌骨位移距离,UES 最大开放幅度在治疗前后有明显改善,这一结果表明该治疗方法疗效确切。

五、吞咽造影检查与临床表现的对应关系

近年来随着多学科对吞咽障碍这一症状的重视,有越来越多的医疗机构开展了吞咽造影检查,吞咽造影作为仪器检查与临床评估是相辅相成的,通过造影结果也可以对临床评估中发现的问题进一步明确,当然在不具备开展吞咽造影检查的机构,下表中所列举的吞咽障碍患者的主诉、临床评估、VFSS 检查所见与生理改变之间的关系,可协助确定吞咽障碍的部位、性质及原因,见表 6-5。

表 6-5 吞咽障碍各期的患者主诉、临床评估、VFSS 检查症状与生理改变对应关系

吞咽分期	主诉	临床评估	VFSS 检查症状(侧位像)	生理改变(神经肌肉运动及解剖结构异常)
口腔准备及口腔推送期	无法将食物含在口中(拒绝进食需要咀嚼的食物)	食物残留在舌面中部或颊沟、唇沟	食物残留在舌面中部或颊沟、唇沟	无法用舌将食物分到两侧、脸颊张力下降、唇张力不足
	上下牙不能咬合	下颌下垂	上下颌不能咬合(在正位像观察)	上下牙不能咬合
	食物在口中分散、食物黏附在口中	食物分散于口腔中	无法形成食团、食物在口腔分散	舌协调能力不足、无法控制食团(在咀嚼后)、口腔感觉退化

吞咽分期	主诉	临床评估	VFSS 检查症状（侧位像）	生理改变（神经肌肉运动及解剖结构异常）
口腔准备及口腔推送期	咳嗽、吞咽前呛咳、食物黏附在口中	在吞咽前咳嗽、梗呛	食物从舌根掉落到会厌谷或气管（在吞咽前发生误吸现象）	舌协调能力不足、无法含住食团（对原液体和流质食物而言）
	食物附着在口中、进食缓慢、以固体食物最糟糕	口腔过渡期延长	口腔过渡期延长、舌上抬前移不足、食物残留在硬腭	舌上抬幅度不够、舌前移幅度变小
	进食缓慢	口腔过渡期延长	无效重复舌的后缩动作	无有效的吞咽动作、舌后移动作不协调、无效重复舌的后缩动作
			舌凹陷处有食物残留	舌面有瘢痕
咽期	食物在舌根堆积	舌骨与甲状软骨上抬延迟	咽吞咽之前，食物延迟进入会厌谷	启动咽期吞咽延迟
	阻塞感，食物未往下推进	舌骨与甲状软骨未上抬、口腔过渡期延长	食物缓慢进入会厌谷溢流入梨状隐窝或呼吸道	未启动咽期吞咽
	将食物咳出	咳嗽、梗呛	在吞咽前产生误吸现象	启动咽期吞咽延迟
	咳嗽或梗呛	在咽吞咽之前吐出食物	吐出食物	
		在吞咽之后咳嗽、梗呛	在吞咽后，会厌谷有食物残留	咽收缩幅度减少、舌根后缩幅度不足
		在吞咽之后，将食物吐出	在吞咽后，会厌谷有食物残留	喉上抬幅度不足
	吞咽后，咽异物感在喉的上部	在吞咽之后，用听诊器听，呼吸有水泡音	食物残留在一侧或两侧会厌谷或梨状隐窝、在吞咽后发生误吸现象	单侧或双侧咽麻痹、舌根运动幅度不足
	咳嗽或梗呛、咽异物感在喉的下部、食物反流	吞咽之后咳嗽、梗呛、嗓音有水泡音、分泌物过多	在吞咽后梨状隐窝溢流造成误吸现象、梨状隐窝有食物残留、突出的咽食管分流、会厌谷产生食物溢流	环咽肌功能障碍、喉上抬不足
	咳嗽、梗呛	吞咽之后咳嗽、梗呛、喉部（甲状软骨）上抬不足	在吞咽后发生误吸现象、甲状软骨上抬不足、会厌谷与梨状隐窝有食物残留	单侧或双侧咽麻痹、舌根运动幅度不足、喉上抬幅度不足
		在吞咽过程中咳嗽、梗呛	在吞咽过程中发生误吸现象、呼吸道闭合不足（正位像）	喉上抬幅度不足
	嗓音嘶哑	嗓音嘶哑	正常吞咽或声带闭合不足	声带闭合不足

续表

吞咽分期	主诉	临床评估	VFSS检查症状（侧位像）	生理改变（神经肌肉运动及解剖结构异常）
食管期	阻塞感在喉部下方颈部底部（有明确的定位点）	吞咽后,食物残留在颈段食管	食管蠕动不足或有其他食管异常
	食物反流,吞咽后发生咳嗽、梗呛	食物残留在咽与食管的侧囊、反流	食管憩室
		吞咽后因食管溢流造成误吸现象	食管部分或完全阻塞、反流

六、吞咽造影检查报告的撰写

中山大学附属第三医院在长期临床实践中,结合国外有关资料,设计了一份详尽的吞咽造影检查记录表,该表比较系统地记录了不同造影剂在吞咽的不同阶段正常和异常表现,详见附录二:中山大学附属第三医院康复医学科仪器检查评估表。

七、射线暴露与安全防护

吞咽造影检查中涉及放射线,且患者常常需要多次检查评估,因而患者及操作人员的射线暴露及安全防护的问题应得到重视。

国内目前尚未有数据揭示吞咽造影检查所涉及的放射线剂量。但国外的研究认为,在吞咽造影检查中的放射线剂量低,约为 2~5mSv,通常要求连续五年时间平均每年接受的放射剂量不超过 20mSv/y 为相对安全剂量。人体对放射线相对敏感的结构包括有皮肤、晶状体、睾丸、乳腺、甲状腺,在吞咽造影中,除甲状腺外的其余部位均应尽可能进行保护。

根据美国放射保护协会和国际原子能组织所主导的线性非阈值理论和放射线的积聚,没有所谓的安全剂量。因此所有的检查都应当遵循 ALARA(as low as reasonable achievable)原则(www.imagegently.org),即在能达到诊断目的的前提下尽可能地避免辐射。因而治疗师在检查过程中的决策非常重要,要达到更高的诊断效率,尽可能基于完善地临床评估上,在 VFSS 检查前即大致制定好检查方案。

(窦祖林 戴萌)

第二节 软管喉内镜吞咽检查

随着内镜技术的广泛应用,应用软管喉内镜(flexible endoscopic examination of swallowing)做吞咽功能检查已成为常规的方法。该方法不仅能够直接观察鼻、鼻咽、口咽、下咽和喉部的病变,而且可以在基本自然的状态下观察声道、咽喉部吞咽道的变化,以及与吞咽、发音、呼吸的关系。由于这个概念提出的时间是 20 世纪 80 年代,当时软式喉内镜只有纤维喉镜,所以国内一直沿用"纤维喉镜吞咽检查"至今。但随着技术的进步,1993 年电子喉镜的出现,采用"软管喉内镜检查"更为合适。对于软管喉内镜的概念和设备做如下介绍:

目前软管喉内镜分两种,一种是纤维喉镜(fibrolaryngoscope),利用透光玻璃纤维的可曲性、纤维光束亮度强和可向任何方向导光的特点,制成镜体细而软的喉镜。其外径 3.2~6mm,长度 300mm 以上,远端可向上弯曲 90°~130°,向下弯曲 60°~90°,视角为 50°。光源用卤素灯冷光源。分镜管无工作通道的检查镜和镜管有工作通道的工作镜,后者可以接负压吸引并可以进行活检钳插入局部活检,也可以输送气体。纤维喉镜和摄像系统、彩色监视器、录像系统等相连,可以进行电视观察,并采集静态图像、记录动态图像。纤维喉镜的主要缺点是:物镜镜面较小,镜管较长,产生鱼眼效应,图像分辨率较低,出现蜂房影像,容易失真变形,颜色保真程度低。(图 6-17)

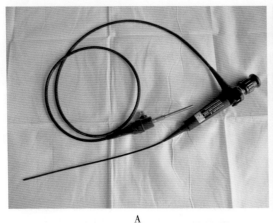
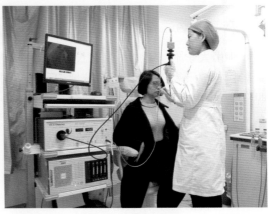

A　　　　　　　　　　　　B

图 6-17　纤维喉镜及其检查
A. 纤维喉镜;B. 喉镜检查

另外一种软管喉内镜是电子喉镜(electrolaryngoscope),是利用喉电子内镜影像系统(包括内镜部分、摄像系统、光源、彩色监视器、录像及打印设备)及数字影像处理系统观察咽喉情况。其内镜影像系统在内镜尖端配以 CCD 片,作为超小型摄像机,获得的影像转换为电子信号后传输,同时可连接数字影像处理系统(接受影像系统的电子信号,实时处理,进行结构或颜色增强),以实时处理动态影像进行重建放大,可以避免蜂房影像。也分检查镜和有工作通道的工作镜,尖端外径从 3.5mm 到 5.5mm 不等。1993 年鼻咽喉电子内镜影像系统投入市场。由于较传统的纤维喉镜具有更高的分辨率,电子喉镜有替代纤维喉镜系统的趋势。(图 6-18)

软管喉内镜吞咽检查是针对吞咽障碍患者的直接进食观察,为了安全起见,应在检查设备上连接一个电动吸引器及时清除痰液、残留食物以及防止窒息。目前临床应用软管喉内镜吞咽检查方法主要包括经鼻软管喉内镜检查、软管喉内镜吞咽评估、软管喉下吞咽感觉功能评估等三种。共同的价值在于直视下观察鼻、上咽喉、会厌、杓状软骨、声带等功能状况;了解进食时食物积聚的位置及状况;及时清除分泌物,防止误吸的发生。本节将重点介绍如何利用软管喉内镜评价吞咽功能。

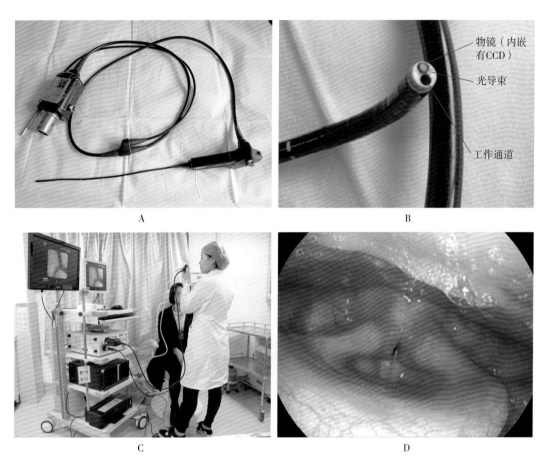

图 6-18　电子喉镜及其检查
A. 镜体；B. 电子喉镜头部；C. 操作检查；D. 电子喉镜下咽喉图像

一、软管喉镜吞咽功能评估

软管喉内镜吞咽功能评估（flexible endoscopic evaluation of swallowing，FEES），最早是 1988 年由美国 Langmore SE、Schatz K、Olson N 三位学者提出，起初英文缩写为 FEESS（fiberoptic endoscopic study of swallowing safety），不过后来逐渐被称为 FEES。也有学者将其称之为 VEED（videoendoscopic evaluation of dysphagia），比如，作为美国耳鼻科权威的 Bastian，从 1984 年就开始，引用了基于内镜检查录像而进行吞咽功能评价，结合对患者的指导，于 1991 年以 VEED 为名作了报道，同吞咽造影检查一样，尽管名称较多，实质都一样。该项技术是利用软管鼻咽喉镜进入患者口咽部和下咽部，观察会厌、会厌谷、舌根、咽壁、喉、梨状隐窝等结构以及这些结构在呼吸、发音、咳嗽、屏气和吞咽食物时的运动，该方法通过咽期吞咽前后咽喉部运动功能及食物滞留情况，来评估吞咽过程中的食团运送。

（一）设备

电子喉镜系统或纤维喉镜及电视成像系统，见上述。

（二）操作步骤

纤维喉镜吞咽功能检查临床最常用的是软管喉内镜吞咽功能评估（FEES），所以下面重点介绍 FEES 的操作步骤。

1. 准备工作

（1）人员：FEES 检查人员必须经过吞咽功能相关的解剖生理等专业知识培训。并且需要经过 FEES 检查操作和结果判定等方面的训练才能进行。除了操作者外，至少还需要一名助手和一名护理人员。

（2）物品准备：FEES 检查需要准备亚甲蓝/可食绿色素、呋麻滴鼻液、利多卡因胶浆、矿泉水或温开水、老酸奶、面包、纸杯、定量调羹、压舌板、棉花签、手套、注射器、指夹式血氧饱和度监测仪或监护仪等物品。

（3）患者准备：FEES 检查的第一步应向患者充分解释其检查过程。虽然经鼻内镜检查是安全无痛的，但还是给一些患者带来不适感。解释对第一次接受此项检查的患者尤其重要，以便取得合作。此外，应与患者或其家属签署知情同意书。

一般情况下，患者能坐起来应尽量取坐位，保持头直立，脸向正前方，四肢放松的体位。对于不能转移或卧床不起的患者，在半卧位下也可进行。检查前，尽量清洁鼻腔，必要时向鼻内喷入血管收缩剂（呋麻滴鼻液）。临床上，常用利多卡因凝胶涂抹纤维鼻咽喉镜前端 1/3 表面或用 1/1000 的丁卡因对插入内镜的那一侧鼻腔给予局部麻醉。但是，最新研究提出，尽量不使用任何药物，因为使用血管收缩剂和局部麻醉药物与不使用药物比较，在操作成功率及鼻腔出血发生率方面无任何差别。如果使用上述药物，要防止药物潜在副作用，建议在直接的药物监控下使用。但在任何情况下，患者的安全应是首先考虑的问题。

2. 操作程序　专业操作者将软管内镜连接好吸引器、冷光源和视频录制设备后，打开光源和录制设备。然后，操作者带好手套，用一块小方纱布，让助手倒少许表面麻醉剂于纱布上，均匀地涂抹于镜头前 1/3 表面，一手持镜子的近端体部，并用大拇指操作可以控制镜头方向的操纵杆，另一手持镜管远端，由一侧鼻孔进入，轻轻地将其置于下鼻甲和中鼻甲之间的通道（中鼻道），远离鼻中隔，尽量从鼻腔缝隙当中穿过，不要碰触到鼻腔黏膜。当碰到中鼻道较小，镜头不容易通过，或者紧张和过于敏感时，这些患者会出现频繁打喷嚏影响操作，可以适当使用呋麻液和 1% 丁卡因喷鼻以降低操作难度。镜头行进过程中，遇到视野变小或模糊，不能强行插入，需要及时后退，调整方向和角度再深入。进入鼻后孔时，可以看到两个类似半球形隆起部分的圆枕，又称为咽鼓管隆突，即到达鼻咽部。操作的关键点是镜头从鼻咽部深入到口咽部，这时镜子要经过一处斜坡样结构，操作者要用操作手大拇指小心调节控制镜头方向的操纵杆，使镜子前端接近斜坡面后能及时向下弯曲，左手顺着向下的方向把镜头慢慢往前递送至口咽部，当可以清晰地看见会厌时就可以松开操纵杆。如果痰液潴留较多出现影响镜头视野的情况，可以利用负压吸引器及时吸出。进入口咽部后，一般情况下把镜头置于会厌上方，调整好视野，就可以让助手根据指令帮助进行喂食检查。

3. 观察内容　根据评价目的的不同，其观察的重点也是不同的。FEES 检查评估内容包括以下五个方面：

（1）检查咽的解剖结构（包括喉的结构）：镜头到达鼻咽部时，通过发声和咽下唾液，并根据软腭和咽后壁的收缩来对鼻腔闭锁功能进行评价。嘱患者发哼声，发元音、辅音及发短句音，检查鼻咽结构功能。嘱患者作干吞咽，评估吞咽过程中的软腭运动功能。如果怀疑患者存在鼻咽反流，可通过观察干吞咽时唾液通过鼻咽的情况来判断。观察鼻咽结构之后，镜头深入口咽和喉咽，置于会厌上，悬雍垂下。这一位置，可以清晰地看见口咽及喉部结构，包括局部黏膜颜色和光泽度，会厌的形状大小、倾斜角度，舌根部及会厌谷的滤泡增生情况,披裂是否有红肿,两咽侧壁及咽后壁是否有溃疡,喉前庭、声带及假声带是否有异常增生,两侧梨状隐窝(窦)是否对称。喉前庭大小形态的不一致,决定了吞咽时发生喉前庭渗透的风险也有大有小。甚至对一些有过气管插管的患者,可以观察到声门后或者声门下部位的肉芽肿。

(2)评估咽喉部结构的运动:咽活动的评估技巧包括嘱患者发假音,做 Valsalva 动作,吞咽各种食物。嘱患者发"啊""衣"音,检查杓状会厌襞、声带内收外展的运动功能。发假音可以促进侧咽壁向内侧运动,评估一侧咽功能是否减退。还可通过嘱患者做 Valsalva 动作,这一动作是展开咽的方法,有助于明确解剖结构的微小移位或提示一侧咽功能减退。

(3)检查分泌物积聚情况:喉镜进入口咽部后,可以观察会厌谷、梨状隐窝(窦)等处有无分泌物的潴留,以此来评估咽部收缩功能和感觉功能,因为如果咽部收缩功能或感觉减退的话,才会有会厌谷和梨状隐窝的分泌物潴留。根据日本学者才藤荣一的分法,可以把咽喉部分泌物的积聚情况分为 4 个等级(Scale 0~3):咽喉部无分泌物积聚或有轻度的积聚状态的时候称为 0 级;咽喉部积聚有较多的分泌物,但喉前庭内无积聚分泌物的状态称为 1 级;喉前庭处存在分泌物积聚但能够咳出的状态称为 2 级;喉前庭处存在分泌物但无法咳出定义为 3 级。现举一例说明之。例如,脑干梗死真性延髓麻痹所致吞咽障碍患者使用喉镜检查,通常可见会厌形态正常能自主活动,但一侧杓状软骨、声带可能瘫痪,两侧梨状隐窝入口处可见不等量透明状黏性痰液聚积,根据才藤荣一分级定为 3 级,正常吞咽不同性状食物与吞咽异常电子喉镜下观察所见如图 6-19、图 6-20 所示。

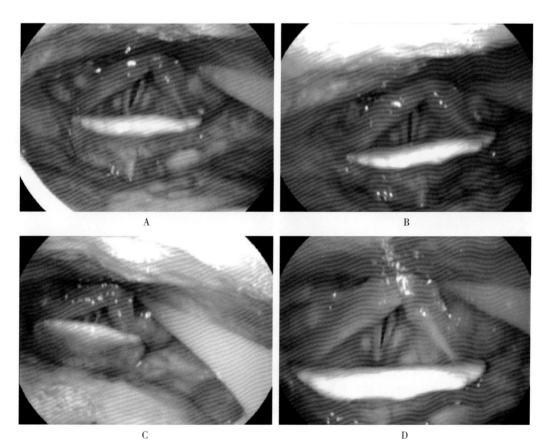

A

B

C

D

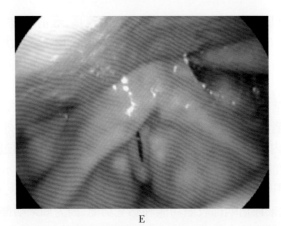

E

图 6-19　正常吞咽不同性状食物电子喉镜检查所见（录像截图）

A. 1 号食物；B. 2 号食物；C. 3 号食物；D. 3 号食物反复吞咽；E. 3 号食物左转头吞咽

ER-6-14　正常人电子喉镜下观察所见

ER-6-15　电子喉镜下所见双侧声带麻痹

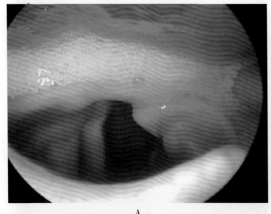

A

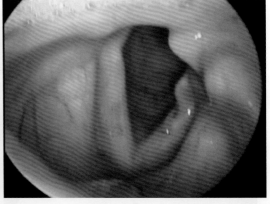

B

图 6-20　脑干梗死真性延髓麻痹所致吞咽障碍患者电子喉镜检查所见（录像截图）

A. 唾液积聚；B. 左侧声带麻痹

（4）通过进食流质和固体食物直接评估吞咽功能：在患者咀嚼食物时，通过观察舌根部的运动情况来评估舌根对食物的推挤作用和舌向后推动食团的对称性和时间。在进食时特别是流质食物，如果食物提前掉入咽部（食物溢漏），提示舌根部运动受限不能抬高与软腭接触。根据观察食团头部到达何位置时启动吞咽反射，可以评估喉上抬能力。通过计算口腔期的持续时间，以及观察食团进入咽部的大小和黏度，可以评估咀嚼的效率和形成食团的能力。

让患者吞咽经亚甲蓝染色的液体(图6-21A)、浓汤(图6-21B)及固体等不同黏稠度的食物,观察吞咽启动的速度、吞咽后咽腔(尤其在会厌谷和梨状隐窝)残留,以及是否出现会厌下气道染色,由此评估对食团的清除能力及估计误吸的程度。

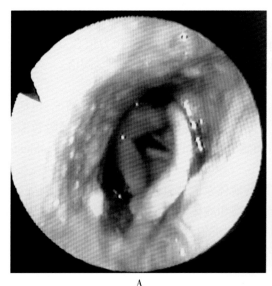
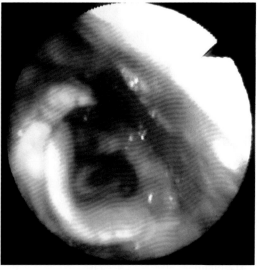

图 6-21　喉内镜检查显示食物积聚或残留(录像截图)
A. 蓝色染料液体;B. 浓汤

ER-6-16　电子喉镜下进食流质食物吞咽时观察所见　　ER-6-17　电子喉镜下蓝染液体吞咽时观察所见

(5)评估代偿吞咽方法的疗效:在内镜下嘱患者空吞咽与交互吞咽,对进食吞咽后残留较明显者,嘱反复作几次空吞咽或予饮少量的水(1~2ml),观察食块是否能全部咽下。对咽部两侧的梨状隐窝残留食物较多的患者,让其分别左、右转,做转头吞咽,观察去除残留食物情况。如果一侧咽腔麻痹,头侧转向麻痹侧吞咽,观察食物通过情况。遇到会厌谷残留食物,嘱患者做点头样空吞咽动作,通过残留食物去除的情况来评价疗效。

(6)反流情况观察:对可能存在反流的患者,可将内镜固定在检查部位更长时间以观察数次吞咽后的反流情况,此种现象常常提示食管上括约肌功能不全,或者存在 Zenker 憩室或严重食管缺乏动力。内镜固定于一个部位时,可用于检查代偿方法,如观察转头吞咽动作等代偿方法是否有效。

二、软管喉内镜下咽喉感觉功能测定

近年来,国外学者报道,运用带有工作通道的软管喉内镜,通过工作通道发放气体脉冲以评估咽黏膜感觉的新技术——软管喉内镜下咽喉感觉功能测定（flexible endoscopic evaluation of swallowing with sensory testing，FEESST），用于量化吞咽功能障碍患者的感觉运动是否缺损。

（一）设备与方法

软管喉内镜系统和脉冲气体发生器（比如可调式压力气枪）。在内镜监视下，将内镜的远端放在距杓部、杓状会厌襞或声带表面5mm处，通过工作通道发放压力值在0~10mmHg之间的脉冲气体，以引出声襞内收，在观察咽喉运动功能的同时，了解其感觉阈值。

（二）观察内容

1. 借助内镜的物理检查　检查腭的功能、舌根部和咽壁的运动；检查喉部情况，包括炎症或疾病过程的存在/消失，声带的活动度和声门的关闭，随意屏气确定吞咽时呼吸暂停维持能力，喉的活动度；对咽解剖结构进行评估和感觉测试如喉收肌反射（laryngeal adductor reflex，LAR）的存在/消失。

2. 借助内镜的临床吞咽检查　当给予定量的液体及固体食物时，可以评估食团从口腔向食管运送过程中的时序、效率及安全性；受到食物和液体刺激的感觉处理检查，包括在吞咽起始时对食物刺激的反应；异常吞咽时对咽残留食物的反应；对误吸的反应。

3. 判断标准　压力值<4mmHg为正常感觉阈值，压力值4~6mmHg为感觉中度减退，压力值>6mmHg为感觉严重减退。

（三）应用价值

FEESST是检查吞咽时气道保护性咽反射和食团运输的唯一方法，其对确定患者是否经口进食有重要指导意义。此项检查能精确地反映杓状会厌襞的感觉功能或功能不全，同时反映口咽对食团的感知觉程度和保护气道的必要性。

三、软管喉内镜吞咽功能检查与吞咽造影吞咽功能检查比较

纤维喉镜吞咽功能检查（FEES）与吞咽造影吞咽功能检查（VFSS）都可用作吞咽功能检查，它们有许多相同与不同之处。现把这两种吞咽功能检查总结如下：

（一）相同处

1. 两种检查方法的目的相似　虽然两者各有优缺点，但两者的目的都在于客观评估吞咽中口、鼻、咽、喉及食管的解剖结构及生理功能。

2. 选取材料相似　两项检查都运用了流质食物和固体食物，以使在进行每项检查时能更清楚成像。VFSS运用硫酸钡混悬液作为可视对照剂，而FESS检查运用天然或添加色素液体和食物成像。

3. 两种检查方法评估过程相似　临床医生可通过两种检查评估患者连续进食时口、鼻、咽、喉及食管吞咽的解剖结构及生理状况、吞咽功能，以及代偿吞咽法的作用及效果。

（二）不同处

1. 技术和成像视野有明显差异　VFSS是对从唇到胃的吞咽功能进行的一项更为全面的评估。因此，VFSS适用于吞咽起始功能及食管运送功能的评估。FEES检查只注重从鼻咽到喉咽的功能成像，能更好地反映解剖结构及分泌物积聚情况。基于这一点，FESS检查适用于脑神经病变、手术后或外伤及解剖结构异常所造成的吞咽功能障碍，也适用于分泌物误吸等各种吞咽障碍患者。所以评估吞咽解剖结构及大量分泌物积聚时，

优于吞咽造影吞咽功能检查。但 FEES 不能观察吞咽的整个过程,特别是对于口腔期和舌的功能观察有限,仅能通过进入咽部食团的间接信息来判断吞咽的效果,不能直接观察误吸及环咽肌打开的情况。因此,FEES 对吞咽器官之间的协调性不能作出直观评价。此外,当吞咽的量达到最大或食物盖住内镜一端时,内镜将不能成像,而吞咽造影成像不受此种限制。

2. 方便可行、无辐射损害、可重复性、检查持续时间不同 FEES 检查的另一优点是设备携带方便、使用率高,在多种情况下都可相对方便患者使用,因此增加了使用率。此外,FESS 检查无 X 线辐射,因此,反复进行检查不存在 X 线辐射对人体的损害,每一次检查时间都可长于 VFSS 检查所用时间(透视时间 3 分钟左右)。特别是 VFSS 检查要求在严格防辐射场地进行,需要患者前往放射科,因此必须得到放射科人员的配合,不利于康复科单独推广应用,而且有误吸钡剂造成肺功能损伤,甚至呼吸衰竭。在国外研究人员还将 FEES 检查技术作为一种生物反馈工具及教会患者学会进行气道保护的方法反复运用。

3. 感觉评估的应用 近年来,国外学者还把 FEES 检查应用于检查上呼吸道的敏感性,如常有感觉评估功能的软管内镜下咽喉感觉功能测定(FEESST),此检查可通过送气通道发送气体脉冲接触黏膜,要求患者确认触觉刺激,可以评估患者的感觉功能。VFSS 检查却无此功能。

综上所述,两种检查之间呈现高度一致性,又各有所长,在临床上,患者接受吞咽障碍评估时,可根据临床环境的需要,选择其中一种检查方法即可,或将两种检查方法进行互补性使用,见表 6-6。

表 6-6 吞咽造影及内镜吞咽功能检查的临床应用

应用	吞咽造影检查	内镜检查
最初的评估		√
食管吞咽障碍	√	
脑神经功能麻痹 / 不全	√	√
结构偏移		√
分泌物的评估		√
无转移能力的患者		√
反复进行检查		√
拔管进食安全性评估	√	√
拔管后进食策略选择评估		√
生物反馈		√

注:"√"为被应用

(陈婷 陈炳 郑昊)

第三节　其他影像学检查方法

一、超声检查

吞咽造影检查及光纤鼻咽内视镜吞咽检查是最常用来评估吞咽功能的重要客观工具，然而在使用上有许多限制。超声具有无辐射暴露、无侵入性、可以使用真正食物进行评估的优点，让超声成为广泛用来做吞咽障碍筛检以及系列追踪吞咽功能的良好工具。

（一）概述

1. 概念　超声检查（ultrasonography）是使用高频声波技术（>2MHz），通过探头与皮肤接触，获得动态实时的软组织影像。

2. 方法　在吞咽的超声检查中，手持探头置于颏下并旋转90°，舌表面以上的吞咽功能，舌内肌和口的软组织解剖都会经过探头显像。

3. 作用　通过放置在颏下的超声波探头（换能器）可以观察：①口腔期、咽期吞咽时口咽软组织的结构和动力，主要是舌表面肌、舌内部肌肉和口底肌肉，特别是对口底的颏舌肌和下颌舌骨肌显示较清晰，优于磁共振检查；②舌及舌骨的运动功能，甲状软骨的位移，UES的开放与喉的提升；③食团的转运情况，通过动态观察误吸；④研究观察咽腔侧壁的活动，对咽腔的食物残留情况进行定性分析。

B型超声已经初步应用在吞咽的口腔准备期和口腔期监测舌的时间与空间的运动。同步B/M型超声能同步显像咽侧壁的运动，为视觉检查咽侧壁的运动提供了一种简单、非侵入性的方法，并提供一种即时的技术来监测现在用于吞咽治疗技术（手法治疗）时的有效性。

4. 特点　超声检查是一种无射线辐射的无创性检查，因此重复检测也不会产生任何危险。超声检查不要求使用任何特殊的食团或造影剂（普通食物即可），能在床边进行检查，并能为患者提供生物反馈治疗（biofeedback therapy）。与其他检查比较，超声检查对发现舌的异常运动有明显的优越性，特别是对口底肌肉和舌骨位移测量具有较高的可靠性。超声的这种特性使之广泛用于需要多种检查明确诊断的儿童患者。

但是，超声无法穿透骨和软骨，超声检查只能观察到吞咽过程的某一阶段，所以，它仅限用于口腔软组织或部分口咽。由于咽喉中气体的影响对食管上括约肌（UES）的观察不理想，如果怀疑吞咽障碍是由于咽或喉部功能失调引起的，超声检查的诊断和提供治疗参考的意义不大。

随着三维或四维超声成像技术的发展，与其他技术相结合，可提高超声在咽的功能检查的实用性和准确性。

（二）口腔部超声检查

1. 概念　舌头动作在口腔期的吞咽过程扮演重要角色，在口腔准备期及口腔运送期负责食团的处理。超声在吞咽功能的评估中，应用于观察舌头动作最为广泛，利用B模式、M模式、多普勒模式以及3D重组等技术，可以观察舌头及口腔软组织结构、超声回声变化、舌头动作及血流变化，以及口腔期的食团处理。

2. 方法　舌头动作的观察一般使用频率3~7MHz的线性探头或弧形探头，最常使用的方式是将探头置于下颌正中矢状面，垂直于体表皮肤，平行于舌头正中长轴（图6-22A）。在

B 模式下,舌头表面与口腔内空气交界处呈现圆弧状高回音亮线,舌头肌肉(颏舌肌)以及口腔底部肌肉(颏舌骨肌)可以清楚观察到(图 6-22B)。软腭在舌头与食团接触时也可观察到。此方法可以观察完整吞咽过程中舌头的动作,做动态的记录。

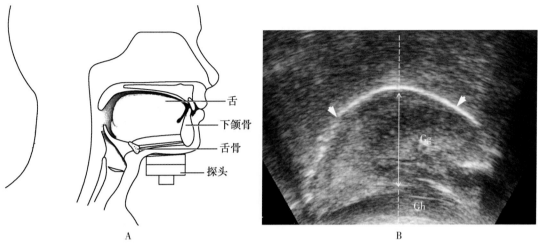

图 6-22　使用超声观察吞咽过程中舌头的动作

A. 探头置于下颌正中矢状面,平行于舌头长轴;B. 在 B 模式下,舌头表面(箭头)呈现圆弧状高回音亮线。
注:Gg:genioglossus muscle,颏舌肌;Gh:geniohyoid muscle,颏舌骨肌;虚线:超声声束中线,在此处测量舌头在吞咽过程中的厚度(双箭号)变化

代表性的测量方法是在下颌正中矢状面进行超声观察,超声声束中线为测量点,测量舌头在吞咽过程中在此中线上的厚度变化。

2. 其他研究　Shaker 等人首先使用 B 模式超声观察吞咽 5ml 清水时舌头的动作变化,发现舌神经受损的患者与正常人比较,舌头厚度在吞咽过程中变化较不明显。为便于使用超声观察舌头动作,有学者使用小钢珠固定在舌头前端的表面位置,以描述舌头前-后及上-下方向的动作。亦有学者开发描述性的记分系统用以记录超声观察下的口腔期吞咽情形,包含舌头肌肉状况、食团控制、吞咽的引发,以及舌头及舌骨的协调动作,并指出超声可侦测出吞咽障碍之舌头动作不良。

有学者采用 M 模式超声来评估舌头在超声声束特定垂直线的上下动作,以进行自动化分析,使用此技术要得到可靠的超声影像必须有良好的头部及探头固定系统。也有学者利用测量吞咽过程中舌头肌肉收缩时的血流变化来评估吞咽功能,使用 3D 重组的影像来定量分析吞咽过程中舌头及其他软组织的体积变化,或定量分析吞咽过程中颏舌骨肌收缩膨起的程度,然而这些技术目前未广泛应用于临床。

(三)喉部超声检查

1. 概念　喉部上抬是呼吸道保护以及引发环咽肌放松的重要因素。过去的研究主要使用超声观察咽侧壁动作、甲状软骨和舌骨接近程度以及舌骨上抬动作。会厌谷及梨状隐窝则较难使用超声进行评估。

2. 方法

(1)评估舌骨位移:咽喉期的评估较常使用 3~10MHz 的弧形探头。最具代表性的方式是将大的弧形探头放置在下颌正中矢状面,探头一端覆盖舌骨(图 6-23A),此方法的优点可

以同时观察舌头和舌骨在吞咽过程中的动作。舌骨和下颌骨在超声下呈现高回声,后有音影,中间是口腔底部的肌肉(图6-23B)。使用下颌骨当作坐标原点,将静止时和吞咽过程中舌骨的坐标点相减可得舌骨位移量(图6-23C、D)。此测量方法可以大幅减少手持探头在吞咽过程中移动造成的测量误差。研究亦指出严重吞咽障碍的诊断阈值,舌头厚度变化少于1cm、舌骨位移量少于1.5cm即为严重吞咽障碍,需管饲饮食。Chen等人使用超声测量舌骨位移量及移动速度并与吞咽造影测量结果作比较,证实超声测量具有准确性及再测信度。

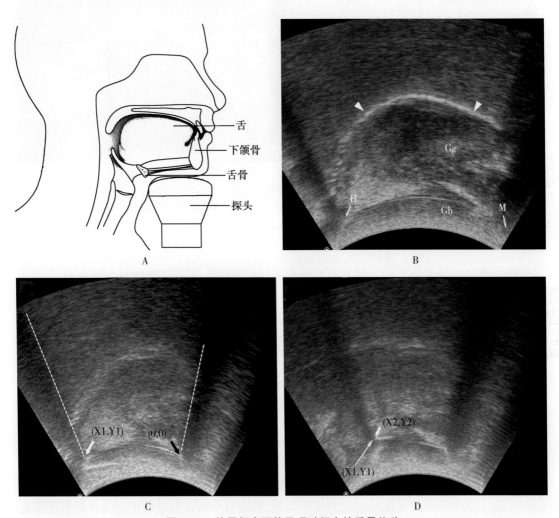

图 6-23　使用超声评估吞咽过程中的舌骨位移

A. 弧形探头放置在下颌正中矢状面,平行于舌头长轴,探头一端覆盖舌骨;B. 在 B 模式下,舌骨(H)和下颌骨(M)呈现高回声,后有音影;C、D 使用下颌骨作为坐标原点(0,0),由静止(X1,Y1)时和吞咽过程中(X2,Y2)舌骨的坐标点相减可得舌骨位移量。注:箭头:舌头表面;Gg:genioglossus muscle,颏舌肌;Gh:geniohyoid muscle,颏舌骨肌

　　(2) 评估甲状软骨与舌骨接近程度:探头置于喉部前方正中线长轴(图 6-24A),可见探头上端覆盖舌骨,下端覆盖甲状软骨(图 6-24B),甲状软骨与舌骨在超声下呈现高回声,后有音影(图 6-24C),吞咽过程中记录超声影像,可计算舌骨及喉部的接近程度。Huang 等人发

现有吞咽障碍的脑卒中患者与无吞咽障碍患者及正常人比较,舌骨及喉部的接近程度明显下降。此研究并发现测量结果与吞咽造影检查测量结果相仿。

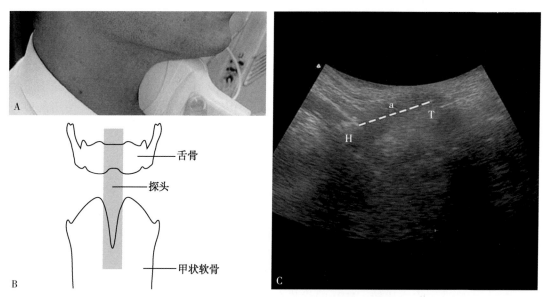

图 6-24　使用超声评估甲状软骨与舌骨接近程度
A. 探头置于喉部前方正中线长轴;B. 探头上端覆盖舌骨,下端覆盖甲状软骨;C. 在 B 模式下,甲状软骨(T)
与舌骨(H)呈现高回声,后有音影。注:虚线:甲状软骨与舌骨间距离

使用超声直接测量吞咽过程中喉部上抬相对困难,首先,要测量绝对位移量必须要找到稳定的参考点,但吞咽过程中喉部周围的结构大多一起活动。因此测量舌骨的位移量、以静止的下颌骨作为参考点可能是较佳的替代方案。此外,突出的甲状软骨经常造成测量的困难,在探头前方加上水袋可以提高测量的影像品质。未来仍需大规模研究验证超声评估吞咽障碍的准确性以及是否与吸入性肺炎相关。

3. 其他研究　Shaker 等人在使用超声观察舌头动作时,发现可观察到舌骨上抬,但过去数十年使用超声评估咽喉期的进展十分有限。有学者使用 M 模式及 B 模式来观察吞咽过程中咽侧壁动作,并指出超声可以应用于评估不同吞咽手法的效果,或是作为生物回馈的训练工具。有的研究使用特殊固定装置固定患者头部及探头,可以观察整个吞咽过程中舌骨的动作,并计算舌骨动作最大位移、速度和时间。也有学者使用手持方式,将弧形探头放置于舌骨前方,描绘出吞咽过程中舌骨移动的轨迹;过去大多使用舌骨静止时的位置作为坐标原点来计算舌骨位移量。

（四）超声在吞咽功能评估之角色

超声用于吞咽功能评估的最大优点是可以使用真正的食物进行评估,因此,更能反映符合生理的真正的吞咽功能。使用超声也能够观察到口腔期的其他问题,例如食团控制、吞咽前泄漏及舌头推送异常等。超声并非得以取代吞咽造影检查,而是与吞咽造影检查互补,吞咽造影检查能够评估完整的吞咽结构及生理,而超声能够用于吞咽障碍筛查以及系列追踪吞咽功能。

（王亭贵　萧名彦）

二、磁共振与吞咽脑功能成像

（一）磁共振检查

1. 普通磁共振（magnetic resonance imaging，MRI）特点　MRI 能在矢状位、冠状位和轴位更好地显示软组织（如脑、其他的神经组织、肌肉），但在吞咽功能评定中，它比 CT 需要更长的扫描成像时间，更容易有运动伪影。另外，普通磁共振依赖均匀的磁场，但口咽部含气组织可导致磁场不均匀，造成成像不清。普通磁共振成像还易受活动、头颈区含金属物质的干扰。仰卧位、有限的食团选择等导致患者对成像环境耐力差。所以一般不是使用常规普通的 MRI，因此，需要特殊的 MRI。

2. 特殊应用的 MRI

（1）开放配置的 MRI 扫描仪：可以定位检查咽活动。

（2）快速自旋回波（fast spin echo）MRI 和单激发 MRI：在吞咽时产生咽表面及深层组织的成像，食团吞咽的影像可以通过吞咽对比剂显现，快速自旋回波 MRI 和单激发 MRI 成像技术可以提供咽吞咽的动态分析。口咽、喉部和肌肉系统可以在活动下检测，这些高速动态 MRI 将对整个吞咽过程中咽喉部解剖及功能特点进行评估，因此，这项技术尤其适用于评估口腔的快速运动。

3. 与吞咽造影检查比较　MRI 的优势在于没有 X 线的辐射，然而，MRI 的瞬时空间处理能力不如吞咽造影检查。MRI 检查比较昂贵，患者需处于仰卧位，无法反映真实的吞咽功能，这些因素限制了该项检查的临床应用。

（二）功能磁共振成像

功能磁共振成像（functional magnetic resonance imaging，fMRI）可用于研究吞咽功能的神经基础，如皮质吞咽中枢的部位、自主吞咽与反射性吞咽的中枢机制等。此项检查可反映正常控制下，吞咽的功能性神经定位，损伤后大脑皮层中枢对控制的重建。

（三）动态 MRI 检查

动态 MRI 检查吞咽时，可以为肌肉研究提供更高的时空分辨率，具有更佳的时序和重建。软组织在任一方向切片，均可取代累积的矢状位发射，无电离辐射，可以比较水与其他食物吞咽情况。

（四）正电子发射体层显像

正电子发射体层显像（positron emission tomography，PET）和 fMRI 一样，可检查特殊运动产生的神经活动，目前应用在吞咽研究方面也主要是观察吞咽运动时脑代谢增加的部位及其功能，以试图解释吞咽网络形成的机制。因此也适用于吞咽时神经活动的控制与定位研究。尽管它是无创性的，但还是存在暴露于射线下的风险。Smithard 使用 PET 对正常健康志愿者和脑卒中患者进行脑成像的研究表明，脑卒中后吞咽障碍恢复可能是由于自动恢复或药物作用。在这个报道中，研究者提出脑血管病后大脑皮层功能的恢复并不一定是按照原有的神经定位或路径，这为神经可塑性机制提供了新证据。

三、CT 检查

1. 普通计算机断层扫描成像（computed tomography，CT）具有很好的密度分辨率，可以清晰地观察到双侧会厌、梨状隐窝、口腔、咽腔、喉腔及食管的结构和病变情况，还可以清晰地观察到上述结构周围的情况,对器质性病变具有良好的诊断价值。例如,对一个喉癌的患者,CT检查不仅可以清晰显示肿瘤的部位、大小、形态、边界、范围、密度等病变的基本情况,还可以清晰显示肿瘤有无向周围侵犯及其侵犯的范围,周围有无淋巴结转移,甲状软骨等骨质有无破坏等信息。

普通CT检查不足之处在于它只能显示静态结构,难以进行动态吞咽成像观察。所以,在评估吞咽情况时,比较少用。

2. 螺旋CT　螺旋CT一次可以360°扫描,扫描时间更快,能在水平位下提供咽期吞咽的动态图像,可作为吞咽造影或内镜检查的辅助检查。

3. 超速CT(ultrafast-CT)和电子束体层摄影术(electron beam tomography,EBT)　此类CT其结构同普通CT或螺旋CT不同,不用X线管。其基本原理是用电子枪发射电子束轰击四个环靶所产生的X线进行扫描。轰击一个环靶可得一帧图像,即单层扫描,依次轰击四个环靶,并有两个探测器环接受信号,可得8个图像,即多层扫描。其一个层面的扫描短到50ms,可产生动态横截面成像,有助于观察咽喉某些部位内的内在关系,能更好地理解吞咽时咽腔中的空隙,前后咽壁在清除残留物时的作用。

4. 320排动态立体CT成像(320-ADCT)　320排动态立体CT成像技术的分辨率达到0.5mm,仅需3秒的扫描就可以借助三维重建和动态显示技术,实现对吞咽活动中的各个动作组分的多角度分析。技术应用熟练的团队,不仅可利用该技术来分析吞咽过程中各运动组分的时序性关系,还能针对咽部残留和食管上括约肌不开放进行演示分析。还可以根据治疗前后患者的320排动态立体CT参数变化,来模拟出口腔、咽和食管吞咽的立体影像,从而起到吞咽障碍病因的精准诊断及对治疗效果作出非常直观的评估。

四、放射性核素扫描检查

放射性核素扫描检查(bolus scintigraphy)又称闪烁扫描术,是将放射性药物引入人体,用放射性探测仪器在体表测得放射性在脏器中随时间的变化,通过计算机对此时间-放射性曲线进行分析,获得定量参数用于评估脏器功能和诊断疾病,最常用在肾功能测定和心功能测定。也可以用于吞咽障碍的评估,主要用来检查食管运送功能及是否存在误吸。

患者进食放射性核素 ^{99m}Tc-DTPA 标记的液体、半固体或固体食团,在体外作γ照相机拍摄并记录放射性核素在体内的移动情况,从而能够评估食团在食管内的停留时间和清除情况。尽管该技术在诊断食管运动障碍性疾病方面有很高的敏感性和特异性,但由于检查过程不可避免地出现放射线暴露,该技术目前在临床上应用较少。

另外,这项检查也是静态的,不能反映动态过程。患者吞咽加入放射性核素标记的食物,同时在咽喉部、食管、肺部进行摄像,观察吞咽功能及肺部是否出现误吸的放射性核素;或者在临睡前进食混有放射性核素显像剂的饮料或试验餐,次晨进行胸部显像,如肺内存在放射性,提示存在胃食管反流所致误吸。Kikuchi等将含有放射性核素标记的氯化铟的膏状物睡前涂于老年患者的牙床上,次日进行肺部显像,发现其中71%有肺炎史的老年患者为阳性。

放射性核素扫描诊断误吸的优点是无创、检查过程接近生理状态、患者易于接受和配合,特别适用于隐性误吸的诊断。

综上所述,影像学检查是吞咽功能障碍评估最直观的一种检查方法,根据临床要求不同,可对吞咽功能进行定性、定量或半定量分析,能比较好地帮助临床医生对吞咽障碍的病因进行诊断。所以进行影像学检查时必须与临床密切结合,往往需要放射科医师、临床医师或治疗师共同实施完成,这样才能够做出非常准确的诊断。此外,诊断和治疗吞咽障碍的临床医生必须始终关注吞咽检查时的安全。

(卫小梅　兰月)

重 点 回 顾

1. 影像学检查包括吞咽造影检查、软管喉内镜吞咽检查、超声检查、吞咽脑功能成像等检查方法。这些检查方法可提供吞咽有关的信息,如口咽腔的解剖结构、吞咽生理功能或患者吞咽不同性状食物的异常表现等。其中,吞咽造影检查被认为是诊断吞咽障碍首选的和理想的方法,常被认为是评价吞咽障碍的"金标准",它不仅可以发现吞咽障碍的结构性或功能性异常的病因及其部位、程度和代偿情况,有无误吸等,而且是选择有效治疗措施(如进食姿势和体位)和观察治疗效果的重要依据。

2. 吞咽造影量化分析是指由经过培训的分析人员利用电脑软件对吞咽造影视频进行逐帧分析,从而获取能够反映吞咽功能的时间学和运动学参数,进而评价患者吞咽功能的检查方法。

应用吞咽造影量化分析,可更加精确地描述患者的吞咽生理与病理状况,达到:①描述吞咽生理,提供参考数值;②探讨吞咽障碍的病理生理特征;③分析食团、年龄、性别等因素对于吞咽的影响;④评估临床治疗疗效的目的。

3. 吞咽造影和软管喉内镜吞咽检查的相同之处:①两者均动态呈现了吞咽机制和过程;②均可用于评价改变检查用食物的性状、调整代偿性吞咽方法对吞咽的安全性和有效性的影响;③两种方法都强调根据某个特定的患者群体或吞咽障碍的特征性做相应调整。

两种检查方法各有优缺点。吞咽造影检查可更全面地观察吞咽机制,而软管喉内镜吞咽检查则能更好地俯瞰咽喉部解剖结构,并观察分泌物在咽喉的积聚情况。它们共同存在的不足之处是:虽可明确患者是否存在误吸,但不能反映患者误吸产生的后果。两种方法都可以评估在异常环境中的吞咽行为,但不能模仿功能性进食活动。尽管有这些不足,在吞咽评估中这些检查仍能发挥至关重要的作用。

4. 软管喉内镜吞咽检查可观察下列内容:①咽的解剖结构;②咽喉部结构的运动;③分泌物积聚情况;④通过进食流质和固体食物直接评估吞咽功能;⑤评估代偿吞咽方法的疗效;⑥反流情况。

5. 超声吞咽检查可通过超声探头与皮肤接触,从而获得吞咽过程中动态实时的软组织影像。超声检查不要求使用任何特殊的食团或造影剂(普通食物即可),能在床边进行检查,并能为患者提供生物反馈治疗。与其他检查比较,超声检查对发现舌的异常运动有明显的优越性,特别是对口底肌肉和舌骨位移测量具有较高的可靠性。

参 考 文 献

1. 尚克中,程英升. 关注吞咽障碍的钡剂造影检查. 临床放射学杂志,2004,23:521-523

2. 尚克中.关注食管动力病变的造影检查.中华放射学杂志,2000,34:642-645

3. 齐赛,张捧玉.吞咽造影检查在神经源性吞咽障碍评估中的作用.中国康复医学杂志,2004,19:346-348

4. 尚克中.吞咽障碍的咽动态造影和双对比造影检查.中华放射学杂志,1996,30:354-357

5. Chen SY,Chie WC,Lin YN,et al. Can the aspiration detected by videofluoroscopic swallowing studies predict long-term survival in stroke patients with dysphagia? Disability and Rehabilitation,2004,26:1347-1353

6. Stoeckli SJ,Huisman TA,Seifert B,et al. Interrater reliability of videofluoroscopic swallow evaluation. Dysphagia,2003,18:53-57

7. McCullough GH,Wertz RT,Rosenbek JC,et al. Inter-and Intrajudge Reliability for Videofluoroscopic Swallowing Evaluation Measures. Dysphagia,2001,16:110-118

8. Jeri L,Miller MS,Kenneth L. Lateral Pharyngeal wall motion during swallowing using real time ultrasound. Dysphagia,1997,12:125-132

9. Mateen MA,Kaffes AJ,Sriram PVJ,et al. Modified technique of high-resolution ultrasonography of the normal cervical esophagus. Journal of Gastroenterology and Hepatology,2006,21:1660-1663

10. Shaw DW,Williams RB,Cook IJ,et al. Oropharyngeal scintigraphy:a reliable technique for the quantitative evaluation of oral-pharyngeal swallowing. Dysphagia,2004,19:36-42

11. Chen SY,Chie WC,Lin YN,et al. Can the aspiration detected by videofluoroscopic swallowing studies predict long-term survival in stroke patients with dysphagia? Disability and Rehabilitation,2004,26:1347-1353

12. Kelly,Leslie,Beale,et al. Fibreoptic endoscopic evaluation of swallowing and videofluoroscopy:does examination type influence perception of pharyngeal residue severity? Clin Otolaryngol,2006,31:425-432

13. Leder SB,Acton LM,Lisitano HL,et al. Fiberoptic endoscopic evaluation of swallowing(FEES)with and without blue-dyed food. Dysphagia,2005,20:157-162

14. Sciortino KF,Liss JM,Case JL,et al. Effects of mechanical,cold,gustatory,and combined stimulation to the human anterior faucial pillars. Dysphagia,2003,18:16-26

15. Miller JL,Watkin KL. Lateral pharyngeal wall motion during swallowing using real time ultrasound. Dysphagia,1997,12:125-132

16. Shaw DW,Williams RBH,Cook IJ,et al. Oropharyngeal scintigraphy:a reliable technique for the quantitative evaluation of oral-pharyngeal swallowing. Dysphagia,2004,19:36-42

17. McCullough GH,Wertz RT,Rosenbek JC,et al. Inter-and intrajudge reliability for videofluoroscopic swallowing evaluation measure. Dysphagia,2001,16:110-118

18. Lin YN,Chen SY,Wang TG,et al. Findings of videofluoroscopic swallowing studies are associated with tube feeding dependency at discharge in stroke patients with dysphagia. Dysphagia,2005,20:23-31

19. Avis JE,Murry T,Zschommier A. Flexible endoscopic evaluation of swallowing with sensory testing:patient characteristics and analysis of safety in 1340 consecutive examinations. Annals of Otology,Rhinology,and Laryngolgy,2005,114:173-176

20. Colodny,N. Interjudge and intrajudge reliabilities in fiberoptic endoscopic evaluation of swallowing(FEES) using the penetration-aspiration scale:A replication study. Dysphagia,2002,17:308-315

21. Martin-Harris B,Logemann JA.,McMahon S. Clinical utility of the modified barium swallow. Dysphagia,2000, 15:136-141

22. 李俊樱,窦祖林.吞咽障碍的功能性检查进展.中华物理医学与康复医学,2003,25:505-508

第七章　吞咽障碍非影像学检查

焦点问题

1. 高分辨率咽腔测压在环咽肌功能中的诊断意义。
2. 高分辨率咽腔测压的常用指标。
3. 影响高分辨率咽腔测压结果的因素。
4. 诊断失弛缓症为什么要测压？
5. 视频测压技术的应用意义。
6. 喉肌电图检查的临床应用价值。

非影像学检查包括测压检查（manometry）、表面肌电图（surface electromyography，sEMG）、脉冲血氧定量法（pulse oximetry）等，这些检查与吞咽的运动、生理密切相关。在临床工作中，重要的是要熟悉每项检查方法能够提供与吞咽相关的哪些信息，并了解每项检查的工作原理。本章将侧重于咽腔测压检查，在临床实践中可根据患者的病情需要，选择相应的检查。

第一节　咽腔测压检查

一、概述

测压技术（manometry techniques）是指利用多导腔内测压仪记录和量化腔壁肌肉收缩过程中腔内压力变化，这种压力可以是腔壁组织与传感器直接接触产生的压力，或者是腔内空气或食团环绕传感器所产生的压力。此技术已应用于食管测压 100 多年，最初采用液态灌注式导管，但由于灌注导管系统首先显示容量，再转换为压力，因此反应速度比咽肌肉组织收缩速度慢，不适用于咽及食管上括约肌的压力检测，而且灌注式导管测压需要受试者仰卧，与自然状态下坐位吞咽动作不同，且持续的水灌注本身可能诱发不自主的吞咽动作，影响测量结果。最近 20 余年则采用顺应性较低的固态导管，测量结果准确性更高，加上计算机分析技术的发展，已在吞咽功能的量化评估中得到迅速发展。测压技术是食管动力障碍性疾病重要的诊断手段，咽腔测压可与食管动力性检查一起进行。但本节着重介绍其在咽腔及食管上段动力学诊断中的应用。

二、测压设备

传统的固态测压导管仅有 1~3 个传感器,空间分辨率低下,不能适应咽 - 食管段结构在吞咽时可能产生的移位。新型的高分辨率固态测压导管上有 36 个通道,每个通道均带有环绕微型压力传感器,间距约 1cm,压力的变化直接通过传感器上的电信号变化输出显示,如图 7-1 所示。由于压力值是以大气压为准,因此使用要进行温度、湿度校准,空腔内压力应等同于大气压,设定为 "0"。

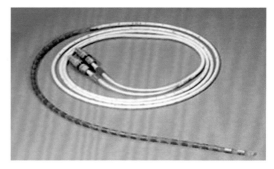

图 7-1 高分辨率压力测量系统导管

高分辨率压力测量(high-resolution manometry,HRM)采用的是高反应频率的腔内测压导管,该导管柔软有弹性,带有压力微感受器,这些感受器接触咽壁或食管壁后,可直接感受器收缩压力(反应速度可达 6000mmHg/s),将信息以电信号的方式传导至计算机进行整合及分析。利用传感器的输出随咽肌肉运动或喉部上抬而变换位置发生变化的特点,不但能够评估咽期吞咽肌收缩和松弛的幅度和时间,而且能够反映吞咽过程中肌肉的协调性。在吞咽障碍评估中,可用以评估咽和食管腔运动、压力和协调性质,并量化空间结构和时间动态的变化,准确地反映其功能状态。而且 HRM 可以感受的压力与受试者的相对高度无关,测试时可采取接近生理状态的坐姿而无须平躺,可针对不同吞咽动作、头部姿势和食物进行比较,特别适用于口咽部及 UES 功能障碍导致的吞咽困难患者。

三、高分辨率压力测量操作步骤

1. 检查前准备　测压前 48 小时停服下列药物:硝酸甘油、钙通道阻滞剂、胃肠促动力剂、H_2 受体阻滞剂、镇静剂、止痛剂、抗抑郁药物及抗胆碱能药物等。如病情不允许停用一些影响食管动力的药物(如心脏病患者服用硝酸甘油、钙通道阻滞剂等),分析检查结果时则必须考虑这些药物的影响作用。测压前至少禁食 6 小时以防呕吐及误吸。

2. 检查程序　患者取坐位,经鼻孔或口腔轻缓地插入测压导管,必要时也可以采用 2% 利多卡因局部麻醉的鼻腔再插管以减轻不适。嘱患者同时进行吞咽动作(干吞咽或水),测压导管更易于进入食管。插入导管 40cm 时停止,用胶布将导管在鼻翼处固定。此时可看到 UES 高压区处于屏幕中间水平。经过 5 分钟的适应期后,嘱受试者停止吞咽及说话,平静呼吸,缓慢放松 30 秒,记录咽部及食管上括约肌(upper esophageal sphincter,UES)各段基础压力水平。然后按照检查要求进行吞咽特定容积和种类的食物。

视频7-1

ER-7-1 高分辨率压力测量操作步骤

3. 图形分析　咽蠕动起始时出现低波幅、长持续时间的压力波;吞咽中期中、下咽肌收缩时出现快速、高波幅上扬波和单一尖波,这种波可立即迅速恢复到压力基线,见图 7-2、图 7-3。

(1)腭咽部:腭咽(velopharynx,VP)位于软腭后方与咽后壁的前方之间。舌向后挤压导管压迫咽壁时,咽腔出现高耸、尖形的压力波;从图 7-2 中可见一个明显的短暂的峰值,是舌根(tongue base,TB)压力峰值。随后就是位于舌根下方的会厌,当会厌翻转时,压迫导管,在

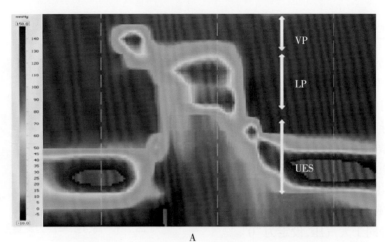

A

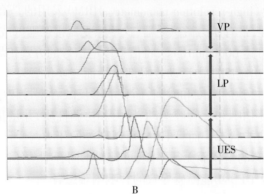

B

图 7-2　正常人咽腔测压压力时空分布图

注:A 为时空图,B 为波形图;VP:腭咽;LP:下咽;UES:食管上括约肌

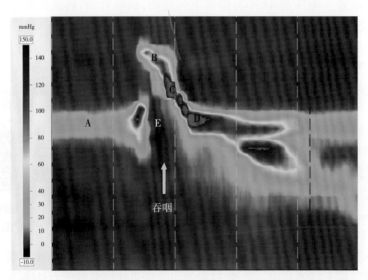

图 7-3　正常吞咽活动从鼻咽到上食管的高分辨率压力测量时空图

注:x 轴表示时间(图中每两条虚线之间间距为 1 秒),y 轴表示从鼻孔开始的距离。A. UES 静息压;B. 腭咽最大压力;C. 舌根及下咽收缩峰值;D. 吞咽后 UES 最大收缩峰值;E. 吞咽后 UES 松弛残余压;F. 舌根及下咽收缩持续时间;G. 吞咽后 UES 松弛持续时间

压力图上也可产生一个短暂的高峰。这个波的峰值有可能是上咽部最大,但由于时间短暂,波峰下面积反而最小。但有时该压力波峰未能显示,一般会厌在舌根之下1cm左右,如欲显示会厌峰,可以轻轻移动导管。

(2)下咽部:可以看到一个狭窄的压力波以及一个较宽的波。此处解剖结构包括有上、中、下咽缩肌以及环咽肌。由于咽缩肌由快速Ⅱ型纤维组成,而环咽肌由Ⅰ型纤维组成。因此,狭窄的波代表的是咽缩肌,宽波主要是环咽肌收缩导致。窄波的峰值即可称为下咽部(low pharynx,LP)压力峰值,代表的是咽部收缩最大的地方;而宽波的峰值是食管上括约肌(upper esophageal sphincter,UES)峰值,在UES松弛前后各有一个,分别是UES松弛前波峰和松弛后波峰。这两个波峰之间的一段低平波形,即为UES松弛残余压,正常情况下应低于大气压。正常吞咽时UES压力曲线呈M型改变,如图7-2所示。

4. 高分辨率压力测量的应用

(1)评价咽部生理功能。

(2)定量分析咽部及食管上括约肌(UES)的压力。

(3)确认UES的不完全或不协调松弛。

(4)检测吞咽造影检查未能发现的异常。

(5)评估可能潜在的食管功能紊乱。

四、检测指标与正常人参考值

(一)常用检测指标

1. 压力参数　①上咽部收缩峰值常采用舌根部压力值;②UES静息压;③UES松弛残余压(UES松弛至最低点时的压力值);④UES松弛前收缩峰值和松弛后收缩峰值;⑤LP压力峰值。

2. 时间参数　以收缩波峰持续时间或波峰之间的间隔时间均可测量。但临床上最常关注的是UES松弛时间,是以UES松弛前波和松弛后波之间的时间间隔计算。也可以计算咽腔收缩峰值与UES松弛之间的时间间隔,评估咽缩肌与UES的协调性,通常咽收缩的同时,UES压力应降至最低点。

3. 还可以将两者结合起来,计算波峰下面积。

(二)正常人咽腔测压的参考值

1. 目前尚无大样本的国人咽腔测压各参数正常值,综合国内外的各文献,表7-1列出了大致的范围供参考。结果分析及采纳的标准不一,所用的检测设备不同(如有的研究采用的是只有3个感受器的测压导管),受试对象年龄等不同,食团容积及种类并不一致,各研究之间的结果之间差异较大。

表7-1　吞咽咽腔测压主要参数正常参考值*

部位	参数	数值
上咽(VP)	舌根部压力峰值(mmHg)	90~164
	会厌翻转时压力峰值(mmHg)	97~139
	上咽部收缩时间(ms)	200~320

续表

部位	参数	数值
下咽（LP）	下咽收缩峰值（mmHg）	110~200
	下咽收缩时间（ms）	400~626
食管上括约肌（UES）	UES 松弛残余压（mmHg）	-10~4
	UES 静息压（mmHg）	58~109
	UES 松弛时间（ms）	600~1200

* 参考 Lin et al,2014;Lamvik et al,2014;Al-Toubi et al,2015;Butler et al,2009.

2. UES 压力检测参考值特点

（1）参考值因研究不同而异。

（2）受导管直径与感应器特性的影响较大。直径较小,UES 静息压力较低;感应器前后向压力值高而左右向压力值低。

（3）外加作用:舌骨向上快速牵拉使 UES 压力暂时升高;球囊扩张使 UES 压力升高。

五、异常表现

（一）异常表现

病理情况下,可表现为咽食管肌收缩无力（压力峰值降低）、UES 顺应性降低或咽腔收缩与 UES 松弛不协调。检测咽收缩与 UES 松弛协调性,对吞咽困难患者的诊断具有重要意义。下咽缩肌食团内压力升高常提示 UES 功能不全。UES 完全松弛时,如果食团内压力仍然升高,说明 UES 顺应性降低。这是因为 UES 压力降至最低点时,括约肌却未能完全放松而导致食团内压力升高。上述几种情况常见于以下疾病:

1. UES 松弛不全常因脑血管意外、帕金森病、脊髓灰质炎及创伤（头部受伤、医源性神经损伤）等神经系统疾病引起,如图 7-4 所示。

2. 咽缩肌无力常因神经肌肉病变,手术瘢痕或放疗引起,如图 7-5 所示。

3. UES 顺应性降低常见于咽食管憩室患者,如图 7-6 所示。

4. 咽收缩与 UES 松弛不协调可由多种神经、肌肉病变引起,如图 7-7 所示。

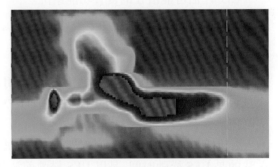

图 7-4 一例帕金森病吞咽困难患者
UES 测压显示 UES 松弛不全

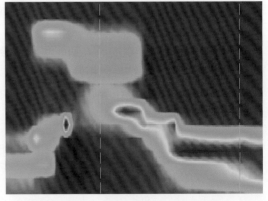

图 7-5 一例鼻咽癌放化疗术后患者
图示咽喉部收缩幅度降低,但与 UES 松弛的
协调性正常

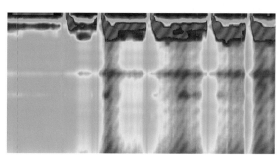

图 7-6 一例咽食管憩室患者

可见反复吞咽,吞咽中患者 UES 顺应性降低,吞咽之间 UES 处于强直收缩状态(图片来源:Sonbare DJ,Christian Medical College and Hospital,India.)

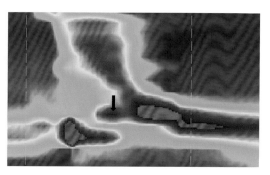

图 7-7 游标显示咽收缩与 UES 松弛的协调性 咽喉部吞咽蠕动达到最大值时,UES 压力并未 下降,反而增高

（二）影响因素

1. 内在因素 下列 3 方面因素可影响 UES 测压结果:①吞咽时 UES 向口的方向移动 2~3cm;② UES 高压区呈狭长卵圆形,且其压力分布不对称;③在软腭上抬或喉上抬时均可能出现传感器上移。故在解释 HRM 结果时,首先应充分考虑到这些因素。

2. 外在因素 影响因素诸多,包括:

（1）年龄和性别的影响:目前由于咽腔测压各参数个体差异较大,年龄及性别对这些参数的影响并不肯定。近期有较大样本的研究表明,老年人（60~80 岁）较年轻人（21~40 岁）吞咽各种食团时咽部收缩压力峰值均增大,但用力吞咽时两者无差别,而 UES 残余压升高,考虑可能是随着年龄增大 UES 顺应性下降而咽缩肌代偿性增高。

（2）食团容积和黏稠度的影响:固态测压技术测得的压力主要由接触压（contact pressure）和腔内压（cavity pressure）组成。只要按照规范流程进行,接触压容易标准化。但腔内压则不太容易,包括环绕在传感器周围的空气的压力以及食团内压。前者经校准后应等同大气压,但是后者则影响因素较多,研究显示,食团容积、食团流速、食团黏稠度均可影响压力。至于食团容积的影响,目前测压检查中多采用 3ml、5ml、10ml、20ml 等不同的食团容积。Lin 等发现吞咽水和糊状食物时,随着食团容积增加,UES 松弛残余压增高,松弛时间也延长。但对下咽部并无影响。理论上,食团密度会影响静态食团内压,随食团重力增加而增大。但目前研究结果并不一致。有学者发现正常人吞咽唾液较吞咽水时上咽的压力峰值更高,上和中咽缩肌的收缩时间更长,吞咽唾液时 UES 残余压比吞咽水时低;而其他研究也显示,随着食团黏稠度增加,UES 松弛时间延长、残余压下降。但也有研究发现认为食团性状并不影响测压结果。

（3）不同的吞咽方式和吞咽时头部姿势的影响:多数测压研究采用的是间断的单个自主吞咽的方式,但实际生活中,经常会使用连续自主吞咽或者反射性吞咽。进行不同吞咽任务时,测压结果不同。如文献报道,间断吞咽比连续吞咽的咽缩肌收缩时间长,且 UES 残余压较低。间断性自主吞咽水时 UES 的开放时间明显长于连续的反射性吞咽。门德尔松手法（Mendelsohn maneuver）和用力吞咽（effortful swallow）时腭咽部压力和 UES 松弛后的收缩峰值均升高,而 UES 松弛前峰值较正常降低,门德尔松手法时腭咽部的收缩时间也延长。此外,由于吞咽时采取不同头部的姿势,对咽部的解剖结构相对位置产生一定的变化,故其压力也随之变化。转头时 UES 松弛前压力峰值较头中立位时下降，而且低头时 UES 松弛后压力峰值下降，但这两种姿势改变并不影响腭咽或舌根部的压力峰值，但转头时腭咽部收缩时间延长。这些发现也对制定临床治疗策略具有指导意义。

（三）高分辨率压力测量的局限

虽然与常规测压相比，高分辨率压力测量的感受器数量多达 36 个，而且相距仅 1cm，但是由于咽部各部分解剖结构复杂，紧密相连，且肌肉细小，目前的分辨率仍无法区分每个结构。但是，如果传感器数量大幅增多，又使导管外径增大，同时顺应性下降，不利于置管。每个通道的感受器测量的都是双侧相邻的结构收缩产生的压力。因此，分析结果时，应人为选择测量靶点，并定义各解剖结构，在一定程度上降低了测量者间的可信度，且比较不同研究结果时，要求靶点选择一致。其次，咽部结构并不是环形的，导管各个方向受力并不一致，而且如果吞咽时采用一定的姿势调整，如低头、后仰等，导管可能偏向一侧，导致结果不准确。再者，HRM 检测并不能发现误吸，应用于患者时存在一定的风险，必要时可与吞咽造影联合。最后，由于导管脆而易折，操作时需要小心谨慎，设备昂贵，在使用中需要精心保养，若使用和清洗等保养方式不当会大大缩短导管使用寿命。

（卫小梅　王玉珏）

第二节　视频测压技术

视频测压技术（videomanometry）是在固态测压的基础上，同步进行视频吞咽检查，以明确食团传送过程中腔内压力变化与解剖结构的位移之间的关系。它提供了一种定量和定性结合的手段来评估咽食管段的动力、压力变化以及协调性。对于咽腔来说，主要是将吞咽造影（videofluroscopic swallowing study, VFSS）与高分辨率压力测量技术（HRM）同步进行。吞咽造影不但可以明确测压导管传感器的位置，而且第六章第一节已提到吞咽造影可以对吞咽全过程进行数字化记录，并进行运动学分析。

一、视频测压技术在吞咽功能评估中的发展

Videomanometry、manofluorography 等英文都曾被用来命名视频测压技术。这种同步测量技术最早应追溯至 1954 年，当时 Fyke 和 Code 将一个微型传感器植入胃肠管中，然后进行 X 线显影。不过当时压力测定是通过一个传统的波动描计仪和一个电流计来记录的。10 年后随着测压技术的发展，Sokol 等采用灌注型咽腔测压技术同步 X 线造影，但是液态测压系统因其固有的体位要求等缺陷，不宜用于咽腔测压。直至 1985 年，Isberg 等才报道了固态测压技术同步造影，他们记录了 9 个正常人 UES 的运动，并发现在软腭上抬过程中导管也向上移位。Jacob 等在 1989 年开始使用固态测压同步吞咽造影，充分研究了正常人食管上括约肌开放的功能，并发现了食团内压和食管上括约肌开放时间随食团容积变化而变化。同年，Cook 等也进一步采用此技术研究了食管上括约肌的功能，并进一步阐述食管上括约肌的开放包括三个因素：括约肌的松弛、喉向前移动的牵引以及食团内压。Dantas 等也报道，当使用较大密度的钡剂进行造影时，由于增加了食团内压，食管上括约肌的开放时间延长，舌骨前移也越多。之后相继有学者利用该技术来阐述胃 - 食管反流、咽部清除机制、食

团内压在咽食管推动力中的作用等。但大部分研究的测压分析是在波动描计仪中进行，并没有进行计算机分析。1993 年 Castell 等使用计算机分析为基础观察了钡剂造影过程中咽食管段压力变化过程。如今，高分辨率压力测量导管配套自动化分析软件，能直观完整地呈现动态吞咽过程的压力变化和时间学参数。

二、咽腔测压与吞咽造影之间的关系

（一）操作步骤

前一节已介绍咽腔测压具体步骤，在此不再赘述。与单纯测压检查不同的是，该操作在吞咽造影室进行。在测压导管置入咽腔并固定好后，即可开始常规吞咽造影步骤。首先让患者有一段时间的静息，大约 10 分钟，逐步适应导管插入带来的不适。然后开始进行所需要的吞咽任务，同步记录视频影像和测压的时空图，吞咽造影记录食团从口腔至食管每个时间点的运动轨迹，高分辨率压力测量（HRM）则记录从鼻咽至食管的相应时间点的压力变化，检查结束后分别采用固态测压系统自带的分析软件以及数字化吞咽造影分析软件进行分析，详见第六章第一节吞咽造影量化分析技术。

（二）参数关联分析

最初只是应用 VFSS 来定位导管传感器对应的解剖位置，以更好地解释测压结果，以及弥补测压技术不能观察渗透/误吸情况的不足。但随着吞咽造影定性和定量分析方法的出现，与 HRM 也进行了很好的结合。MBSImp 将吞咽过程分为 17 个成分，实现对 VFSS 的半定量分析详见第六章第一节。Hoffman 等将 HRM 的主要时空参数与 MBSImp 相对应，将MBSImp 对应的 7 个咽期吞咽成分以及渗透/误吸评分与 HRM 的参数（如腭咽压力峰值、压力上升的速度、压力持续时间、UES 开放前后压力峰值、UES 残余压及其持续时间）进行关联，结果表明，这些参数来区分 MBSImp 显示的异常，准确率均大于 80%。

近年来，随着数字化吞咽造影技术的发展，可以对 VFSS 进行定量化分析，部分研究对两者的一些定量参数的关联性进行了比较。如 Lan、Leonardo 等均发现，VFSS 中可以反映咽缩肌功能的咽腔收缩率与咽腔压力之间存在高度负相关，UES 残余压与其开放直径也呈负相关。Pauloski 等也发现咽腔残留率与舌根部或下咽部的压力值也呈负相关。由此可见，吞咽过程中的压力参数与运动学参数有高度的相关性（图 7-8、图 7-9）。由于 HRM 可以通过计算机分析软件提取大量时间和空间参数，这为多维度、多参数分析吞咽功能提供了方法，为筛选吞咽障碍的特异性更高、信度更好的指标提供了可能。

三、视频测压技术在吞咽障碍患者中的应用

VFSS 与 HRM 同步应用的价值表现为：

1. 通过测压通道精确定位相关解剖位置。
2. 同时观察动态视觉影像与量化的咽期压力变化。
3. 准确判断咽部残留是由咽腔收缩无力引起还是 UES 功能障碍引起。
4. 两者同步应用，大大提高诊断的精确性。

由此可见，两者结合，可以将吞咽的运动分析和压力分析进行对应，两者相互弥补，可以全面分析和阐明吞咽的生理和病理机制。

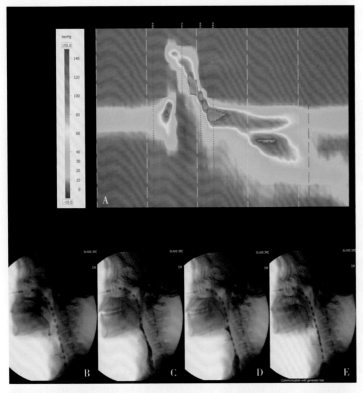

图 7-8　正常吞咽过程中高分辨率压力测量与吞咽造影的主要时间点的对应关系

注:A 为 HRM 时空图,B~E 为截取自 VFSS 的四幅特征性图像,分别与 HRM 图中的 t1,t2,t3,t4 四个时间点对应。t1 时,食团含在口中,预备吞咽(B),UES 紧张,HRM 显示咽腔压力开始逐渐升高。t2 时,UES 抬升并开放至最大(C),HRM 中则显示 UES 压力快速下降。t3 时,咽腔收缩压力达到峰值,在 VFSS 也显示咽腔也收缩至最小(D)。t4 时,食团越过 UES 进入食管,UES 关闭(E),此时 HRM 显示 UES 有力地闭合,食管出现蠕动波将食团推入胃

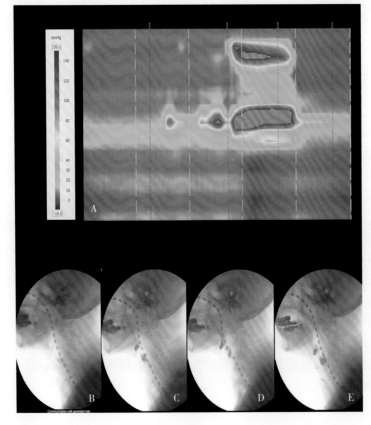

图 7-9　UES 完全不开放时测压参数与吞咽造影变化的异常关系

注:t1 时,食团包含在口中准备吞咽时,咽部压力为 0mmHg,UES 处于静息态(B);t2 时,UES 松弛残余压最低时,UES 没有开放(C);t3 时,咽部压力达到峰值,此时 D 图中咽部区域面积达到最小,UES 仍然没有开放(D);t4 时,UES 完全不开放,食团无法通过,UES 恢复至静息态时食团仍残留在梨状隐窝及会厌谷(E)

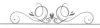

Olsson 等 1995 年将固态测压同步视频造影技术应用于咽期吞咽障碍患者,发现了多个测压参数的异常可能与吞咽障碍有关,如 UES 静息压升高、UES 残余压升高、咽部推动力下降、收缩时间延长、咽-食管收缩不协调,该研究推动了咽腔测压技术在吞咽障碍的诊断中的意义。该学者在 1998 年通过视频测压技术发现存在吞咽造影中发现有渗透的患者,其测压各参数的异常率更高,但这些参数异常与渗透程度之间无关系。但认为在吞咽造影的基础上结合咽腔测压,可以提高吞咽障碍的诊断率。Dantas 等发现环咽肌 bar 患者,发现其咽缩肌收缩正常,但其食团内压升高,为临床治疗此类患者提供依据。

此外,视频测压作为一种评估手段,也可以从多角度用来评估治疗手段对吞咽生理的影响,阐述治疗机制。Bulow 等观察了声门上吞咽法(supraglottic swallow)、用力吞咽(effortful swallow)和头部调整姿势,如缩下巴(chin tuck)等方法对正常人和吞咽障碍患者的食团推进过程、腔内压力的变化、咽缩肌与 UES 协调性以及吞咽相关结构的位移的影响,进而影响治疗决策。

(窦祖林　卫小梅)

第三节　舌压测定

舌本身具有肌肉流体静力学(muscular hydrostat)特性,即具有不可压缩性,可以通过形变产生复杂、精细的动作。舌压是指舌与硬腭接触产生的压力,在控制液体流过口腔进入咽部过程中起主要作用,同时也参与产生使食物经过口咽进入食管的推动力。研究表明,在用力吞咽中强化舌压可加速咽部压力的产生,并加快咽腔压力波的传播,使食团或饮品顺利进入食管。因此,舌压力可作为一项独立的预测指标评估吞咽功能,是咽腔测压技术的补充。

一、球囊法舌压测定技术

经典的舌压测定是采用球囊法,20 世纪 90 年代中期美国开始应用并逐渐推广的爱荷华口腔行为仪(Iowa oral performance instrument,IOPI)是其中最具代表性的一种。2002 年 Hayashi 等发明的手持式舌压测量仪及 2011 年日本的 Yoshikawa 等设计了一款新型的舌压测量装置(Prototype device PS-03,ALNIC)也是采用球囊法测压。在国内,由窦祖林团队研制的简易舌压测量仪也是此类型测量仪器。现以 IOPI 为例,简要介绍球囊法舌压测定技术。

1. 硬件设备　IOPI 包括 1 个球囊状的塑料气囊和主机,主机主要由压力传感器、峰值储存器和计时器组成,球囊状塑料气囊通过一根 11.5cm 长的导管与主机相连接,见图 7-10。IOPI 不仅可以测量舌上抬挤压上腭产生的最大压力值,也可以测量舌肌的耐力,测量结果最大压力值使用压力单位千帕(kPa)表示,耐力用时间单位秒(s)表示。Adams 等对 20 世纪 90 年代中期以来使用 IOPI 的情况进行了系统性综述,认为有充分证据表明 IOPI 是测量舌肌力量和耐力的合适工具。

测量最大舌压值时,将气囊放置在舌体中部,被测者舌体最大幅度上顶挤压气囊,其最大压力值将通过峰值储存器处理后显示。测量舌肌的耐力时,要求被测者舌体上抬挤压气囊使压力值维持在最大舌压值的 50% 以上,记录可持续的时间。

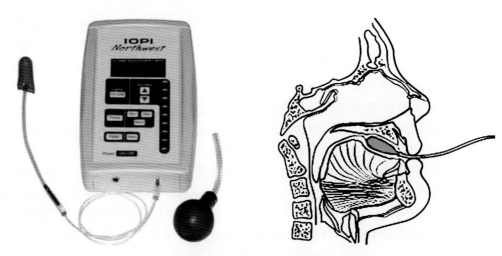

图 7-10　爱荷华口腔行为仪

IOPI 也可以作为吞咽训练的干预工具。文献报道对老年和脑外伤后吞咽障碍者采用 IOPI 进行舌肌力量和精确性抗阻训练,包括等长收缩训练和反馈式舌压精确任务训练(20%~100% 最大等长收缩力),发现训练后等长收缩力和舌压目标值的精确性均改善,吞咽造影显示食团的控制力、渗漏 - 误吸改善,功能性经口进食改善。

但是,球囊法舌压测定技术通常由于舌压位点较少,单次测量只能测量舌的某一位点,且单个球囊易于在舌面滑动,位置不易固定,会影响正常的口腔运动和生理吞咽。

二、压力传感器测压法

1. 压力传感器的构造　这是一个新型的"T"形舌压传感器薄片,包括两个 0.05mm 厚的树脂膜片,通过一个片状的牙齿黏合剂贴在上腭上,总体厚度 0.1mm 左右,测定点为 5 个,每个测定点直径 3mm,可以分别测量舌前部、舌中部、舌后部以及舌两侧边缘部的舌压值。5 个测定点沿着上腭中线放置:前正中部(通道 1)、中间正中部(通道 2)、后正中部(通道 3);2 个放到后部两侧,分别是左侧(通道 4)和右侧(通道 5)。所有通道均用导线连接在一起,导线通过口腔前庭连接到口腔外,直接接到计算机上,计算机通过压力测定软件来分析舌压力的情况,在近年来的有关舌压力测量的研究中,很多都使用以上方法。

2. 工作原理　这种压阻应变片式的舌肌压力传感器采用柔性电路板印制技术将导电金属(一般为铜)印制在柔性硅胶材料上,传感器晶体焊接在导电金属上。压阻应变片上设置有受力垫,压力传感器通过片式义齿胶粘贴附于上腭,当舌头挤压上腭时,受力垫驱动压片梁变形,一端的压阻应变片拉伸,另一端的压阻应变片压缩,并通过惠斯通电桥转换成模拟电压信号,计算机测量电压信号从而转换成舌肌压力值。舌压传感器可与柔性阵列式电极结合在一起,贴附在口腔硬腭处,如图 7-11 所示。

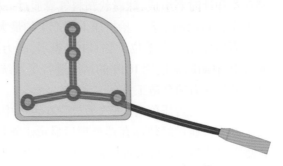

图 7-11　"T"形舌压传感器

3. 测压的应用　针对舌肌肌力达到 3

级及以上的患者,将"T"形舌压传感器通过牙科黏胶贴附在硬腭处,嘱患者上抬舌做吞咽动作,传感器实时记录吞咽时舌与上腭接触过程中舌前部、舌中部、舌后部以及舌两侧边缘部的舌压变化,计算机将自动记录保存,压力变化的曲线图可供分析,此外,通过显示屏实时显示舌压的动态数值变化,也可给患者提供视觉、听觉刺激进行舌肌抗阻反馈训练。同时动态采集舌压力值,量化评估训练前后舌肌的功能状态变化。

(窦祖林　谢纯青)

第四节　肌电图检查

吞咽时肌肉活动的肌电信号、时间和模式可以通过多种肌电图技术记录,包括针式的喉肌电图和无创的表面肌电图,用于评价吞咽相关的肌肉功能活动。

一、喉肌电图

1. 适应证　为明确是否存在特定的神经或神经肌肉单元的病损,例如在伴有声带麻痹的情况下,判断是喉上神经损伤还是喉返神经损伤;确诊系统性疾病或进行性神经肌肉疾病时推荐进行喉肌电图(laryngeal electromyography,LEMG)检查。喉肌电图还可用于吞咽功能的辅助评估,如评估喉括约肌的活动,声门上喉、咽的感觉以及环咽肌的功能。

2. 操作方法　喉肌属于横纹肌,包括环甲肌、甲杓肌、环杓侧肌、环杓后肌、杓肌等,常用于行喉肌电图检查的肌肉有甲杓肌和环甲肌。行甲杓肌肌电图检查时使用单极或同轴电极,电极置于距环甲膜中线 0.5~1.0cm,然后角度向上偏45°,向侧方偏20°进针,总深度为2cm。检查环甲肌时电极在中线旁开0.5cm,角度向上和向侧20°,朝向甲状软骨下缘进针。图 7-12 显示了正常的运动单位募集模式。

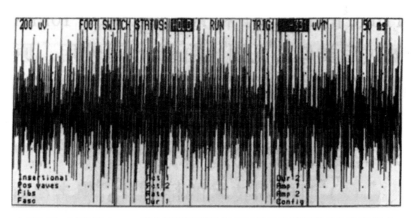

图 7-12　采用 Valsava 手法检查声带肌显示正常的随意运动单位募集模式

3. 应用评价　喉肌电图检查能够确定是否存在神经失用(生理性的神经阻滞或局部损伤,神经纤维保持完整)或轴突断裂(神经纤维受损导致完全的周围性变性退化);对喉括约肌、声门上喉和咽的感觉(通过环咽肌功能间接评估)以及环咽肌有无异常,能提供有价值的诊断;喉肌电图有助于区分神经源性声带麻痹和喉关节损伤,当声带固定时出现正常的募集模式可确诊为关节错位;喉肌电图也可用于评价预后,例如当诊断为声带麻痹时,喉肌电图还有助于判断自发恢复的预后;为永久性或长期的病损进行最终的手术矫正,或可能自发恢复的损伤进行阶段性评估时提供有价值的信息。在吞咽功能评估方面有研究者将环甲肌肌电图用于评估肌萎缩侧索硬化患者的吞咽功能,并与饮水试验相结合。

然而,喉肌电图也有一些不足之处:①不能精确定位,难以判断是否累及迷走神经或脑干、喉上神经或喉返神经。环杓后肌是主要的展肌,技术上定位困难。②在没有全面的神经评估结合其他肌肉和神经检查的情况下,很难将系统性神经肌肉疾病与局部疾病相鉴别。

二、表面肌电图

(一) 概述

1. 基本概念　由 Weddel 等于 1944 年开始使用,用于咽喉部的肌电图检查。由于咽喉部参与吞咽活动的肌肉较细较多,很难用传统的电针刺方法对肌肉准确定位,现多用电极贴于参与吞咽活动的肌群表面,检测吞咽时肌群活动的生物电信号,即表面肌电图(surface electromyography,sEMG)检查。这是一种非侵入性、无放射性的检查,患者无明显不适感,并且简单、快速、价廉。

2. 应用价值　Ding 等将 sEMG 与电声门图的结果相比较,发现 sEMG 可以区分正常吞咽和 Mendelsohn 手法吞咽,并且观察到所记录的肌肉活动存在时序性,即依次启动下口轮匝肌、上口轮匝肌、咀嚼肌、颏下肌群、舌骨下肌群。也有研究者将 sEMG 用于根据老年人咀嚼时咬肌表面肌电活动信号强度选择适合硬度的食物,甚至为老年人开发专门的食品。

由于表面电极记录的是电极下广泛范围的肌电活动的总和,要获得特定肌肉的数据,但对运动单位动作电位进行定量分析存在困难。因此,sEMG 并不着重于诊断某块肌肉的功能,而是检测吞咽过程中局部肌肉活动方式的时间和幅度以及时序性。Vaiman 等认为,在专家评估之前,对怀疑存在吞咽障碍的患者进行一个简单的筛查和早期诊断非常有意义,sEMG 就可实现这一目的。

吞咽过程中口腔期(分为起始期和终末期)、咽期和食管期中任何一个环节都可能受损,sEMG 筛查性评价能够区分是哪一期受损,但 sEMG 不能检测整个食管的活动,仅能检测到食管期起始时的活动。sEMG 技术用于检测咽期吞咽过程中相关肌群的肌电活动时,通过颏下肌群和舌骨下肌群肌电活动的平均振幅和持续时间可以反映舌骨上抬和喉上抬的难易程度及持续时间,初步筛查和评估患者的吞咽功能。如 Cray 等研究发现,脑卒中后吞咽障碍患者的 sEMG 信号平均振幅和时间明显高于正常人,说明吞咽障碍患者吞咽时有更多的肌群参与吞咽活动,但其活动的协调性和持久性均下降。我科对鼻咽癌放疗后吞咽障碍患者的研究也得到相似的结论。

(二) 标准化诊断程序

应用肌电图检查时必须按照标准化程序,包括电极放置的位置、波形的处理方式如全波整流、低通滤过,以及使用多通道系统以利于临床的快速判断。Vaiman 等对 sEMG 评价吞咽功能是否正常提出了一个标准化诊断程序,介绍如下。

1. 检测设备的标准化　采用 4 通道的基于计算机的表面肌电图仪,表面电极为直径

11mm 的 AE-131 和 AE-178,相距 10mm。其他类型的肌电图仪只要符合全波整流、低通滤过后类似心电图的曲线,也可使用。原始记录的肌电图信号表现为无数的紧凑的棘波,不可能快速做出解释和判断。2 通道的肌电图仪不足以快速诊断,8 通道的肌电图仪则增加操作的难度,且需花费更多的时间解释,而用 4 通道的仪器在患者配合的情况下仅需 5~7 分钟即可完成检查。

2. 肌电图技术的标准化 患者坐在椅子上,对受检部位皮肤清洁(尽量把角质层擦干净,减少电阻),把电极贴于受检的肌肉表面上。4 组被检肌群包括上下口轮匝肌、咀嚼肌、颏下肌群(包括二腹肌前腹、下颌舌骨肌、颏舌骨肌)、舌骨下肌群(包括喉带肌和甲状舌骨肌),都被颈阔肌覆盖,这些肌肉都是表浅肌肉,一般认为参与吞咽的口腔期和咽期活动。表面电极放置位置见图 7-13。

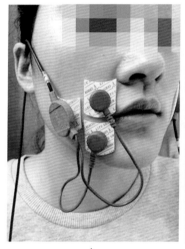 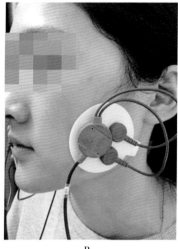 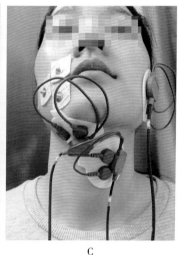

图 7-13 表面电极放置位置

A. 右侧上下口轮匝肌;B. 左侧咬肌;C. 右侧颏下肌群、左侧舌骨下肌群

(1)上下口轮匝肌:两个双极电极放在右侧或左侧口角,其中一个电极放在上唇,另一个放在下唇。

(2)咀嚼肌:在左侧或右侧面部平行咀嚼肌纤维走行放置两个电极,最好放在口轮匝肌电极的对侧。

(3)颏下肌群:两个表面电极放在下巴下方中线的左侧或右侧,在颈阔肌上方记录颏下肌群的肌电活动。

(4)舌骨下肌群:两个电极放在甲状软骨的左侧或右侧记录喉带肌和甲状舌骨肌的活动。

每对电极都配有一个参考电极。

3. 测试过程的标准化 共 4 组测试。包括随意单次吞咽唾液(干吞咽)、从开口杯中单次随意吞咽水(正常吞咽)、单次随意吞咽大量水(20ml,负荷试验)、连续从开口杯中饮用自来水 100ml。前 3 组测试每组均测试 3 次,第 4 组测试 1 次。

（三）正常人数据库和分析

1. 分析指标　sEMG 的分析指标包括时域指标和频域指标。时域指标主要包括积分肌电值（integrated electromyogram，IEMG）、平均肌电值（average electromyogram，AEMG）、均方根值（root mean square，RMS）等；主要的频域指标包括平均功率频率（mean power frequency，MPF）和中位频率（median frequency，MF）。积分肌电值反映的是一定时间内肌肉中参与活动的运动单位的放电总量，体现肌肉在单位时间内的收缩特性，与肌力及肌张力呈正相关。平均肌电值主要反映肌肉活动时运动单位激活的数量、参与活动的运动单位类型及其同步化程度，与不同肌肉负荷强度条件下的中枢控制功能有关。均方根值是瞬间的 sEMG 信号，反映振幅特征，与肌肉负荷性因素和肌肉本身的生理、生化过程之间存在内在联系。平均功率频率反映的是信号频率特征，其高低与外周运动单位动作电位的传导速度、参与活动的运动单位类型及其同步化程度有关。中位频率是指肌肉收缩过程中肌纤维放电频率的中间值，与肌肉组织中快肌纤维和慢肌纤维的比例有关，如快肌纤维兴奋以高频放电为主，慢肌纤维兴奋以低频放电为主。sEMG 技术用于吞咽过程的常用分析指标包括吞咽动作的时限（sec）、肌电活动的幅度（平均值，μV）、图形的模式和吞咽次数（连续吞咽测试时），见图 7-14。

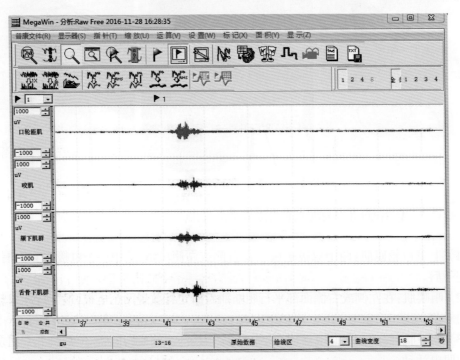

图 7-14　正常人吞咽米糊时，从上至下依次为口轮匝肌、咬肌、颏下肌群、舌骨下肌群 sEMG

2. 影响因素

（1）年龄、性别因素：Vaiman 等的研究发现 sEMG 信号形状无性别差异，年龄 70 岁以上的老年患者表现年龄相关的特点，即肌肉活动时限延长，提示不同肌肉之间的协调性降低。儿童在吞咽和饮水时随年龄增大时限显著降低。成人和儿童之间肌电活动的幅度无统计学显著差异。他们建立了正常人的数据库，并最终得出结论，吞咽 sEMG 是一种简单、可信的筛查和初步鉴别吞咽困难和多种原因产生吞咽痛的方法。通过将该技术标准化、建立正常人的数据库,sEMG 可以作为优化患者治疗的可靠筛查手段。

（2）信号处理因素:sEMG 是一种复杂的、固有随机的、非稳态的、非线性、有时是瞬态的信号,因此,信号放大率、采样频率的限制和存储要求都是非常重要的考虑因素。随着具有复合信号处理能力的更加复杂的计算机分析程序用于临床,有望更好地了解咽肌肉的功能。

（四）未来发展

所有类型的肌电记录都不能提供结构位移或食物流动的信息。因此,在用影像学和肌电图结果解释多样的吞咽动作和个体差异性时要克服许多的问题。吞咽造影检查（VFSS）与针式 EMG 同步记录或 VFSS-sEMG 同步记录结果可以分析吞咽时的生物力学和相应的肌电信号之间的时间关系。这些数据有助于加深对吞咽时咽肌活动的理解,并且用于临床上生物反馈治疗与舌骨上抬和喉上抬有关吞咽功能的改善。目前研究表明对于解剖结构改变、存在吞咽障碍高危风险的头颈部肿瘤患者,基于 sEMG 的生物反馈治疗具有较好的信噪比和重测信度。

此外,由于传统表面肌电在电极放置位置、电极排列方向以及电极数目等方面存在局限性,阵列式表面肌电作为一种新的表面肌电检测技术,在传统表面肌电的基础上诞生,它可以同时获取肌肉在收缩过程中的细节信息和整体信息,能较好地弥补传统表面肌电的不足。与传统表面肌电仪最主要的区别在于阵列式表面肌电仪使用的是阵列式表面电极,能够获取检测肌肉某一区域内的时空活动特性,在近几十年的发展中,国外的研究者们对阵列式表面肌电信号的采集、信号分析以及临床应用等都进行了大量研究,阵列式表面肌电技术的发展越来越趋向于噪声小、柔性、电极数目多、信号质量高等性能,但目前国内的研究还比较少。

（贺涓涓　温红梅）

第五节　其他非影像学检查

一、近红外线光谱技术

（一）概述

1. 概念　近红外线光谱（near-infrared spectroscopy,NIRS）是利用近红外光在人脑组织的传导和吸收,进行无创、实时监测大脑局部氧饱和度和血流动力学变化的新技术,可对脑组织缺血缺氧的早期病理改变进行动态观测。近红外光谱（NIRS）技术以生物组织光学特性为基础,结合光在组织中的传播规律,研究光在组织中历经一系列吸收、散射后出射光携带的与组织光学特性相关的生化信息,目的在于研究组织中吸收色团（如 HbO_2、Hb 等）浓度的定量测量方法,为临床和研究提供方便可靠的监测指标。

2. 工作原理　波长 700~1200nm 的近红外光对人体组织有较高的透过能力,通过测量穿过人体组织光的光学特性参数可得到人体组织深层的生理信息。OxyHb 和 Hb 是近红外光在颅内衰减的主要色基。NIRS 的脑氧监测就是通过测定入射光和反射光强度的衰减变化,根据 Beer-Lambert 定律进行换算得出 OxyHb 和 Hb 浓度,进而推算出局部脑氧饱和度。根据 Fick 原理,检测总血红蛋白在脑组织和血管中的浓度变化并推算出脑血流速度,从而实现无创地监测脑血流动力学。

3. 发展史　该项技术由 Jöbsis 在 1977 年首次应用于测定猫头鹰头部的血氧变化，开创了近红外技术在神经科学领域的探索。1988 年 Edwards 等首先应用 NIRS 通过连续测定脑氧合血红蛋白（oxyhemoglobin，oxy-Hb）、血红蛋白（hemoglobin，Hb）、总血红蛋白（total-Hb）及去氧血红蛋白（deoxygenated hemoglobin，deoxy-Hb）四种组分含量的变化动态监测脑缺血各期的血氧含量及局部脑血流量变化。oxy-Hb 与 deoxy-Hb 是反映脑血流量变化、脑皮质激活的重要指标。

20 世纪 90 年代后，NIRS 向多通道、多层次、多介质方向发展，功能型近红外光成像（functional near-infrared spectroscopy，fNIRS）技术日趋完善。

（二）系统硬件与软件

1. 系统硬件　包括：①探头（成像器），包括光源、检测器；②光源驱动与控制电路；③ A/D 转换与数据采集；④完整的近红外光谱检测硬件系统。

2. 系统软件　包括：①光源驱动模块；②数据采集与处理模块；③曲线与图像显示模块；④任务呈现模块；⑤数据存储模块。

（三）操作方法

将光源置于头颅特定的大脑区域，检测器置于离光源 3cm（成人）或 2cm（婴幼儿）的位置，即可测定在此区域内 oxy-Hb 与 deoxy-Hb 的含量，见图 7-15。

（四）临床应用

近红外光谱技术可通过监测脑皮质氧合血红蛋

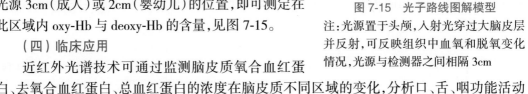

图 7-15　光子路线图解模型

注：光源置于头颅，入射光穿过大脑皮层并反射，可反映组织中血氧和脱氧变化情况，光源与检测器之间相隔 3cm

白、去氧合血红蛋白、总血红蛋白的浓度在脑皮质不同区域的变化，分析口、舌、咽功能活动中所涉及的肌肉活动在大脑中的反应。

1. 味觉刺激引起血红蛋白信号变化的检测　Sato 等检测健康人进行味觉刺激后的唾液分泌量，并使用 NIRS 检测味觉刺激后脑皮质血红蛋白信号的变化，研究表明，味觉刺激后脑皮质血流动力学变化与唾液量之间具有相关性；吞咽动作可引起血红蛋白信号的变化；NIRS 可用于检测脑皮质血流动力学信号的变化。

2. 外周刺激大脑皮质的激活状态　Jadcherla 等使用 NIRS 与咽食管测压技术监测新生儿在吞咽和（或）咽食管（内脏）刺激时额顶叶皮质的变化，观察到吞咽时额顶叶皮质激活现象。Inamotoa 等使用多通道 fNIRS 监测自主吞咽时脑血流动力学的变化，发现双侧中央前回、中央后回、额下回、颞上回、颞中回、缘上回等脑区皮质激活，脑 OxyHb 含量增多，此方法可用于吞咽障碍的评估以及评估康复治疗的效果。Kober 等使用 NIRS 比较健康人在吞咽动作执行（motor execution，ME）以及吞咽动作想象（motor imagery，MI）时大脑血流动力学变化，结果发现额下回区域血流动力学变化最明显，在进行吞咽 ME 时，脑 OxyHb 含量明显增多，在任务开始 15 秒后达到峰值，在进行吞咽 MI 时，脑 OxyHb 含量降低。研究表明，在吞咽 ME 及 MI 时，大脑血流动力学变化具有时间和空间的特征。Mulheren 探究味觉刺激对吞咽频率以及与吞咽相关的脑区激活的影响，使用 fNIRS 检测脑皮质 oxy-Hb 含量的变化，发现酸味刺激后，吞咽频率明显增加，双侧大脑半球运动区皮质激活，见图 7-16。

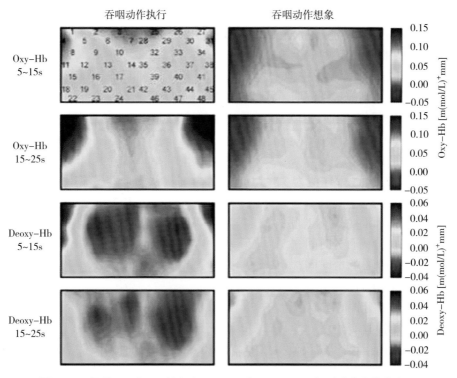

图 7-16 吞咽 ME 与 MI 任务中，oxy-Hb 与 deoxy-Hb 相对浓度变化分布图

二、食管 pH 监测

(一)概述

通过食管 pH 监测，可检测出有无胃食管反流，并计算出食管真正接触到反流胃酸的时间，是一种高特异性的定量检查。24 小时持续性食管 pH 监测目前已被公认为是诊断胃食管反流病（gastroesophageal reflux disease，GERD）的"金标准"。

1. 适应证 常用于内镜检查无食管炎，但有典型胃食管反流症状者；非典型症状患者（耳鼻喉科疾病，非心源性胸痛，肺部疾病）；抗反流手术前、后评价。

2. 应用价值 双探头 pH 监测（使用有近端及远端探头的导管）可用于鉴别咽食管反流与胃食管反流，24 小时 pH 监测常用于夜间发作的反流。据此可将患者的反流类型归入立位、卧位或餐后反流中的一种。此监测有助于了解胃食管反流与症状间的关系，并可区分生理性反流与病理性反流。

此项检查相对较贵，不是任何医疗机构都可以开展，而且有些患者不能耐受。

(二)监测前准备

1. 监测前至少 6 小时禁食任何固体或液体食物，以免呕吐或误吸，同时避免胃内食物中和作用。

2. 监测前 24 小时停服抗酸药物，质子泵阻滞剂（如奥美拉唑）应停服 7 天以上。其他影响胃功能或胃酸分泌的药物应停用 48 小时以上。

(三)方法

1. 先将导管插至胃内，记录仪若显示酸性 pH 值，表示 pH 探头已进入胃内。缓慢向外牵拉 pH 导管，使 pH 电极置于食管下括约肌（lower esophageal sphincter, LES）上端上方 5cm 处。

2. 检测前应先行食管测压，确定 LES 位置，或用 LES 内在确认法确定 LES 位置。双探头 pH 监测时近端探头位于食管上端入口处。

3. 在 24 小时 pH 监测过程中，要求患者记录记事日记，如就餐、睡眠及进行任何活动的时间。如进酸性食物则应特别注明，否则分析时会误认为反流。此外，患者必须记录下任何不适如胸痛、烧心、嗳气、呃逆、呕吐、咳嗽及症状起始时间。这些信息可用于了解症状或活动发生时的 pH 值及计算症状指数。

（四）判断标准

一般认为正常食管内 pH 值为 5.5~7.0，当 pH<4 时被认为是酸反流指标，常用以下六个参数作为判断标准：

1. 24 小时 pH<4 的总百分时间；

2. 直立位 pH<4 的百分时间；

3. 仰卧位 pH<4 的百分时间；

4. 24 小时 pH<4 的次数；

5. pH<4 超过 5 分钟的次数；

6. 最长反流时间。

以上六个诊断病理性胃酸反流参数中，以 pH<4 的总百分时间阳性率最高。图 7-17 显示了监测记录的一部分。

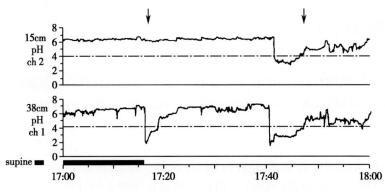

图 7-17　24 小时食管 pH 监测记录中 1 小时段
显示了两次反流，如箭头所示

（五）未来发展

尽管 24 小时持续性食管 pH 监测已在临床广泛应用，但患者需要 24 小时带着经鼻导管，并需要记录记事日记。许多患者不能耐受探头或记录 24 小时日常生活事件。无线探头则是一项新的技术进步，它可附着在食管远端黏膜上，无需经鼻导管。这使患者感觉较舒适，可以耐受更长时间的监测，但是费用更贵，且在咽不能放置探头。

此外，由于部分 GERD 患者无反酸症状，24 小时食管 pH 监测无酸反流证据，临床上抑酸治疗也无效，研究者认为这部分患者可能与弱酸、非酸反流甚至气体反流有关。因此，近年来食管阻抗 -pH 联合监测在胃食管反流病的诊断中发挥越来越重要的作用。与单独 pH 监测技术相比，食管阻抗 -pH 联合监测可通过反流物的阻抗来确定其物理性质、运动方向及高度,同时联合 pH 监测以区分反流物的酸碱性,此法目前被认为是诊断胃食管反流病的最佳方法,但单独阻抗监测对 GERD 的诊断意义不大。

三、脉冲血氧饱和度监测

动脉血氧饱和度是反映人体呼吸功能及氧含量是否正常的重要生理参数。在吞咽障碍的评估与治疗中,可使用脉冲血氧饱和度监测对患者进行动态监测,这对判断吞咽障碍患者是否有误吸及误吸的严重程度有重要意义,并且可在床边开展评估。

(一)工作原理

基于氧和血红蛋白及脱氧血红蛋白在两种不同波长下的红光和红外光的不同吸光特点及动脉血流的脉动性质。将发射红光的二极管和另一发射红外光的二极管置于电极一侧,将一光电探测器置于电极另一侧。把光电探测器接受的透过光分为 A 和 B 两种成分。A 为收缩期可变强度的透过光,是氧合动脉血的脉动函数。B 为强度恒定的舒张期透过光,是机体各种组织如皮肤色素、肌、脂肪、骨和静脉血的函数。在两种不同波长下,探测器将成分 A 的脉动吸收与成分 B 的底数吸收进行划分,得到吸收率,光电探测器把光信号转换成电信号放大后再转化为计数资料。根据红光和红外光吸收比率,由探测器内的计算系统计算出动脉血红蛋白氧饱和度。

(二)测量方法

将脉冲血氧仪的电极放置在人体的指尖、足尖或耳垂等处,即可直接读出血氧饱和度。目前,脉冲血氧饱和度监测仪普遍采用塑料指夹套在手指上,可保持手指与发光管的稳定接触并起到屏蔽外界光的作用,如图 7-18 所示。

(三)应用评价

脉冲血氧饱和度监测可用于诊断吞咽障碍患者是否有误吸的存在。大多数吞咽障碍患者出现误吸时,血氧饱和度下降超过 2%。吞咽后 2 分钟最低脉冲血氧定量数值显示血氧去饱和与误吸有明显相关性。此方法无创伤、简单,可重复操作,且不需暴露在放射线下,已在临床实践中得到广泛的应用。

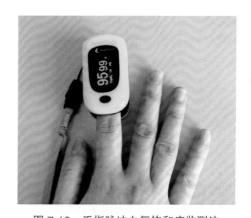

图 7-18　手指脉冲血氧饱和度监测法

Smith 等以吞咽造影检查结果为参照标准,测定了吞咽障碍患者进食前后血氧含量的变化,发现饮水试验的准确率为 50%,血氧饱和度试验的准确率为 69%,而两者联合检查的准确率高达 95%,由此推荐饮水筛选试验与脉冲血氧仪测定血氧含量相结合的床边评估方法可用于急性卒中患者误吸的筛选和治疗指导。另有研究者认为饮水试验结合脉冲血氧饱和度监测具有较高的灵敏度(73%~98%)和特异性(63%~76%),有助于发现隐性误吸,是目前对伴有咳嗽、呛咳、进食后声音改变的神经源性吞咽障碍最好的初筛方法。

(四)注意事项

1. 测量部位需有血液流动当患者的周边血液循环不良时,或身处于寒冷的环境中,脉冲血氧仪的读数可能会不准确。

2. 测量部位可让光线通过伤病者的指甲或脚甲不可涂有指甲油,尤其是黑色、紫色或蓝色等光线不能穿透的指甲油。

3. 使用指电极时将发光的一面对准指甲。

4. 偏瘫患者患侧示指测血氧饱和度可导致假阳性结果。

5. 检测老年患者、吸烟者、慢性肺病患者时,解释结果需谨慎。

（五）未来发展

研究者建议未来需要针对饮水试验、脉冲血氧饱和度值的评估以及试验性吞咽过程隐性误吸的检测来制定最有效的标准化管理流程。对于有吞咽障碍风险的神经系统疾病患者,护理人员或照顾者应学习饮水试验结合脉冲血氧饱和度监测法对患者进行床边初筛。

四、生物学标志物检测

除以上方法外,还可以通过生物学标志物的检测来诊断误吸和吸入性肺炎。

1. 呼出气冷凝液白细胞三烯检测法 白三烯是一种作用强烈的炎性介质,在呼吸道感染或炎性疾病中可促进白细胞活化并向肺或气管内聚集。通过检测呼出气冷凝液中白细胞三烯的浓度可对肺部炎症进行诊断,有研究报道白三稀在误吸酸性物质导致肺损伤中起着重要作用。此方法安全、简单、无创,是较好的误吸生物学标志物。

2. 支气管肺泡灌洗液（bronchoalveolar lavage fluid，BALF）胃蛋白酶测定 胃蛋白酶正常情况下主要存在于消化系统,如果在下呼吸道及肺中检测到,说明是由于胃内容物误吸所致,具有较高的灵敏性。但胃蛋白酶最佳活性 pH 值是 1.5~5.0,对肺内的碱性环境耐受性差,随误吸后时间的推移胃蛋白酶的检出率下降,临床应用上存在一定的局限性。

3. 可溶性髓样细胞触发受体 -1（triggering receptor expresses on myeloid cells，TREM-1）检测法 TREM-1 是免疫球蛋白受体家族中的一员,主要在血液中表达,在肺泡液中也有少量表达,一般见于巨噬细胞表面,介导炎症反应。有研究报道 TREM-1 在 250pg/ml 时对诊断误吸所致细菌性肺炎的敏感性为 65.8%,特异性达 91.9%。但目前相关研究较少,TREM-1 在临床上的应用价值有待进一步验证。

4. 其他生物学标志物 其他研究指出氨基甲酰磷酸合成酶 CPS-1、内皮素 ET-1 和肽素、支气管肺泡灌洗液 α 淀粉酶等均有可能作为诊断误吸的生物学标志物,但由于各自存在不同的优、缺点,目前多用于科学研究,未在临床上广泛使用。

（贺涓涓　韩晓晓）

第六节　不同评价方法应用原则

一、不同检查方法的互补性

目前越来越多的技术可应用于吞咽障碍的评估,各项检查方法间可以优势互补。吞咽造影检查（VFSS）在临床上使用时间长,应用广泛,仍然是目前诊断吞咽障碍、确定口咽功能紊乱机制的"金标准"。吞咽电视内镜检查（VESS）能解决吞咽造影检查（VFSS）存在的大部分不足之处,两者有显著互补关系。测压检查（manometry）适用于疑难病例和不典型病例,弥补影像学检查不能提供的功能性数据,对食管动力障碍性疾病引起的吞咽障碍的诊断有重要意义。放射性核素扫描检查(bolus scintigraphy)能对吞咽的有效性及误吸量作定量的分析。超声检查(ultrasonography)对发现舌的异常运动有明显的优越性。表面肌电图(sEMG)可直接评估吞咽时口咽神经肌肉的功能,对研究吞咽障碍的电生理机制有较大帮助。而fMRI、PET等则可用于吞咽障碍的临床研究。近年来对生物学标志物的研究也可以直接或间接反映吞咽障碍和误吸事件。以上各种评估方法根据需要,可按优势互补原则选用。

吞咽障碍功能性评估方法比较见表7-2。

表7-2　吞咽障碍功能性评估方法比较

评估方法	设备条件	适应证	评价	
			优点	缺点
吞咽造影检查 (VFSS)	可同步录像的X线机 配备PACS的x线机	口腔、咽、食管期吞咽障碍患者	设备要求不高,简单易行 对吞咽运动的细微异常改变较敏感 区分吞咽障碍的结构异常和功能异常 使用不同姿势和性质的食物进行评估	不能发现咽喉处的唾液残留 不能定量分析咽收缩力和食团内压 不能反映咽的感觉功能 病重者不能进行
吞咽电视内镜检查(VESS)	可同步录像和配备PACS的电视内镜	口咽期吞咽障碍的患者	提供高效和可靠的吞咽障碍处理策略,较全面地评估吞咽的运动和感觉功能,能在床边甚至ICU中进行,不接触放射线辐射,进行生物反馈治疗	着重于局部的观察,不能观察吞咽的全过程及环咽肌和食管的功能
内镜下咽喉感觉功能测定(FEESST)	带有送气通道的电视内镜	咽期感觉功能障碍		
测压检查 (manometry)	带有环周压力感应器的固态测压导管和计算机,配备同步记录设备的X线机	咽和食管期运动功能障碍的疑难病例和不典型病例	了解吞咽障碍的病理生理 分析吞咽障碍的病因和吞咽的有效性 对评估食管动力障碍性疾病引致的吞咽障碍有较大的价值 用于手术前后疗效的评估,判断预后	设备要求高 临床应用少,评估参数不足 费用昂贵
食管pH监测	24h胃食管pH监测仪	胃食管反流性疾病引起的吞咽障碍	高特异性的定量试验 有助了解胃食管反流与症状间的关系 可区分生理性反流与病理性反流 用于抗反流手术前后疗效的评估	费用相对较贵 有些患者不能耐受检查
放射性核素扫描检查 (scintigraphy)	伽玛照相机和放射性核素如: ^{99m}锝胶态硫	口腔、咽、食管期吞咽障碍患者	定量分析吞咽的有效性和误吸量 观察不同病因所致吞咽障碍的吞咽模式 手术后吞咽功能评估和疗效评估	接触放射线辐射 科研应用为主,临床使用的资料有限 费用较昂贵

续表

评估方法	设备条件	适应证	评价	
			优点	缺点
超声检查（ultrasonography）	超声检查仪和超声波探头	口咽期吞咽障碍的患者	敏感地观察舌的异常运动，尤其是儿童 生物反馈治疗 无创性检查，能在床边进行	仅观察到吞咽的某一阶段 对食管上括约肌（UES）的观察不理想
表面肌电图（sEMG）	肌电图机和相应的电极	口咽神经肌肉疾病	了解吞咽障碍的电生理机制 利用肌电反馈技术进行吞咽训练 无创性检查，能在床边进行	对特定肌肉定位困难 对运动单位动作电位（MUAP）难于进行准确地定量分析
生物学标志物检测	纤维支气管镜或呼出气冷凝液收集设备	口腔、咽、食管期吞咽障碍患者	能直接或间接反映误吸和吸入性肺炎； 有很好的科研潜力	检测时间窗窄，敏感性和特异性有限，临床应用存在一定的局限性

二、评价方法的选择

不同吞咽评价方法的选择可按流程图 7-19 方式进行。临床医生通过询问病史和临床评估，筛选患者是否有吞咽障碍；无吞咽障碍者可作进一步临床观察，有吞咽障碍者可作饮水试验和反复唾液吞咽试验进行筛查，如上述评价无异常则基本排除吞咽障碍。如上述评价有异常者则根据患者病情需要作进一步实验室评价，包括 VFSS、FEES、测压检查、放射性核素扫描、超声检查、sEMG 及脉冲血氧定量法等。

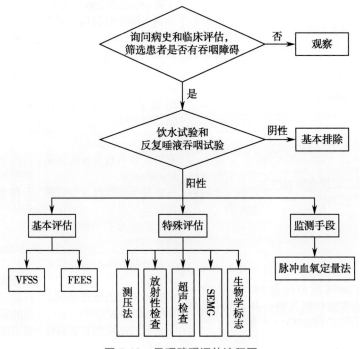

图 7-19　吞咽障碍评估流程图

随着科学技术水平的不断发展,将会有更多更先进的评估手段出现,在临床工作中,我们应该根据患者的具体情况选择个体化的评估方法以及将各种评估方法合理的组合使用,增加评估的有效性,让先进的技术发挥作用。

(温红梅　贺涓涓)

重 点 回 顾

1. 高分辨率压力测量可评价咽部生理功能,定量分析咽部及环咽肌的压力,确认环咽肌的不完全或不协调松弛;高分辨率压力测量还可检测吞咽造影检查未能发现的异常,评估可能潜在的食管功能紊乱。HRM 利用传感器的输出随咽肌肉运动或喉部上抬而变换位置发生变化的特点,评估咽期吞咽肌的收缩和松弛幅度和时间,反映吞咽过程中肌肉的协调性,而且高分辨率压力测量可以感受的压力与受试者的相对高度无关,测试时可采取接近生理状态的坐姿而无需平躺,可针对不同吞咽动作、头部姿势和食物进行比较,特别适用于口咽部及环咽肌功能障碍导致的吞咽困难患者。

2. 高分辨率压力测量的常用指标包括压力参数和时间参数,压力参数主要测量 5 项内容:①上咽部收缩峰值常采用舌根部压力值;② UES 静息压;③ UES 松弛残余压(UES 松弛至最低点时的压力值);④ UES 松弛前收缩峰值和松弛后收缩峰值;⑤ LP 压力峰值。时间参数方面以收缩波峰持续时间或波峰之间的间隔时间均可测量。但临床上最常关注的是UES 松弛时间,是以 UES 松弛前波和松弛后波之间的时间间隔计算。也可以计算咽腔收缩峰值与 UES 松弛之间的时间间隔,评估咽缩肌与 UES 的协调性,通常咽收缩的同时,UES 压力应降至最低点。此外,还可以将两者结合起来,计算波峰下面积。

3. 影响高分辨率压力测量结果的因素有内在因素和外在因素。内在因素包括:①吞咽时 UES 向口的方向移动 2~3cm;② UES 高压区呈狭长卵圆形,且其压力分布不对称;③在软腭上抬或喉上抬时均可能出现传感器上移。外在因素有年龄、性别、食团容积和黏稠度、不同的吞咽方式和吞咽时头部姿势等。故在解释 HRM 结果时,首先应充分考虑到这些因素。

4. 失弛缓症患者的诊断需符合下列两种异常:①食管蠕动消失;② LES 松弛消失或不完全。只有通过测压才能提供客观准确的诊断

5. 视频测压技术是在固态测压的基础上,同步进行视频吞咽检查,以明确食团传送过程中腔内压力变化与解剖结构的位移之间的关系,通过测压通道精确定位相关解剖位置,同时观察动态视觉影像与量化的咽期压力变化,准确判断咽部残留是由咽腔收缩无力引起还是 UES 功能障碍引起,两者同步应用,大大提高诊断的精确性。

6. 通过喉肌电图可明确患者是否存在特定的神经或神经肌肉单元的病损,确诊系统性疾病或进行性神经肌肉疾病。喉肌电图还可用于吞咽功能的辅助评估,如评估喉括约肌的活动,声门上喉、咽的感觉以及环咽肌的功能。

参 考 文 献

1. Butler SG, Stuart A, Russell GB. Effects of age, gender, bolus condition, viscosity, and volume on pharyngeal and

upper esophageal sphincter pressure and temporal measurements during swallowing,2009,52:240-254

2. McCulloch TM,Hoffman MR,Ciucci MR. High-resolution manometry of pharyngeal swallow pressure events associated with head turn and chin tuck. Annals of Otology,Rhinology and Laryngology,2010,119(6):369-376

3. Lin T,Xu G,Dou Z,et al. Effect of bolus volume on pharyngeal swallowing assessed by high-resolution manometry. Physiol Behav Elsevier Inc,2014,128:46-51

4. Lin GG,Scott JG. Three-dimensional analysis of pharyngeal high-resolution manometry data. Laryngoscope, 2013,123(7):1746-1753

5. Lamvik K,Macrae P,Doeltgen S,et al. Normative data for pharyngeal pressure generation during saliva,bolus, and effortful saliva swallowing across age and gender. Speech,Language and Hearing,2014,17(4):210-215

6. Bülow M,Olsson R,Ekberg O. Videomanometric alysis of spraglottic sallow,effortful sallow,and chin tuck in patients with pharyngeal dysfunction. Dysphagia,2001,16(3):190-195

7. Jiang JJ,Mcculloch TM. High resolution manometry of pharyngeal swallow pressure events associated with effortful swallow and the mendelsohn maneuver. Dysphagia,2012,27(3):418-426

8. Al-Toubi AK,Doeltgen SH,Daniels SK,et al. Pharyngeal pressure differences between four types of swallowing in healthy participants. Physiology and Behavior,Elsevier Inc,2015,140:132-138

9. Ryu JS,Park D,Kang JY. Application and interpretation of high-resolution manometry for pharyngeal dysphagia. Journal of Neurogastroenterology and Motility,2015,21(2):283-287

10. Lin GG,Scott JG. Assessment of upper esophageal sphincter function on high-resolution manometry. 2012,100 (2):130-134

11. 兰月,窦祖林,于帆,等. 高分辨率固态压力测量在吞咽功能评估中的应用. 中华物理医学与康复杂志, 2013,35(12):941-944

12. 兰月,窦祖林,于帆. 高分辨率固态测压系统用于研究不同黏稠度食团对健康人咽部及食管上括约肌功能的影响. 中国康复医学杂志,2013,28(9):794-798

13. Tamine K,Ono T,Hori K,et al. Age-related changes in tongue pressure during swallowing. J Dent Res,2010, 89:1097-101

14. Fei T,Polacco RC,Hori SE,et al. Age-related differences in tongue-palate pressures for strength and swallowing tasks. Dysphagia,2013,28:575-581

15. Hirota N,Konaka K,Ono T,et al. Reduced tongue pressure against the hard palate on the paralyzed side during swallowing predicts dysphagia in patients with acute stroke. Stroke,2010,41:2982-2984

16. Bülow M,Olsson R,Ekberg O. Videomanometric analysis of supraglottic swallow,effortful swallow,and chin tuck in patients with pharyngeal dysfunction. Dysphagia,2001,16(3):190-195

17. Yoon KJ,Park JH,Park JH,et al. Videofluoroscopic and manometric evaluation of pharyngeal and upper esophageal sphincter function during swallowing. J Neurogastroenterol Motil,2014,20(3):352-361

18. Lan Y,Xu G,Dou Z,et al. The correlation between manometric and videofluoroscopic measurements of the swallowing function in brainstem stroke patients with dysphagia. J Clin Gastroenterol,2015,49(1):24-30

19. Olle E. Dysphagia diagnosis and treatment. In:Olle E,ed. Springer Heidelberg New York Dordrecht London, 2012:315-321

20. Isberg A,Nilsson ME,Schiratzki H. Movement of the upper esophageal sphincter and a manometric device during deglutition. Acta Radiol Diagn,1985,26(4):381-388

21. Cook IJ, Dodds WJ, Dantas RO, et al. Opening mechanisms of the human upper esophageal sphincter. Am J Physiol, 1989, 257 (5 Pt 1): G748-G759

22. Jacob P, Kahrilas PJ, Logemann JA, et al. Upper esophageal sphincter opening and modulation during swallowing. Gastroenterology, 1989, 97 (6): 1469-1478

23. Dantas RO, Cook IJ, Dodds WJ, et al. Biomechanics of cricopharyngeal bars. Gastroenterology, 1990, 99 (5): 1269-1274

24. Olsson R, Castell JA, Castell DO, et al. Solid-state computerized manometry improves diagnostic yield in pharyngeal dysphagia: simultaneous videoradiography and manometry in dysphagia patients with normal barium swallows. Abdom Imaging, 1995, 20 (3): 230-235

25. Leonard R, Belafsky PC, Rees CJ. Relationship between fluoroscopic and manometric measures of pharyngeal constriction: the pharyngeal constriction ratio. Ann Otol Rhinol Laryngol, 2006, 115 (12): 897-901

26. Pauloski BR, Alfred RW, Cathy L, et al. Relationship between manometric and videofluoroscopic measures of swallow function in healthy adults and patients treated for head and neck cancer with various modalities. Dysphagia, 2009, 24 (2): 196-203

27. Olsson R, Nilsson H, Ekberg O. Simultaneous videoradiography and computerized pharyngeal manometry—videomanometry. Acta Radiol, 1994, 35 (1): 30-34

28. Hoffman MR, Jones CA, Geng ZX, et al. Classification of high-resolution manometry data according to videofluoroscopic parameters using pattern recognition. Otolaryngol Neck Surg, 2013, 149 (1): 126-133

29. Olsson R, Castell J, Ekberg O, et al. Videomanometry of the pharynx in dysphagic patients with laryngeal barium penetration during swallowing. Acta Radiol, 1998, 39 (4): 405-409

30. 李建华, 王健. 表面肌电图诊断技术临床应用. 杭州: 浙江大学出版社, 2015, 12: 146-157

31. 张杰, 李进让. 表面肌电图在吞咽功能检查及康复中的应用. 国际耳鼻咽喉头颈外科杂志, 2013, 37: 271-274

32. Constantinescu G, Hodgetts W, Scott D, et al. Electromyography and mechanomyography signals during swallowing in healthy adults and head and neck cancer survivors. Dysphagia, 2016: 1-14

33. Karoui S, Ben T H, Serghini M, et al. 24-hour esophageal impedance-ph monitoring: technical aspects, indications and results. La Tunisie Médicale, 2002, 80: 108-112

34. Crary MA, Baldwin BO. Surface electromyographic characteristics of swallowing in dysphagia secondary to brainstem stroke. Dysphagia, 1997, 12: 180-187

35. Vaiman M. Standardization of surface electromyography utilized to evaluate patients with dysphagia. Head Face Med, 2007, 3: 26

36. Ding RY, Larson CR, Logemann JA, et al. Surface electromyographic and electroglottographic studies in normal subjects under two swallow conditions: normal and during the mendelsohn manuever. Dysphagia, 2002, 17: 1-12

37. Sherman B, Nisenboum JM, Jesberger BL, et al. Assessment of dysphagia with the use of pulse oximetry. Dysphagia, 1999, 14: 152-156

38. Sanders I, Mu L. A three-dimensional atlas of human tongue muscles. Anatomical record, 2013, 296: 1102-1114

39. Pouderoux P, Kahrilas PJ. Deglutitive tongue force modulation by volition, volume, and viscosity in humans. Gastroenterology, 1995, 108: 1418-1426

40. Steele CM, Huckabee ML. The influence of orolingual pressure on the timing of pharyngeal pressure events. Dysphagia, 2007, 22:30-36

41. Adams V, Mathisen B, Baines S, et al. A systematic review and meta-analysis of measurements of tongue and hand strength and endurance using the iowa oral performance instrument (IOPI). Dysphagia, 2013, 28:350-369

42. Hayashi R, Tsuga K, Hosokawa R, et al. A novel handy probe for tongue pressure measurement. The International journal of prosthodontics, 2002, 15:385-388

43. Yeates EM, Molfenter SM, Steele CM. Improvements in tongue strength and pressure-generation precision following a tongue-pressure training protocol in older individuals with dysphagia: three case reports. Clinical interventions in Aging, 2008, 3:735-747

44. Steele CM, Bailey GL, Polacco RE, et al. Outcomes of tongue-pressure strength and accuracy training for dysphagia following acquired brain injury. International journal of speech-language pathology, 2013, 15:492-502

第八章　临床治疗决策

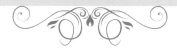

焦点问题

1. 在神经系统疾病的进程中,吞咽障碍有哪些转归?
2. 吞咽障碍治疗中,首先要考虑的因素是什么?
3. 选择治疗方法与技术应考虑哪些因素?
4. 在不同疾病的吞咽障碍中,有哪些相同的治疗观点、决策和实践?
5. 制订治疗计划应遵循的步骤。

第一节　治疗整体考虑

规范化的吞咽障碍治疗涉及许多因素,在整体考虑中,这些因素的主次之分、应考虑的先后顺序对治疗决策影响很大。本节将从不同角度介绍在吞咽障碍治疗决策时应考虑的各种因素。

一、初步考虑的因素

为吞咽障碍的患者制定临床治疗方案需采集大量资料,专业人员需注意资料来源的可靠性。通常,由于每个患者都有自身的特殊性,相应的治疗方案也应个体化。

对各种原因引起的吞咽障碍,在制定临床治疗决策中,首先需要确定经口进食的风险和潜能,然后制订与其相适应的治疗计划。临床上,需要认真细致地分析诸如此类的问题:吞咽障碍患者是否可以安全地恢复或增加经口入量? 进食是否足量? 需要重点考虑以下几方面因素:

1. 气道保护(airway protection)　安全性常与气道保护联系在一起。当患者误吸过多的液体或食团,常会导致呼吸道感染风险增加,有时会由于吞咽固体食物而导致呼吸道阻塞,相关的吞咽评估和治疗将不再安全。

2. 营养与脱水(nutrition and dehydration)　进食能力常与营养、水分联系在一起,患者是否可以经口进食、是否有能力消化、吸收足够能量来维持营养和防止脱水。当患者不能完全通过经口进食来摄取足够食物或水分时,也会潜在地诱发许多疾病。

3. 个体化(individualized)　每个患者吞咽障碍的侧重点都是不同的,比如有的患者能安全地吞咽,但是由于耐力不够导致不能吞咽足量的食物来维持营养;有的患者可以吞咽足够的食物,但是常导致误吸引起感染。针对不同的患者,治疗方案也应个体化。

要根据患者的吞咽功能评估情况以个体化为原则制定目标。并根据患者吞咽功能改善实施再评估,随时调整目标。

4. 注意事项　在制定治疗目标时,对患者目前的状况及影响因素和未来可能达到的程度应有清楚的了解。

如果患者不能经口进食,临床治疗重点应放在设法挖掘患者恢复经口进食的潜能上;如果患者可以完成经口进食,治疗重点应放在增加摄入量来维持营养,或拓宽进食的种类,改善生活质量和适应社会交际需要上。

二、特别考虑的因素

(一)影响吞咽障碍治疗方法选择的各种潜在因素

每个患者的临床状况不同,其影响因素也不同,如病情严重程度、进食状况及心理、身体状况、认知状态、社会或生活条件、环境、预后等,现分述之。

1. 病情严重程度(severity)　吞咽障碍严重程度分级是很复杂的概念。吞咽障碍严重程度如何分级？一些研究者通过仪器检查评估吞咽生理损伤,而另一些研究者通过经口进食量来观察吞咽功能。有些人认为,患者不能经口进食是最严重的吞咽障碍之一。但是,患者并非一直维持这种状态,而是随着时间而改变。有些患者只通过非经口进食,但有时他们有足够的吞咽能力通过经口进食来消化或吸收一定程度的食物或水分。吞咽障碍严重程度不应作为一个单独的概念来考虑,因为很多因素与之有关。

2. 进食状况(eating condition)　进食状况可给临床医生提供患者为增加经口入量的动力和积极性的信息,进食状况也直接与某些心理社会因素相关。例如:有些患者认为,活着为了吃,而不是为活着而吃。有时让患者不断练习咀嚼动作,不是为了练习吞咽而为了能更好体验味道。比起只让患者非经口进食,从来不尝试经口进食的治疗,经口进食更有助于使患者服从严格的治疗计划。另外,进食状况也可提供患者对选择食物是否有偏见的信息,以及与患者环境相关的限制进食某些食物(例如:患者从来不吃某种食物)。

根据患者目前状况及误吸的情况,进食的社会方面也应考虑(例如:喜欢在卧室自己单独进食/喜欢在餐厅里进食)。最后,对于可经口也可管饲的患者,进食状况可解释一种进食模式升级至另一种模式所需要的周期。在治疗中,这对于达到功能目标很重要。

3. 身体状况(physical status)　与患者医疗和身体状况相关的其他因素会影响治疗策略。在吞咽障碍程度相似的情况下,肺状态差的虚弱患者与能耐受某种程度误吸的患者的治疗措施是不同的。

4. 社会或生活条件(social or living situation)　治疗措施对人力资源(照顾者及其能力)和技术资源(获得和准备特定类型的食物)的需求也必须加以考虑。照顾者是考虑的重要因素,尤其对不能自理的患者(包括进食)。不管照顾者是护士/陪护,配偶,还是其他家庭成员或朋友,照顾者的表现直接影响吞咽障碍患者的行为表现。根据不能自理患者的进食策略,照顾者可调节进食时间。照顾者必须清楚进食时患者的体位,进食的频率,食物性状及其他相关的注意事项。

5. 认知状态(cognitive status)　如果治疗措施涉及患者独立参与进食,如使用吞咽策略、手法,则患者需要具备适当的认知和运动技能。

6. 环境(environment) 吞咽障碍患者所处的环境可影响吞咽功能干预的实质。在急症护理单元,患者的需要不同于门诊患者。另外,不同的环境下可利用的资源也有很大差别。在综合性大医院、康复医院可利用的资源明显多于长期护理的疗养院和患者家中。

7. 预后(prognosis) 对预后的理解是制订计划的一个重要元素。一位患者可能是住院患者,但近期将出院回家或转往照护机构,另一位患者评估时虽表现为严重损害,但预期会恢复,且可能很快恢复至正常或接近正常,另外一位患者可能处于疾病进展状态,吞咽障碍很可能进一步加重,上述患者的预后可能截然不同。

(二)选择治疗方法与技术应考虑的因素

1. 临床适应证(clinical indicators) 任何疾病引起的吞咽障碍如口咽腔、食管肿瘤等占位性病变,化学性烧灼伤等,引起咽肌无力,可通过食物滞留口腔,流涎,饮水呛咳,咽异物感等症状,吞咽障碍临床检查法(clinical examination of dysphagia,CED)和饮水试验筛查,以及吞咽造影检查、纤维喉镜动态观察吞咽过程来检查是否存在吞咽障碍。

2. 预期的风险与益处(anticipated risks and benefits) 在制定治疗方案的过程中,需要清楚各项治疗的风险与益处,并权衡其利弊。例如:门德尔松手法可通过吞咽时自主延长并加强喉向上向前运动来增加环咽肌开放程度,促进吞咽功能。有文献报道,这种治疗方法会导致吞咽时呼吸暂停时间延长,对于呼吸功能较差的患者应禁忌使用。声门上吞咽训练是先吸气,然后在屏气时做吞咽动作,随即做咳嗽动作,对改善吞咽功能有良好的效果。但此方法可产生咽鼓管充气效应,可能导致心脏猝死、心律失常,对有冠心病的脑卒中等神经损伤患者应禁做声门上吞咽训练。

3. 功能性结局(functional outcome) 在决定患者是否开始某个治疗方案时,需先确定患者可能达到的功能性结局。例如脑卒中、脑外伤及脊髓损伤等突发性神经性损伤患者,或因头颈部肿瘤接受手术或放射线治疗,枪伤或其他外伤造成结构损伤的患者,都有可能完全或部分恢复经口进食。因此,对这类患者进行吞咽功能训练十分恰当。对于帕金森病、重症肌无力、多发性硬化等退行性病变及病程的患者,根据恰当的治疗目标进行一段吞咽治疗也适合。然而随着这类疾病的进展,到了某个阶段会因为疾病丧失足够的神经动作控制,吞咽治疗已无法奏效,不能改变任何状况,或因为患者认知功能受损,严重影响其遵从指令的能力,导致连代偿性策略都无法适用。如果代偿性策略已经可以成功地减轻患者吞咽异常症状,使患者能安全地完成经口进食,同时也能维持足够的水分与营养摄入,且可能自发性恢复正常吞咽时,不必要进行吞咽治疗。一段时间以后,再次评估者使用代偿性策略后的吞咽功能,可能比一开始就进行某项主动性运动方案更合适。

4. 患者依从性(patient empowerment or compliance) 依从性是指患者对治疗计划及所实施治疗的服从能力。有些吞咽治疗除了需要患者能遵从简单或复杂的指令外,采用吞咽手法治疗也需要患者能遵从特定的复杂指令。反之,代偿性策略对遵从指令的要求比较低,一般只需要一些体力即可,因为代偿性策略大部分是由照顾者执行。

(三)应特别考虑的其他因素

1. 了解患者是吞咽障碍者或只是存在吞咽障碍的高危人群 每位医生或治疗师遇到可能患有吞咽障碍的患者时,首先要确定的是:患者是否是存在吞咽障碍的高危人群? 因为这与筛查有关。必须选择适合此类患者的筛查方法,有关内容详见第五章第三节。一般而言,筛查必须做到快速而且准确,同时对患者不会有伤害。

2. 患者是否接受深入的客观评估　在筛查过患者后,筛查者必须决定患者是否需要吞咽造影检查这类深入的诊断性评估。根据患者的病史、症状、诊断及其他资料,若怀疑患者有咽期吞咽问题,通常需要进行吞咽造影检查。也可采取其他的仪器检查,有关内容详见第六章、第七章相关内容。在选择仪器检查方法时,医生或治疗师应该考虑:"对于这位患者,我们要知道什么,才能决定患者适合进行哪种吞咽治疗以及该从哪一种治疗方法着手?"例如,如果要了解患者的咽吞咽在解剖与生理学上有哪些问题时,就应该进行吞咽造影检查;如果该患者接受过头颈部癌症手术,了解他的咽解剖构造情况时,则应选择纤维内镜检查。如果要了解患者在吞咽过程中,口咽是否产生足够的压力,食物在整个系统中被推送的情况时,则必须选择测压检查;对于接受放射治疗的鼻咽癌患者,放射治疗后咽壁的功能通常被破坏,咽缩肌收缩无力,造成咽腔压力不足,此时应选择咽腔测压,同时进行吞咽造影检查,测量咽腔压力的同时,也可以观察到有效的吞咽所需的咽动作。

3. 在评估过程中,应注意哪一种治疗措施更合适　在评估过程中,医生或治疗师应通过评估筛选合适的治疗措施。例如,什么姿势可以改善患者的吞咽? 有哪些方法可以提高患者口咽腔的感觉程度? 有何种提高患者吞咽能力的喂食方法? 有何种改善吞咽状况的手法治疗策略? 什么样的食物黏稠度能保证患者吞咽最安全、最轻松? 为了使患者尽快恢复或是尽量长期维持经口进食的状态,在评估过程中筛选临床治疗决策十分重要。

4. 患者能否从治疗过程中获益　吞咽治疗旨在改善患者吞咽功能以及经口进食的能力。但是,有些患者的吞咽功能以现有的吞咽治疗方法无法恢复经口进食。例如,重度运动神经元疾病会造成严重的残疾,以至于任何经口吞咽治疗方法都不能解决问题,只能采取胃造瘘或肠外营养方式。重度颅脑损伤合并意识障碍造成吞咽困难的患者,也无法接受治疗。治疗师必须查看患者的病史、诊断记录,以及患者对任何评估方式与试验治疗的反应,然后做出患者能否从吞咽治疗中获益的判断。对治疗师而言,做出这个判断有时可能困难,但为了不过度或不适当使用治疗方法,必须要下这个决定,并告知家属。尽管如此,治疗师仍然需向患者及家属提供咨询。

5. 吞咽治疗应在进餐时间进行还是作为正常喂食的补充　与语言治疗一样,吞咽治疗包括口颜面功能训练,通常是重新训练口咽腔肌肉功能、教会患者一连串新的肌肉活动,或通过感觉刺激,增加口咽的感觉输入。通常,这些治疗训练课程与进餐时间并非一致。如果为了经口进食,患者需要特定的吞咽姿势技巧详见第十二章第三节有关内容。这套技巧必须由治疗师教给家属或陪人,让患者在进食时能学会使用,则要在进餐时练习。有些患者则会根据治疗师或护士设计好的计划进行喂食,这些计划可以交给家属或陪人,再由他们在喂食时执行。在患者使用某种治疗手法,将非经口喂食改为经口进食的过渡期中,治疗师可以在进餐时,参与喂食工作的指导。

6. 何时停止吞咽治疗　犹如其他康复功能训练一样,进行到某一阶段会出现平台期,即不再进步,吞咽治疗也不例外。当患者的吞咽功能持续停留在平台期达 1 个月时,应重新评估是否要继续积极治疗,否则应鼓励患者及其照顾者继续维持以前的吞咽治疗或练习,在 6 个月至 1 年后再给予评估。严重颅脑损伤、脊髓损伤或严重脑卒中的患者,在吞咽功能方面可能会有连续好几个月无任何改变的平台期,然后,突然产生明显的临床进展而且恢复自主吞咽的能力。通常,当患者的吞咽功能平台期达 4 个月之久时,建议应该停止积极的治疗。

7. 吞咽治疗何时由家属和照顾者执行　当吞咽治疗必须每日重复多次时,可以教会家属、照顾者并由他们执行。例如,温度触觉刺激或做口腔器官运动体操详见第九章第一节有关内容。其次,各种食物的准备与调制,家属和照顾者可按治疗师要求执行。另外,当患者的治疗达到平台期,积极治疗不再有进步时,由患者和家属进行维持性治疗,例如吞咽姿势的技巧等。

8. 患者个体化的治疗方法选择　在制订治疗计划时,应注意患者的个体化治疗。例如,阿尔茨海默氏病有咽期吞咽启动延迟的患者,也许只有在进食某些特定质地的食物时,例如含酸味的大口食团,才会有成功的吞咽反应。此外,进行温度触觉刺激对此类患者不是最佳的治疗方法,因为他们无法配合。相比之下,运动神经元疾病或曾接受过头颈癌症治疗的患者不但对温度、触觉刺激法反应良好,而且可以自己操作。因此,可以利用他们最有效的吞咽频率给予最有效的刺激。

9. 建立有效的转诊　吞咽障碍只是一个症状,许多疾病都可以出现吞咽障碍。严格意义上来讲,吞咽障碍的治疗是由涉及多个相关专业的治疗团队完成,但在中国大陆,吞咽医学中心还没建立起来,所以,用整个专业团队的方式来照顾每个吞咽异常患者不切实际。康复科需要建立有效的转诊制度,避免患者误诊或耽误原发病的治疗。对于没有做过临床检查但主诉为口咽吞咽异常的患者,实际上有某种类型的神经性损伤或疾病的可能。如脑肿瘤(尤其是脑干肿瘤)、运动神经元疾病、帕金森病、重症肌无力、脑卒中(尤其是脑干脑卒中)、吉兰 - 巴雷综合征等,首先应有具备专业知识、了解神经性吞咽障碍先兆与症状的神经科医生接诊,同时应进行脑神经功能评估。如果主诉吞咽异常的患者同时伴有嗓音沙哑,应请耳鼻喉科医师会诊。如果患者自觉胸腔受压迫、有灼烧感或喉咙感到不适,或在半夜因咳嗽或想呕吐而不能入睡,请消化科会诊是恰当的,这也许是胃食管反流疾病或其他食管功能异常所致,由消化科医生诊治。牙齿或口腔卫生方面的问题可能需要口腔科评估和干预。因此,建立一个相关专家团队作为吞咽团队的扩展是非常有益的。

三、药物、行为、手术治疗的关系

吞咽障碍常为疾病或功能紊乱过程中的潜在表现,其治疗方案很少局限于单一某个方面。吞咽障碍治疗包括药物、行为(康复)和(或)手术治疗。一般而言,吞咽障碍患者常同时接受多种治疗。吞咽障碍治疗应注意各种治疗的有机整合与协调,不同学科对吞咽障碍的治疗也可与康复治疗并行,也可互相取长补短。

(一)药物治疗

药物的作用受性别、年龄、体型、代谢状态、个体生物学反应,以及联用的其他药物影响。

1. 原发病的药物治疗　目前尚无专门治疗吞咽障碍的药物,治疗导致吞咽障碍的基础疾病是药物治疗的主流,明确吞咽障碍的病因是恰当治疗的重中之重。当神经肌肉疾病是吞咽障碍的病因时,应当确定是否已应用适当的药物并已达到最大疗效。偶然情况下,治疗神经肌肉疾病的药物本身会加重吞咽障碍,因此应该权衡利弊。

2. 抑制吞咽的药物　许多种药物都会影响吞咽功能、降低意识状态、协调性、运动和感觉功能，以及上消化道的润滑性。例如水杨酸类（阿司匹林）和非甾体类抗炎药可引起口腔溃疡、咽喉痛、黏膜出血、舌炎和口腔干燥。抗生素（青霉素、红霉素、氯霉素和四环素）的副作用包括舌炎、胃炎和食管炎。其他如抗结核药、抗组胺药、抗胆碱能药、降压药、维生素、镇静剂、抗精神病药、抗焦虑药等均可加重或导致吞咽障碍，在临床中应充分考虑这些药物对吞咽功能的影响。

3. 促进吞咽的药物　有报道显示某些药物对于轻至中度吞咽障碍的患者有益处。P 物质（substance P）广泛存在于咽、喉、气管上皮和舌咽神经、喉上神经，对于吞咽的外周调节意义重大。P 物质缺失导致吞咽反射延迟和咽运送时间延长，外源性应用 P 物质可强化吞咽反射，用水、辣椒素或其他物质局部刺激咽可能导致 P 物质的释放，诱发吞咽。血管紧张素转换酶抑制剂 ACEI 有可能减少吸入性肺炎的发生率，可能与增加 P 物质的产生有关，而血管紧张素受体阻滞剂却没有同样的效果。

4. 其他影响吞咽的药物和食物　胃食管反流可导致吞咽困难，对这类患者应该实行防反流方案，一方面是进食行为调整，如最后一餐在就寝前至少 3 小时、最好是 4 小时给予，抬高床头，避免某些引起胃酸分泌或降低食管下括约肌张力的食物，如咖啡、茶、巧克力、柑橘类水果和酒精等。高脂类食物可增加反流的风险，因此推荐低脂类食物。另一方面可应用制酸类药物，有效剂量的 H_2 受体阻滞剂、质子泵抑制剂，可辅以增加胃排空的药物。口腔干燥阻碍食团的润滑和食团的运送，不利于口腔黏膜和牙齿健康以及防范食管的反流，导致食团的残留，增加误吸的风险。治疗方法包括最大限度水化，限制经口呼吸，尽量少用引起口腔干燥的物品（许多药物、漱口水和含酒精的牙膏），保持口腔卫生，应用促进腺体分泌的药物如毛果芸香碱。

（二）行为学治疗

行为学治疗由专长于口咽期吞咽障碍的治疗师完成，大部分情况下是言语语言病理学家。物理治疗师和作业治疗师也可进行吞咽治疗和（或）其他有益的治疗。当患者维持呼吸和吞咽的头/颈或身体姿势的能力受限时，或进食时不能维持合适的坐姿时需要物理治疗师治疗。作业治疗师可参与进食相关的特定的运动技巧的训练，如使用餐具或改装后的器具。在某些情况下，护理人员也参与吞咽治疗。

进行行为学治疗是基于力量、耐力、和（或）吞咽相关结构的活动能力下降；或诊断性检查提示食团调整、姿势代偿、易化手法或改装装置可以使吞咽更容易或更安全。如果选择性刺激特定的结构或系统可以使吞咽启动或吞咽的时序性更恰当时，也推荐行为治疗。

（三）手术治疗

虽然很多类型的吞咽障碍非手术治疗有效，某些情况下手术治疗可能效果更好。继发于结构或解剖异常的吞咽障碍需要考虑手术矫正，进行详细的评估以确认手术的必要性。

口唇闭合不全导致流涎和食团准备困难，松解阻碍口闭合的挛缩或重建完整口轮匝肌的手术可以改善由这种原因引起的吞咽障碍。软腭组织的缺陷或软腭肌无力可通过局部皮瓣手术修复，也可进行腭充填治疗。口底肿瘤术后，舌前部或侧方栓系会严重限制舌的运动，在某些情况下，舌切除的同时进行重建手术以尽量减少栓系，采用皮瓣移植恢复舌的容积。在临床上区分问题是由舌体积减少还是活动性丧失所引起的很重要。有多种手术方法纠正声带麻痹和其他声带异常，有利于减少误吸。初步研究显示，对于环咽肌失弛缓，环咽肌切开术、球囊扩张术、吞咽扩张装置(swallowing expansion device)、舌喉复合体提升手术均有一定效果。食管失弛缓和狭窄通常由食管扩张治疗。

吞咽障碍是多方面的,手术治疗可以纠正部分问题,但其他问题仍然存在,因此手术之前应充分了解手术的局限性,做出合理的预期。而且手术效果不是立竿见影的,而是逐渐显现的,术后仍需吞咽训练以期达到最佳的手术效果。

图 8-1 解释了各种治疗之间的相互影响。临床上,有时只使用包含主要的或单一的某种治疗方法,但大多时候,两或三种治疗相互作用可达到更佳的治疗效果。

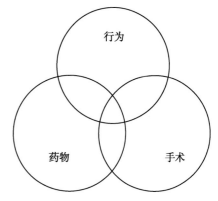

图 8-1 各种治疗之间的相互作用与影响

第二节 制订治疗计划

在每个吞咽障碍患者的治疗过程中,医生、治疗师的正确决策至关重要。本节侧重于如何制订治疗计划,以及在做治疗计划时,应考虑的各种信息。

一、先决条件

良好的决策取决于专业人员对以下各方面有充分的认识:

1. 患者所呈现的吞咽障碍在解剖上的异常及生理学上的原因,能够从生理、解剖上解释患者所出现的吞咽障碍症状及异常体征。

2. 患者认知与行为控制能力以及损伤的实质、疾病的过程和对吞咽可能产生的影响。

3. 熟悉吞咽造影及其他检查的能力,全面了解在治疗吞咽障碍患者过程中使用的所有设备的性能、特点、适应证等。

二、治疗计划制订

在制订治疗计划过程中,很多方法可能将用到。下面列举制订治疗计划的框架。

基本上应按如下三个步骤实施。

(一)信息资源

在治疗计划中用到的信息资源包括两个方面,即独立性问题(independence issues)和安全性问题(safety issues),见图 8-2。

1. 独立性问题 包括测量,辅助,及依从性。

(1)测量(measurement)指进食期间患者需要的直接测量,也包括对摄食量的测量和代偿方法使用或其他情况等。

(2)辅助(assistance) 指进食时对身体的直接帮助。

(3)依从性(compliance) 指患者对于干预计划的顺从。

2. 安全性问题 包括气道保护、营养及水合。

(1)气道保护(airway protection) 指对明显误吸,过多残留或其他增加误吸风险的原因所采取的保护措施。气道保护时也要考虑可能会出现固体食物阻塞气道的情况发生。

（2）营养及水合（nutrition and hydration）　指的是患者摄入和吸收足够的能量和液体的能力。

独立性和安全性问题通常是相互作用的。例如,患者生活不能独立,如果没有获得帮助,则不能摄取足够的食物和水分来维持营养和防止脱水,也会导致气道保护不够。

图8-2描述了与独立性和安全性问题有关的评估信息来自何处。独立性问题通常通过身体检查及进食检查来评估,对于独立性问题的评估,仪器检查并非特别需要。相反,仪器检查对于安全性问题的评估则是必要的,尤其对于气道保护方面。营养及水合常需要通过仪器检查及进食检查结合起来评估。

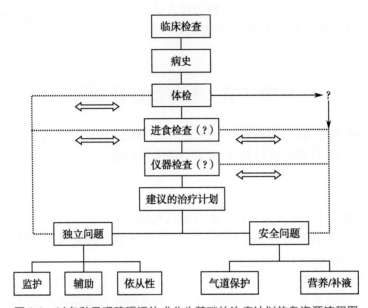

图8-2　以各种吞咽障碍评估成分为基础的治疗计划信息资源流程图

（二）治疗计划

治疗计划（therapy planning,TP）在理论上可分为恢复性、代偿性和适应性策略,实际上往往是重叠和交叉的。

1. 恢复性策略　包括吞咽相关肌肉的运动训练,首先激活与吞咽相关的运动,再主动的练习,目标是达到正常吞咽时肌肉的要求。此外,专注于特定功能的训练有助于确保代偿性吞咽技术的成功。

2. 代偿性策略　包括吞咽行为的调整,或者吞咽姿势、吞咽技术的改变。目标是在感觉和（或）运动功能受损的情况下改善吞咽功能。例如,低头吞咽的姿势是为了增大会厌谷,缩小喉入口范围,缩小会厌与咽后壁、舌根与咽后壁的范围,进而影响到咽部前后的尺寸。然而由于解剖结构的差异,代偿性治疗并非每个患者都有效。建议对代偿性策略进行吞咽造影和（或）纤维喉镜检查评估后,再谨慎地做出有效性的结论。

3. 适应性策略　包括饮食调整和进食辅助。个体化调整吞咽障碍饮食的最重要标准是食团的大小和质地（液体、浓流质、固体）。稀流质更难控制,不适合口腔食团控制障碍、吞咽启动延迟和（或）声门或会厌关闭不全的患者。具有上述吞咽障碍的患者进食浓流质或者糊状的食物(如苹果酱,苹果泥)的安全性和有效性更佳。存在口腔运动障碍和(或)吞咽延迟的患者,浓流质比稀流质具有更好的耐受性,由于前者可以缓慢地通过口腔和上咽部,有利于对食团的控制。用增稠剂是调制糊状食物,可以减少吞咽前或吞咽中食物的提前溢出和渗漏误吸的风险。但在其他的情况下,存在咽部麻痹的患者,易流动的食物或稀流质的转运则更容易。有研究表明,在吞咽造影的观察下,95% 的吞咽障碍患者采用某种质地食物或进食工具可以避免误吸。因此,在经口进食之前,需要 VFSS 或FEES 评估哪种食物性状或进食工具进食时无误吸。应用特定的饮食调整计划,首先要将患者放置生理性的体位,通常进食和饮水是直立位,如果需要则辅以特定的辅助用具(如靠垫、特殊的轮椅、桌子、特殊的勺子和杯子)。如果患者处于疲劳或乏力状态,建议少食多餐。轻中度的吞咽障碍患者,饮食调整证明是有益的,同时进行营养干预,包括高热量、蛋白质、维生素的饮食或高能量的营养补充剂。已证明,可以通过强化味道或温度触发吞咽。因此,临床医生经常通过冷和酸的食团诱发吞咽。特殊饮食辅助工具也可以作为适应装置。

(三)关注有意义的临床问题

一旦有关的临床信息被收集并形成一些概念性的框架之后(见图 8-2)。下一步是提出问题,哪些治疗技术最适合解决某个患者的问题? 这已成为吞咽障碍治疗循证方法的一部分。

表 8-1 列举了一个与治疗计划有关并有意义的临床问题框架。

表 8-1　与治疗计划有关的临床问题

焦点问题	举例
对相似的患者怎么描述?	神经性咽期吞咽障碍患者,呈非渐进性,存在残留、误吸
应考虑使用什么康复技术?	使用 sEMG 生物反馈
使用什么方法替代?	与仅使用门德尔松手法比较
将达到什么目标?	改善治疗的功能结局,降低治疗次数

专业人士在接诊患者后,首先应先罗列出问题,特别是优先重点解决的问题。如表 8-1所列,一个非渐进性疾病导致的神经源性咽期吞咽障碍患者,通过检查可知存在残留和误吸。在检查结果的基础上,首先考虑给予表面肌电图生物反馈。其次考虑可替代的治疗方法,可采用门德尔松手法(Mendelsohn maneuver)。最后,预计可能达到的预期结果。当减少治疗次数(增加治疗效率)时,除了吞咽手法操作治疗外,生物反馈是否可以改善功能性结局(例如:更好地吞咽)。提出这个问题后,专业人士需要调查这些技术效果的证据来找到答案。对这样一个特殊的病例,有研究证据表明,生物反馈治疗可以更快地达到预期功能目标。如果这个证据被认可,临床上应考虑使用生物反馈方法治疗吞咽障碍。

(四)计划个体化治疗方案

一旦提出了治疗问题,在现有证据基础上,应全盘考虑治疗方法,可制定出个体化的治疗方案。治疗计划的格式及内容如下:

1. 目标(goal) 指在患者治疗前功能水平上预计可以达到的新的功能性水平,临床上要注意根据患者状况的改变而调整目标。另外,侧重某项单一的功能目标可能更有效果,尤其在治疗早期。目标应以通俗易懂的方式表达,使患者及照顾者易接受。例如,一个不能经口进食或水的患者目标可确定为达到可安全地经口进食(食物不限性状和量)。一般认为不能达到这个功能水平的话,那进一步的吞咽功能很难达到。目标的建立要符合实际,不符合实际时会使患者的积极性及依从性降低。

2. 目的(objective)　是目标的另一种具体的表现形式,为了达到功能性目标,吞咽障碍患者需要改变的一些动机或采取的措施。可能是吞咽生理的一些特殊方面,如增加舌骨喉复合体的抬升或根据患者情况而定的进食速度。如目的能达到,目标也更容易达到。

3. 行动计划(action plan)　反映了患者与专业人士将要进行的活动。这些是方法的直接描述,应包括告诉患者对治疗的反应、治疗的频率、吞咽的食物量,以及与治疗项目直接有关的其他方面。另外,行动计划还应包括对治疗技术的监测。监测不需要过于仔细,也不需反复用仪器检查来评估治疗进展。

三、治疗计划框架

(一)咽期吞咽障碍治疗计划框架

现以咽期吞咽障碍患者为例,展示制订治疗计划应具有的总体组织结构模式,如图8-3所示。

在结构模式的最上面是已确定的治疗前功能水平,如前所述吞咽障碍的严重程度或功能水平,这是一个复杂的问题,应透彻的考虑评估当时安全的经口摄取食物和流质的量和种类。虽然看起来简单,但这对患者很有意义。接着是分析吞咽功能水平降低的影响因素,进一步是确定患者的治疗目标,这是个结局性的描述,应把患者与照顾者联系在一起,制订治疗目标。选择目的和特殊行动作为患者可以达到功能性目标的台阶。最后,综合考虑每个治疗项目的风险及益处,如图8-3所示。

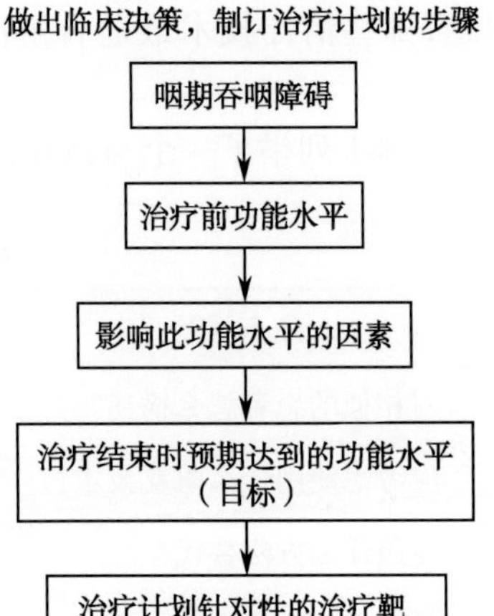

咽期吞咽障碍患者详细的治疗计划过程见图8-4。在计划过程初期,临床医生及治疗师必须考虑患者是否适合这些治疗,并包括预后。在此之前,治疗时需考虑的因素已经讨论过。然而,对吞咽障碍治疗的预后一直尚未确定。

(二)因喉抬升问题所致吞咽障碍的治疗计划

如果认为患者适合进行这些治疗,可继续按目标和目的制订治疗计划。在图8-4中,列明了咽期吞咽障碍患者应考虑的四个目的:①喉抬升;②咽收缩;③气道保护;④环咽肌开放。下一步为每个患者选择行动计划。图8-5列举了其中的一个目的喉抬升,针对喉抬升有问题的患者,可以考虑三个可能的行动计划。

做出临床决策,制订治疗计划的步骤

咽期吞咽障碍
↓
治疗前功能水平
↓
影响此功能水平的因素
↓
治疗结束时预期达到的功能水平
(目标)
↓
治疗计划针对性的治疗靶
(目的)
↓
选择治疗技术
(行动计划)
↓
评估特殊治疗风险
↓
实施治疗计划

图8-3　吞咽障碍治疗计划应具有的
结构模式

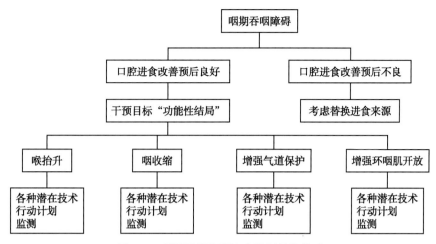

图 8-4 咽期吞咽障碍治疗计划结构模式

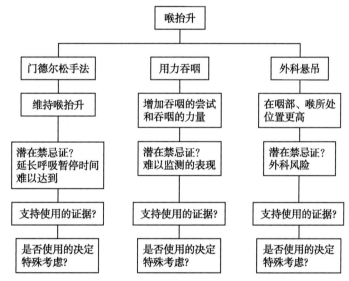

图 8-5 喉抬升障碍治疗计划结构模式

1. 采用门德尔松手法（Mendelsohn maneuver） 这种手法可促进持续的喉抬升,因此是一个适当的行动计划,而且可使维持喉抬升更容易。相反,这种操作可能导致吞咽时呼吸暂停的时间延长,因此对有些呼吸功能较差的患者,这项治疗应列为禁忌。

2. 有些患者很难教会其使用门德尔松手法。故应根据现有评估所获得的证据决定对某些特殊的问题或患者是否使用这项治疗方法。

3. 决定使用某些特殊的方法后,再来决定是否应用这项治疗技术。例如:对于很难学会的患者,可用生物反馈来辅助教会门德尔松手法训练。类似的考虑还可应用到"用力干吞咽"和行喉悬吊的外科技术。

总而言之,临床医生和治疗师必须考虑以下问题:这项治疗的作用是什么？是否存在禁忌或危险？是否有证据来支持这项技术的使用？

第三节 吞咽各期异常表现及其治疗对策

一、各期吞咽异常表现及其决策

吞咽各期都有其特定的生理功能,假如某一期因为疾病受到损害,将会表现出特定的症状。表 8-2 揭示了不同期吞咽障碍的异常表现,可能原因及对策,可作为治疗决策的重要参考。

表 8-2 吞咽各期的异常表现及其原因

类型	表现	可能原因	治疗方案
口腔前准备期	嘴唇无力 唇漏出	三叉神经问题	将食物放置在口腔后方
口腔期	面颊无力	面部无力 外科手术	口腔运动训练 将食物放置在力量较强一侧
	咀嚼无力	牙齿缺失 认知水平下降	改变食物性状 舌肌抗阻训练
	过早溢出	舌肌无力	下颚抬起 改变食物性状
咽期	吞咽启动延迟	口腔期问题 迷走神经功能失调 长期插管	温热刺激 冷酸刺激腭弓 增强舌的力量
	喉部抬升减弱	气管切开术 留置鼻饲管 舌骨上肌肉	拔除气管套管 拔除鼻饲管
	反复吞咽	口腔减弱 咽充血/收缩能力下降	液体和固体交替吞咽 Masako 手法
	吞咽后立即咳嗽/清嗓	会厌谷无力继发误吸 口腔期问题 气管食管瘘	声门上吞咽 改变食物性状
	延迟咳嗽/清嗓	咽滞留继发吞咽时误吸	反复干吞咽 液体和多些固体食物交替
	声音质量改变	声带水平的渗漏 声带无力	不经口进食 改变食物性状
食管期	明显延迟 误吸	反流,狭窄	药物 改变食物性状 胃肠治疗

二、各期神经解剖学特点及异常时的治疗对策

1. 口腔准备期、口腔期 其神经解剖学特点及异常时的治疗对策,见表8-3。该表描述了与该期吞咽有关的关键肌及其神经解剖学特点,以及当发生解剖学障碍时对吞咽机制的影响。

表 8-3 口腔准备期、口腔期神经解剖学特点及异常时的治疗对策

生理功能	解剖学	发生障碍时导致	治疗策略
自发进食 食欲 胃排空 令人欢愉的气味味道、温度 唾液分泌	组织: 胃 腭、舌、面颊表面 唾液腺 神经: 三叉神经(CN-Ⅴ) 面神经(CN-Ⅶ) 舌咽神经(CN-Ⅸ) 嗅神经(CN-Ⅰ)	启动不良 摄入容积受限 动力受限	治疗时机 食团大小 调整食物味道、组成、温度 药物治疗
闭唇能力 缩唇肌	肌肉: 口轮匝肌 神经: 面神经(CN-Ⅶ)	食物成分漏出 唇闭合功能丧失 舌推进动作无效 产生无效压力	训练 电刺激
咀嚼能力 腭活动度 腭肌收缩性	骨/关节: 颞颌关节 肌肉: 咀嚼肌 颞肌 翼状肌 神经: 三叉神经(CN-Ⅴ)	疼痛、头痛 弹响 颌运动↓ 无效咀嚼 口腔期持续时间↑	松动术 训练 䞧板 电刺激
口中食团定位能力 舌活动度 颊部肌肉收缩性	肌肉: 舌内附肌群 舌外附肌群 颊肌 神经: 舌咽神经(CN-Ⅻ) 面神经(CN-Ⅶ)	无效咀嚼 口腔期持续时间↑ 下一期非同步 舌推进动作无效	锻炼 电刺激 舌肌抗阻训练

2. 咽期 其神经解剖学特点及异常时的治疗对策见表8-4,该表描述与此吞咽期相关的关键肌及神经解剖学特征和当出现解剖学障碍时对吞咽机制的影响。

3. 食管期 食管疾病可导致食物反流回咽,从而造成误吸。除环咽肌功能性问题外,尽管康复科一般不治疗食管疾患,但是应当知晓食管问题,并能够在其实践范围内对上述问题予以区分,食管期神经解剖学特点及异常时的治疗对策见表8-5。

表 8-4　咽期神经解剖学特点及异常时的治疗对策

生理功能	解剖学	发生障碍时导致⋯	治疗策略
具有抬高和关闭喉部的功能 　喉部肌肉收缩性 　喉部活动度	骨/关节： 　甲状软骨、环状软骨、杓状软骨、舌骨 肌肉： 　喉外肌 　喉内肌 神经： 　三叉神经（CN-Ⅴ） 　舌咽神经（CN-Ⅸ） 　迷走神经（CN-Ⅹ）	食物残留 渗透 误吸 零碎吞咽 不能有效地同步 CP 松弛 咽期吞咽启动延迟	改变食团大小 训练 电疗法 冷/酸刺激腭弓 声门上吞咽 超声门上吞咽
具有收缩咽的功能 　咽肌肉收缩性	肌肉： 　咽缩肌 神经： 　舌咽神经（CN-Ⅸ） 　迷走神经（CN-Ⅹ）	食物残留 渗透 误吸 零碎吞咽 不能有效地同步 CP 松弛 咽期启动延迟	改变食团大小 训练 电疗法 冷/酸刺激腭弓 Masako 手法 呼气肌力量训练 用力吞咽

表 8-5　食管期神经解剖学特点及异常时的治疗对策

生理功能	解剖学	发生障碍时导致⋯	治疗策略
具有松弛和使 UES 开放的能力 　UES 收缩性 　正常 UES 神经支配 　完整神经通路以提供食团前 　进反馈信息	肌肉： 　咽缩肌下段 　环咽肌 　食管肌肉上段 神经： 　舌咽神经（CN-Ⅸ） 　迷走神经（CN-Ⅹ）	残留、滞留 渗透 误吸 零碎吞咽 反流 不能有效地同步	改变食团大小及稠度 训练 电疗法 扩张术 肌切开术 肉毒毒素注射 Shaker 训练 门德尔松手法
食管肌肉收缩能力 　食管肌肉收缩性	肌肉 　横纹肌及平滑肌 神经： 　迷走神经（CN-Ⅹ）	反流 积聚 渗透 误吸 动力问题	改变食团大小及稠度 交替进食和饮水 药物治疗

第四节　伦理道德问题

　　1964 年 6 月,在芬兰赫尔辛基召开的第 18 界世界医学大会上,世界医学协会的赫尔辛基宣言（World Medical Association Declaration of Helsinki）被宣读并被大会接纳。这是一份指导医生进行人体生物医学研究的建议。这项法规明确规定患者可完全参与治疗决策的制定,权衡治疗的风险和益处,开始医患互相影响的工作模式,尤其对于晚期患者。例如:患者需要决定是否改为非经口补充营养与水分。在大部分情况下,这项决定由患者及家属作出。患者也许会表示,他／她希望能继续经口进食,尽管知道这可能是冒着高度风险(可能会产生危及生命的肺炎),仍拒绝管饲。临床决策的制定需患者、照顾者、家属对临床干预的风险与益处有清楚的了解,并达成共识,一旦有一方不能理解,就会导致道德尴尬。这样的尴尬需要寻找解决办法或者申报给医学伦理道德委员会。通常通过理性分析以下几个方面来获得解决:①患者如何达到他心理的预期目标;②干预措施的医学风险和益处;③治疗给患者及其家庭带来的负担;④相关的法律约束:如患者不能做合理的决定。

一、管饲选择中的道德问题

大多数道德尴尬都是因为是否使用管饲引起。因此对这一干预的风险与益处有清楚的认识是必要的。这里将列举管饲的医学和心理风险和益处。

非经口的营养可以分为:肠内营养和肠外营养,这种非经口进食有时称为高营养法,具体使用方法详见第十四章第三节有关内容。

当使用肠内营养存在禁忌时,如胃动力不够,梗阻或出血,建议使用肠外营养。肠外营养常通过中心静脉输入。这项技术会产生潜在的医学并发症。必要时,肠外营养可持续能量提供 4~6 周,但考虑到其并发症,临床上通常只使用 7~10 天。

二、非医学的风险和益处

在制订治疗计划时,除了医学的风险与益处,我们还要考虑非医学的风险与益处,来决定是否进行这项治疗。

1. 益处　一些患者经长期努力,经口进食足够的食物和水分来维持营养和防止脱水。同样,维持营养和防止脱水对照顾者也是挑战。家属常担心患者体重下降。体重下降常导致能量减少,患者的积极性也会降低。这些因素也会导致患者及家庭的生活质量降低。因此,保持足够的经口或非经口的进食对于患者维持身体状况,情绪,提高自身及家庭的生活质量是必要的。

2. 风险　患者不再经口进食,或不再考虑经口进食,心理上会感觉到威胁,因为患者觉得自身失去生活中的基本乐趣。因此畏惧社会和抑郁都有可能出现。给予痴呆患者肠内营养时,患者常会拔除饲管,需要给予镇静和身体限制。但给予肠内营养时给予镇静或身体限制本身也是一种风险,因为其进一步降低了患者的生活质量。

三、误吸处理中的道德问题

尽管吞咽障碍患者存在明显误吸,但是患者拒绝管饲,这也是另一个常见的道德尴尬。当临床上认为经口进食导致的吸入性肺炎的风险明显高于管饲时,道德尴尬发生率增高。如果临床上认为患者及家属能很好地了解继续经口进食的利弊时,一般应尊重患者的决定,让患者继续经口进食。此时,道德尴尬只停留在表面。但是,当患者吸入性肺炎进一步发展时,医生有责任做出医学的合法决定。这样的情况下,需要在病程记录中记录相关的建议。最好要求患者及家属在知情同意书上签字,以免以后发生医疗纠纷。

限制吞咽专业人士的评估,帮助治疗团队做出经口进食的临床决策,这让吞咽专业人士认为自身的职业道德受到威胁,尤其是需要专业人士继续帮助患者以最安全的方式进行吞咽时。有些医生认为,这样是在促进患者自身做出死亡决定。这样的情况下,医院有权推掉这个病例。在多数情况下,如果吞咽专业人士认为患者及家属已经非常了解继续进食的风险时,他们应提供辅助的安全性护理措施,并在病程中记录。

四、资料的保存

吞咽治疗团队每年评估和治疗的患者可能达到数百名,包括神经源性、头颈部肿瘤、儿童和成人,以及仅仅主诉吞咽困难的患者。在很多情况下,团队需要长期随访患者和多种治疗的情况。计算机系统在管理由治疗团队书写的大量的"文书工作"中发挥重要作用,有助于我们输入患者的数据,然后用于多种用途。基于微软"Access"程序的电脑系统是较好的工具,数据输入的表格可适用于所有患者,并且能涵盖从病历问诊到吞咽造影结果等所有信息,满足团队成员多种多样的需求。随着适当的输入参数和输出报表的完成,数据库记录方法的优点变得明晰起来。输入一次患者信息就可以在多个报告中使用它,只需修改患者随访后更新了的数据。可以通过查询数据库来识别特定条件的患者,这个功能提高了临床工作的效率,也使得进行总结性文献评论更加全面和方便。该数据库对评估特定患者或特定治疗方法的治疗效果大有裨益。

（窦祖林　温红梅　何萃）

重 点 回 顾

1. 某些神经性吞咽障碍症状可随时间的变化而改变,需及时调整治疗方案。症状改变可能有利于功能恢复,也可能加重功能障碍,这种改变对功能造成正性还是负性影响,视具体的疾病而有不同。

2. 吞咽障碍患者治疗时主要考虑的两个方面是气道保护和维持营养及补液。这些方面还受患者自身情况,医生、治疗师的技术水平,医疗环境,及其他各种因素的影响。

3. 在实施治疗技术与决策时,应考虑因素包括:①临床适应证;②预期的风险与益处;③可以预见的功能性结局;④患者依从性。治疗需要多部门和多学科交叉合作。主管医生应该熟悉包括药物,手术及行为治疗等多种治疗方法的临床适应证。

4. 应根据评估进行吞咽障碍的治疗,同时也依赖对疾病进展情况的了解。评估制定治疗计划,实施治疗措施适合所有吞咽障碍患者。在一些病例中,行为疗法配合临床治疗会产生明显效果。

5. 制订治疗计划的步骤应包括收集信息资源;列出有意义的临床问题;规划个人治疗方案三大步骤。其中根据患者自身情况,制订个体化治疗计划最为重要。

参 考 文 献

1. Scolapio JS. Dysphagia without endoscopically evident disease:to dilate or not? Am J Gastroenterol,2000,96:327

2. Shanley C,O'Loughlin G. Dysphagia among nursing home residents:an assessment and management protocol,J

Gerontol Nurs,2000,26:35

3. Westergren A. Eating difficulties,complications and nursing interventions during a period of three months after a stroke. J Adv Nurs,2001,35:416

4. Ekberg O,Hamdy S,Woisard V,et al. Social and psychological burden of dysphagia:its impact on diagnosis and treatment. Dysphagia,2002,17:139-146

5. Kazi R,Prasad V,Venkitaraman R,et al. Questionnaire analysis of the swallowing-related outcomes following total laryngectomy. Clin. Otolaryngol,2006,31:525-530

6. Barbay S,Plautz EJ,Friel KM,et al. Behavioral and neurophysiological effects of delayed training following a small ischemic infarct in primary motor cortex of squirrel monkeys. Experimental Brain Research,2006,169: 106-116

7. Stathopoulos E Duchan JE. History and principles of exericise-based therapy:how they inform our current treatment. Seminars in Speech and Language. New Frontiers in Dysphagia Rehabilitation,2006,27:227-235

8. Bloem BR,Lagaay AM,Van Beek W,et al. Prevalence of subjective dysphagia in community residents aged over 87. BMJ,1990,300:721-722

9. Lindgren S,Janzon L. Prevalence of swallowing complaints and clinical findings among 50-79-year-old men and women in an urban population. Dysphagia,1991,6:187-192

10. Siebens H,Trupe E,Siebens A,et al. Correlates and consequences of eating dependency in institutionalized elderly. J Am Geriatr Soc,1986,34:192-198

11. Steele CM,Greenwood C,Ens I,et al. Mealtime difficulties in a home for the aged:not just dysphagia. Dysphagia,1997,12:43-50

12. Fulp SR,Dalton CB,Castell JA,et al. Aging-related alterations in human upper esophageal sphincter function. Am J Gastroenterol,1990,85:1569-1572

13. Mann G,Hankey GJ,Cameron D. Swallowing disorders following acute stroke:prevalence and diagnostic accuracy. Cerebrovasc Dis,2000,10:380-386

14. Daniels SK,Brailey K,Priestly DH,et al. Aspiration in patients with acute stroke. Arch PHys Med Rehabil, 1998,79:14-19

15. Roberts SB. Effects of aging on energy requirements and the control of food intake in men. J Gerontol A Biol Sci Med Sci,1995,50:101-106

16. Achem SR,Devault KR. Dysphagia in aging. J Clin Gastroenterol,2005,39:357-371

17. 方丽波,王拥军.脑卒中后吞咽困难的康复及治疗.中国康复理论与实践,2005,11:404-405

18. 刘孔江.针刺与康复训练治疗中风后吞咽困难研究进展.中西医结合心脑血管病杂志,2004,2:659-601

19. 尚克中,程英升.重视吞咽障碍问题.世界华人消化杂志,2002,10:1241-1242

20. Popli RK,Helm JF. Endoscopic images in cricopharyngeal dysfunction. Gastrointest Endosc,2001,54:752

21. Light J,Edelman SB,Alba A. The dental prosthesis used for intraoral muscle therapy in the rehabilitation of the stroke patient. A preliminary research study. NY State Dent J,2001,67:22-27

22. Munoz A,Fischbein NJ,de Vergas J,et al. Spontaneous retropharyngeal hematoma:diagnosis by MR imaging. Am J Neuroradiol,2001,22:1209-1211

23. Han TR,Paik NJ,Park JW. Quantifying swallowing function after stroke:a functional dysphagia scale based on videofluoroscopic studies. Arch Phys Med Rehabil,2001,82:677-682

24. 王彦香,米立新,曹志坤,等.脑卒中后吞咽障碍的早期综合康复.中国康复医学杂志,2004,19:57-58

25. 史长青,刘永明,常天才,等.重症脑卒中患者吞咽障碍的影响因素与治疗.中华物理医学与康复杂志,2002,17:35-36

26. 赵建华,王南,尹德铭,等.多种感觉刺激治疗脑卒中后吞咽功能障碍.中国康复,2008,5:338

27. Lee A,Sitoh YY,Lieu PK,et al. Swallowing impairment and feeding dependency in the hospitalised elderly. Ann Acad Med Singapore,1999,28:371-376

第九章 吞咽障碍的治疗性训练

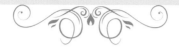

焦点问题

1. 怎样在进食过程应用口腔感觉刺激?
2. 味觉在舌的分区及味觉刺激的作用机制。
3. 气脉冲感觉刺激与冰刺激的异同。
4. 舌的运动训练方法。
5. K点的位置及治疗意义。
6. 各种气道保护手法的作用。
7. 临床上如何合理应用球囊扩张术?
8. 吞咽说话瓣膜的工作原理及治疗作用。
9. 佩戴说话瓣膜常见问题的处理。
10. 代偿技术与治疗技术之间存在哪些基本差异?

自本书第1版问世以来,在吞咽障碍领域发展最快的是吞咽障碍的治疗技术。各种适宜治疗技术层出不穷,国内外吞咽障碍治疗的文献报道越来越多,主要以非手术治疗方法为主。本章在保留原书经典内容的基础上,尽可能介绍我们在同步吸收国外先进技术之后,大胆创新并应用于临床,实践证明行之有效的新技术新方法,有关这些治疗技术和方法的操作细节,参见窦祖林、万桂芳主编的《吞咽障碍治疗技术》一书。

第一节 行 为 治 疗

吞咽障碍的行为治疗包括:①口腔感觉训练,如温度刺激训练;②口腔运动训练,如口颜面操等;③气道保护手法训练;④吞咽姿势调整;⑤生物反馈训练;⑥代偿方法等。其中代偿方法和吞咽姿势调整主要是用来改善吞咽障碍的症状;而口腔感觉训练及运动训练、气道保护手法训练、生物反馈训练则主要用来改善吞咽的生理状态,这些治疗也称为康复性技术(rehabilitative techniques)。

一、口腔感觉训练技术

(一)感觉促进综合训练

患者开始吞咽之前给予感觉刺激,使其能够快速地启动吞咽,称感觉促进法(sensory

facilitation therapy)。增加感觉输入方法既是代偿方法,也是吞咽功能恢复的治疗方法,对于吞咽失用、食物感觉失认、口腔期吞咽启动延迟、口腔本体感觉降低、咽期吞咽启动延迟的患者,一般适合在进食 / 吞咽前增加口腔感觉。其方法包括:

1. 把食物送入口中时,增加汤匙下压舌部的力量。

2. 给予感觉较强的食物,例如冰冷的食团,有触感的食团(例如:果酱),或有强烈味道的食团。

3. 给予需要咀嚼的食团,借助咀嚼运动提供最初的口腔刺激。对于咽期启动延迟或咽肌收缩无力患者,食团大小应适宜。咽期吞咽启动延迟或咽肌收缩弱的患者常需 2~3 次吞咽才能将食团咽下。如果吞咽食物的容积过大、通过的速度过快,食物即会滞留于咽并发生误吸。此类患者只要进食时小口慢咽,即可避免误吸。

4. 鼓励患者自己动手进食,可使患者得到更多的感觉刺激。对于吞咽失用、食物感觉失认的患者鼓励多用。

(二)冷刺激训练

1. 训练方法 冰棉棒刺激或冰水漱口是一种特别的感觉刺激,此法适用于口腔感觉较差患者。在吞咽前,在腭舌弓给予温度触觉刺激(thermal-tactile stimulation)。进食前以冷水刺激进行口腔内清洁,或进食时冷热食物交替进食;亦可将大小为 00 号的反光喉镜(或棉签)在碎冰块中放置数秒,然后将冷喉镜(cold largngeal mirror)置于患者口内前咽弓处并平稳地做垂直方向的摩擦 4~5 次,然后作一次空吞咽或让患者进食吞咽,如出现呕吐反射,则应中止,见图 9-1A、B。

2. 治疗作用 冰刺激具有以下作用:①提高食块知觉的敏感度;②减少口腔过多的唾液分泌;③通过刺激,给予脑皮质和脑干一个警戒性的感知刺激,提高对进食吞咽的注意力。

(三)嗅觉刺激

嗅觉刺激多用芳香味刺激物,故又称"芳香疗法"。芳香疗法是通过芳香物质中的小分子物质(芳香小分子)刺激嗅觉来达到对嗅觉的调节及对嗅觉信息传递的促进作用。芳香小分子可以通过嗅觉通路直接刺激下丘脑垂体,进而分泌激素及神经调节物质等,以调节机体功能。芳香小分子可恢复刺激诱导的免疫抑制,调节神经内分泌。嗅觉刺激可改善感觉和反射活动。研究发现运用缓冲生理溶液嗅觉刺激,是治疗老年吞咽障碍最新的一种治疗方法,这可能与右侧岛叶皮质的活动有关。这种嗅觉刺激不会有副作用,也不需要患者有遵从口令的能力,只是经鼻吸入有气味的气体,对于老年

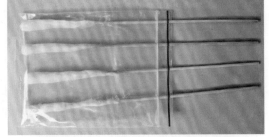

A

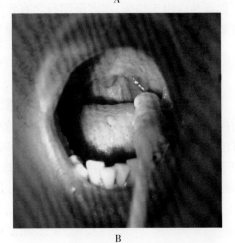

B

图 9-1 用冰棉棒垂直方向刺激前咽弓

A. 冰棉棒;B. 刺激前咽弓

人来说是简便易行的训练方法,对于气管切开术或插胃管等严重吞咽障碍患者,有一定的帮助。常用的嗅觉刺激物有黑胡椒、薄荷脑等。

1. 黑胡椒刺激　黑胡椒是一种很常见的调味品,其味道来自于胡椒碱,是与辣椒辣素相似的瞬时 TRP 受体激动剂。有报道认为,运用辣椒辣素刺激,对 3 位老年受试者进行吞咽造影检查发现,经鼻误吸挥发性缓冲生理溶液可明显减少梨状隐窝处残留,用嗅觉治疗30 天后能显著缩短整个吞咽时间,治疗效果优于冷或热温度刺激。而且每天刺激也可引起皮层重塑,从而更易引发吞咽反射。据报道,有 80% 的 80 岁及以上的老年人,神经系统退行性变患者,如阿尔兹海默病或帕金森病患者,其识别气味的能力、嗅觉能力受损或被抑制。在这项研究中,通过运用嗅觉阈值识别气味并命名,作为评估患者识别气味的能力。

2. 薄荷脑刺激　研究表明,薄荷脑刺激和冷刺激都能使吞咽障碍患者吞咽反射的敏感度恢复。让老年吞咽障碍患者餐前嘴里含化一颗含有薄荷脑的锭剂,或在液体、食物中加入薄荷脑刺激吞咽反射,能改善其吞咽反射的敏感度,有助于防止老年吞咽障碍患者吸入性肺炎的发生。

3. 作用机制　辣椒素、薄荷醇、黑胡椒具有改善老年性吞咽障碍患者的吞咽功能,降低渗漏发生率,减少咽部残留,使喉关闭时间提前、提高舌骨位移幅度等,这可能与广泛分布在腭咽、咽壁和会厌处传入神经纤维上的辣椒素受体 I(transient receptor potential vanilloid type 1,TRPV1)的瞬时电位表达有关。

（四）味觉刺激

舌的味觉是一种特殊的化学性感觉刺激,通常舌尖对甜味敏感,舌根部感受苦味,舌两侧易感受酸味刺激,舌体对咸味与痛觉敏感。将不同味道的食物放置于舌部相应味蕾敏感区域,可以增强外周感觉的传入,从而兴奋吞咽皮质,改善吞咽功能。应用的方法如下。

1. 标准化刺激味道的制作　选取酸、甜、苦、辣 4 种味道为刺激的口味,代表性味道食物分别为:酸 - 柠檬酸;甜 - 蔗糖;苦 - 奎宁;辣 - 辣椒素;将其各种味道独立分开调制成稀流质储藏在 4.5℃ 冰箱中备用,其浓度分别为柠檬酸 2.7%w/v,蔗糖 8%w/v,辣椒素,取 25mg 辣椒素先用 100% 乙醇溶解再稀释到 0.025%w/v,奎宁（苦味）0.1%w/v。假味觉刺激物仅使用蒸馏水。

2. 味觉刺激的方案　根据患者的个人口味喜好,将不同味道的食物放置于舌部相应味蕾敏感区域,蔗糖的甜味刺激应放置于患者的舌尖,奎宁的苦味刺激应放置于患者的舌根部,柠檬酸的酸味刺激应放置于患者的舌两侧,辣椒素的辣味刺激实际上触发舌部痛觉感受器,可放置于舌面。治疗师或操作人员从冰箱中取出目标口味刺激物,采用棉签蘸取后给予刺激舌部相应味觉区域,每次刺激 3~5 秒,间歇 30 秒,共 10 分钟,持续 4 周。刺激后进行进食训练,采用标准喂食记录表记录进食的时间、食物的成分、食物的形状、每次的进食量、每次进食所需的时间、进食的途径、进食的反应（发生呛咳的次数、痰量）等情况。

3. 味觉刺激的作用机制　味觉刺激（如柠檬酸等）可以通过增强喉上神经和舌咽神经咽支的感觉传入,明显激活初级感觉区、前扣带回、岛叶、前额叶、鳃盖部、辅助运动区等与吞咽关系密切的脑区,提高吞咽皮质至颏下肌群的传导通路的兴奋性,在此之前,Mistry 等也发现无论是甜还是苦的味觉刺激都可以提高咽缩肌皮质代表区的兴奋性,这使得感觉信息能够快速动态的调节运动行为,快速调节咀嚼期节律性下颌运动的启动、维持和结束,促进吞咽启动。此外,食品发出的气味也属于味觉刺激范畴,与食物辨识等认知功能相关。口咽传入神经对机械性刺激、温度和化学性刺激的变化都是敏感的,而且舌部相应味蕾区对不同味道敏感性也不一样。随着年龄增长,味觉是最先出现减退的感觉,但是酸甜苦辣的喜好选择是人的一种本能,经长久的生活习惯累积,可有意识地将味觉信息储存在脑内,形成味觉记忆。

（五）气脉冲感觉刺激训练

1. 概念　使用具有一定压力的气泵发生器,或手动挤压气囊,对口腔舌咽神经支配的扁桃体周围区域给予气脉冲刺激(oral air pulse stimulation)的治疗方法称为气脉冲刺激治疗。通过气动吞咽(pneumatic swallowing)可改善吞咽功能。对于咽反射消失或吞咽启动延迟患者,传统治疗常用按摩、温度觉刺激等方法,但对于口水分泌较多而又无处理口水能力的患者,此方法容易增加其误吸风险。使用创新性技术气脉冲感觉刺激治疗,在不增加口水分泌的同时,可加快启动吞咽,增加吞咽的安全性。与电刺激治疗相比,气脉冲刺激治疗简单、安全,被认为是吞咽障碍创新性治疗方法之一,尤其适合儿童吞咽障碍患者。

2. 治疗技术　此种治疗分为气脉冲发生器和手动挤压气囊两种方法实施,现分别介绍如下。

（1）气脉冲发生器

1）方法:将前端有海绵和塑料泡沫包裹的导气管经口插入口腔中,如图 9-2 所示。在舌根、咽后壁、软腭及软腭弓周围释放气脉冲,若不能配合或开口困难者,可使用齿托撑开口腔。

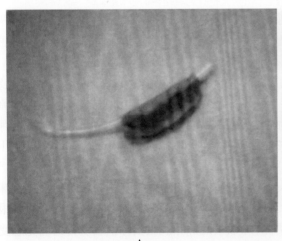
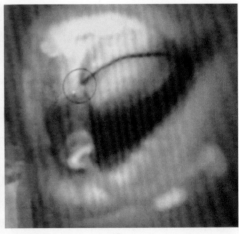

A B

图 9-2　气脉冲发生器
A. 导气管;B. 插入口腔

2）治疗参数:频率:2~4HZ,气压:3~10cmH_2O,输出方式:刺激 60 秒,间歇 60 秒,连续 5 次,治疗时间:10~20 分 / 次。

（2）手动挤压气囊

1）所需工具:气囊、导气管、输液管调节阀。

2）操作方法:普通气囊接导气管,将导气管头端置于患者舌腭弓、舌根部、咽后壁、K 点（见 K 刺激）,通过输液管调节阀避免患者咬住导气管,治疗师快速按压气囊,每秒 3-4 次,引出吞咽动作或送气后嘱患者作主动吞咽,见图 9-3。

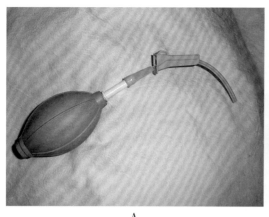 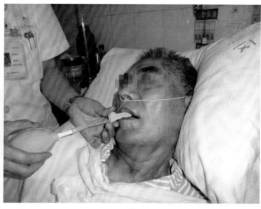

图 9-3　手动挤压气囊

A. 气囊；B. 手动挤压气囊

3）治疗作用：气脉冲刺激后，食物的吞咽次数与吞咽欲望明显增加，与振动棒刺激相比，更有效。通过对舌腭弓、舌根部、咽后壁等部位进行气体脉冲感觉刺激重新建立咽反射，加快吞咽启动。

视频 9-1

ER-9-1　手动挤压气囊气脉冲感觉刺激训练

3. 应用研究：2005 年，Theurer 报道气脉冲刺激口咽，无论单侧或双侧，均可增加健康年青人唾液吞咽频率。2008 年，Soros 等人用 fMRI 定位研究口咽感觉刺激的中枢处理，其结果表明双侧气脉冲刺激与双侧网络激活有关。包括：初级本体感觉皮质，丘脑，古典运动区中的初级运动皮质、次级运动区、扣带运动区。无论左或右侧口咽刺激，相关脑区之间的激活没有发现显著性差别，口咽刺激可以激活双侧额皮质网络。在口咽感觉运动功能中，这些网络以前被认为是舌运动、咀嚼和吞咽重叠的皮质区域。由此可见，大脑皮质特别是额皮质在吞咽的中枢处理中，具有重要的整合作用。

（六）K 点刺激

K 点（K point）是由日本语言治疗师小岛千枝子教授发现，并以她的英文名字第一个字母 K 命名，2002 年发表在 *Dysphagia* 杂志上，不仅在日本，目前在中国也已经得到推广并广泛应用。临床上主要应用于上运动神经元损伤的口腔期牙关紧闭或张口困难、吞咽启动延迟的患者。在进行吞咽障碍的治疗时，刺激 K 点可帮助患者开口，为口颜面训练和口腔护理创造良好条件。

1. 准备工具　小岛勺，若没有小岛勺可用棉签代替。

2. 治疗作用　诱发张口和吞咽启动。

3. 操作方法　K 点位于磨牙后三角的高度，在舌腭弓和翼突下颌帆的凹陷处，见图 9-4。通过刺激此部位可以诱发患者的张口和吞咽启动。

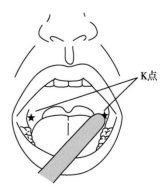

图 9-4　K 点

对于严重张口困难的患者，可用小岛勺或棉签直接刺激 K 点，患者比较容易产生张口动作，见图 9-5。治疗师也可以戴上手套，用示指从牙齿和颊黏膜缝隙进入 K 点处直接刺激，见

图9-5。如果患者没有磨牙,治疗师的手指很容易接触到K点,如果有磨牙,就需要适度的用力去按压K点。通常按压K点之后患者可以反射性地张口;对于吞咽启动延迟而又无张口困难的患者,按压K点,继而可见吞咽动作产生。

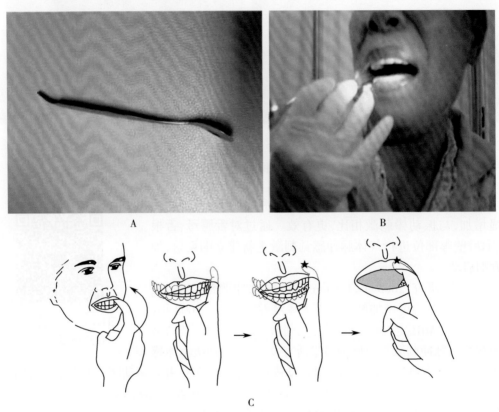

图9-5 使用小岛勺进行K点刺激训练
A. 小岛勺;B. 小岛勺K点刺激训练;C. 手指K点刺激训练

B. 如果刺激10秒以上无张口和吞咽动作出现,说明K点刺激不敏感,应考虑其他方法开口。

（七）深层咽肌神经刺激疗法

深层咽肌神经刺激疗法(deep pharyngeal neuromuscular stimulation, DPNS)是由美国语言治疗师Karlene H.Stefanakos发明的,该方法是利用一系列的冰冻柠檬棒刺激咽喉的反射功能,着重强调三个反射区:舌根部、软腭、上咽与中咽缩肌,达到强化口腔肌肉功能与咽喉反射,改善吞咽功能的目的。

1. 准备工具 冷冻柠檬棒(可以自己制作,将纱布包在筷子上,沾上柠檬汁后外包塑料膜,在冰箱中冷冻,等纱布球变硬后就可以拿出使用),纱布。

2. 治疗作用 强化咳嗽及吐痰能力,减少呛口水机会,改善声音音质,强化咽肌功能。

3. 操作方法 治疗师戴上手套,使用稳定的压力,以湿的纱布包住患者前三分之一的舌面,将舌拉出来,分别刺激软腭、舌、咽后壁、悬雍垂等不同位置。详见《吞咽障碍治疗技术》一书。

深层咽肌神经刺激疗法适用于认知功能低下的患者,该方法经济易行,且可在短期获得疗效,患者满意度高。但是该方法不适用于癫痫失控、腹部手术病患、脑神经退化病症、重度阿兹海默疾病、重肌肉无力症、呼吸衰竭、强烈紧咬反射、运动失调、精神状况不稳定、使用呼吸器或气管切开患者。

（八）改良振动棒深感觉训练

利用改良振动棒感觉训练可为口腔提供口腔振动感觉刺激,通过振动刺激深感觉的传入反射性强化运动传出,改善口腔颜面运动功能。此种训练在临床实践中并未出现任何不良反应,配合度高依从性好的患者也可以在家中训练。

1. 准备工具　改良振动棒。

2. 治疗作用　通过振动刺激促进口腔感觉恢复,改善口颜面运动功能。

3. 操作方法　振动棒的头部放于口腔需要刺激的部位,如唇、颊、舌、咽喉壁、软腭等部位,开启电源振动,可滑动振动棒头部振动需要刺激的部位,直到被刺激的器官产生动作或感觉,见图9-6。

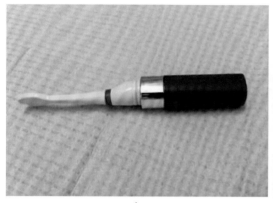
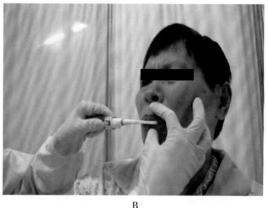

A　　　　　　　　　　　　　　　B

图 9-6　改良振动棒感觉训练
A. 振动棒；B. 改良振动棒深感觉训练

二、口腔运动训练技术

（一）口腔器官运动体操

1. 概念　徒手或借助简单小工具做唇、舌的练习,借以加强唇、舌、上下颌的运动控制、稳定性及协调、力量,提高进食咀嚼的功能,进而改善吞咽的方法。

2. 训练方法　包括:①唇的运动练习；②下颌、面部、及颊部运动训练；③舌、软腭的力量及运动训练。详见《吞咽障碍治疗技术》。

（二）舌压抗阻反馈训练

视频9-2

ER-9-2　改良振动棒深感觉刺激训练

舌压抗阻反馈训练是应用舌压抗阻反馈训练仪改善舌流体静压,提高舌活动能力的一种训练方法,是一种可以直接客观地将患者舌上抬抗阻能力通过压力值显示的正反馈训练技术。

1. 所需工具　舌压抗阻反馈训练仪,球囊导管,秒表。

2. 操作方法　根据患者舌的功能水平将选择球囊内注水量,导管球囊内注入适量水后接于舌压抗阻反馈仪接口处,把球囊放于患者的舌中部,患者舌部放松,此时记录显示屏的压力值(基线值)后,嘱患者舌中部用力上抵硬腭,舌体上抬挤压注水球囊后通过舌压抗阻反馈训练仪上的显示屏可显示瞬间压力值,嘱患者眼睛看显示屏的数值,舌持续上抬用力给球囊加压并保持在目标值以上,同时治疗师记录舌压抗阻反馈仪显示屏的数据变化,每次训练以保持5秒以上为宜,并尽量延长抗阻训练时间。见图9-7。

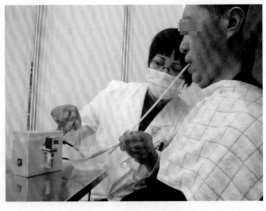

图9-7　舌压抗阻反馈训练

3. 治疗作用　促进患者的舌肌运动传出,增强舌上抬肌力及耐力,可以较快速的提高舌肌力量。此外,根据患者舌肌功能水平变化设定的不同目标值,在训练中的正反馈可最大限度调动患者主观能动性,改善吞咽动作协调性,重新建立吞咽反射神经通路。在治疗吞咽动作不协调、咽反射消失和吞咽启动延迟方面具有良好的疗效。

视频9-3

ER-9-3　舌压抗阻反馈训练

(三)舌肌主被动康复训练

舌肌康复训练器又称吸舌器,不仅用于牵拉舌,也可在唇、舌、面颊部等肌肉运动感觉训练中使用。

1. 所需工具　舌肌康复训练器。

2. 操作方法　用舌肌康复训练器的吸头吸紧舌前部,轻轻用力牵拉舌头向上、下、左、右、前伸、后缩等方向作助力运动或抗阻力训练,进行舌肌肌力训练;把舌肌康复训练器放于上下磨牙间,嘱患者作咀嚼或咬紧动作,可以进行咬肌肌力训练;用上下唇部夹紧舌肌康复训练器的头部,实施口轮匝肌抗阻运动;另外,舌肌康复训练器的球囊部也可以实施同样的抗阻训练,增强唇部肌群力量。见图9-8。

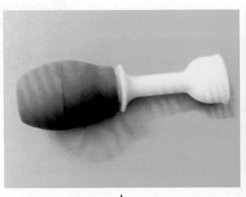
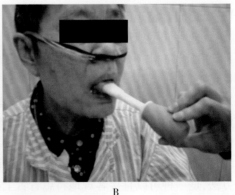

A   B

图9-8　舌肌主被动康复训练
A. 吸舌器;B. 舌肌主被动康复训练

3. 治疗作用 通过口腔感觉刺激及运动训练,强化舌肌力量和灵活性、改善舌运动及感觉功能,增强舌肌活动范围,提高舌对食团的控制能力。

传统的舌肌被动训练通常使用舌钳硬性牵拉或纱布包着舌头牵拉,这样容易导致舌头破损及疼痛,严重影响患者配合程度和治疗效果。吸舌器因其舒适,牵拉力较小,可以使舌运动受限及感觉功能障碍训练方法得到显著改进;也可使用舌肌康复训练器,而且用舌肌康复训练器多次牵拉舌头也不会导致患者舌尖黏膜破损和不适,患者易于接受。

视频9-4

ER-9-4 舌肌主被动康复训练

（四）Masako 训练法

Masako 吞咽训练法又称为舌制动（tonger holding）吞咽法。

1. 目的 吞咽时,通过对舌的制动,使咽后壁向前突运动与舌根部相贴近,增加咽的压力,使食团推进加快。

2. 治疗作用 包括:①增加舌根的力量;②延长舌根与咽喉壁的接触时间;③促进咽后壁肌群代偿性向前运动。

3. 适应证 咽腔压力不足、咽后壁向前运动较弱的患者。

4. 操作方法 舌略向外伸,用牙齿轻轻咬住舌头或操作者戴手套帮助患者固定舌头,嘱患者吞咽,维持舌位置不变,见图 9-9。

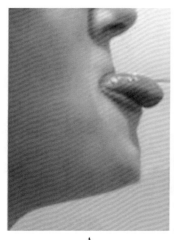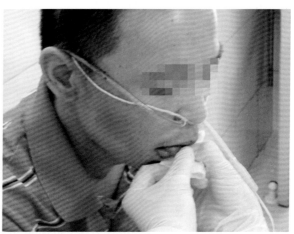

A B

图 9-9 Masako 训练法
A. 牙齿咬住舌头控制;B. 手拉舌控制

随着患者适应并掌握此方法,应循序渐进地将舌尽可能向外延伸,使患者咽壁向前更多收缩,提高咽肌收缩能力。

5. 应用评价 咽后壁生理功能正常时,具有向前膨出的运动,当舌根与咽后壁距离减少时,咽后壁向前膨出的运动程度将增加。研究发现,口腔癌患者,舌前部已固定,舌向后运动受限,但这些患者的后咽壁的向前膨出较明显,这是功能代偿所致。吞咽造影检查表明,正常成人使用这一吞咽法后,咽壁向前膨出的程度也会增加。因此,把模仿舌前部固定

视频9-5

ER-9-5 Masako 吞咽训练法

的吞咽法运用于成人吞咽训练中则可强化咽后壁向前膨出运动。另有研究发现，Masako 吞咽训练法可以增强咽缩肌肌力，从而使咽部压力升高。Masako 吞咽训练法在健康人可观察到即时效应；对健康人和吞咽障碍人群应用 Masako 手法的相关治疗尚需比较研究；Masako 手法中对舌的制动需达到什么标准目前也尚未达成共识。

虽然吞咽时将舌前部制动能增加吞咽时咽后壁向前活度幅度，但是，也发现此吞咽法会带来三个不良后果：①气道闭合时间缩短；②吞咽后食物残留增加；③咽吞咽起动更加延迟。这三个不良后果会增加渗漏或误吸的危险，因此在使用这一吞咽法时应注意，Masake 吞咽法不能运用于直接进食物过程中。

（五）Shaker 训练

1. 概念　Shaker 训练法即头抬升训练（head lift exercise，HLE），也称等长 / 等张吞咽训练（isotonic/isometric exercise）法。

2. 治疗作用　包括：①有助于增强食管上括约肌（UES）开放的肌肉力量，通过强化口舌及舌根的运动范围，增加 UES 的开放；②有助于增加 UES 开放的前后径；③减少下咽腔食团内的压力，使食团通过 UES 入口时阻力较小，改善吞咽后食物残留和误吸；④改善吞咽功能，尤其能够增加脊髓延髓萎缩症患者的舌压。

3. 作用机制　舌骨上肌以及其他肌肉如颏舌肌、甲状舌骨肌、二腹肌可使舌骨、喉联合向上向下运动，对咽食管段施以向上向前的牵拉力，使食管上括约肌开放，从而减少因食管上括约肌开放不良导致吞咽后的食物残留和误吸的发生。

4. 操作方法　让患者仰卧于床上，尽量抬高头，但肩不能离开床面，眼睛看自己的足趾，重复数次。看自己的脚趾抬头 30 次以上，肩部离开床面累计不应超过 3 次，见图 9-10。

5. 注意事项　颈椎病、颈部运动受限（如一些头 / 颈部癌症的患者）、有认知功能障碍以及配合能力差的患者应慎用。

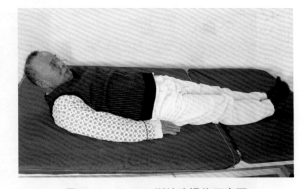

图 9-10　Shaker 训练法操作示意图

（六）麦克尼尔训练程序

1. 概述　麦克尼尔吞咽障碍治疗方法（McNeill dysphagia therapy program，MDTP）是一个系统化、以运动理论为导向，以经口进食为目的的吞咽治疗方法，该方法可广泛应用于吞咽障碍患者。

所谓系统化是指 MDTP 是利用运动的方式来训练吞咽，以循序渐进的方式来达到正常化进食的目的。该方法按照先评估患者吞咽存在的问题，特别是找出患者不良的进食方式后，再给予系统的纠正。同时 MDTP 也强调家庭训练的重要性，进而达到帮助患者正常化经口进食的目的。所谓以运动理论为导向是指 MDTP 利用运动的原则（运动次数、运动强度，以及速度和协调性）作为训练原则。

2. 实施方案　MDTP 共有 15 次治疗疗程，每次约 1 小时，前两次治疗作为一种适应性过渡，其主要目的是让患者了解治疗方式和学习吞咽的技巧，并且测试吞咽的基本状况，有关内容详见《吞咽障碍治疗技术》。

三、气道保护手法

气道保护手法（protecting airway maneuver）是一组旨在增加患者口、舌、咽等结构本身运动范围，增强运动力度，增强患者对感觉和运动协调性的自主控制，避免误吸、保护气道的徒手操作训练方法。气道保护手法主要包括：保护气管的声门上吞咽法及超声门上吞咽法，增加吞咽通道压力的用力吞咽法，延长吞咽时间的门德尔松手法等。这些方法需要一定的技巧和多次锻炼，需消耗较多体力，所以应在治疗师指导和密切观察下进行。此手法不适用于有认知或严重的语言障碍者。在患者应用代偿吞咽疗法无效时才可应用吞咽气道保护手法。若此方法与代偿性吞咽治疗法结合，效果更好。但此法只能短期使用，患者生理性吞咽恢复后即可停止练习。现分别介绍如下。

（一）声门上吞咽法

1. 概念　声门上吞咽法（supraglottic swallow）是在吞咽前及吞咽时通过气道关闭，防止食物及液体误吸，吞咽后立即咳嗽，清除残留在声带处食物的一项气道保护技术。声门上吞咽法第一次应用时可在吞咽造影检查时进行，或在床边检查时进行。

2. 适应证　患者需在清醒且放松状态下施行，还必须能遵从简单指令，患者必须能领悟动作的每一个环节，由治疗师指导患者逐步完成整个过程。必要时，可在 X 线下行吞咽造影检查观察其可行性。

3. 禁忌证　声门上吞咽法尽管是常用的吞咽训练方法，但此法可产生咽鼓管充气效应，可能导致心脏猝死、心律失常；有冠心病的脑卒中患者声门上吞咽法应禁用。

4. 方法　包括 5 个步骤，具体练习步骤如下：①深吸一口气后屏住气；②将食团放在口腔内吞咽位置；③保持屏气状态，同时做吞咽动作（1~2 次）；④吞咽后吸气前立即咳嗽；⑤再次吞咽。

声门上吞咽法屏气时声门闭合的解剖生理功能改变，可通过吞咽造影检查显示，如图 9-11 所示。

完成这些步骤前需先让患者做吞口水练习，患者在没有食物的情形下，能正确遵从上述步骤成功练习数次后，再给予食物练习。

5. 个体化训练　针对某些特殊患者，声门上吞咽方法应作适当调整，并进行个体化训练。

（1）扩大型部分喉切除或双侧闭合型声带麻痹的患者，采用声门上吞咽法无法完整地保护呼吸道，还需进行声带闭合运动。对某些患者，如无法控制好深吸气且屏气的步骤，声带未能完全闭合。需让患者先练习吸气，然后轻轻呼气、屏气，在屏气的同时立即作吞咽；或让患者练习吸气后发"a"音促使声带闭合，停止发声，同时屏气。以上为声门上吞咽法训练细分项目。

（2）舌灵活度严重不足或因口腔癌手术而舌体缩小的患者，基本上只有短暂的口腔通过期，或根本没有口腔通过期。

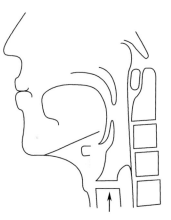

图 9-11　声门上吞咽法屏气时，声门闭合的解剖生理功能位置改变

视频9-6

ER-9-6　声门上吞咽法

在吞咽造影检查中,治疗师需指导患者抬高下颌,将少量的液状食团利用重力由口腔送至咽。具体按下列步骤执行:①用力吸气后屏气;②将 5~10ml 的液体全部倒入口中;③持续屏气且将头向后甩,然后将这些液体全部倾倒入咽;④在持续屏气时,吞咽 2~3 次,或依需求而吞咽更多次,以清除大部分残留的液体;⑤咳嗽以清除咽所有的残留物。

当患者对这种方法已掌握,能成功地完成吞咽动作时,可逐渐增加至 20ml 液体。在维持呼吸道关闭下,重复吞 5~6 次。在吞咽步骤结束后,患者需咳嗽清除咽所有的残留物。这样可使舌严重损伤的患者在短时间内摄取较多量的食物。

（二）超声门上吞咽法

1. 概念　超声门上吞咽法(super-supraglottic swallow)目的是让患者在吞咽前或吞咽时,将杓状软骨向前倾至会厌软骨底部,并让假声带紧密闭合,使呼吸道入口主动关闭。

2. 方法　吸气并且紧紧地屏气,用力将气向下压。当吞咽时持续保持屏气,并且向下压,当吞咽结束时立即咳嗽。超声门上吞咽法屏气时,声门闭合的解剖功能改变的相关模式图见图 9-12。

3. 适应证　此项训练方法主要适用于下列情形:

（1）呼吸道入口闭合不足的患者,特别适合做过喉声门上切除术的患者。因为喉声门上切除术必须移除患者的会厌软骨,手术后的呼吸道入口或前庭在构造上与手术前不同(喉部入口只能由舌根部与杓状软骨所组成)。因此,喉声门上切除术后的患者,可借助超声门上吞咽法改善舌根后缩的能力、杓状软骨前倾,以及声带闭合的程度。

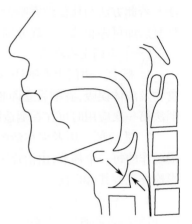

图 9-12　超声门上吞咽法
屏气时,声门闭合的解剖生理功能
位置改变

（2）超声门上吞咽法可在开始增加喉部上抬的速度,对于颈部做过放射治疗的患者特别有帮助。

4. 声门上吞咽法和超声门上吞咽法的比较　在吞咽过程中,气道保护主要是依赖于声门的完全闭合。声门上吞咽法和超声门上吞咽法都是关闭声门,保护气管免于发生误吸现象的气道保护技术,这两种方法之间的差异是吞咽前用力屏气的程度不同。声门上吞咽法只需要用力屏气,而超声门上吞咽法需要用尽全力屏气,确保声门闭合。喉内镜检查可直视它们之间声门闭合的差异。在检查中还发现,超过 1/3 的成年人在做简单屏气动作时,其声门不是完全闭合,用力屏气才能使声门闭合更完全。喉内镜检查附加录音分析表明,这两种声门闭合模式反映了正常吞咽时声门闭合的两个阶段,即①最初会厌的关闭由声带的内收运动完成。②当喉上抬时,杓状软骨先前倾并靠近会厌谷。

（三）用力吞咽法

1. 概念　用力吞咽(effortful swallow)也称作强力吞咽法,主要是为了在咽期吞咽时,增加舌根向后的运动而制定。多次干吞,少量剩余在咽喉的食物被清除干净,并借此改善会厌软骨清除食团的能力。

2. 作用　用力吞咽时,舌与腭之间更贴近,口腔内压力增大,往下挤压食团的压力增大,减少会厌谷的食物残留;用力吞咽增加了舌根向后运动能力,使舌根与后咽壁的距离减少,咽腔吞咽通道变窄,咽腔压力增大,咽食管段的开放时间持续增加,食团的流速加快,减少吞咽后的食物残留,如图 9-13 所示。

3. 方法 当吞咽时,所有的咽喉肌肉一起用力挤压(squeeze)。这样可以使由舌在口中沿着硬腭向后的每一点以及舌根部都产生压力。

每次食物吞咽后,也可采用空吞咽即反复几次空唾液方法,将口中食物吞咽下去。当咽已有食物残留,如继续进食,则残留积聚增多,容易引起误咽。因此,采用此方法使食团全部咽下,然后再进食。亦可每次进食吞咽后饮少量的水,约 1~2ml,继之再吞咽,这样既有利于刺激诱发吞咽反射,又能达到除去咽残留食物的目的,称为"交互吞咽"。

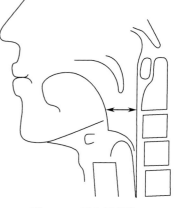

图 9-13 用力吞咽法
气道保护示意图,箭头所指

(四)门德尔松手法

1. 概念 门德尔松手法(Mendelsohn maneuver)为了增加喉部上抬的幅度与时间而设计,并借此增加环咽肌开放的时间与宽度的一种气道保护治疗方法。此手法可以改善整体吞咽的协调性。

2. 方法 门德尔松手法练习方法如下:

(1)对于喉部可以上抬的患者,当吞咽唾液时,让患者感觉有喉向上提时,同时保持喉上抬位置数秒;或吞咽时让患者以舌尖顶住硬腭、屏住呼吸、以此位置保持数秒,同时让患者示指置于甲状软骨上方,中指置于环状软骨上,感受喉结上抬。

(2)对于上抬无力的患者,治疗师用手上推其喉部来促进吞咽。即只要喉部开始抬高,治疗师即可用置于环状软骨下方的示指与拇指上推喉部并固定,见图 9-14。注意要先让患者感到喉部上抬,上抬逐渐诱发出来后,再让患者借助外力帮助,有意识地保持上抬位置,此法可增加吞咽时喉提升的幅度并延长提升后保持不降的时间,因而也能增加环咽段开放的宽度和时间,起到治疗的作用。

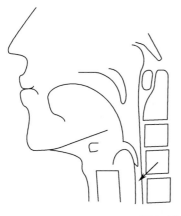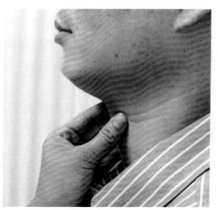

图 9-14 门德尔松手法
注:气道保护示意图及增加环咽肌开放的时长与宽度,箭头所指

3. 效果评价 门德尔松手法是一种广泛运用的吞咽技术,具有代偿和改善吞咽功能的作用。有研究报道,门德尔松手法能减少吞咽后的食物残留和误吸的发生。但门德尔松手

法临床运用中,也有明显不足,具体表现在如下两个方面:①患者难以学会这种吞咽的方法。②在使用这一吞咽法时,延长了吞咽时呼吸暂停时间。对于有呼吸系统疾病和吞咽呼吸运动严重不协调的患者,这一方法应禁用。

（五）气道保护方法比较

综上所述,气道保护手法旨在帮助自主控制某方面的咽吞咽机制,但侧重点不同:

1. 声门上吞咽法,在吞咽前或吞咽时,用来关闭真声带处的呼吸道;

2. 超声门上吞咽法,在吞咽前或吞咽时,用来关闭呼吸道入口;

3. 用力吞咽法,在咽吞咽时用来增加舌根部后缩力量,可以把咽残留食物清除干净;

4. 门德尔松手法,用来增强喉部上抬的幅度与时长,借此增加环咽肌开放的程度与时间。

表 9-1 总结了不同的吞咽手法的适应证及作用,在临床应用时,应向患者详细解释,以求最大限度配合。

表 9-1　吞咽动作手法适应证及原理

气道保护方法	适应证	作用
声门上吞咽法	声带关闭减少或延迟	保持随时屏气常可在吞咽前或吞咽中关闭声带
	咽期吞咽延迟	在其延迟之前或延迟时关闭声带
超声门上吞咽法	气道入口关闭减少	努力屏气使杓状软骨向前倾斜,在吞咽之前或吞咽时关屏气道入口
用力吞咽法	舌根向后的运动减少	用力增加舌根后部运动
门德尔松手法	喉运动减少	喉的运动可开启食管上括约肌,延长和保持喉上升的时间,延长食管上括约肌开放的时间
	吞咽不协调	促进咽吞咽的正常化

四、肌电触发生物反馈训练

1. 概念　在尝试吞咽的过程中,使用表面肌电生物反馈(surface electromyography biofeedback,sEMGBF)来帮助患者维持并提高吞咽能力,与此同时,患者通过渐进的吞咽来获得即刻语音反馈的一种治疗方法。在进行一系列食团吞咽和气道保护训练的同时,使用SEMGBF 可以明显提高吞咽训练的疗效。

2. 方法　把 sEMG 电极置于颈前舌骨与甲状软骨上缘之间,电脑肌电生物反馈训练仪能无创探测到吞咽时喉上抬肌肉收缩的幅度,并实时显示在电脑屏幕上,当肌电信号水平超过预先设定的阈值(threshold)时,通过肌电触发刺激器提供一次有功能活动的肌肉收缩。并通过语音提示及时给予患者鼓励,如图 9-15 所示,另可参见第十章第一节相关内容。

训练时要求患者用用力干吞咽法,或治疗师使用门德尔松手法,使喉上抬肌肉收缩幅度尽可能达到正常范围。有些设备除给予语音提示与鼓励外,还可通过显示屏,提供与正常人喉上抬动作比较的参数或曲线图,给予视觉反馈。在治疗疗程最后,某些治疗者可能选择吞咽真实的食物,推荐选用酸奶或布丁,给患者 1/2 茶匙上述食物,嘱用力吞咽两次,指导患者将喉咙残留的食物咳出来,在每节治疗中无论是吞水还是食物都要密切监测是否有误吸和呼吸系统疾病的指征。

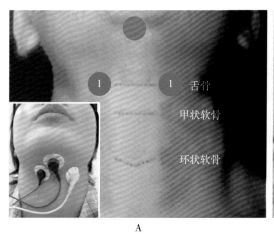
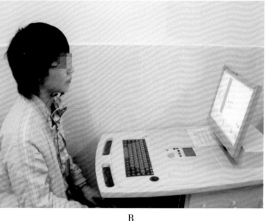

A   B

图 9-15 肌电触发生物反馈训练
A. 电极放置示意图;B. 生物反馈训练

随着患者肌电阈值的提高,生物反馈仪能自动调整阈值,使患者象跳高一样进行训练,达到最佳的生物反馈。

3. 作用 通过患者视觉反馈模仿及再学习正常的吞咽模式,以强化舌骨上下肌群的收缩运动。对于运动和协调性降低所致的生理性吞咽障碍的患者可作为首选,如卒中或脑外伤相关的神经性吞咽障碍,VFSS 明确的咽残留的患者。由于解剖结构破坏如头颈部癌症导致的吞咽障碍,其功能恢复可能较小。肌电反馈训练可结合吞咽的手法训练:应用用力吞咽法,主要是促进较大食团从咽部清除,如:弥漫性食物残留、舌底与咽壁接触差、咽部挤压波减小、舌喉复合体的运动减小等患者;应用 Mendelsohn 吞咽法,主要是延长 UES 的开放、梨状隐窝食物残留、UES 不开放或开放减少、舌喉复合体的运动减小等患者。

4. 治疗效果评价 如吞咽功能的改善并不能由 sEMG 仪器直接测量,需要标准的仪器检查,理想的是 VFSS,按照标准方案进行,吞咽 2~4 口一茶匙稀流质和 2~4 口一茶匙浓流质,观察舌喉复合体移动、侧位环咽肌开放直径、会厌谷或梨状隐窝残留的量。

Reddy 等使用动态生物反馈法训练患者喉上抬,结果全部患者有效。Crary 等人报道 45 例吞咽障碍患者(25 例继发于脑卒中,20 例继发于头颈部癌症)训练结果证明,sEMG 生物反馈可在短时间内提高脑卒中后或头颈部癌症手术后患者的经口摄食功能,而且前者的改善高于后者。研究者们认为 sEMG 生物反馈是对脑卒中导致的咽吞咽障碍进行功能训练的有益补充。

5. 注意事项 ①此方法对于学习能力差的患者不合适,如认知障碍丧失学习能力的患者;②生物反馈法有助于教会患者新的吞咽运动、不熟悉的运动或难以掌控的运动,如本节讨论过的气道保护手法等许多吞咽法,需要患者学习如何进行运动,借助生物反馈法作为治疗的辅助手段可提高吞咽运动学习的效率,减少治疗时间,实践证明,利用生物反馈来学习吞咽疗法能缩短学习时间,同时取得满意疗效;③治疗是吞咽运动本身,而非生物反馈;④肌电信号反映的是舌骨上肌群和舌的活动,而不是咽缩肌的功能;⑤治疗性运动的有效性用吞咽造影检查最佳。

五、电脑的应用

电脑作为一种行为治疗的手段被越来越多地应用。在某些情况下,电脑可以在治疗时提供反馈。另外,许多综合性治疗设备如带有各种应用程序的数字化设备不可能让每位患者得到使用,但随着多媒体技术的普及和发展,网上有关吞咽障碍的资讯非常丰富,有些应用软件与程序甚至可免费下载。加州大学戴维斯分校嗓音与吞咽研究中心研发了一项"iSwallow"应用程序,可从网址 http://www.ucdvoice.org/iSwallow/ 免费下载,此程序在 Macintosh iPad,iPod 以及智能手机上运行使用。这种应用程序能够演示许多训练方法及处理策略,帮助治疗师将特定的训练任务应用于不同的患者,这种程序在使用过程中还能够提醒患者按时训练,实时追踪患者的训练进展。

(万桂芳　谢纯青)

第二节　导管球囊扩张术

采用机械牵拉的方法,使得环咽肌张力、收缩性和(或)弹性正常化,促进食管上括约肌生理性开放,解决环咽肌功能障碍导致的吞咽困难,称之为扩张技术。常用的治疗方法包括在内镜或无内镜引导下,用探条、导丝引导的聚乙烯扩张器、充气气囊或充水球囊、水银扩张管对环咽肌(cricopharyngeus,CP)进行扩张。其中充气气囊或充水球囊扩张治疗方法操作简单,安全实用,作为一种介入技术,近 20 年来被广泛使用。窦祖林团队于 2005 年在国内率先创新性地使用改良式导管球囊扩张治疗脑干病损后环咽肌不开放 / 开放不完全,10 年的临床实践表明球囊扩张法具有最佳的成本 - 效益、无创简便安全,疗效确切,在国内得到普遍应用。本节重点介绍改良式导管球囊扩张治疗技术。

一、定义及工作原理

1. 定义　用适当号数球囊导管经鼻孔或口腔插入食管,在食管入口处,用分级注水或注气的方式充盈球囊,通过间歇性牵拉环咽肌,激活脑干与大脑的神经网络调控,恢复吞咽功能。主要应用于神经疾病导致的环咽肌功能障碍患者。

2. 作用机制　食管上括约肌(upper esophageal sphincter,UES)是咽与食管交界处的屏障,生理状态下呈间歇性的开放与关闭。其中,环咽肌是 UES 主要的关闭肌肉,具有双向阀门作用。在呼吸时维持张力性收缩,防止空气进入食管;吞咽时,舌向后推进食团尾端,咽中缩肌和下缩肌收缩,UES 处于开放状态。UES 由环咽肌(CP)和咽下缩肌共同组成,其中 CP 是 UES 的主要成分。当 UES 在吞咽过程中因神经疾病和头颈放射性损伤后神经调节障碍处于紧张状态而无法放松(失弛缓)时,将会发生吞咽的协同困难,食物容易反流。如果吞咽时咽部推动力不足,舌骨和喉部的上抬以及前移运动不足或不能,将导致环咽肌开放不完全或完全不开放;如果支配环咽肌的迷走神经功能障碍,也严重影响环咽肌的开放。这几种情况都可导致全部或部分食团滞留在咽,会厌和梨状隐窝内,并且在吞咽后引起误吸。一项前瞻性研究提示脑干病变中由于食管上括约肌不能开放或开放不完全(failed upper esophageal sphincter relaxation)又称为环咽肌功能障碍(cricopharyngeal disorder,CPD)引起的吞咽困难的发生率高达 80%。临床表现为患者难以吞咽固体和液体食物,出现进食后食团反流、咳嗽、咽部滞留和误吸等,最终导致吸入性肺炎、营养不良、脱水和体重下降。采用导管球囊扩张术不仅通过其生物力学机制直接作用于失弛缓的食管上括约肌,通过牵拉使其放松,而且更重要的是通过调节吞咽中枢模式发生器中的神经网络,兴奋 CN-Ⅸ、CN-Ⅹ、CN-Ⅻ,从而达到增强启动反射性吞咽的能力,降低脑干病变后吞咽反射的阈值及提高吞咽中枢模式发生器(swallowing pattern generator,SPG)的兴奋性,恢复 UES 的生理功能,具体作用机制详见第二十二章第二节有关内容。

二、应用范畴

(一)适应证

1. 神经系统疾病导致的环咽肌功能障碍、吞咽动作不协调,咽部感觉功能减退而导致吞咽反射延迟。

2. 头颈部放射治疗导致环咽肌纤维化形成的狭窄;头颈癌症术后瘢痕增生导致食管狭窄。

(二)禁忌证

1. 鼻腔、口腔或咽部黏膜不完整或充血严重、出血者。

2. 呕吐反射敏感或亢进者。

3. 头颈部癌症复发者。

4. 食管急性炎症期。

5. 未得到有效控制的高血压或心肺功能严重不全。

6. 其他影响治疗的病情未稳定者。

三、操作技术

(一)分类

导管球囊扩张术在实施过程中可因人而异,具体分为:

1. 按扩张的人群　分为儿童导管球囊扩张,成人导管球囊扩张。

2. 按导管通过的途径　分为经鼻导管球囊扩张和经口导管球囊扩张。

3. 按应用的手法　分为主动导管球囊扩张和被动导管球囊扩张。

(二)常规技术

1. 操作人员　一般由 2 名专业语言治疗师合作完成此项治疗操作,一名为操作者,另一名为助手。

2. 材料　12~14 号乳胶球囊导尿管、水、10ml 注射器等,见图 9-16。

3. 准备工作　插入前先注水入选用的导尿管内,使球囊充盈,检查球囊是否完好无损,然后抽出水后备用。

4. 操作步骤　下面以经鼻导管球囊扩张为例做详细讲述。

(1)插管及避免误插的检测:由助手

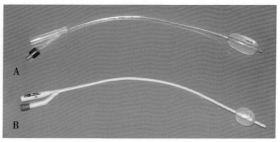

图 9-16　所用材料

A. 改良后的柱状扩张管;B. 导尿管球囊扩张管

235

按插鼻饲管操作常规将备用的导管（儿童 6~10 号，成人 12~14 号）经鼻孔插入食管中，嘱患者张口并检查口腔，排除导管经咽后壁进入口腔；此外，嘱患者发"i"音并将导管露出鼻腔一端放入水中，检查患者发音是否清晰，水中是否有水泡冒出，以排除导管插入气管，确定导管进入食管并完全穿过环咽肌后，将导管交给操作者原位保持。

（2）助手将抽满 10ml 水（冰水或温水）的注射器与导尿管相连接，向导尿管内注水 6~9ml，使球囊扩张（直径约 22~27mm），顶住针栓防止水逆流回针筒，见图 9-17。

（3）操作者将导尿管缓慢向外拉出，直到有卡住感觉或拉不动时，用记号笔在鼻孔处作出标记（长度约 18~23cm），此处相当于环咽肌下缘，再次扩张时作为参考点。用手体会球囊通过环咽肌或狭窄处的阻力，确定注水基值，即初次扩张时球囊扩张到多大容积才能通过狭窄处；体会导尿管被拉长时的弹性感觉与球囊滑过环咽肌时的手感有何不同。

（4）操作者嘱助手抽出适量水（根据环咽肌紧张程度，球囊拉出通过环咽肌下缘后，操作者应尽量控制球囊置于食管狭窄处，见图 9-18，持续保持 1~2 分钟后拉出阻力锐减或有滑过感觉时，此时球囊已脱出环咽肌上缘。嘱助手迅速抽出球囊中的水。其目的是避免窒息，保证安全。

（5）操作者再将导尿管从咽腔插入食管中，重复操作 5~8 遍，自下而上的缓慢移动球囊，充分牵拉环咽肌，降低肌张力。

一般地，每天 1 次，需时约半小时。环咽肌的球囊容积每天增加 0.5~1ml 较为适合。上述操作流程总结如下图，见图 9-19。

为便于总结及安全起见，参照手术科室做法，我们设计了一份球囊扩张治疗记录表，详见附录三。

（三）不同扩张方式的选择

导管球囊扩张是一项创新性、适宜性治疗技术，成本较低，疗效显著，安全可靠，无不良并发症，操作简单，患者依从性高。选择适当的扩张方式或多种方式组各进行治疗会提高治疗效果，我们的体会如下。

1. 脑干梗死导致的吞咽障碍患者，通过吞咽造影检查，大多为吞咽的协调性或咽缩肌无力导致环咽肌失弛缓，在扩张时，主要采用主动导管球囊扩张方法辅以门德尔松手法或用力吞咽法，旨在学习和强化吞咽的协调性及受损肌群的力量。

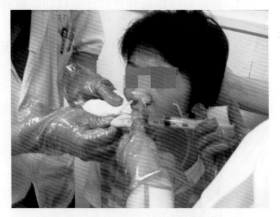

图 9-17　导管球囊扩张操作术

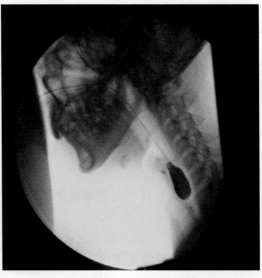

图 9-18　X 线透视下可见改良的球囊置于环咽肌狭窄处（录像截图）

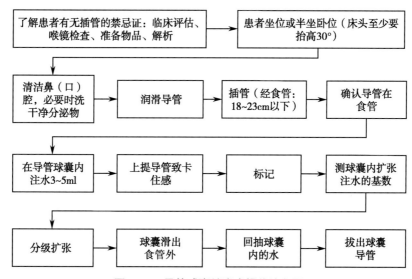

图 9-19　导管球囊扩张术操作流程图

2. 对于鼻咽癌放疗术后环咽肌失弛缓良性狭窄患者,多采用被动导管球囊扩张,旨在撑开狭窄的环咽肌,增大入口直径,被动扩张环咽肌,但即时效果会较好,远期效果较差,患者复发的几率较大。

3. 对于各种原因导致的环咽肌失弛缓而咽反射减弱或消失的患者,最适合是采用经口导管球囊扩张,同时可应用主动或被动导管球囊扩张,可减少对敏感的鼻黏膜刺激,但其缺点是,球囊导管会限制舌头的上抬运动,特别是在应用主动导管球囊扩张时,影响较大。

4. 对于幼儿环咽肌失弛缓症患者(0.5~2.0 岁),因年龄较小配合程度较差,多采用被动导管球囊扩张法;对于较大而能主动配合的环咽肌失弛缓儿童患者,多应用主动导管球囊扩张术。

视频9-7

ER-9-7　导管球囊扩张术 X 线监视下重复操作过程示范

（四）注意事项

1. 扩张前要作内镜检查确认舌、软腭、咽及喉无进行性器质性病变患者,才可操作。

2. 鼻孔局部麻醉扩张前插管及上下提拉时,移动导管容易引起鼻黏膜处疼痛、打喷嚏等不适,影响插管进程,因此插管前可用棉签蘸 1% 丁卡因插入鼻孔以行局部黏膜麻醉以降低鼻黏膜的敏感性。

3. 留置气管套管处理　留置气管套管患者,必要时在扩张前作电视内镜进行吞咽功能检查,确认舌、软腭、咽喉有无进行性器质性病变、结构异常、水肿等患者,如果有要做相应处理后才进行扩张操作。

4. 喉上抬无力的患者扩张时,操作者需把手指置于舌骨上下肌群作暗示或抗阻力运动,扩张时可结合吞咽手法训练,如门德尔松手法。

5. 雾化吸入扩张后,可给予地塞米松 +α- 糜蛋白酶 + 庆大霉素雾化吸入,防止黏膜水肿,减少黏液分泌。

6. 遇到以下情况无法插管时需作调整:驼背,可去掉导丝插管;咽腔变形,去掉导丝或边插边改变导管方向;鼻咽癌食管入口僵硬,用钢丝导丝;婴幼儿哭闹,用钢丝导丝。

7. 终止扩张治疗标准

（1）吞咽动作引出：吞咽功能改善，患者可以经口进食即可。

（2）主动扩张，一般注水容积量不等，吞咽功能改善，即可终止扩张治疗。

（3）被动扩张，一般注水容积达 10ml 并顺利通过环咽肌时或吞咽功能改善，终止扩张治疗。

（五）应用评价

改良导管球囊扩张术与传统的食管球囊扩张术相比有以下特点：

1. 导管球囊扩张术的重要创新之处是利用普通导尿管中的球囊，采用注水方式使球囊充盈，自下而上拉出，通过注水量的变化改变球囊直径，逐渐扩张环咽肌，与其他导管球囊扩张术相比，具有异曲同工之妙。与传统治疗技术比较见表 9-2。

表 9-2　环咽肌失弛缓症主要治疗技术比较

名称	适应证	采取方式及应用评价
环咽肌切断术	中枢神经系统病变、Steinert 肌强直性萎缩、多肌炎、重症肌无力、甲状腺功能亢进/甲状腺功能低下、术后全喉切除术、口腔/口咽切除术和 Zenker 憩室等引起的环咽肌失弛缓	可经颈外径路进行，显露环咽肌后尽量靠近中线部位纵向切开环咽肌 4~5cm，也可在腔镜下行激光环咽肌切开术在保守治疗效果不佳的情况下可采用环咽肌切开术，其症状缓解率持续在 80% 以上。重症咽肌无力（不能推动食团）、重度/不受控制的胃食管反流病为该手术的禁忌证
肉毒毒素注射治疗	老年环咽肌失弛缓合并多种疾病不能耐受手术或球囊扩张的患者；手术或多次气囊扩张疗效差者	超声等引导下将肉毒毒素注射至环咽肌操作简便、耐受性好、治疗费用低，不良反应少，近期疗效接近气囊扩张术，但作用不持久、易复发，需重复注射
食管镜下直接扩张术	适用于程度较轻、病变局限的狭窄	借助食管镜在直视下直接扩张。凭借操作者的经验以及使用的感觉来选择，不能提供令人信服的技术参数。而且，在扩张术中若操作粗暴易造成食管穿孔
胃咽橡胶梭子扩张术	适用于儿童先天性狭窄、食管腔内有两个或以上化学灼伤性狭窄，食管镜下直接扩张和球囊扩张均十分困难者	先行胃造瘘，扩张时自胃造瘘口经丝线连接梭形橡胶扩张子两端，经口咽引出，来回牵拉进行胃咽食管扩张该种方式扩张先决条件是要做胃造瘘，治疗周期长，护理困难
导管球囊扩张术	神经性环咽肌失弛缓症、鼻咽癌放疗后单纯瘢痕性狭窄、消化性狭窄、贲门失弛缓症等	利用普通导尿管中的球囊，采用注水方式使球囊充盈，自下而上经环咽肌拉出，通过注水量的变化改变球囊直径，循序渐进扩张环咽肌这种方法操作简单、安全可靠，疗效确切
记忆合金食管支架扩张术	金属内支架扩张术分为永久性和暂时性两种，永久性金属内支架扩张术用于恶性狭窄或梗阻的治疗；暂时性金属内支架扩张术用于良性狭窄的治疗	将支架安装在推送器内，在导丝引导下，把带支架推送器送到狭窄段。在透视监视下，慢慢地退出外套管，支架通过自身张力即可扩开永久性金属内支架放置后，扩张效果良好，但后遗症状较多，如胃食管反流、再狭窄（肉芽组织增生）等。暂时性贲门支架成形术并发症少，但长期疗效欠佳

2. 可以在扩张治疗的同时进行球囊内压的测定，使治疗过程更加安全，减少食管撕裂、气管食管瘘等不良并发症的发生。这种方法操作简单、安全可靠，康复科医生、治疗师、护士

均可进行。

3. 在治疗中并非只是被动机械牵伸环咽肌,主要是让患者主动吞咽球囊,充盈的球囊刺激食管黏膜,通过延髓反射弧达到增强启动反射性吞咽的能力,强化大脑神经调控,以促使环咽肌功能恢复,使疗效更佳。

4. 有人认为,导管球囊扩张术短期效果佳(大约可持续 1~3 个月),而远期效果差。我们认为这主要是针对食管良性狭窄,而非脑卒中后所致环咽肌失弛缓。导致远期疗效不佳的主要原因是食管再狭窄,程英升等人的实验研究表明食管良性狭窄导管球囊扩张术后再狭窄的主要原因之一是细胞核抗原(PCNA)和纤维连接蛋白(FN)持续的过度分泌。由此可见,实施渐进性均匀扩张,实时测量食管内压,避免黏膜损伤等可降低扩张后再狭窄。

5. 球囊扩张术的滥用情况　临床上有些医生、治疗师未经过严格培训,对患者的适应证没有经过严格评估与检查,就给患者施行导管球囊扩张术。主要存在以下滥用的现象。

(1)未经吞咽造影检查,无法明确是否存在环咽肌失弛缓的患者。

(2)一些严重认知障碍患者,甚至意识不清的患者。

(3)一些口腔期吞咽障碍患者,如帕金森病所致的吞咽障碍患者。

(4)对导管球囊扩张术的盲目操作,盲目追求增加扩张的注水量,扩张的次数,不注重吞咽功能的再学习、口腔功能基础训练及手法治疗等联合治疗。

上述滥用与误用这项技术,有可能会导致严重后果。

(窦祖林　万桂芳)

第三节　吞咽与说话瓣膜的应用

在气管切开患者中,在气管套管口安放一个单向通气阀,用于改善吞咽、通气和说话功能的装置,确切的英文名是 swallowing-ventilation-speaking,其应用的最主要目的是为拔除气管插管管创造条件,恢复吞咽与说话功能,由于患者佩戴此通气阀后,恢复了发声、语言交流功能,故被俗称为说话瓣膜(speaking value)。

说话瓣膜类似于人工鼻,在美国等西方国家应用普遍,近年来,国内也有厂家致力于此类产品的开发。

一、工作原理

无论何种说话瓣膜,其工作原理都是一样的。

作为单向通气阀,使用前其瓣膜处于密闭状态,当吸气时开放,吸气末自动关闭,没有气体再从瓣膜排出,见图9-20。呼气时气流经气管套管周围外与气管壁

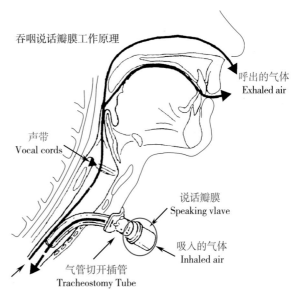

图 9-20　吞咽说话瓣膜工作原理图

之间的间隙,通过声带,自口鼻排出。此时声门下压力增高,气流通过声带可以自然发声。

二、种类与特点

在国外的品牌有 Shiley、Passy-Muir、Montgomery、Shikani-French 瓣膜等,其中 Passy-Muir (PMV)瓣膜应用最多,现将其主要特点介绍如下。

1. Montgomery 说话瓣膜　这是一种开放式单通道说话瓣膜,吸气时开放,呼气时关闭。其瓣膜与管壁只有一点相连接,见图 9-21。这种瓣膜只有在高压时才开放,如果能保持持续高压或发生高压的话,如人工通气时,这种说话瓣膜的优势方得以显现。

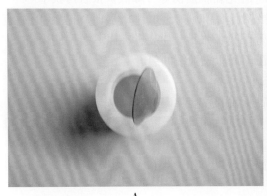
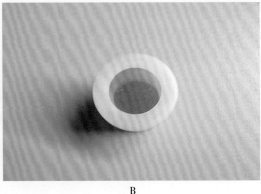

图 9-21　Montgomery 说话瓣膜
A. 吸气时状态;B. 呼气时状态

不足之处:肺的气体和分泌物易反流入气管和瓣膜,可能会降低吞咽时的潮气量。此外,瓣膜因震动常常漏气。

2. Shikani-French 说话瓣膜　这种装置设计呈圆帽状,在其上端内置一个球囊状活瓣,如图 9-22 所示。吸气使球囊离开开口处,气流进入气管,呼气将球囊推进套管入口处,由于套管入口小,即可关闭。

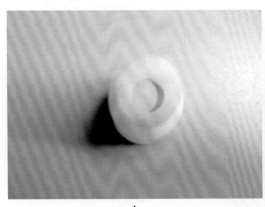
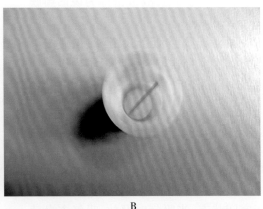

图 9-22　Shikani-French 说话瓣膜
A. 上面观;B. 下面观

不足之处:同 Montgomery 说话瓣膜一样,易受痰液或分泌物影响,而使球囊活动失灵。

3. Shiley 发音瓣膜　鉴于开放式瓣膜受痰液等分泌物反流影响带来的潜在问题,此装置设计上在前端开放,在通气的同时以便清除分泌物,后端有网格用于阻挡黏液进入。吸气时开放,呼气气流可关闭瓣膜,见图 9-23。

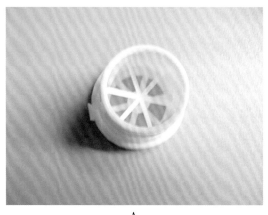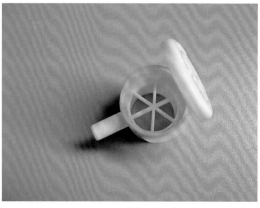

A　　　　　　　　　　　　　　　　B

图 9-23　Shiley 发音瓣膜

A. 上面观;B. 下面观

4. Passy-Muir 吞咽说话瓣膜(Passy-Muir swallowing and speaking value,PMV)　此种装置不仅用于说话,更重要的具有改善吞咽的能力,由美国发明家、5 岁时患肌萎缩后发展到四肢瘫患者 David A.Muir 在他父亲的帮助下发明的,他本人也是一位气管切开,长期不能拔掉气管套管的人。1991 年获美国发明专利并于次年投入临床应用。目前是美国最普遍用于气管切开,改善吞咽与说话的装置。我们与有关研发单位合作潜心研究,生产了一款不仅外观类似 PMV 瓣膜,临床使用表明具有同等功效。本节后述内容将以此装置为例,介绍其作用。

PMV 属闭合式单通道瓣膜,吸气时瓣膜开放,吸气末瓣膜自动关闭,不需要通过肺部的气体和分泌物向瓣膜反流使其关闭。在使用中,没有检测到漏气,理论上可以无限次使用,但生产厂商建议一次性使用,如图 9-24 所示。

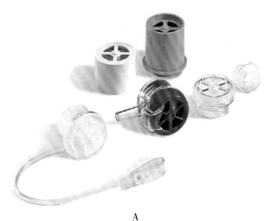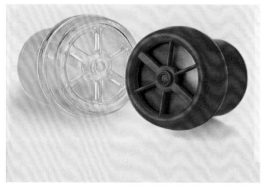

A　　　　　　　　　　　　　　　　B

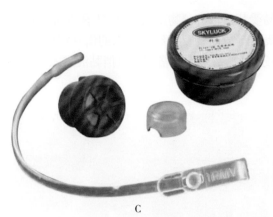

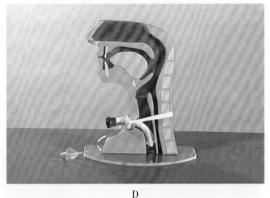

图 9-24 PMV 吞咽说话瓣膜

A. 各种类型 PMV 瓣膜;B. PMV 2000(白)/2001(红);C. 国产 PMV 吞咽说话瓣膜;
D. 与气管套管连接示意图

5. RüSCH 气管套管说话瓣膜组件 该产品在气管套管弧形凸面处上打有 10 个小孔,内套管上对应位置也打有 5 个斜窗,当内套管插入气管套管后,即形成一排窗孔。将其带有瓣膜的组件置于器官套管入口时,即形成吸气时经气管套管入口进气,呼气时气流经气管套管内通过窗孔经过声带由口鼻排出,达到说话作用,见图 9-25。其优势在于放置瓣膜时无需考虑气管气囊是否处于充气状态,患者佩戴更安全。

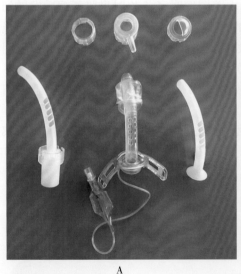

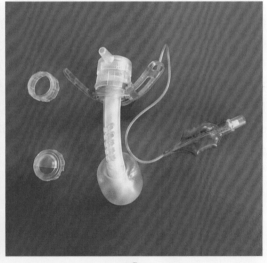

图 9-25 RüSCH 气管套管与说话瓣膜组件

A. 组装前;B. 组装后

三、应用评估

说话瓣膜具有改善吞咽功能和交流能力,特别对于气管切开长期不能拔出气管套管患者,可作为首选方法。然而,在什么时候、什么条件下使用说话瓣膜,如何放置这种瓣膜,则需要临床医生、语言治疗师评估后决定。评估内容包括:

1. 明确并记录重要的基本生命体征,如呼吸、脉搏、血压等,重要的生理指标,如血氧饱和度。

2. 若使用带气囊的气管套管,应缓慢放掉气囊中的气体,并观察患者的反应。

3. 必要时吸痰。

4. 戴上清洁手套,用手指或无菌纱布盖住气管入口,明确气管套管闭合后的发声情况。

5. 使用说话瓣膜过程中需密切监测重要器官及呼吸功能情况,特别注意患者的主观反应,有无窒息的发生。

6. 记录首次佩戴瓣膜耐受的最长时间。

7. 对于何种条件下佩戴瓣膜的建议。

吞咽说话瓣膜详细评估见表9-3。

表 9-3 吞咽说话瓣膜评估表

姓名: 年龄: 性别: 床号: 科室: 住院号: 联系电话:
临床诊断: 影像学诊断: 发病日期: 评估日期

主观资料(S):
病史:＿＿＿＿＿＿＿＿＿＿＿＿＿＿＿＿＿＿＿＿＿＿＿＿＿＿＿＿
＿＿＿＿＿＿＿＿＿＿＿＿＿＿＿＿＿＿＿＿＿＿＿＿＿＿＿＿

曾经是否行言语训练:＿＿＿＿＿＿＿＿＿＿＿＿＿＿＿＿＿＿＿＿
气管切开处是否有疼痛:＿＿＿＿＿＿＿＿＿＿＿＿＿＿＿＿＿＿
说话瓣膜试戴时有何反应:＿＿＿＿＿＿＿＿＿＿＿＿＿＿＿＿＿
客观资料(O):
气管套管管径大小:＿＿＿＿＿＿＿＿＿分泌物情况:＿＿＿＿＿＿＿＿
血氧饱和度:＿＿＿＿＿＿＿＿＿通气情况:＿＿＿＿＿＿＿＿
试戴说话瓣膜:
放气后:成功 / 失败 上气道开放:成功 / 失败 发音:成功 / 失败
测压结果:＿＿＿＿＿＿＿＿
说话瓣膜试戴结果:

	开始时	1min	5min	15min
观察指标				
血氧饱和度				
脉搏				
呼吸				
主观反应				
一样				
好转				
更差				

分析(A):
试戴是否成功? 是 / 否
试戴说话瓣膜的持续时间:＿＿＿＿＿＿＿＿＿＿＿＿＿＿＿＿＿＿＿

患者是否可独立佩戴或撤除说话瓣膜？_____

_____

建议（P）：

请选择患者需要：

□气囊放气后使用说话瓣膜

□睡觉时撤除说话瓣膜

□需在家属监护下使用说话瓣膜

□经口进食时使用说话瓣膜

□使用说话瓣膜前吸痰

□只能在语言治疗师监护下使用说话瓣膜

语言治疗师/护士签名：_____

　　注意：说话瓣膜为单通道瓣膜，适合于气管切开患者，可帮助患者发音来达到沟通。但说话瓣膜仅限于气管套管气囊放气后使用。

四、装配技术

　　现以美国或国产 PMV 为例，介绍气管切开患者佩戴说话瓣膜技术操作的基本步骤。

（一）准备工作

1. 评估是否适合放置瓣膜

（1）评估有无放置说话瓣膜的适应证，如患者要清醒且有言语交流的意愿，伴有吞咽障碍等，详见后述。

（2）向患者及家属做好充分的解释，如说话瓣膜是如何起作用的；放置瓣膜时可能发生的问题、意外及原因。

2. 检查气管内套管与说话瓣膜装置内径是否一致　在国外均为标准配件，在国内很少吻合，通常的改良方法是取出内套管，经消毒后用无纺纸黏带缠绕，扩大其外径，达到瓣膜装置内径刚好吻合，并能套住为宜，详见本书配套视频有关内容。

　　（二）不依赖呼吸机通气的患者放置方法

1. 正确摆放体位　让患者处于适当体位，通常取半卧位，床头至少抬高 45° 以上，对于无气囊的金属套管，准备工作充分的话，可让患者保持直立坐位。

2. 吸痰　护士应给予口腔后部和气管处吸痰，吸出分泌物，以免气囊放气后，这些分泌物误吸入肺。

3. 气囊放气　气囊缓慢放气，并观察患者有无下列反应：①咳嗽；②作呕；③吞咽；④有痛苦表情。

　　通常用注射器将气体从放气管抽出直至球囊变扁，如图 9-26 所示。放气时，用何种注射器均可，与注射器的大小、充入气囊气体的量无关，但确保气囊完全放气非常重要。患者经气管吸气，必须经由气管套管的周边呼气，分泌物也必须经套管外径的周边排出。因此，放气后常需再吸一次痰，必须保持气管通畅。

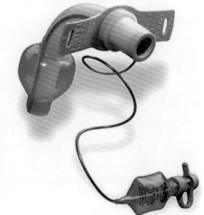

图 9-26　带气囊的气管套管

4. 用戴手套的手指封闭气管套管入口确定是否有足够多的气体或分泌物通过气管套管周边排出,此时手指尖应感受不到气流,旨在保证患者正式佩戴 PMV 后,能正常发音并能与人交谈。

5. 操作者用示指、拇指轻轻固定气管套管,用另一只手将瓣膜放在套管入口处。因瓣膜没锁扣,在咳嗽等情况下,可能会突然掉下,需要轻轻扭转一下确保固定,但也不能固定太紧,以免紧急情况下非常用力也咳不出。

6. 将连接于 PMV 的塑料带子扣在气管套管固定绳上,以免脱落后被污染或找不到。

7. 安放后即刻要求患者再发音,以评估声门上气流大小。监测脉搏、心率、血氧饱和度及患者的主观感受。

严密观察 30 分钟,评估患者的主观感受及对瓣膜耐受的情况,确保安全,佩戴 PMV 后的患者如图 9-27 所示。

（三）依赖呼吸机患者说话瓣膜的放置程序

只有在监护室里工作的医护人员熟悉适应证、风险并掌握此项技术的前提下,才可以进行安装。

1. 关闭呼吸机的容量警报,记住完成安装后再打开。

2. 在维持持续的脉冲血氧定量监测下,将气囊放气,经气管套管吸痰。

3. 增加误吸空气的容量,代偿开放的声门泄漏的气体——通常约 0~200ml 范围,由吸气压力峰值作为基础,决定增加的空气量。

4. 在通气机与气管接口处,放置 PMV,观察患者、监测血氧饱和度和重要生命体征,了解通气量是否充足。

5. 如果患者出现呼吸困难,立即拆除 PMV,通常的原因是套管周围没有足够的空间使气体向上逸出通过声门。如果 PMV 拆除后仍无改善,将气囊重新充气。

6. 鼓励发声,并与之交谈。

（四）常见问题处理

除安放瓣膜过程中出现呼吸困难、窒息,需

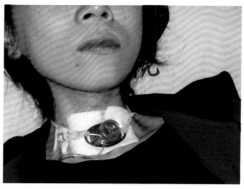

A

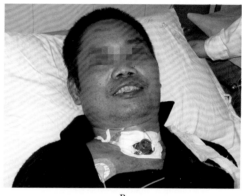

B

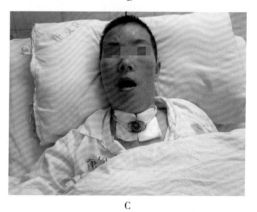

C

图 9-27　佩戴说话瓣膜情况

A. 鼻咽癌放疗后声带水肿患者;B. C_5 完全性脊髓损伤患者;C. 脑干肿瘤术后患者

视频9-8

ER-9-8　吞咽通气说话瓣膜的装配技术

要立即拆除此装置外,尚有下列问题应考虑及处理:

1. 不能发声、说话,或声音过低　安装 PMV 后不能立刻发出声音并说话,或说话声音过低。可能的原因包括:①反常的声带运动;②肌张力障碍的表现;③声带萎缩;④声带麻痹。

鉴于此类情况应通过纤维喉镜对声带及运动能力进行评估,发现是否由上述可能的原因所致,给予相应的治疗处理。

2. 气囊已放气,但仍占据气管太多空间　为了保证安装吞咽说话瓣膜后,呼吸、吞咽、语言交流能力有更多的改善,可减小或更换带气囊的气管套管,以便气管壁与套管周围间隙更大,更利于气体通过。更换套管可有下列两种选择:①套管大小不变,但无气囊;②减小套管并且无气囊。

3. 瓣膜随呼吸发出异常的声音　可能瓣膜漏气,需更换新的瓣膜。

（五）注意事项

除放置操作中,提到的注意事项外,佩戴说话瓣膜期间也有一些重要事项应注意。

1. 每次使用前必须完全清除气道内分泌物,以保持气道通畅不被阻塞。

2. 佩戴时长的控制　①首次佩戴如患者可耐受,一般佩戴 30 分钟;②如不可耐受,时间可缩短,以后循序渐进延长时间;③逐渐增加佩戴时间,直至白天全天佩戴。

3. 下列情况下不宜使用　①睡觉时不能使用;②不能用于严重的活动性上呼吸道或下呼吸道感染导致的气道阻塞或有黏稠的分泌物时;③雾化治疗期间不能用 PMV;放置 PMV 后需观察患者,确保气道通畅。

4. 在机械通气的患者使用时,应有合适的气体交换,保证下列观测指标在正常范围内:①误吸气氧浓度（FiO_2）≤40%;②动脉血氧分压（PaO_2）>60mm Hg;③动脉血二氧化碳分压（$PaCO_2$）<55mm Hg;④血流动力学稳定,不需应用血管活性药物;⑤神志应保持清醒状态;⑥一旦出现呼吸困难,要立即拔掉 PMV 并通知医生。

5. 要严密监护那些不能自己拔掉该装置的儿童和成年患者　年龄较小或体力较差的患者,因配合能力有一定限制,起始的佩戴时间较短,需慢慢学会口鼻协调呼吸后才能逐渐延长佩戴时间。

6. PMV 等说话瓣膜属消耗性产品,不宜多次反复使用,更不宜混用,使用前应检查此装置是否合格,完好无损。

7. 说话瓣膜的应用,最主要的目的是为拔除气管插管管创造条件,因此必须配合呼吸训练。详见本章第五节呼吸训练技术。

8. 拆除及清洗　①一手示指、拇指固定气管套管,一手将瓣膜逆时针轻轻旋转取下;②将扣在气管套管的固定带上的塑料带解下;③将瓣膜放在盒子中用清水泡洗后取出,阴干;④禁忌用热水洗或高温消毒,禁用电吹风风干;慎用消毒水清洗。

五、治疗作用

（一）恢复喉和上气道中的气压和气流

1. 上气道有气流通过,将增强上呼吸道的感觉功能。患者佩戴 PMV 等说话瓣膜后,会出现咳嗽、清嗓子且诉喉咙有分泌物,因为他们能感受到有分泌物的存在,并且意识到必须清除掉。

2. 当 PMV 佩戴一段时间后,在不需要拔掉的情况下可以进行正常咳嗽。

3. 经肺功能检测,可恢复生理性的呼气末正压,如图 9-28 所示,这将有助于减少误吸的发生。

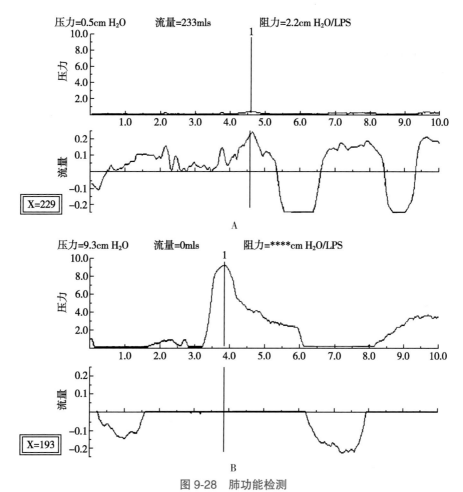

图 9-28　肺功能检测

A. 佩戴 PMV 前的声门下压力测定;B. 佩戴 PMV 后的声门下压力测定

(二)改善吞咽功能

佩戴说话瓣膜后,由于恢复声门下生理性呼气末正压,可以减少误吸,增加经口进食的机会,增加经口进食量,减少管饲的需要。

中山大学附属第三医院康复科窦祖林吞咽康复研究团队报道,气管切开后伴吞咽障碍、发音不能患儿佩戴吞咽说话瓣膜后结合吞咽训练,可减少误吸,改善环咽肌开放程度,恢复发音功能。万桂芳研究也报道,佩戴吞咽说话瓣膜能在一定程度改善气管切开患者的渗漏与误吸。

(三)恢复语言交流能力

语言交流能力的恢复可使患者重建尊严,重拾信心,对于因重症气管切开后有病情变化的患者,通过与患者直接交谈,医护人员更了解患者的特殊主诉,对及时诊断和正确处理将十分有帮助。

此外,佩戴 PMV 后,不能发声说话,可能揭示认知语言障碍或是否有声带损伤,或长期不说话的习惯所致。建议给予声音常规评估和声带运动评估。若声音过低,可能与膈肌无力,气道内肉芽组织生长或肌张力不不协调有关。

六、适应证与禁忌证

气管切开患者病情稳定后,绝大多数患者可以拔掉气管套管。尽管气管套管拔除术适用于大多数患者,但对于那些不能进行气管套管拔除术的患者来说,PMV 则是一种很好的选择。即使是患者要进行气管套管拔除术,暂时使用 PMV,也可以加快从堵管到拔管的过程。

（一）适应证

1. 患者清醒,有警觉,有恢复语言交流的愿望。

2. 需要吞咽治疗的患者　下列疾病常有吞咽障碍,气管切开后可考虑佩戴说话瓣膜:①四肢瘫;②神经肌肉疾病;③脑血管意外;④没有明显气管阻塞的双侧声带麻痹;⑤闭合性头颅损伤或创伤。

3. 不能耐受用塞子堵住气管套管开口的患者。

（二）禁忌证

1. 无意识 / 昏睡的患者。

2. 严重行为障碍。

3. 临床情况不稳定,特别是肺功能差,肺顺应性、弹性降低。

4. 严重的气管狭窄或水肿。

5. 任何套管之上的气道阻塞,有可能阻止气流沿声门向上呼出。

6. 持续放置瓣膜后引起大量黏稠的分泌物,且不易咳出者。

7. 泡沫制作的气管套管气囊,因无法放气,放置瓣膜后有窒息的危险。

8. 全喉切除术或喉气管离断术后。

9. 气管切口处肉芽增生,气管套管周围没有足够的空间允许气体通过。

10. 气囊放气后不能维持足够的通气量。

（窦祖林　谢纯青）

第四节　呼吸训练技术

一、概述

（一）吞咽与呼吸的关系

口咽腔既是吞咽通道也是呼吸通道。正常的吞咽是在口腔准备期咀嚼的同时用鼻呼吸,在咽期食团诱发吞咽启动将带动一系列的生理活动:

1. 软腭上抬,咽后壁向前突出,封闭鼻咽通道,阻止食物进入鼻腔。

2. 声带内收,舌骨和喉部上抬并紧贴会厌,封闭了咽与气管的通道。

3. 呼吸暂时停止,让食物通过咽。

4. 喉部前移,使食管上括约肌打开,食团从咽被挤入食管。随后,重新恢复的呼吸过程由呼气开始。

如果患者在吞咽过程中呼吸急速、咀嚼时用口呼吸或吞咽瞬间呼吸,或任何能使声门括约肌不能及时和恰当关闭的情况,都有可能使食物或液体进入呼吸道引起误吸。此外,一旦误吸而患者又由于胸廓过度紧张或呼吸肌肌力低下、咳嗽力量减弱,无法完全清除误吸物的话,容易引起吸入性肺炎。

（二）呼吸功能异常的表现

呼吸功能异常主要表现为三方面:

1. 呼吸方式异常,如张口呼吸、口鼻呼吸不协调。

2. 呼吸支持不足,如说话音量小、句子长度短、咳嗽无力等。

3. 呼吸与吞咽不协调,如吞咽时呼吸,气道关闭不足。以上表现均可能影响吞咽功能,导致误吸、咳嗽无力、无法清除误吸物及分泌物。

（三）呼吸训练的目的

呼吸训练是通过指导患者学会呼吸控制并运用有效呼吸模式,使吸气时胸腔扩大,呼气时胸腔缩小,促进胸腔运动,改善通气功能及协调功能的方法。其训练目的是:

1. 建立正确的口、鼻呼吸模式,改善呼吸功能。

2. 尽可能恢复有效的腹式呼吸,增强咳嗽运动,清除气道内分泌物,减少气道刺激因素,保持呼吸道通畅和卫生。

3. 增加咳嗽技巧的有效性。

4. 建立正常的呼吸与吞咽协调模式。

5. 预防并发症。

二、呼吸训练的方法

1. 呼吸方式异常　包括:①呼吸放松训练;②口鼻呼吸分离训练方法

2. 呼吸支持不足的训练方法　包括:①生理腹式呼吸训练;②缩唇呼吸;③快速用力呼气法;④缓慢平稳呼气法;⑤诱发呼吸训练法;⑥咳嗽训练。上述训练具体操作方法见《吞咽障碍治疗技术》。

3. 吞咽与呼吸不协调的训练方法

吞咽气道保护机制训练,适用于吞咽时吸或呼气不协调的患者。利用生理呼吸控制,来协调吞咽时的呼吸暂停。

（1）训练程序:吸气→屏气→吞咽→咳嗽。

（2）训练注意事项:①吸气要快;②屏气时间可根据患者的基础能力;③吞咽可延长;④咳嗽要用力;⑤上述动作必须要一口气完成。

（3）吞咽时气道关闭不足的患者,可采用包括声门上吞咽法、超声门上吞咽法、用力吞咽法和门德尔松手法等方法,详见本章第一节有关内容。

（万桂芳　谢纯青）

重点回顾

1. 进食过程或吞咽前增加口腔感觉,可改善患者的吞咽能力。例如把食物送入口中时,增加汤匙下压舌部的力量;给予感觉较强的食物,如冰冷或味道较强烈的食团;给予需要咀嚼的食团;进食过程鼓励患者自己动手进食,可使患者得到更多的感觉刺激。对于吞咽失用、食物感觉失认的患者鼓励多用吞咽活动。进食过程中食团大小应适宜,食团太小患者难以启动吞咽,食团过大食物即会滞留于咽并发生误吸。

2. 通常舌尖对甜味敏感,舌根部感受苦味,舌两侧易感受酸味刺激,舌体对咸味与痛觉敏感。味觉刺激(如柠檬酸等)可以通过增强喉上神经和舌咽神经咽支的感觉传入,明显激活初级感觉区、前扣带回、岛叶、前额叶、鳃盖部、辅助运动区等与吞咽关系密切的脑区,提高吞咽皮质至颏下肌群的传导通路的兴奋性。此外,食品发出的气味也属于味觉刺激范畴,与食物辨识等认知功能相关。口咽传入神经对机械性刺激、温度和化学性刺激的变化都是敏感的,而且舌部相应味蕾区对不同味道敏感性也不一样。随着年龄增长,味觉是最先出现减退的感觉,但是酸甜苦辣的喜好选择是人的一种本能,经长久的生活习惯累积,可有意识地将味觉信息储存在脑内,形成味觉记忆。

3. 气脉冲感觉刺激与冰刺激都是口腔感觉刺激技术,但对于口水分泌较多而又无处理口水能力的患者,冰刺激后口水分泌增多,容易增加其误吸风险,而气脉冲感觉刺激则不会增加口水分泌,同时可加快启动吞咽,增加吞咽的安全性。

4. 舌的主要功能是将食物搅拌形成食团,并由舌前部输送到舌根部。舌的运动训练方法有舌的运动体操、舌肌康复训练器的运用、舌压抗阻反馈训练、Masake 训练等。

5. K 点位于磨牙后三角的高度,在舌腭弓和翼突下颌帆的凹陷处。通过刺激此部位可以诱发患者的张口和吞咽启动,可用于张口困难的患者和吞咽启动延迟的患者。

6. 气道保护手法有声门上吞咽法、超声门上吞咽法、用力吞咽法和门德尔松手法。声门上吞咽法的作用是在吞咽前及吞咽时通过气道关闭,防止食物及液体误吸,吞咽后立即咳嗽,清除残留在声带处食物的一项气道保护技术。超声门上吞咽法目的是让患者在吞咽前或吞咽时,将杓状软骨向前倾至会厌软骨底部,并让假声带紧密闭合,使呼吸道入口主动关闭。用力吞咽主要是为了在咽期吞咽时,增加舌根向后的运动而制定。门德尔松手法为了增加喉部上抬的幅度与时间而设计,并借此增加环咽肌开放的时间与宽度的一种气道保护治疗方法,此手法可以改善整体吞咽的协调性。

7. 球囊扩张术施行前应经吞咽造影检查,确定患者存在球囊扩张术的适应证,一些严重认知障碍患者或口腔期吞咽障碍患者,球囊扩张术治疗不是其合适的治疗手段;球囊扩张术治疗过程不应盲目追求增加扩张的注水量,扩张的次数,而是要注重吞咽功能的再学习、口腔功能基础训练及手法治疗等联合治疗。

8. 无论何种说话瓣膜,其工作原理都是一样的。作为单向通气阀,使用前其瓣膜处于密闭状态,当吸气时开放,吸气末自动关闭,没有气体再从瓣膜排出。呼气时气流经气管套管周围外与气管壁之间的间隙,通过声带,自口鼻排出。此时声门下压力增高,气流通过声带可以自然发声。

使用说话瓣膜可恢复喉和上气道中的气压和气流,将增强上呼吸道的感觉功能,同时声门下生理性呼气末正压恢复,从而可以减少误吸发生,增加经口进食的机会,增加经口进食量,减少管饲的需要。佩戴说话瓣膜后患者恢复语言交流能力,重建尊严,重拾信心,医护人员也能更了解患者的特殊主诉,对及时诊断和正确处理将十分有帮助。

9. 佩戴说话瓣膜过程中如出现呼吸困难、窒息,应需要立即拆除此装置。若佩戴说话瓣膜后不能发声、说话,或声音过低,可能的原因包括:①反常的声带运动;②肌张力障碍的表现;③声带萎缩;④声带麻痹。鉴于此类情况应通过纤维喉镜对声带及运动能力进行评估,发现是否由上述可能的原因所致,给予相应的治疗处理。若气囊已放气,但仍占据气管太多空间则应更换套管,更换套管可有下列两种选择:①套管大小不变,但无气囊;②减小套管并且无气囊。若佩戴说话瓣膜过程瓣膜随呼吸发出异常的声音,可能瓣膜漏气,需更换新的瓣膜。

10. 尽管大量的证据证实吞咽障碍的治疗不能使患者达到最好的水平,但这些治疗方法能够指导临床实践和促进改善患者自理能力。代偿技术通常短期内用于调整吞咽模式,对安全吞咽具有及时的正性影响作用。康复性技术可能不会立刻产生影响,但是能对损伤的吞咽重组具有作用,一旦这项技术不再应用时,吞咽功能的改善仍可继续。

参 考 文 献

1. Humbert IA,Joel S. Tactile,gustatory,and visual biofeedback stimuli modulate neural substrates of deglutition. Neuro Image,2012,59(2):1485-1490

2. Gross RD,Dettelbach MA,Eibling DE,et al. Measurement of subglottic air pressure during swallowing in a patient with tracheostomy. Otolaryngology,Head Neck Surgery,1994,111:133

3. Mistry S,Rothwell JC,Thompson DG,et al. Modulation of human cortical swallowing motor pathways after pleasant and aversive taste stimuli. Am J Physiol Gastrointest Liver Physiol,2006,291(4):G666-671

4. Ebihara S,Kohzuki M,Sumi Y,et al. Sensory stimulation to improve swallowing reflex and prevent aspiration pneumonia in elderly dysphagic people. J Pharmacol Sci,2011,115(2):99-104

5. Rosenbek JC,Robbins J,Willford WO,et al. Comparing treatment intensities of tactile-thermal application. Dysphagia,1998,13:1-9

6. Ebihara T,Ebihara S,Maruyama M. A randomized trial of olfactory stimulation using black pepper oil in older people with swallowing dysfunction. JAGS,2006,54:1401-1406

7. Veis S,Logemann JA,Colangelo L. Effects of three techniques on maximum posterior movement of the tongue base. Dysphagia,2000,15:142-145

8. Ebihara T,Ebihara S,Masahiro M,et al. A randomized trial of olfactory stimulation using black pepper oil in older people with swallowing dysfunction. JAGS,2006,54:1401-1406

9. 卞林翠,王敏,贺利敏,等. 玫瑰花蕾萃取物对嗅球毁损大鼠梨形皮质神经元损伤修复的影响及机制. 山东医药,2016,56(28):5-8

10. 张杨,石磊,编译. 表面肌电图生物反馈对吞咽困难的辅助治疗作用. 神经损伤与功能重建,2006,1:61-62

11. Erdeve O,Kologlu M,Saygili B,et al. Primary cricopharyngeal achalasia in a newborn treated by balloon dilatation:A case report and review of the literature. Int J Pediatr Otolaryngol,2007,71:165-168

12. Solt J, Bajor J, Moizs M, et al. Primary cricopharyngeal dysfunction: treatment with catheter balloon dilatation. Gastrointest Endosc, 2001, 54: 767-771

13. Rai RR, Shende A, Joshi A, et al. Rigiflex pneumatic dilatation of achalasia without fluoroscopy: a novel office procedure. Gastrointest Endosc, 2005, 62: 427-431

14. Thomas W, Harish K, Sunilkumar K. Pneumatic dilatation of achalasia cardia under direct endoscopy: the debate continues. Gastrointest Endosc, 2006, 63: 734

15. Lambroza A, Schuman RW. Pneumatic dilatation for achalasia without fluoroscopic guidance: safety and efficacy. Am J Gastroenterol, 1995, 90: 1226-1229

16. Davis D, Nowicki M, Giles H. Cricopharyngeal achalasia responsive to balloon dilatation in an infant. South Med J, 2005,　98: 472-474

17. 窦祖林, 万桂芳, 王小红, 等. 导管球囊扩张治疗环咽肌失弛缓症 2 例报告. 中华物理医学与康复杂志, 2006, 28: 166-170

18. 丘卫红, 窦祖林, 万桂芳, 等. 球囊扩张术治疗吞咽功能障碍的疗效观察. 中华物理医学与康复杂志, 2007, 29: 825-828

19. 兰月, 窦祖林, 万桂芳, 等. 球囊扩张术治疗脑干病变后环咽肌失弛缓症的疗效研究. 中华物理医学与康复杂志, 2009, 31: 835-838

20. 万桂芳, 窦祖林, 兰月, 等. 球囊扩张术中球囊容积与吞咽功能恢复的相关性分析. 中华物理医学与康复杂志, 2009, 31: 820-822

21. Lang IM, Shaker R. An overview of the upper esophageal sphincter. Curr Gastroenterol Rep,　2000, 2: 185-190

22. Mano T1, Katsuno M, Banno H, et al. Head Lift Exercise Improves Swallowing Dysfunction in Spinal and Bulbar Muscular Atrophy. Eur Neurol, 2015, 74: 251-258

23. Antunes EB, Lunet N. Effects of the head lift exercise on the swallow function: a systematic review. Gerodontology, 2012, 29(4): 247-257

24. 万桂芳, 胡昔权, 窦祖林, 等. 球囊扩张术在儿童环咽肌失弛缓患者中的应用 1 例. 中国开发理论与实践, 2010, 16(3): 279-280

25. Yabunaka K, Konishi H, Nakagami G, et al. Videofluoroscopy-guided balloon dilatation for treatment of severe pharyngeal dysphagia. Diagn Interv Radiol, 2015, 21(2): 173-176

26. Katoh J, Hayakawa M, Ishihara K. Swallowing rehabilitation using balloon catheter treatment evaluated by videofluorography in an elderly patient with Wallenberg's syndrome. Nihon Ronen Igakkai Zasshi, 2000, 37(6): 490-494

27. Raitio A, Cresner R, Smith R, et al. Fluoroscopic balloon dilatation for anastomotic strictures in patients with esophageal atresia: A fifteen-year single centre UK experience. J Pediatr Surg, 2016, 51(9): 1426-1428

28. Wang AY, Kadkade R, Kahrilas PJ, et al. Effectiveness of esophageal dilatation for symptomatic cricopharyngeal bar. Gastrointest Endosc, 2005, 61: 148-152

29. Egan JV, Baron TH, Adler DG, et al. Esophageal Dilatation. Gastrointest Endosc, 2006, 63: 755-760

30. Rees CJ, Fordham T, Belafsky PC, et al. Transnasal balloon dilation of the esophagus. Arch Otolaryngol Head Neck Surg, 2009, 135: 781-783

31. Hamdy S. Role of cerebral cortex in the control of swallowing. GI Motility online 2006

32. Jean A. Brain stem control of swallowing: Neuronal networks and cellular mechanisms. Physiol Rev, 2001, 81:

929-969

33. Pearson W. Muscles underlying the elevation of the hyolaryngeal complex. 19th DRS Annual Meeting,USA,Sun Antonio,2011

34. Williams RB,Wallace KL,Ali GN,et al. Biomechanics of failed deglutitive upper esophageal sphincter relaxation in neurogenic dysphagia. Am J Physiol Gastrointest Liver Physiol,2002,283:G16-26

35. Ohmae Y,Ogura M,Kitahara S,et al. Effects of head rotation on pharyngeal function during normal swallow. Ann Otol Rhinol Laryngol,1998,107:344-348

36. Hammer M. Manometric and electromyographic study of head rotation and upper esophageal sphincter function. 19th DRS Annual Meeting,USA,Sun Antonio,2011

37. Bülow M,Olsson R,Ekberg O. Videomanometric analysis of supraglottic swallow,effortful swallow,and chin tuck in patients with pharyngeal dysfunction. Dysphagia,2001,16:190-195

38. Balou M. Effects of postural changes on pharyngeal swallow coordination utilizing manometry. 19th DRS Annual Meeting,USA,Sun Antonio,2011

39. Shaker R,Easterling K,Kern M,et al. Rehabilitation of swallowing by exercise in tube-fed patients with pharyngeal dysphagia secondary to abnormal UES opening. Gastroenterology,2002,122:1314-1321

第十章 吞咽障碍电磁刺激治疗

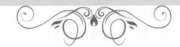

焦点问题

1. 神经肌肉低频电刺激的主要生物学作用。
2. VitalStim 神经肌肉低频电刺激的电极放置方法有哪些及其作用。
3. 感应电的治疗作用及其在吞咽治疗中的应用。
4. 比较经颅磁刺激与经颅直流电刺激的作用机制。

吞咽障碍的电刺激治疗由来已久,但随着科技的发展与吞咽研究的不断深入,电刺激治疗由原来的外周干预发展至中枢干预,如作用于外周刺激的低频及中频电刺激,作用于中枢干预的经颅直流电刺激,有经皮外周的肌肉刺激发展到经颅的中枢磁刺激,本章将分别介绍。

第一节 低频电刺激

随着电子技术的发展,电极的更新,过去视为相对禁忌的颈部电刺激技术目前已得到突破,作为吞咽障碍治疗的重要手段被广泛应用。在此领域目前较多使用的是神经肌肉低频电刺激。

一、基本概念

频率小于 1000Hz 的电刺激,称为低频电刺激(low frequency electrical stimulation)。常用的有下列几种类型:

1. 神经肌肉电刺激(neuromuscular electrical stimulation,NMES) 是通过刺激完整的外周运动神经来激活肌肉的电刺激。主要治疗目标是强化无力肌肉,帮助恢复运动控制。本章介绍吞咽障碍电刺激治疗多是基于 NMES 的一种类型。

2. 肌肉电刺激(electrical muscle stimulation,EMS) 在缺乏外周神经支配情况下直接激活去神经支配的肌肉纤维的电刺激;主要治疗目标是延缓肌肉萎缩,改善局部血流,可用于吞咽障碍的一般治疗。

3. 功能性电刺激(functional electrical stimulation,FES) 给予神经肌肉电刺激,提升功能;刺激以时序性方式输出;难以获得较好的协调运动。如在步态中刺激踝背屈肌,改善步行功能活动,截至目前,还没有真正用于吞咽障碍治疗的功能性电刺激疗法。

4. 经皮神经电刺激(transcutaneous electrical nerve stimulation,TENS) 一般为便携式刺激器,应用于体表,主要用于疼痛治疗,可用于吞咽时疼痛的治疗。

5. 直流电刺激(direct current stimulation,DCS) 电流在正负极之间流动,产生刺激。在吞咽障碍的电刺激治疗中,经颅直流电刺激方兴未艾,应用广泛,疗效确切,见后述。

二、生物学效应

1. 工作原理 一般来说,当电流经过身体时,不同生物组织则产生不同反应。神经肌肉电刺激的电流一般会在神经进入肌腹的地方,即在神经肌肉接头或运动终板处使外周运动神经去极化,产生动作电位,并沿着轴突进行传导,见图10-1。当动作电位传导至肌纤维时,通过兴奋收缩耦联,发生肌肉收缩。当用电触发肌肉收缩时,神经或神经的运动终板直接受到刺激,导致神经递质传递,依次触发肌肉收缩。若肌纤维直接受到电流刺激,也可触发肌肉收缩。但该方法明显需要更强电流和更宽的脉冲宽度,见图10-2。

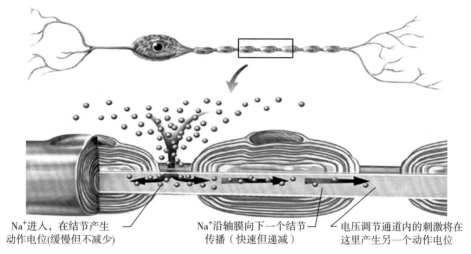

Na⁺进入,在结节产生动作电位(缓慢但不减少)　Na⁺沿轴膜向下一个结节传播(快速但递减)　电压调节通道内的刺激将在这里产生另一个动作电位

图 10-1 动作电位传导示意图

2. 生物学效应 经低频电刺激产生的肌肉力量、耐力和协调性均表现出明确的正向训练效应。其生物学效应表现为:①增加肌肉收缩蛋白的容积,更多肌肉收缩;②增加氧化过程中酶的量,更好的氧化能力;③增加内质网数量和体积,更好的氧化能力;④增加毛细血管的密度;更好的氧化能力;⑤锻炼效果的最佳化和维持,继发随意运动;⑥改善肌肉能力从而改善功能,提高日常生活活动能力。

三、电疗法与自然运动训练的比较

毫无疑问,电疗法能有效地改善肌肉功能,但电疗法与运动训练的效果相比是好还是差?是否需要同时进行运动训练?这在吞咽障碍患者的神经肌肉

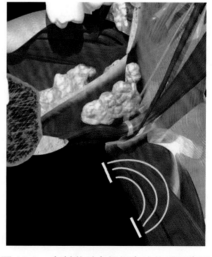

图 10-2 电刺激时电极间电流作用示意图

电刺激疗法中尤为重要。现从以下几方面解释。

（一）肌纤维募集

肌纤维募集因其表现不同,有不同的顺序。

1. 肌纤维的类型　肌纤维分成两大类,即Ⅰ型和Ⅱ型。但是所占的比例不同,主要取决于其功能。这些肌纤维具有以下截然不同的特性,见表10-1。

表 10-1　Ⅰ型和Ⅱ型肌纤维的特性

	Ⅰ型	Ⅱ型
收缩速度	慢	快
耐力	高	低
疲劳	慢	快
力量	小	大
体积	小	大
功能	静态,姿势性的	动态,爆发性的

身体所有的肌肉都含有这两种肌纤维,正常的肌肉组织可看到Ⅱ型纤维大约是Ⅰ型纤维的2倍大小,见图10-3。根据肌肉的特定功能,一种类型的肌纤维所含比例高于另一种。以颈短伸肌为例,基本功能是维持头处于直立位的体位,含有较高比例的Ⅰ型纤维。另一方面具有更动态功能（如点头、旋转、弯曲,防止颈部伸展过度）的颈短屈肌则含有较高比例的Ⅱ型纤维。一般认为高速、动态和相对有力的吞咽动作是由Ⅱ型肌纤维完成的。

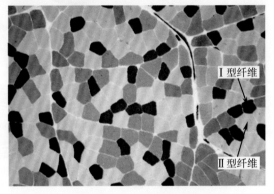

图 10-3　正常肌肉活检

pH染色下Ⅰ型肌纤维深染,Ⅱ型纤维浅染,可见Ⅱ型纤维大约是Ⅰ型纤维的2倍大小

2. 肌纤维募集的顺序　当发生正常肌肉收缩时,首先募集Ⅰ型肌纤维,努力程度增加时才募集较大的肌纤维（Ⅱ型）。所以,Ⅰ型纤维首先获益于多数常规训练,如神经肌肉功能受损后早期康复所进行的低强度训练。较大的Ⅱ型肌纤维只在动态训练时才能得到募集。但该类型肌纤维的训练常常未被列入康复训练计划中,即使最后采用,也维持不到康复训练晚期。

3. 失用性萎缩时肌纤维成分的变化　活动减少一段时间后,肌肉会发生相关变化。很多情况下肌肉都会有一定程度的失用性萎缩,最明显的改变是Ⅱ型纤维的体积（肌腹横截面积）减小。失用性萎缩出现得非常快,Ⅱ型肌纤维每天损失多达10%,见图10-4。

吞咽肌肉系统也有同样变化,只是所受影响相对更大,因为Ⅱ型肌纤维总体比例相对较高。使吞咽情况变得复杂的是横纹肌失用时出现的功能紊乱:Ⅰ型纤维占优势的张力肌倾向于僵硬和纤维化,而Ⅱ型纤维为主的局部肌群倾向于肌力减退。这就出现了矛盾,失用性萎缩所致Ⅱ型纤维显著变弱,但是口颜面的常规训练和饮食调节实际上是在加强Ⅰ型纤维的作用。

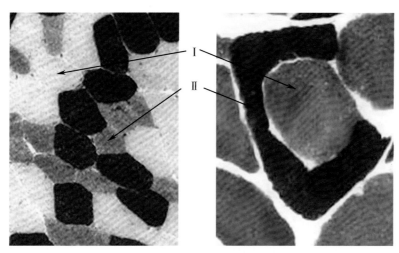

图 10-4　失用性萎缩时肌纤维成分的变化

萎缩肌肉活栓。Ⅰ型纤维在左侧玻片染色最浅,右侧玻片中度褐色。
Ⅱ型纤维在左侧玻片中度褐色,右侧玻片深褐色

4. 低频电刺激的作用　电刺激过程中的募集模式与正常肌肉收缩是相反的,有研究已证实,电刺激逆转募集模式,即Ⅱ型纤维先收缩,Ⅰ型纤维仅在脉宽和强度超过一定阈值时才收缩。出现该现象的原因是支配Ⅱ型肌纤维的运动神经元大于支配Ⅰ型纤维的神经元,比支配Ⅰ型肌纤维的小型神经去极化阈值低;因此对所接触的电流反应更快。由此可见,用神经肌肉电刺激可加强Ⅱ型肌纤维募集(吞咽肌),用随意运动来集合全部肌肉运动并学会协调,其中,结合吞咽动作是训练吞咽肌的最好方法。最佳治疗效果的获得是使用电刺激强化Ⅱ型肌纤维的募集,同时利用主动训练整合整个肌肉的运动,使电刺激与运动训练协调运作。

（二）触发模式

1. 正常收缩触发模式　正常收缩过程中同一肌肉内的肌纤维彼此交替收缩,称为“非同步”收缩模式。这是由于肌纤维间互相重叠所致,其作用允许肌张力渐进性变化,防止肌肉疲劳。当需求超出肌肉能力范围时,则开始同步募集更多运动单元,结果出现肌肉痉挛,肌肉随后快速疲劳。

2. 电刺激收缩触发模式　电流刺激收缩时,所有在电流通路上的肌纤维均会收缩。称为“同步”收缩模式。此时,肌纤维不能被放松,运动强度比正常收缩的强度大,以强化肌力作为治疗目标时,这是所希望的方式。

正常自然和电刺激收缩的区别见表 10-2。

表 10-2　自然和电刺激收缩的区别

	正常收缩	电刺激收缩
触发模式	非同步收缩:肌肉肌纤维不同时收缩,而是彼此交替	同步收缩:电流路径内的所有肌纤维同时收缩
	张力细微分级:肌肉能够随意调整,并自动随环境变化	张力仅随电流强度变化而变化,不能自动调整

续表

	正常收缩	电刺激收缩
增加肌肉收缩力量	增加释放率 增加激活的动作单位数目	增加波幅,使得更深层的动作单位也去极化 增加频率,使得同样的动作单位更快去极化 增加脉冲持续时间,使得更小的动作单位也去极化
募集	小动作单位首先去极化;这些动作单位受小直径神经纤维支配(Ⅰ型-张力姿势性纤维)	大动作单位首先去极化;这些动作单位受大直径神经纤维支配(Ⅱ型-爆发的动态纤维)

3. 涉及的肌肉　电流从一极流向另一极,通常选择电阻最小的通路,两极之间的浅层肌肉最先受累及。若使用表面电极,则这些肌肉从电刺激中受益最大。在这种治疗中,浅层吞咽肌是受电刺激最理想的肌肉,而深层肌肉很难成功刺激。

4. 电极的影响　另一要考虑的因素是电极大小,电极大小可决定电流通过的路径大小及其刺激的肌纤维数量。电极较小的话,电流通路小,较少肌纤维收缩,治疗更具特异性和针对性。相反,电极较大的话,更多肌纤维收缩,治疗很泛化,特异性降低。吞咽肌作为小肌肉,更适合采用小电极进行电刺激治疗,见图10-5。详见后述。

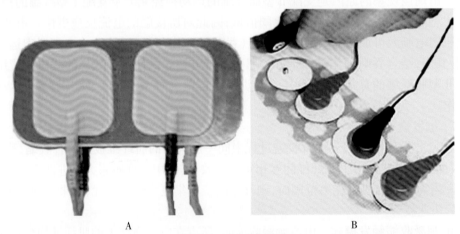

A　　　　　　　　　　　　　　　　　　　　B
图 10-5　电刺激电极
A. 大电极,作为大块肌肉刺激用;B. 小电极,作为吞咽肌电刺激用

（三）功能性使用

临床应用发现电刺激的效果无法维持,除非电刺激后进行功能性使用。肌肉的使用原则是"用进废退"。此外,单独进行电刺激不及电刺激联合主动运动更有效。随意收缩减少时,例如昏迷,脊髓损伤,认知功能下降等,电疗法对肌肉功能的影响显著降低;反射性的或自动功能性收缩时,电疗法的影响则明显得到加强。

吞咽是一个很好的例子。食团一旦从口进入咽腔,所有肌肉都因反射性作用参与收缩。另外,每天发生 2000 多次吞咽,因此治疗的电刺激效益会通过每天其他时间的不断应用得以强化。

所有运动功能是极其复杂的协调运动模式的一部分,几乎不可能用电刺激准确再现自然运动,需要对单个肌纤维按正确的顺序,准确适时适量的刺激。即使为此做出了努力并达到目的(如使用功能性电刺激),但所产生的运动与自然运动相比仍然非常原始、粗略吞咽运动也不例外,吞咽属于复合协同运动模式,电疗法不能控制或训练运动节律,也没有必要尝试去这样做。当患者有意地去控制运动的协调性时,电疗法只能提供强化力量的刺激。因此,电刺激的作用是易化肌肉收缩,增强肌肉力量。而功能训练和日常生活活动的主动应用对恢复正常吞咽功能则起主导作用。

　　(四)大脑皮层功能重组

　　近年来,关于大脑的可塑性问题有很多研究。已发现大脑能更大程度地自身重组。由于吞咽机制的神经网络和皮质代表区广泛,因此相信吞咽障碍对治疗具有更良好的反应。显著促进皮层功能重组过程的关键因素包括:

　　1. 重复　与较低强度训练相比,大量重复训练似能产生更好的治疗效应。因为运动/干预似乎可以强化治疗获得的益处;运动/干预的多样性可加速功能恢复;而百折不挠(trial and error)的电刺激则有助于恢复。

　　2. 感觉刺激　相同皮节与肌节区刺激易化运动重建,在此运动重建中,重要的是感觉刺激输入的强度。

　　3. 运动特异性反馈　特殊反馈包括感觉、视觉和本体感觉反馈,这些特殊反馈促进运动重建,因此在吞咽治疗中,肌电触发的生物反馈治疗或肌电触发的电刺激治疗都可以被很好应用。

　　综上所述,吞咽功能自然地融合了如下因素:①多次重复,吞咽动作每天大于 2000 次;②在吞咽各个阶段,多种感觉刺激可发生,如食物的质地、气味、口味;③食物在口腔中的运动,从运动尝试中即可收到即时反馈,食物瞬间在口腔当中,接下来就被咽下。这都将更有利于大脑皮层功能重组,促进吞咽障碍功能恢复。

四、电刺激作用的肌群

　　吞咽运动是一个复杂的系统运动,涉及口咽、喉部、食管肌共 25 对肌肉,在吞咽过程中,这些肌肉按一定时序完成收缩,在本书第二章比较详细介绍了这些肌肉的结构及其作用。低频电刺激不可能刺激到每一块肌肉,体表电刺激作用的口、咽喉、食管肌群见表 10-3~表 10-5。

表 10-3　作用于口腔肌肉的表面电刺激一览表

功能	主动肌(原动肌)	是否能够应用表面电极进行刺激?
唇闭合	口轮匝肌	易于进行,放置于肌肉或面神经上
颊部张力升高	颊肌	易于进行,放置于肌肉或面神经上
舌活动度	舌内附肌群	难于进行,需要高强度刺激以穿透足够深度
	舌外附肌群	易于对颏舌肌和舌骨舌肌进行电刺激,将电极置于舌骨上方的颌下三角内; 对深部颏舌肌茎突舌肌难于进行电刺激

续表

功能	主动肌（原动肌）	是否能够应用表面电极进行刺激？
咀嚼	咀嚼肌	易于进行，直接将电极放于肌腹上
	颞肌	易于进行，直接将电极放于肌腹上
	内外翼肌	难于进行，肌肉位于深层，需要较大强度的电刺激，直接将电极放于肌腹上
舌底部收缩	舌骨舌肌	是，将电极置于舌骨上方即可
	茎突舌肌	否，肌肉位置过深
	腭舌肌	否，肌肉位置过深
腭咽闭合	腭帆提肌	否，肌肉位置过深
	上咽缩肌	否，肌肉位置过深

表 10-4 作用于咽喉肌肉的表面电刺激一览表

功能	主动肌（原动肌）	是否能够应用表面电极进行刺激？
咽部"挤压"	咽缩肌	是，肌肉位于深层，需较强刺激，水平方向放置电极
缩咽	咽腭肌	否，肌肉位置过深
	耳咽管咽肌	
	茎突咽肌	
舌骨上升及延伸	二腹肌前腹	易于进行
	颏舌肌	易于进行
	下颌舌骨肌	易于进行
	二腹肌后腹	否
	茎突舌骨肌	否
舌骨下降	胸骨舌骨肌	易于进行
	肩胛舌骨肌	易于进行
喉部上抬	甲状舌骨肌	易于进行
声带内收	杓间肌	是

表 10-5 作用于食管肌肉的表面电刺激一览表

功能	主动肌（原动肌）	是否能够应用表面电极进行刺激？
环咽肌收缩及松弛	食管上括约肌	是，但是对于松弛困难的肌肉可能不必进行刺激
食管肌肉收缩（蠕动）	食管肌肉壁	否，肌肉位于胸骨后

（窦祖林 李鑫）

第二节　神经肌肉电刺激治疗

神经肌肉电刺激治疗即时效应明显,是语言治疗师用来治疗吞咽障碍的一种重要方法,治疗过程中可以立即获得进食功能的改善。自美国产 VitalStim 治疗仪引入国内以来,神经肌肉电刺激在国内已普遍应用,国内同类产品不断涌现,包括与 iPad 结合有情景互动设计的吞咽神经和肌肉电刺激仪的应用,极大地丰富了吞咽治疗的手段,也提高了神经肌肉电刺激治疗的效果。本节先以 VitalStim 治疗仪为代表,介绍基本的治疗方法,在此基础上介绍国内目前开始使用、非常有前景的新型情景互动式吞咽神经和肌肉电刺激训练。

一、VitalStim 吞咽治疗

(一)硬件设备

第 1 代产品 VitalStim 电刺激治疗仪由美国语言病理学治疗专家 Freed 经过多年临床实践,与物理治疗师合作,开发的一种专门针对吞咽障碍治疗的电刺激器,于 2001 年 1 月经 FDA 批准使用;第 2 代产品吞咽障碍治疗工作站(Intelect)工作站由 Chattanooga 国际集团公司研发(该公司已被美国 DJO 公司收购),2007 年 5 月注册使用,在美国国内称之为 Experia,见图 10-6。Intelect 4 通道神经肌肉电刺激仪,在硬件配置上有治疗车,便于移动;足够的抽屉式储备室,供放置配件用;控制线和主线触手可及,连接处被隐藏,外观更美观。

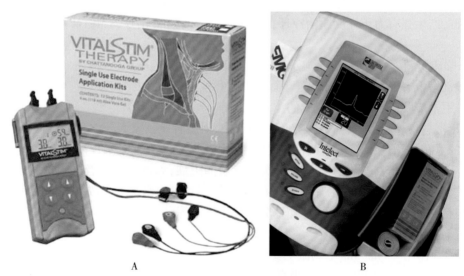

图 10-6　VitalStim 电刺激仪器
A. 第一代产品;B. 第二代产品

(二)软件设计

1. 治疗处方　第 1 代产品 VitalStim 电刺激仪其刺激参数如下:波形:为双向方波,波宽:700ms,输出强度:0~15mA,频率:变频固定,在 30~80Hz 范围可调,有固定通断比,治疗时间:每次 30 分钟至 1 小时,每天 1~2 次,每周 5 次。此治疗仪的输出波形虽为双向方波,但在正负半波(各为 300ms)之间有 100ms 的间歇。这种输出波形与常用的低频电疗有明显不同,见图 10-7。

2. Intelect VitalStim 工作站简介

（1）概况:为满足康复医生及语言治疗师治疗吞咽障碍的各种需要,Intelect VitalStim 工作站提供了 7 个特殊软件项目设定,每个参数设定不仅包括不同的图示,还有详细的文字解释,如电极放置位置、波形等;为满足各种吞咽障碍患者需要,允许操作者自行设定某些参数,如治疗时间、强度、波宽。控制板上有四个刺激通道,同时刺激两侧面颊及颈部,也可让两位患者同时接受治疗。

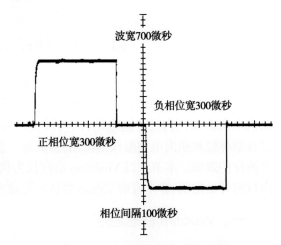

图 10-7　VitalStim 输出波形、波宽

（2）特征:具有下述 5 个主要特征。

1）波形:具有 3 种不同波形的神经肌肉电刺激,VMS 和高压低频电流可调制刺激参数,达到增加治疗效果,增强电流的穿透,提高患者舒适度的目的。

2）表面肌电信号:测量和记录肌肉激活状态:吞咽过程中设置的视觉、听觉生物反馈可作为用力吞咽的客观量化指标;表面肌电信号可以辅助肌肉进行放松性训练,确立肌肉活动的基值,确定治疗目标。

3）sEMG 触发的神经肌肉电刺激:当肌肉激活状态达到预设目标时,肌肉电刺激启动（sEMG+Stim）;吞咽治疗时提供的生物反馈与神经肌肉电刺激治疗匹配;用力吞咽,激活电刺激靶肌群,产生强有力正性反馈治疗环;sEMG 可与 VitalStim 治疗,VMSTM 高压低频电流一起使用。

4）临床资料库:可通过屏幕显示或以文档形式保存彩色图、文字描述,确保准确电极放置;头颈部解剖、病理的彩色图解内含面部肌肉和神经,口腔内结构,声带,咽,喉,食管及神经支配;手术步骤;每一种治疗模式的技术信息等。

临床资料库作为教育性资源,在治疗实施中,对患者及其家人开放,患者对吞咽障碍和治疗目的了解,能增强治疗的目的性、依从性和积极性,有助于达到最佳治疗效果。

5）患者信息卡:记录治疗资料,每次治疗后的进展,如每一个患者电极放置的精确位置,有关治疗次数信息,每次治疗时成功吞咽次数,平均振幅水平等参数;患者特殊的功能性资料,包括功能性经口摄食评分,疼痛评分和患者体重等。

（三）作用与应用

1. 治疗作用　VitalStim 电刺激主要用于辅助强化肌力,帮助喉提升,增加咽肌收缩力量与速度,增加感觉反馈和时序性。患者接受刺激同时,边做空吞咽或边进食,效果更佳。卒中患者通常在他们发展到需 PEG 进食前,已恢复正常或接近正常的吞咽功能。

2. 适应证　各种原因所致神经性吞咽障碍是该项治疗的首选适应证,其次是头、颈、肺癌症术后,面、颈部肌肉障碍。

（四）操作程序

VitalStim 治疗参数已经设定,操作者根据治疗需要调节输出大小即可,操作规范如下。

1. 准备工作　①备皮,贴电极;②告诉患者治疗时的各种感觉、治疗进展以及预期的效果;③刺激维持 0.5~1 小时;④边刺激边让患者做吞咽动作;平均治疗疗程是 10~14 次。

2. 输出强度调控 ①开启电疗仪;②同时增加两通道电量,询问患者感觉,如蚁爬、麻刺感、颤动感、温热、烧灼感和抓捏、挤压感。随输出强度增大,感觉越明显,见图10-8。

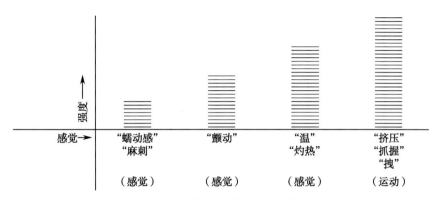

图 10-8 输出强度与主观感觉

3. 达到治疗强度的标志 ①患者有被捏住、推揉,以及电极要剥脱皮肤的感觉;②在进食或进水的瞬间,给予耐受性强度刺激;③吞咽时可闻及咕噜声;④吞咽扳机点(trigger point)(在儿童尤为常见);⑤肢体语言:坐直、试图取下电极;⑥声音改变。

4. 治疗量及进度 ①启动吞咽训练,吞咽训练应遵守评估时确立的治疗方案;②依据患者的表现再决定治疗量及进度的调整,例如,滞留误吸是否消失。

5. 电极放置 要取得较理想的治疗效果,电极放置至关重要。4 种可供选择的电极放置方法如下述。

(1)电极放置方法一:最常用的放置,98% 可采用,此放置方法适合于大多数患者,在严重吞咽障碍时,开始以此放置方式放置电极,并可影响多数肌肉群,见图10-9A、B。沿正中线垂直排列所有电极,将第一电极刚好放置于舌骨上方,第二电极紧挨第一电极下放置,置于甲状软骨上切迹上方,第三和第四电极按前两个电极之间的等距离放置,最下面的电极不应放置于环状软骨之下。通道 1 主要作用于舌骨上及舌骨下肌肉系统;通道 2 则作用于舌骨下肌肉系统。

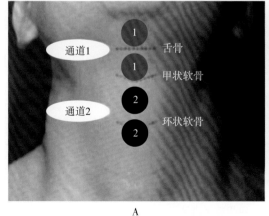
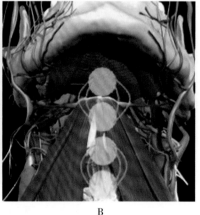

图 10-9 电极放置方法一
A. 电极位置示意图;B. 电刺激的肌肉

（2）电极放置方法二：对伴有原发性会厌谷滞留和喉部移动功能障碍的患者考虑这一电极放置方法，见图10-10A、B。通道1紧位于舌骨上方，水平排列电极；通道2沿正中线排列电极，最上面的电极放置于甲状上切迹上方，最下方的电极放置于甲状软骨上切迹下方。该放置方法上方的通道电流主要作用于会厌谷和舌基部周围肌肉系统，下方通道电流主要作用于舌骨下肌肉（甲状舌骨肌、胸骨舌骨肌），强度足够情况下，电流还可作用于喉内肌。

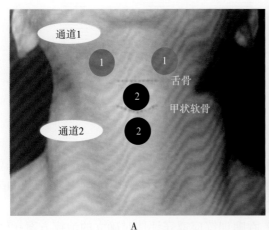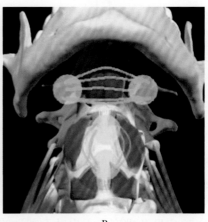

图 10-10　电极放置方法二
A. 电极位置示意图；B. 电刺激的肌肉

（3）电极放置方法三：适用于大多数咽及喉部运动缺陷，见图10-11A、B。在中线两侧垂直排列通道，最下方电极恰好位于或放置于甲状软骨上切迹上方，但应注意不要向旁侧过远放置电极，以免电流通过颈动脉窦。本放置方法是方法一的替代方案，电流主要作用于下颌舌骨肌、二腹肌和甲状舌骨肌，当电流足够强时，电流将向深部穿透并还可到达舌骨咽肌，可能情况下，可到达上咽缩肌和中咽缩肌。

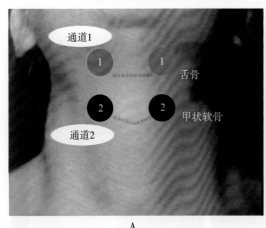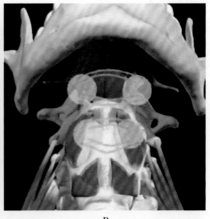

图 10-11　电极放置方法三
A. 电极位置示意图；B. 电刺激的肌肉

（4）电极放置方法四：此放置方法适合治疗口腔期吞咽障碍，见图10-12。将通道1电极置于颏下方，通道2电极放置于面神经颊支位置上。通道1刺激舌外附肌群和某些舌内附肌肉组织及舌骨上肌肉，促进咽上抬；通道2刺激面神经，引发面部肌肉收缩；颊肌和口轮匝肌是口腔期吞咽障碍治疗的靶肌肉。

6. 注意事项　①确保皮肤清洁、干燥并很好地修剪过毛发；②采用特定的清洁拭子或乙醇拭子清洁皮肤，特定拭子可提高黏度和导电性；③尽可能使头部处于中立位；④根据上述电极放置方法连接电极，如果皮肤凹陷明显或可采用通过绷带或胶带加强电极与皮肤的接触，见图10-13。

（五）合并症的应用

下列情况下，应先致力于解决潜在问题后再使用VitalStim。

1. 由于使用鼻饲管而严重反流的患者，应慎用，因为该设备还没有在此类人群中进行研究。

2. 带有心脏起搏器、其他植入电极的患者慎用：包括埋藏式复律除颤器，电流可干扰其信号，导致功能紊乱。

3. 不要在主动运动禁忌处使用，仅应用于引发实际肌肉收缩。

4. 癫痫发作患者慎用。

5. 不要直接在颈动脉窦使用电极：既往观察认为该区域电刺激可导致血压波动，尽管尚未得到实验证实。

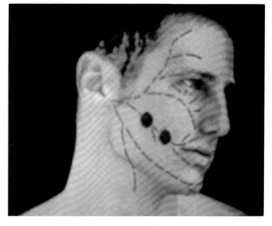

图10-12　电极放置方法四

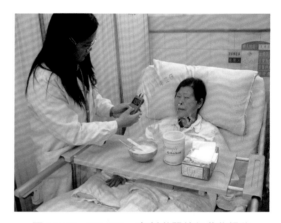

图10-13　VitalStim电刺激器的规范化操作

视频10-1

ER-10-1　VitalStim电刺激器的规范化操作

二、情景互动式电刺激训练

情景互动式电刺激训练采用NMES吞咽治疗技术，结合表面肌电采集与诊断技术（sEMG）和肌电生物反馈训练模式（ETS），通过刺激非机械梗阻性吞咽障碍患者不同吞咽生理期的肌群，通过被动运动和主动触发的肌电生物反馈训练，达到恢复吞咽肌肉力量、运动耐力、协调性和爆发力的目的。目前国内运用较多的情景互动式电刺激训练是吞咽神经和肌肉电刺激仪（型号：XY-K-TY-I），本节内容将以该款电刺激仪为例介绍。

（一）硬件设备

吞咽神经和肌肉电刺激仪采用4通道神经肌肉电刺激，硬件包括：①主机；②平板电脑

（彩色触屏操作界面）；③水凝胶电极片和导线；④电源充电器，主机仅手机大小，方便携带，见图 10-14。

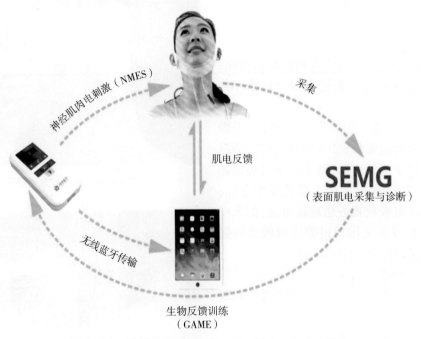

图 10-14 情景互动式电刺激训练硬件和工作治疗模式

（二）软件设计

1. 评估与治疗模式 吞咽神经和肌肉电刺激仪通过主机 3 次采集并记录肌肉表面肌电信号肌电的最大值、平均值等，为治疗模式选择提供参考。治疗模式分为：①神经肌肉电刺激（NMES）；②触发式刺激表面肌电图（ETS）；③游戏模块（GAME）。

2. 参数设计

（1）NMES 模式：频率：5~100Hz，允差 ±10%；输出波形：双相对称方波，脉冲宽度：50~450μs 可调，允差 ±10%；脉冲强度：幅度 0~20V 可调，允差 ±10%。

（2）ETS 模式：频率：18Hz，允差 ±10%；输出波形：双相对称方波；脉冲宽度：150μs，允差 ±10%；脉冲强度：幅度 0~20V 可调，允差 ±10%。

（3）GAME 模块：多为游戏训练模式，刺激仪治疗时间设定为 30 分钟。这种融合表面肌电视觉和听觉生物反馈的神经肌肉电刺激治疗模式与传统单一的神经肌肉电刺激相比，更具有趣味性，能激发患者的专注力，更好的发挥患者吞咽的主观能动性。

3. 评估与治疗模式选择

（1）主机吞咽肌肉 sEMG 数据检测：在吞咽过程中，通过主机采集并记录 3 次的肌电最大值，每次采集用时 10 秒，间歇 3 秒。3 次采集结束，屏幕会自动显示平均最大值，供专业治疗师进行临床治疗决策时参考。

（2）NMES 治疗模式：神经肌肉电刺激是一种电刺激训练方法，运用电脉冲通过表层电极刺激外围神经，产生动作电位。对周围神经损伤、肌肉收缩能力下降可通过重复助力收缩的方式，改善肌肉收缩强度、效率和协调性。基于电刺激的国际通用标准和该公司的专利设计,iPad APP 内置有 4 个固定治疗方案,即 NMES-A1、NMES-A2、NMES-A3、NMES-A4 和 1 个客户化方案(NMES-P4),这些方案可以作用于身体不同部位。方案均可从 APP 上下载,专业医生、治疗师根据患者实际情况进行选择。见表 10-6:

表 10-6   4 个固定方案的设置参数

方案	频率(Hz)	脉冲时长	收缩(工作)	放松(休息)	缓增	缓减	重复次数	治疗时间
A1	50Hz	200μs	4s	12s	2s	0	110	30min
A2	50Hz	450μs	4s	12s	2s	0	110	30min
A3	50Hz	150μs	4s	12s	2s	0	110	30min
A4	35Hz	250μs	10s	10s	2s	0	90	30min

(3)表面肌电触发刺激:表面肌电触发刺激(ETS)是一种融合 sEMG 生物反馈和 NMES 的治疗方法。根据采集的肌电信号并加以分析,触发不同的电刺激模式。治疗时要求患者用力收缩肌肉,一旦达到设定的临界阈值,会触发刺激产生肌肉强力收缩(超出肌肉收缩实际能力)。

临界阈值可通过两种方式获得:①从 iPad APP 上手动设定临界阈值;②仪器自动检测肌电信号,根据捡拾到的肌电信号强弱自动设置动态临界阈值。仪器按默认临界阈值工作,临界阈值被设置显示于黄色区域中间。当从 iPad APP 下载为"0"的时候,"AUTO"会显示在 iPad 显示器的黄色区域中间,此时按压开始按钮,仪器开始工作,如图 10-15 所示。

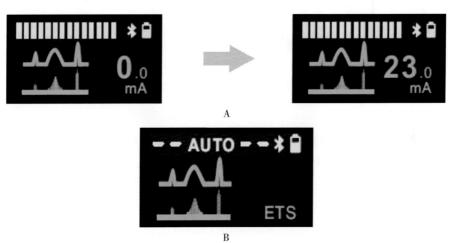

图 10-15   两种临界阈值间的选择与显示
A. APP 下载手动模式;B. 自动模式

按下开始按钮后,保持 6~8 秒的放松,用力吞咽 8~10 秒。仪器根据捡拾的肌电信号将自动设置临界阈值。

设置临界阈值后,输出电流可以在 iPad 面板上显示,治疗师或患者可以根据训练的效果将电流增加到一个合适的刺激强度,并启动吞咽训练程序。

(4)GAME:GAME 为训练模块,融合了 sEMG 生物反馈治疗和交互游戏技术。患者通过吞咽动作训练完成趣味性的游戏。生物反馈游戏训练模式开始前,本装置治疗前先采集患者吞咽肌肌电信号,通过图像或数据可实时反映肌肉收缩力量强弱,并据此设置适当游戏和训练难度。

　　GAME 训练模式包括吞咽肌力训练游戏、耐力和持久性训练游戏、吞咽肌肉协调性训练游戏,以及吞咽肌肉爆发力训练,见图 10-16。游戏过程中采集肌电信号,通过蓝牙将信号传递至 iPad,以控制游戏。

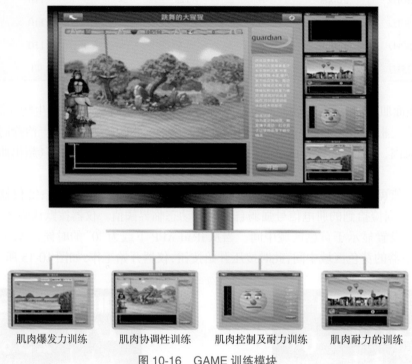

| 肌肉爆发力训练 | 肌肉协调性训练 | 肌肉控制及耐力训练 | 肌肉耐力的训练 |

图 10-16　GAME 训练模块

　　(三)作用与应用

　　1. 适应证　脑卒中、脑外伤、脑干和脑神经损伤、颈椎损伤、前颈椎融合术、神经退行性病变、阿尔茨海默病、肌萎缩侧索硬化、帕金森病、多发性硬化、重症肌无力、皮肌炎、Guillain-Barre 综合征、癌症(放、化疗后)、肌病等引起的非机械梗阻性吞咽障碍。

　　2. 禁忌证　急性化脓性炎症、急性湿疹、出血倾向、恶性肿瘤;严重心脏病、带有心脏起搏器;对直流电过敏患者;认知障碍不能配合治疗的患者。

　　(四)操作程序

　　1. 治疗前准备

　　(1)启动主机,长按电源开关 3 秒以上。

　　(2)选择治疗模式,治疗模式分为神经肌肉电刺激(NMES)、表面肌电图触发式电刺激(sEMG+NMES)和游戏模块(GAME)。

　　(3)连接输出导线与电极片。

　　(4)备皮,贴电极片。红色和黄色输出线连接的电极片贴于舌骨上肌群;黑色输出线为地线,它所连接的电极片可视情况随意放置。

（5）开机前需检查电极片贴放和输出导线连接是否正确。

2. 治疗操作过程　根据吞咽肌群的表面肌电测试结果,选择合适的治疗模式。

（1）NMES 模式:①点击暂停/开始键,查看治疗参数;②刺激吞咽肌群,刺激时可见吞咽肌群的提拉动作。

（2）GAME 模式:①选择治疗时间,强度调节和处方;②测试肌肉的肌电信号,了解肌力强弱;③通过蓝牙连接主机和平板电脑,登录生物反馈界面;④选择游戏模块。

（3）ETS 模式:①选择 ETS 模式;②点击暂停/开始键;③刺激开始。在现有肌力水平基础上,增加电刺激强度。

（五）注意事项

1. 本仪器在使用时应远离电磁辐射干扰源,如超短波、微波、CT、核磁等高频设备。保持距离 30 米以上,并隔房间使用或屏蔽。

2. 治疗开始后,不得随意开关仪器电源,应在关闭电源开关之前取下电极。

3. 两电极片不能对置于心脏前后,使用植入式电子装置（例如心脏起搏器）的患者谨慎使用该治疗仪,以免引起心律失常。

4. 输出电极导线应与电极片接触完好,电极插头与仪器插座插好,电极片与人体紧密接触,以免接触不良影响治疗效果。

5. 治疗进行中有电流输出的情况下,不能随意改变脉冲宽度和频率。频率越高,宽度越宽,则刺激强度越大。

6. 治疗时不得挪动体位或拉动拽摇电极线和绑带,禁止通过扯线拉下电极片。

7. 不得将治疗仪与高频手术设备连接到一个患者,以免造成仪器损害。

8. 不要将电极片贴在颈动脉窦处,既往观察此处的电刺激可导致血压波动,尽管尚未有实验证实。

9. 癫痫发作患者慎用。

（窦祖林　何萃）

第三节　感应电疗法在吞咽中的应用

一、概述

（一）基本概念

感应电流是利用电磁感应原理产生的一种双相、不对称的低频脉冲电流。所谓双相,是指它在一个周期内有两个方向（一个负波、一个正波）。所谓不对称,是指其负波是低平的,正波是高尖的。它的频率在 60~80Hz 之间,故属低频范围。其周期在 12.5~15.7ms 之间,其尖峰部分类似一狭窄的三角形电流,t 有效（正向脉冲持续时间）为 1~2ms。峰值电压约 40~60 伏。感应电流的两相中,主要有作用的是高尖部分,其低平部分由于电压过低而常无生理的治疗作用。

随着电子技术的发展,现已用电子管或晶体管仪器产生出类似感应电流中的高尖部分而无低平部分的尖波电流,称为新感应电流。

（二）生理作用

1. 电解作用不明显　因感应电流是双相的,通电时,电场中组织内的离子呈两个方向来回移动,因此感应电引起的电解远不如直流电明显。

2. 有兴奋正常神经和肌肉的能力　为了兴奋正常运动神经和肌肉,除需要一定的电流强度外,尚需要一定的通电时间。如对运动神经和肌肉,脉冲持续时间(t 有效)应分别达到 0.03ms 和 1ms。感应电的高尖部分,除有足够的电压外,其 t 有效在 1ms 以上,因此,当电压(或电流),达到上述组织的兴奋阈时,就可以兴奋正常的运动神经或肌肉。

二、感应电的治疗作用

1. 基本治疗作用

（1）防治肌萎缩。

（2）防治粘连和促进肢体血液和淋巴循环。

（3）止痛。

2. 在吞咽治疗中的应用　近年来,感应电移动法移动刺激舌肌等口腔内结构,防治舌肌萎缩的临床应用逐渐推广并取得较好效果。

三、操作方法

以目前较常用的国产 DL-Z Ⅱ 型感应电疗仪为例,介绍其临床应用。

1. 治疗处方　频率:50~100Hz,有效波宽:0.1~1ms,刺激时间:3~5 秒,间歇时间:5~10 秒,电流强度:以引起靶肌肉明显收缩为准,对于不能耐受者,建议尽量达到运动阈值及以上,每次治疗时间:15~30 分钟,每天 1 次,18~20 次为一疗程。

2. 电极放置　将带开关的手持电极棒放置于下颌舌骨肌、二腹肌的前腹、甲状舌骨肌、舌骨舌肌以及口腔内的腭垂肌、两侧的腭咽肌弓、腭舌弓、上下舌纵肌、舌横肌、颊肌的运动点上(结合解剖部位和肌肉收缩时所产生的动作来确定位置),另一个大小 10cm×10cm 的方形辅助电极置于颈后。

3. 刺激部位　以感应电移动法为例介绍如下:

（1）颊肌刺激:根据颊肌的肌肉走向,在口腔外和口腔内分别进行颊肌肌肉方向的移动刺激,有利于改善颊肌力量和刺激腮腺分泌唾液功能,见图 10-17。

（2）唇肌刺激:对上唇方肌、下唇方肌的运动以及两侧地仓穴,一般采用固定法,有利于增强闭唇功能和包裹食物的能力。

（3）舌肌刺激:包括舌内肌群和舌外肌群的刺激。舌内肌群一般以后前方向的移动刺激舌上纵肌和左右方向移动刺激舌横肌,以改善舌的活动度;对于舌后缩无力的患者,可以移动或固定刺激舌后 1/3 处,对于舌上抬不能的患者,可在舌前 1/3 处刺激;部分舌肌萎缩的患者,可考虑刺激舌下纵肌。舌外肌群主要以下颌舌骨肌、二腹肌前腹为刺激靶点,见图 10-18。

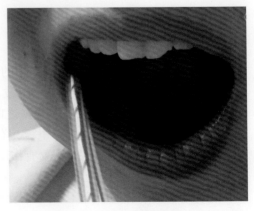

图 10-17　颊肌刺激

（4）软腭、咽后壁刺激：对于真性延髓麻痹的患者，尤其是存在软腭、咽后壁纤维化的患者，可由下到上分别刺激腭舌弓、腭咽弓和咽后壁，改善软腭上抬和咽后壁前移的功能，减少鼻腔反流和食物渗漏的风险以及提高食团运送的功能，见图10-19。

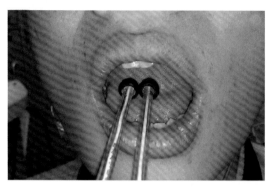

图 10-18　舌肌刺激

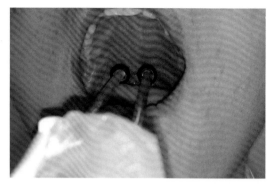

图 10-19　软腭、咽后壁刺激

（5）咽缩肌刺激：对于喉上抬不足的患者，可移动或固定刺激甲状舌骨肌，对于有误吸风险的患者，可刺激天突穴位，见图10-20。

四、应用效果评价

目前在吞咽领域的电刺激主要以口腔外低频电刺激为主，对以舌肌力量不足或萎缩、咽缩肌力量弱或纤维化等真性延髓麻痹的患者，应用感应电移动法可刺激至口腔内相关肌群，具有一定的治疗效果，有关临床的相关应用报道颇多。

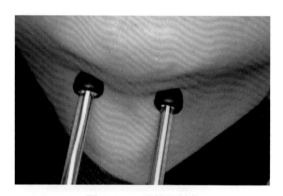

图 10-20　咽缩肌刺激

（1）周惠嫦等使用感应电移动法配合导尿管球囊扩张术对鼻咽癌放疗后吞咽障碍患者共18例进行一疗程20次的治疗，该患者全部为非经口进食，研究结果显示，治疗后患者吞咽通过时间缩短，喉上抬和前移幅度均有增加，治疗总有效率为88.9%，其中，15例恢复经口进食功能。

（2）周惠嫦等在鼻咽癌放疗后舌肌萎缩患者的另一研究表明：感应电移动法结合常规治疗方法，通过移动电极刺激舌内肌群能改善患者的舌骨运动范围和降低误吸风险，优于接受常规吞咽治疗的患者。

（3）目前感应电移动法主要在国内的应用是以肌力下降为主的真性延髓麻痹患者（包括延髓麻痹和鼻咽癌放疗后吞咽障碍的患者），以及吞咽延迟或吞咽反射消失等模式非正常化的假性延髓麻痹患者，和癔症性失语的患者。由于相关研究较少，仍需进一步研究其作用机制。

（周惠嫦　谢纯青）

第四节　咽腔电刺激

一、概述

咽腔电刺激（pharyngeal electrical stimulation，PES）是通过电刺激双侧咽腭弓、咽黏膜以治疗神经性吞咽障碍的一种新方法。Phagenyx 治疗仪是由英国胃肠学家 Shaheen Hamdy 经过 20 余年研究与临床实践，由 Phagenesis 有限公司开发的一种专门针对神经性吞咽障碍治疗的电刺激器。目前，大多学者认为其作用机制是通过舌咽传入通路兴奋吞咽中枢模式发生器，从而诱发皮质神经重塑，改善吞咽功能。因此，PES 更多的是针对发病原因而非临床症状的吞咽障碍治疗手段。既往对 PES 的研究与应用往往是研究机构自行定制电极导管，并自己配套购买合适电极、滤波器、信号记录软件等方可进行，但现在 PES 已研发出了较为成熟的设备，即 Phagenyx 治疗仪，并于欧洲注册中心完成了临床研究注册。

1. 硬件设备　整个设备由主机（图 10-21A）和电刺激导管（图 10-21B）两部分组成。主机为便携式，触屏操作，并由电池供电，满足康复医生及语言治疗师对吞咽障碍治疗的需要。电刺激导管上标有引导标记，可指引电刺激电极的正确摆放，该导管并行有饲喂管，电刺激治疗和喂食 / 用药可同步进行。

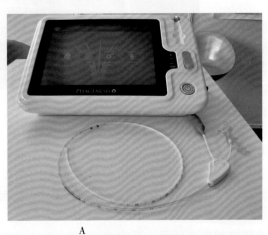
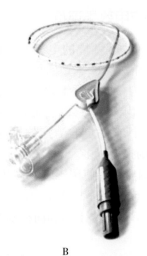

A　　　　　　　　　　　　　　　　　B

图 10-21　Phagenyx 治疗仪及电刺激导管

A. Phagenyx 治疗仪；B. 电刺激导管

2. 软件设计

（1）治疗处方：Phagenyx 治疗仪目前进行了多项随机对照研究，较为公认的刺激参数如下：频率：1Hz 或 5Hz 可增加相关皮质兴奋性，其中 5Hz 效果更佳。而 10、20、40Hz 会导致兴奋性的下降。刺激部位：电刺激导管经鼻或经口插入，刺激电极悬于咽部。刺激强度：患者所能耐受的最大刺激强度的 75%。治疗时间：每次 10 分钟，每天 1 次，连续 3 天。

（2）刺激模式选择：内置引导软件，指引语言治疗师按操作步骤使用仪器，可设置刺激频率与刺激强度，实现不同患者的个性化治疗。

（3）智能记录芯片：记录患者资料及治疗信息。治疗仪自带 USB 外接端口，可与优盘等数据储存介质相连，下载或上传患者资料与治疗记录，便于医生与治疗师掌握患者状况。

3. 适应证、禁忌证

（1）适应证：各种类型的神经性吞咽障碍，如：①脑卒中所致的需要或不需要机械通气或气管切开的吞咽障碍患者；②脑外伤或脊髓损伤所致的，需要或不需要机械通气或气管切开的吞咽障碍患者；③虽与脑卒中或脑外伤无关，但系机械通气所致的吞咽障碍患者。

（2）禁忌证：①非神经系统疾病所致的吞咽障碍患者；②带有治疗期间不可关闭的心脏起搏器或心律转复除颤器的患者；③合并食管穿孔、食管狭窄、食管憩室患者；④心肺状态不稳定或需持续吸氧的患者；⑤妊娠期妇女。

二、治疗作用

Phagenyx 治疗仪的主要作用机制是通过舌咽神经上行通路刺激吞咽中枢模式发生器，兴奋相关皮层，诱导神经可塑性。治疗后，患者的吞咽延迟时间缩短，误吸减少，FOIS 评分改善，有研究表明，电刺激引起的咽兴奋性至少可持续 90 分钟。

三、操作程序

1. 准备工作　包括：①开启工作站，录入患者信息；②告诉患者治疗时的各种感觉、治疗进展以及预期的效果；③置入电刺激导管：可根据患者的耐受程度选择经鼻（插入深度14~17cm）或经口（13~16cm）插管，插入适宜深度后电极应位于咽腔中部。如有必要，可在VFSS 监视下插管。

2. 输出强度调控　逐渐增加强度，询问患者感觉，测量患者所能耐受的最大强度，设定治疗量为最大耐受阈值的 75%，刺激时间 10 分钟。

3. 注意事项　刺激过程中患者常反馈电刺激处有针刺样不适感，偶有患者因此产生咳嗽反射，但大部分情况下患者可以耐受，并无副作用。

PES 在治疗吞咽障碍方面尚属于一门新技术。在欧洲，PES 目前仍处于临床验证阶段，虽有已完成的数个小样本随机对照试验，确立了刺激频率 5Hz、刺激强度为耐受阈值的75%，刺激时间 10 分钟是比较好的治疗方案。相关研究也揭示了该方法对吞咽皮质的兴奋作用和患者吞咽功能的改善。但更为详尽的大样本量随机对照试验，以及 PES 的介入时机、疗程等方面的研究目前仍不算完善，尚需进一步探索。

（窦祖林　王玉珏）

第五节　经颅直流电刺激治疗

一、概述

（一）基本概念

1. 经颅直流电刺激　经颅直流电刺激（transcranial direct current stimulation，tDCS）作为一种非侵入性脑刺激技术，是利用恒定、低强度直流电调节大脑皮层神经元活动的技术。可以引起大脑皮质神经细胞兴奋性改变及其他一系列变化。与经颅磁刺激相比,由于其安全、低廉、便携和良好的临床应用前景,近年来在肢体运动功能、认知、言语和吞咽等康复领域得到广泛的关注和应用。

2. 作用机制　经颅直流电刺激(tDCS)是通过调节自发性神经元网络活性而发挥作用。其作用机制是依靠不同的刺激极性作用引起静息膜电位超极化或者去极化改变,从而达到对皮质兴奋性调节。阳极刺激提高皮层的兴奋性,阴极刺激降低皮层的兴奋性。动物研究表明兴奋性的变化体现在自发性放电率和对传入突触输入的响应能力上。正是这种初级的极化机制作为低强度直流电对人类大脑皮层兴奋性产生即刻作用的基础。tDCS 的其他作用机制可能涉及对不同神经元细胞突触相关和非突触相关的影响,以及对中枢神经系统内的非神经元细胞和组织的影响,尚需要进一步探索研究。

二、硬件设备与应用软件

目前在临床上广泛应用的经颅直流电刺激仪是国产 IS200 型、IS300 型产品,现以此产品为例介绍其设备与软件。

（一）硬件设备

1. 计算机主机、显示器　治疗软件运行、显示和人机对话的硬件平台。

2. 电刺激器　用于将治疗医师设置的治疗参数转换为刺激电流,对患者进行治疗。见图 10-22B。

3. 治疗电极　用于将电刺激器输出的刺激电流传输给患者,见图 10-22A。

4. 连接器　治疗软件和电刺激器之间进行无线数据通讯的装置,最多能同时与 4 个电刺激器进行无线通讯,见图 10-22C。

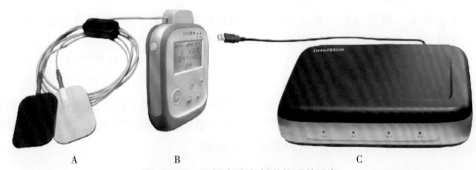

图 10-22　经颅直流电刺激仪硬件设备
A. 治疗电极；B. 电刺激器；C. 连接器

（二）应用软件

安装在计算机主机中的控制管理电刺激器、连接器等的软件平台,本设备包括两款治疗软件,即 IS200 型治疗软件和 IS300 型治疗软件。IS200 型治疗软件　具有电刺激治疗功能模块、失语症评价功能模块、失语症训练功能模块；IS300 型治疗软件具有电刺激治疗功能模块。

1. 电刺激治疗功能模块（适用于 IS200 型、IS300 型）

（1）软件版本：V2.0。

（2）具有直流电刺激和脉冲电刺激两种预设模式。

（3）能进行参数设置和存储：①直流电刺激模式能设置和存储治疗时间、输出电流、上升时间；②脉冲电刺激模式能设置和存储治疗时间、输出电流、脉冲宽度、上升宽度、间隔宽度。

（4）具有自检功能：①能对电刺激器进行联机检测，并激活电刺激器进入输出前的等待状态；②能显示电刺激器输出过程中反馈的预设模式、治疗时间、输出电流、电极阻抗。

（5）最多能同时连接4个电刺激器。

2. 失语症评价功能模块（仅适用于IS300型）

（1）软件版本：V1.0。

（2）能根据素材项目显示对应的评价图片、文字或语音。

（3）具有语义、语音、字形、口形提示功能。

（4）能对单项测试结果、反应时进行显示和存储。

（5）能对评价结果进行存储，统计正确率和错语类型、计算平均反应时。

3. 失语症训练功能模块（仅适用于IS300型）

（1）软件版本：V1.0。

（2）能根据素材项目显示对应的训练图片、文字或语音。

（3）具有语义、语音、字形、口形提示功能。

（4）能显示单项测试结果、反应时。

（5）能对训练结果进行正确率统计、计算的平均反应时。

三、操作方法

（一）治疗前患者的筛选

tDCS并不适合所有人，对电流刺激敏感、皮肤薄嫩或者不能耐受的人不适宜治疗，在治疗之前，应和患者做好充分沟通，轻微的反应（皮肤发痒、刺痛、被叮感等）属于正常现象，必要时可与患者签署知情同意书。

（二）制定治疗方案

1. 制定治疗方案　根据患者病情，确定疗程、治疗部位（安放阳极、阴极电极的部位）等。

2. 选择刺激参数　确定治疗时间、刺激电流、缓升缓降时间等。注意：缓升缓降时间不应低于30秒。

（三）治疗操作

1. 清洁治疗部位　在治疗前，建议嘱咐患者洗澡、洗头，清洁治疗部位，如果治疗部位有油脂，应用医用酒精进行脱脂和清洁。

2. 安放电极前的准备

（1）制备饱和盐水：为了更好地降低电极的接触阻抗，推荐使用饱和盐水浸泡衬垫。饱和盐水制备方法：在洁净的盆中盛入适量的温开水后，缓慢倒入食盐，边倒边搅拌，直至盆底有少量食盐不能再被溶化为止。

（2）湿润衬垫：将衬垫用饱和盐水浸泡后拧干（不要拧太干：用手稍用力捏紧衬垫，以不再滴水时为宜）。厚度适宜、充分湿润后的电极衬垫，对电刺激产生的刺痛感、因热效应而灼伤皮肤等现象均能进行有效的防护，衬垫越厚、吸附液体的效果越好，防护效果也越好。

3. 电极放置　tDCS 的电极放置采取国际脑电图 10-20 标准定位系统进行定位，如图 10-23 所示。

选择适当大小的电极片（常用 5cm × 7cm），将电极片装入布衬垫中，电极朝向布垫较厚的一侧，并将此侧对向作用部位，按下述操作程序进行。

（1）参考电极（放置在肩部处）推荐使用大号电极片。

（2）需要在患者头部留发处安放电极时，由于头发不利于导电，应先尽量拨开安放电极部位的头发，尽量多露出皮肤，以利于降低电极的接触阻抗。

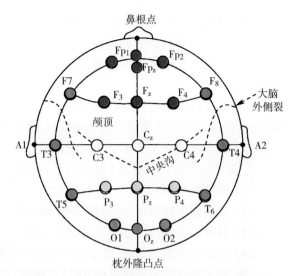

图 10-23　国际脑电图 10-20 标准定位系统示意图

（3）在治疗部位先放置湿润后的衬垫，再将电极片的导电面（黑色面）面向衬垫，放置在衬垫上，使电极片导电面（黑色面）的四个边缘均处于衬垫的四个边缘之内。如果电极片放在布套内，应确认电极的导电面（黑色面）朝向患者。

（4）电极片和衬垫放置好后，应进行固定，使电极和患者皮肤之间保持良好的接触，防止在治疗过程中电极发生移位。可使用绑带进行固定，固定时，绑带应完全覆盖电极片和衬垫，在患者可承受的范围内，绑带应尽量压紧电极。不建议使用胶布固定电极。

（5）为了延长电极线的使用寿命，将电极插针根部的一小节线缆（此节线缆因频繁折弯最易发生断线故障）用绑带压住，如图 10-24 所示。

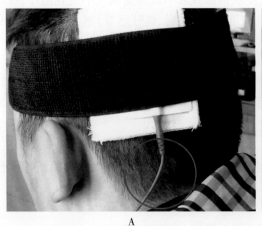
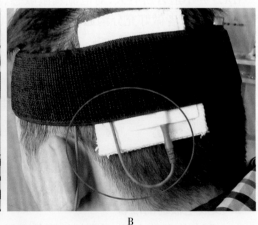

图 10-24　电极固定方法
A. 不良的固定方法：画圈处；B. 良好的固定方法：画圈处用

4. 开机操作　上述步骤完成后，开启输出按钮，实施治疗。根据患者耐受程度调节电流大小，5cm × 7cm 电极片建议调到临床经验值 1.2~1.4mA，当治疗效果不明显时，可增加刺激强度或调整治疗部位，当患者不能耐受时，先下调治疗强度，待患者适应后，再往上调，一次刺激时间建议为 20 分钟。治疗结束后,注意询问患者是否存在不良反应。

5. 治疗完成后工作

(1) 清洗电极片、衬垫:为去除前次治疗后的残留物,应对其进行清洁(用清水进行冲洗)。如需消毒,可用 84 消毒液清洗,最后再用清水清洗掉 84 消毒液,或者将其浸泡在 2% 的戊二醛溶液或者 10% 的次氯酸钠水溶液中,用清水冲洗后晾干。

(2) 电极线的线缆:用清水湿润的棉布进行擦拭,擦拭时切勿用力拉拽线缆,以避免拉断线缆内部的金属丝。如需消毒,可用干净的棉布蘸取 2% 的戊二醛溶液或者 10% 的次氯酸钠水溶液擦拭表面,再用棉布蘸取清水擦去溶液,最后用棉布擦干。

(四)注意事项

1. 整个治疗过程,操作人员不应离开,患者如有不适,应立即终止治疗。

2. 正常进行治疗时,电刺激器将显示"运行中",无操作 30 秒后背光会熄灭。治疗过程中,应注意观察电刺激器有无下列闪烁报警现象。

(1) 治疗过程中,电刺激器闪烁报警并显示"电量低"(电量低于 50%)时,治疗完成后应立即进行充电或更换电池。当电池电量低于 15% 时,电刺激器将显示"电量低"并自动停止治疗;

(2) 当出现电极接触不良(接触电阻过大)、电极导电效果差等情况时,电刺激器将闪烁报警并显示"导电差",应立即终止治疗。

(3) 当出现未插电极线、电极插头接触不良、电极线断线、电极松动、电极导电太差等情况时,电刺激器将闪烁显示"输出断开?"并暂停治疗,等待值守操作人员排除异常情况。异常情况排除后,按"开始"键可继续治疗。暂停治疗持续 5 分钟无任何操作,电刺激器将自动关机。切勿使电极线的分线盒、插头盒接触到液体。

3. 为了延长电极片和电极衬垫的使用寿命,建议每天结束治疗后,进行上述步骤的清洁。

四、适应证与禁忌证

1. 适应证　包括:①脑卒中后偏瘫、认知障碍、言语、吞咽障碍患者;②阿尔茨海默病、帕金森病患者;③脊髓损伤患者;④疼痛(神经痛、偏头痛、纤维肌痛、下背痛)患者;⑤癫痫患者;⑥抑郁症、失眠、焦虑、孤独症患者;⑦耳鸣患者。

2. 禁忌证　包括:①使用植入式电子装置(例如心脏起搏器)的患者;②颅内有金属植入器件的患者;③发热、电解质紊乱或生命体征不稳定患者;④孕妇、儿童;⑤局部皮肤损伤或炎症患者;⑥有出血倾向的患者;⑦有颅内压增高的患者;⑧存在严重心脏疾病或其他内科疾病的患者;⑨急性大面积脑梗死的患者;⑩癫痫患者及服用可以引起癫痫药物者;⑪治疗区域有带有金属部件的植入器件患者;⑫刺激区域有痛觉过敏的患者。

五、应用效果与评价

目前经颅直流电刺激在吞咽障碍领域的临床研究表明,阳极 tDCS(anodal tDCS,a-tDCS)能够改善脑卒中后吞咽障碍患者的吞咽功能。然而,其具体作用机制仍不明确,需要通过临床应用进一步探讨。

(窦祖林　何萃)

第六节 经颅磁刺激治疗

一、概述

经颅磁刺激（transcranial magnetic stimulation，TMS）技术作为一种安全、无创的新技术，实现了在人类活体上进行大脑的无创刺激，从而观察人的生理活动的变化。重复经颅磁刺激（repetitive transcranial magnetic stimulation，rTMS）可调节目标脑区的兴奋性，有助于揭示刺激部位与行为表现之间的对应关系，为研究认知和吞咽功能神经网络提供了新的手段。

（一）设备

国内目前较普遍采用的是国产 YRD CCY-1 型、CCY-1A，SENSTIM S-100A 型高性能磁刺激仪，自带"8"字形线圈（直径 70mm），输出频率 1~100Hz，线圈表面最大输出磁场强度为 3.5T。

1. 经颅磁刺激器的硬件部分　包括高压电源、储能电容器、放电线圈（8 字形、圆形等）、电能泄放回路、磁刺激线圈及开关等，见图 10-25。

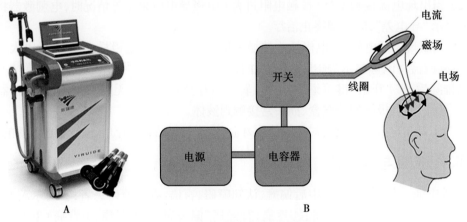

图 10-25　经颅磁刺激器的硬件部分
A. 整机外观；B. 主要组成部分示意图

2. 刺激线圈

（1）线圈类型：目前市场上最常用的标准配置刺激线圈为 8 字形和圆形线圈，其余为选件。

1）根据形状：还有帽型、锥形、H（Hesed coil）、V 字形、多叶型、长方形、椭圆形线圈。

2）根据冷却模式：分为自然冷却、风冷、液体外冷和液体内冷。

3）根据线圈结构：分为空心线圈、铁心线圈、组合线圈。

（2）线圈的特点：不管什么样的刺激线圈，首先要了解磁刺激对生物组织的作用。刺激线圈首先由电流产生时变磁场，瞬变的磁场在颅内产生感应电流，电场力对带电离子有驱动作用，可以产生感应电流，离子流的变化改变了原来细胞膜电位的动态平衡，使静息膜电位发生波动，或者去极化，或者超极化。两种常用线圈的刺激特点如下：

1）8 字形线圈：是在一个平面上把两个圆形线圈边靠边放置，一个线圈的电流方向顺时针，另一个为逆时针，两个线圈中间连接处的电流方向一致，线圈的匝数相加，磁场强度与方向也叠加在一起,所以中间联合处的磁感应强度最大,刺激面积小,刺激深度比较浅,有聚焦刺激作用,一般用于科研、定位要求比较严格的功能区制图,也可以用于治疗,但刺激面积与刺激强度比较小。

2) 圆形线圈:是自从1985年TMS诞生到现在一直都在使用的线圈,刺激面积大,同等的输出刺激作用强,很容易引出运动诱发电位,也适合于刺激外周神经。用于常规检查和治疗,在高频刺激时,由于线圈作用面积大,容易对神经刺激产生时间和空间叠加作用,达到强刺激的效果。圆形刺激空间聚焦作用不如8字形线圈。但是掌握刺激方法,头颅为球面弧形,圆形线圈与头皮相切点刺激强度大,也有一定的聚焦作用,头颅的弧形使刺激点周围的皮质随着弧面增加了与线圈的距离,而刺激强度与刺激点的距离的平方成反比。

（二）TMS 模式

1. 单脉冲经颅磁刺激(single-pulse TMS,spTMS)　每次输出一个刺激脉冲。主要用于电生理检查,测量运动阈值、运动诱发电位、中枢运动传导时间、功能区定位,研究大脑被刺激皮质区域(虚拟损伤或虚拟兴奋)与行为之间的因果关系。还可以用于刺激外周神经根、神经干,测量外周神经传导速度等。

2. 成对经颅磁刺激(paired pulse TMS,ppTMS)　每次成对(配对)输出两个脉冲。两个脉冲可以输出到到同一个刺激线圈,成对刺激同一个部位,也可以分别输出到两个刺激线圈,成对相继刺激不同的部位。

3. 成对关联刺激(paired associative stimulation,PAS)　如果成对刺激的范围超过了大脑,即一个刺激大脑皮质,另一个刺激外周神经,或者是磁刺激大脑,电刺激外周,这样组成的成对刺激称为成对关联刺激。PAS 主要以活动时序依赖性可塑性(spike timing dependent plasticity,STDP)原理诱导大脑被刺激的区域产生长时程增强(LTP)或长时程抑制(LTD)。

4. 重复经颅磁刺激(repetitive transcranial magnetic stimulation,rTMS)　每次输出两个以上成串的、有规律的重复TMS。刺激的重复频率≤1Hz 称为低频 rTMS,频率 >1Hz 称为高频rTMS。

高频和低频的划分主要是根据不同频率刺激的生理作用和风险,一致认为1Hz 以下的低频刺激会引起皮质功能抑制并且没有刺激风险,而高频刺激的作用相反,一般频率高于10Hz 的刺激容易引起皮质兴奋性增高,同时副作用的风险也增高。

5. 模式化重复刺激(patterned rTMS,prTMS)　内容和含义与常规 rTMS 的刺激序列明显不同,增加了各种爆发式(burst)簇状或丛状刺激模式,每一个丛、簇相当于常规 rTMS 中的一个脉冲,多个丛刺激组合在一起相当于常规的 rTMS 的一个串刺激。

现在常用的快速短阵脉冲刺激(theta burst stimulation,TBS)是一种混合性刺激模式,是5Hz 丛状刺激,每一丛内可有多个脉冲,丛内的脉冲频率为50Hz 左右的高频。分为持续短阵快速脉冲刺激(continuous theta burst stimulation,cTBS)和间歇短阵快速脉冲刺激(intermittent theta burst stimulation,iTBS)。cTBS 模式能快速引出神经功能的抑制作用,iTBS 模式可诱导神经功能产生长时程兴奋性增加,分别产生与低频和高频 rTMS 类似的生物学效应,因刺激时间更短,所需刺激强度较低,安全性则更高。

（三）TMS 的优势

1. 与经颅直流电刺激(tDCS)相比,更容易实现颅脑深部刺激。表面电场值相同情况下,40mm 深处感应电场值比表面点刺激产生电场值大10倍。

2. 人体不适感较小　①不直接刺激神经；②对电阻很大的头皮、骨骼组织而言，产生感生电流甚微；基本无不适感。

3. 与人体表面接触，属于无创评估与治疗方法。

（四）适应证与禁忌证

1. 适应证　①脑卒中后偏瘫、认知障碍、言语、吞咽障碍患者；②阿尔茨海默病、帕金森病患者；③脊髓损伤患者；④疼痛（神经痛、偏头痛、纤维肌痛、下背痛）患者；⑤癫痫患者；⑥抑郁症、失眠、焦虑、孤独症患者；⑦耳鸣患者。

2. 禁忌证　①有癫痫发作史或强阳性癫痫家族史患者；②严重躯体疾病的患者；③严重酒精滥用者；④有颅脑手术史者，脑内有金属植入物的患者；⑤植入心脏起搏器的患者。

二、工作原理

重复经颅磁刺激技术是建立在生物电磁学理论基础上发展起来的一门新医疗技术。它是根据法拉第电磁感应原理，通过强电流在线圈上产生磁场，然后磁场无创伤地穿透颅骨进入大脑皮层，并在相应的皮层引起局部微小感应电流，改变大脑皮层的膜电位促使大脑皮层产生相关的生理效应，比如激发神经介质的释放（如 5- 羟色胺、去甲肾上腺素、多巴胺），使神经介质功能正常化，从而起到治疗作用。

高频率、高强度 rTMS，可产生兴奋性突触后电位总和，导致刺激部位神经异常兴奋，低频刺激的作用则相反，通过双向调节大脑兴奋与抑制功能之间的平衡来治疗疾病。对 rTMS 的局部神经通过神经网络之间的联系和互相作用对多部位功能产生影响；对于不同患者的大脑功能状况，需用不同的强度、频率、刺激部位、线圈方向来调整，才能取得良好的治疗效果。见图 10-26。

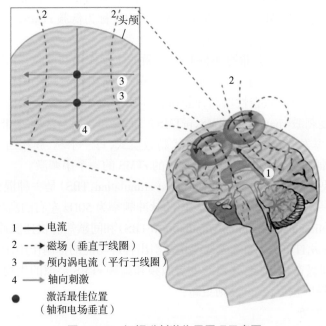

1 ⟶ 电流
2 ⟶ 磁场（垂直于线圈）
3 ⟶ 颅内涡电流（平行于线圈）
4 ⟶ 轴向刺激
● 激活最佳位置（轴和电场垂直）

图 10-26　经颅磁刺激作用原理示意图

三、操作步骤

1. 测量运动阈值 在治疗前用单脉冲磁刺激测定受试者静息态运动阈值(resting motor threshold,RMT),按常规做法,以右手第一背侧骨间肌肉运动阈值为参考。线圈放置在左侧半球初级运动皮质进行刺激,运动阈值的确定以能在肌电图上记录到 50μV 的运动诱发电位(motor evoked potential,MEP)的最小刺激强度为准。

2. 功能区定位 通过无框架式立体神经定位定位导航系统实现精准刺激(图 10-27A)。首先根据 MRI 薄层结构影像确定左侧前额叶背外侧区,用指针对准目标点,显示出其矢状位、冠状位、水平位的三维坐标及其到刺激点的距离(毫米)(图 10-27B),再将 MRI 上对应的坐标距离输入到定位系统中,被试者与自身影像进行匹配。导航系统附带的支架上有 3 个摄像头,可以通过闪烁的远红外灯(infrared LEDs)检测位置,同时计算目标物与支架之间的空间距离。当至少 3 个 LED 光线落在头部时,跟踪系统可以计算头部的实际位置,转换成三维坐标,而同一个摄像头的另外 3 个 LED 光线落在磁刺激线圈上时,显示线圈的实际位置,这样,线圈和头部都在同一个参考系统内完成功能区定位,见图 10-27C。

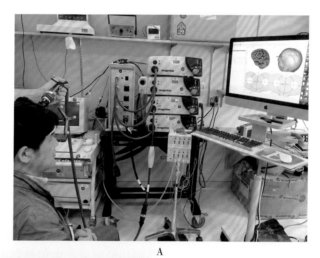

A

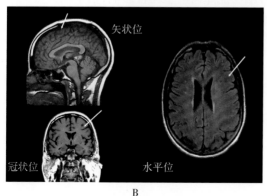

B

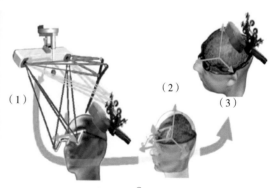

C

图 10-27 应用神经定位导航系统实现 TMS 精准刺激示意图

A. 神经定位导航系统硬件;B. 结合 MRI 图像,在矢状位、冠状位、水平位分别标记左侧前额叶背外侧区目标刺激点;C. 通过神经定位导航系统指引实现 TMS 精准刺激步骤

3. 刺激部位选择　功能定位完成后,将配有定位跟踪器的线圈放置于头上,这样在影像上可以清楚看到头部功能区与线圈的点是否重合。图像中线圈刺激点随着线圈实际位置移动,操作者根据图像指示将"8"字形线圈的中心交叉点精准落在功能区,调整好角度,线圈平面与大脑半球表面平行,线圈长轴与正中矢状位呈 45° 即可开始刺激,刺激过程即在可视化状态下实现。

4. iTBS 刺激及参数　选择间歇快速短阵脉冲,给予左前额叶背外侧区域进行兴奋性刺激。丛内频率 50Hz,丛间刺激频率为 5Hz;每丛爆发刺激包含 3 个连续脉冲,刺激 2 秒,间歇 8 秒,如此重复 20 次,共 600 个脉冲,需时 200 秒(图 10-28);刺激强度为 80%RMT;A 组、C 组均为每天一次,每周 5 天,共刺激 4 周(详见窦祖林.经颅磁刺激技术基础与临床应用.北京:人民卫生出版社,2012:123-124)。

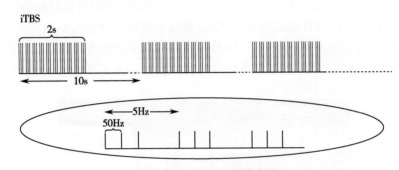

图 10-28　iTBS 干预模式图

丛内刺激频率为 50Hz,丛间刺激频率为 5Hz;每丛爆发刺激包含 3 个连续脉冲,
刺激 2s,间歇 8s,重复 20 次,共 600 个脉冲

四、临床治疗应用的问题

临床应用表明,采用重复经颅磁刺激(repetitive transcranial magnetic stimulation,rTMS)治疗吞咽障碍已取得较好的效果,但是采用什么频率、刺激部位并没有统一的意见,没有关于 TMS 时间及疗程对吞咽障碍治疗的影响研究,也无评价 TMS 的远期疗效的研究,此方向尚待进一步探讨。尤其是执行功能变化后,对吞咽功能障碍产生何种影响,也未见大量文献报道。一项系统评价表明,rTMS 对吞咽障碍治疗的作用仍不确定,其最佳刺激策略及治疗效果还需进一步研究。

(窦祖林　卫小梅)

第七节　针　灸　治　疗

一、理论基础

(一)中医理论基础

针灸治疗吞咽障碍的中医理论基础是经络学说和脑髓学说。

1. 经络学说　从经络的循行来看主要有以下几条经脉直接经过咽喉部:

（1）任脉"起于中极之下……循腹里，上关元，至咽喉，上颐，循面，入目"。

（2）足太阴脾经"上膈，挟咽，连舌本散舌下"。

（3）足阳明胃经"其支者，从大迎前下人迎，循喉咙，入缺盆，下膈，属胃，络脾"。

（4）足少阴肾经"其直者……入肺中，循喉咙，挟舌本"。

（5）足厥阴肝经"挟胃属肝络胆，上贯膈，布胁肋，循喉咙之后，上入颃颡，连目系，上出额，与督脉会于巅"。

另外，其他经络通过表里关系、衔接关系或直接或间接与以上经脉相通。依据中医学"经之所过，主治所及"的原则，可以选取相应的腧穴来治疗咽喉的疾病，以改善吞咽的功能。此外，部分腧穴由于其位于或靠近咽喉部，因而对于咽喉部的疾患有着特殊的治疗作用，即所谓腧穴的"近治作用"。

2. 脑髓学说　《灵枢·大惑论》言："五脏六腑之精气，……裹撷筋、骨、血、气之精而与脉并为系，上属于脑，后出于项中。"说明脏腑精气循经上注于脑，亦向后行于项中。腧穴为神气出入部位，故针刺颈项部腧穴可以疏通颈项部经络，激发颈项部五脏神气而协调脏腑功能，使脏腑化生功能恢复，从而气血充足，脑髓得以濡养而发挥其主宰功效。颈项部是人体经络循行最集中的部位，手足三阳经、心肝经分支、任脉、督脉皆循行颈项部；也是经络、脏腑、各官窍组织与脑髓发生关系的共同通道。项针能够通过疏通经络直接调理脑髓，也能通过协调脏腑而濡养脑髓。

（二）西医理论基础

西医理论基础方面，目前文献报道甚少。有人试图从穴位局部解剖来解释针灸治疗吞咽障碍的机制。张虹等人认为风府穴深部靠近延髓；百劳穴下是脊神经和交感神经节；廉泉穴下布有舌下神经及舌咽神经的分支；人迎穴下有颈总动脉、迷走神经和舌下神经降支分布，深部走行交感神经干。针刺四穴可起到调节自主神经功能和激发与吞咽有关反射的再建立的作用。王强认为廉泉、夹廉泉、哑门、风池、翳风诸穴，从现代医学角度看，上述穴位均分布于咽喉附近、颈动脉和椎动脉旁。因此针刺之后，不仅使咽喉部血液供应得以改善，而且可以改善颈动脉和椎动脉系统的供血，促使脑部病灶部位侧支循环得以及早建立，促进损伤的脑神经功能恢复，从而使吞咽障碍症状得以改善。

张维等人采用实验研究方法，测定针刺前、后5分钟和疗前、疗后的吞咽相关肌肉肌电图和脑干诱发电位，探讨针刺风府、人迎、廉泉、百劳等穴治疗脑卒中慢性期中重度吞咽障碍机制。结果发现真性延髓麻痹患者疗后环甲肌振幅、时限及舌肌时限较疗前降低；假性延髓麻痹患者疗前、疗后各项指标变化差异无显著意义。有鉴于此，对于假性延髓麻痹吞咽障碍，针刺主要是调节皮质和脑干网状结构中的吞咽中枢对于吞咽反射的控制作用，协调吞咽诸肌的运动；而对于真性延髓麻痹障碍，针刺的作用主要是直接促使损伤的周围神经恢复，从而起到治疗效应。石学敏等发现针刺风池穴对脑卒中引起假性延髓麻痹的患者颅底血流动力学有明显改善，针刺后血流速度中收缩期峰值速度平均流速明显加快，且可持续30~60分钟，针刺后5分钟血管阻力指数及血管搏动指数明显改善，小动脉、微动脉阻力减低，脑血管充盈度高，血流量增多。同时缓解了局部软组织紧张状态，减轻周围组织的压迫，由此改善椎-基底动脉的血液供应，同时还降低了外周阻力。高维滨等研究表明项针治疗脑卒中引起的假性延髓麻痹，可使患者病灶侧的颈内动脉和椎-基底动脉的颅内支收缩波波幅、血流入时间和血流量明显改善。血管功能各项指标能客观反映增强血液供应强度、增加脑血流量的情况。

二、穴位选择

(一) 辨证论治

中医治疗疾病讲究整体观念和辨证论治。以脑卒中为例,脑卒中经络一般分为以下几种证型:

1. 肝阳暴亢　兼见面红目赤,眩晕头痛,心烦易怒,口苦咽干,尿黄便秘,舌红或绛,苔黄或燥,脉弦有力。

2. 风痰阻络　兼见肢体麻木或手足拘急,头晕目眩,苔白腻或黄腻,脉弦滑。

3. 痰热腑实　兼见口黏痰多,腹胀便秘,舌红、苔黄腻或灰黑,脉弦滑大。

4. 气虚血瘀　兼见肢体软弱,偏身麻木,手足肿胀,面色淡白,气短乏力,心悸自汗,舌暗、苔白腻,脉细涩。

5. 阴虚风动　兼见肢体麻木,心烦失眠,眩晕耳鸣,手足拘挛或蠕动,舌红、苔少,脉细数。

(二) 具体选穴

综合文献及按照针灸处方的 5 个选穴原则,吞咽障碍的针灸治疗一般选穴有如下几种:

1. 邻近选穴　一般选百会、头针运动区(顶颞前斜线)及感觉区(顶颞后斜线)下 2/5 区域。

2. 局部选穴　金津、玉液、水沟、舌三针(上廉泉穴及左右旁开 0.8 寸处—靳三针疗法)或廉泉、人迎、天突、翳风、完骨、风池、风府、百劳等。项针疗法:取风池、翳明、供血(风池穴直下 1.5 寸)、治呛(喉结与舌骨之间的凹陷中)、吞咽(舌骨与喉结之间,正中线旁开 0.5 寸凹陷中)、发音(喉结下 0.5 寸,正中线旁开 0.3 寸)、廉泉、外金津玉液等穴。

3. 远端选穴　列缺、内关、足三里、三阴交、公孙、照海等。

4. 辨证选穴　如脑卒中的肝阳暴亢证型加太冲、太溪,风痰阻络证型加丰隆、合谷,痰热腑实证型加曲池、内庭、丰隆,气虚血瘀证型加气海、血海,阴虚风动证型加太溪、风池等。

5. 随症选穴　若痰多可选丰隆或中脘,咳嗽可选太渊、肺俞等。

三、操作方法

(一) 常规操作

患者取舒适体位,一般以卧位为主,局部常规消毒,选用 30 号 25~40mm 毫针。

1. 百会与头针　进针时针尖与头皮成 30° 左右夹角,将针刺入帽状腱膜下层,使针与头皮平行,平刺 1 寸左右。行针时施以快速连续的捻转,捻针速度应保持在 200 次/分左右,捻针角度则取决于患者的病情和耐受程度,一般在 180°~720° 的范围内。每次可连续捻转 2~3 分钟,留针 20~30 分钟。头针法也可利用电针仪在主要穴区通电,以代替手法行针,一般可选用疏密波或断续波,刺激强度应根据患者的反应而定。

2. 金津、玉液　一般点刺出血,不留针。

3. 水沟　向上斜刺 0.3~0.5 寸,强刺激。

4. 舌三针或廉泉刺向舌根部,深度一般为 1~1.5 寸。

5. 人迎　避开颈总动脉,直刺 0.3~0.8 寸。

6. 天突　先直刺 0.2~0.3 寸,然后将针尖向下,紧靠胸骨柄后方刺入 1~1.5 寸。必须严格掌握针刺的角度和深度,以防刺伤肺和有关动、静脉。

7. 翳风　直刺 0.5~1 寸。

8. 完骨　平刺 0.5~0.8 寸。

9. 风池　针尖微下,向鼻尖方向斜刺 0.8~1.2 寸,或平刺透风府。

10. 风府　正坐位,头微前倾,项部放松,向下颌方向缓慢刺入 0.5~1 寸;不可向上深刺,以免刺入枕骨大孔,伤及延髓。

11. 百劳　直刺 0.5~1 寸。

12. 项针疗法操作　患者取坐位,采用 0.35mm×50mm 一次性毫针,以 75% 乙醇常规消毒后,先取项部双侧风池、翳明、供血穴,刺入 20~30mm,针尖稍向内下方,各穴施以每分钟 100 转的捻转手法约 15 秒,留针 30 分钟,其间行针 3 次后出针。再取颈部廉泉、外金津玉液穴,采用 0.35mm×60mm 一次性毫针向舌根方向刺入 30~35mm,捻转 15 秒后出针,最后取吞咽、治呛、发音穴,采用 0.35mm×50mm 一次性毫针直刺刺入 5~10mm,各穴均需快速捻转,行针 15 秒后出针,不留针。行针时如有咳嗽倾向,即刻出针,出针后压迫针孔。

其余穴位按照常规针刺方法。

针灸治疗脑卒中后吞咽障碍的刺灸方法丰富,既可用手法行针,也可使用电针或者穴位注射。对于刺激量和强度,绝大多数操作者明确强调局部穴位刺激感应到达咽喉部,针刺操作见图 10-29。

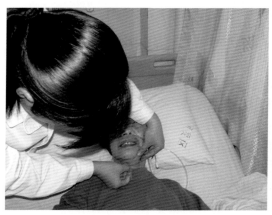
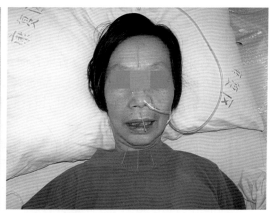

A　　　　　　　　　　　　　　　B

图 10-29　脑卒中患者针刺常规操作
A. 舌三针进针操作;B. 主穴留针

（二）经验操作

1. 按局部取穴与整体取穴相结合的原则组方　石江伟等人采用此种方法治疗吞咽障碍。

（1）选穴:针刺主穴:风池,完骨,翳风,上廉泉,人迎。配穴:舌体运动障碍加内大迎;唇闭合不全,咀嚼运动受限加太阳、下关、地仓、颊车;咽反射迟钝或消失,点刺咽后壁 6 次。

（2）操作：主穴均先将胶圈置放于穴位上，以固定贴将胶圈固定，然后将标准针具刺入固定贴内。风池针尖向喉结方向直刺 1.5 寸；完骨针尖向喉结方向直刺 1.0 寸；翳风针尖向喉结方向直刺 2.5 寸；上廉泉针尖向咽直刺 0.8 寸；人迎直刺 1.0 寸；内大迎用 2.5 寸毫针，向舌根方向直刺 1.5~2.0 寸。主穴风池、完骨、翳风、上廉泉、人迎进针后，以小幅度（<90°）、高频率（>120 转 / 分）捻转手法行针 1 分钟。

（3）电针疗法：在前述针刺治疗基础上，采用 SDZ-Ⅱ型电子针疗仪电针夹连接双侧风池、人迎，正极连接人迎，负极连接风池，选断续波，频率 15~20Hz，电流强度 5mA，或以患者耐受为度，刺激时间 30 分钟。其余穴位常规进针，得气后，留针 30 分钟。

2. 醒脑开窍法　卞金玲等人用此法治疗脑卒中后中重度吞咽障碍。

（1）治疗原则：调神导气、滋补三阴、通关利窍。

（2）取穴：内关、水沟、三阴交、风池、翳风、完骨、咽后壁、廉泉。

（3）操作：首次治疗先针刺内关、水沟，先刺双侧内关，直刺 13~25mm，采用提插捻转泻法，施手法 1 分钟；继刺水沟，向鼻中隔方向斜刺 8~13mm，采用雀啄泻法，以患者流泪或眼球湿润为度，以后可 2~3 天 1 次；再刺三阴交，双侧直刺 13~40mm，行捻转补法 1 分钟；风池穴针向喉结，震颤进针 60~75mm，施小幅度高频率捻转补法，施手法 1 分钟，以咽喉麻胀为宜；翳风、完骨两穴之操作同风池。疑核缺血性损伤所致延髓麻痹在上方案基础上加咽后壁点刺及廉泉，廉泉穴向舌根方向刺入 40mm，捻转泻法 1 分钟。

3. 奇经八脉为主　王素慷等人针刺奇经八脉为主治疗脑卒中后吞咽障碍。

（1）取穴：针刺双侧列缺、照海、内关、公孙、风池和风府、廉泉，配合局部金津、玉液点刺放血及咽后壁点刺。

（2）操作：患者端坐位，先取金津、玉液点刺放血，1 周 1 次；咽后壁点刺隔天 1 次。均不留针，针刺完后嘱患者发"啊"音，并作吞咽动作。每天针刺先取风府，选用 1 寸针具，针尖指向喉结，深度为 0.5~0.8 寸，手法采用小幅度高频率捻转补法，以咽喉麻胀为宜；次选廉泉，采用 1.5 寸针具，针尖向斜上方舌根方向，深度为 1.2 寸；继之双侧风池，采用 1.5 寸针具，均向喉结方向斜刺，深度为 1.2 寸；最后选择双侧列缺、照海与内关、公孙隔天交替，垂直皮肤进针，捻转补法。留针 20~25 分钟，留针过程中，嘱患者意守咽喉，出针后进行吞咽动作锻炼。

4. 背俞穴为主　彭华容针刺背俞穴为主治疗假性延髓麻痹吞咽障碍。

（1）取穴：心俞、肝俞、脾俞、肺俞、肾俞、舌三针（廉泉以及廉泉左右各 1 寸）、风池、完骨、舌面及金津、玉液。遇有高血压病、糖尿病、水电解质紊乱、营养不良等时对症治疗。

（2）操作：选用 30 号 2.5 寸毫针，风池、完骨穴针向对侧鼻尖 1.5~2 寸，用泻法；舌三针向舌根方向进针，用泻法使舌下酸胀感；五脏背俞用 30 号 1 寸毫针斜刺，针尖方向向脊柱，用补法。舌面及金津、玉液点刺放血，量约 1ml，每日 1 次，10 次为 1 个疗程。

（三）电针灸治疗

1. 作用　中医认为电针治疗吞咽障碍的主要作用在于它可以调气活血，祛痰开窍。此外，电针还具有电刺激的作用，通过强烈刺激外周感受器，促进脑梗死后损伤区周围神经细胞可塑性及重组功能的建立，促进受损神经系统功能的恢复。减少缺血性神经的凋亡，促进脑卒中后吞咽障碍的恢复。

2. 方法　根据针灸的近部取穴原则，选取颈项部穴位，如风府、哑门、风池、翳风、廉泉等穴。这些穴位既有近治作用以治咽喉、舌的病症而治标,又有远治作用疏通脑部经络,改善脑部血液循环而治本。操作中,严格掌握针刺方向、深度,注重量的要求,使针抵咽喉部并产生胀麻感形成"得气"感觉为宜。

3. 介入时机　针灸介入时机以危急救治后神志转清、病情稳定即可开始,一般在发病后 7~20 天左右。

（四）舌针疗法

舌针疗法是针刺舌体上的一些特定穴位,以治疗疾病的一种针刺方法。

理论依据:舌为心之苗,又为脾之外候,脏腑气血上营于舌,而舌与脏腑的联系是通过经络实现的。五脏六腑都直接或间接地通过经络、经筋与舌相连,脏腑的精气上荣于舌,脏腑的病变也必然影响精气的变化而反映于舌象,亦即舌不仅具有辨滋味、调声音、拌食物等生理功能,而且它和机体是一个整体,为脏腑的外候。舌与全身脏腑器官密切联系,针刺舌上的特定穴位,具有舒筋通络、活血止痛的功效,可用以治疗多种病证。

1. 舌与脏腑的关系

（1）舌与心的关系:心开窍于舌。从舌质的色泽可以直接察知气血的运行并判断心主血脉功能的盛衰。此外,心主神明的功能也可以从舌体的运动、语言的表达等方面得到反映。

（2）舌与脾胃的关系:脾主运化,胃为水谷之海,主收纳腐熟水谷。气血的盛衰必然会反映于舌上。

中医学认为舌苔的形成与胃气密切相关,是有胃气上蒸于舌面而形成的。清代医家章虚谷云:"然无病之人,常有微薄苔如草根者即胃中之生气也。若光滑如镜,则胃无生发之气,如不毛之地。"

（3）舌与肾、肝、肺的关系:①肾藏精,足少阴肾经挟舌本,足少阴经别系舌本;②肝藏血,主筋,其脉络于舌本;③肺系上达咽喉,与舌根相连。

（4）舌与其他脏腑组织的关系:清代江涵暾《笔花医镜》论:"舌尖主心,舌中主脾胃,舌边主肝胆,舌根主肾"。

2. 舌下络脉诊法　望舌下络脉主要观察其长度、形态、颜色、粗细及其舌下小血络等变化,以协助诊断疾病。

正常人舌下的两根纵行的静脉管径小于 2.7mm,长度不超过舌下肉阜至舌尖的 3/5,颜色为淡紫色,隐现于舌黏膜下,绝不粗胀。正常人舌脉形状有单支干、双支干与多支干之分,但绝大多数为单支干。舌下络脉异常的临床意义如下:

（1）舌下络脉粗胀形成原理:目前认为,主要与静脉淤血、静脉压升高、缺氧、舌血流量增多、血液的高黏状态、维生素 C 缺乏等因素有关。老年的舌脉异常可能与动脉硬化、心功能减退有关。

（2）舌脉曲张是瘀血证的重要特征,比青紫舌出现更早:无论身体任何部位发生血液瘀阻,或痰湿内阻脉道不利时,皆可出现舌脉曲张,颜色青紫,甚则青黑、紫黑。舌下瘀点则多见于心血管疾患,尤其多见于高血压,冠心病,慢性肝炎,慢性支气管炎,肺气肿等有血瘀的疾患。

3. 舌下襞诊法　据孙介光等研究与观察,舌下襞形态异常是许多脑病病症的外在表现。本人临床工作中亦发现,多数脑血管意外患者存在舌下襞肿胀(图 10-30)。

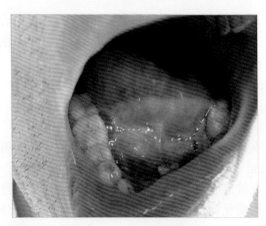

图 10-30　舌下襞肿胀

4. 舌针疗法治疗吞咽障碍(图 10-31A、B)

(1) 吞咽障碍患者软腭抬升不好,取天腭穴、腭钟穴;

(2) 伴随言语障碍、构音障碍者,取心穴,伴随咳嗽咳痰等取肺穴;

(3) 根据孙氏舌针舌下穴位与人体的对应关系,取相应的脑穴;

(4) 舌头萎缩处(一般脾胃区)电针,疏密波,15 分钟,增加舌内肌的力量;

(5) 舌三针加电。舌三针刺向舌根部,针体主要刺激舌外肌中的颏舌肌,加电后可促使舌头伸出;

(6) 点刺金津、玉液放血。

5. 舌穴具体定位和操作

(1) 腭中穴

1) 定位:腭垂之底正中处。

2) 主治:延髓麻痹所致软腭功能受限及发声困难、失真等症。

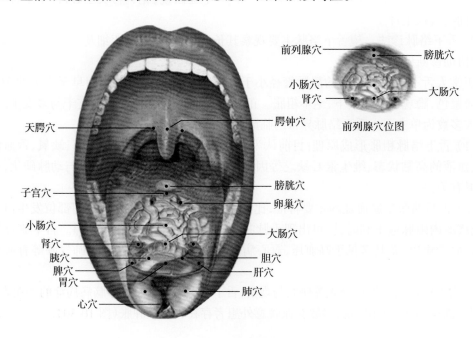

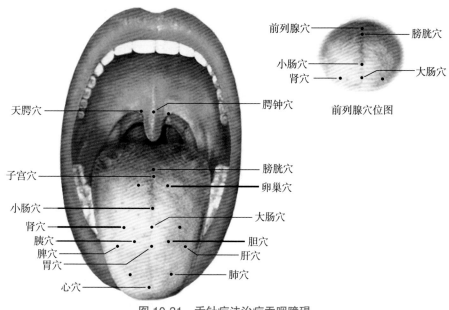

前列腺穴——膀胱穴
小肠穴——大肠穴
肾穴

前列腺穴位图

天腭穴——腭钟穴
子宫穴——膀胱穴——卵巢穴
小肠穴——大肠穴
肾穴——胆穴
胰穴——肝穴
脾穴——胃穴——肺穴
心穴

图 10-31　舌针疗法治疗吞咽障碍

3）操作:用 0.40mm×75mm 毫针点刺 1~2 分,同时嘱患者尽量发"a"音。

（2）天腭穴

1）定位:腭中穴旁开 3 分。

2）主治:同上。

3）操作:用 0.40mm×75mm 毫针点刺 1~2 分,同时嘱患者尽量发"a"音。

（3）心穴

1）定位:舌尖内 3 分。

2）主治:心痛、胸闷、心悸、气短、胁肋疼痛、心肌供血不足、室性期前收缩、房颤、心律失常等心脏功能失调的疾患及有关脑供血不足,神态失调等症。

3）操作:快速斜刺 1~2 分。

（4）肺穴

1）定位:心穴与胃穴间上 1/3 处旁开,舌中线与舌边缘 1/2 处。

2）主治:咳嗽、气喘、胸闷、胸痛、肺炎、胸膜炎、肋间神经痛、支气管炎、过敏性鼻炎（花粉症）等。

3）操作:斜刺 2~4 分。

（5）襞中穴

1）定位:位于舌下襞之正中点。

2）主治:脑瘫、弱智、语言障碍、小脑萎缩、阿尔茨海默病、延髓麻痹、脑卒中等症,有舌下襞肿胀者均可刺此穴。

3）操作:直刺 2~5 分。

（6）脑枢穴

1）定位:位于舌蒂之上端。

2）主治:脑卒中、肢体功能障碍、不专注、理解能力差、解决问题能力受阻、沟通困难、社交障碍、情绪不稳、语言表达困难。

3）操作：直刺 2~5 分。

（7）脑中穴

1）定位：位于舌蒂中间凹陷处。

2）主治：躯体触觉、温度觉、痛觉异常；方向、计算、写作、阅读等功能异常；不专注、失忆等。

3）操作：直刺 2~5 分。

（8）脑灵穴

1）定位：位于舌蒂下 1/3 处。

2）主治：小脑疾患，共济运动失调、眼病、头晕、读写困难、辨认困难、幻觉、肢体功能障碍、语言障碍等症。

3）操作：直刺 2~5 分。

（9）脑神穴：

1）定位：颈穴、脑灵穴中间旁开舌蒂外边缘处。

2）主治：脑性昏迷、延髓麻痹、呼吸和吞咽困难、运动平衡障碍、眩晕、睡眠困难等。

3）操作：直刺 3~8 分。

（10）颈穴

1）定位：位于舌蒂与舌系带之中间点。

2）主治：颈椎病、颈部肌肉损伤、甲状腺功能异常、甲状腺肿、气管炎、肢体功能障碍及咽喉、声带病症等。

3）操作：直刺 2~3 分。

（11）聚泉穴

1）定位：在口腔内，张口伸舌，当舌背正中缝的中点处。

2）主治：舌强，舌缓，食不知味，消渴，哮喘，咳嗽。

3）操作：直刺 1~2 分，或三棱针点刺出血。

（12）海泉穴

1）定位：在口腔内，张口，舌转卷向后方，当舌下系带中点处。

2）主治：重舌肿胀，舌缓不收，喉闭，呕吐，呃逆，腹泻，消渴。

3）操作：点刺出血。

（13）神根穴

1）定位：舌底舌下系带根部凹陷中。

2）主治：高血压、脑血栓、舌头转动不灵等。

3）操作：点刺 2~5 分。舌头转动不灵时可用 0.40mm×75mm 毫针刺向舌根部约 25~40mm。

四、适应证和禁忌证

1. 适应证　脑卒中后吞咽障碍作为最佳适应证。

2. 禁忌证　当患者有以下情况时，不主张针灸治疗。①意识不清，痴呆或有精神障碍等疾患，无法保持坐位和头部平衡，不能配合检查及治疗者；②合并心、肝、肾和造血系统等严重原发性疾病者;③有严重并发症,如呼吸衰竭、心力衰竭等者;④针刺穴位或穴位附近皮肤有感染者。

(黄小燕)

重 点 回 顾

1. 神经肌肉低频电刺激产生的肌肉力量、耐力和协调性均表现出明确的正向训练效应。其生物学效应表现为:①增加肌肉收缩蛋白的容积,更多肌肉收缩;②增加氧化过程中酶的量,更好的氧化能力;③增加内质网数量和体积,更好的氧化能力;④增加毛细血管的密度;更好的氧化能力;⑤锻炼效果的最佳化和维持,继发随意运动;⑥改善肌肉能力从而改善功能,提高日常生活活动能力。因此,吞咽障碍作为运动障碍的表现形式,也适用电刺激治疗。

2. 要取得较理想的治疗效果,电极放置至关重要。以 VitalStim 神经肌肉低频电刺激为例,其常用的电极放置有 4 种方法。

电极放置方法一:沿正中线垂直排列所有电极,将第一电极刚好放置于舌骨上方,第二电极紧挨第一电极下放置,置于甲状软骨上切迹上方,第三和第四电极按前两个电极之间的等距离放置,最下面的电极不应放置于环状软骨之下。此放置方法适合于大多数患者,在严重吞咽障碍时,开始以此放置方式放置电极,并可影响多数肌肉群。

电极放置方法二:通道 1 紧位于舌骨上方,水平排列电极;通道 2 沿正中线排列电极,最上面的电极放置于甲状上切迹上方,最下方的电极放置于甲状软骨上切迹下方。该放置方法上方的通道电流主要作用于会厌谷和舌基部周围肌肉系统,下方通道电流主要作用于舌骨下肌肉(甲状舌骨肌、胸骨舌骨肌),强度足够情况下,电流还可作用于喉内肌。对伴有原发性会厌谷滞留和喉部移动功能障碍的患者考虑这一电极放置方法。

电极放置方法三:在中线两侧垂直排列通道,最下方电极恰好位于或放置于甲状软骨上切迹上方,但应注意不要向旁侧过远放置电极,以免电流通过颈动脉窦。本放置方法电流主要作用于下颌舌骨肌、二腹肌和甲状舌骨肌,当电流足够强时,电流将向深部穿透并还可到达舌骨咽肌,可能情况下,可到达上咽缩肌和中咽缩肌。此方法适用于大多数咽及喉部运动缺陷。

电极放置方法四:将通道 1 电极置于颏下方,通道 2 电极放置于面神经颊支位置上。通道 1 刺激舌外附肌群和某些舌内附肌肉组织及舌骨上肌肉,促进咽上抬;通道 2 刺激面神经,引发面部肌肉收缩;颊肌和口轮匝肌是口腔期吞咽障碍治疗的靶肌肉。此放置方法适合治疗口腔期吞咽障碍。

3. 感应电的基本治疗作用是防治肌萎缩,防治粘连和促进肢体血液和淋巴循环,感应电还有止痛作用。在吞咽治疗中,感应电疗中的移动法利用电极移动刺激舌肌等口腔内结构,防治舌肌萎缩,对于鼻咽癌患者舌肌萎缩效果较好。

4. TMS 与 tDCS 两者都是通过改变大脑皮质兴奋性,通过神经调控改善吞咽功能。TMS 是根据法拉第电磁感应原理,通过强电流在线圈上产生感生电流,穿透颅骨进入大脑皮层,并在相应的皮层引起局部微小感应电流,改变大脑皮层的膜电位,促使大脑皮层产生相关的生理效应,比如激发神经介质的释放(如 5- 羟色胺、去甲肾上腺素、多巴胺),使神经介质功能正常化,发挥治疗作用。

相比之下,tDCS 是通过调节自发性神经元网络活性而发挥作用。在神经元水平,tDCS 对皮质兴奋性调节的基本机制是依据刺激的极性不同引起静息膜电位超极化或者去极化的改变。阳极刺激通常使皮层增强兴奋性提高,阴极刺激则降低皮层的兴奋性。

参 考 文 献

1. 何竟,何成奇 . 针灸治疗脑卒中后吞咽障碍临床选穴规律和刺灸方法探讨 . 中国康复医学杂志,2008,23:550-551

2. 张虹,刘志顺,张维,等 . 针刺治疗中风慢性期吞咽障碍的临床研究 . 中国康复医学杂志,1999,14:36-37

3. 王强 . 颈项舌针治疗脑卒中后吞咽障碍 89 例 . 辽宁中医杂志,2001,28:621

4. 张盘德,姚红,周惠嫦,等 . 针灸与吞咽训练治疗脑卒中后吞咽障碍的研究 . 中国康复医学杂志,2007,22:989-993

5. 张维,刘志顺,孙书臣 . 针刺治疗中风慢性期中重度吞咽障碍机理探讨 . 中国针灸,2002,22:405-407

6. 石江伟,于涛,刘碌,等 . 针刺改善中风后吞咽障碍患者口咽效能 59 例临床观察 . 江苏中医药,2008,40:57-59

7. 卞金玲,张春红,李金波,等 . 醒脑开窍法治疗中风后中重度吞咽障碍疗效观察 . 中国针灸,2005,25:307-308

8. 王素愫,杨海芳,徐振华,等 . 针刺奇经八脉为主治疗中风后吞咽障碍 42 例临床观察 . 新中医,2008,40:71-72

9. 彭华容 . 针刺背俞穴为主治疗假性球麻痹吞咽障碍 40 例 . 辽宁中医学院学报,2005,7:499

10. 程英升,尚克中 . 吞咽障碍的特殊治疗 . 中国全科医学,2005,10:779-780

11. 窦祖林,兰月,万桂芳 . 神经性吞咽障碍的康复治疗及其进展 . 中华物理医学与康复杂志,2006,28:788-791

12. 万桂芳,窦祖林,丘卫红,等 . 小组工作模式对吞咽障碍评价与治疗的作用 . 中国康复医学杂志,2003,18:539-541

13. 兰月,黄东峰,陈少贞,等 . 影响脑卒中后吞咽障碍患者预后的相关因素分析 . 中华物理医学与康复杂志,2002,24:660

14. 毕家香,李泽云 . 运动再学习方案训练脑卒中吞咽障碍 . 中国康复,2004,19:36-37

15. 彭化生,袁春兰 . 影响脑卒中吞咽障碍康复的相关因素分析 . 中国康复医学杂志,2006,21:142-144

16. 周惠嫦,张盘德 . 脑卒中后吞咽障碍的研究进展 . 神经损伤与功能重建,2006,1:54-56

17. 杨叶珠,顾旭东,时美芳,等 . VitalStim 电刺激治疗脑卒中后吞咽障碍疗效观察 . 中国康复理论与实践,2007,13:147-148

18. Logemann JA. The role of exercise programs for dysphagia patients. Dysphagia,2005,20:139-140

19. Shaw GY,Sechtem PR,Searl J,et al. Transcutaneous neuromuscular electrical stimulation(VitalStim)curative therapy for severe dysphagia:myth or reality？ Annuls of Otology,Rhinology&Laryngology,2007,116:36-44

20. Crary MA,Carnaby GD,Groher ME,et al. Functional benefits of dysphagia therapy using adjunctive sEMG biofeedback. Dysphagia,2004,19:160-164

21. Jefferson S, Mistry S, Singh S, et al. Characterizing the application of transcranial direct current stimulation in human pharyngeal motor correx. Am J Physiol Gastrointest Liver Physiol, 2009, 297: G1035-G1040

22. Kumar S, Wagner CW, Frayne C, et al. Noninvasive brain stimulation may improve stroke-related dysphagia a pilot study. Stroke, 2011, 42: 1035-1040

23. Shigematsu T, Fujishima I, Ohno K. Transcranial direct current stimulation improves swallowing function in stroke patients. Neurorehabil Neural Repair, 2013, 27: 363-369

24. 招少枫, 何怀, 卫小梅, 等. 经颅直流电刺激同步吞咽任务对健康人吞咽皮质运动中枢的影响. 中华物理医学与康复杂志, 2015, 37 (12): 899-903

25. Avirame K, Stehberg J, Todder D, Benefits of deep transcranial magnetic stimulation in Alzheimer disease: case series. J ECT, 2016, 32 (2): 127-133

26. Lee J, Choi BH, Oh E, et al. Treatment of Alzheimer's disease with repetitive transcranial magnetic stimulation combined with cognitive training: a prospective, randomized, double-blind, placebo-controlled study. J Clin Neurol, 2016, 12 (1): 57-64

27. Solé-Padullés C, Bartrés-Faz D, Junqué C, et al. Repetitive transcranial magnetic stimulation effects on brain function and cognition among elders with memory dysfunction. A randomized sham-controlled study. Cereb Cortex, 2006, 16 (10): 1487-1493

28. Chen SHA. Transcranial Magnetic Stimulation in Cognitive Brain Research. Springer Japan, 2008, 19 (9): 37-62

29. 江力生, 张婷, 林国桢, 等. 经颅磁刺激对健康受试者舌骨上肌群运动诱发电位的影响. 中华物理医学与康复杂志, 2015, 37 (12): 904-907

30. Hamdy S, Rothwell JC, Aziz Q, et al. Organization and reorganization of human swallowing motor cortex: implications for recovery after stroke. Clin Sci (Lond), 2000, 99 (2): 151-157

31. Michou E, Mistry S, Jefferson S, et al. Characterizing the mechanisms of central and peripheral forms of neurostimulation in chronic dysphagic stroke patients. Brain Stimul, 2014, 7 (1): 66-73

32. Verin E, Leroi AM. Poststroke dysphagia rehabilitation by repetitive transcranial magnetic stimulation: a noncontrolled pilot study. Dysphagia, 2009, 24: 204-210

33. Mistry S, Michou E, Rothwell J, et al. Remote effects of intermittent theta burst stimulation of the human pharyngeal motor system. The European Journal of Neuroscience, 2012, 36: 2493-2499

34. Gow D, Rothwell J, Hobson A, et al. Induction of long-term plasticity in human swallowing motor cortex following repetitive cortical stimulation. Clin Neurophysiol, 2004, 115: 1044-1051

35. Khedr EM, Abo-Elfetoh N. Therapeutic role of rTMS on recovery of dysphagia in patients with lateral medullary syndrome and hrainstem infaretion. J Neurol Neurosurg Psychiatry, 2010, 81: 495-499

36. Cheng IK, Chan KM, Wong CS, et al. Preliminary evidence of the effects of high-frequency repetitive transcranial magnetic stimulation (rTMS) on swallowing functions in post-stroke individuals with chronic dysphagia. Int J Lang Commun Disord, 2015, 50 (3): 389-396

37. Park JW, Oh JC, Lee JW, et al. The effect of 5Hz high-frequency rTMS over contralesional pharyngeal motor cortex in post-stroke oropharyngeal dysphagia: a randomized controlled study. Neurogastroenterol Motil, 2013, 25: 324-e250

38. van den Heuvel OA, Van Gorsel HC, Veltman DJ, et al. Impairment of executive performance after transcranial magnetic modulation of the left dorsal frontal-striatal circuit. Hum Brain Mapp, 2013, 34 (2): 347-355

39. Gadenz CD, Moreira Tde C, Capobianco DM, et al. Effects of repetitive transcranial magnetic stimulation in the rehabilitation of communication and deglutition disorders: systematic review of randomized controlled trials. Folia Phoniatr Logop, 2015, 67 (2): 97-105

40. 吴丽红, 何扬子. 试论脑髓学说为项针的理论基础. 辽宁中医杂志, 2007, 34 (11): 1621-1622

41. 石学敏, 杨兆钢, 周继增, 等. 针刺治疗假性延髓麻痹 325 例临床和机理研究. 中国针灸, 1999, 19 (8): 491-493

42. 高维滨, 聂卉, 唐强, 等. 项针疗法治疗假性延髓麻痹的临床与机理研究. 针刺研究, 1998, 23 (1): 15

43. 高维滨, 刘勇, 倪金霞, 等. 项针治疗中风后假性延髓麻痹的临床研究. 上海针灸杂志, 2009, 28 (1): 18-20

44. 孙介光, 孙雪然. 实用舌针学, 北京: 人民军医出版社, 2008

45. 李勇, 李滋平, 符文彬. 舌针疗法治疗中风后吞咽障碍的临床研究. 针灸临床杂志, 2005, 21: 7-8

第十一章 吞咽障碍的手术治疗

焦点问题

1. 与鼻饲相比,PEG 有何不同?
2. 气管切开后,应密切观察哪些内容?
3. 哪些手术后患者会出现误吸?
4. 星状神经节阻滞的应用与价值。
5. 肉毒毒素对流涎症有一定的治疗价值,如何才能达到精准定位注射的目的?
6. 食管替代手术的方式有哪些?
7. 环咽肌切断术的适应证,术后可能的并发症有哪些?

为了整复腭咽、声门或食管括约肌的解剖结构,或减少腔内、外障碍,从而改善吞咽功能,减少误吸,改善营养摄入不足的状况,对于这些结构性吞咽障碍,部分患者需手术治疗。放置肠管如胃造瘘术、空肠造瘘术或胃空肠造瘘术可改善难治性吞咽障碍患者和正在进行吞咽训练患者的饮水和营养摄入状况;咽喉功能严重障碍、长期患病无望恢复的患者,通常采用较彻底的手术方法,如气道食管分隔术,以保持营养和完全气道防护、避免误吸。

原则上,吞咽功能受损较轻或病程较短有望恢复的患者,首选方法简单、易于术后护理、尽量不损害其他生理功能或能通过再手术恢复功能的方法。

第一节 改善进食的手术

一、经皮内镜下胃造瘘术

经皮内镜下胃造瘘术(precutaneous endoscopic gastrostomy,PEG)是一种通过胃镜介导放置胃造瘘管进行肠内营养或胃肠减压且无需外科手术的内镜微创手术,首选于不能经口进食但需要长期供给营养的患者,已广泛应用于临床工作。目前最常用的方法是拉出法,被认为是比较安全和有效的方法。见图 11-1。

(一)适应证与禁忌证

1. 适应证 ①各种原因的经口进食困难造成的营养不良、但胃肠功能正常,需要长期营养支持的患者；②继发于良性或恶性疾病所致的慢性肠梗阻的胃肠减压。

具体疾病包括：①各种中枢神经系统疾病造成吞咽障碍；②头颈部肿瘤放疗期间或手术前后不能经口进食；③外伤或肿瘤造成进食困难；④食管穿孔、食管 - 气管瘘不能经口进食；⑤各种肌病所致吞咽困难；⑥完全不能进食的神经性厌食。

2. 禁忌证　①严重心肺疾患；②未改善的严重凝血功能障碍患者；③精神失常不能合作者；④食管、胃十二指肠穿孔；⑤急性重症咽喉部疾患，内镜不能插入者；⑥腐蚀性食管损伤的急性期；⑦肝脏肿大，覆盖胃腔

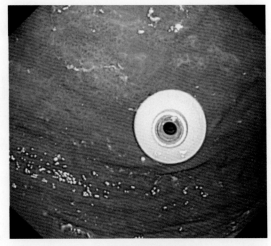

图 11-1　经皮内镜下胃造瘘术拉出法

前壁；⑧胃前壁大面积病变或穿刺部位有肿瘤者；⑨各种原因引起的食管贲门狭窄的患者如食管癌；⑩食管静脉曲张患者；⑪胃前壁与腹壁不能贴近者，如大量腹水；⑫估计短期内会死亡的危重患者。

（二）伦理学考虑

较多需要进行 PEG 的患者存在智能或语言障碍，沟通欠佳，因此通常是患者家属而非患者本人决定进行 PEG。术前需要与患者及其家属充分的沟通，签署知情同意书。

当患者需要长期的营养支持时，PEG 比全胃肠道外营养（TPN）更符合生理状态；比外科开腹的胃造瘘术更简单，具有技术要求低，创伤小，无需全麻，并发症少，拔管简单，术后恢复快等优点；比较经鼻胃管的营养支持，可明显减少胃食管反流和吸入性肺炎的发生，避免了胃管对鼻咽部的刺激，易于耐受，可保持患者的外表尊严和便于活动，便于护理，方便给药，可长期留置，不必经常更换。

（三）术前准备

1. 经皮经胃给予营养的患者要求肠道通畅。

2. 需排除咽部和食管狭窄、胃流出道梗阻。

3. 术前禁食 4 小时以上。

4. 凝血功能评估。

5. 必要时预防性使用抗生素。

（四）技术方法

1. 仰卧位。

2. 胃镜送入胃内，大量注气，胃膨胀后使得胃壁贴近腹壁。

3. 关灯，便于观察内镜通过腹壁的透光区。

4. 通过触诊胃和观察透光最强处，选择 PEG 的合适位置，标记于腹壁。最佳放置位置在脐上，紧靠中线，或中线偏右侧；其次是左上腹部。

5. 该区域应距离剑突或肋弓数厘米，以尽可能避免损伤血管、神经和肋骨。避开既往腹部手术部位，以避免损伤可能存在粘连的肠袢。

6. 一旦选择好 PEG 位点，消毒，铺无菌巾，局部麻醉，做一个约 1cm 皮肤切口。

7. 套管针插入胃内,拔出针芯,通过套管插入双股环状导线至胃腔。

8. 内镜操作者应用圈套器或异物钳抓住导线,连同胃镜一起撤出口腔外。

9. 导线从口腔拉出后,与 PEG 管前端环线连接、系紧。

10. 从腹壁牵拉导线使 PEG 管经口腔、食管进入胃腔,通过腹壁穿出,牵引 PEG 管使其末端的内缓冲垫紧贴胃前壁。

11. 体外裁剪掉 PEG 管的头端使其长度合适,然后放置外缓冲垫,防止 PEG 管向体内移位。

视频11-1

12. 再次插入胃镜检查,明确穿刺部位是否合适和出血情况,直视下观察 PEG 管内缓冲垫位置以调整外缓冲垫,切记内、外缓冲垫不能压迫胃壁、腹壁过紧,保证 PEG 管能够自由转动为宜,以免引起局部组织坏死等并发症。

ER-11-1　经皮内镜下胃造瘘术的规范化操作

13. PEG 管头端连接接头,以便进行胃肠营养。

上述操作过程详见本书所附视频录像。

（五）术后处理

1. 术后 PEG 管或瘘口出血较多,可缩短外、内缓冲垫之间的距离,达到压迫止血的目的。如仍有出血不止,请外科协助处理。但应避免压迫过度造成坏死性筋膜炎。

2. 外缓冲垫应距腹壁 1~2cm,其下垫薄层敷料,尽量避免伤口受压、感染和瘘管破坏。

3. 术后 1 周至少每日检查 PEG 瘘口一次,一般术后 2 周内造瘘口局部有炎症及少量清亮渗液,注意观察,排除有无合并感染、脓肿。

4. 无并发症者术后 3 小时后即可开始肠内营养。

5. 注食应先从少量约 50ml 开始,避免过多造成渗漏,影响瘘口愈合,或造成误吸。

6. 注食时或注食半小时内应保持患者头部抬高 30° 或半坐位,减少误吸可能性。

7. 约 2 周后局部完全愈合,可取掉敷料。

（六）并发症

PEG 作为一种有创操作,在操作中及操作后可能会出现并发症,术中使用的镇静药物本身就可能加重患者的病情,有 1%~2% 的患者死亡与操作相关。PEG 的主要轻微并发症约为 13%,严重约为 8%。常见的并发症包括:

1. 镇静剂过量。

2. 反复呼吸道吸入及肺部感染。

3. 胃肠道出血或腹腔内出血。

4. 瘘口周围局部感染及脓肿形成。

5. 结肠或小肠穿孔、瘘管形成。

6. 不慎 1 周内过早拔出 PEG 管致胃液外流至腹腔内,形成腹膜炎。

7. 固定器置入综合征,即 PEG 内缓冲垫长时间被过度牵拉,部分或全部被嵌入胃壁中。

8. PEG 移位伴胃出口梗阻。

9. 胃溃疡。

10. 一过性胃轻瘫或肠梗阻。

11. PEG 瘘管管道肿瘤种植。

二、经皮内镜下胃空肠吻合术

对于不能耐受胃内营养,出现恶心、呕吐、大量胃潴留或胃轻瘫的患者,将面临误吸及吸入性肺炎的风险。对于这部分患者,通过 PEG 管内放置空肠喂饲管的方法,称之为经皮内镜下胃空肠吻合术(percutaneous endoscopic gastrojejunostomy,PEGJ),达到了供给肠内营养和减轻胃潴留两全的目的。见图 11-2。

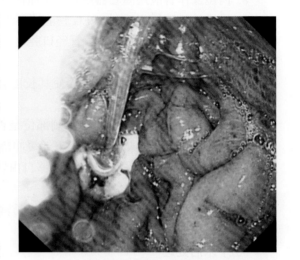

图 11-2 PEG 管内放置空肠喂饲管(PEGJ)

（一）适应证

1. 胃梗阻或无功能(糖尿病胃轻瘫)的患者。

2. 鼻胃管营养支持证明有误吸等高度风险的患者。

（二）禁忌证

同 PEG。

（三）术前准备

之前已行 PEG 的患者行 PEGJ,无需使用抗生素和纠正凝血障碍。

（四）技术方法

1. 患者仰卧位。

2. 按 PEG 步骤放置 PEG 管。

3. 截短 PEG 管体外部分至 10cm 左右,以便空肠喂饲管最大限度地进入小肠的远端。

4. 将 Y 形接头连接于 PEG 管尾端,将带有导丝的空肠喂饲管通过 Y 形接头插至胃腔。

5. 经过口腔插入胃镜至胃内,应用异物钳夹持空肠喂饲管的头端,随同胃镜一起,通过幽门将空肠喂饲管送入空肠,抽出导丝,松开异物钳,胃镜退至胃腔。

6. 体外固定空肠喂饲管于 PEG 管接头上,可以同时保持空肠喂饲营养和胃内减压的功能。

7. 胃镜吸尽胃腔液体和气体,退出胃镜。

8. 调整体外缓冲垫。

三、直接经皮内镜下空肠造瘘术

（一）适应证

1. 既往有胃切除或改道手术史、不适宜放置 PEG 的患者。

2. 胸腔胃需要肠内通路的患者。

（二）禁忌证

同 PEG。

（三）术前准备

同 PEG。

（四）手术方法

1. 患者仰卧位。

2. 应用胰高血糖素或 654-2 等药物控制肠道蠕动。

3. 插入结肠镜或小肠镜至 Treitz 韧带以下。

4. 如前述放置 PEG 术,在腹壁上选定透光区域,结合手指触摸确定穿刺点,标记。

5. 一旦选择好 DPEJ 位点,消毒,铺无菌巾,局部麻醉,做一个约 1cm 皮肤切口。

6. 套管针经腹壁插入至空肠。

7. 通过内镜孔道送入标准息肉切除圈套器,尽量牢固抓住套管针,使小肠贴近前腹壁。

8. 拔出套管针的针芯。

9. 通过套管针送入双股环状导丝,圈套器抓住导丝。

10. 导丝被圈套器固定后,拔出内镜和导丝,导丝的一端置于口腔外。

11. 类似于标准牵拉式 PEG 方式,DPEJ 管与导丝连接,牵拉通过腹壁。

12. 调整内缓冲垫和外缓冲垫的位置后固定 DPEJ 管。

（郑丰平）

第二节 改善气道防护的手术

正常吞咽功能的维持有赖于咽及喉 - 舌骨复合体（laryngeal glossal complex）的共同协调作用。在吞咽的过程中,喉的保护作用表现在吞咽的咽期:①喉体上提接近舌根,会厌软骨向后下反转覆盖喉入口;②双侧杓状软骨向中线靠拢并紧贴会厌软骨根部封闭喉的入口;③双侧声带内收使声门紧闭。喉对吞咽保护的这三重机制有赖于甲状软骨、环状软骨、舌骨、及其周围附属肌肉所组成的所谓喉 - 舌骨复合体的协调完整。

一、改善声门关闭的手术

喉是功能高度分化的器官,声带的位置和声门关闭的调节在吞咽功能扮演着重要角色。当神经肌肉功能出现紊乱或局部病变或手术损伤喉运动神经时,可出现不同程度的误吸。

（一）适应证

声门闭合不全患者,如单侧声带麻痹和（或）不全麻痹、声带萎缩、肌肉张力异常或声带瘢痕及声带沟等,可通过增加声带体积或声带内移矫治声门闭合不全。

（二）手术方法

常用方法有声带注射填充喉成形术（injection augmentation laryngoplasty）、甲状软骨成形声带内移术、杓状软骨内收术（arytenoid adduction）。它们各有其优缺点,适用范围也有所不同。

1. 声带注射填充喉成形术　声带注射填充喉成形术是指根据声带不同性质的缺陷,将自体或异体物质注射或填充至声带不同层次或间隙内,使声带游离缘内移、声带体积及质量增加,从而改善声门的闭合情况,恢复吞咽功能。

（1）注射材料:早期曾采用特氟隆、明胶海绵等作为填充物,但由于局部炎症反应重及在体内容易吸收降解等原因,已基本弃用。目前多选用自体组织,如脂肪、筋膜等。

（2）手术方法

1）自体脂肪注射填充术：首先于患者腹部脐下小切口取脂肪，生理盐水冲洗干净后，放入 Brünings 高压注射器中备用。

电视支撑喉镜下，于声带上表面与喉室交界处黏膜进针，用 Brünings 高压注射器将脂肪注入声门旁间隙，注射深度约 4~5mm，至患侧声带充分内移。

2）自体筋膜移植填充术：在全麻显微支撑喉镜下，用喉显微器械切开患侧声带黏膜，在黏膜下充分游离松解。取患者自体颞肌筋膜。根据声带黏膜下囊带大小将筋膜剪成适当大小。将修剪好的筋膜填于声带游离好的黏膜下囊带内，然后将声带切口缝合。

视频11-2

ER-11-2 甲状软骨成形 + 声带内移手术的规范化操作

2. 甲状软骨成形声带内移术 即喉成形声带接近手术，用于矫正各种原因引起的声带闭合不良，且保守治疗无效者。即在麻痹侧声带的甲状软骨板上开窗，将移植物置入甲状软骨窗孔与声带之间，使术侧声带向内移位。

（1）植入材料：早期最常应用的自体软骨等材料常因植入后出现植入软骨的吸收而影响远期疗效。后逐渐被硅胶片（块）、Gore-Tex、羟磷灰石及钛金属等组织相容性好，不易吸收的异体植入物取代。

（2）手术方法：手术在局麻下进行，以便术中精确调节植入物位置，达到患侧声带内移适当。颈前切开皮肤皮下组织，分离暴露甲状软骨，在患侧甲状软骨板声带游离缘投影位置开骨窗，窗高约 4~6mm，宽约 8~14mm。将植入材料嵌入骨窗，并根据患者发音质量调节植入深度，固定。

视频11-3

ER-11-3 甲状软骨成形 + 声带内移手术前喉镜观察所见

3. 杓状软骨内收术 通过缝合杓状软骨肌突，模拟环杓侧肌的牵拉作用，使杓状软骨向内倾斜翻转，从而内收声襞，缩小声门后区裂隙。适用于声门后区关闭不良者。

手术方法：①杓状软骨旋转（牵拉）法：经杓状软骨肌突或肌肉缝合固定杓状软骨。②杓状软骨内收固定法：将整个杓状软骨缝合于环状软骨板上进行固定。此外，杓状软骨内收术不能矫正声带膜部区域的闭合不良，通常需与甲状软骨成形声带内移手术联合进行。

视频11-4

ER-11-4 甲状软骨成形 + 声带内移手术后喉镜观察所见

二、喉部分切除后喉功能不全致吞咽功能障碍的修复手术

喉癌下咽癌是头颈部最常见的恶性肿瘤之一。各种喉部分切除手术是彻底切除肿瘤同时重建恢复喉功能的重要手段。但手术造成不同程度的喉组织缺损及喉的感觉、运动神经损伤，使得喉对气道的防护功能减弱，可出现吞咽呛咳、误吸等吞咽功能障碍，严重时可引起吸入性肺炎甚至无法进口进食。对于存在严重吞咽困难，保守治疗不能缓解者，可通过一期或再次手术进行矫治。

1. 声门区软骨植入术

（1）适应证：喉垂直半喉切除或喉声门上水平半喉切除术后吞咽误吸严重，经吞咽训练不能缓解,无法经口进食的患者。

(2)手术方法:全麻手术,先行气管切开。颈前切口,于健侧甲状软骨板上缘切口软骨膜,并向下分离至声带上平面,平声带上缘稍上横行切取甲状软骨板备用。

自喉前中线切开甲状软骨板,进入喉腔。以刀及小剥离子于患侧声带水平的甲状软骨板内侧软骨膜下制作一高约 8mm 的腔隙至环状软骨板后中线处。将备用软骨剪成适当大小,植入腔隙内,其后端抵达环状软骨后中线处,使重建之患侧声带宽度满意为止。缝合关闭喉腔。

(3)术后处理:术后 7~8 天,喉及下咽黏膜消肿后,拔出气管套管。气管切开伤口愈合及误吸轻微时,开始进行吞咽功能训练。

2. 声门区肌瓣移植术

(1)适应证:喉垂直半喉切除或喉声门上水平半喉切除术后吞咽误吸严重,经吞咽训练不能缓解,无法经口进食的患者。

(2)手术方法:全麻手术,先行气管切开。颈前切口,于患侧胸骨舌骨肌切制一适当大小,蒂在下的肌瓣。于患侧正常声带水平之上,自前向后切开黏膜及软骨膜至环状软骨板后中线处,软骨膜下分离。将肌瓣转入切开的声带平面创面内,缝合固定。以同侧梨状隐窝黏膜缝合覆盖。关闭术腔。

(3)术后处理:同声门区软骨植入术

3. 环咽肌切开术

(1)适应证:①延髓型脊髓灰质炎引起的严重下咽困难;②运动神经源性疾病、进行性吞咽困难,而舌的运动和呼吸功能正常者;③迷走神经高位病变致环咽肌失弛;④声门上癌扩大切除,舌根癌切除或口咽广泛切除时,切开环咽肌可防止误吸发生。

(2)手术方法:手术在全麻下进行。平环状软骨水平,颈中线至一侧胸锁乳突肌后缘沿皮纹水平切口,逐层分离暴露并牵拉甲状软骨后缘,使喉翻转向前,显露咽及食管壁后面。显微镜下显露环咽肌的横纤维。尽量靠中线切开环咽肌 4~5cm,切口向上切入咽下缩肌纤维,向下切入食管上端肌纤维,切入深度至看清黏膜为止。仔细检查,避免黏膜损伤。仔细止血,术腔置负压引流管,逐层缝合伤口。

(3)术后处理:术后术腔负压引流 2 天左右拔出。经胃管鼻饲饮食 5~7 天,逐渐改半流质饮食及正常饮食。

4. 喉悬吊、口底重建及会厌成形术　吞咽动作由复杂的神经、肌肉协同动作完成。吞咽时,下颌舌骨肌收缩,口底抬高,喉向前上方移位,舌根向后推送食团至咽后壁,引起喉口反射性关闭,随之咽缩肌收缩及食管上口开放,食物进入食管,完成吞咽。其中,喉上移在关闭喉口及开放食管口防止误吸中起着重要作用。

(1)适应证:①口底肿瘤广泛切除口底肌肉,下颌骨保留着;②声门上癌切除了喉口括约肌影响声门闭合、损伤喉感觉神经或喉下垂者。

(2)禁忌证:口咽区恶性肿瘤广泛切除,包括全舌、半下颌骨或咽壁的大部分者;不能行声门上喉部分切除术者。

(3)手术方式:根据口底、咽、喉术后不同的缺损情况,采用不同的方式进行喉悬吊上提。①喉次全切除者,将环状软骨牵拉上提与舌骨会厌根部缝合固定,使喉口上提,舌根部接近环状软骨。吞咽时舌根覆盖喉口,起到防止误吸作用。②口底前部肌肉及舌骨切除者或声门上扩大切除者,在甲状软骨上缘下 1cm 处及下颌骨下缘分别打孔,用 3-0 vicryl 缝线先穿甲状软骨孔,再传入下颌骨孔后,适度拉紧结扎,将喉体上移约 1.5~3cm,使其向前上移位固定。③全舌或广泛口咽切除者,喉直接暴露于下咽的食团中,失去了吞咽保护功能,可出现严重误吸。通过手术将会厌卷曲缝合成倒置的漏斗形,尖端保留小孔。既防止了误吸,又可保留发音功能。

(叶进)

第三节 口腔颌面赝复与手术修复重建

口腔颌面赝复(oral and maxillofacial rehabilitation)与手术修复重建(surgical reconstruction)是一门为部分或完全丧失口腔颌面结构,运用非手术与手术的方法,提供合适替代与功能重建治疗的科学。很早就有人提倡在下颌骨、舌骨或腭骨的局部手术或广泛手术后,采用赝复体处理改善说话能力。各类型的颌面赝复装置还可增强咀嚼、食团形成和控制,缩短舌 - 腭的距离,增加食团推进压力来改善吞咽的口腔准备期和口腔推送期。

一、口腔颌面部常见疾病

引起吞咽障碍的口腔颌面部疾病包括口腔颌面部肿瘤、炎症、外伤和先天性或后天性缺损等。

(一)口腔颌面部肿瘤

口腔颌面部肿瘤包括良性肿瘤、瘤样病变及恶性肿瘤。良性肿瘤及瘤样病变可因肿物巨大、阻碍与吞咽相关的组织器官(如舌、口底、软腭及颞下颌关节等)的运动;颌面部巨大脉管畸形及发生于口底的巨大舌下腺囊肿、皮样或表皮样囊肿。恶性肿瘤除肿物阻碍吞咽运动外,也可因肿瘤侵犯吞咽相关组织器官,或剧烈痛而导致吞咽障碍,如图 11-3 所示。

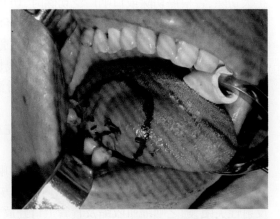

图 11-3 右舌鳞状细胞癌

(二)口腔炎症

常见的有口腔炎、口腔溃疡、口底蜂窝织炎等。患者多因疼痛惧怕进食,炎症消退后吞咽功能可完全恢复,这类疾病不需要手术。

(三)口腔外伤

常见的有外伤后疼痛、颌骨或牙槽骨骨折、错𬌗畸形、牙列缺损等。外伤引起的疼痛可采用药物治疗,后者因发生口腔颌面部解剖结构的变化,需要通过骨折复位、固定、正畸、缺牙修复等手术治疗。此外,支撑喉镜手术时间过长或支撑力度过大,压迫舌体,舌神经供血受阻,可造成单侧舌下神经暂时性或永久性损伤,出现轻度吞咽障碍。

（四）腭裂

腭裂（cleft palate）属口腔先天性畸形缺损之一，可单独发生也可与唇裂同时并发。腭裂不仅有软组织畸形，更主要的是骨组织畸形。

1. 临床表现　腭裂主要表现为硬腭前后向的纵形裂开，口与鼻腔相通，如图 11-4 所示，患者发音不清、饮食障碍、吸吮等生理功能障碍比单纯性唇裂更为严重。

2. 发病因素　主要是遗传因素和环境因素两方面。

3. 分类　腭裂的分类一般根据部位和程度可分为"软腭裂、不完全性腭裂、单侧完全性腭裂、双侧完全性腭裂"四类。

4. 治疗　腭裂的治疗方法需要综合序列治疗，除外科手术修复以外，还需要进行正畸治疗、缺牙修复、言语心理治疗等，详见后述。

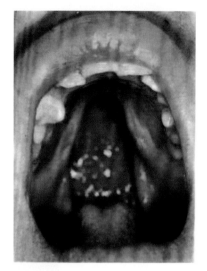

图 11-4　Ⅱ度腭裂

二、口腔颌面赝复治疗

（一）义齿修复

义齿可以仅由义齿组成，也可由牙齿和软腭成形器组合而成。

1. 分类　义齿分为固定式和活动式（可摘戴）两种。尽管前者价格极其昂贵，但它比活动式义齿能提供更好的稳固性和功能恢复。活动式义齿由于口腔软硬组织的改建或义齿损坏会逐渐变得不贴合。

2. 作用　众所周知，食物必须经口腔准备期的牙齿磨碎加工后才能咽下去。牙列完整的重要性对于进食液体、固体或不同黏稠度食物之间是有区别的。尽管很多患者在牙列缺损的情况下也能进食液体或半固体食物，但合适的义齿可以使患者更安全的吞咽，从而能够缩短用餐时间或增加食物稠度的种类。近期研究显示一副合适的义齿能够帮助调整食物稠度、加快进食速度、有助于提高吞咽时舌的活动效率。即使是在口腔肌肉无力或因口腔癌切除术致部分肌肉缺失的情况下，一副完整的上下颌牙列都能改善食物咀嚼的效力。除改善咀嚼和延长义齿使用时间，种植体支持式的义齿（implant supported denture）能增加软组织的丰满度，改善患者的外观。

（二）硬腭赝复体

硬腭赝复体（hard palate prosthesis）是由口腔颌面外科医师、颌面修复医师以及语言治疗师的协作设计而成，以最大限度提高言语能力、改善吞咽口腔准备期和口腔期。图 11-5 所展示的是硬腭赝复体及患者修复前后照。

1. 修复方法

（1）术前设计及准备：上颌骨切除术前，口腔颌面外科医师和颌面修复医师共同会诊制定手术方案。方案确定后，颌面修复医生为患者制取印模，并按手术方案在模型上修去相应的部分。在此模型上为患者制作预成的腭护板（immediate surgical obturator），可利用余留牙齿、牙槽嵴形态或螺钉进行固位。

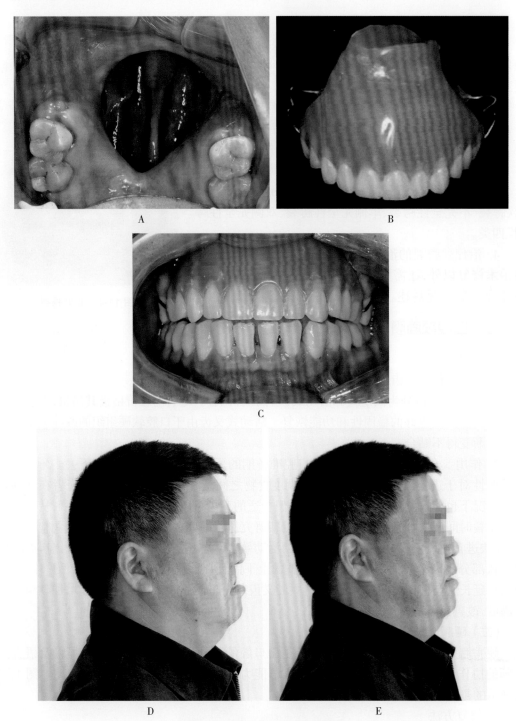

图 11-5 硬腭缺损赝复体修复

A. 上颌口内照；B. 阻塞器正面照；C. 戴阻塞器后正面照；

D. 修复前肖像（侧面照）；E. 修复后肖像（侧面照）

（2）术中腭护板的应用：术中切除部分上颌骨并完成止血和皮片移植后，即可行局部的敷料加压包扎，此时即需要给患者佩戴腭护板。它可起到固定加压敷料、压迫止血的作用。

术后也可起到封闭口腔、改善吞咽和进食,减轻患者心理负担的作用。

（3）术后暂时阻塞器的佩戴:上颌骨切除术后 7~10 天,取下腭护板,清理创面,而后将腭护板改制成贴合在组织缺损的暂时性阻塞器(interim obturator)。通常通过自凝型树脂在口内直接成形,使阻塞器可以贴合缺损区组织,保持口鼻封闭和缺损腔的范围,利于患者后期康复和语音治疗。暂时性阻塞器通常戴用 2~3 个月。因为术后 2~5 周是软组织挛缩最严重的时期,患者可能需要多次复诊调改阻塞器,以适应改建中的软硬组织。

（4）正式赝复体的佩戴:手术后 2~3 个月,缺损区的创面已基本愈合、软硬组织改建基本完成,周围形态趋于稳定,此时即可为患者制作正式的赝复体(definitive obturator prosthesis)。应用赝复体可恢复患者丧失的语言、咀嚼、吞咽等功能,恢复患者的面容。固位性和稳定性是成功安装赝复体的重要因素。为了增加固位性,可做一些赝复体的改进,如阻塞器中空或无顶,或分成两部分以磁铁相连、牙槽切除术后可在残留牙嵴上植骨。

2. 作用 硬腭赝复体通过减小口腔体积补足腭弓,舌活动正常的情况下它能帮助将食团传送至口腔后部,能增加舌-腭接触压力以推动食物进入咽腔。此外,硬腭赝复体恢复了口鼻分隔,方便经口进食,并提高了语言的可理解性。口鼻分隔的恢复降低了受残余食物颗粒感染的可能性,通过将口鼻腔分隔开来帮助防止食物残留在缺口内,可减少因残余食物颗粒引起的创口感染。另外,因其贯穿于治疗过程中,硬腭赝复体修复治疗还能改善患者的心理状态。

（三）软腭赝复体

1. 分类及适应证 咽缺陷可根据其生理性及结构完整程度分成两类,包括腭不足和腭无力。

第一类,腭不足,是指腭结构不完整,即影响腭咽闭合的软腭长度不足,而其他组织的动度正常,先天及后天性的软腭缺损属此分类。先天性软腭缺损最常见的为先天腭裂,多数患者可通过外科手术进行修复,但手术治疗后遗留的缺损仍需采用人工赝复体即阻塞器修复才能达到较好的腭咽闭合。后天性的软腭缺损大多数为肿瘤切除引起,可分为硬软腭联合缺损、全软腭缺损和部分软腭缺损三大类。由于该类患者组织缺损量一般较大,且为便于观察肿瘤是否有复发,一般不采用外科手术的方法来重建修复,而多数采用软腭阻塞器进行修复,如图 11-6 所示。

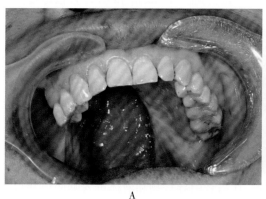
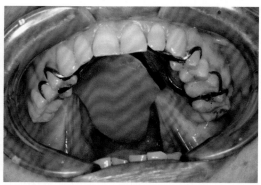

图 11-6 软硬腭联合缺损赝复体修复
A. 缺损修复前;B. 缺损修复后

第二类,腭无力,是指腭咽结构正常,但不能进行正常的腭咽闭合,由延髓性灰白髓炎、重症肌无力及脑血管病等造成神经性疾病引起的腭咽功能不全属此类。该类患者由于软腭的运动功能障碍,无法达到正常的腭咽闭合,需要制作软腭抬高器来辅助软腭上举。

2. 作用　腭缺损的形式有多种,因此软腭阻塞器的形式也有所不同,但其修复的目的却完全一样,即模拟缺损软腭功能状态下向后上收缩的形态,与残留软腭组织、咽后壁及咽侧壁组织共同形成腭咽闭合,封闭口咽腔与鼻咽腔的交通,使食团在吞咽过程中在舌体的压迫下被顺利地向后下方送入咽腔,保证吞咽活动的正常进行。如口咽腔与鼻咽腔的封闭不严,食团则会在舌体的压迫下向上进入鼻咽腔引起食物倒流,还可能造成咽喉部肌肉群功能失调,使部分食物进入喉口引起呛咳。软腭阻塞器修复的另一个目的是使患者具有可以理解的语言能力。语言分为呼吸、发声、共鸣、构音、神经支配、听力和辨音能力七个要素,其中共鸣和构音最易受腭颜面缺损的影响,用阻塞器修复有效改善这两方面的功能障碍,提高语音清晰度及语言的可理解性。

软腭抬高器的作用是把软腭向后向上挤压到正常功能状态下软腭上举的位置,通过咽腔壁的肌肉向前向内运动与抬高的软腭形成腭咽闭合,辅助吞咽,改善发音,且在一定程度上刺激软腭及咽腔壁,使其活动程度逐渐增加。

（四）舌赝复体

1. 存在的问题　部分或完全的舌切除术（glossectomy）会引起显著的言语和吞咽问题。舌全切除后会导致食团控制差、口腔和咽腔不能分隔开来,以及吞咽前误吸的问题;此外,还可形成一个大的唾液池,积聚唾液和其他液体及食物颗粒,最终导致误吸的发生。

2. 方法　一般建议佩戴两种舌赝复体（tongue prosthesis）,一种用于说话,一种用于吞咽。用于说话的舌赝复体可以前后抬升,前抬可用于发前齿音 /t/、/d/ 等,后抬用于发后齿音 /k/、/g/。吞咽用赝复体后部有一倾斜的槽状基底,有助于将食团推入咽。重建及最后的调适过程都需要语言治疗师的帮助。两用的舌赝复体可用于口部活动较多的患者。

舌部分切除术中,若切除了 50% 以上的舌体,修复重建过程应包括硬腭支持式赝复体及下颌骨支持式赝复体。这种支持式赝复体的功能主要是为了填充舌移除后留下的空腔。选择硬腭或下颌骨支持式赝复体取决于切除的大小、部位及患者的接受程度。

3. 作用　安装一副恰到好处的舌赝复体能够减小口腔空间,从而减少残留分泌物发生误吸的可能性,并能恢复舌根 - 软腭接触部位的括约肌功能。Leonard 和 Gills 曾报道过使用舌赝复体后食团控制改善的结局。

4. 代偿性训练

（1）目标:全舌切除术后康复的主要目标包括:①减小口腔容积,减少唾液潴留及改善发音;②在说话和吞咽过程中创造一个与周围组织相接触的面;③如果没有使用皮瓣覆盖,赝复体可起到保护黏膜的作用;④在赝复体的帮助下将食团推入咽;⑤改善外观及增加社会心理适应性。

（2）方法

1）全舌切除术后语言治疗师最初可能要用一个注射器将食物放入舌后部（填喂法）,或者让患者坐在镜子面前吃,自己掌握食团的放置,让患者引导食物和液体进入咽腔以获得最大益处。

2）舌部分切除后吞咽障碍的治疗措施主要包括:①如果舌前后活动受损,将头向后倾斜,以增加口腔运送速度;②头侧偏到至少能够控制食团运动的位置;③热刺激增加前咽峡膈(anterior faucial pillar)的感觉有助于诱发喉吞咽;④带明确放置目标的舌腭接触训练能增强舌前部活动,也可增加舌前部的活动范围;⑤湿纱布或香口胶咀嚼训练以锻炼食团控制力;⑥发音练习,如 /d/、/t/、/g/、/k/,以改善残存组织的活动范围。

舌切除的患者需要治疗组众多成员的合作,包括那些能够设计辅助吞咽口腔准备期和口腔推送期进食装置的人员。

三、手术修复重建

除上述用非手术治疗修复口腔颌面部缺损、改善吞咽及发音外,在不同部位采用不同手术方式修复缺损,进行功能重建,也是重要的治疗手段之一。常用的组织修复材料来源于患者自身的皮肤、筋膜、肌肉和骨骼。

1. 游离皮片移植　游离皮片移植(free skin graft)可按皮肤厚度分为变成皮片、中厚皮片和全厚皮片。其中,中厚皮片较为常用。采用一个中厚的移植皮片口底重建,可以最大限度地保留舌的运动。方法为将一个大约 0.5mm 中厚移植皮片缝合到口底的缺损处,再将一个碘仿纱条制成的垫枕用捆扎缝合的方式缝合到移植物上,以减少死腔、增大毛细血管与皮片的接触面积。大多数用中厚皮片移植重建的患者需术后早期行气管切开,以保证气道通畅。

2. 带蒂皮瓣　带蒂皮瓣(pedicle flap transfer)是指用于修复重建的皮瓣具有与机体相连的蒂。舌瓣或皮颈阔肌肌瓣可用来重建口底。尽管舌瓣比较硬且可靠,但是对于患者来说,在术后的吞咽康复过程中,舌不能活动是一个很难克服的问题。颈阔肌肌皮瓣,无论有无中厚移植皮片,都有助于口底的重建,特别是对于接受放疗患者用皮片修复可能会出现骨面暴露的问题。近年来,我们利用同侧或对侧鼻唇沟皮瓣修复口底、舌缺损,获得良好的修复效果,如图 11-7 所示。其他带蒂皮瓣,如胸大肌肌皮瓣,通常对于这个部位而言过于庞大,但作为修复舌缺损的材料,则可收到良好的效果。例如某患者,男性,40 岁,全舌癌 T4N1M0期。在全麻下行舌癌根治手术 + 左侧根治性颈淋巴清扫 + 右侧功能性颈淋巴清扫 + 左侧胸大肌皮瓣转移修复舌缺损术,术后伤口一期愈合,皮瓣成活,术后 3 个月复查时,修复的舌功能良好,见图 11-8。

3. 血管化游离组织瓣移植　血管化游离组织瓣(vascularized free flap)是指组织瓣需要经过血管吻合,通过恢复血液循环的供给为组织瓣提供足够的血供和营养。可分为软组织瓣、骨组织瓣或复合组织瓣。

对于血管化游离软组织瓣,在口底再造术中,最常用的血管化游离皮瓣是前臂桡侧皮瓣,因为它比较薄,且柔韧性好。有时可通过前臂桡侧皮瓣与舌神经吻合,使患者的重建部位有感觉功能。此外,血管化的皮瓣能用于修复软腭较大的缺损。

腓骨、髂骨或肩胛骨的骨肌皮瓣均可用于修复大的骨性缺损。例如,下颌骨的中间缺损必须要修复以防止剩余颌骨翻转、形成畸形。如果不修复中线的缺损部分,患者将会丧失正确的咀嚼能力、口腔的括约控制作用、喉上抬和舌的驱动力。下颌骨重建必须要考虑复合型的骨肌皮瓣,以修复骨和软组织的缺损。用血管化的骨肌皮瓣重建这个区域比用金属板有更好的修饰作用和功能。

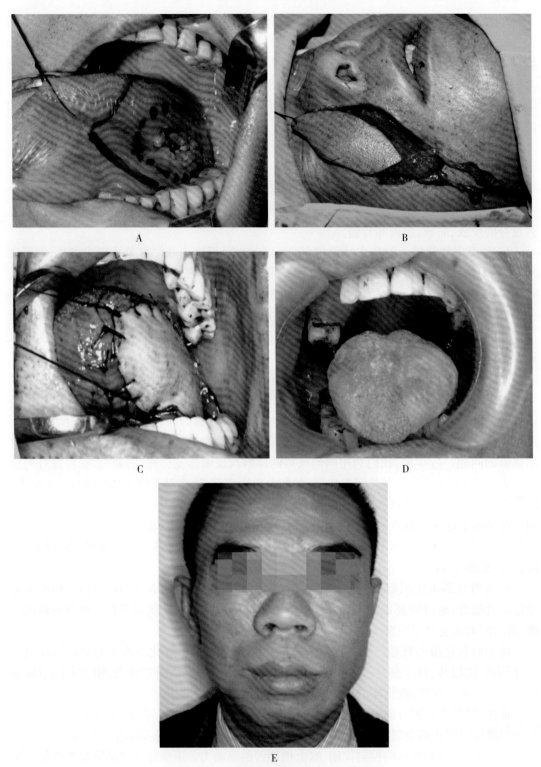

图 11-7　左舌缺损右鼻唇沟瓣转移修复术

A. 左舌鳞状细胞癌；B. 右鼻唇沟瓣；C. 术后口内照；D. 术后 6 个月口内照；E. 术后 6 个月正面照

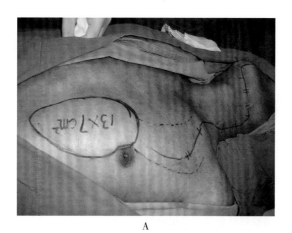

A

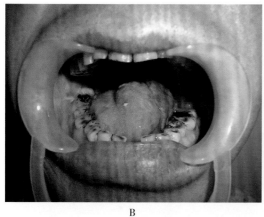

B

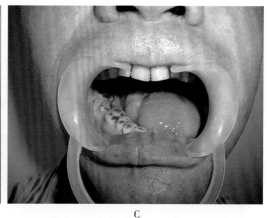

C

图 11-8　胸大肌肌皮瓣转移修复舌缺损术

A. 胸大肌皮瓣；B. 术前；C. 术后 3 个月

　　腓骨是首选的下颌骨中间缺损的重建材料。可以获得足够的长度，同时也可以通过折叠获得足够的高度利于后期种植牙或其他义齿修复，如图 11-9 所示。另外，肩胛骨的皮瓣也可以运用于骨组织重建，但需要患者重新摆体位，且因不能同时行肿瘤切除和获取皮瓣而延长了手术时间。

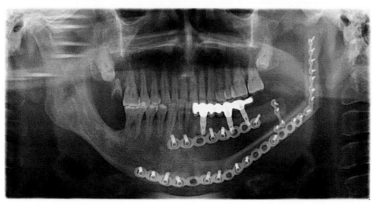

A

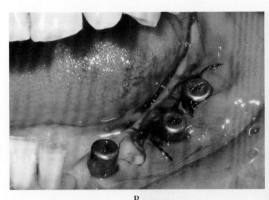
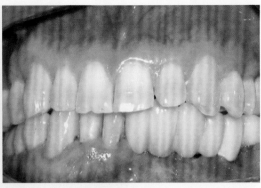

图 11-9 左下颌骨缺损腓骨瓣血管化游离移植修复术（双折叠）+同期种植体植入术
A. 术后全景片；B. 术后口内种植钉照；C. 术后口内修复体照

通过计算机辅助外科技术、3D 打印及快速成形技术，在行颌骨重建的同时，可将种植体按术前设计植入于骨组织内，为早期恢复牙列及咬合功能提供位点支持，如图 11-10 所示。虽然运用血管化组织瓣来修复重建需要更长的手术时间及费用，且需要外科医生具备良好的显微外科技术，但这种方法可以早期、更大程度上改善这些患者的康复进展。

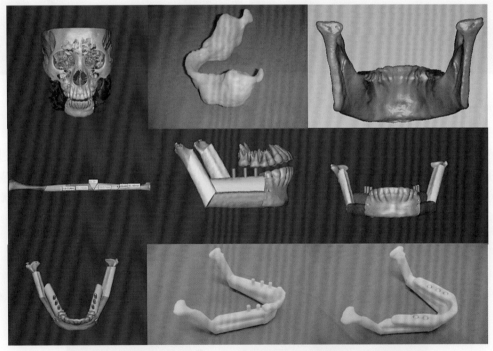

图 11-10 计算机辅助外科技术设计及制作技术下双侧下颌骨缺损腓骨瓣
血管化游离移植修复术+同期种植体植入术

不管采取何种再造方法，都要考虑到患者术后恢复期瘢痕挛缩的问题。如果忽略了瘢痕可能引起术后舌固定的因素，那么原本能早期自由活动的舌可能会活动受限。同时，为了让手术修复成功，更好地发挥口腔咀嚼、吞咽等功能，术后的康复功能训练至关重要，详见第九章第一节相关内容。

（廖贵清）

第四节　气管切开与拔管

一、气管切开术

（一）适应证

1. 喉阻塞　任何原因引起的 3~4 度喉阻塞,如喉狭窄或肿瘤,双侧声带麻痹或水肿等,尤其是病因不能很快解除时,应及时行气管切开(tracheotomy)。

2. 下呼吸道阻塞　如昏迷、颅脑病变、神经麻痹、呼吸道烧伤等引起喉肌麻痹,咳嗽反射消失,下呼吸道分泌物潴留,或呕吐物进入气管不能咳出,可作气管切开术,术后通过气管套管便于吸除分泌物,减少呼吸道死腔,改善肺部气体交换。

3. 严重颈部、胸部外伤。

（二）手术方法

1. 体位　一般取仰卧位,肩下垫一小枕,头后仰,使气管接近皮肤,暴露明显,以利于手术。助手坐于头侧,以固定头部,保持正中位。常规消毒,铺无菌巾。

2. 麻醉　采用局麻。沿颈前正中上自甲状软骨下缘下至胸骨上窝区域进行浸润麻醉。对于昏迷、危重或窒息患者,若患者已无知觉也可不予麻醉。

3. 切口　多采用直切口,自环状软骨下缘至接近胸骨上窝处,沿颈前正中线切开皮肤和皮下组织,见图 11-11。

4. 分离气管前组织　用血管钳沿中线分离胸骨舌骨肌及胸骨甲状肌,暴露甲状腺峡部,若峡部过宽,可在其下缘稍加分离,用小钩将峡部向上牵引,必要时也可将峡部夹持切断缝扎,以便暴露气管。分离过程中,两个拉钩用力应均匀,使手术视野始终保持在中线,并经常用手指探查环状软骨及气管,是否保持在正中位置。

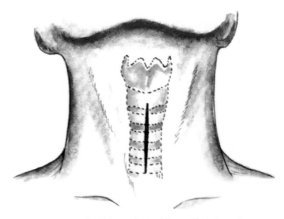

图 11-11　气管切开术皮肤切口的位置示意图

5. 切开气管　确定气管后,一般于第 2~4 气管环处,用尖刀片自下向上挑开 2 个气管环,见图 11-12,切开 4~5 气管环者为低位气管切开术。刀尖勿插入过深,以免刺伤气管后壁和食管前壁,引起气管食管瘘。有人主张在气管前壁上切除部分软骨环,以防切口过小,放管时将气管壁压进气管内,造成气管狭窄。

6. 插入气管套管　以弯钳或气管切口扩张器,撑开气管切口,插入大小适合,带有管芯的气管套管,插入外管后,立即取出管芯,放入内管,吸净分泌物,并检查有无出血(图 11-13)。

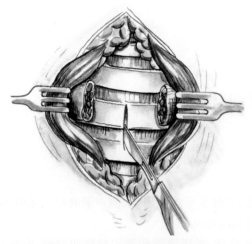

图 11-12　切开气管环的位置示意图

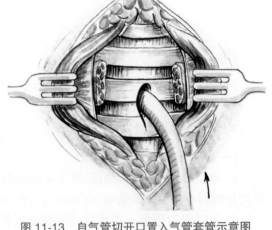

图 11-13　自气管切开口置入气管套管示意图

7. 创口处理　气管套管上的带子系于颈部,打成死结以牢固固定。气管套管以上的伤口,可以缝合,但不必缝合切口的下部,以防气肿(图 11-14)。最后用一块开口纱布垫于伤口与套管之间。

(三) 注意事项

1. 手术时,患者头部位置要保持正中后仰位。保持切口在颈中线进行。不能向两旁解剖。术中随时探摸气管位置,指导分离的方向和深度。

2. 气管前筋膜不宜分离,可与气管前壁同时切开。气管侧壁不要分离,否则易伤及胸膜顶或纵隔,也能致气管切口偏向一侧,造成拔管困难。

3. 气管切开位置宜在第 3~4 两个软骨环　如太高,易伤及第 1 软骨环及环状软骨,会引起永久性喉狭窄;如太低,易使套管脱出或顶住隆凸,致黏膜损伤出血,或造成纵隔气肿,甚至伤及胸内大血管。小儿右侧胸膜顶较高,注意防止损伤。

4. 术中止血要完全,皮肤不能缝合过紧,以防止发生血肿或气肿。

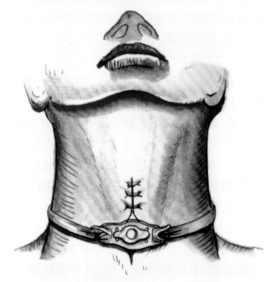

图 11-14　固定套管,缝合切口上段的皮肤,下段皮肤不予缝合,以防气肿形成

视频11-5

ER-11-5　穿刺引导简易气管切开术

5. 防止套管脱出,保持呼吸道湿润通畅。

6. 密切观察有无出血、皮下气肿、气胸、感染等并发症的发生。

7. 病情平稳后,可酌情试堵管,拔管前视患者情况可行半堵管或全堵管,观察 24~48 小时后,如无呼吸困难,可拔除气管套管。如用带气囊的气管套管,应先排空气囊,再堵塞套管。

8. 对长期依赖气管套管,不能拔除套管者,为改善吞咽、语言交流能力,可佩戴说话瓣膜,详见第九章第三节有关内容。

二、纽扣状气管套管的应用

(一)纽扣状气管套管的特点

1. 纽扣状气管套管采用硅胶材料,对气管切开处及气管黏膜的刺激非常小(图 11-15)。

2. 气管套管在气管内贴气管壁、不深入气管内部,气管内的异物感较普通气管套管轻。

3. 佩戴后对颈部的活动影响小。

4. 轻便、小巧,且透明隐秘性高,特别适合长期置管不能拔出的患者。

5. 外口采用通用的接口设计,可连接说话瓣膜训练呼吸和发声(图 11-15)。

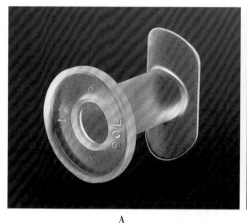
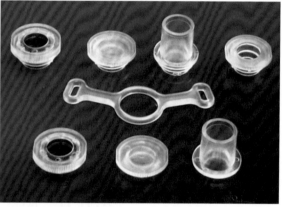

A　　　　　　　　　　　　　　　　　　B

图 11-15　纽扣状气管套管
A. 套管;B. 组件

(二)适应证与禁忌证

1. 长期需要留置气管套管的患者。

2. 用于拔管前的呼吸和发声训练。

3. 由于纽扣状气管套管没有气囊,误吸较重的不适合采用该气管套管。

三、拔管程序

(一)拔管前的评估

1. 上气道的评估　上气道评估主要是评估上气道的通畅性,可采用纤维喉镜和颈部 CT 实现。纤维喉镜可见声带的活动是否良好、有无双侧声带的麻痹等。颈部 CT 可从多个切面观察气道的通畅情况。

2. 肺功能评估　对于气管切开患者传统的肺功能评定仪器较难实施,对于肺功能的评估主要集中在咳嗽能力、呼吸肌的力量、胸廓的活动度、呼吸的节律,实验室的相关指标,如血气分析等方面。

3. 肺部感染情况的评估　观察患者的咳痰情况,听诊器听诊双肺的呼吸音是否清楚、有无啰音。可采用 X 线、CT、纤维支气管镜评定患者肺部感染的情况。还有微生物检测、痰培养药敏试验等。

4. 吞咽功能的评估　气管切开患者多伴有吞咽问题,需进行吞咽评估(详见第九章第三节相关内容)。

5. 一般状况的评估　患者的营养状况、体力、耐力等。

（二）康复治疗

1. 保持气道的通畅　关键是稀释痰、减少痰的分泌、促使痰能顺利的排出。可使用化痰药物,采用体位排痰配合震动排痰。近年来逐步用于临床的高通量加温加湿仪在稀释痰液促使纤毛的摆动方面效果得到肯定,详见第十三章第二节有关内容。此外直接的纤维支气管镜吸痰效果也良好。

2. 控制肺部感染　上面提到的保持气道通畅也是处理肺部感染的重要部分,根据药敏结果使用合理的抗生素是控制肺部感染的重要手段,必要时请呼吸科协助诊治。

3. 肺功能康复　肺康复着重在咳嗽能力的重建及强化、呼吸肌的放松与强化训练、胸廓的活动度的维持等,详见第九章第四节相关内容。

4. 吞咽功能的训练　详见相关章节。

5. 说话瓣膜的应用　研究表明说话瓣膜在恢复声门下压力,改善吞咽及误吸方面具有重要作用,详见第九章第三节相关内容。

6. 一般支持治疗　强化营养管理,加强体力与耐力的训练。

（唐志明　窦祖林）

第五节　阻滞治疗技术

流涎症、舌咽神经痛等吞咽均可造成不同程度影响,肉毒毒素,星状神经节阻滞治疗都有一定效果。

一、肉毒毒素治疗

许多临床研究证实,A 型肉毒毒素是治疗流涎症的有效药物,可使腺体分泌减少。临床上与吞咽功能相关的肉毒毒素注射适应证包括:腭肌痉挛、流涎症、食管上括约肌失弛缓、弥漫性食管痉挛、贲门失弛缓等。

（一）流涎症

因唾液腺分泌旺盛或吞咽障碍难以下咽等造成唾液溢出口角或外吐频繁的一组综合征。流涎是吞咽障碍患者常见的临床表现。在运动神经元病、痴呆及进展性疾病后期因吞咽障碍导致的流涎表现尤其突出。治疗流涎症的根本是改善吞咽功能,然而,吞咽功能的改善往往是一个漫长的治疗过程。这期间患者往往因流涎而痛苦不堪,影响其生活质量,同时也增加照护者工作量。因此,有必要对吞咽障碍患者的流涎进行对症治疗。

前已述及,A 型肉毒毒素是治疗流涎症的有效药物,腺体内注射 A 型肉毒毒素是目前认为流涎症治疗最有效的方法。选择注射的腺体通常为腮腺和(或)下颌下腺,可单独注射腮腺或下颌下腺,也可两对腺体同时注射。目前注射剂量、注射部位、药物浓度尚缺乏统一标准及认识。文献报道包括 A 型和 B 型肉毒毒素治疗流涎症均有。

1. 腮腺的定位注射　腮腺位于外耳道的前下方,下颌支的深面,下颌后窝内。浅部呈三角形或者不规则形,位于外耳道的前下方,覆盖于咬肌后份的浅面。深部位于下颌后窝内核下颌支的深面。

常用的定位方式包括徒手定位和肌骨超声影像引导定位。分述如下:

(1) 徒手定位:选取下颌骨上升支和乳突之间的腮腺进行注射,其注射深度约 1~1.5cm。

(2) 超声影像引导定位:是借助肌骨超声即时显像的特性,通过观察腮腺的影像及位置,进而在超声影像引导下,沿着超声探头的纵轴(横轴)进针,针尖到达注射部位后进行注射。通过超声影像引导不仅可准确对腺体进行注射,还可避免对周围组织不必要的损害,保证治疗的安全性。

肉毒毒素注射方案:注射位点 1~2 个 / 侧,注射剂量每侧 5~50U,100U A 型肉毒毒素用 2ml 生理盐水配制。推荐起始剂量,每侧腮腺不超过 10~20U,可根据治疗反应调整。安全剂量个体差异较大,也与病种有关,如运动神经元病的剂量应适当减少。图 11-16A、B 分别为超声引导定位的体表定位图及左侧腮腺的超声影像图。

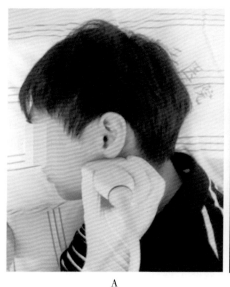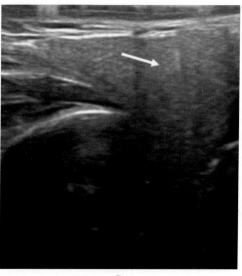

A
B

图 11-16　腮腺的定位注射

A. 超声引导定位的体表定位图;B. 左侧腮腺的超声影像图

2. 下颌下腺的定位注射　下颌下腺位于下颌骨下缘及二腹肌前、后腹所围成的下颌下角内,被颈深筋膜浅层包绕。周围解剖结构复杂,不仅有下颌舌骨肌、舌骨舌肌和咽上缩肌等,还有面静脉、面神经的分支通过。通过体表触诊很难精确定位下颌下腺的位置。为达到精准定位注射的目的,必须使用超声影像引导以避免药物误注入腺体周围的肌肉,或伤及腺体周围的血管神经。下颌下腺注射方案:下颌下腺每侧注射位 1~2 个位点。起始剂量通常为 5~10U/ 侧,配制浓度为 50U/ml 生理盐水。图 11-17A、B 分别为超声引导定位的体表定位图及左侧下颌下腺的超声影像图。

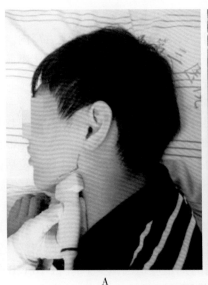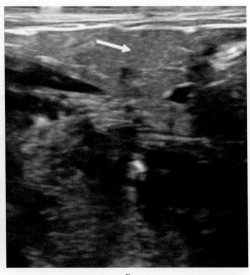

A   B

图 11-17　下颌下腺的定位注射

A. 超声引导定位的体表定位图；B. 左侧下颌下腺的超声影像图。注：A 中黑线描绘出下颌角位置

3. 注射后常见不良反应及防治　局部疼痛、口干、咬肌无力、吞咽言语障碍、张闭口困难。不良反应发生率与剂量过大及定位注射方法有关，在超声影像引导下精准定位、细针注射、小剂量起始是减少不良反应的有效做法。

（二）环咽肌失弛缓症

常见于各种神经性疾病的原发或继发性病变，主要症状为吞咽困难，以咽期障碍为主，通常合并有 Zenker 憩室。真性延髓麻痹患者往往因舌骨喉复合体运动差，而使得环咽肌开放困难，有报道对此类患者进行环咽肌肉毒毒素注射治疗，但疗效尚不满意。注射前通常须经食管测压并综合分析评估环咽肌的张力，明确是否需肉毒毒素注射。

1. 环咽肌定位注射　环咽肌始于食管的起始处，相当于第 6 颈椎体下缘水平，距中切牙约 15cm，与咽相连。注射时需在食管镜等其他内镜引导下或者肌电图引导下进行。注射方案：在内镜引导下，分别选取环咽肌肌环 3、6、9、12 点位四个位点，总量 80U，每点注射 1ml 药液（A 型肉毒毒素配制浓度：5ml 0.9% 氯化钠注射液中稀释 100U 的 A 型肉毒毒素）。

注射后可能的不良反应：食管反流、食管糜烂、严重的食管和食管周围炎。

二、星状神经节阻滞治疗

（一）概述

文献研究显示，星状神经节阻滞（satellite ganglion block，SGB）可改善吞咽障碍患者流涎症状。一些表现为咽期功能障碍的假性延髓麻痹患者，往往在星状神经节阻滞术治疗结束及霍纳（Honer）综合征消失后的数小时内，吞咽功能会有较为明显的改善。一些真性延髓麻痹的患者在星状神经节阻滞术后，其大量分泌黏条状的唾液的状况明显减少。星状神经节阻滞术改善吞咽功能的机制尚不完全清楚，考虑可能的机制包括：通过刺激交感神经及迷走神经张力，调节内脏传入、传出纤维，可使腺体分泌适度、肌肉张弛有节、食管蠕动规律、吞咽反射机制稳定、中枢神经控制有序、各级神经协调一致，从而改善吞咽功能。

（二）阻滞治疗方法

1. 颈前侧入路徒手阻滞　患者取仰卧位，肩下垫枕，头略后仰，头部稍转向注射侧的对侧。常规皮肤消毒。用示指和中指将置于胸锁乳突肌内缘，将颈总动脉和胸锁乳突肌推向外侧。在食管旁和胸锁乳突肌前缘，在环状软骨平面相当于 C_6 水平横突处，用 5 号针头垂直进针约 2~3cm 直到触及 C_6 横突的骨面。触及骨面后，将针头退出近 0.2cm。轻轻抽吸无回血后，30 秒内分 3 次缓慢注入 0.6% 利多卡因 8ml。进针深度 2~3cm 时仍无触及骨突感，考虑针头可能刺入了 C_6 和 C_7 横突间隙。发生这种情况，回退针头，向头端调整进针路径。图 11-18A 显示徒手定位阻滞星状神经节操作手法。

2. 超声引导定位星状神经节阻滞　超声平面内引导穿刺法，患者仰卧，头居中，肩下垫薄枕，常规消毒，采用线阵探头（频率 10Mz），探头方向与颈部矢状面呈 45°~75°，规避颈静脉及邻近血管神经，定位横突基部，超声监测下针尖到颈动脉下方与横突间，穿刺深度 3~3.5cm，调整注射针头，使药液均匀扩散于横突与颈动脉之间，分三次共注入 0.6% 利多卡因 8ml。图 11-18B 显示超声引导定位时探头位置。

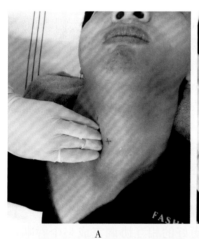

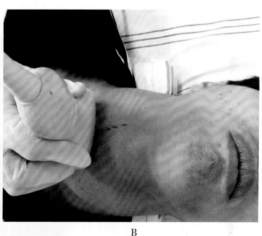

A

B

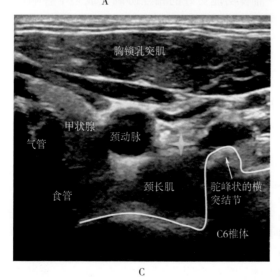

C

图 11-18　星状神经节阻滞治疗
A. 徒手定位阻滞星状神经节操作手法；B. 超声引导定位时探头位置；C. 超声影像图。注：A 中 × 标识部位为环状软骨水平；B 中黑线标识胸锁乳突肌内侧缘；C 中 + 号为星状神经节位置

倪家骧等研究对比了超声引导定位星状神经节阻滞和传统盲穿的效果及副作用。结果发现超声引导定位星状神经节阻滞比传统盲穿操作准确率更高,不适感更少,差异有统计学意义。研究者们认为,超声引导定位星状神经节阻滞更安全,成功率更高,有较多优势,值得临床选用。

3. 阻滞治疗可能的并发症　包括:

(1)喉返神经麻痹:穿刺针推进太近中线而贴近气管外壁面,或药液的容积过大弥散到该膜时,喉返神经可能遭受阻滞,出现声音嘶哑、失声、下咽困难、严重时患者有窒息现象。

(2)气胸:穿刺针如向下倾斜太深,有引起气胸的危险。操作时当患者出现刺激性咳嗽时,应立即把针尖退出。

(3)臂丛神经麻痹:当针尖距离椎体的侧缘过远而刺入过深,可能使臂丛神经下干被阻滞。

(4)血肿:针尖一旦刺损血管,血肿常很大且疼痛明显。

(三)注意事项

在临床上,通常两侧星状神经节不同时注射治疗,以免导致交感神经调控机制功能障碍,发生各种危险,甚至心脏骤停。若需左右两侧同时治疗者,应先治疗一侧,间隔 6~8 小时后方可进行另一侧治疗。阻滞成功的标志为药物注射侧出现霍纳综合征,表现为瞳孔缩小、眼睑下垂、眼球下陷、鼻塞、眼结膜充血、面微红、无汗、温暖感。约注药 3~5 分钟后出现综合征,5~10 分钟达最高峰,2~3 小时后逐渐减退。有 Honer 综合征象时患者必须卧床休息。治疗时选择浓度为 0.3%~0.6% 的利多卡因注射液,该浓度下的治疗以调节神经,改善循环为目的,而不麻痹神经。

星状神经节阻滞术治疗在恢复吞咽功能方面不同于吞咽功能训练。促进口腔器官运动及感觉功能提高的吞咽功能训练旨在直接改善吞咽过程中的某一个或多个有针对性的功能障碍,而星状神经节阻滞术治疗则从各器官功能相互协调,神经高度统一调控方面发挥作用。如果说吞咽功能训练以改善单一器官功能为目的的话,那么星状神经节阻滞术治疗则是更好地促进这些已改善的单一器官功能更好的相互协调完成整个吞咽过程。因此,星状神经节阻滞术治疗应贯穿在吞咽功能训练的始末,而并非是康复训练的某个阶段。

三、舌咽神经阻滞治疗

舌咽神经是由运动、感觉和副交感神经组成的混合神经纤维。有关舌咽神经与周围组织的解剖关系见第二章第五节有关内容。

(一)临床表现

尽管舌咽神经痛是一种罕见疾病,然而其可持续影响患者主动吞咽过程,舌咽神经痛常引起口腔准备期和口腔推送期吞咽功能障碍,表现为流涎、食物咀嚼及食团运送困难。舌咽神经痛引起吞咽困难的直接原因是疼痛,一侧或双侧咽部短暂强烈的疼痛向口内或耳部放射,往往在说话、咀嚼、吞咽时诱发或加重。也有些患者疼痛不甚明显,仅有咽部异物感、黏稠感或搔抓感。另外,发自下泌涎核的副交感神经纤维通过舌咽神经到达耳神经节,终止于腮腺节后神经纤维,可以传导腺体分泌的神经冲动。因此,舌咽神经痛患者的流涎不仅仅是因为疼痛而致唾液咽下困难,而且还与唾液的过多分泌相关。临床上患者如果合并有言语、认知等障碍时,患者将难以对疼痛进行准确描述,会增加医师对舌咽神经痛的诊断难度。仔细对口腔内各部位进行感觉检查及咽反射检查,往往能帮助我们确定吞咽困难是否源于口腔内的感觉异常。而这些检查往往无须患者言语表达,通过逃避或痛苦表情即可发现是否存在特定部位的疼痛。

（二）诊断标准

经典舌咽神经痛的诊断标准如下:

1. 突发性面部疼痛的时间从几秒到不超过 2 分钟。

2. 至少满足以下条件的 4 条　①单侧疼痛分布在舌后部、扁桃体窝、喉咽部、下颌角下部或者耳内;②突发、尖锐、针扎或烧灼样疼痛;③重度疼痛;④咀嚼、吞咽、咳嗽、说话、打哈欠可诱发疼痛。

3. 无神经系统异常。

4. 通过病史、体格检查和特殊检查排除可能引起疼痛的其他原因。疼痛发作持续时间基本一致。

5. 舌咽神经痛符合以上前 2 项诊断标准,还要具有以下条件:发作期间酸痛可能会持续;舌咽神经分布区域感觉减退。

确定舌咽神经痛是原发性还是继发性很重要。继发性舌咽神经痛最常见的原因是 Eagle 综合征,过长的茎突或钙化的舌骨茎突韧带可压迫舌咽神经引起舌咽神经痛。其他引起继发性舌咽神经痛的原因还有恶性颈部肿瘤和鼻咽癌。诊断舌咽神经痛,首先要排除由于炎症和肿瘤引起的疼痛,通过详细询问病史通常能加以区分。

（三）治疗方法

对于口服药物效果欠佳,或者症状持续加重者,可以考虑进行神经阻滞或者损毁。舌咽神经阻滞是舌咽神经痛患者安全、便捷、有效的一种治疗方法。具体操作方法如下:

1. 口外入路　在施行舌咽神经阻滞时,患者去枕仰卧位。在乳突与上颌角之间做一条连线。在该线中点下方即为茎突。常规皮肤消毒。取 22 号 3.8cm 针头,装在 5ml 注射器上后在该点垂直于皮面进针。在进针深度约 3cm 时可触及茎突。然后退出针头,脱离茎突位置。一旦骨面触及感消失,轻轻回抽见无血液或脑积液流出,即可注入阻滞药物（0.3% 的利多卡因注射液 3ml 与维生素 B_{12} 注射液 1ml）。另一种方法可进针达茎突后,沿茎突前穿过茎突继续前进针 0.5~1cm,然后注药。若连接神经刺激仪可更好地确定目标位置,给予小强度电流,当出现向神经支配区域放射的模糊感觉时,提示位置准确。此法用于治疗舌咽神经干引起的疼痛。

口外入路可能出现的并发症:

（1）出血和血肿:是经口外入路最常见的并发症,舌咽神经出颅后走行于颈动脉表面,并包埋于颈动脉鞘的深面,与颈静脉伴行,若穿刺过深会损伤颈内动、静脉。

（2）心动过速和高血压:迷走神经和舌咽神经在出颈静脉孔时相距很近,在该水平阻滞不仅可引起心动过速和高血压,而且可使机体的缺氧性通气驱动功能降低。

（3）咽肌麻痹:口外入路舌咽神经阻滞有可能引起咽肌麻痹,所以禁忌同时行双侧舌咽神经阻滞,是否会引起咽肌麻痹与麻醉药物浓度和剂量有关。

（4）Horner 综合征、声嘶、声门关闭而窒息和耸肩无力:迷走神经、副神经、舌下神经及颈交感神经链一并阻滞,可出现霍纳综合征、声嘶、声门关闭而窒息和耸肩无力。

使用破坏性药物能引起局部坏死和周围组织的纤维化。

2. 口内入路 仰卧位或坐位,用 2% 的利多卡因麻醉舌头,嘱患者张大口,这样用压舌板或喉镜加压,舌头平放在口腔内。取 22 号 8.89cm 脊髓穿刺针,将针头人为弯曲 25° 左右,刺入后方咽腭弓下外侧方的黏膜内。进针深度约 0.5cm,轻轻回抽无血液或脑脊液后,注入阻滞药物(0.3% 的利多卡因注射液 3ml 与维生素 B_{12} 注射液 1ml)。另一种方法取仰卧位或坐位,患者张大口,用压舌板将舌体推向口腔对侧,舌体和牙齿之间的口底部形成一凹槽,其末端即是由舌腭弓基底部形成的盲端,取 22 号 8.89cm 脊髓穿刺针,刺入到盲端的基底部深度 0.5cm,轻轻回抽(如果抽出气体说明进针过深,如果抽出血液将穿刺针前端向内侧调整)无气体及血液后,注入 0.3% 的利多卡因注射液 3ml 与维生素 B_{12} 注射液 1ml。

口内入路可能出现的并发症:

(1)血肿和头痛:有文献报道,自限性血肿的发生率 0.24%,头痛的发生率为 0.8%,头痛的发生可能与药物误入血管有关。

(2)癫痫发作和心律失常:心动过速的发生可能是阻滞了舌咽神经来自颈动脉窦的传入纤维。

3. 设备引导下阻滞治疗 国外的研究者 Kazuhisab 报道使用神经刺激仪和影像技术联合用于口外入路法阻滞。用连接神经刺激仪的穿刺针穿刺,当出现向神经支配区域放射的模糊感觉时,提示穿刺针位置准确。仪器引导下注射可减少并发症的发生率。超声引导下舌咽神经阻滞方法如下述。

患者处于仰卧位,头转向健侧,从乳突到下颌角做一连线,先确定茎突的大概位置(大部分患者茎突位于这条线的中点),进一步在彩色多普勒超声下确定颈动脉、颈静脉后。在超声影像的实时引导下,用 22G 的穿刺针采用平面外进针,向茎突方向进针,进针约 3cm 以内应该可以碰到茎突。然后越过茎突向后方进针,使针尖接近舌咽神经。回抽没有血液和脑脊液后,缓慢注入 3ml 局麻药。退针按压注射点。(图 11-19)

可能的并发症:超声引导注射下,血管损伤的发生率及麻药进入血管的毒副作用很少见。可能会无意中阻滞了迷走神经出现同侧声带麻痹的发声困难。如无意阻滞舌下神经及副神经将导致舌肌、斜方肌及胸锁乳突肌无力。

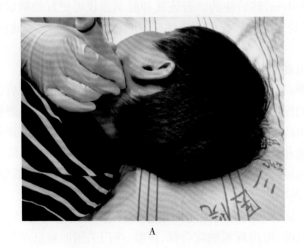

A

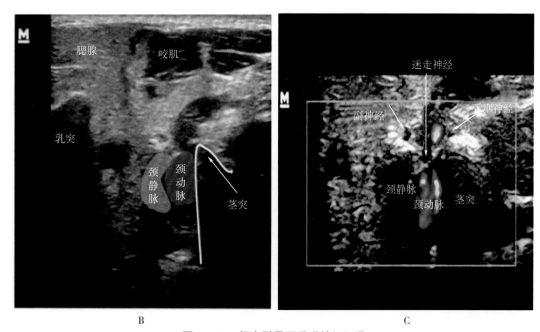

图 11-19　超声引导下舌咽神经阻滞

A. 舌咽神经超声体表定位;B. 局部结构的超声影像;C. 舌咽神经局部的多普勒超声影像

4. 麻醉药物浓度的选择　不同的药物浓度对神经及局部组织产生的效果不同,0.5%~1% 的利多卡因注射液可阻断病变部位的疼痛感受和不良刺激的传入。而 0.25%~0.3% 的利多卡因注射液可起到调节神经和扩张病变部位微血管、改善病变组织血液循环的作用有利于炎性渗出细胞和致痛物质的吸收,利于病变的恢复。我们这里阻滞舌咽神经时,选择 0.3% 的利多卡因注射液,更多是为了改善和调节神经功能,而并非麻醉止痛,且不影响咽肌功能,故而在浓度上作此选择。如患者疼痛严重,可根据情况增加药物浓度。

舌咽神经痛者除舌咽神经阻滞治疗。对发作频繁、症状剧烈者,保守治疗无效时可考虑手术治疗。手术方案较多,但多数更倾向于显微血管减压术。

(姜丽　窦祖林)

第六节　气管和食管分离手术

气道和食管分离手术使喉的发声和呼吸功能丧失,呼吸改道,经气管造瘘口呼吸。因此仅适用于顽固性严重误吸,威胁生命,而且经上述各种方法治疗无效者。手术主要包括声门喉关闭术、会厌瓣关闭术、会厌折叠或形成管状术、喉支架置入术、喉气管离断术、喉切除术。

声门喉关闭术和声门上喉关闭术(包括会厌瓣关闭术和会厌折叠术),虽然可以防止误吸,但因为对喉结构造成了不可逆转的损伤,所以应用并不广泛。喉部支架置入术一定程度有效,但因为喉支架周围的渗漏,喉黏膜溃疡,患者感觉不适,因此并没有得到广泛应用。目前较新的装置是一种硅胶材料的支架,支架一端口有一个钛材料帽,防止误吸同时可以通气,

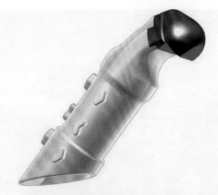

图 11-20　一种用于防止误吸的气管支架装置

由硅胶组成,其允许空气流入钛帽,防止气管误吸为吸入性肺炎导致的住院天数,减少了吸痰次数,提高了生活质量,减少了护士照看次数。

目前在欧洲国家已得到广泛应用(图 11-20)。

全喉切除术将食管和气道彻底分开,通过气管 - 食管穿刺和放置修复体可以进行语音康复,但因为存在不可逆性和截断切除特点,所以有严重的局限性,同时这个过程咽黏膜瘘发生率较高。

喉气管离断术已经作为治疗慢性呼吸或难以治疗的误吸的常规方法。该方法操作简单易行,保留了喉结构完整性,同时保留了喉的运动和感觉神经,可以很有效地防止误吸,该方法具有逆转性。喉气管离断术减少了因

一、喉支架置入术

(一)适应证

严重喉气管外伤或喉癌者。

(二)手术方式

气管切开后,内镜下置放喉硅胶支架,填塞喉腔,操作简单易行,防止误吸有效,取出后可恢复喉功能。

(三)注意事项

患者长期佩戴硅胶支架,耐受性差,易感染和肉芽增生,由于支架不完全性堵塞部分患者喉腔,周围可发生液体渗漏。

二、部分喉切除术

(一)适应证

部分喉癌患者,前提是确保局部切除干净和充分安全缘。

(二)手术方式

部分喉切除术包括前向侧向部分切除术和水平切除术,前向侧向部分切除术过去曾采用,目前较为常见的为水平部分切除术,水平部分切除术分为声门上部分喉切除术(supraglottic partial laryngectomy,SGL)和环状软骨上喉部分切除术(supracricoid laryngectomies,SCL)。

外侧垂直喉切除术包括垂直喉切除术,切除前连合;在两侧进行外侧甲状腺切开术,摘除包括前连合的声带,并将残余声带缝合到甲状软骨。SCL 包括切除整个声门上喉部分,两侧喉室和会厌,见图 11-21。根据

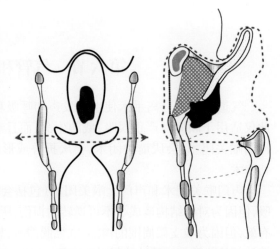

图 11-21　声门上喉切除术示意图

肿瘤的大小和部位,SCL 可以延伸到舌根或可以包括一个杓状部。SCL 是用于选择性治疗喉癌的较为保守的手术技术;根据会厌是否被保留,使用两种重建技术,环状软骨 - 舌骨 - 会厌固定术(cricohyoidoepiglottopexy,CHEP)和环状软骨 - 舌骨固定术(cricohyoidopexy,CHP)。在环状软骨上喉部分切除术(SCL)中,喉室、声带、整个甲状软骨被摘除,但保留一个杓状软骨。在不保留会厌,环状软骨 - 舌骨固定术的 SCL(图 11-22)中,会厌和会厌前间隙也被切除,而在保留会厌的环状软骨 - 舌骨 - 会厌固定术的 SCL 中,会厌和会厌前间隙得以保留(图 11-23)。除了这种开放性的环状软骨上喉部分切除术,近几年内镜 CO_2 激光器行环状软骨上喉部分切除术得到应用,该手术方法减少颈前部肌肉和神经的损伤。

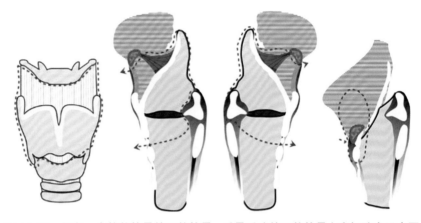

图 11-22　保留一个杓状软骨的环状软骨 - 舌骨重建的环状软骨上喉切除术示意图

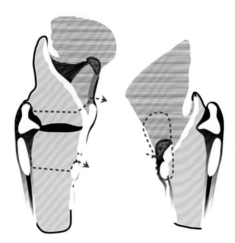

图 11-23　保留会厌的环状软骨 - 舌骨 - 会厌重建的环状软骨上喉切除术示意图

（三）应用评价

1. 优点　部分喉切除的优点是不需要永久性气管造口,因为至少一个杓状软骨的功能保留,从而保留了主要的喉功能包括呼吸、发音和吞咽,促进了再建喉的功能。伴随着神经肌肉逐步序列重组的修复机制持续数月,是恢复吞咽所必需的条件。多个报道表明部分喉切除术后的声音和吞咽功能恢复到令人满意的结果,尽管明显改善,长期随访发现大多数患者还是存在轻到中度吞咽困难。

2. 虽然垂直部分喉切除术通常不影响吞咽，但是水平部分喉切除术与吞咽困难有关，主要是由于气道保护功能损伤，需要由吞咽治疗师进行适当的治疗；在所有报道的病例系列中，部分患者会发展为吸入性肺炎，并且部分没有恢复经口进食的能力。吞咽困难的严重程度和恢复时间取决于手术切除范围。声门上部分喉切除术（SGL）后的吞咽功能康复比不保留会厌的环状软骨上喉部分切除术（SCL）恢复要快，但是相对于常规的 SGL，累及到舌根的 SGL 的吞咽困难更严重。在这些所有患者中都可以看到吞咽咽期喉前庭和（或）声门的闭合不全，所以需要在术后进行恰当的喉关闭手术。吞咽困难的主要原因是上呼吸道的保护功能缺失，其他原因有喉上神经损伤导致喉感觉减退，喉上抬功能损伤，食管上括约肌开放减少。另外在一部分患者中会发现吞咽延迟（图 11-24）。经过声门上部分喉切除术（SGL）并经口进食的患者约 40% 会发生长期误吸（图 11-25），然而肺 CT 扫描并不能区分慢阻肺和长期误吸的患者，也表明这部分患者对于长期慢性误吸已经耐受。

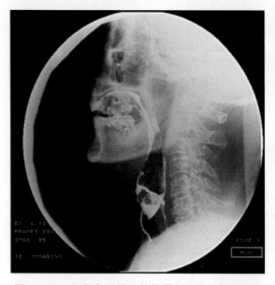

图 11-24　保留会厌的环状软骨 - 舌骨 - 会厌重建的环状软骨上喉切除术后误吸的喉视频截图可见到食管上括约肌开放不全

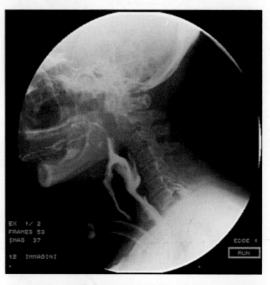

图 11-25　保留会厌的环状软骨 - 舌骨 - 会厌重建的环状软骨上喉切除术后几年误吸的喉视频截图

三、喉关闭术

（一）适应证

喉关闭术（laryngeal closure）适用于各种原因引起的慢性误吸，而这些原因有可能解除者；因误吸而致反复肺部感染、肺功能异常者；经气管切开术后仍不能纠正误吸者。

（二）手术方式

分为声门上、声门和声门下喉关闭 3 种术式。

1. 声门上喉关闭术（supraglottic closure）　应用较多。

（1）会厌软骨缝于杓状软骨暨声门覆盖术：Habal 于 1972 年首先报道将会厌软骨缝于杓状软骨覆盖声门以治疗慢性误吸所致肺炎，该术式可避免喉内损伤并且待病因去除后可重新开放声门。此法可逆转，用 CO_2 激光行会厌开窗可恢复喉发音功能。缺点是开放声门时容易造成杓间区的黏膜损伤而形成喉后部的瘘口。

（2）声门上垂直闭合法：Biller于1983年介绍了这种手术。在会厌和声门上区形成黏膜下瓣，双层缝合成管状，覆盖声门，会厌部留一小口以发音（图11-26）。术后部分患者可发音，但需行气管切开术。此法可逆性比声门喉关闭术高，逆转术后声音质量比较好，因为能可逆性地恢复喉功能，对发声功能损害也小，但由于会厌的弹性和运动，术后声门上关闭处容易裂开，导致手术失败。此外，手术对喉部造成了损伤，仍有可能由于形成瘢痕而影响发音。

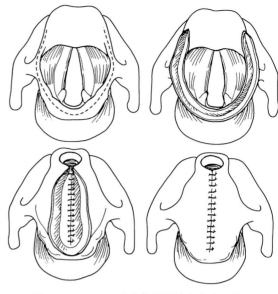

图11-26　Biller手术会厌的缝合方法示意图

2. 声门喉关闭术（glottic closure）
Montgomery于1975年介绍了经中线裂开甲状软骨，剥离双侧声带黏膜，缝合、关闭双侧声带。双侧声带尚有功能者，术后早期声带的运动可致缝合裂开。因此，Sasaki对手术进行修改。移植一胸骨舌骨肌瓣于声门下，以使声门缝合更牢固。此手术理论上具有可逆性，但由于喉蹼难以去除以及瘢痕影响，逆转术后发音功能不佳。

3. 声门下喉关闭术（subglottic closure）　在声门下与气管之间切制黏膜瓣，向上翻转缝于环状软骨下内侧缘，封闭喉腔的下口以消除误吸。此法不损伤喉内黏膜，且能安装说话瓣膜可恢复交流能力。等吞咽功能改善或恢复后，通过气管端 - 断吻合可恢复正常气道功能。

（三）注意事项

上述三种方法都需长期气管切开。不同术式的选择应以吞咽障碍的病因消除后，能尽可能保存喉的呼吸和发音功能为准则。

四、喉气管离断术

喉气管离断术（laryngotracheal seperation）是指将气管自颈段断离，远端气管与颈部皮肤缝合造瘘的手术。该手术虽然使患者重获吞咽能力，但却失去了声门发音功能。

（一）适应证

适用于难治性误吸，特别是中枢性病变所致误吸患者和误吸导致吸入性肺炎危及生命的患者。

（二）手术方式

Lindeman等于1975年首先介绍此手术。于第3、4气管环切断气管，将近端气管与其后方的食管前壁行端 - 侧吻合（图11-27），这样既能纠正误吸，又能将喉内的分泌物排入食管，使喉内引流通畅。该手术也可将近端气管直接缝合封闭，并以胸骨舌骨肌甚至胸锁乳突肌加固而不行气管食管吻合术。远端气管拉出颈部皮肤，形成气管造瘘口。如吞咽恢复正常，可再手术恢复喉气管通道，使发音、呼吸和吞咽功能恢复正常。但也存在缝合造成的气管狭窄和当重新经口饮食时的误吸。喉气管离断手术可能发生气管 - 无名动脉瘘而存在致命危

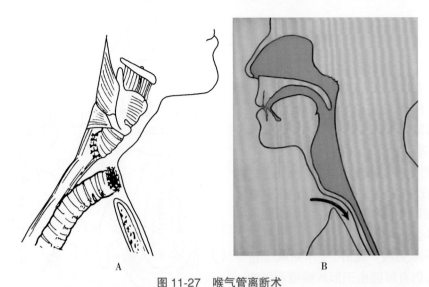

图 11-27　喉气管离断术

A. 术后将近端气管与其后方的食管前壁行端 - 侧吻合；B. 术后呼吸示意图

险。Kazuya 等改进了手术，摘除甲状软骨和环状软骨的前部组织，获得广泛操作区域，创建一宽敞的气管洞口，可以安全缝线和无需套管，在假声带和声带之间或在声带下进行切口，2/3 的声带予以切开，形成的上下黏膜瓣，其中上部瓣厚，气管造口位置远离无名动脉，原来的气管造口在气管造口术需要保存的情况下不受干扰。

（三）应用评价

1. 优点　该手术不损伤喉内结构，且手术操作简单易行。

2. 缺点　对于颈段气管已有病变者不适合，小儿患者有增加以后处理的复杂性之虑，一般不宜行此手术。

（四）注意事项

手术中必须保护好双侧喉返神经，否则呼吸功能无法恢复。

五、全喉 / 喉咽切除术

（一）适应证

晚期喉癌和下咽癌患者，对于进行性加重而病因无法去除不能恢复的误吸，以及不适合长期鼻饲和气管切开且期望寿命较长者，可选用全喉切除术（total laryngectomy）。该手术最早由 Billroth 于 1873 年提出。

（二）手术方式

全喉切除术包括摘除从舌骨和会厌上方到气管环下方。它可以延伸到舌根，咽和咽喉根部软组织，甚至皮下。根据肿瘤的发生部位可以切除部分喉咽，50% 以上的下咽癌建议全咽切除，对于累及到食管的，应该施行全咽喉切除和食管切除。全喉切除后呼吸和消化道发生改变，完全分离口、咽和食管作为消化系统，直接附在颈部皮肤上的气管是第一个呼吸系统的一部分。最常用的重建技术是管状空肠瓣，管状胸大肌和胃牵引。所以术后缝合有几种模式：垂直式、水平式和T-型的缝合是最常见的模式。但是也有新的技术，如烟袋式缝合。

1. 垂直缝合　咽再造的直接目标是创造一个广泛认可的管道以改善吞咽功能，并制造一个强有力的缝合线以避免咽 - 皮瘘形成,最可靠的办法是垂直缝合。使用一根 3-0 的可吸收的或 3-0 铬的缝线行来一边前进一边反向的缝合法。也有采用游离薄皮瓣和舌根缝合,重建咽腔。

全喉切除的范围延伸至舌根或梨状隐窝时,行一期缝合较难。舌根的大缺损引起后方出现大的空隙,它可以垂直缝合,但是一些病例中,缝合线上的合力过大。来自舌根的前移皮瓣能提供更多的表面积,以利于缝合和减少缝合线上的张力。一个宽 2cm、长 3~4cm 的皮瓣取自缺损侧的舌根的外侧面。剥离皮瓣并将其缝合进缺损处,作为新造的咽前壁。

2. 水平式和 T 形缝合　当缺损需要缝线的张力最小时应使用水平式和 T 形缝合。

缝合不足 2cm 宽的咽残留组织也有几种方法。胸大肌筋膜瓣可用于全喉切除联合部分咽切除的患者。这个技术中,当 Montgomery 唾液引流管将咽支撑起来后,将黏膜的边缘缝合到胸肌的筋膜上。胸肌肌筋膜瓣也可制成导管以重建一个环形的缺损,但是因为其体积较大且皮瓣的预后较差,所以这个方法并不常用作此目的。

3. 空肠皮瓣法　最先进的重建技术是采用空肠皮瓣。这种技术将一段小肠吻合到 BOT 和食管后,将会牺牲残余的咽后壁的黏膜。空肠可继续蠕动,且患者能进行气管食管穿刺术后的发声。声门下的全喉切除如果必须行全食管切除,则需要将胃上提以代替食管。这种患者不能选择空肠皮瓣,因为远端吻合困难,且在纵隔操作不安全。管状的前臂桡侧皮瓣对于重建咽也是一个好的选择,尤其是曾行腹部手术和无空肠的患者。

由于彻底切除了喉部,患者的发音功能完全丧失。术后应注意患者喉功能丧失后所引起的情绪异常,需耐心做好心理辅导和治疗。

六、食管替代手术

(一)适应证

食管恶性肿瘤或食管完全闭锁可采用胃代食管、空肠或结肠和皮瓣代食管的手术,永久性解决吞咽障碍。

(二)手术方式

1. 胃、空肠或结肠代食管手术　腹部切口进入腹腔后充分游离胃体,注意保留胃及胃网膜右动脉,继之将胸腔内的食管用手指游离,待全段食管游离后将胃上提至颈部,切除食管行胃和咽吻合(图 11-28)。若行空肠或结肠代食管手术,必须细心选择肠段的血管蒂,上徙的肠管长度以胃小弯至下咽长度为准。肠段的上徙可选择经皮下、经胸骨后或经食管体途径(图 11-29)。

2. 皮瓣代食管手术　用于重建食管的皮瓣和肌皮瓣有十余种,分为代蒂肌皮瓣和游离皮瓣。带蒂肌皮瓣包括胸大肌肌皮瓣、背阔肌肌皮瓣、斜方肌肌皮瓣、胸锁乳突肌肌皮瓣、膈肌肌瓣和颈阔肌肌皮瓣。游离皮瓣包括前臂皮瓣、股前外侧皮瓣、阔筋膜张肌皮瓣和前锯肌皮瓣等,其中前臂皮瓣和股前外侧皮瓣较为常用,为保证肌皮瓣血供,均需与受区血管吻合。

1979 年,Ariyan 首次报道胸大肌肌皮瓣用于重建颈段食管,胸大肌肌皮瓣以胸肩峰动脉作为血管蒂,皮瓣制备后,可卷曲形成皮管,修复颈段食管缺损或重建颈部食管狭窄,主要缺点是皮瓣臃肿、外形异常甚至堵塞气管造口。背阔肌肌皮瓣营养血管为胸背动脉和肩胛下动脉的终末支,制备后需经隧道引至前上纵隔,皮瓣翻转缝合于狭窄处切开边缘,主要缺陷亦是臃肿。斜方肌一侧为三角形,两侧合为菱形,血供主要来自颈横动脉,重建颈段食管

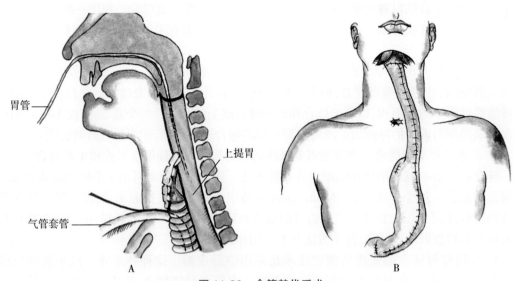

图 11-28　食管替代手术
A. 胃上提与咽部吻合图；B. 胃 - 咽吻合正面观

后,患者出现不同程度肩功能受损,但采用纵向岛状斜方肌肌皮瓣重建颈段食管后,术后肩部外形及活动无异常。胸锁乳突肌血供呈明显节段性,上段来自枕动脉,中段来自颈外动脉及甲状腺上动脉肌支,下段来自甲状腺上动脉分支。胸锁乳突肌肌皮瓣接近病变部位,肌瓣走向与颈食管走向一致,取材方便,不需胸部切口,手术创伤小。颈阔肌肌皮瓣供血多源性,来自颈外动脉和甲状颈干的第一或第二级分支,多为肌皮支,其中主要是颏下动脉、面动脉、颈横动脉和甲状腺上动脉,此外,还有舌动脉、耳后动脉、肩胛上动脉及枕动脉等。双侧颈阔肌肌皮瓣重建下咽及颈段食管和单侧皮瓣修复颈段食管良性狭窄,取得满意疗效。该法操作简便,安全有效。

（1）双侧颈阔肌肌皮瓣重建下咽及颈段食管:手术适应证为下咽癌、颈段食管癌侵犯喉和病变切除后颈段食管全周性缺损,但局限于颈部,下界未超过胸锁关节平面。

手术方法:左颈部胸锁乳突肌前缘斜切口,探查病变范围,双侧颈动脉未受侵犯则病变可以切除,病变下极在胸廓入口上方可行颈阔肌肌皮瓣重建。延长切口为"U"形,将颈前"U"形皮瓣向上游离翻起,分离切断甲状腺峡部,将其牵向两侧并予以保护。游离颈部气管,于喉下正常气管处横断,插入麻醉导管插入远端气管,病变切除后,于"舌状"切口两侧根据需要切取颈阔肌肌皮瓣,

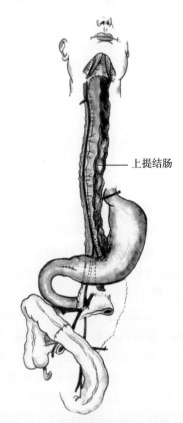

图 11-29　结肠代食管之结肠 - 咽吻合术

皮瓣内侧及上下端均切至颈阔肌深面,并游离 4~5cn;外侧只切至皮下,向皮瓣侧游离 1.5cm.两侧肌皮瓣内侧缘对拢间断缝合于颈椎前,将其外侧缘内翻卷曲形成管状,其上端和下端分别与口底和食管吻合。插入胃管以备术后早期胃管进食,两侧肌皮瓣深面和浅面分别置潘氏引流。颈部皮肤可行间接对拢缝合,无需植皮。

（2）颈阔肌肌皮瓣修复颈段食管良性狭窄:适用于颈部食管狭窄经扩张无效、狭窄长、不能用纵切横缝的成形方法修复且狭窄的下缘在胸锁关节平面以上者。

手术方法:左胸锁乳突肌前缘切口,有皮肤切口瘢痕者予以切除。仔细解剖游离出颈部食管狭窄。设计切取稍大于食管缺损的左后侧颈阔肌肌皮瓣,将肌皮瓣皮面向食管腔翻转修复食管缺损。置鼻胃管以备早期饲食,颈部切口放置潘氏引流条,皮肤稍加游离对拢缝合。

（3）前臂皮瓣:前臂皮瓣主要供血为桡动脉,1981 年由 Yang 等首次报道用前臂皮瓣修复和重建颈段食管,1985 年 Harii 等进一步推广,Azizzadeh 等 20 例患者采用前臂皮瓣,随访 2~50 个月,皮瓣存货良好。Chen 等改进皮瓣缝合技术,通过切除游离皮瓣边缘表皮层,保留真皮层,分别与食管黏膜层及肌层缝合,吻合口瘘发生率由 41.67% 降至 8.3%。

（4）股前外侧皮瓣:股前外侧皮瓣主要血供来源于旋股外侧动脉降支,Song 等于 1984 年率先应用该皮瓣重建食管,Komorowska-Timek 等治疗一例 65 岁喉癌术后发生严重食管狭窄,采用股前外侧游离皮瓣修复颈段食管狭窄成功。吴平安等以游离股前外侧皮瓣修复肿瘤切除术后下咽及颈段食管组织缺损 2 例,术后患者均能进普通食物。

（三）应用评价

胃代食管可并发倾倒综合征,患者的体力和生活质量受到较大影响;空肠或结肠代食管严重影响患者胸部外观美,不适合年轻女性患者。肌皮瓣及皮瓣多用于修复和重建颈段食管,因游离皮瓣需血管吻合技术,一旦出现血管阻塞,易发生皮瓣坏死,以选择带蒂肌皮瓣修复及重建食管为宜。胸大肌肌皮瓣及背阔肌肌皮瓣尽管血运丰富,但肌皮瓣臃肿,且难以形成管状重建全周食管。颈阔肌肌皮瓣面积大,多源性血液供应,单侧可用于修复颈段食管缺损,双侧能重建全周颈段食管,手术操作简便,疗效可靠,长期随访皮瓣无溃疡及毛发生长,且能耐受放疗,值得推广应用。

（张陈平 沈淑坤）

七、环咽肌切断术

环咽肌(cricopharyngeus,CP)是由咽下缩肌下缘的横行纤维组成,是食管上括约肌 (upper esophageal sphincter,UES)的主要组成部分。静息状态下,CP 有一定张力,关闭食管入口,而吞咽时则松弛,有利于食物通过。由于神经源性功能障碍、环咽肌纤维化或特发性环咽肌失迟缓导致吞咽时 CP 不能及时放松,就发生 CP 功能障碍了。CP 功能障碍的主要症状就是吞咽困难,可伴有吞咽疼痛、呼吸困难、咳嗽和鼻腔反流,严重时会发生误吸、吸入性肺炎、体重下降,甚至危及生命。CP 功能障碍可通过吞咽造影检查或食管测压诊断,吞咽造影可显示出 CP 收缩及 UES 松弛性缺失而形成的特征性食团阻力,表现为环咽肌切迹(cricopharyngeal bar)(图 11-30),食管测压显示食管入口静息压增高。CP 功能障碍还与 Zenker 憩室(Zenker diverticulum,ZD)的发生有关。

环咽肌切断术（cricopharyngeal myotomy，CPM）用于治疗环咽肌功能障碍已有60余年历史，经颈侧入路 CPM 一直是 CP 功能障碍的传统治疗方法，但需要在颈部外侧切开，颈部遗留瘢痕，而且具有发生伤口血肿、皮下积液、食管穿孔、食管瘘管形成、伤口感染和喉返神经损伤等并发症的风险。1988年 Halvorson 最早报道经口内镜下激光辅助 CPM，使用的是磷酸钛氧钾晶体（potassium-titanyl-phosphate，KTP）激光，由于 CO_2 激光的优越性，很快取代 KTP 激光用于经口内镜下激光辅助 CPM，该方法具有无颈部切口瘢痕、手术时间短和术后康复快的潜在优点而广泛应用于临床，颈部入路 CPM 逐渐退出历史舞台。国内学者也开展了经口内镜下 CO_2 激光辅助 CPM，本节主要介绍经口内镜下 CO_2 激光辅助 CPM。

（一）内镜下环咽肌形态

2012 年郭红光、李进让等观察支撑喉镜下环咽肌形态。采用普通支撑喉镜，观察因喉部疾病需做喉显微外科手术且无吞咽困难主诉的患者 100 例，气管插管全身麻醉，同时使用肌肉松弛药物，喉镜由环后插入，将喉向前抬起，暴露环咽肌。结果 94 例患者环咽肌得到良好暴露，6 例因颈椎僵硬或肥胖未能暴露。根据支撑喉镜下环咽肌形态，将其分为 3 型：即下咽后壁无明显隆起，可见整个食管腔的平坦型；下咽后壁黏膜槛突向前方，可见部分食管腔的半槛型；下咽后壁凸起接近食管入口前壁，食管窥不见的全槛型（图 11-31~图 11-33）。各型例数分别是平坦型 14 例（14.9%），半槛型 59 例（62.8%），全槛型 21 例（22.3%）。该研究发现支撑喉镜能够很好地暴露大多数患者的环咽肌，次研究为开展内镜下环咽肌切断术提供了实践基础。

（二）手术适应证和禁忌证

1. 适应证

（1）环咽肌失弛缓症。

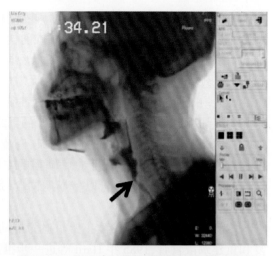

图 11-30　吞咽造影显示环咽肌切迹（箭头所指）

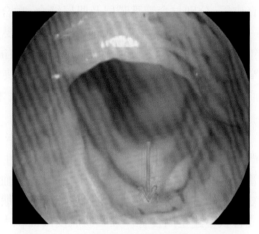

图 11-31　环咽肌呈平坦型（箭头所指）

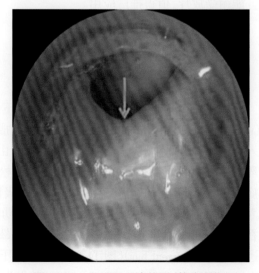

图 11-32　环咽肌呈半槛型（箭头所指）

（2）咽食管憩室。

（3）神经肌肉病变或脑卒中导致的环咽肌功能障碍。

（4）头颈部肿瘤放射治疗后环咽肌功能障碍。

2. 禁忌证

（1）严重的心肺脑血管病变不能耐受手术者。

（2）头颈肿瘤患者颈部僵硬或张口困难，不能置入支撑喉镜或憩室镜者。

（三）手术方法

一般全麻下进行。经口气管插管全身麻醉，取仰卧位，常规消毒，铺无菌单，经口置入支

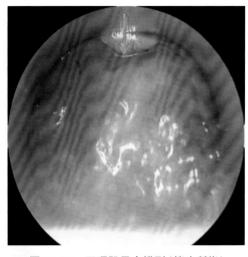

图 11-33　环咽肌呈全槛型（箭头所指）

撑喉镜或憩室镜，挑起环后区，暴露环咽肌，见环咽肌呈一半槛状或全槛状黏膜隆起。用二氧化碳激光（连续波，功率：6~10W）沿隆起的正中纵向切开黏膜，慢慢逐层切开黏膜下层肌肉即环咽肌，直至显露整个食管腔（图 11-34）。具体手术详见本书所附视频录像。

（四）应用评价

经口内镜下 CO_2 激光辅助 CPM 的疗效肯定，一项系统分析的文章报道，环咽肌切断的平均有效率达 78%，高于球囊扩张和局部肉毒素注射的疗效，而且经口内镜下手术的有效率高于颈侧入路的开放手术。Bachy 等对 32 例行经口内镜下 CO_2 激光辅助 CPM 的患者进行长期随访，发现 75% 的患者饮水改善，81% 的患者进食固体食物得到改善，所有患者对手术的满意度评分达到 7.2 分（满分 10 分），吞咽障碍指数得到明显改善。大量研究发现，特发性环咽肌失弛缓症及 Zenker 憩室的手术效果最好，而且术前环咽肌球囊扩张近期效果好的，手术效果也好。有文献报道头颈部肿瘤放射治疗后引起的环咽肌功能障碍，手术效果肯定，但是多数文献认为由于放疗后环咽肌纤维化，手术效果较差。

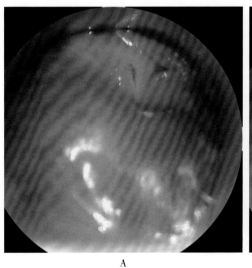
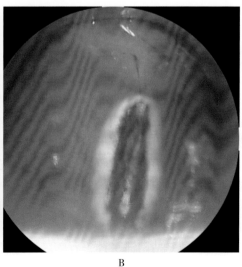

A　　　　　　　　　　　　　　　　　　　B

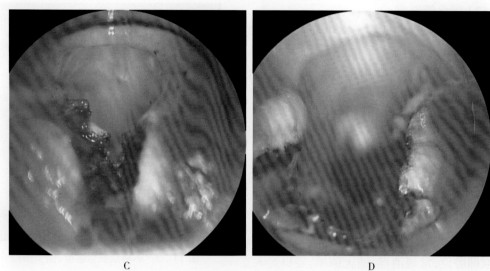

图 11-34 CO_2 激光依次纵向切开环咽肌表面黏膜、黏膜下层及环咽肌层

（五）术后处理及术后并发症

由于患者术后疼痛，一般术后鼻饲饮食 1 周，之后软食 1 周，逐渐改为普食。为防止感染，术后应用抗生素防感染。术后吞咽疼痛是最常见并发症，有报道 46.9% 的患者术后吞咽疼痛，但是程度较轻，疼痛视觉模拟评分平均为 4.4。文献报道的并发症有纵隔炎、颈部皮下气肿、颈部脓肿、食管瘘，环杓关节脱位和一侧声带麻痹等，但是都非常罕见。纵隔炎是最严重的并发症，术中只要不切透椎前筋膜就可避免。食管上括约肌是阻挡咽喉反流发生的重要屏障之一，有患者担心术后咽喉反流发生率增加，有研究报告同正常对照人员相比，环咽肌切断后并不增加咽喉反流的发生率。

视频11-6

ER-11-6 环咽肌切断术的
规范化操作

（李进让）

重点回顾

1. 与鼻饲相比，胃造瘘术能达到更好的营养效果，患者更易耐受，反流和误吸的发生率则显著降低；较鼻胃管美观；造瘘管移位的危险则更低；造瘘管比鼻饲管粗，不易被药物或食物堵塞；若能确认管末端在胃内，且管径较大的话，适宜于长期居家使用。

2. 气管切开后，应密切观察有无出血、皮下气肿、气胸、感染等并发症的发生。防止套管脱出，保持呼吸道湿润通畅。病情平稳后，可酌情试堵管，拔管。

3. 下列术后患者可能会出现误吸：①半喉切除术后；②全喉切除术后；③气管套管拔出，患者不能咳出分泌物；④咽缝合早期形成咽袋者。

4. 星状神经节阻滞可改善吞咽障碍患者流涎症状。一些表现为咽期功能障碍的假性延髓麻痹患者，往往在星状神经节阻滞术治疗结束及霍纳综合征消失后的数小时内，吞咽功能会有较为明显的改善。一些真性延髓麻痹的患者在星状神经节阻滞术后,其大量分泌黏条状的唾液的状况明显减少。

5. A型肉毒毒素是治疗流涎症的有效药物,腺体内注射A型肉毒毒素是目前认为流涎症治疗最有效的方法。选择注射的腺体通常为腮腺和下颌下腺,可单独注射腮腺或下颌下腺,也可两对腺体同时注射。

腮腺注射的常用定位方式包括徒手定位和肌骨超声影像引导定位。下颌下腺的注射,为达到精准定位注射的目的,必须使用超声影像引导以避免药物误注入腺体周围的肌肉,或伤及腺体周围的血管神经,加重吞咽障碍。

6. 食管替代手术的手术方式包括胃、空肠或结肠代食管手术以及皮瓣代食管手术。

7. 环咽肌切断术的适应证包括环咽肌失弛缓症、咽食管憩室、神经肌肉病变或脑卒中导致的环咽肌功能障碍、头颈部肿瘤放射治疗后环咽肌功能障碍。

术后的并发症包括吞咽疼痛,但是程度较轻。纵隔炎则是最严重的并发症,术中只要不切透椎前筋膜就可避免。文献报道的并发症还有颈部皮下气肿、颈部脓肿、食管瘘,环杓关节脱位和一侧声带麻痹等,但是都非常罕见。

参 考 文 献

1. 王永光译.内镜手术学:消化内镜手术技巧图谱.第2版.西安:世界图书出版西安公司,2007

2. 姚礼庆,徐美东.实用消化内镜手术学.武汉:华中科技大学出版社,2014

3. 王虹译.消化内科操作手册.北京:人民卫生出版社,2007

4. 张春芬,宋震亚,钱可大.经皮内镜下胃造瘘术并发症及其防治.中华消化内镜杂志,2005,2(6):431-432

5. 张志军,刘懿.经皮内镜下胃造瘘术应用进展.国际消化病杂志,2006,26(4):246-249

6. Husain I, Franco JRA. Laryngotracheal separation with and without diversion for the treatment of intractable aspiration. Operative Techniques in Otolaryngology-Head and Neck Surgery, 2016, 27(2):93-99

7. Gelfand YM, Duncan NO, Albright JT, et al. Laryngotracheal separation surgery for intractable aspiration: our experience with 12 patients. Int J Pediatr Otorhinolaryngo, 2011, 175:931-934

8. Chida I, Tamura K, Nakagawa S, et al. Clinical outcomes of tracheoesophageal diversion and laryngotracheal separation in neuro-logically impaired children. Auris Nasus Larynx, 2013, 40:383-387

9. Francis DO, Blumin J, Merati A. Reducing fistula rates following laryngotracheal separation. Ann Otol Rhinol Laryngol, 2012, 121:151-155

10. Zocratto OB, Savassi-Rocha PR, Paixao RM, et al. Laryngotracheal separation surgery: outcome in 60 patients. Otolaryngol Head Neck Surg, 2006, 135:571-575

11. Debry C, Dupret-Bories A, Vrana NE, et al. Laryngeal replacement with an artificial larynx after total laryngectomy: the possibility of restoring larynx functionality in the future. Head Neck, 2014, 36(11):1669-1673

12. Bhattacharyya N, Kotz T, Shapiro J. Dysphagia and aspiration with unilateral vocal cord immobility: incidence, characterization, and response to surgical treatment. Ann Otol Rhinol Laryngol, 2002, 111:672

13. Schweinfurth JM, Ossoff RH. Current endoscopic treatment of dysphagia. Diagn Ther Endosc, 2000, 6:87

14. Remacle M, Lawson G. Results with collagen injection into the vocal folds for medialization. Curr Opin

Otolaryngol Head Neck Surg,2007,15:148

15. Durucu C,Kanlikama M,Mumbuc S,et al. Medialization laryngoplasty with gore-tex:an animal study. J Voice,2007,21:632

16. Weinstein GS,O'Malley BW Jr,Snyder W,et al. Transoral robotic surgery:supraglottic partial laryngectomy. Ann Otol Rhinol Laryngol,2007,116:19-23

17. Jong-Lyel R,Dong-Hyun K,Chan IP. Voice,swallowing and quality of life in patients after transoral laser surgery for supraglottic carcinoma. J Surg Oncol,2008,98:184-189

18. Luna-Ortiz K,Nunez-Valencia ER,Tamez-Velarde M,et al. Quality of life and functional evaluation after supracricoid partial laryngectomy with cricohyoioepiglottopexy in Mexican patients. J Laryngol Otol,2004,118:284-288

19. Yuceturk AV,Tarhan S,Gunhan K,et al. Videofluoroscopic evaluation of the swallowing function after supracricoid laryngectomy. Eur Arch Otorhinolaryngol,2005,262:198-203

20. Schindler A,Favero E,Nudo S,et al. Long-term voice and swallowing modifications after supracricoid laryngectomy:objective,subjective,and self-assessment data. Am J Otolaryngol,2006,27:378-383

21. Schindler A,Favero E,Capaccio P,et al. Supracricoid laryngectomy:age influence on long-term functional results. Laryngoscope,2009,119:1218-1225

22. Simonelli M,Ruoppolo G,De Vincentiis M,et al. Swallowing ability and chronic aspiration after supracricoid partial laryngectomy. Otolaryngol Head Neck Surg,2010,142:873-878

23. Remacle M,Eckel HE. Surgery of larynx and trachea. Berlin: Springer,2010

24. Chester MW,Stewart MG. Arytenoid adduction combined with medialization thyroplasty:an evidence-based review. Otolaryngol Head Neck Surg,2003,129:305

25. Yumoto E,Samejima Y,Kumai Y,et al. Esophageal regurgitation as a cause of inspiratory distress after thyroplasty. Am J Otolaryngol,2006,27:425

26. Ricci Maccarini A,Stacchini M,Salsi D,et al. Surgical rehabilitation of dyspHagia after partial laryngectomy. Acta Otorhinolaryngol Ital,2007,27:294

27. Ise K,Kano M,Yamashita M,et al. Surgical closure of the larynx for intractable aspiration pneumonia:cannula-free care and minimizing the risk of developing trachea-innominate artery fistula. Pediatr Surg Int,2015,31(10):987-990

28. 窦祖林,万桂芳,王小红,等. 导尿管球囊扩张治疗环咽肌失弛缓症2例报告. 中华物理医学与康复杂志,2006,28:166-170

29. 程英升,李明华,杨仁杰. 贲门失弛缓症的四种介入治疗成形术的选择和中远期疗效比较. 介入放射学杂志,2006,15:413-416

30. Howden CW. Management of acid-related disorders in patients with dysphagia. Am J Med,2004,117:44-48

31. Chiu MJ,Chang YC,Hsiao TY. Prolonged effect of botulium toxin injection in the treatment of cricopharyngeal dysphagia:case report and literature review. Dysphagia,2004,19:52-57

32. Stefano M,Chiara B,Rosario M,et al. Successful Treatment of long-standing post-stroke dysphagia with botulinum toxin and rehabilitation. J Rehabil Med,2006,38:201-203

33. Ha L,Hauge T. Percutaneous endoscopic gastrostomy(PEG)for enteral nutrition in patients with stroke. Scand J Gastroenterol,2003,38:962-966

34. 王如文,周景海,邓波.皮瓣和肌皮瓣在食管外科中的应用.中华胃肠外科杂志,2014,17(9):861-864

35. Lee GK,Yamin F,Ho OH. Verticle island trapezius myocutaneous flap for cervical esophagoplasty:case report and review of the literature. Ann Plast Surg,2012,68:362-365

36. Guo W,Wang RW,Jiang YG,et al. Reconstruction of hypopharyngeal and cervical esophageal defect after resection of hypopharyngeal carcinoma:a new technique based on the use of bilateral platysma myocutaneous flaps. Dis Esophagus,2011,24:404-410

37. Lin YD,Jiang YG,Wang RW,et al. Platysma myocutaneous flap for patch stricturoplasty in relieving short and benign cervical esophageal stricture. Ann Thorac Surg,2006,81:1090-1094

38. Piazza C,Taglietti V,Nicolai P. Reconstuctive options after total laryngectomy with subtotal or circumferential hypopharyngectomy and cervical esophagectomy. Curr Opin Otolaryngol Head Neck Surg,2012,20:77-88

39. Komorowska-Timek E,Lee GK. Tube-in-a-tube anterolateral thigh flap for reconstruction of a complex esophageal and anterior neck defect. Ann Plast Surg,2014,72:64-66

40. 吴平安,王先成,董忠根,等.游离股前外侧皮瓣在下咽及颈段食管肿瘤切除后组织缺损修复中的应用.临床耳鼻咽喉头颈外科杂志,2009,23:961-963

41. Pitman M,Weissbrod P. Endoscopic CO_2 laser cricopharyngeal myotomy. Laryngoscope,2009,119(1):45-53

42. Bergeron JL,Chhetri DK. Indications and outcomes of endoscopic CO_2 laser cricopharyngeal myotomy. Laryngoscope,2014,124(4):950-954

43. Kocdor P,Siegel ER,Tulunay-Ugur OE. Cricopharyngeal dysfunction:A systematic review comparing outcomes of dilatation,botulinum toxin injection,and myotomy. Laryngoscope,2016,126(1):135-141

44. Gilheaney Ó,Kerr P,Béchet S,et al. Effectiveness of endoscopic cricopharyngeal myotomy in adults with neurological disease:systematic review. J Laryngol Otol,2016,130(12):1077-1085

45. Nair SS,Surendaran AJ,Menon JR,et al. Persistent post-stroke dysphagia treated with cricopharyngeal myotomy. Ann Indian Acad Neurol,2016,19(2):249-251

46. Marston AP,Maldonado FJ,Ravi K,et al. Treatment of oropharyngeal dysphagia secondary to idiopathic cricopharyngeal bar:Surgical cricopharyngeal muscle myotomy versus dilation. Am J Otolaryngol,2016,37(6):507-512

47. 李进让,李可亮,邹世桢,等.咽期吞咽障碍的诊断和治疗.临床耳鼻咽喉头颈外科杂志,2016,30(20):1585-1588

48. 郭红光,李进让,刘娅,等.支撑喉镜下环咽肌形态学观察.中华耳鼻咽喉头颈外科杂志,2012,47(11):904-907

49. Kocdor P,Siegel ER,Tulunay-Ugur OE. Cricopharyngeal dysfunction:a systematic review comparing outcomes of dilatation,botulinum toxin injection,and myotomy. Laryngoscope,2016,126(1):135-141

50. Bachy V,Matar N,Remacle M,et al. Long-term functional results after endoscopic cricopharyngeal myotomy with CO2 laser:a retrospective study of 32 cases. Eur Arch Otorhinolaryngol,2013,270(3):965-968

51. Silver N,Gal TJ. Endoscopic CO_2 laser management of chemoradiation-related cricopharyngeal stenosis. Ann Otol Rhinol Laryngol,2014,123(4):252-256

52. Dawe N,Patterson J,Hamilton D,et al. Targeted use of endoscopic CO_2 laser cricopharyngeal myotomy for improving swallowing function following head and neck cancer treatment. J Laryngol Otol,2014,128(12):1105-1110

第十二章　食物的选择与调配

焦点问题

1. 食物的质地如何描述?
2. 不同性状食物调配的适应人群及其食物特征。
3. 进食常见的躯干姿势及其适用人群。
4. 管饲喂食的种类,其中间歇置管喂食的适应证有哪些?

平衡膳食是营养学的一项重要原则。对于吞咽障碍患者,平衡膳食食物的要求与正常人有所不同,但也需要尽量保持饮食的相对平衡。主要体现在食物种类上的安排,食物的种类大致分为 5 大类:①粮食和豆制品类;②蔬菜与水果类;③奶类和奶制品类;④肉、鱼、蛋类;⑤油、盐、糖类。在中国,有专家建议,前 4 类食物每日摄取的数量和比例是:粮食和豆类 400~500g,粮食与豆类 10∶1;蔬菜、水果摄入量为 300~400g,蔬菜与水果的比例为 8∶1;奶和奶制品摄入量为 200~300g;鱼、肉、蛋类为 100~200g。吞咽障碍患者在选择食物时可参考以上的比例进行配制、加工。在临床上,相信没有一个患者会严格按照这个标准配备饮食,特别是吞咽障碍患者面对琳琅满目的食物选择,首先是考虑如何吃下去,安全有效进食是个大问题。本章从吞咽障碍食物标准入手,介绍国际上先进国家如何制定饮食分内标准,根据标准我们如何选择食物,个体化地调配食物。

第一节　饮食分级

一、国际吞咽障碍食物标准

食物的质地和液体增稠已成为吞咽障碍管理的基础,可补偿咀嚼困难或疲劳,改善吞咽安全和避免窒息。将液体增稠可以减慢其口腔期和咽期运送过程,以避免异物进入呼吸道致误吸及安全进入食管。各个国家的食物名称、改良等级和特征都有不同,多个名称增加患者的安全风险。世界各地许多国家(英国、美国、澳大利亚、日本、新西兰、爱尔兰)已证明标准化术语和定义的好处。将术语和定义国际标准化已作为一种改进患者安全和跨专业交流的重要方法。标准化的术语可减少浪费和错误,降低政府、行业、医院和成熟的护理机构相关成本。执行标准化术语和定义可以降低所有患者重大事件发生、减少死亡。

（一）背景与发展

国际吞咽障碍食物标准行动委员会（International Dysphagia Diet Standardization Initiative，IDDSI）于 2013 年成立，是一个独立的非盈利组织。协会的主要目的是建立全球范围内规范化的专业术语和标准定义，用以准确描述适用于不同机构、不同文化、和不同年龄层吞咽障碍患者的食物质地和增稠饮品。每个级别都配有简易测量方法，便于患者、看护、临床医务人员、食品专员和企业准确区分不同等级的固体与液体食物。

通过国际吞咽障碍食物标准化行动委员会 3 年临床实践与研究，最终确立了由八个连续等级（0~7 级）组成的吞咽障碍食物谱框架，包括五个饮品等级（0~4）以及五个食物等级（3~7），除此之外还包括过渡性食物。现已翻译成包括中文在内的 15 种主要语言，在 57 个国家施行推广。

（二）分级框架

原文版的分级框架，现已翻译成中文版，包括中英文对比分级，见图 12-1~ 图 12-3。

（三）分级证据

原文中列出了有关稠度等级（举例见表 12-1）的说明和伴随的分级证据（NHMRC，2000，见表 12-2）。IDDSI 所收集到的文献并不一定详尽无遗，但会持续地根据最新研究进展来更新描述文件。

（四）测量方法

目前研究和现有的全球通用术语都推荐使用黏度来划分饮品等级。由于黏度对于大多数临床医务人员或看护者来说较难理解，且黏稠度并不是食物唯一的相关参数，因此 IDDSI 的描述中没有使用黏稠度测量。

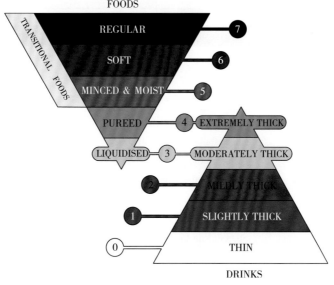

图 12-1　原文分级框架

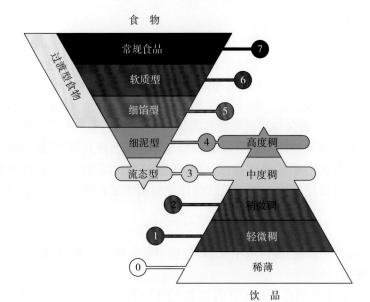

图 12-2　翻译版分级框架

Summary of Labels
Chinese（Traditional）

	Foods	Drinks
7	Regular=常规食品	
6	Soft=软质型	
5	Minced and Moist=细馅型	
4	Pureed=细泥型	Extremely thick=高度稠
3	Liquidised=流态型	Moderately thick=中度稠
2		Mildiy thick=稍微稠
1		Slightly thick=轻微稠
0		Thin=稀薄

图 12-3　中英文对比分级

表 12-1　三级证据的研究

三级 - 中度稠 / 流态型	Butler et al., 2004	IV
	Chi-Fishman &Sonnies, 2002	IV
	Igarashi et al., 2010	IV
	Inagaki et al., 2008	IV
	Inagaki et al., 2009a	IV
	Inagaki et al., 2009b	IV
	Steel & Van Lie shout, 2004	IV
	Steele & Van Lie shout, 2005	IV
	Yeoman's et al., 2009	III-2

表 12-2 证据分级 - 美国健康与医疗研究委员会（2000）

Ⅰ	证据来自对所有相关随机对照实验的系统分析
Ⅱ	证据来自至少一项设计完善的随机对照实验及回顾性研究
Ⅲ-1	证据来自设计良好的假随机对照实验（如改变分配或其他方法）
Ⅲ-2	证据来自比较研究,使用同期对照组且非随机分配(群组研究),案例对照研究,或者有对照组的中断时间序列研究(如非连续性群组研究)
Ⅲ-3	证据来自有历史对照的比较研究,两个以上的单组研究,或者没有平行对照组的中断时间序列研究
Ⅳ	证据来自于案例分析,后测试或前后测试,以及被替代的参考标准。

食品的测量标准需要获取机械属性以及几何属性,IDDSI 关于食物质地和特征的描述是通过不同的设备和测试来分析食团的性状。

分级评测方法的基本原则是:①可靠;②有效;③可量化;④临床易使用。有关具体的测量方法见《吞咽障碍治疗技术》一书,在此不再赘述。

（五）分级举例

IDDSI 标准文件中对每个等级的食物从描述 / 特征、生理学依据、测试方法、食品举例、注意事项等方面做了详细阐述,现列举食物三级和饮品四级相关内容作为例子,以加深读者的理解。

1. 食物三级 中度稠 / 流态型

（1）描述 / 特征:中度稠 / 流态型（moderately thick/liquidized）可使用杯子饮用;若从标准口径或大口径吸管中（大口径吸管 =0.275inch 或 6.9mm）吸取时需要用力;无法在餐盘上独立成形;不能使用餐叉食用,因为它会从餐叉缝隙间缓慢流落;可以使用汤匙食用;无需口腔加工或咀嚼,可直接吞咽;质地顺滑,没有"小块"感(小团块、纤维、壳或表皮的小块、外壳、软骨或骨的颗粒)。

（2）等级稠度的生理学依据:如果舌部控制不足无法安全饮用稍微稠饮品（二级）,可采用此中度稠 / 流态型饮品;允许更多的时间进行口腔控制;需要一定舌部推力;缓解吞咽疼痛。

（3）测试方法

1）IDDSI 流动测试:测试液体流经 10ml 注射器,10 秒后剩余多于 8ml 残留。

2）餐叉滴落测试:在餐叉缝隙间以成团方式缓慢流下;在餐叉叉齿上不会留下清晰痕迹。

3）汤匙倾斜测试:将汤匙倾斜会轻易流出,不会黏附在汤匙上;若倾洒,则会在台面上自动摊开。

4）筷子测试:这种质地的食品不适合使用筷子测试。

5）手指测试:这种质地的食品无法用手指捏住,同时,这种质地将会轻易顺滑地滑落指间并留下一层残留的食品痕迹。

具体食品举例:婴儿"第一阶段辅食"（稀粥、米糊或较稀水果泥）;酱料和调味肉汁;水果糖浆。

2. 饮品四级 高度稠 / 细泥型

（1）描述 / 特征：高度稠 / 细泥型（extremely thick/pureed）在汤匙上可成形；在重力下流动缓慢；不需要咀嚼；可在餐盘上独立成形；不含块状；会从汤匙中完全落下并能在餐盘上成形；无法通过吸管吮吸；不黏稠；没有固液分离。

（2）等级稠度的生理学依据：如果舌头控制能力严重弱化，此类饮品最适合饮用；相比细馅型（五级），软质型（六级）和常规食品（七级）需要较少推力，但推力要比中度稠 / 流态型（三级）多；不需要咬或者咀嚼；该稠度饮品可能导致残留增加，从而存在风险。

（3）测试方法

1）IDDSI 流动测试：测试液体在 10 秒内无法流经 10ml 注射器。

2）汤匙倾侧测试：若将汤匙倾侧，则一整个汤匙的液体会整体落下；需要轻叩汤匙将液体从表面移除，但液体样本仍可轻易流下，并在汤匙上留下极少残余（比如说，此类液体不会过于紧实或黏稠）。

3）餐叉测试：使用叉子的叉齿部分可以在液体表面形成清晰的痕迹；若倾洒，该液体样本会缓慢散开或滑落。

4）饮品太过黏稠的表征：倾侧汤匙时饮品没有流出；黏在汤匙上。

（4）注意事项：过于浓稠的液体会增加吞咽后咽部残留的风险。

IDDSI 是全球吞咽障碍食物标准化的重要里程碑。随着研究的不断深入与分级、测量体系的完善，IDDSI 标准可以在临床、科研、日常生活等方面得到更广泛的应用。IDDSI 秉着监测 - 重视 - 准备 - 采用（monitor-aware-prepare-adopt，MAPA）的原则在世界各地予以推广。现阶段中国没有自己的吞咽障碍食物标准框架，2016 年 6 月，吞咽障碍相关专家、同行成立了国际吞咽障碍食物标准推广委员会（International Dysphagia Diets Standardization Implementation Committee，IDDSIC），目前 IDDSI 中文翻译稿已初步完成，希望在不久的将来，此框架能在各个领域得到广泛应用，也为日后制定本土的吞咽障碍食物标准提供帮助。同时，IDDSI 作为一项新的标准还在依据最新的研究成果作不断的调整。

二、日本吞咽调节饮食分类

（一）背景及发展

在日本，原来没有统一化的吞咽调节饮食分级，各地区或单位使用不同的分级方法，这给患者在不同机构转介或回归家庭过程中使用何种分级饮食造成混乱，带来诸多不利。

2010 年 4 月，在日本成立了医疗审查委员会下属的吞咽调节饮食特别委员会，该委员会到目前为止已制作了"吞咽调节饮食的 5 个阶段（吞咽调节饮食特别委员会试行方案）""吞咽调节饮食学会标准方案 2012"，并通过报刊和 HP 发表。向会员公开征求意见的同时，制作完成了"日本饮食和吞咽障碍康复学会吞咽调节饮食分类 2013（The Japanese Society of Dysphagia Rehabilitation 2013，JSDR 2013 分级）"。

JSDR 2013 分级是以日本医院、机构、家庭医疗和福利相关机构均可以使用为目的，对食物（吞咽调节饮食）和黏稠液的阶段步骤进行分类表述，分别为 JSDR 2013 分级食物、JSDR 2013 分级黏稠液两大类。

（二）JSDR 2013 食物分级

JSDR 2013 食物分级共分为 5 个大的等级，予以 code 编码，作为等级名称，分别设定为

code 0、code 1、code 2、、code 3、code 4,其中 code0 分为 code 0j、code 0t,code2 分为 code 2-1、code 2-2,code1 又命名为 code 1j,j 为果冻状(jerk 英文的第一个字母),t 为黏稠(thick)英文的第一个字母。不同的 code 编号,不一定与难易度一致。

　　JSDR 2013 食物分级各等级均使用形态进行描述,未对数量或营养成分进行设定,也不记载物理性质测定值。例外的是 code 0。为了方便误吸风险管理,code0 有"蛋白质含量较少"的特点描述。JSDR 2013 分级不记载物理性质测定值的原因有二,其一,JSDR 2013 分级的目标是日本国内多数单位都可以使用的分类,但可进行物理性质相关测定的机构不多;其二,非均质食品的物理性质测定方法尚未建立,有关其值与医学效果的研究积累较少。形态和性状用易于理解的日语进行描述。由于根据日语的食物形态联想到的图片存在着较大个体差异,故 JSDR 2013 分级参照了大量文献,致力于共同点的表达。

　　表 12-3 为 JSDR 2013 食物分级一览表,该表列出了 code 和名称、形态说明、目的和特点、主食举例、所需咀嚼能力、与其他分类的对应情况。

　　(三) JSDR 2013 增稠分级

　　在 JSDR 2013 增稠分级中,将为吞咽障碍患者增稠的液体分为轻稠、中稠、浓稠 3 个等级,分别设为等级 1、等级 2 和等级 3。等级的编号顺序为增稠剂使用量减少的顺序,无难易度之分。不推荐与之不符的过轻或过浓的增稠。

表 12-3　JSDR 2013 食物分级一览表

Code		名称	形态	目的和特点	主食举例	所需咀嚼能力	与其他分类的对应情况
0	j	Code 0j	均质,考虑了附着力、凝聚性和硬度的果冻 脱水较少,可以舀成片状的食物	舀取少量的重度病例的评价和训练用食品,可以整个吞下 有残留时也容易清除 蛋白质含量较少		一些推送能力	吞咽食物金字塔 L0 吞咽困难者用食品许可标准 I
	t	Code 0t	均质,考虑了附着力、凝聚性和硬度的黏稠液体(原则上无论中等黏稠液或浓黏稠液*都适用)	假设一点一点咽下重度病例的评价和训练用食品 整个吞下果冻发生误吸或者果冻在口中溶化 蛋白质含量较少		一些推送能力	吞咽食物金字塔 L3 的一部分(黏稠液体)
1	j	Code 1j	均质,考虑了附着力、凝聚性、硬度和脱水情况的果冻、补丁和慕斯状的食物	在口腔外已形成合适的食物团块(舀取少量可以整个吞下) 推送之际有一些意识,需要舌抵住上腭 与 0j 相比,表面较粗糙	米汤、果冻、果冻粥等	一些食物团块保持能力与推送能力	吞咽食物金字塔 L1、L2 吞咽困难者用食品许可标准 II UDF 分类 4(果冻状) (UDF: Universal Design Food)

续表

Code		名称	形态	目的和特点	主食举例	所需咀嚼能力	与其他分类的对应情况
2	1	Code 2-1	puree、paste 和 mixer 食物等,均质光滑,不发黏,容易聚集的食物可以用汤匙舀取并食用的食物	通过口腔内的简单操作可形成食物团块(考虑使不易在咽部残留、误吸)	没有颗粒,附着力较低的糊状、米汤或粥	通过下腭与舌的运动产生的食物团块形成能力和食物团块保持能力	吞咽食物金字塔 L3 吞咽困难者用食品许可标准Ⅱ、Ⅲ UDF 分类 4
	2	Code 2-2	Puree、paste 和 mixer 食物等,不发黏,容易聚集的食物,也包括不均质的食物可以用汤匙舀取并食用的食物		虽略不均质(有颗粒)但柔软,无脱且附着力较低的粥类	通过下腭与舌的运动产生的食物团块形成能力和食物团块保持能力	吞咽食物金字塔 L3 吞咽困难者用食品许可标准Ⅱ、Ⅲ UDF 分类 4
3		Code 3	有形但容易压碎,食物团块的形成或推送容易,这种在咽部不散开易于咽下的食物未大量脱水	在舌与上腭之间可被压碎的食物需要挤压、推送的口腔操作(或者将这些功能激活),且将降低误吸风险考虑在内的食物	考虑了脱水情况的粥等	至少具有舌与上腭之间的挤压能力	吞咽食物金字塔 L4 老年人软食 UDF 分类 3
4		Code 4	不硬、不易散开、不易黏附等的食物用筷子或汤匙可切开、柔软	考虑误吸或窒息的风险,选择材料和烹饪方法的食物即使没有牙齿也能够应付,但需要上下牙槽嵴之间的挤压或碾压,在舌与上腭之间很难压碎	软饭、各种粥等	至少具有上下牙槽嵴之间的挤压能力	吞咽食物金字塔 L4 老年人软食 UDF 分类 2 和 UDF 分类 1 的一部分

　　关于增稠性状,用日语描述并用黏度计测定的黏度和线扩散试验(line spread test;LST)的值表示,测量方法见下述。

　　与 JSDR 2013 食物分级相同,无测定仪器的使用者用日语描述性状。另一方面,与市面上销售的增稠剂的说明书进行比较,标明黏度以便使用市售产品。作为没有黏度测定设备也能够简便测定的方法,指出了 LST 值。

　　表 12-4 为 JSDR 2013 增稠分级一览表,该表对不同阶段的增稠性状、性状说明、黏度及 LST 值进行描述。

表 12-4　JSDR 2013 增稠分级一览表

	等级 1 轻稠	等级 2 中稠	等级 3 浓稠
英文标记	mildly thick	moderately thick	extremely thick
性状说明 （饮用时）	"喝"这一表达符合黏稠的程度 入口后在口腔内扩散的液体种类/味道和温度,可能注意不到黏稠 咽下时不需要很大的力量,用吸管能轻易地吸食	明显感觉到黏稠,并且"喝"这一表达符合黏稠的程度 在口腔内缓慢地散开 在舌头上容易形成食团 用吸管吸食有阻力	明显感觉到黏稠,容易抱团 下咽需要一定的力量 用汤匙"吃"这一表达符合黏稠的程度 难以用吸管吸食
性状说明 （观察时）	倾斜汤匙马上流下 从餐叉齿缝间迅速流下 倾斜杯子,流出后隐约留有附着痕迹	倾斜汤匙黏糊糊地流下 从餐叉齿缝间缓缓地流下 倾斜杯子,流出后完全附着在杯壁上	倾斜汤匙,保持一定的形状,很难流下 不能从餐叉齿缝间流出 倾斜杯子也不会流出 （慢慢地形成食团落下）
黏度（mPa·s）	50~150	150~300	300~500
LST 值（mm）	36~43	32~36	30~32

注 1. LST 值和黏度完全不相关。因此,特别需要注意边界值附近;注 2. 牛顿流体中,LST 值有升高趋势,因此必须注意

JSDR 2013 增稠分级中黏度的测定方法是使用锥板式黏度计（E 型黏度计）维持剪切速度 $50s^{-1}$ 旋转 1 分钟后测得黏度值。在范围内指示各个等级。例如"50~150"表示大于 50mPa·s 小于 150mPa·s。此外,该黏度是基于使用以黄原胶为基础的增稠剂对水增稠的样品得出的值。由于未对利用黄原胶类和举动不同的增稠剂进行增稠的食品、符合学会分类 2013 食物分级 code2-1 的搅拌食品等进行研究,因此处理这些数值时需要特别注意。

LST 方法：使用刻度板,向直径 30mm 的金属棒内注入 20ml 测定溶液。向金属棒内注入溶液后,放置 30 秒以防止金属棒内的液体流动,提起金属棒,30 秒后测定溶液的扩散程度。板的 6 个方向均有刻度,读出这 6 个点的数值,并计算出平均值。此外,因为是测定液体的扩散,所以关键是在水平场所进行测定。在范围内指示各个等级,例如"36~43"表示大于 36mm 小于 43mm。这是基于使用以黄原胶为基础的增稠剂增稠的样品测得的数值。由于未对利用黄原胶类和其他不同的增稠剂进行增稠的食品、符合 JSDR 2013 食物分级 code2-1 的搅拌食品等进行研究,因此处理这些数值时需要特别注意。

（四）注意事项

增稠液体在临床中使用时应注意以下事项：

1. 增稠是为了应对摄取或吞咽障碍患者能够安全摄取液体的方法,与未增稠的液体相比,容易诱发腹胀、下咽时缺乏清爽感,因此摄取量减少的情况较多。由于这样摄取的水分量减少,因此为了防止脱水必须把握摄取量。

2. 增稠剂在增稠时一般需要数十秒,所以不能一边搅拌一边调整黏稠度,充分溶解指定量搅拌均匀,放置一定时间后评价黏稠程度,并判断是否合适。液体的温度和增稠剂的种类不同,黏度也有所不同。

3. 使用市售增稠剂增稠,味道和香味可能会变差。此外,如果液体中的蛋白质含量高,则存在因增稠剂的种类不同而造成需求量不同和增稠时间不同的情况,需要针对食材选择增稠剂。因为增稠剂本身有热量,所以对糖尿病患者大量使用时必须要计算热量。

4. 各种增稠剂除黏度以外的特性(黏着性等)各不相同,因此在使用时应注意试饮。

三、食物质地与改良

(一)食物质地

吞咽障碍患者的膳食除了尽量按平衡膳食的种类及比例选择外,还必须容易进食,而又不引起误吸和残留等安全方面考虑,这在食物的调制方面可作适当的加工,以更适合不同阶段吞咽障碍患者食用。临床上通常可以粗分为稀流质、流质、半流质、半固体状食物。但对于吞咽障碍的患者来说,对于食物的质地更为客观的指标是食物的黏度、硬度、附着性和凝集性四个方面。

1. 黏稠度(consistency) 可以反映食物的流动性,如水的黏稠度低,而半流质和半固体状食物的黏稠度高,黏稠度的不同会对误吸和残留有影响。黏稠度可通过增稠剂来调整,以适应患者的吞咽功能。

2. 硬度(hardness) 食物的硬度是指将食物压缩时达到断裂点时需要的力度,可以用专门的仪器进行测量,单位可标记为 N/m^2。不同硬度的食物对患者的咀嚼功能有一定的要求,例如坚果类和肉类食物需要较大的力量才能将食物咬断,而豆腐则用舌即可压碎。

3. 黏附性(adhesiveness) 与黏稠度有些类似,主要反映食物与口腔及舌的附着容易程度,黏附性高的食物相对来说容易引起残留,如年糕,而黏附性低、流动容易的食物,如液体则容易误吸。

4. 内聚性(cohesiveness) 反映食物一旦离散之后再形成食团的容易程度,内聚性适中的容易吞咽,如饼干等颗粒状的食物不容易形成食团,秋葵、果冻样的食物容易搅拌成食团。食团的形成对于吞咽非常的重要。

(二)食物质地改良

部分吞咽障碍患者可通过食物质地改良而获取再次经口进食的机会。患者可能是由于咀嚼功能差、舌肌力量减退、咽部收缩力不足、UES 开放功能障碍等原因而需要在进食过程对食物的质地进行改良。例如,当吞咽障碍患者反复咀嚼时易导致疲劳,这类型患者就应该避免需要反复咀嚼的食物,可以把食物切碎煮成布丁状食物,或将食物制作成混合食物。稀流质会增加吞咽障碍患者的误吸风险,合理应用增稠剂增加食物黏稠度,可使食物通过口-咽位置速度变慢,从而使食物更易被控制,且在咽期吞咽启动之前更少的食物从舌根部溢进气道。

吞咽造影检查或喉镜检查等客观检查来确定合适的质地改良食物。但是临床医生及治疗师对食物黏稠度的相关术语及描述使用不一致会导致患者在不同机构进食的食物的黏稠度不一致,这将导致患者进食时误吸的风险加大。目前,关于质地改良饮食的通用标准指南已经在部分国家的多学科发展中得到解决,见表 12-5。

目前,表 12-5 所列国家的质地改良标准正逐步广泛应用,但是为了不同国家间的研究成果能在临床实践中更好地应用,相关国际标准术语必须进一步加以完善。

表 12-5　质地改良饮食的国际标准术语

	ASHA/ADA（2002）美国	SPA/DAA（2007）澳大利亚	RCSLT/BDA（2002）英国	IASLT/INDI（2009）爱尔兰
饮料的黏稠度	花蜜状（nectar-like）	轻微的浓稠	自然的浓稠流质	等级 1：非常轻微的浓稠
	蜂蜜状（honey-like）	中度的浓稠	阶段 1：糖浆（syrup）	等级 2：轻微的浓稠
	勺厚（spoon-thick）	非常的浓稠	阶段 2：蛋奶糊（custard）	等级 3：中度的浓稠
			阶段 3：布丁（pudding）	等级 4：非常的浓稠
食物的浓度	TMD 等级 1：煮成浓汤（种类单一、内聚性很强的布丁样食物，仅要求很低的咀嚼功能）	质地 A：柔软	A：爽滑、倾斜可流出、质地均一	质地 A：柔软
	TMD 等级 2：力学改变（内聚性强且湿润的半固体食物，需要一定的咀嚼能力）	质地 B：细碎且湿润	B：爽滑、质地均一	质地 B：细碎且湿润
	TMD 等级 3：难度更大（要求有更高咀嚼能力的柔软食物）	质地 C：爽滑的浓流质	C：浓稠、爽滑、质地均一	质地 C：爽滑的浓流质
			D：湿润且性状有多种变化的食物	质地 D：把（水果或蔬菜）榨成汁
			E：柔软且湿润的食物	

注：ASHA：American Speech-language Hearing Association，美国言语语言听力协会；ADA：American Dental Association，美国牙科协会；SPA：Speech Pathology Association，(澳大利亚)言语病理学协会；DAA：Dietitians Association of Australia，澳大利亚营养协会；RCSLT：Royal College of Speech and Language Therapists，(英国)皇家言语与语言治疗师学院；BDA：British Dental Association，英国牙科协会；IASLT：The Irish Association of Speech and Language Therapist，爱尔兰言语与语言治疗师协会；INDI：The Irish Nutrition and Dietetic Institute，爱尔兰营养与饮食研究所

（王如蜜）

第二节　食品流变学

流变一词来源于希腊语"rheo"，意为流动。流变学（rheology）是研究物质在力的作用下形变和流动的科学，属于力学的一个分支。流变包括剪切与拉伸两种不同的流变学行为。现实生活中以剪切流变为多，文献研究中也以剪切流变为主。但是拉伸流变近年来受到了食品研究者的重视。越来越多的研究表明食品在咀嚼和吞咽的过程中存在有显著的拉伸形变。在分子或颗粒水平上，拉伸流变所引起的形变比剪切流变更为强烈。食品流变性质对食品的运输、传送、加工灌装以及食品在口腔咀嚼和吞咽过程中的行为都有着非常重要的作用。

一、基本概念

根据材料抵抗流动和恢复形变的程度，可将其流动行为分成黏性流动、弹性形变和黏弹性流动。

（一）黏性流动

黏性体现的是在外力的作用下液体抵抗流动的能力，在日常生活中和流变学上都用黏

度值的大小来表达流体抵抗流动的能力。根据形变的方式,黏度可以分为以下三类:

1. 剪切黏度(shear viscosity)　是流体在发生剪切流动时产生的黏度。在剪切流动中,流体内的速度梯度方向与流动方向垂直,不同速度的流体层之间距离保持不变,同一速度流体层内的流体单元间距也保持不变。

2. 拉伸黏度(extensional viscosity)　是流体在发生拉伸流动时产生的黏度。在拉伸流动中,流体内的速度梯度方向与流动方向一致,流体单元不仅沿着流动的方向相互远离,而且沿着流动的垂直方向相互靠近。

3. 体积黏度(volume viscosity)　可压缩体在体积发生变化时,描述内部摩擦表征的应力与体积变化速率关系的量,也被称为第二黏度。

流体在外力作用下的流动与形变受控于外力的大小和流体本身的性质(黏度)。假设可以把流体分为无数个流动的液层,由于液体层之间相互摩擦,各层的流速会连续变化。以流体流过固体平板为例(图 12-4),紧贴固体板的液体层与板壁的附着力大于分子的内聚力,流速为零,流体内的速度梯度方向与流动方向垂直。

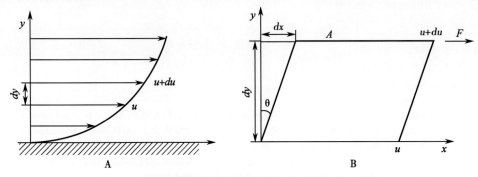

图 12-4　两平板间液体的黏性流动(A)和流体微单元(B)

两液层之间的内摩擦力,被定义为黏度,单位为 Pa·s(帕秒),但是日常生活中常用 mPa·s(毫帕秒)作为黏度单位。如纯净水在 20℃时的黏度为 1mPa·s。常见流体的黏度如表 12-6 所示。

表 12-6　几种常见流体的黏度

流体	黏度(mPa·s)
水(0℃)	1.791
水(20℃)	1.000
水(100℃)	0.284
20% 蔗糖溶液(20℃)	1.967
40% 蔗糖溶液(20℃)	6.223
60% 蔗糖溶液(20℃)	$5.670 \mid 10^3$
80% 蔗糖溶液(20℃)	$4.000 \mid 10^3$
乙醚(20℃)	0.230
甘油(20℃)	$1.759 \mid 10^3$

（二）牛顿型流体

当剪切应力与剪切速率呈线性关系的情况时,这类流体习惯被称为牛顿型流体。但是在实际生活中,由于材料内部结构不同,对外力的反应也不相同,呈现出不同的流变学行为。图12-5的剪切应力和剪切速率曲线(亦称为流动特性曲线),描述了两者之间的复杂关系。除了牛顿型流体外,其余的均称为非牛顿型流体,其流变行为需用不同的物理模型来描述。

1. 牛顿流体（Newtonian fluid）　最简单的流体为牛顿流体,见图12-5中A线,流体流动时的剪切速率和剪切应力成正比关系,这种关系被称为牛顿黏性定律(见公式3)。牛顿流体的流动特性曲线为一条通过原点的直线,特征为黏度是一个常数,不随剪切速率和剪切应力的变化而变化,但会随温度发生变化。严格意义上来讲,所有的流体均为非牛顿型,但是在通常的条件下,

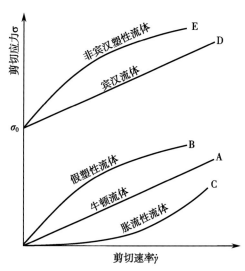

图 12-5　不同流体的流动特性曲线
A. 牛顿流体；B. 假塑性流体；C. 胀流性流体；
D. 宾汉流体；E. 非宾汉塑性流体

常见的溶剂(如水、食物油等),以及一些只含有低分子量成分的溶液(比如糖浆、蜂蜜等)可视为接近牛顿流体。

2. 非牛顿流体（non-Newtonian fluid）　非牛顿流体的剪切应力与剪切速率之间的关系不满足牛顿黏性定律,流体的黏度随剪切应力与剪切速率发生变化,这在日常生活中十分常见。在一定剪切速率下,非牛顿流体的黏度被称为表观黏度。基于表观黏度随时间的变化可以分为与时间无关的流体（time-independent fluid）和与时间有关的流体（time-dependent fluid）。

（三）黏弹性

1. 弹性形变　物体在外力作用下发生形变,撤去外力后恢复原来状态的性质称为弹性（elasticity）。撤去外力后形变立即完全消失的弹性被称为完全弹性。弹性形变一般发生在固体材料上,具有完全弹性特性的固体被称为虎克体。虎克模型代表完全弹性体的力学表现,即当对虎克体施加一个力时,材料受到的应力大小和应变大小成正比。虎克的弹簧模型（spring model）的应力应变特征曲线如图12-6所示。当在t_1时,对材料施加了应力σ,材料随即产生一个应变ε,此应变维持稳定,直到t_2时应力消失,材料的应变也消失并恢复到原状。

2. 黏弹性　许多食品材料结构复杂,它们形变发展的过程既具有固体材料的弹性特征,又具有流体材料的永久形变特征,即同时具有黏性和弹性,这类材料被称为黏弹性材料（viscoelastic material）。这类材料的应力或应变随时间变化的

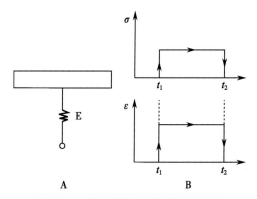

图 12-6　虎克模型（A）及其应力应变
特征曲线（B）

现象称为应力松弛或蠕变现象。线性黏弹性是最简单的黏弹性,在线性黏弹性中应力和应变的比值只与时间有关,而与应力或者应变大小无关。而非线性黏弹性理论复杂,在多数情况下难以应用,因此本节只对材料的线性黏弹性区间进行讨论。在线性黏弹性中,麦克斯韦模型(Maxwell model)和开尔文模型(Kelvin model)是两个经典模型。

3. 应力松弛(stress relaxation)　应力松弛是指材料在瞬间形变后,在应变不变的情况下,材料内部的应力随时间的延长而下降的过程,这是一种常见的黏弹性现象。研究发现,黏弹性体的应力松弛表现与图 12-7A 中的麦克斯韦模型非常相似,这一模型是由一根弹簧和一个黏壶串联组成的,因此可用这一模型来研究材料的黏弹性。当模型一端由于受力被拉伸到一定程度时,弹簧被瞬间拉开,而黏壶由于黏性作用来不及移动,然后在弹簧恢复力的作用下,黏壶在黏性作用下被逐渐拉开,而弹簧逐渐缩短,弹簧中的应力不断转变为黏壶中的摩擦力,直至全部转换,应力为零。麦克斯韦模型的应力和应变松弛曲线见图 12-7B、C。

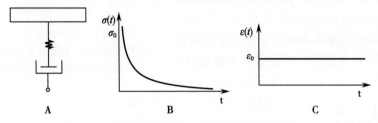

图 12-7　麦克斯韦模型(A)及应力应变曲线(B、C)

4. 蠕变(creep)现象　所谓蠕变,是指把一定大小的应力施加在黏弹性体上时,材料的应变随时间的变化而逐渐增加的现象,这是另一种常见的黏弹性现象。研究蠕变现象最简单的模型是图 12-8A 中的开尔文模型,该模型由一根弹簧和一个黏壶并联组成。当模型上作用恒定外力时,由于黏壶作用,弹簧不能被立即拉开,而是缓慢发生形变。去掉外力以后,在弹簧恢复力的作用下,又可慢慢恢复原状,类似蠕变过程。应力和应变松弛曲线见图 12-8B、C。

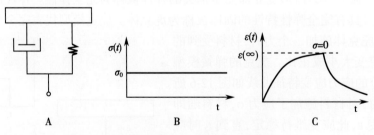

图 12-8　开尔文模型(A)及应力应变曲线(B、C)

二、流体的黏度测量方法

黏度食品行业有非常多的经验测量方法和装置来半定量或定量测量食品的流变学特性,比如用 Adams 稠度计测量半固态食品的稠度等。这些装置虽然不能精确测得食品在不同剪切速率下的黏度,但是它们却有不同的实际应用,质量控制、辅助感官实验来改进消费者体验甚至参与到官方标准的制定当中。有些食品工程师认为非常有必要用精准的流变仪来替换这些经验式测量装置，从而达到精确控制食品黏度的目的。但是复杂的食品结构使其具有完全不同的流变学特性，比如果酱、燕麦粥、土豆泥等，这些食品常常为非均质，并且内部呈现出固液混合状，许多情况下不能用流变仪测得其基本的流变学特性，因此经验式的装置就显得非常有必要存在。

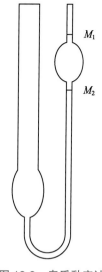

（一）经验式装置

可分为毛细管黏度计法和 Bostwick 稠度计法测量，详见下述。

1. 毛细管黏度计　毛细管黏度计根据其测量原理可以分为多个种类，其中最为常见的是位差式黏度计，即靠液体的自重来产生流体压力，多用来测定较低黏度的液体。图 12-9 为最常见的奥氏黏度计（Ostwald viscometer）。测定时，先把一定体积的液体注入左边管内，然后把乳胶管套在右边导管的上部开口，把液体抽到右管 M_1 刻度线以上。然后去掉右管上的乳胶管，使液体自然回流到左管中，记录液面

图 12-9　奥氏黏度计

通过 M_1 和 M_2 所需时间，测量多次取平均值。通过与标准液的参数进行对比，通过下式即可求出待测液黏度：

$$\eta = \eta_0 \frac{\rho t}{\rho_0 t_0} \tag{1}$$

式中 ρ 和 ρ_0 分别为待测液和标准液的密度；t 和 t_0 分别为待测液和标准液通过 M_1 和 M_2 之间刻度线的时间；η_0 为标准液（如水）的黏度。

2. Bostwick 稠度计　Bostwick 稠度计（Bostwick consistometer）是一种快速检测样品是否符合标准黏度或流动性的仪器（图 12-10）。该仪器具有低成本、容易操作、经久耐用的特点，且实验操作仅需一块试验台即可使用，是当今针对各种流体检测最简单的方法，广为食品、化妆品、造漆业采用。操作步骤：①将待测样品（通常是 75ml）倒入弹簧门后的样品槽；②按动弹簧门上的锁扣使弹簧门瞬间弹起，同时开始计时；③流体在仪器中流动的进度可以通过底板上的精密刻度精确测量。通过比较特定时间段（一般是 30 秒）内的流动距离，可以计算得到样品的物理特性，如黏度、稠度和流动性等。

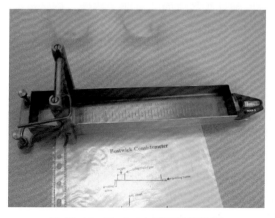

图 12-10　Bostwick 稠度计实物图

（二）Adams 稠度计

Adams 稠度计（Adams consistometer）是另外一种快速检测样品流变学特性的装置，方便携带且易于测量。与 Bostwick 稠度计原理相同，也是利用测量液体的流动性来计算其黏度。操作步骤如下：①向图 12-11 中的空心圆筒内倒入待测样品（一般为 200ml）；②控制空心圆筒抬起的同时，开始计时（一般为 30 秒）；③在到达 30 秒时，测量液体最远流动所达到的圆的半径大小，可以计算出被测样品的黏度值。

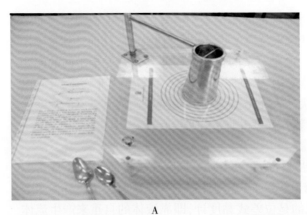

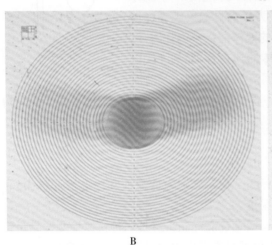

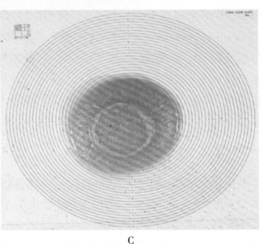

图 12-11　Adams 稠度计实物图

A. 实物图；B. t=0s 时测试样品图；C. t=30s 时测试样品图

（三）流变仪测量

几种常用的流变仪见下述。

1. 剪切流变仪　旋转流变仪（shear rheometer）是现代流变仪中的重要组成部分，它依靠旋转运动来产生简单剪切，快速确定材料的黏性、弹性等各方面的流变学特性。旋转流变仪的优点有：①体系有极好的传热和温度控制；②剪切速率恒定，且范围可提前设置；③所需样品量少，通常为 1~15ml；④测量结果可靠且重复性好。在旋转流变仪的使用过程中，常用的夹具有空心圆筒，平板以及锥板。锥板的应用最广泛，在这里主要对其进行详细介绍。锥板夹具与样品台的夹角一般小于 α，而且一般是截取顶锥。待测样品被放置在锥板和样品台之间，对夹具施加特定的扭矩或者角速度，来检测角速度或者扭矩。图 12-12 为锥板夹具测量示意图。

在测量时，流体所受的剪切速率处处相等，只受角速度 ω（rad/s）和圆锥角 αYradY 的影响，而与锥板夹具的半径大小无关（见公式 7）。这是锥板夹具受欢迎的主要原因。可由下式进行计算：

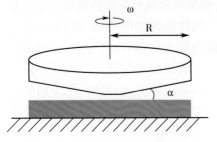

图 12-12　锥板夹具黏度测量示意图

$$\dot{\gamma} = \frac{\omega}{\alpha} \tag{2}$$

剪切应力可由下式计算：

$$\tau = \frac{3M}{2\pi R^3} \tag{3}$$

（3）式中，M 是施加在夹具上的扭矩，R 是圆锥半径。因此，可知黏度的计算公式为：

$$\eta = \frac{\tau}{\dot{\gamma}} = \frac{3\alpha}{2\pi R^3} \frac{M}{\omega} \tag{4}$$

2. 拉伸流变仪（extensional rheometer）　尽管大多数的流变测试均在旋转流变仪上进行，文献上所给出的黏度也大多是剪切黏度，但不可忽略的是拉伸流变在日常生活和工业生产中广泛存在。对于某些流体，它们的剪切流变学和拉伸流变学性能差异很大。

与剪切流变类似，在拉伸流变中也有对应的拉伸应力，σ_e，和拉伸速率，$\dot{\varepsilon}$。拉伸应力为材料所受力 F 与材料受力面积 A 的比值（图12-13）：

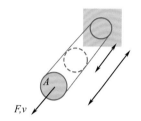

图 12-13　材料的拉伸流变过程

$$\tau_e = \frac{F}{A} \tag{5}$$

而拉伸速率：

$$\dot{\varepsilon} = \frac{d\varepsilon}{dt} = \frac{L-L_0}{L_0 dt} = \frac{v}{L_0} \tag{6}$$

（6）式中，材料的初始长度为 L_0，经过时间 t 之后长度为 L，v 为材料的速率。拉伸黏度为拉伸应力与拉伸速率的比值：

$$\eta_e = \frac{\tau_e}{\dot{\varepsilon}} = \frac{F}{A} \frac{L_0}{v} \tag{7}$$

拉伸流变仪的设计是基于 Bazilevsky 等人提出的概念。仪器的中心柱由一个线性马达、一个可上下移动金属圆板（上）和一个固定的金属圆板（下）构成，两侧为激光发射器和激光接收器（图12-14）。在拉伸试验中，通过线性马达带动金属圆板向上轴向运动，两圆板之间的距离达到设定间距后，开始计时并由激光装置测量液柱直径随时间的变化。液柱中间位置的直径在表面张力的作用下不断变小，直至液柱断裂（图12-14）。

在待测材料被拉伸到一定程度后，液柱直径在表面张力的作用下不断变小直至断裂。

三、流体黏度的影响因素

1. 温度　温度是影响流体黏度的主要因素。一般情况下，温度每上升1℃，黏度减小5%~10%。在相同的剪切速率下，黏度和温度的关系可以由以下方程表达：

$$\eta = f(T, C) = K_{T,c} exp\left(\frac{E_a}{RT}\right) C^B \tag{8}$$

式中 $K_{T,c}$ 为通用气体常数，与溶液的温度和浓度相关；E_a 为该黏度下的活化能，B 是个常数。从上式可以得出，溶液的黏度随着浓度的增加而增加，随着温度的增加而减小。

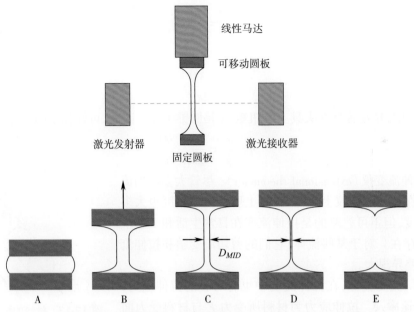

图 12-14　拉伸流变仪示意图

注:拉伸过程中液柱变化示意图。A 图中液柱为初始状态,B 图为拉伸过程中,
C 图为两金属圆板达到设定间距,D 图为液柱变细,E 图为液柱断裂

2. 分散相　分散相的浓度是影响流体黏度的另一主要因素。随着分散相(disperse phase)的浓度增加,溶液的黏度随之增加。除了浓度之外,在相同分子质量的条件下,分子链的支化及支链长度对聚合物的黏度也有很大的影响。一般情况下,具有短支链聚合物的溶液黏度小于直链型聚合物溶液的黏度,长链支化的聚合物黏度较为复杂,但一般高于直链型聚合物。除此之外,聚合物的相对分子质量大小和分子质量分布也直接影响到了聚合物的形变和流动,相对分子质量越小,分子质量分布越窄,所呈现出的黏度越小;相对分子质量越大,分子质量分布越宽,所呈现出的黏度越大。

3. 分散介质　对溶液黏度影响最大的是分散介质(disperse medium)本身的性质与其本身的流变行为,包括酸度、离子强度和分子极性等。

(陈建设)

第三节　食物调配

一、吞咽障碍不同状态对食物的要求

1. 食物选择因人而异　吞咽障碍患者出现障碍的不同时期、不同程度所选择的食物有所不同,主要从患者容易吞咽,而又不引起误吸和残留因素考虑,必要时须在吞咽造影下进行选择。实际上,不同病变造成的吞咽障碍部位不同,对食物的要求各异,吞咽障碍食物质地的选择可参考表 12-7。但应根据患者吞咽功能的情况,平衡地选择食物的质地。黏稠度低的如稀流质不易残留,但误吸的风险高,黏稠度高的食物不易误吸但容易残留。

表 12-7　食物质地黏稠度改变法实施要点

吞咽障碍异常情况	适合的食物质地	应避免的食物质地
舌运动受限	开始时吃浓流质,食物质地均一,硬度较低,黏稠度不宜过高	糊状食物,硬度高的食物
舌的协调性不足	浓稠液体	糊状食物,不容易形成食团的食物
舌的力量不足	稀液体,黏附性低,硬度低的食物	大量糊状食物,黏度高、黏附性强的食物
舌根部后缩不足	稀液体,黏附性低,硬度低的食物	高黏稠性食物
咽期吞咽延迟	浓稠液体和食物	稀液体和流质
呼吸道闭合不足,误吸风险高	布丁和糊状食物	稀液体和流质
喉上抬不足/环咽肌功能紊乱	稀液体	很浓稠和高黏稠性食物
咽壁收缩不足,残留较多	稀液体,黏附性低的食物	很浓稠和高黏稠性食物

2. 选择原则　吞咽障碍患者宜选择密度均匀、黏性适当、有一定硬度、质地爽滑、易于变形通过咽部和食管的食物。并常将固体食物改成糊状或凝胶状,在稀液体内加入增稠剂以增加黏度。合适的食物种类包括软食、半流质食物、糊状食物。

吞咽障碍患者除对食物性状有严格要求外,仍需注重食物营养搭配及患者个人喜好,通过食物的调配及结合吞咽的姿势与辅助手法保障患者安全有效进食。

二、不同性状食物的调配

根据吞咽障碍患者临床评估和仪器检查评估的结果可以判断患者适合进食何种性状的食物。临床实践中,吞咽障碍患者的食物性状应首选糊状食物,亦可根据吞咽障碍影响吞咽器官的部位,因地制宜地选择适当食物并进行合理配制,不同质地的食物根据需要,可调制成不同形态。如患者饮水呛咳,但是进食糊状食物无误吸,那么就可以将水调稠进食。若患者咀嚼困难,可以将食物硬度降低,用搅拌机打碎,然后用半固化食物调节剂(如食倍乐)进行半固化处理,易于吞咽。下面分别介绍如何调配软食、半流质、糊状食物、固体食物。

（一）软食、固体食物的调配

1. 适应人群　轻度咀嚼障碍的患者(老人)。

2. 食物特征　食物细软、不散、不黏;容易咀嚼或用牙龈咀嚼。

3. 调配方法　以食倍乐 Meat 为例,介绍如下。

（1）将 3% 比例的食倍乐 Meat 粉末,溶于水中,调制腌渍液。(水 100ml 的话,食倍乐 Meat 粉 3g)。

（2）将鱼、肉渍放于等量或多于食材的腌渍液中,放置冷藏腌渍 1~15 小时。

（3）将鱼、肉从腌渍液中取出,擦干水分,并依照常规方式制作。

4. 调配后食物的优点

（1）不改变食物原本形状,但改变口感,容易进食。

（2）不需长时间腌渍,就能软化效果。

（3）适用于牛肉、猪肉、鸡肉、鱼、贝类、蔬菜类等各式各样的食材当中，并可减轻鱼肉的腥味。

（4）即使冷却后，也能保持食材柔软。

（二）半流质的调配

1. 适合人群　中度咀嚼或吞咽障碍的患者。

2. 食物特征　食物湿润有形状，即使没有牙齿也可用舌头压碎，且容易形成食团，在咽部不会分散，容易吞咽。

3. 调配方法　为保障吞咽障碍患者安全进食流质，将流质添加增稠剂。增稠剂的应用不仅是治疗，也是评估的重要工具，如吞咽造影下试食不同类型的食物，也是患者经口进食食物的依据。

视频12-1

ER-12-1　水增稠方法

（1）增稠剂的类型：食物增稠剂可以将食物由稀变稠，原料主要有淀粉类、黄原胶两大类。淀粉类原料的增稠剂容易在口腔和食管消化，黄原胶的增稠剂则不易在口腔和上消化道消化。临床上各有特点，对于口腔期障碍患者，食物通过较慢的则不宜选择淀粉类，而对于食管蠕动较慢，残留较多的患者则不宜使用黄原胶类增稠剂。增稠剂广泛用于各种吞咽障碍患者。由雀巢公司出品的英文名 Thick & Easy，Thicken Up，见图 12-15，在内地称为顺凝宝、凝固粉等，香港地区称之为凝易、凝水保等，有灌装、袋装等多种包装出售。

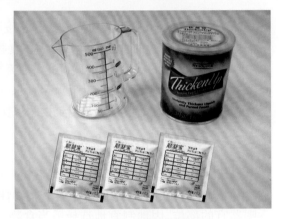

图 12-15　食物增稠剂

（2）增稠剂的特点：不同品牌的食物加稠剂具有如下特点：①室温下，迅速且完全溶解，冲调方便；②稳定性佳，隔夜放置，也不会改变浓稠度；③无色无味，与食物调制时，不会改变原口味；④用途广泛：可应用于冷热、咸甜饮品，并可将糊状食物塑形，以方便进食，促进食欲；⑤可冷藏，调制后，可先冷藏再烹调，冷藏时间可长达 24 小时，增加供餐的便利性。其调制方法简易、快速，而且不改变食物的原味。

（3）增稠剂调整食物的分级：为方便各部门、各成员之间的交流，增稠剂调整后的食物根据浓稠情况一般可以分为 3 个不同的阶段。国内多是根据凝固粉的用量进行分类稀流质、浓流质、糊状食物，见表 12-8、图 12-16。

4. 增稠剂的调配　根据需要可将食物与增稠剂混合调整成合适黏度的食物。液体类的食物可直接添加适量的增稠剂，不同品牌的增稠剂的用量会有所差别，具体根据产品说明进行添加。对于固体类的食物，如米饭、肉类、坚果则需降低食物的硬度，需要先搅拌机调制食物，把所需食物与水混合，用搅拌机搅碎，根据需要添加或不添加增稠剂，调制成各种黏稠度的流质食物（图 12-17）。

表 12-8　增稠剂食物的分级（根据 JSDR2013 修改）

	稀流质（1 号食物）	浓流质（2 号食物）	糊状食物（3 号食物）
英文	mildly thick	moderately thick	extremely thick
性状说明（进食时）	1. 可以吸食 2. 入口后即流散开 3. 液体的种类不同,可能感觉不到加入了增稠剂 4. 吸食时不费力 5. 可以用吸管吸	1. 可以明确有增稠剂 2. 可以用饮用来形容 3. 入口后缓慢流散,不会很快流走 4. 可以在舌上聚集 5. 吸管吸食时明显的阻力	1. 明显感觉有增稠剂 2. 可以很好的形成食团 3. 舌往后送需要一定的力量 4. 用勺"吃"来形容 5. 吸管很难吸食
性状说明（外观）	1. 放在勺里,勺倾斜时,马上流出 2. 在叉子间很容易流动 3. 将杯倾斜倒出后,杯中仅有少量的残留痕迹	1. 放在勺里,勺倾斜时,食物一点一点流出 2. 在叉子间流动较慢 3. 将杯倾斜中倒出后,杯中仍有中等量附着残留	1. 放在勺里,勺倾斜,食物形状一定程度保持,基本不流出 2. 叉子间流动困难 3. 将杯倾斜食物不能流出,或缓慢呈块状掉落
黏度（mPa·s）	50~150	150~300	300~500

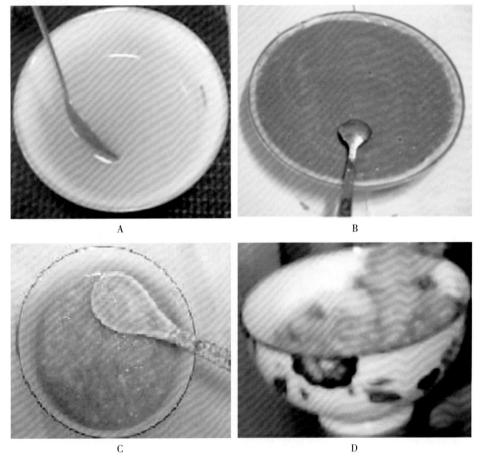

图 12-16　不同黏稠度食物
A. 稀流质；B. 浓流质；C. 糊状食物；D. 烂饭

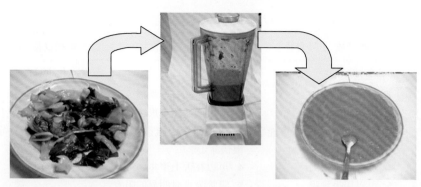

图 12-17 搅拌机调制食物

（三）糊状食物的调配

1. 适合人群 明显咀嚼或吞咽障碍患者。

2. 食物特征 食物呈啫喱状或果冻状,无需咀嚼,易吞咽;通过咽和食管时易变形且很少在口腔内残留。

ER-12-2 粥的增稠改造制作方法

3. 食物调配（以粥为例）使用食倍乐改变食物性状,进而使糊状食物成形。

（1）煮好的或 70℃以上的全粥放入至搅拌机。

（2）加 1%~2% 食倍乐,并搅拌 1 分钟以上（例子:100g 粥内添加 1~2g 食倍乐粉末;200g 粥添加 2~4g 食倍乐粉末）。

（3）放置 70℃左右时就会开始果冻化。

4. 调配后食物特点 可以大幅改善搅拌粥或淀粉食品独有的黏稠感的果冻食用粉,即使是温冷配送食物车的温度（65℃）,也不会溶化成水分,所以可以轻松提供热食,进食时不会受唾液的影响。加入食倍乐的果冻食物可以冷冻保存,没有含太多淀粉的食品等也可以果冻化。

（唐志明 安德连）

第四节 摄食直接训练

经过间接吞咽功能训练以后,患者可逐步介入直接摄食训练。直接摄食训练是指采取相应的措施直接经口进食。措施包括进食环境选择、食物选择及调配、餐具选择、一口量及食团入口位置、进食体位及姿势调整等,进食时注意进食前后患者处置,做好观察与记录。

一、一般考虑

1. 适应证 患者意识状态清醒,格拉斯哥评分（GCS）≥12 分),全身状态稳定,能产生吞咽反射,少量误咽能通过随意咳嗽咳出。

2. 了解患者吞咽功能,确定喂食处方 根据临床筛查、临床评估及吞咽造影检查,制定适合患者的进食处方,可参考附录四:中山大学附属第三医院康复科吞咽障碍患者治疗性进食护理单。

二、进食准备

1. 进食环境　应尽可能尊重患者的饮食文化。进餐的环境要安静、舒适,进餐时不要大声说话,让患者尽量保持轻松、愉快的心情,以促进食欲,减少呛咳,增加进食的安全性。

2. 食物的选择　食物的种类及比例选择,以均衡营养为主,可适当考虑特殊营养成分的补充,如肠内营养素等。食物质地应根据吞咽障碍的程度,本着先易后难的原则来选择准备食物,糊状食物不易误吸,液状食物容易误吸,进食顺序是先糊状食物,吞咽功能明显改善后逐渐过渡到软饭等食物,最后可进食普通食物和液体食物。容易吞咽的食物应符合以下要求:①密度均匀;②黏性适当、不易松散;③有一定硬度,通过咽和食管时易变形且很少在黏膜上残留;④稠的食物比稀的安全,因为它能较满意地刺激触、压觉和唾液分泌,使吞咽变得容易;⑤还要兼顾食物的色、香、味及温度等。吞咽障碍患者食物性状分级标准见本章第一节。

3. 餐具的选择　根据患者的功能情况尽量选用适宜、得心应手的餐具,有利于顺利地完成进食。可按以下要求选择餐具。

(1)匙羹:患者手抓握能力较差时,应选用柄粗、柄长、匙面小、难以粘上食物、边缘钝的匙羹,便于患者稳定握持餐具。一般采用边缘钝厚匙炳较长,容量约5-10ml的匙子为宜,便于准确放置食物及控制每勺食物量,不会损伤口腔黏膜,见图12-18A、B。

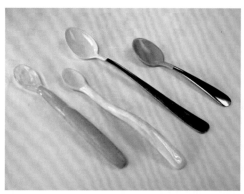 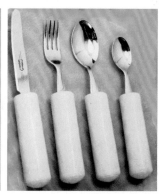

图 12-18　匙羹
A. 普通手柄;B. 加粗手柄

(2)碗:如患者用一只手舀碗里的食物有困难,可选择广口平底碗或边缘倾斜的盘子等。必要时,可以在碗底放置防滑垫,避免患者舀食物时碰翻碗具,见图12-19。

(3)杯:用普通的杯子饮水时,因患者需头向后仰饮水,则有增大误吸的可能。此时,可选用切口杯等杯口不会接触到患者鼻部的杯子,这样患者不用费力仰头就可以饮用,从而避免误吸见图12-20A。

(4)吸管:普通吸管因为短且细,一般不

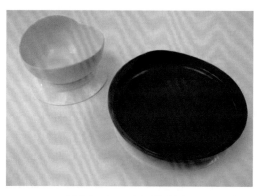

图 12-19　广口平底碗

适用于吞咽障碍患者。若患者需要吸管,在吸口部分应改良。如在吸口或注射器上加上吸管等,慎重调整一口量。此外,还可以采用挤压柔软容器,挤出其中的食物,见图12-20B。

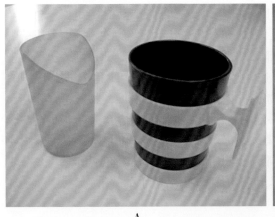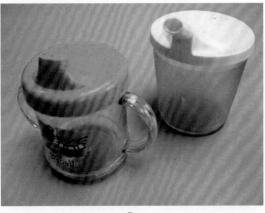

A　　　　　　　　　　　　B

图 12-20　杯子

A. 缺口杯;B. 带吸管的杯

具体匙、杯、碗的选择及要求见图12-21。

三、进食的要求

(一) 食团在口中位置

进食时应把食物放在口腔最能感觉食物的位置,最适宜促进食物在口腔中保持及输送。最好把食物放在健侧舌后部或健侧颊部,这样有利于食物的吞咽。这种做法不仅适合部分或全部舌、颊、口、面部有感觉障碍的患者,也适合所有面舌肌肉力量弱的患者。

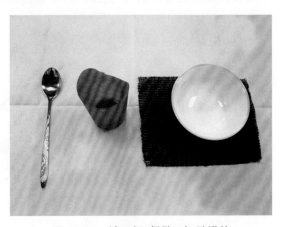

图 12-21　缺口杯、餐匙、碗、防滑垫

(二) 一口量及进食速度

1. 一口量　即最适于吞咽的每次摄食入口量。对患者进行摄食训练时,如果一口量过多,食物将从口中漏出或引起咽残留导致误咽;过少,则会因刺激强度不够,难以诱发吞咽反射。一般正常人每口量:①稀液体 5~20ml;②果酱或布丁 5~7ml;③浓稠泥状食物 3~5ml;④肉团平均为 2ml。先以少量试之(稀液体 1~4ml),然后参考国际标准分级酌情增加。为防止吞咽时食物误吸入气管,可结合声门上吞咽法训练,在吞咽时使声带闭合更好后再吞咽,吞咽后立即咳嗽,可除去残留在咽喉部的食物残渣。

2. 进食速度　为减少误咽的危险,应调整合适的进食速度,前一口吞咽完成后再进食下一口,避免 2 次食物重叠入口的现象。

食团的大小和进食速度对某些患者能否顺利吞咽有一定影响。某些咽期启动吞咽延迟或咽缩肌无力的患者常需 2~3 次吞咽才能将食团咽下,如食团过大、进食速度过快,食物容易滞留于咽并发生误吸。因此,咽缩肌无力的患者慎用或禁用大食团。另外,根据患者吞咽功能情况,指导患者改变和适应饮食习惯,速度过快,提醒放慢,以防误咽。

（三）进食前后处置

正常人每2分钟左右会自然产生吞咽一次,把口腔及咽分泌物吞入食管处理,进食后,口腔及咽如有残留物会有异物感,正常人能反射性咳出及清除,而吞咽障碍患者口腔及咽感觉、反射差,环咽肌功能障碍患者唾液无法进入食管,通常容易流进呼吸道;进食后残留在口腔及咽的食物容易随呼吸进入呼吸道,导致进食后潜在性的肺部感染。

1. 口腔与咽的清洁　进食前后口腔与咽的清洁对于吞咽障碍患者预防肺部感染是一项重要措施,因此,进食后口腔护理至关重要。具体内容详见第十三章第一节口腔卫生护理有关内容;进食前后痰液及分泌物的清理,进食后体位引流机械辅助排痰也能很好预防肺部感染,促进患者康复,详见第十三章第二节体位排痰有关内容。

2. 进食记录　为了详细了解患者进食前后情况,观察跟进进食效果,我们在临床上设计了一份记录表,先由护士或负责吞咽的治疗师逐项给家属或陪人讲解记录的内容,要求每餐记录,主管医师或上级医生查房时查看。通过这些真实的客观记录,可以了解患者进食的动态变化,通过对所记录信息的分析,有助于医生、护士、治疗师更精准地实施个体化治疗方案,达到患者安全有效进食,详见附录五:中山大学附属第三医院康复医学科吞咽障碍患者进食记录表。

四、进食体位与姿势

研究证明,对于不同类型吞咽障碍患者,吞咽姿势(swallow postures)的改变可改善或消除吞咽时的误吸症状。让患者的头部或身体改变某种姿态即可解除吞咽障碍的症状,如在吞咽时通过头颈等部位的姿势调整使吞咽通道的走向、腔径的大小和某些吞咽器官的组成结构(如喉、舌、杓状软骨)的位置有所改变和移动,避免误吸和残留,消除症状。此方法能保持患者的正常生理功能,不需要患者在吞咽时进行特别的努力。适用于神经系统疾病(如脑卒中)、头颈部肿瘤术后等情况。不同年龄的患者均可采用,无副作用,Logemann等报道总有效率达75%~80%。吞咽姿势改变的方法只是暂时使用,待患者的吞咽生理功能恢复后再慢慢停用。临床实践中,最好在吞咽造影检查下,先观察有效的吞咽姿势,然后再选取这种有效姿势进行训练。培养良好的进食习惯也至关重要,最好定时、定量,能坐起来不要躺着,能在餐桌边不要在躺床上进食。开始训练时应选择既有代偿作用且又安全的体位,具体包括躯干姿势(坐位姿势与半坐位姿势)和头部姿势(低头吞咽、转头吞咽、侧头吞咽、仰头吞咽)等。

（一）躯干姿势

包括坐位姿势与半坐位姿势,介绍如下。

1. 半坐位姿势　对于不能坐位的患者可采用床上平卧位,一般至少取躯干30度仰卧位,头部前屈,偏瘫侧肩部以枕垫起,喂食者位于患者健侧,见图12-22A。此时进行训练,食物不易从口中漏出、有利于食团向舌根运送,还可以减少向鼻腔逆流及误吸的危险。颈部前屈也是预防误吸的一种方法,因为仰卧时颈部易呈后屈位,使与吞咽活动有关的颈椎前部肌肉紧张、喉上抬困难,从而容易发生误吸。

2. 坐位姿势　对于身体控制良好的患者可采用坐位进食,进食时双脚面平稳接触地面,双膝关节屈曲90°,躯干挺直,前方放一个高度适宜的餐桌,双上肢自然放于桌面,食物放于桌上,让患者视觉能看到食物,以使食物的色香味促进患者食欲,图12-22B为坐位喂食体位。坐位进食者可使用进食椅,将患者摆放至合适的进食体位。进食椅也称之为检查用椅,是吞咽造影检查中非常重要的工具,在摄食训练中作为姿势调整的工具,简便有效。椅子本身可有升降调节功能;头部可旋转,调整头的左右倾斜;靠背可做 30°~90° 的调整。对一些姿势稳定性差、难于配合的患者非常有用,见图 12-23。

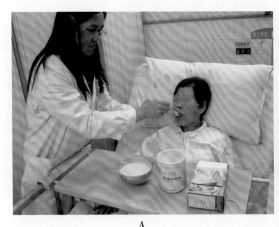
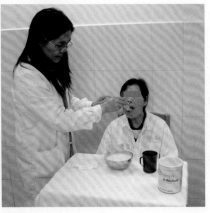

图 12-22　不同体位喂食
A. 卧位喂食,喂食者站于患者健侧;B. 坐位喂食

3. 个体化应用　以上两种方法适用于偏瘫患者,最好是采用健侧侧卧的半侧坐卧位,即健侧在下,患侧在上,这是利用了重力作用使食团(或食物残留)在健侧吞咽。体位调整所产生治疗效果可通过吞咽造影检查或内镜检查证实。在临床上,有些患者可能需长期使用这种方法。对有严重反流性疾病及依靠胃管进食患者半坐卧位可减少或预防反流性误吸的发生。长期有夜间反流患者提倡在夜晚将床头抬高,可有效预防食物反流。对于因体力限制或认知障碍不能听从指令患者,体位调整不是最好的干预方法。此外,体位改变可影响食管运动功能,因此对食管动力差的患者,应检查体位改变对其食管动力的影响程度。

（二）头部姿势

头部姿势调整的方法包括低头吞咽、转头吞咽、侧头吞咽、仰头吞咽,见下述。

1. 仰头吞咽(head extension)　能使口咽的解剖位置变宽,如图 12-23 所示。仰头吞咽也可影响咽食管段(phrangeal esophagus segment,PES),尤其能增加食管内压力,缩短食管段的舒张时间。适用于对有口或舌功能缺损的患者,食团较容易进入口腔咽,见图 12-24。仰头吞咽对于口咽腔运送慢的患者是一项很有用的代偿技术。会厌谷是容易残留食物的部位之一。当颈部后屈仰头时会厌谷变得狭小,残留食物可被挤出,紧接着尽量前屈(即点头),同时做用力吞咽动作,可帮助舌运动能力不足以及会厌谷残

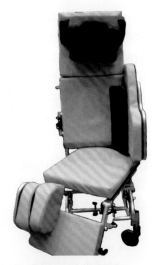

图 12-23　进食椅

视频12-3

ER-12-3　吞咽障碍
姿势椅的使用示范

留的患者清除咽的残留物。必要时结合声门上吞咽手法,保护气道,去除残留食物更佳,见图 12-25。但是仰头吞咽会使正常成人和吞咽障碍患者的喉闭合功能减低,因此,对存在气道保护功能欠佳或咽食管段功能障碍的患者,将会导致吞咽障碍。

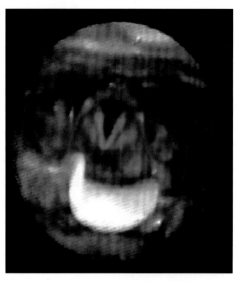

图 12-24　仰头姿势改变吞咽造影检查所见
可见咽解剖生理功能位的变化

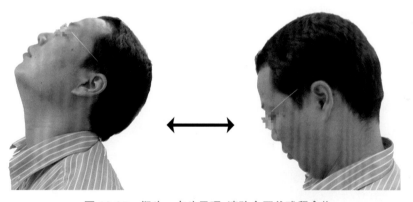

视频12-4

图 12-25　仰头→点头吞咽,清除会厌谷残留食物　　　　　ER-12-4　仰头吞咽示范

2. 低头吞咽(head flexion)　是指下巴与胸骨柄部接触。低头吞咽能使口咽解剖结构变窄,使舌骨与喉之间的距离缩短;同时会厌软骨被推接近咽后壁,使它们之间距离缩小,会厌软骨与杓状软骨之间的距离也减小,从而使呼吸道入口变窄。适用于吞咽时气道保护功能欠缺的患者。对延迟启动咽期吞咽、舌根部后缩不足、呼吸道入口闭合不足患者是一个较好的选择。图 12-26 示低头吞咽改变时,吞咽造影检查所见,咽解剖生理功能位置的改变。已证实低头姿势对吞咽时气道保护功能欠佳的患者,能提高气道保护功能。但是,低头吞咽会降低吞咽时咽收缩能力。有研究报道,这一吞咽对吞咽启动延迟和吞咽后梨状隐窝有食物残留的患者无作用,同时对咽食管功能不全或多种吞咽功能缺损者,也不能达到最佳效果。因此,此方法不能用于咽功能差的患者。这一姿势需结合其他治疗方法,如改变体位法或改变食团

大小与质地,才能产生最大效果,见图 12-26。

3. 转头(turning the head to one side)或头旋转(head rotation)动作　可作为一项治疗技术,如患者偏瘫侧受损时,常应用头偏向患侧吞咽。主要作用是使吞咽通道的解剖结构在头偏向侧变得狭窄或关闭,头转向每一侧时对应着口咽结构的变化,适用于单侧咽功能减弱的患者,见图 12-27。这一关闭作用只局限于舌骨水平的咽上方,而咽下方则是保持开放的。

头旋转的生理作用是使咽食管腔内压力下降,相应增加咽食管段的开放。头旋转能使在咽吞咽时食团的量增加,减少食物残留,同时也可降低气管塌陷的危险。咽两侧的梨状隐窝是最容易残留食物的地方,让患者分别左、右侧转头同时作吞咽可清除梨状隐窝残留物。如左侧梨状隐窝残留食物,采用向右侧转头吞咽,或偏向左侧方吞咽;反之亦然,右侧梨状隐窝残留食物,采用向左侧转头吞咽,或偏向右侧方吞咽,见图 12-28。头旋转是一项代偿性技术,其治疗会因认知因素(依从性)、物理因素,或各种吞咽功能缺损而降低效果。此方法还可通过吞咽造影来监测其可行性。

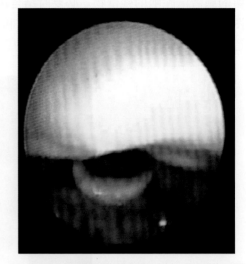

图 12-26　吞咽造影检查低头姿势改变时,咽解剖生理功能位置改变

视频 12-5

ER-12-5　低头吞咽示范

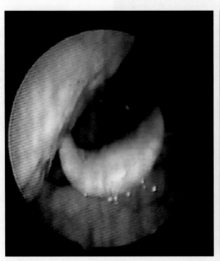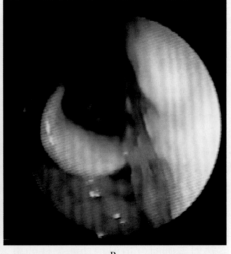

图 12-27　转头姿势改变时,吞咽造影检查所见咽解剖生理功能位置改变

A. 头转向右侧;B. 头转向左侧

视频12-6

ER-12-6 转头吞咽示范

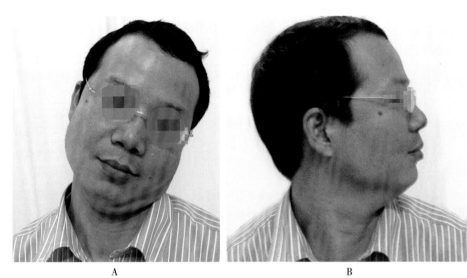

A   B

图 12-28 转头或头旋转吞咽清除梨状隐窝残留物的姿势

A. 左侧头吞咽；B. 左转头吞咽

　　姿势调整方法操作简便,效果立竿见影,临床上应用较多。表 12-9、表 12-10 列出目前治疗上最常使用的姿势对特定吞咽异常及咽腔大小的影响。

表 12-9 特定吞咽异常采用的姿势与作用原理

吞咽造影检查所见异常	采用的姿势	作用的机制
食团口内运送慢(舌的后推力差)	仰头吞咽	利用重力使食团移动
咽期吞咽启动迟缓(食团已过下颌,咽吞咽尚未启动)	低头吞咽	使会厌谷增宽,防止食团进入气道;呼吸道入口变窄;将会厌后推
舌根部后推运动不足(会厌谷残留)	低头吞咽;多次吞咽;从仰头至点头吞咽	推舌根部向后靠近咽壁
一侧声带麻痹或手术切除(吞咽时发生误吸)	头转向患侧;低头吞咽	向甲状软骨后推、施压;促使声带接近,呼吸道入口变窄;使食团移向健侧
呼吸道闭合不全(吞咽时误吸)	低头吞咽	使会厌推后处于更好的保护呼吸道位置;呼吸道入口变窄;借助外压使声带闭合
咽收缩无力(残留物分布全咽)	侧卧吞咽,空吞咽、多次吞咽	利用重力作用消除咽残留物
单侧咽麻痹(单侧咽有残留)	头转向健侧	使食团向健侧通过

续表

吞咽造影检查所见异常	采用的姿势	作用的机制
同一侧口腔和咽的无力(同侧口腔和咽有残留)	头侧向患侧	使患侧吞咽通道解剖结构变得狭窄或关闭把食团挤压下去
环咽段功能紊乱(梨状隐窝残留)	左、右转头	牵拉环状软骨致后咽壁向外,降低环咽段的静止压

表 12-10 姿势调节法

代表性的姿势	咽期障碍	姿势调节的预期效果	适应对象
头颈部伸展	咽部食团输送障碍	利用重力促进食团向咽移动(但是,会增加误咽的危险)	舌运动障碍患者 摄食咽障碍患者
头颈部弯曲	咽下反射延迟,喉闭锁延迟	减少误咽的风险	神经功能障碍导致的摄食咽下障碍患者
	咽下反射延迟,喉闭锁延迟	喉入口处狭小化等形态变化	各种原因造成的摄食咽下障碍患者
	咽食团通过延迟	减少咽下后咽残留	摄食咽下障碍患者
	咽食团通过延迟	喉入口处狭小化,强化喉头闭锁,增强舌根部的驱出力等	健康成人
	喉闭锁延迟	喉闭锁功能的代偿(减少误咽的危险)	摄食咽下障碍患者
	咽下时咽通过时间变化	缩短食团通过咽的时间	健康成人
	咽下时压舌的变化	不局限躯干后倾角度,通过颈部前屈固定舌压	健康成人
颈部旋转(障碍侧)	咽食团通过障碍	使食团通过非障碍一侧,促进食团的移动	健康人群 延髓外侧梗死患者
	咽食团通过障碍	使食团通过非障碍一侧,促进食团的移动	头颈部手术患者
	咽下后梨状隐窝残留	通过颈部旋转使旋转一侧的环状软骨和咽腔开放	咽下后咽残留患者
头颈部侧屈(非障碍侧)	咽食团通过障碍	使食团通过非障碍侧,促进食团的移动	摄食咽下障碍患者
斜倚体位	喉闭锁延迟	减少误咽的危险	神经功能障碍导致的摄食咽下障碍患者
	喉闭锁延迟	减少误咽的危险	外伤性脑损伤
	喉闭锁延迟	减少误咽的危险	脑损伤性麻痹导致的摄食咽下障碍患者
	延髓麻痹;咽期障碍	减少误咽量	脑干出血延髓麻痹患者
	假性延髓麻痹;口腔期输送障碍	利用重力将食团输送到咽	多发性脑血管障碍患者
躯干垂直体位		减少误咽的危险	摄食咽下障碍患者
躯干侧倾	显著的咽下后咽残留	促进食团通过咽,减少下咽部残留	摄食咽下障碍患者

五、注意事项

1. 摄食一吞咽障碍患者处理需要多专业、多部门的通力合作，相互协调、优势互补，应采用吞咽康复治疗小组的工作模式。

2. 意识不清、疲倦或不合作者切勿喂食。

3. 痰多患者，进食前应清除痰液后再进食。

4. 有义齿的患者，进食时应戴上后再进食。

5. 口腔感觉差的患者，把食物送入口时，可适当增加汤匙下压舌部的力量，有助于刺激感觉。

6. 耐力差患者，宜少吃多餐。

7. 如患者有认知障碍，可适当给予口令提示。

8. 如患者出现呛咳，应停止进食。

9. 进食药物可用凝固粉调制成适合患者吞咽的性状；患者如果吞咽固体食物有困难，也同时不能有效地吞下大粒的药片或胶囊。

10. 进餐后保持口腔清洁，及时进行口腔护理。

11. 餐后指导患者坐位或半坐卧位休息至少 30~40 分钟。

12. 对家人及陪护人员进行详细的健康教育。

13. 教会患者及陪人防误吸急救知识。

（安德连　窦祖林）

第五节　管 饲 喂 食

一、鼻饲管

（一）概述

1. 定义　鼻饲管喂养法是指经鼻腔将导管插入胃内，通过导管向胃内灌注流质食物、营养液、水和药物的方法。

2. 适应证

（1）因神经或精神障碍所致的进食不足及因口咽、食管疾病而不能经口进食的患者，如脑卒中、痴呆、口腔手术后、食管狭窄、食管气管瘘、某些手术后或肿瘤患者。

（2）由全胃肠外营养过渡到肠外加肠内营养及由肠内营养过渡到经口进食者。

（3）不能主动经口进食的患者，如昏迷、破伤风、早产儿及病情危重的患者。

（4）烧伤患者、某些胃肠道疾病、短肠及接受化放疗的患者。

（5）拒绝经口进食者。

3. 禁忌证

（1）严重胃肠功能障碍，如严重腹泻或吸收不良患者。

（2）严重胃肠道疾病，如肠道感染、肠梗阻或消化道活动性出血患者。

（3）食管胃底静脉曲张，鼻腔、食管手术后及食管癌和食管梗阻等患者。

（二）目标

对不能经口进食的患者通过鼻饲管喂养以提供营养基质、水分以及药物,来维持患者营养和治疗的需要。

（三）操作步骤

1. 评估患者的病情、意识状态、合作程度、鼻腔是否通畅,有无鼻中隔偏曲、鼻腔炎症、阻塞等,以及有无鼻饲胃养法的禁忌证等。

2. 告知患者或家属鼻饲管喂养的目的,留置鼻饲管的方法及注意事项,取得其配合。

3. 置管后确定管道是否在胃内,可用抽吸胃液法、听诊器听气过水声法、把胃管末端放入水中有无气泡冒出等三种方法来判断。

4. 置管后妥善固定并做好管道标识,防止意外拔管,在管道末端用油笔做好刻度标识,每班观察并记录鼻饲管外露长度以保证正常的插入长度。

5. 每次喂食前须确认鼻饲管在胃内,方可进行喂食。

6. 鼻饲过程抬高床头 30°~45°,可避免进食过程中及进食后的呛咳、反流、呕吐等情况,减少肺炎的发生。对于颈椎、胸椎、腰椎损伤患者不宜抬高床头。

7. 根据患者情况实施分次注入或滴注鼻饲。

（1）分次注入鼻饲:鼻饲患者需要一个适应过程,开始时鼻饲量应少、清淡,以后逐渐增多,每次注食量包括水在内一般应在 200~300ml,每日 4~5 次,每次间隔 3h。

（2）滴注鼻饲法:即将营养液连接滴注管,滴注管与鼻饲管连接,通过营养泵控制营养液泵入速度的一种方法。根据患者对营养液的耐受、血糖值、营养液的性质、胃残留量确定滴注速度,前 15 分钟速度为 15ml/min。一般 60~80ml/h 恒速泵入。每小时检查滴注液的滴速泵入的速度。滴注过程中使用营养加温器保持营养液的温度在 38~40℃。持续滴注者每 4~6 小时用温开水 20ml 冲洗管道一次,间断滴注者每次滴注后用温开水冲洗管路。

8. 鼻饲用具每餐用后清洗,每日消毒 1 次,管饲空针每日更换。

9. 气管插管或气管切开患者,鼻饲时气囊须处于充气状态。

10. 鼻饲过程中的观察:有无呛咳、呼吸困难、恶心、呕吐等情况,如出现立即停止鼻饲,并立即吸出口鼻腔及呼吸道的误吸物。

11. 食物温度:38~40℃,放于前臂内侧而不觉烫,方可注入。鼻饲食物温度过高或过低,可能烫伤或冻伤胃黏膜。

12. 每次鼻饲后保持原喂食体位 30~60 分钟后再恢复平卧位。

13. 每 4~8 小时监测肠鸣音情况,观察患者大便性质,有无腹胀、恶心、呕吐等情况。

14. **胃潴留的监测** ①分次注入鼻饲法:每次注入前,回抽胃液,残留量大于 150ml 时暂停鼻饲;②滴注鼻饲法:持续滴注时,在开始滴注的第一个 24 小时内每 4~6h 检查胃残留量,随后每隔 8h 检测一次。间断滴注时,每次滴注前检查胃残留量。残留量大于 150ml 或成人大于每小时滴注量的 110%~120% 时,暂停滴注。

15. 根据管道材质和厂家说明决定更换鼻饲管时间。

16. 保持口腔清洁,防止口腔感染。鼻饲患者给予口腔护理 2~3 次 / 天。

17. 准确记录患者鼻饲量、出入量。如果发现患者摄入量和消耗不平衡及时与医生联系,调整护理方案。

18. 并发症及其处理,见表 12-11。

表 12-11 并发症及其处理

并发症	原因	处理
脱管与堵管	1. 脱管多因患者感觉不舒服或烦躁时自行拔除,或固定不当翻身时不慎脱落 2. 堵管多因食物未完全磨碎、管径和管孔过小	1. 选择粗细适中、柔软、稳定性好的鼻胃管 2. 妥善固定鼻胃管 3. 每次输注前后用温开水冲洗鼻饲管
呃逆、恶心与呕吐	鼻饲注入的量过大、速度过快、温度过高或过低	1. 减慢注入速度,遵循少量开始、逐渐递增的原则 2. 注入食物温度保持在 38~40℃
胃潴留	长期卧床,患者胃动力减弱,胃排空及肠蠕动速度减慢,消化功能减退,喂食量过多或两餐间隔时间短,过多的食物潴留于胃内	每次推注流食前先抽吸,以了解胃是否已排空
高血糖与低血糖	1. 高血糖与大量鼻饲高渗糖饮食有关 2. 低血糖多发生于长期鼻饲饮食而突然停止者	1. 正确掌握血糖、尿糖测量方法,监测血糖,以免高血糖加重病情 2. 缓慢停用要素饮食,或同时补充其他形式糖
误吸	1. 长期置管可引起贲门括约肌收缩弛缓和收缩障碍,从而导致贲门相对闭锁不全 2. 喂食方法不对:喂食推注速度过快,鼻饲后立即置患者于平卧位	1. 进食前应先进行口腔护理,痰液较多者予吸痰护理,吸痰时动作应轻柔,尽量减少刺激 2. 进食中应抬高床头至少 30° 3. 进食后保持坐位至少 30 分钟

（四）结局

1. 达到安全鼻饲的目的,未发生反流及吸入性肺炎等严重并发症。

2. 患者营养摄入充足,满足机体需要量。

3. 血糖监测稳定,未发生电解质紊乱。

（五）应用评价

鼻饲管侵入性小,简单易行。但存在患者不易耐受;长期置管反流;容易导致胃食管压迫鼻、咽腔黏膜,有鼻腔损伤、鼻窦炎的风险;咽反射消失者增大口咽腔分泌物误吸的风险。

对一些患者来说,鼻饲可能是最好的治疗,但它更应该被看作一个暂时的临床策略,而不是临床实践,应视不同的病种而异。如在脑卒中患者的肺炎发病率上,文献报道尽管经口进食的患者有较好的功能状态,但是其肺炎发生率明显高于鼻饲患者。

二、间歇置管喂食

（一）概述

1. 定义 间歇管饲是指不将导管留置于胃内,仅在需要补充营养时,将导管经口或鼻插入食管或胃内,进食结束后即拔除。

2. 适应证

（1）各种原因所致的经口摄食障碍,但食管功能和胃肠功能正常,或单纯经口摄取会产生低营养和水分摄取困难。

（2）经口进食不能满足生理需要量的患者。

（3）各种中枢神经系统疾病导致吞咽障碍（如吉兰 - 巴雷综合征、运动神经元病等）。

（4）头颈部肿瘤放疗或手术前后吞咽困难者。

（5）老年人年龄相关的吞咽困难（如吞咽器官衰老、牙齿脱落等）。

（6）呼吸功能障碍行气管切开、气管插管等需长时间营养支持者。

（7）吞咽正常,但摄入不足（如烧伤、厌食症等）。

（8）婴幼儿喂食困难或吞咽器官发声不完全所致的吞咽困难。

（9）各种原因所致持续、顽固呕吐（肿瘤化疗等）。

（10）患者清醒,能配合治疗。

3. 禁忌证

（1）食管病变患者。

（2）胸主动脉瘤。

（3）呼吸窘迫综合征。

（4）昏迷、意识不清、不能配合的患者。

（5）有出血倾向。

（6）既往有穿孔史。

（7）长期使用类固醇激素。

（8）咽部或颈部畸形。

（二）目标

通过间歇性管饲为不能经口进食或单纯经口进食会产生低营养和水分摄取困难的患者提供营养物质、水分、药物,以维持患者营养和治疗的需要,维持胃肠道的正常功能,减少胃肠道、代谢以及感染等相关并发症的发生。

（三）操作步骤

1. 评估　吞咽治疗师评估后确定间歇方式,检查患者是否有间歇插管禁忌证。

2. 知情同意　取得患者和家属同意,签订知情同意书。

3. 准备　14 号球囊导尿管或胃管、食物（适宜温度）、温水、5ml 注射器、听诊器、灌食空针。

4. 体位　清洁口腔后采取坐位或半卧位（床头至少摇高 30°）,体位性低血压及压疮患者依病情而定。

5. 插管前注意做好口腔护理,把口腔内的分泌物清理干净。

6. 插管　戴清洁薄膜手套,导管前端用蜂蜜或饮用水润滑,手持导管前端沿口腔正中插入,并向咽后壁推进导管,插至咽喉部时嘱患者做吞咽动作,同时将导管顺势插入食管,插入长度 18~22cm,胃管插入长度为 45~55cm。

7. 往导管球囊内注入 3~5ml 水,然后轻轻向外提拉,有卡住的感觉,此位置为环咽肌下缘,此时随着食管蠕动导管可到达食管中上段。

8. 判断是否误入气管　导管外侧端置于水中,观察有无规律气泡产生。若呼吸时有规律气泡溢出,则提示管可能误入气道内。

9. 往导管另一侧口缓慢注入 5ml 水,如无呛咳注入 20~50ml 水,如没有不良反应方可注入食物。

10. 测量食物温度　注食速度为 50ml/min，每次注食量 300~500ml。

11. 注食完食物和水后拔掉导管，保持喂食时的体位 30 分钟。

12. 用后的导管用水冲洗干净，自然环境晾干以便下一次使用。

13. 根据患者情况每天插管次数一般 4~6 次。

14. 开始管饲饮食前，应评定营养状态，以确定营养素的需要量。

15. 插入时如果发生呛咳、呼吸困难、发绀等情况可能误入气管，应立即拔出，休息片刻后再插。

16. 注入食物应从少量开始，观察经 2~3 天无明显不适后，再逐渐增加注入量和次数。

视频12-7

17. 灌食空针每天更换，导管及 5ml 注射器每周更换一次。

18. 护理者或患者本人经培训后掌握操作要领后可由他们操作。

19. 观察并记录患者摄入量、出量及营养状态，监测体重。如果发现患者摄入量和消耗不平衡及时与医生联系，调整护理方案。

ER-12-7　间歇置管喂食

（四）间歇性置管注意事项

1. 患者间歇置管方式（经口 / 经鼻）须由三方（治疗师、医生、护士）决定，并在医嘱上备注。

2. 插管前先要了解适应证和禁忌证。每次注食量在 400~500ml 或遵医嘱，速度 30~50ml/min，每天 4~6 次。

3. 插管过程中注意观察生命体征。如出现咳嗽、呼吸困难、发绀等现象，如反复 3 次失败，建议 4 小时后再插或在喉镜下插管。

4. 脑出血、脑干损伤等颅内高压患者，务必注意动作轻柔，慎用将头部抬高至下颌骨靠近胸骨柄的方法。如搬动不当或受到剧烈震动，可能造成再出血。

5. 如果是患者或家属经多次培训后已能熟练该操作，过渡时，我们与其签署患者 / 家属自行插管注食的告知书。

（五）结局

1. 患者能顺利接受间歇置管喂食。

2. 患者营养摄入充足，满足机体需要量。

3. 血糖监测稳定，未发生电解质紊乱。

（六）应用评价

间歇性置管可使消化道保持正常的生理结构，促进吞咽功能的恢复，手法简单，安全，且不会对皮肤黏膜造成压迫，无皮肤黏膜溃疡发生的可能，因管道不进入胃，无消化道出血的发生风险，能避免长期置管所致的呃逆及反流性疾病等，除进食时间外，因其他时间不插管，减轻了重病感，不影响患者的吞咽训练及日常活动，同时不影响美观，保留患者自尊，使患者更好地回归家庭和社会。但每次进食均要置入饲管并确定安全性，增加护理人员及家属的工作量。间歇性置管喂食的优劣势总结如下：

1. 间歇性置管喂食的优势

（1）食物经食管摄入，符合生理规律，能在短时间内摄取，发生胃肠功能紊乱的机会少，最大化保留吞咽功能。

（2）避免了持续胃管的并发症,如皮肤黏膜溃疡、呃逆、反流等。

（3）减少了吸入性肺炎、消化道出血、营养不良等并发症。

（4）无创。

（5）与胃管及胃造瘘管比较更有优势的是能够进行吞咽训练。理由:导管从口腔插入刺激咽腔后壁诱发吞咽反射,起到刷擦的作用。因此即使不给食导管的插入也可起到训练吞咽的作用(日本摄食吞咽障碍康复学会在 2013 年将间歇插入的训练特别列为"导管吞咽训练")。

视频12-8

ER-12-8　间歇置管喂食吞咽造影所见

（6）最大化保留了患者自尊。

2. 间歇性置管喂食的劣势

（1）增加了家属及护理人员的工作量。

（2）判断置入位置需要专业人员指导。

三、胃空肠造瘘管喂食

（一）概述

1. 定义　经皮内镜下胃造瘘术(PEG)指在内镜协助下,于腹壁、胃壁造口置管,将营养管置入胃内,实现胃内营养。

2. 适应证　对于各种原因所致的经口摄食障碍,但胃肠功能正常,需长期管饲营养支持,其主要适应证如下:

（1）各种中枢神经系统疾病导致吞咽障碍者。

（2）头颈部肿瘤(如鼻咽癌)放疗或手术前后吞咽困难者。

（3）呼吸功能障碍行气管切开、气管插管,需长时间管饲者。

（4）吞咽功能正常,但摄入不足,如烧伤、AIDS、厌食、骨髓移植后者。

（5）腹部手术后胃瘫、胃潴留、胃排空障碍者(空肠营养管)。

（6）各种原因所致持续、顽固呕吐(肿瘤化疗等)。

3. 禁忌证

（1）绝对禁忌证:凝血功能障碍、腹膜炎、腹膜透析、胃壁静脉曲张、无胃及任何不能行胃镜检查等疾病。

（2）相对禁忌证:大量腹水的患者,心肺功能衰竭、肝肿大、胃次全切除术后等。

（二）目标

通过胃造瘘管喂食为需长期管饲营养支持的患者提供营养物质、水分、药物,以维持患者营养和治疗的需要,维持胃肠道的正常功能,减少胃肠道、代谢以及感染等相关并发症的发生。

（三）操作步骤

1. 胃造瘘术主要有荷包式、隧道式、活瓣管式、管式、X 线式等术式,目前多采用经皮内镜下胃造瘘术,详见第十一章第一节。

2. 喂食时清醒患者取半卧位,意识障碍和阿尔茨海默病患者抬高床头 30°,喂食后保持该体位 30~60 分钟,防止食物反流发生吸入性肺炎。

3. 喂食量　PEG 术后 12~24 小时开始从造瘘口注入 50ml 温开水,2 小时后再注入 50ml,如无不适可给米汤、牛奶、能全力等营养液。喂食量从 100ml 逐渐增加至 300ml,一次最大关注量为 300ml,其中包括营养液 250ml、温开水 50ml。

4. 喂饲营养液的浓度应该由低浓度开始,无不适后再换高浓度。

5. 喂食的营养液温度 38~40℃,放于前臂内侧而不觉烫,方可注入。鼻饲食物温度过高或过低,可能烫伤或冻伤胃黏膜。

6. 每次喂食前抽取胃内容物,确定造瘘管在胃内。

7. 每 4 小时检查胃内容物情况,残留量大于 150ml 或成人每小时滴入量的 110%~120% 时,暂停注入。

8. 分次注入者注入前后用 20~50ml 温开水冲洗造瘘管,持续滴注者,每 4~6 小时用温开水 20ml 冲洗造瘘管,预防管路堵塞。

9. 每 4~8 小时监测肠鸣音情况,观察患者大便性质,有无腹胀、恶心、呕吐等情况。

10. 监测血糖、水电解质情况,观察意识变化,有无出汗、心悸等情况。

11. 每日换药清洁造瘘口周围皮肤,并保持清洁和干燥,每班检查并观察造瘘口固定情况,造瘘口周围皮肤情况。

12. 准确记录患者鼻饲量、出入量。每周称体重一次,如果发现患者的摄入量和消耗不平衡及时与医生联系,调整治疗护理方案。

13. 并发症及其处理,见表 12-12。

表 12-12 并发症及其处理

并发症	原因	处理
造瘘口周围感染	最常见,与造瘘口周围皮肤固定过紧或过松有关	1. 术前预防性使用抗生素 2. 每天观察造瘘口周围皮肤,换药清洁伤口 3. 注意胃造瘘管与胃壁及造瘘管固定盘片与腹壁接触的松紧度,应保持轻度紧张
管腔堵塞	食物研磨不充分或过稠导致	更换管道,切勿用高压冲洗或导丝再通
腹泻	1. 营养液配制不当、脂肪过多使渗透压过高 2. 注食方法不当 3. 注食营养液温度过低	1. 选择易消化吸收、脂肪含量低的食物,当餐配制,防止污染 2. 注意调节注食的速度和食物温度
误吸	1. 注食体位不当 2. 吸痰刺激 3. 胃潴留	1. 注食过程和注食后 30~60min 取半坐卧位 2. 合理安排吸痰时间,注食前进行彻底的吸痰,注食后 1h 内尽量不吸痰 3. 胃排空不良者可用促胃肠动力药

（四）结局

1. 患者营养摄入充足,满足机体需要量。

2. 患者肠道耐受好,未发生腹泻、误吸、管腔堵塞等并发症。

3. 血糖监测稳定,未发生电解质紊乱。

（五）应用评价

PEG 可在喂养的同时进行胃肠减压,适合于需要长期留置营养管的重症患者。该法减少了鼻咽与上呼吸道感染的并发症及反流与误吸的风险,尤其适用于胃动力障碍、十二指肠淤滞等需要胃肠减压的重症患者（如胰腺炎）创造肠内营养的实施途径，同时由于其造瘘管管道内径大于鼻胃管，因此能输送更多的营养物质，且不易堵塞。从美观角度讲，PEG 更易被患者接受，但 PEG 属侵入性操作，长期死亡率比较高，应用 30 天、6 个月和 12 个月的死亡率分别为 20%、40% 和 50%。

胃造瘘管喂食的优劣势总结如下：

1. **胃造瘘管喂食的优势**　而对于长期不能恢复经口进食的，可考虑经皮内镜下胃造口（PEG）。其优势在于可代替鼻饲管长期使用。

2. **胃造瘘管喂食的劣势**

（1）不符合生理状态，为有创性治疗方法。

（2）置管难度大。

（3）照护困难。

（六）鼻饲管喂食与胃造瘘管喂食的比较

见表 12-13。

表 12-13　鼻饲管喂食与胃造瘘管喂食的比较

	鼻饲饮食	胃造瘘饮食
插管	快速简单	侵入性
更换	经常	不经常
管子寿命	<1 个月	数月
患者接受程度	不佳	好
输送营养益处	不确定	一些
病死率降低	无	可能
并发症	+/-	++
方法相关病死率	很低	0~2.5%

（李慧娟　安德连）

重 点 回 顾

1. 临床上通常将食物的质地描述为稀流质、流质、半流质、半固体状食物。但对于吞咽障碍的患者来说，食物的质地更为客观的指标是食物的黏度、硬度、附着性和凝集性四个方面。

2. 软食、固体食物的调配适合于轻度咀嚼障碍的患者（老人），食物细软、不散、不粘；容易咀嚼或用牙龈咀嚼。半流质食物的调配适合于中度咀嚼或吞咽障碍的患者，食物湿润有形状，即使没有牙齿也可用舌头压碎，且容易形成食团，在咽部不会分散，容易吞咽。糊状食物的调配适合于明显咀嚼或吞咽障碍患者，食物成啫喱状或果冻状，无需咀嚼，易吞咽，通过咽和食管时仪变形且很少在口腔内残留。

3. 进食常见的躯干姿势包括坐位姿势与半坐卧位姿势。对于不能坐的患者可采用床上平卧位,一般至少取躯干 30° 仰卧位,头部前屈,偏瘫侧肩部以枕垫起,喂食者位于患者健侧。对于身体控制良好的患者可采用坐位进食,进食时双脚面平稳接触地面,双膝关节屈曲 90°,躯干挺直,前方放一个高度适宜的餐桌,双上肢自然放于桌面,食物放于桌上,让患者视觉能看到食物,以使食物的色香味促进患者食欲。

4. 管饲喂食包括鼻饲管喂食、间歇置管喂食以及胃造瘘管喂食。

间歇置管喂食有广泛的适应证,如各种原因所致的经口摄食障碍,但食管功能和胃肠功能正常,或单纯经口摄取会产生低营养和水分摄取困难;经口进食不能满足生理需要量的患者;各种中枢神经系统疾病导致吞咽障碍(如吉兰 - 巴雷综合征、运动神经元病等);头颈部肿瘤放疗或手术前后吞咽困难者;老年人年龄相关的吞咽困难(如吞咽器官衰老、牙齿脱落等);呼吸功能障碍行气管切开、气管插管等需长时间营养支持者;吞咽正常,但摄入不足(如烧伤、厌食症等);婴幼儿喂食困难或吞咽器官发声不完全所致的吞咽困难;各种原因所致持续、顽固呕吐(肿瘤化疗等);患者清醒,能配合治疗。

参 考 文 献

1. Cichero JAY, Steele CM, Duivestein J, et al. The need for international terminology and definitions for texture modified foods and thickened liquids used in dysphagia management: foundations of a global initiative. Curr Phys Med Rehabil Rep, 2013, 1: 280-291

2. O'Leary M, Hanson B, Smith C. Viscosity and non-Newtonian features of thickened fluids used for dysphagia therapy. J of Food Sci, 2010, 75(6): E330-E338

3. Sopade PA, Halley PJ, Cichero JAY, et al. Rheological characterization of food thickeners marketed in Australia in various media for the management of dysphagia. I: water and cordial. J Food Eng, 2007, 79: 69-82

4. Sopade PA, Halley PJ, Cichero JAY, et al. Rheological characterization of food thickeners marketed in Australia in various media for the management of dysphagia. II. Milk as a dispersing medium. J Food Eng, 2008, 84(4): 553-562

5. Sopade PA, Halley PJ, Cichero JAY, et al. Rheological characterization of food thickeners marketed in Australia in various media for the management of dysphagia. III. Fruit juice as a dispersing medium. J Food Eng, 2008, 86 (4): 604-615

6. Hadde EK, Nicholson TM, Cichero JAY. Rheological characterisation of thickened fluids under different temperature, pH and fat contents. Nutrition & Food Science, 2015, 45(2): 270-285

7. Hadde Ek, Nicholson TM, Cichero JAY. Rheological characterization of thickened milk components(protein, lactose and minerals). J of Food Eng, 2015, 166: 263-267

8. Steele C, Alsanei A. The influence of food texture and liquid consistency modification on swallowing physiology and function: a systematic review. Dysphagia, 2015, 30(1): 2-26

9. Cichero JAY, Steele CM, Duivestein J, et al. The need for international terminology and definitions for texture modified foods and thickened liquids used in dysphagia management: foundations of a global initiative. Curr Phys Med Rehabil Rep, 2013, 1: 280-291

10. Funami T, Ishihara S, Nakauma M, et al. Texture design for products using food hydrocolloids. Food Hydrocolloids, 2012, 26: 412-420

11. Ashida I, Iwamori H, Kawakami SY, et al. Analysis of physiological parameters of masseter muscle activity during chewing of agars in healthy young males. J Texture Stud, 2007, 38: 87-99

12. Garcia JM, Chambers ET, Matta Z, et al. Viscosity measurements of nectar-and honey-thick liquids: product, liquid, and time comparisons. Dysphagia, 2005, 20: 325-335

13. Kennedy B, Ibrahim JD, Bugeja L, et al. Causes of death determined in medicolegal investigations in residents of nursing homes: a systematic review. J Am Geriatr Soc, 2014, 62: 1513-1526

14. Chapin MM, Rochette LM, Abnnest JL, et al. Nonfatal choking on food among children 14 years or younger in the United States. Pediatrics, 2013, 132: 275-281

15. Morley RE, Ludemann JP, Moxham JP, et al. Foreign body aspiration in infants and toddlers: recent trends in British. Columbia. J Otolaryngol, 2004, 33: 37-41

16. Mu L, Ping H, Sun D. Inhalation of foreign bodies in Chinese children: a review of 400 cases. Laryngoscope, 1991, 101: 657-660

17. Berzlanovich AM, Muhm M, Sim E, et al. Foreign body asphyxiation-an autopsy study. Am J Med, 1999, 107: 351-355

18. Wolach B, Raz A, Weinberg J et al. Aspirated bodies in the respiratory tract of children: eleven years experience with 127 patients. Int J Pediatr Otorhinolaryngol, 1994, 30: 1-10

19. Centre for Disease Control and Prevention. Non-fatal choking related episodes among children, United States 2001. Morb Mortal Wkly Rep, 2002, 51: 945-948

20. Rimmell F, Thome A, Stool S, et al. Characteristics of objects that cause choking in children. JAMA, 1995, 274: 1763-1766

21. Murdan S. Transverse fingernail curvature in adults: a quantitative evaluation and the influence of gender, age and hand size and dominance. Int J CosmetSci, 2011, 33: 509-513

22. Steele C, Molfenter S, Péladeau-Pigeon M, et al. Variations in tongue-palate swallowing pressures when swallowing xanthan gum-thickened liquid. Dysphagia, 2014, 29: 1-7

23. Chen J. Food oral processing-a review. Food Hydrocolloids, 2009, 23 (1): 1-25

24. Chen J, Lolivret L. The determining role of bolus rheology in triggering a swallowing. Food Hydrocolloids, 2011, 25 (3): 325-332

25. Barbosa-Cánovas GV, Kokini JL, Ma L, et al. The rheology of semiliquid foods. Advances in Food and Nutrition Research, 1996, 39 (08): 1-69

26. Mewis J. Thixotropy-a general review. Journal of Non-Newtonian Fluid Mechanics, 1979, 6 (1): 1-20

27. Vliet VT. Rheological classification of foods and instrumental techniques for their study. Food Texture Measurement and Perception, 1999, 2: 65-68

28. Vélezruiz JF, Barbosa Cánovas GV. Rheological properties of selected dairy products. Critical Reviews in Food Science and Nutrition, 1997, 37 (4): 311-359

29. Bourne MC. Food texture and viscosity. New York: Academic Press, 1982

30. Bazilevskii AV, Entov VM, Lerner MM, et al. Failure of polymer solution filaments. Polymer Science, 1997, 39: 316-324

31. Bazilevsky AV, Entov VM, Rozhkov AN. Liquid filament microrheometer and some of its applications. Moscow: Springer Netherlands, 1990

32. Vitali AA, Rao MA. Flow properties of low-pulp concentrated orange juice: serum viscosity and effect of pulp content. Journal of Food Science, 1984, 49(3): 876-881

33. Castaldo D, Palmieri L, Voi AL, et al. Flow properties of babaco(carica pentagona)purees and concentrates. Journal of Texture Studies, 1990, 21(3): 253-264

34. Baratpour M, Karimipour A, Afrand M, et al. Effects of temperature and concentration on the viscosity of nanofluids made of single-wall carbon nanotubes in ethylene glycol. International Communications in Heat and Mass Transfer, 2016, 74: 108-113

35. 彭刚艺, 刘雪琴. 临床护理技术规范(基础篇). 广州: 广东科技出版社, 2013

36. 曾西, 许予明. 实用吞咽障碍治疗技术. 北京: 人民卫生出版社, 2014

37. 龙国利, 熊国英, 李秀华, 等. PEG病人术后肠内营养输注方式的循证护理. 护理研究, 2016, 30(9): 3154-3156

38. 中华医学会肠外肠内营养学分会神经疾病营养支持学组. 神经系统疾病营养支持适应证共识(2011版). 中华神经科杂志, 2011, 44(11): 785-787

第十三章 吞咽障碍患者的康复护理

焦点问题

1. 护士在吞咽障碍治疗团队中的角色。
2. 口腔护理的重要性及方法。
3. 鼻饲管护理的要点,鼻饲管对误吸的影响
4. 造瘘口周围皮肤护理要点。
5. 气管套管的固定及气囊的管理。
6. 气道湿化的方法。
7. 气管切开常见并发症发生的预防。
8. 吸痰的指征及时机,各种排痰方法的比较。
9. 发生误吸的紧急处理。
10. 吞咽障碍患者的心理表现。

吞咽障碍影响了患者的安全有效进食,研究表明:由于护理不充分以及患者和家属的认识不够,导致许多吞咽障碍患者发生营养不良、肺部感染甚至窒息等并发症。因此,建立一个吞咽障碍治疗小组十分必要,而护士在这个治疗小组中也扮演重要角色,主要表现在:

1. 通过常规的筛查工作及早发现存在可能吞咽障碍的患者,报告给主管医生、语言治疗师,以便进一步进行临床评估及必要的功能性检查。

2. 对管饲或气管切开患者给予充分的护理,避免误吸、吸入性肺炎等并发症的发生。

3. 对患者的经口进食过程严密观察,结合语言治疗师的意见,指导患者进食,包括进食姿势、食物的调配、一口量、进食方式的调整等,确保安全有效进食,减少营养不良发生的机会。

4. 对患者、患者家属及照顾者进行相关教育及出院指导,避免因护理不当导致的并发症发生。

本章从护士在吞咽障碍团队中的角色,重点介绍护士在吞咽障碍中的护理工作及其作用。

第一节 口腔卫生护理

一、概述

1. 重要意义 口腔护理（oral care）是指根据患者病情、治疗、口腔卫生、自理能力状况，由护士指导、协助或实施的口腔清洁的过程。口腔是呼吸和消化道的共同通道，口腔清洁和黏膜完整性是重要的健康要素。吞咽障碍患者、危重患者、生活不能自理的患者，经口或鼻气管插管、经鼻或口胃肠置管（包括鼻饲和引流）、气管套管或口腔手术、放疗或化疗后的患者，都面临现存或潜在的口腔溃疡、出血、感染等复杂的口腔问题，处理不当将继发呼吸、消化、营养或全身病症。特别是吞咽障碍患者，因吞咽、咳嗽反射障碍，食物残渣及唾液等清除能力下降，更易导致误吸，进而发生肺部感染。因此，口腔护理在吞咽障碍患者中尤为重要，是一种改善和维持口腔卫生适宜有效的治疗措施。

2. 护理目标 明确口腔护理中重点吞咽障碍人群。能够根据疾病和治疗护理需求，选择合适的口腔护理方法、工具和频率，预防口腔和肺部感染及再次误吸等并发症。

二、口腔护理的方法及实施

（一）含漱法

1. 对象 洼田饮水试验3级及以下的吞咽障碍者，如鼻咽癌放化疗术后患者；不适用于有认知障碍或严重吞咽功能障碍患者。

2. 方法 用舌上下、左右、前后反复搅拌，嘱患者每次含漱时，药液保留在口腔内3~5分钟，做到在晨起、饭后和睡前各含漱1次。

3. 作用 清除大块残渣的分泌物，减少牙菌斑；使唾液分泌增加，改善口腔的酸性环境；注重患者的自我口腔护理方法。

4. 注意事项 指导患者漱口时尽量低头，避免仰头时引起误吸、呛咳。

（二）口腔冲洗法

1. 对象 适用于口腔内有病变、伤口，或有钢丝、夹板等固定物的口腔、下颌术后患者。

2. 方法 左手用注射器缓慢注射漱口液，右手持负压吸引管进行抽吸，一边注射一边抽吸，直至口腔全部冲洗干净。注射式负压吸引法是目前常用、较好的冲洗法，详见下述内容。

3. 作用 物理性冲洗可替代唾液起到物理冲刷作用。

4. 注意事项 该方法可冲洗大部分细菌，注水及抽吸需2人配合操作，耗费人力，抽吸不及时及不干净，易导致患者呛咳，误吸。另外，很难清除舌苔或痰痂。

（三）机械性擦洗法

1. 对象 适用于昏迷或有气管切开的患者。

2. 方法 传统方法以棉球擦洗为主，改良的方法包括使用妇科棉枝、纱布、一次性棉头拭子、海绵刷（国外ICU）等进行擦洗。

3. 作用 机械性擦洗可以有效去除牙菌斑。

4. 注意事项 擦拭法能有效去除菌斑，但存在清洗范围小、压力不足等缺点，当口腔分泌物、污物较多时难以擦拭干净，建议在口腔护理前先行吸引或结合冲洗法进行口腔护理。

另外,需特别注意擦洗力度,避免发生机械性损伤。

（四）刷牙法

1. 对象　洼田饮水试验2级以下的吞咽障碍者。

2. 方法　传统手动牙刷、电动牙刷。

3. 作用　清除牙间污垢、食物碎屑、部分牙菌斑和清除口臭;按摩牙龈,促进血液循环,对牙周起到良好的刺激作用,增加组织的抵抗力。

4. 注意事项　电动刷牙比手动刷牙能更彻底清除牙菌斑,减少牙龈炎及牙龈出血,从省力及减轻牙龈出血方面优于前面三种方法。但是,该方法不适用于严重吞咽功能障碍患者。

（五）负压冲洗式刷牙法

1. 对象　适用于洼田饮水试验3级以上吞咽障碍者或重症患者(昏迷、气管插管、气管切开)。

2. 方法　一名护士操作,用冲吸式口护吸痰管的进水腔在冲洗口腔后及时通过吸水腔吸走,硅胶刷毛在口腔内不断刷洗。

3. 作用　清除口腔污垢,清洁舌苔,提高口腔清洁度,防止刷牙时误吸,预防口腔和肺部感染,按摩牙龈,促进血液循环,增加组织的抵抗力。

4. 操作流程　具体操作步骤如下,见图13-1。

（1）向患者家属解释口腔护理的目的、方法及意义。

（2）帮助患者取合适体位。一般取半卧位,头偏向一侧或侧卧位,端坐位、头前倾;铺治疗巾或毛巾。

（3）把吸痰管的负压接头连接好负压装置,在冲水管的接头接好输液装置或注射器。

（4）检查负压是否在0.04~0.053MPa范围内,检查冲水管是否通畅(此时已湿润牙刷)。

（5）在牙刷头上涂上牙膏,检查患者口腔是否有溃疡及干燥,若太干燥则打开冲洗液湿润口腔。

（6）牙刷与牙齿呈45°,上下轻刷,每次刷牙2~3分钟。刷洗口腔的各个角落包括牙齿、舌苔、上腭、颊部,牙刷可360°旋转(有气管插管的患者,查看插管深度,将插管移一边刷干净一边再刷另一边)。

（7）将口腔的污垢及牙膏泡沫及时刷净

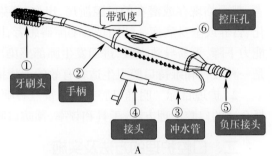

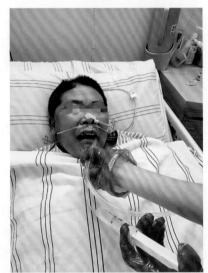

图13-1　负压冲洗式刷牙法

A. 装置;B. 应用示范

视频13-1

ER-13-1　负压冲洗式刷牙法

吸除,打开输液装置或用左手推注注射器,速度控制在 80~100 滴 / 分左右,此时利用拇指控制负压一边冲洗一边刷,同时吸干净口腔内的清洗液。

(8)待口腔清洁干净后,先停止冲洗注射,再把患者口腔分泌物吸净,然后再关负压。

(9)协助患者取舒适体位,整理相应物品。

5. 注意事项 该方法将冲洗法与刷牙法相结合,很好地发挥了各种方法的优势,又解决了吞咽障碍患者吞咽功能异常易发生误吸、呛咳的难题;在操作过程中应注意冲水的速度,及时检查吸引压力,以免因冲水量过大,抽吸不及时导致的误吸、呛咳。该方法在临床应用后,效果好,患者及家属易接受,作为适宜技术,值得推广。

(六)咀嚼法

1. 对象 适用于鼻咽癌放化疗术后及口腔、咽喉术后吞咽障碍患者或老年退行性吞咽障碍患者。

2. 方法 湿润口唇后咀嚼木糖醇口香糖,早、中、晚各 1 次,每次 15 分钟。

3. 作用 满足患者生理和心理需求,促进唾液分泌,预防口腔并发症,防止真菌感染,促进肠蠕动恢复,改善口腔咀嚼相关肌肉肌力。

4. 注意事项 该方法不适用于意识不清、认知障碍患者;幼儿应在家长监管下使用该方法。

三、口腔护理液的选择

1. 生理盐水或复方硼砂稀释液。清洁口腔,预防感染。

2. 1%~3% 过氧化氢溶液。防腐、防臭,适用于口腔感染,有溃烂、坏死组织者。

3. 1%~4% 碳酸氢钠溶液。属碱性溶液,适用于真菌感染。

4. 0.02% 氯己定溶液。清洁口腔,广谱抗菌。

5. 0.02% 呋喃西林溶液。清洁口腔,广谱抗菌。

6. 0.1% 醋酸溶液。适用于铜绿假单胞菌感染。

7. 2%~3% 硼酸溶液。酸性防腐溶液,有抑制细菌的作用。

8. 0.08% 甲硝唑溶液。适用于厌氧菌感染。

9. 气管内插管患者的口腔护理建议应用 0.2% 氯己定、0.1% 西吡氯铵漱口液。

见图 13-2。

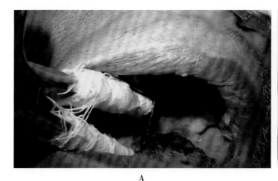
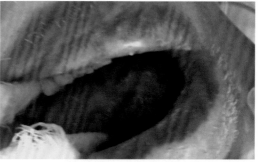

A   B

图 13-2 口腔护理前后对比
A. 护理前;B. 护理后

四、并发症及其处理

（一）口腔黏膜损伤

1. 操作时，正确使用开口器和压舌板，钳端保证完全包裹在棉球里，避免止血钳碰伤、擦伤口腔黏膜。使用负压式吸引牙刷时负压压力不要过大，以免损伤口腔黏膜。

2. 擦洗口腔黏膜溃疡面、糜烂处时，动作要轻柔，避免损伤导致出血。

3. 口腔有白膜或分泌物覆盖时，不能强行擦除。

4. 如果口腔黏膜损伤导致活动性出血，予棉球压迫止血。

（二）误吸

1. 原因　护理过程中，以下情况易致误吸：①棉球过湿；②负压吸引压力不足，不能及时抽吸出冲洗液；③气管切开患者气囊压力不足；④气管切开患者口腔护理前未充分吸痰；⑤体位不正确；⑥冲洗速度过快。

2. 口腔护理前协助患者摆放正确体位，若有痰液，应充分清除痰液；佩戴气管套管者，口腔护理前，应检查气囊压力，控制冲洗速度及量。

有关口腔护理过程中的常见并发症及其预防处理见表 13-1。

表 13-1　口腔护理过程中的常见并发症及其防治

并发症	表现	原因	预防与处理
损伤口腔黏膜	口腔黏膜破裂、出血	1. 止血钳的硬度大，若棉球不能有效包裹钳端，易引起患者口腔黏膜破损 2. 擦洗力度掌握不合适	擦洗动作轻柔，如果使用止血钳或开口器，应注意力度及尖端包裹
误吸	呛咳、发热、肺部感染	1. 棉球过湿 2. 负压吸引压力不足，不能及时抽吸出冲洗液 3. 气管切开患者气囊压力不足 4. 气管切开患者口腔护理前未充分吸痰 5. 体位不正确 6. 冲洗速度过快	口腔护理前协助患者摆放正确体位，若有痰液，应充分清除痰液，并检查气囊压力，控制冲洗速度及量
恶心、呕吐	反酸、胃痉挛	1. 解释不充分 2. 体位不恰当 3. 吸引负压过大 4. 动作不轻柔，碰触咽后壁 5. 患者较敏感	充分评估患者自身情况，摆放恰当体位，向患者做好解释，取得配合。动作轻柔

五、结局与应用评估

（一）口腔护理结局

理想的口腔护理，应达到下列效果。

1. 患者及家属对护士的解释，有关牙齿、口腔方面的健康教育内容和护理表示理解和满意。

2. 患者口腔清洁，无异味，无感染，口腔黏膜完整。异常情况得到及时、正确的处理。

3. 患者能正确漱口或刷牙,建立维护口腔健康的行为。

（二）应用评估

根据患者评估情况,选择合适的口腔护理方法,在口腔护理溶液的选择方面,选择率最多的是生理盐水,其次是氯己定,尚没有证据支持某一种口腔护理液优于其他口腔护理液。在吞咽障碍患者中,推荐采用负压抽吸式刷牙法,可有效提高口腔清洁度,减少并发症,并省时、省力、操作简便。

（安德连）

第二节　人工管道护理

重症吞咽障碍患者身上一般带有多种人工管道,如鼻饲管、胃造瘘管、气管套管等。每条管道均具有不同的功能,常作为治疗和病情观察的手段,它们被称为"生命的管道"。这些管道护理的准确与否,直接关系到疾病的转归乃至患者的生命。因此,我们需要护理好这些管道,使其各置其位,各司其职。

一、鼻饲管、造瘘管护理

（一）鼻饲管护理

1. 概述　鼻饲管是指经鼻腔插入胃、十二指肠或空肠,以达到胃肠减压、胃肠引流以及为不能经口进食的患者提供营养的管道。

2. 护理目标　患者及家属应了解鼻饲管护理的有关知识;在留置鼻饲管期间保证管道固定、通畅等,无并发症发生。

3. 护理重点　从鼻饲管插入到日常管理,护理重点如下述。

（1）固定:妥善固定并做好标记,固定鼻饲管应妥善外固定。外固定的方式:胶布、棉绳。①胶布固定:用胶布贴于鼻尖部及脸颊部,固定的方法有人字形固定、工字型固定及松紧带固定等,胶布应每天更换;②用棉绳将鼻饲管在患者的鼻腔出处打两个结,结的松紧以刚好固定鼻饲管为宜,不可阻断引流,然后将棉绳两端自患者的面颊部绕于枕后交叉固定,松紧度以不勒脸为宜,不可过松。

此外,应采取措施防止变换体位时鼻饲管牵拉加重对咽部的刺激,防止鼻饲管移位或脱出至食管内或口咽内;烦躁的患者对其能够活动的上肢要适当约束,防止其拔出鼻饲管;定期检查鼻饲管是否在胃内。

（2）保持管道通畅:保持管道的通畅,防止管道受压、扭曲、折叠;口服药必须研碎后调水注入鼻饲管;鼻饲后应用温水冲干净管腔,避免管道堵塞。

（3）定期更换鼻饲管:普通鼻饲管每周更换一次,硅胶鼻饲管每月更换一次,或根据鼻饲管的说明书来确定更换时间;若晚上拔除鼻饲管,次日清晨从另一侧鼻腔插入。

（4）密切观察胃液的颜色、性状、量并做好记录。鼻饲前,常规抽取胃液,检查鼻饲管是否在胃内,判断是否有胃潴留。如果自上一次喂食后2小时,胃内容物有100ml,或1小时后大约有50%的喂食液残留在胃内,提示患者消化不良,有胃潴留,此时要暂停鼻饲或将胃内潴留物抽干净后,按常规减半进行鼻饲,必要时辅助消化药。若发现胃液呈咖啡色或鲜红色,提示有出血,应立即报告医生。

（5）长期留置鼻饲管的患者应保持口腔清洁,对于生活自理的患者,鼓励患者刷牙漱口;对于生活不能自理的患者,给予口腔护理,见本章第一节有关内容。

（6）向患者及家属交代留置鼻饲管的目的及意义,切勿擅自拔出鼻饲管。

（7）常见并发症预防和处理:①堵管:应选择粗细适中、柔软、稳定性好的鼻饲管,食物应制作精细、喂药时药片应研碎溶解后注入,每次输注前后用温开水冲洗鼻饲管。②脱管:应妥善固定鼻饲管,对烦躁有拔管倾向的患者,适当给予镇静和约束。

4. 护理结局

（1）患者及家属理解鼻饲管护理的意义并配合;

（2）操作规范,确保鼻饲管固定、通畅;

（3）不发生并发症。

（二）胃造瘘管护理

1. 概述　经皮内镜下胃造瘘术（PEG）指在内镜协助下,于腹壁、胃壁造口置管,将营养物通过人工管道置入胃内的方法。目的是为不能经口进食的患者提供营养的需要。

2. 护理目标　患者能够了解胃造瘘管护理的有关知识;保证管道固定、通畅等,无并发症发生。

3. 护理重点

（1）固定:胃造瘘管的固定包括内固定及外固定。

1）出口处应用胶布粘贴在皮肤上,以防管道移位。应做好管道固定处的刻度标记,护理查房及交接班时,应观察体外管道的长度,防止管道脱出。

2）术后早期内固定较紧,以压迫胃壁,防止出血及渗透引起的炎症。此后,固定需松紧适宜,腹壁固定盘与皮肤之间允许有 2mm 距离。如固定过紧,会引起疼痛造成胃壁腹壁缺血坏死;如固定过松,营养液及胃液因胃压增大时反溢于皮肤,长期刺激皮肤易引起感染、糜烂等情况。

3）若发生非计划性拔管,立即停止注食,取平卧位,用安尔碘消毒造瘘口外周,用纱块加压覆盖在造瘘口上,密切观察伤口有无出血,并配合医生做好下一步处理。

（2）保持管道通畅

1）每次注食后用 20ml 温开水冲管,防止注入的食物存积导管引起阻塞或腐蚀导管,并滋生细菌;

2）注射器管饲药物时,药物需充分研碎溶解,药物容易沉淀在注射器底部产生堵管,可边注药物,边轻摇注食器,使药物和水混匀。

3）如发生管道堵塞则轻轻挤压管道,以便再通,如不能再通,则需分离胃造瘘管的连接部,注射器吸水后反复灌冲。

（3）造瘘口周围皮肤护理

1）术后早期伤口有少量渗血,给予局部压迫止血,每日用安尔碘局部消毒,及时更换敷料,直至伤口局部干结,无渗出液。

2）造瘘口形成后改为局部消毒换药 2~3 天一次,用安尔碘消毒。

3）注意根据伤口的情况来确定消毒顺序,如伤口为清洁伤口,消毒顺序应由内往外;如伤口为感染伤口,则消毒顺序应由外往内。

4）肉芽组织增生的处理:及时用 10% 氯化钠局部湿敷 2 次 / 天,使创面形成一个高渗环境可吸附出组织中多余水分,形成比较干燥的环境,减轻创面水肿,抑制肉芽组织过度生长。

(4）口腔护理:因患者不能经口进食,唾液分泌减少,口腔黏膜干燥,口腔的自洁作用减弱或消失,因此需要用生理盐水棉球或硼砂稀释液进行口腔护理。如患者意识清醒,指导并协助患者漱口,若患者意识不清或不能自理,每天进行口腔护理 2 次,见本章第一节有关内容。

(5）常见并发症及其预防处理

1）造瘘口周围感染:保持造瘘口清洁干燥,及时换药,沐浴时避免淋浴,必要时遵医嘱使用抗炎药物、使用紫外线照射等治疗。

2）造瘘管的滑脱、阻塞及断裂:注意固定造瘘管,管饲食物应用搅拌机制作均匀,喂药时药片应研碎溶解后注入,注入食物的温度不能过高。

3）瘘口扩大:应避免用力牵拉。

4）造瘘口肉芽组织生长:及时用 10% 氯化钠局部湿敷 2 次 / 天,使创面形成一个高渗环境可吸附出组织中多余水分,形成比较干燥的环境,减轻创面水肿,抑制肉芽组织过度生长。

4. 护理结局

(1）患者及家属理解胃造瘘管护理的意义并配合。

(2）操作规范,确保胃造瘘管固定通畅。

(3）不发生并发症。

二、气管套管的护理

(一）概述

建立人工气道的患者,因气管套管与气管、支气管、肺直接相通,并且患者局部或全身抵抗力低下、损伤,机体失去上呼吸道生理屏障作用,吸入气体未经过滤、湿化等原因,患者容易出现脱管、窒息、出血、感染等并发症。

(二）护理目标

1. 确保人工气道通畅、固定稳妥。

2. 预防和及时处理人工气道。

(三）护理重点

1. 固定　应妥善固定,防止管道脱出。气管套管的固定包括内固定及外固定。其中外固定的方式有:扁带固定、止血带固定、固定带固定。

(1）扁带固定:扁带应选择质地柔软、细密的全棉布料。取两条白色扁带,每条带子折成长短分别套在气管切开套管两侧侧翼的小孔,在长短交叉分别从患者的颈后绕过,在颈部侧面打死结固定,松紧以 1 手指穿过为宜。

(2）止血带固定:取一根内径为 0.5cm、外径为 0.7cm 的止血带,用发夹将固定外套管的布带穿过止血带,使止血带套在布带的外面,止血带的长度为绕患者颈部一圈的周长再减去外套管的长度,布带的长度比止血带长 15~20cm,松紧适宜,以能伸进一指为宜。

(3）固定带固定:取气管套管固定带一条,固定带的两端有魔术贴,分别长 6cm,将固定带放于患者颈后方中间,带子两端提起分别穿过气管套管两侧翼的小孔反折固定与带子颈部侧面,固定带松紧度以穿过一指为宜。过松可能引起套管脱出,过紧将引起不适宜刺激患者反复咳嗽,也可引起颈部的压疮。

2. 切口的护理 严密观察气管切开处有无渗血渗液,切口周围敷料每天更换 2 次,如使用泡沫敷料可延长至 3 天,如被污染则随时更换。换药方法是用安尔碘棉球自切口向外环形消毒,再以生理盐水清洁伤口后用无菌敷料覆盖。

3. 气囊的管理

(1)气囊压力的理想范围:理想的气囊压力是既能防止气囊与气管壁之间漏气,又能避免气囊压迫气管壁,引起缺血、坏死。中华医学会重症医学分会机械通气指南建议,每天检测气囊压力 3 次,将人工气道套囊压力保持在 2.45~1.94kPa(25~30cmH$_2$O),既可有效封闭气道,又不高于气管内壁黏膜毛细血管渗透压。

(2)为防止上呼吸道分泌物或胃反流物进入气道,进食或进行鼻饲及鼻饲后气囊应充气,并给予半卧位 30~60 分钟。

(3)气囊放气时,注意同时吸痰,避免气囊上堆积的分泌物进入肺内。

4. 气管套管的消毒 气管套管每天清洁消毒两次。先用过氧化氢溶液浸泡 15 分钟,在流水下彻底冲洗干净,再用 20% 戊二醛浸泡消毒 30 分钟,最后用生理盐水冲洗干净。

5. 吸痰 正确掌握吸痰的技巧,能有效地保持呼吸道通畅,预防和控制呼吸道感染,见下述。

6. 气道湿化 气道湿化的方法和使用次数应根据痰液的黏稠度来决定。常采用下列方法湿化:

(1)气管内直接滴注法:间断的向人工气道内滴入 3~5ml,每 2~3 小时一次。

(2)超声雾化法:是应用超声波声能将药液变成细微的气雾吸入气道的方法,其雾量大小可调节,雾滴小而均匀,药液可随深而慢的吸气到达终末支气管和肺泡。用 30~50ml 的湿化液,每 4 小时一次,每次 15~20 分钟。

(3)氧气雾化法:是借助高速氧气气流,使药物形成雾状吸入气道的方法。每次加入 5ml 湿化液,将氧流量调至 6~8L/min。

(4)持续滴入法:以输液方式将湿化液通过头皮针缓慢滴入气管内,滴速控制在每分钟 4~6 滴,每昼夜不少于 200ml,湿化液中可根据需要加入抗生素或其他药物。

(5)高通气加温湿化法:选择适合患者的管路,连接管路到湿化器(图 13-3),打开加湿器加入蒸馏水,调节加湿器至 37℃,调节患者所需要的氧浓度及氧流量,再将管路连接至患者的气管套管处。

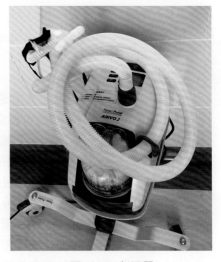

7. 吸氧护理 气管切开后由于呼吸道完整性的破坏,双鼻导管吸氧效果不佳,可采用在吸氧管末端连接去针头后的输液针,插入套管内,胶布固定,一般插入 2~3cm,吸氧用物每日更换。

8. 常见并发症及其预防和处理

图 13-3 加湿器

（1）堵管：及时清理分泌物，防止结痂，清洗气管内套管时注意清洗干净。

（2）脱管：与气管套管固定不当，患者躁动有关。应妥善固定气管套管。对于烦躁的患者，应予适当镇静及约束，防止患者自行拔管。

（3）呼吸道感染：①注意房间温湿度，保持室内空气流动，每日进行紫外线空气消毒，3次/天，床单位及地板每天用消毒液湿擦；②加强切口的护理；③彻底清洗消毒气管内套管。④加强口腔护理。

（四）护理结局

1. 患者气道通畅。

2. 无并发症发生。

三、吸痰法

（一）概述

1. 定义　吸痰法是指经口、鼻腔或人工气道将呼吸道分泌物吸出，以保持呼吸道通畅，预防吸入性肺炎、肺不张、窒息等并发症的一种方法。

2. 适应证

（1）危重、年老、昏迷及麻醉后咳嗽无力、反射迟钝或会厌功能不全，而不能将痰液咳出者以及误吸呕吐物的患者；

（2）气管插管或气管切开术后患者，需通过吸痰协助清理呼吸道；

（3）窒息时的急救，如食团误入气道、无力咳出等情况的急救。

3. 相对禁忌证

（1）声门、气管痉挛者；

（2）缺氧而未给氧者，除非确定缺氧是由于气道痰堵所致；

（3）心肌梗死急性发作者。

4. 吸痰法的分类

（1）根据气道分类，分为人工气道（气管内吸痰）和自然气道；

（2）根据吸引器分类，分为中心吸痰和电动器吸痰。

（二）护理目标

1. 清除患者呼吸道分泌物，解除患者因气管阻塞而造成的呼吸困难、肺不张及肺部感染。

2. 保持呼吸道通畅。

（三）护理重点步骤

1. 评估患者

（1）意识、生命体征、耐受能力、吸氧流量；

（2）患者呼吸道分泌物的量、黏稠度、部位、自主排痰能力，指脉氧；

（3）对清醒患者应进行解释，吸痰前告知患者吸痰的目的，取得配合。

2. 吸痰前后给予足够的氧气　吸氧患者增加氧流量至 6~10L/min，有机械通气的患者应给予 100% 纯氧 2 分钟，以增加患者氧储备，减少吸痰过程中可能发生的低氧血症损害，建议采用短暂的增加潮气量，呼气末正压通气（PEEP），呼吸频率，或者手控呼吸方式增加氧储备。

3. 正确选用吸痰用具　选择粗细合适(小于气管套管内径的 1/2),长短合适(经口鼻吸痰、气管切开的吸痰管长约 30cm,经气管插管吸痰管长约 55cm),柔韧度适宜的吸痰管。普通吸痰管一用一换,人工气道者,建议使用密闭式吸痰管,以减轻因开放吸痰引起氧气和 PEEP 泄漏。吸痰时保持患者与呼吸机的连接,以维持患者连续机械通气或给氧。呼吸机将在吸痰期间为维持预设的压力或容量而进行漏气补偿,可以降低肺萎缩的发生。密闭式吸痰管选用有两个注水孔(一孔为气道内注水口,另一孔为冲洗吸痰管用),当 $FIO_2 > 50\%$、$PEEP > 5cmH_2O$,人工气道吸痰管和口鼻腔吸痰管应分开使用,即避免交叉使用。

4. 掌握吸痰指征和时机,遵循最小吸痰频次原则,按需吸痰。

(1) 除上述适应证外,是否需吸痰视下列情况决定:①有气道不顺畅或通气功能低下或障碍,患者咳嗽有痰,听诊有痰鸣音;②直接听见痰鸣音,听诊呼吸音粗糙或肺部有湿啰音;③机械通气患者采用容量控制模式时气道峰压增加或采用压力控制模式时潮气量减少;④患者不能进行完整有效的自主咳嗽;⑤气道压力增高,或气道内可见痰液;⑥呼吸机流量或压力曲线呈锯齿状振荡;⑦怀疑误吸;⑧明显的呼吸费力;⑨血氧饱和度下降;⑩胸片改变与分泌物蓄积一致,需要留取痰标本。

(2) 翻身、拍背、雾化等促进痰液引流措施后再进行吸痰,效果更佳。

(3) 吸痰后听诊肺部,判断是否吸净痰液,若有痰,间歇 3~5 分钟,待血氧饱和度回升后再吸。

(4) 观察痰液的量和性状,根据痰液黏稠度的判断,选择相应湿化方式并决定吸痰频次。

(5) 检测外周血氧饱和度和血流动力学情况,吸痰前中后,如果出现心动过速、室性异位心律增多和氧饱和度的下降,应立即停止吸痰,并给予氧气或连接呼吸机辅助呼吸。

5. 掌握吸痰的顺序和部位

(1) 一般情况下,先吸人工气道内的痰液,先将吸痰管不带负压直接进到气管深部,遇到阻力时向外提 1cm,再加负压吸引。

(2) 当口鼻腔分泌物明显增多时,先吸口鼻腔分泌物,再吸人工气道分泌物,两次吸痰应用不同的吸痰管。

(3) 有声门下吸引者,人工气道吸引前后应清理声门下分泌物。

(4) 当外露人工气道或呼吸机螺纹管有分泌物时,应分 3 步,先使吸痰管带负压由浅到深进行吸痰,直到吸痰管送至气管插管 30~35cm 或送至气管套管 10~15cm;然后松开负压,送吸痰管到深部,遇到阻力向外提 1cm,再加负压吸引;最后吸口鼻腔分泌物。

(5) 当气管切开的皮肤切口有大量分泌物溢出时,先吸切口外的分泌物再按以上顺序吸痰。

6. 控制吸引压力　选择能吸出痰液的最小压力,临床常用吸痰压力成年人为 −400~300mmHg(−40.0~53.3kPa),小儿 <−250~300mmHg(−33~40.0kPa)。

7. 控制吸痰的持续时间　吸痰持续时间取决于分泌物的清除情况及患者对吸痰的反应和患者对缺氧的耐受能力。一般每次吸痰时间不超过 15 秒,肺高压的每次吸痰不超过 10 秒,间歇时间 3~5 分钟。当评估患者呼吸肌支持力度大,缺氧耐受能力差时,在有效吸引情况下,吸痰的持续时间尽量缩短,吸痰间歇时间延长,以减轻因吸痰引起低氧血症等并发症。

8. 掌握非人工气道的吸痰方法　经口鼻吸痰时,当吸痰管插入至咽部时,嘱患者深吸气或咳嗽,以便吸痰管进入气管内,刺激患者咳嗽,以便痰液排出,必要时插入鼻通气管及调整吸痰管插入角度,以利于吸净痰液。

9. 必要时配合医生进行纤维支气管镜吸痰。

10. 预防感染

(1) 严格遵守标准预防原则。

(2) 严格遵守无菌技术操作。

(3) 吸痰用物应符合无菌标准,吸痰管应一用一更换,吸痰托盘4小时更换一次。

(4) 口鼻腔吸痰后,更换吸痰管,再进行人工气道深部或气管内吸痰。

(5) 患者吸痰操作前后,均应认真洗手或卫生手消毒,防止致病菌在患者间的交叉感染。

(6) 条件许可时,采用密闭式吸痰法。

11. 监测吸痰效果　监测患者呼吸音、氧合情况、皮肤情况、脉搏、氧饱和度、呼吸频率和活动度、血流动力学参数、痰液性状、咳嗽能力、颅内压、呼吸机出痰液带有痰块、血块;呼吸机气道高压报警,分钟通气量过低报警或窒息报警;患者呼吸机出现明显困难、呼吸活动度大、呼吸时有很强的声音、氧饱和度急剧降低、大汗、心律失常猝死,均应立即怀疑痰栓形成乃至窒息,可迅速导致患者意外死亡,应需要迅速证实并采取措施。

12. 吸痰危象的紧急处理　如患者处于濒死状态,立即放松气囊,通过高流量面罩经口给氧;应立即准备手控呼吸球囊经口加压给氧;呼叫医生,由医生决定是否立即拔除人工气道。

13. 必要时留取痰标本送检培养和药敏试验。

14. 必要时教导患者家属及主要照顾者吸痰方法,为居家护理准备。

15. 吸痰法的注意事项　①吸痰动作要轻,防止损伤黏膜;②检查电源、电压与吸引器的电压是否相符,检查管道连接是否紧密,遇到阻力时分析原因,不要盲目插入;③吸痰勿插入过深,如吸出血性液体暂停吸引;④吸痰过程中应随时擦净患者口鼻喷出的分泌物;痰液黏稠时,可叩击背部以振动痰液;或用雾化吸入湿化气道稀化痰液;或向气管内(气管插管或气管套管内)滴入生理盐水或化痰药物以利痰液吸出;⑤小儿吸痰时,吸痰管要细,吸引力要小;⑥储液瓶内液体不得超过瓶的2/3满。

16. 并发症及处理　吸痰与口腔护理一样,若方法不当也会产生一些并发症。常见的并发症如表13-2所示。

表 13-2　吸痰常见并发症及处理

并发症	原因	处理
气道黏膜损伤	1. 负压过高,吸痰管开口正对气管壁且停留时间长,吸痰管质量差 2. 患者烦躁 3. 呼吸道黏膜有炎症水肿	1. 进管阻断负压 2. 选择优质吸痰管 3. 每次吸痰时间 <15s 4. 烦躁者酌情给予镇静
加重缺氧	1. 吸痰同时带走一定量的肺泡内的气体,使肺内通气量减少 2. 导管内插入吸痰管后气道阻力增加,造成通气不充分。 3. 吸痰时负压过高,时间过长,吸痰管外径过粗,置管过深 4. 使用呼吸机的患者,在吸痰过程中脱离呼吸机的时间太长	1. 已经发生低氧血症者,立即加大吸氧流量或给予面罩加压吸氧 2. 掌握吸痰时间、负压和进管深度 3. 立即上回呼吸机

并发症	原因	处理
阻塞性肺不张	1. 负压吸引,减少肺内通气量,促进肺不张 2. 痰痂阻塞,吸痰无效	1. 间歇吸引,时间不宜过长 2. 确诊肺不张,要灌洗,必要时气管切开
气道痉挛	插管刺激引起	1. 吸痰动作轻柔 2. 可暂停吸痰,遵医嘱使用缓解气道痉挛药物
感染	1. 无菌吸痰未及时更换 2. 操作者未严格执行无菌原则 3. 各种原因的呼吸道黏膜损伤,破坏了呼吸道黏膜的屏障作用	1. 及时更换吸痰用物,吸痰管一用一更换 2. 严格无菌操作原则,预防交叉感染 3. 如已发生感染,遵医嘱使用抗生素治疗并注意体温情况

（四）护理结局

1. 患者的呼吸道分泌物被及时吸出。

2. 患者呼吸平稳,缺氧症状缓解或解除。

3. 护士操作规范,未发生呼吸道黏膜损伤、低氧血症等并发症。

四、排痰法

（一）概述

1. 定义　排痰法是通过各种辅助技术结合体位协助患者将气道分泌物从细支气管移至主支气管,以便让患者自行咳出的治疗护理方法。包括人工叩击排痰法、机械振动排痰仪排痰法、高频胸壁振荡排痰法、体位引流排痰法、腹部冲击排痰法、正负压交替引流排痰法。基本的排痰机制是通过施加的外力使气道内液体振动,诱发咳嗽的动作使肺泡内或支气管内的痰液脱落,流气管被咳出。

2. 适应证　适用于各种支气管肺疾患且伴有大量痰液的患者,如各种原因气管切开术后并发肺部感染,预防误吸等。

3. 禁忌证　禁用于呼吸衰竭、有明显呼吸困难和严重发绀者、近期有大咯血、心内血栓、胸部肿瘤、严重外伤、胸膜下肺大疱、严重的心血管疾病或年老体弱不能耐受者等。

（二）护理目标

1. 促进痰液引出,保持呼吸道通畅,避免痰液淤积。

2. 预防感染,减少术后并发症。

（三）排痰方法及实施

1. 按常规首先评估患者,评估内容同吸痰法。根据患者的情况选择合适的排痰方法和排痰工具,具体方法介绍如下。

2. 人工叩击排痰法

（1）操作方法:协助患者取坐位,操作者五指并拢,掌指关节微屈曲,掌呈凹式,自然呈空杯状,指前部和大小鱼际肌与患者皮肤接触,腕关节均匀有力,自下而上,由边缘向中央,有节奏地叩击患者背部,边叩击边鼓励患者有效咳嗽,频率40~50次/分,每次15分钟,每一肺叶叩击1~3分钟,背部从第10肋,胸部从第6肋,叩击时应避开脊柱、肾脏、肝区和心前区(图13-4)。

(2)评估:本方法简单易行,可以随时指导并教会照顾者,在住院病房、居家环境下均可使用。

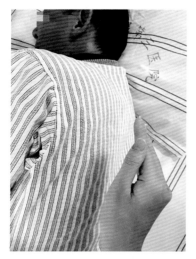

图13-4　人工叩击排痰法

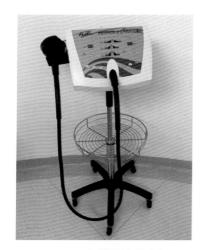

图13-5　机械振动排痰仪

视频13-2

ER-13-2　机械振动排痰仪排痰规范操作示范

3. 机械振动排痰仪排痰

(1)原理:根据物理定向叩击原理设计,它同时提供两种力:一种是垂直于身体表面的垂直力,该力对支气管黏膜表面黏液及代谢物起松弛作用;另一种是平行于身体表面的水平力,该力帮助支气管内液化的黏液按照选择的方向排出体外。

(2)操作方法:由经过专门培训的护士操作,根据患者病情、体重及耐受程度选择合适的叩击头、震动频率及治疗频率。操作者一手握叩击手柄,一手按紧叩击头,使叩击头紧贴患者背部皮肤,从外向内,自下向上,缓慢匀速地移动叩击头,对于有湿啰音或者痰鸣音的肺叶要重点反复震动叩击,叩击时,每次持续10~15分钟。

(3)评估:具有恒定的振动频率,且操作方法简单,不受体位限制,不受操作者情绪、疲劳等因素影响,能减轻护理人员的工作强度,提高护理质量,有助于患者肌肉放松,刺激局部的血液循环,使患者感到轻松舒适(图13-5)。

4. 高频胸壁振荡,又称高频胸壁压缩或高频胸部压缩

(1)原理:该系统是为帮助有效地进行清除气道分泌物而开发的。此设备包含一个充气背心,它通过空气软管连接到气动脉冲发生器(图13-6)。气动脉冲发生器可以对充气背心进行快速充气和放气,以缓慢压缩和释放胸壁,在肺中产生气流。这个过程与咳嗽类似,它朝着大气

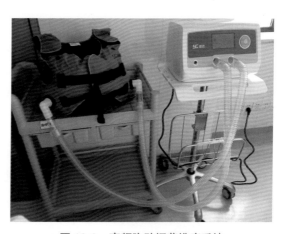

图13-6　高频胸壁振荡排痰系统

道的方向移动黏液,可有效改变呼吸道分泌物物理性状,使黏液得到松解,在大气道中可以通过咳嗽或吸气将黏液清除。国产背心式全胸振荡排痰系统在临床中颇受欢迎,下面将以此设备为例介绍操作方法。

(2)操作方法:操作者先协助患者坐位将气道清除系统背心比拟患者体型,确认大小合适,在治疗进行时可让患者穿着单层衣物,并予患者穿上背心,使背心更好贴合患者,协助患者摆好排痰体位,连接主机与气道清除系统之间的管路。打开电源开关,调整合适压力控制。10~14Hz 为适合两种气道清除系统的常用范围。按下加压启动键开始排痰。治疗的持续时间以实际振荡为准,家庭和普通患者,振荡时间每次 10~30 分钟为宜,2~3 次/日。但危重患者耐受性较差,减少每次振荡时间,而增加使用的次数为佳,以 15 分/次、4 次/日较好。在治疗开始 5~10 分钟后,嘱患者开始咳嗽以排除已松解的分泌物。

(3)评估:该系统操作简便,直接作用于全胸腔,穿透力强,效果确切。对胸腔挤压,能很好地控制治疗的频率及时间,节律恒定,促进呼吸肌训练,减少呼吸做功。对轻中度黏稠的肺内分泌物,具有良好排出效果。更接近人体生理功能,提高了患者的舒适度,更有利于患者配合治疗。

5. 体位引流排痰

(1)原理:按"水往低处流"的原理将病灶肺段(肺叶)置于高位,通过痰液的重力作用,叩击拍打时产生振动等作用使痰液从病灶处经肺段、肺叶支气管引流到大支气管,再流向大气道,经咳嗽排出体外。体位引流常和其他治疗方法合并使用,如雾化、深呼吸咳嗽、拍痰、震颤或吸痰。

(2)操作方法:操作者根据病变部位及患者自身耐受,协助患者采取适当姿势(可使用枕头适当支托或使用排痰床),抬高患肺位置,使分泌物积聚部位在最高处,使引流支气管开口向下,采取相应的体位。若由两个以上炎性,一般先以痰液较多的部位开始,然后进行另一部位。引流过程中鼓励患者做深呼吸及有效咳嗽,并辅以叩背震颤,每次引流 15 分钟,每天 1~3 次;5 分钟保持重力引流位,5 分钟拍背震颤,5 分钟咳痰,直到将分泌物排出。引流过程中应有护士或家人协助,防坠床,引流中注意观察患者反应,若出现咯血、头昏、发绀、呼吸困难、出汗、脉搏细速、疲劳等情况应立即停止引流。

(3)评估:该方法改善呼吸肌力和效力产生咳嗽反射,达到最佳的引流效果,提高氧含水平。

6. 腹部冲击排痰法

(1)原理:该法原理是冲击腹部,使腹压升高,膈肌抬高,胸腔压力瞬间增高,迫使肺内空气排出,形成人工咳嗽,呼吸道异物或痰液上移、驱出口腔。排痰时操作者两手置于患者的双侧胸壁及十二肋下。当患者吸气末时,嘱其咳嗽并用双手掌向内及上方同时施压,刺激患者肺细小支气管内痰液及咽喉部痰液及时排出体外,以此反复方法多次更彻底清除深部痰液。

(2)操作方法:操作者位于患者患身旁者,身体略前倾。用双手掌根放置于患者的双侧上腹部,手掌和手指置于患者的双侧胸壁,指导有效咳嗽方法,嘱患者深吸气后咳嗽,在患者呼气末时,用双手掌和手指部向内向上轻度加压冲击上腹部,迫使膈肌上升而挤压肺及支气管,这样每次冲击可以为气道提供一定的气量,从而将异物从气管内冲出。重复腹部冲击 5 次为一组,4 组/天。此方法多用于气管切开,痰液黏稠不易咳出或咳嗽功能减弱的患者。

但对老年人,因其胸腹部组织的弹性及顺应性差,故容易导致损伤的发生,如腹部或胸腔内脏的破裂、撕裂及出血、肋骨骨折等。

（3）评估:起到了肋间肌收缩的作用,形成人工咳嗽,促进痰液排出。

7. 正负压交替引流排痰法

（1）原理:其原理通过 MI-E 技术:患者吸气时正压通气,呼气时负压通气,利用正负压之间形成的压力差,辅助呼气无力患者、昏迷休克患者、重症患者,起到廓清肺和气道分泌物和逐步锻炼呼吸的作用(图13-7)。

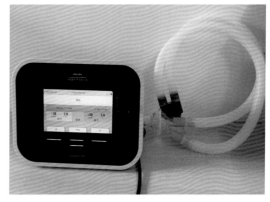

图 13-7　无创气道咳痰机

（2）操作方法:由经专业培训的护士协助患者仰卧位,打开开关键,通过一个标配的弹性口鼻面罩与无创气道咳痰机相连,接着根据患者耐受力和疗效调节吹入和呼出的压力,初次使用的患者为低压(10~15cmH₂O),最高可调至 60cmH₂O,一个治疗片段有 5 个或 5 个以上的治疗周期,每个治疗周期包括 5 个由正压到负压的循环,紧随其后是一段时间的正常呼吸,从而起到廓清的作用。

（3）评估:消除解剖学死角,保持气道正压。正负压交替作用,减少呼吸做功,辅助恢复肺功能。目前为脑外科、胸外科、呼吸康复中心、ICU 重症患者廓清分泌物首选。

8. 选择有效的体位　选择体位的原则是使需要引流的患侧肺叶处于最高位,引流支气管开口向下。使用枕头支撑患者以维持适当体位,或通过使用多功能床来改变床的倾、斜度完成体位的摆放。坐位或半坐卧位促进肺上叶引流,由一侧卧位转为仰卧位,再转为另一侧卧位,有利于肺中叶引流,头低足高位、俯卧位有利于下叶引流。

9. 选择安全合适的排痰时间　通常选择在餐前 30 分钟、睡前或餐后 2 小时(在排痰前回抽胃残留量小于 50ml 条件下),每天 1~3 次,每次 10~15 分钟,引流多个部位总时间不宜超过 45 分钟,每种体位维持 5~10 分钟。叩击震颤时间以 15~20 分钟为宜。

10. 观察与记录　操作过程中要有专业护士或家属协助进行,注意观察病情(患者的呼吸情况、血氧饱和度、心率和舒适程度、耐受程度),发现呼吸困难、口唇发绀等异常情况,应立即停止操作并采取相应护理措施。记录排痰的效果,排出痰液的性质、颜色和量。

（四）并发症及处理

排痰法特别是使用设备排痰者,若使用不当会带来一些并发症,常见的并发症及处理见表 13-3。

表 13-3　排痰法常见并发症及处理

并发症	原因	处理
皮肤压伤、损伤	1. 背心压迫 / 振频过大 2. 插管和其他引流管的压迫 3. 患者烦躁多动 4. 患者体质消瘦	1. 注意松紧度 / 振频的调节 2. 排痰前将各管道放好 3. 加用防护垫或小枕头 4. 烦躁者酌情给予镇静

续表

并发症	原因	处理
脱管	1. 管道固定方式欠妥,固定绳过松 2. 搬动时过急 3. 患者烦躁不安 4. 气囊充气不足	1. 妥当固定导管,松紧适应 2. 加强沟通和宣教 3. 加强气囊的管理 4. 必要时做好约束
血压过低/过高	1. 突然改变体位或体位过低 2. 胸内压增加	1. 排痰前后常规测量血压,观察患者面色,询问自我感觉 2. 改变体位时不宜过快,不宜过低,以患者无不适感为宜 3. 如发生应停止,稳定后评估和执行
心律失常	1. 振频过大、时间过长 2. 患有心脏疾病 3. 情绪紧张	1. 根据患者耐受调节振频和时间 2. 常规监测心率、呼吸、指脉氧和掌握禁忌证 3. 嘱放松心情 4. 一旦发生,应停止并做好对症护理
反流呕吐	1. 体位过低 2. 进食后间歇时间过短 3. 胃潴留明显患者 4. 振频过大	1. 调节合适体位,先从小幅度调起 2. 空腹或餐后2小时后 3. 排痰前常规回抽胃液测胃残留量,如大于50ml时,先暂停或延长间隔时间。
骨折	1. 冲击强度过大、时间过长 2. 患有骨质疏松	1. 注意控制好强度,先从低强度开始,掌握好合适的时间 2. 评估骨质疏松的程度,严重者禁用

（五）护理结局

1. 体位摆放符合病情要求,安全、有效清除痰液,保持呼吸道通畅。

2. 有效预防误吸和肺部感染。

五、误吸的预防

（一）管饲误吸的预防

鼻饲管放置过久,可产生下列不良影响。

1. 鼻饲管的影响　由于鼻咽腔、食管内留有鼻饲管,鼻饲患者原有的消化道生理环境被改变:①异物的刺激使呼吸道和口腔分泌物增加,口水增多;②鼻饲管的留置使食管括约肌受牵拉,相对关闭不全,胃内容物易反流至口咽经气管而误吸入肺;③鼻饲管的留置更进一步减弱了咽反射。

2. 危险因素　除鼻饲管的不良影响外,尚存在下列潜在的危险因素。

（1）鼻饲管的移位:各种护理体位改变等原因可导致喂养管移位。当营养管位置不当,甚至滑脱到食管内,误吸发生率明显增加。

管饲喂养期间,有研究表明,喂养管离幽门越远,吸入性肺炎的发生率越低。有学者对100例神经损伤患者进行空肠造口术,术前误吸所致肺炎的发生率为18%,术后为8%。与管饲喂养有关的鼻饲管为11%,鼻空肠管喂养为0%。另一组机械通气的38例ICU患者,经鼻鼻饲管和鼻空肠管喂养发生吸入性肺炎为11%和0%。

（2）鼻饲管的管径：所用鼻饲管直径越粗，对食管下端括约肌的扩张开放作用越大，发生胃内容物反流的机会亦相应增加，误吸也更易发生。喂养管直径对胃内容物反流和误吸的影响机制尚不明确。有学者研究发现，伴有严重肺疾病的 29 例婴儿，用 8 号喂养管比 10 号和 12 号喂养管喂养较少发生食管反流。有学者对 17 例危重患者进行 2.85mm 小管径与 6.0mm 大管径喂养管对比研究，前者反流和微量误吸发生率均低于后者。多数临床学者肯定了小管径营养管在临床上应用的重要意义。

3. 预防措施　针对上述影响及潜在危险因素，采取的预防措施如下。

（1）确保喂养管位置正确：放置鼻饲管后，每次间断喂养前或持续喂养、每次换喂食物前均需检查鼻饲管位置。尤其是刚置管时，误将鼻饲管置入气管支气管树或胸膜腔。置管位置错误临床上并不少见，但一些昏迷、咳嗽反射减弱的患者不一定有强烈反应，因此护理人员要注意区别鼻饲管是置入了胃肠道还是呼吸道，通过如下方法确定鼻饲管的位置。

1）传统方法：传统检查鼻饲管位置的方法有听诊、观察水下气泡（图 13-8）、回抽胃内容物等。很多研究报道指出，如果鼻饲管较细或较软则不易抽出胃液，所以单独使用回抽胃内物方法并不可靠。

2）监测 pH 值：肺内 pH 值平均为 7.73，肠内 pH 值为 7.3，而胃内 pH 值则为 3.90。所以，如果测得的 pH≤4，区分胃和呼吸道的位置是可靠的。但临床用 pH 方法确定鼻饲管位置也有其局限性，因为呼吸道和肠道的液体都可能是碱性，所以 pH 方法在区别二者的位置时价值很小。

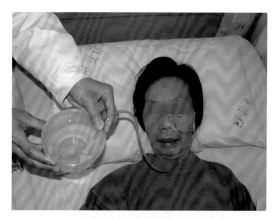

图 13-8　插入鼻饲管后检查方法：观察有无气泡

3）测量鼻外部鼻饲管长度：通过观察鼻饲管穿出鼻孔或皮肤处的标记变化，可以及早发现鼻饲管的移位。一般的教科书中，插管长度为 45~55cm，相当于患者鼻尖至耳垂再至剑突的长度，在新生儿及性别上也没有做规定。有研究表明，为了防止刺激性药液溢出鼻饲管刺激食管，利用延长鼻饲管的方法，实际较传统长度长 10cm，即 55~65cm，此时鼻饲管 3 个侧孔全部进入胃内，有效地防止了刺激性药液从鼻饲管头部的侧孔流出。脑卒中、昏迷、智能障碍患者鼻饲常有食物反流现象，为预防食物反流，建议将鼻饲管插入长度达 55~70cm，即耳垂 - 鼻翼 - 剑突再加上硅胶管最末侧孔距尖端的长度，使食物能全部进入胃内，减少了食物反流。

4）确定鼻饲管在食管内的方法：从鼻饲管内抽出胃液；把听诊器置于胃部，快速经鼻饲管向胃内注入 10~30ml 空气，听到气过水音；将鼻饲管末端至于水中无气体逸出。X 线摄片是确认鼻饲管位置的最有效方法，传统床边方法简便易行，有助于了解鼻饲管的位置，但需要认真加以鉴别，防止判断错误。

（2）减少胃残余量：胃残余量过多可增加反流和误吸的危险，可通过回抽胃内容物来确定胃残余量。多数研究认为胃内容量不应大于或等于 100ml 或 150ml，而临床常用 150~200ml 来诊断胃肠动力功能是否紊乱。关于多长时间监测 1 次残余量以及怎样处理，目前存在不同意见，下列方法可供参考。

1）监测胃残余量的频率：持续喂养的患者每 4~8 小时监测 1 次胃残余量，间断喂养时每次喂养前进行监测。注入营养液 8 小时后残余量达到高峰,以后虽继续喂养残余量却在下降,所以在这一时期严密监测是比较重要的。

2) 对抽吸液的处理:关于是将抽吸液体重新注入胃内还是丢弃存在不同意见。抽吸液再注入可致堵管,并增加感染的可能;然而丢弃胃残余液体可增加患者电解质失衡的危险,并改变体液和营养平衡。

3) 降低胃残余量的方法:有些药物(如甲氧氯普胺等)可促进胃排空,减少误吸的发生。

(3) 给予合适的体位

1) 坐位或半卧位:食物反流、胃潴留等是重型颅脑损伤患者行鼻饲喂养常见并发症。抬高床头至少 30° 以上,或将床头抬高 30~80cm,并保持该体位 30~60 分钟,可减少并发症发生。采用此体位能加速胃的排空,有利于较好地维持胃肠的生理位置,使食物在一定时间内充分消化吸收;避免胃对膈肌及肝脏组织的压迫,利于患者呼吸,对促进脑部血液循环、改善颅内压有一定帮助。

食物反流易发生误吸,有研究发现仰卧位时间越长,误吸的发生率越高。因此鼻饲患者仰卧时间不可太长,抬高床头是减少误吸的最好方法。对口腔肿瘤术后,特别是舌肿瘤舌体部分切除的患者,舌肌及会厌部肌肉松弛,易发生舌后坠,鼻饲时如抬高床头 30°,可使舌后坠现象得到改善。

2) 侧卧位:对于脑出血早期和有明显颅内压增高的患者,插管时将患者头部托起有造成脑疝的危险,采取侧卧位插管法,不仅能防止呕吐误吸,还适用于气管插管状态下留置鼻饲管。双侧脑卒中的患者,取侧卧位,可增加鼻饲管通过咽的腔隙。

3) 仰卧位:一侧脑卒中患者取仰卧位,选择健侧的鼻腔置管,可使鼻饲管经健侧咽后壁入食管。

4) 俯卧位:昏迷患者置鼻饲管,可取俯卧位。此体位使舌后坠减轻,口咽通道不再受阻,口腔分泌物自然流出,使呼吸道通畅,置管顺利。

(4) 口腔内分泌物及时清除:误吸气道的物质有 3 种:口咽细菌、微粒物质和酸性胃内容物。将口腔、咽分泌物中的细菌误吸入气道是老年人感染吸入性肺炎的重要危险因素,尤其是口腔卫生较差的老年人容易并发肺炎。因此,护理人员及时清除口腔内的分泌物、做好口腔护理对于预防肺炎十分必要。

对于管饲患者,防止肺炎最佳的治疗策略之一是采取侵入性的口腔卫生护理和经口腔抽出过多的咽分泌物,如果有大量的分泌物,可以经气管套管抽吸。

(5) 鼻饲期间密切观察病情:鼻饲时,常规抽取胃液,检查鼻饲管是否在胃内,判断是否有胃潴留。如果自上一次喂养后 2 小时,胃内容物有 100ml,或 1 小时后有大约 50% 的喂养液残留在胃内,提示患者消化不良,有胃潴留,此时要暂停鼻饲或将胃内潴留物抽干净后,按常规减半进行鼻饲,必要时辅助消化药。还应仔细观察患者痰液性状及量的变化,判断痰液是否与鼻饲有关,如果确定是胃内容物反流所致误吸,必须明确引起的原因并加以改正,必要时停止鼻饲,以免加重患者肺部感染,应根据痰液细菌培养,合理使用敏感的抗生素。

(二) 从管饲到治疗性经口进食的护理

当患者从管饲到治疗性经口进食阶段,护士必须监控过渡进程和逐步谨慎地调整治疗计划,防止误吸和反流的发生。任何肺部的急慢性炎症提示存在误吸的可能性,需要立即向患者的主管医生报告。患者能够重新经口进食被认为是一个质的飞跃,但由于患者沉浸于重新经口进食的兴奋中,往往忽视了并发症的预防。要提醒患者及家属注意误吸的预防。为预防误吸的发生,护士及照顾者要严格观察患者每一次经口进食情况,做到如下几点:

1. 患者要求 ①进食环境安静,避免说话;②进食体位:坐位或半坐位,宁坐勿躺、宁在餐桌旁勿在床上。③健侧进食。④小口量进食:即最适合吞咽的每次摄入口量。正常人每口量:稀液体1~20ml,布丁5~7ml,浓稠泥状食物3~5ml,肉团平均为2ml。如食物将从口中漏出或引起咽部残留导致误吸;食物过少则会因刺激强度不够,难以诱发吞咽反射。⑤嘱患者做空吞咽或清嗓咳嗽。⑥采用代偿性吞咽技巧。

2. 食物选择 ①食物一般分为五种:稀流质、浓流质、糊状、半固体、固体;②理想的食物性状:密度均匀、黏度适当、不易松散、有一定硬度,通过口咽腔时易变形且不易残留;③因地制宜制作食物,可使用食物增稠剂调节食物的黏稠度,兼顾食物色、香、味等;④食物温度38~40℃左右适宜,不可过冷过热。

3. 喂食者要求 ①慢速喂食,少量多餐;②喂食过程有充分交流;③逐渐增加食团容积,从小口量开始;④前一口吞完再喂下一口,避免催促;⑤控制进餐时间,避免患者过劳进食;⑥观察患者进食中是否有咳嗽、呛咳、清嗓子或呼吸困难等表现。

4. 餐具的选择 此部分内容已于本书第十二章第三节详述,此处不再赘述。

六、窒息的处理

当食团堵塞在气道或咽喉造成气流受阻时,将发生窒息。对于成年人,一块食物可能导致窒息;而对于儿童,吞食小块的食物或布丁就可能造成窒息。窒息将导致脑部缺氧,产生严重的后患,应该尽快进行急救。

(一)临床表现

1. 窒息的先兆 在患者进餐时,应注意辨识窒息的先兆。主要表现是呼吸困难,或呼吸带有杂声,像被人扼住脖子。

2. 如果当事人不能给出明确指示,还可以通过以下迹象来判断:①不能说话;②欲用力咳嗽而咳嗽不出;③皮肤、嘴唇和指甲发绀;④瞳孔散大,意识丧失;⑤大小便失禁等。

(二)海姆利克急救法

海姆利克急救法(Heimlich emergency)可用于在气道被物品或食物梗阻时有效预防或解除窒息,是美国学者海姆利克发明的一种简便易行、人人都能掌握的急救法。如果在家发生,喂食者是现场唯一的施救者,在拨打120(或您当地的紧急号码)之前,应先对患者采取海姆利克急救法进行急救。如果旁边还有其他人,在喂食者对患者施救时,另一个人应尽快打电话求助。如果在病房发生窒息,喂食者对患者施救时,呼喊病房医务工作者求助。有关内容见下述。

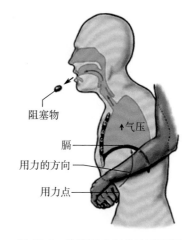

1. 原理 利用冲击腹部-膈肌下软组织,产生向上的气压,压迫两肺下部,从而驱使肺部残留空气形成一股气流。这股有冲击性、方向性的长驱直入气管的气流,能驱除堵住气管的食物硬块等异物,使气道通畅,见图13-9。

图13-9 海姆利克急救法原理图

2. 操作方法

（1）自我解救：如果发生食物阻塞气管时，旁边无人，或即使有人，患者往往已不能说话呼救，患者必须迅速利用两三分钟左右神志尚清醒的时间自救。

方法一：一手握拳，并用大拇指的一侧顶住上腹部，在肋弓之下，肚脐之上，另一只手抓住握拳的那只手，并迅速用力向内、向上挤压，重复动作，直至导致窒息的物体排出，见图 13-10A。

方法二：依靠在一个固体的水平物体上（比如：桌子边缘、椅子、扶手等），用物体的边缘对上腹部施压，制造出强大的向上冲击力，重复挤压，直至导致窒息的物体排出。见图 13-10B。

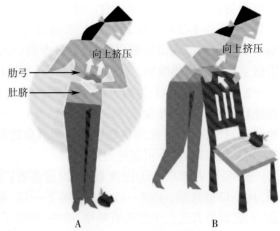

图 13-10　海姆利克急救法
A. 徒手自救；B. 借助物体自救

（2）对意识尚清醒患者的解救：患者可采用立位或坐位，抢救者站在患者背后，双臂环抱患者，一手握拳，使拇指掌指关节突出点顶住患者腹部正中脐上部位，另一只手的手掌压在拳头上，连续快速向内、向上推压冲击 6~10 次，直至异物被排出，见图 13-11A。

（3）对昏迷倒地患者的解救：采用仰卧位，抢救者骑跨在患者髋部，按上法推压冲击脐上部位。这样冲击上腹部，等于突然增大了腹内压力，可以抬高膈肌，使气道瞬间压力迅速加大，肺内空气被迫排出，使阻塞气管的食物（或其他异物）上移并被驱出。这一急救法又被称为"余气冲击法"。如果无效，隔几秒后，可重复操作一次，造成人为的咳嗽，将堵塞的食物团块冲出气道，见图 13-11B。

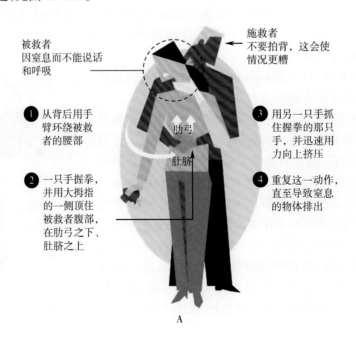

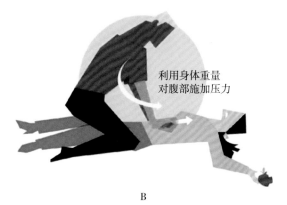

利用身体重量
对腹部施加压力

B

图 13-11　海姆利克急救法
A. 对意识尚清醒患者的解救；B. 对昏迷倒地患者的解救

如果在咽喉的后部或上部可以看到异物，就伸进一根手指将引起梗死的食团轻轻抠出来。注意切勿将食团更深地推入气道，尤其是对小孩进行此操作时。

除海姆利克急救法外，在条件许可情况下，可用 12 号针头行环甲膜穿刺，临时建立通气通道。同时，可请相关专业部门帮助，取出异物。

（安德连　陈琼梅）

第三节　照顾者的护理教育及培训

一、概述

在吞咽障碍患者中，最常见且最容易导致肺炎、窒息等严重结果的主要原因是误吸，因此对于误吸的预防是吞咽障碍护理工作的重中之重，对患者出院后在家中照顾也起到举足轻重的作用。然而一方面我国卫生资源仍然短缺，患者不能长期住院；另一方面，大多数患者无足够的经济能力支持长期住院，所以病情稳定后，吞咽障碍的患者仍需要在家中继续康复，并由照顾者承担其生活起居的照料。而进入恢复期后患者回归家庭或一般的照顾机构，由于吞咽护理不充分或家属对吞咽护理认识不够，且出院后随着时间的推移，患者及家属往往对医护人员的嘱咐逐渐淡忘，容易出现不正规操作、不积极护理的现象，因此未能完全康复的吞咽功能往往停滞不前甚至使之前取得的康复效果前功尽弃。

良好的居家照护需要家属及患者从入院开始便接受护理培训，护士在患者住院期间对照顾者做好防误吸知识及基本护理技能指导是必要的。强调一入院就进行出院计划制订的重要性和意义，对维持患者居家护理质量、提升康复效果、减少并发症和再次入院率均具有重要价值。

二、护理教育

（一）评估
评估患者及照顾者的文化程度及接受能力，以及对疾病知识的知晓情况。

（二）计划

根据评估结果选择合适的健康教育方法及制定护理教育方案。

（三）实施

1. 教育模式　集体授课与个体（管床护士一对一）相结合模式。

2. 教育方法　幻灯片集中授课，发放宣传单张，播放录像视频等。

3. 教育内容

（1）正常吞咽的过程。

（2）吞咽障碍的表现及处理。

（3）吞咽障碍常见并发症如误吸、吸入性肺炎、营养不良、脱水的预防及护理。

（4）吞咽障碍患者的特殊用药。

（5）口腔卫生的重要性和常见口腔清洁方法、优缺点介绍。

（6）吞咽障碍患者食物的选择和调配。

（7）对于吞咽障碍的患者应如何进行安全喂食。

（四）护理教育结局

患者或其照顾者了解吞咽障碍相关疾病基本知识，熟悉并掌握常见并发症的预防及护理。

三、技能培训

（一）评估

入院时不仅要全面评估患者的生活自理能力，还需要对照顾者的照顾能力进行综合评估，照顾者能力评估包括对疾病知识的知晓情况、其文化程度以及接受能力。

（二）计划与实施

1. 培训模式　集体（病友会）与个体（管床护士一对一）相结合模式。

2. 培训方法　PPT 集中授课，录像视频，实操示范，实操考核。

3. 培训内容

（1）良肢位摆放：根据不同病因与病情，摆放适当体位。让患者舒适有利于管道护理避免误吸反流为原则；

（2）提升肺功能的技能：主要进行呼吸功能训练指导。

1）半卧位或坐位进行深呼吸训练，先缓慢经口、鼻用力深吸气使腹部隆起，然后腹部收缩经口缓慢均匀深吸气、反复交替进行。

2）半卧位或坐位进行缩唇呼吸训练，用鼻吸气，缩唇紧闭慢慢呼气，呼气时间越长越好，吸气与呼气比率为1:2进行，吸气与呼气达到1:4作为目标。

3）半卧位或坐位进行声门功能训练，缓慢用力经口、鼻深吸气，吸气末要求患者声门发力，用力咳嗽或嘱患者在吸气末用力发"P"音。

（3）预防压疮指导：对于压疮高危患者予压疮相关知识指导，指导照顾者掌握预防压疮等知识和技能，有效参与和独立采取预防压疮等措施，对于昏迷、四肢瘫痪者每2小时翻身一次，保持床面整洁，保持患者皮肤干洁等。

（4）口腔卫生指导：经口进食的吞咽障碍患者进食后口腔内易留有食物残渣，自我清理困难，而不能经口进食的患者，口腔虽然没有食物残渣，但口腔自洁能力低下，因此指导患者或照顾者掌握口腔护理的方法是非常重要的,应指导照顾者在喂食后如何检查口腔内是否有残留食物,如何进行彻底的口腔护理。对于佩戴义齿的患者,要特别注意义齿取下后,对口腔内的钩齿和口腔后侧容易有牙垢的地方要用牙刷反复刷洗。

（5）食物调配与喂食:吞咽障碍患者出现障碍的不同时期选择的食物不同,根据患者具体所进食食物的种类和形状对患者或其照顾者予针对性指导,指导其流质食物、糊状食物或不同黏稠度食物的制作方法,以及所选食材的种类。具体详见第十二章第三节有关内容。

（6）误吸的预防及急救:认识误吸的危险性及主要症状,可能致使患者发生误吸的行为动作(包括患者进食的体位、一口量、每餐量及食物的性质、喂食的速度),进食及喂食需观察的内容。

1）对饮水有呛咳的患者,指导照顾者避免喂食汤类流质,将食物做成糊状。食团大小要适宜,一般一汤匙（3~5ml）为宜,一口量不宜太大,进食不宜过快过急。待一口食物完全咽下再食用下一口,进食时注意力要集中。进食后不宜立即平卧休息,而应保持坐位或半卧位30分钟以上,以避免胃内容物反流。

2）咳嗽、咳痰多和气急的患者进食前要鼓励患者充分咳嗽、咳痰,避免进食中咳嗽,进食后不能立即刺激咽喉部,如刷牙、口腔护理,进食时应将义齿戴上等。

3）对咳嗽反射弱的患者,建议自备一个指脉氧仪,在患者喂食过程中进行监测,观察喂食前、喂食中及喂食后指脉氧变化,若下降大于4%要警惕出现隐性误吸。

（7）一旦发生误吸,现场急救尤为重要,关键是迅速有效清除异物,及时解除梗阻。

1）若误吸食物在咽喉壁,用手掏出或用食物钳钳出最为迅速有效。

2）易碎的固体异物,采用海姆利克急救术。详见第本章第二节相关内容。

3）若异物已进入气管,出现呼吸困难,可行环甲膜穿刺。即用粗针头在环状软骨下1~2cm处刺入气管,争取抢救时间,然后送医院进一步处理。

（8）管道护理:吞咽障碍患者常见管道有鼻饲管或胃造瘘管、尿管、气管套管等,在培训中指导照顾者如何做好居家管道的清洁、固定与保持通畅,告知患者及照顾者管道定期更换的时间及地点。

（三）培训结局

患者及其照顾者对护士的技术培训工作表示理解和满意,依从性好且住院期间照顾者的照护技术得到提高/经实操考核合格,患者在住院期间未发生因照护不当产生的并发症。

四、居家护理指南

（一）概述

家庭成员是个体接触最密切、最长久的群体,家庭是治病疗伤、维护身心健康的重要场所,吞咽障碍患者病情稳定后,还需要在家中继续康复,因此科学而系统的居家护理指导非常重要,让患者在家中能得到安全而有效的吞咽护理。

（二）居家护理要点

1. 了解家庭成员的基本资料,包括家庭人口组成,家庭居住模式和家庭事务的决策模式,成员关系、角色分工、年龄、教育、职业。

2. 评估家庭居住环境 包括家庭卫生状况,通风、采光、供水、噪声、取暖方式,是否存在安全隐患。洗手间是否有防滑和扶助设备。

3. 出院前确定患者回家后谁是主要照顾者,在出院前有计划地对其主要照顾者进行照护技术的培训与指导。

4. 生活环境的改造　房屋内床、桌、椅应排列整齐,餐桌应放在比较明亮的地方,床可安放于有阳光照射处,每日定时通风 30 分钟,使室内空气与外界空气交换,从而保持空气的新鲜,房屋的出入口与走廊,注意扶手、拐杖,改造台阶,增加照明。

5. 喂食指导

(1) 进食体位:根据患者情况指导选择坐位、半卧位或健侧卧位。

(2) 食物形态调配:按在医院里学习的食物调配方法给予符合标准的食物形态调配,指导家属使用增稠剂(如顺凝宝、奥特顺咽、吞乐美等)调制饮品(水、茶、汤、牛奶、果汁等),避免误吸的发生。

(3) 进食辅助用具的使用指导:指导患者使用附有保护胶套或边缘钝的长柄茶匙,加大手柄茶匙,改良筷子,有吸盘的高边碗及碟或使用防滑垫,有盖及细吸嘴的杯或切口杯,餐具的颜色最好鲜艳、亮丽。

(4) 一口量、速度的控制:按照住院期间的要求进食一口量并适当控制速度。随着吞咽功能的改善,患者进食时液体应控制在 20ml 以内,牛奶布丁 5~7ml,浓稠泥状或糊状食物 3~5ml,肉团 1~3ml。进食速度不宜过快,确认前一口已吞完,方可进食下一口。

(5) 喂食日记:指导患者照顾者对患者进食后及时进行记录,内容包括日期、开始时间、食物性质、进食时间、耐受能力、进食期间是否出现呛咳及反应情况,24 小时总入量。

6. 用药指导向患者及其照顾者详细介绍患者出院后在家所服药物的名称、剂量、药物可能出现的副作用及注意事项,尤其是特殊药物。

7. 居家期间指导患者每日进行基本的、简单的吞咽训练体操,不必过于复杂,以免误用。详见第九章第一节。

8. 留置鼻饲管 / 胃造瘘管患者的居家护理　指导患者鼻饲体位、注食相关知识及注意事项、喂食安全及管道安全相关知识,详见本章第二节管饲喂食有关内容。

9. 气管切开患者的居家护理

(1) 患者家庭视患者情况需配备电动或手动吸痰仪、吸痰管、备用套管、呼吸囊面罩及常用护理消毒物品(如碘伏、棉签、无菌纱布)。

(2) 气囊的管理:定时检查,软硬度同鼻尖。

(3) 妥善固定,预防意外拔管:外固定为扁带固定或气管切开固定带,松紧度为 2 手指,内固定为气囊固定,保证气囊内的压力。

(4) 气管切开处换药,保持周边皮肤完整:视切口纱渗液情况调整换药频率,可选择无菌切口纱或气管切开专用敷料,换药时注意观察切口周边皮肤是否红肿,有无肉芽过长,是否出现溃烂等情况,气管内套管每日煮沸消毒 2 次,取出后先置于 90~100℃ 的开水中浸泡 5 分钟,用软毛刷彻底刷洗套管内壁,在流动水下冲洗干净,然后置于耐高温容器中用开水煮沸 5 分钟,待冷却干水后按无菌操作将内套放回外管内,整个过程不宜超过 30 分钟,否则易致外套管痰液堵塞,呼吸不畅危险。

(5) 注意防尘防堵塞:指导照顾者根据患者痰液情况进行气道湿化,指导患者进行有效的咳嗽,避免呼吸道痰液堵塞管道,气管套管口可覆盖无菌生理盐水纱布或面罩,也可戴用人工鼻,以防尘或异物坠入气管套管内,若患者的呼吸状况很稳定,可佩戴说话瓣膜。

（6）吸痰指征:指导照顾者进行指脉氧监测,并观察患者是否有咳嗽及频繁呛咳、有无气促、指脉氧情况或听诊有无明显的痰鸣音等指征,必要时予吸痰。

（7）需送医院处理的事项

1）呼吸困难的处理:患者如发生呼吸困难,照顾者应拔出内套管,若呼吸困难缓解则为内套管分泌物堵塞,应清洗消毒内套管后重新放入,若呼吸困难不能缓解应滴入生理盐水冲洗吸痰,多能排出呼吸困难。若仍不能缓解应立即送附近医院诊治。

2）伤口出血或痰中带血:如伤口出鲜血或气管套管内涌出大量鲜血则为危险征兆,应立即送医院诊治。

3）若伤口裂开,糜烂发臭,应立即送医院诊治。

10. 居家时窒息的急救　在住院期间指导照顾者识别窒息的表现,教会海姆利克式急救法。当家中遇到此类情况时,首先施救,病情缓解后拨打 120 急救送医院。

11. 返院复诊指导　向患者及其照顾者介绍门诊复诊的时间及注意事项,并告知医院门诊的联系电话。若患者在家期间出现发热,痰液增多,多次进食后出现异常咳嗽、意外脱管等表现时,应立即回医院检查和治疗。

（三）护理结局

1. 患者在家中能得到安全而有效的护理。

2. 患者在居家护理中未发生因照护不良发生并发症。

（李慧娟）

第四节　心 理 护 理

一、概述

（一）心理表现

吞咽障碍患者由于不同程度的吞咽障碍症状,严重影响生活质量,常常存在不同的心理问题。吞咽障碍患者常见心理表现如下:

1. 焦虑心理　患者常常因为突发的某种疾病导致吞咽障碍,这类患者会对病情变化感到意外,对疾病转归及治疗不了解,加之家庭、社会、经济等因素的影响,患者极易产生焦虑情绪,常表现为紧张、烦躁、易激动、发脾气,不配合检查和治疗。

2. 恐惧心理　多发生在病情较严重、合并症多的患者。患者常惊恐不安,忧心忡忡,沉默寡言,食欲欠佳,睡眠差,整天为其病情担忧,担心被"饿死",十分关注检查结果与预后情况,希望得到医护人员更多的关爱和指导。

3. 悲观心理　以病情重、恢复慢、住院时间长、家庭经济条件差或缺少家庭温暖的年长患者多见。患者认为自己年老体衰,康复渺茫,人生已失去价值,不必再增加家庭及社会负担,因而整天愁眉苦脸,唉声叹气,悲观绝望,丧失了治疗和生存的信心,严重者拒绝治疗或产生轻生念头。

4. 自卑心理　吞咽障碍患者往往因为疾病及口颜面手术后导致口颜面改变而自觉形象丑陋,难以见人,因而自闭房中,忧郁苦闷,少言寡语,不愿与人交往,不欢迎或拒绝别人的探访。

5. 依赖心理　多见于性格较内向、行事谨慎且家庭照顾较多的患者。多数患者在疾病恢复后期日常生活仍然不能自理,即使能够安全进食,还需要依赖他人喂食,不敢适度活动,各方面均依赖他人帮助。

（二）心理障碍评估

吞咽障碍的患者存在的心理问题往往会被临床医务人员所忽略,通过 Zung 自评焦虑量表（SAS,见表 13-4）,Zung 自评抑郁量表（SDS,见表 13-5）或 SCL-90 量表对吞咽障碍患者是否存在焦虑或抑郁进行筛查评估,发现问题后,采取及时的干预措施,避免因心理问题造成的不良后果发生。

1. 评估目标　评估患者有无焦虑、恐惧、抑郁等心理问题,为制定个体化护理措施提供依据。

2. 评估程序

（1）确定评估对象　意识清醒的吞咽障碍患者。

（2）确定评估时机　吞咽障碍患者在入院时,治疗过程中以及康复训练前后评估。

（3）了解患者的意识、病情、理解和表达能力。评估环境安静私密。告知患者及家属评估的意义及配合方法。

（4）选择合适的评估量表,对吞咽障碍患者是否存在焦虑或抑郁心理问题进行筛查评估。

（5）将评估结果准确记录在护理记录单上。尽量用描述性的语言记录患者的评估资料。

（6）分析存在的问题,制定相应的心理干预方案,实施针对性的干预。

（三）评估量表

1. Zung 自评焦虑量表　该表由 20 个与焦虑症状有关的项目组成,每项问题后有 1~4 级评分选择:

1 分:很少有该项症状;

2 分:有时有该项症状;

3 分:大部分时间有该项症状;

4 分:绝大部分时间有该项症状。

项目 5、9、13、17、19 为反向评分题,按 4~1 记分。由被试者按量表明说进行自我评定,依次回答每个条目。所有项目评分相加,即得到总分。总分超过 40 分可考虑筛查阳性,即可能有焦虑症状,详见表 13-4。

表 13-4　Zung 自评焦虑量表（SDS）

问题	1	2	3	4
1. 我感到比以往更加过敏和焦虑	☐	☐	☐	☐
2. 我无缘无故地感到担心	☐	☐	☐	☐
3. 我容易心烦意乱或感到恐慌	☐	☐	☐	☐
4. 我感到我的身体好像被分成了几块,支离破碎	☐	☐	☐	☐
5. 我感到事事顺利,不会有什么倒霉的事情发生	☐	☐	☐	☐

续表

问题	1	2	3	4
6. 我的四肢抖动和震颤	☐	☐	☐	☐
7. 我因为头痛、颈痛和背痛而烦恼	☐	☐	☐	☐
8. 我感到无力且容易疲劳	☐	☐	☐	☐
9. 我感到很平衡,能安静坐下来	☐	☐	☐	☐
10. 我感到我的心跳较快	☐	☐	☐	☐
11. 我因阵阵的眩晕而不舒服	☐	☐	☐	☐
12. 我有阵阵要昏倒的感觉	☐	☐	☐	☐
13. 我呼吸时进气和出气都不费力	☐	☐	☐	☐
14. 我的手指和脚趾感到麻木和刺痛	☐	☐	☐	☐
15. 我因胃痛和消化不良而苦恼	☐	☐	☐	☐
16. 我必须时常排尿	☐	☐	☐	☐
17. 我的手总是温暖而干燥的	☐	☐	☐	☐
18. 我觉得我脸发热发红	☐	☐	☐	☐
19. 我容易入睡,晚上休息很好	☐	☐	☐	☐
20. 我做噩梦	☐	☐	☐	☐

2. Zung 自评抑郁量表　该表包含 20 个项目,采用四级评分方式,大多数项目为正向评分:

1 分:很少有该项症状;

2 分:有时有该项症状;

3 分:大部分时间有该项症状;

4 分:绝大部分时间有该项症状。

项目 2、5、6、11、12、14、16、17、18、20 为反向评分题,按 4~1 记分。所有项目评分相加,即得到总分,如果总分超过 41 分可考虑筛查阴性,见表 13-5。

表 13-5　Zung 自评抑郁量表(SDS)的内容

问题	很少	有时	经常	持续
1. 我觉得闷闷不乐,情绪低沉	☐	☐	☐	☐
2. 我觉得一天之中早晨最好	☐	☐	☐	☐
3. 我一阵阵哭出来或觉得想哭	☐	☐	☐	☐
4. 我晚上睡眠不好	☐	☐	☐	☐
5. 我吃得跟平常一样多	☐	☐	☐	☐
6. 我与异性密切接触时和以往一样感到愉快	☐	☐	☐	☐
7. 我发觉我的体重在下降	☐	☐	☐	☐

续表

问题	很少	有时	经常	持续
8. 我有便秘的苦恼	☐	☐	☐	☐
9. 我的心跳比平时快	☐	☐	☐	☐
10. 我无缘无故地感到疲乏	☐	☐	☐	☐
11. 我的头脑与平常一样清楚	☐	☐	☐	☐
12. 我觉得经常做的事情并没有困难	☐	☐	☐	☐
13. 我觉得不安而平静不下来	☐	☐	☐	☐
14. 我对将来抱有希望	☐	☐	☐	☐
15. 我比平常容易生气激动	☐	☐	☐	☐
16. 我觉得作出决定是容易的	☐	☐	☐	☐
17. 我觉得自己是个有用的人,有人需要我	☐	☐	☐	☐
18. 我的生活过得很有意思	☐	☐	☐	☐
19. 我认为我死了别人会生活得好些	☐	☐	☐	☐
20. 平常感兴趣的事我仍然照样感兴趣	☐	☐	☐	☐

二、护理干预

（一）概述

吞咽障碍患者常表现不同的心理问题,因人而异,因症状而不同。可出现焦虑、恐惧、悲观、自卑、依赖等各种心理。护士、照顾者及家人应视具体问题采取不同的心理护理干预措施。

（二）护理目标

通过心理护理干预改善或消除患者的负面心理,使其重建信心,积极配合治疗;患者及家属对心理障碍评估表示理解和配合。

（三）干预要点

1. 通过同理心,与患者建立良好关系　同理心也称共情;不同于同情心,是通过患者的言行,深入其内心去体验他的情感与感受,并把自己的同理心传达给对方,表达对患者内心世界的体验和所面临问题的理解,影响患者并取得反馈。准确把握患者的情绪体验,对其表达理解和同感;使患者感到自己是被理解和接纳的,从而促进良好医患关系的建立。

2. 矫正认知偏差,提供矫正方法　通过提供案例分析,帮助患者从中真正领悟到不良认知所带来的结果,并找出自身的认知偏差,主动用理性认知代替非理性认知;纠正患者的不良应对方式。

3. 加强饮食护理,减轻焦虑情绪　患者产生焦虑情绪多因吞咽障碍、不能进食引起,因此做好饮食护理非常重要。视吞咽障碍的程度给予高蛋白、高维生素、高热量、低脂肪的软食、半流质及流质。为患者创造洁净的进餐环境,给予充足的时间,并根据患者嗜好调整食物品种。对于生活不能自理的患者,护理人员要耐心喂食、喂水或鼻饲,向患者解释进食的重要性,取得患者的积极配合,从而减轻患者焦虑情绪。

4. 加强护患沟通,减轻恐惧心理　多关心体贴患者,细心观察病情变化,了解患者的需要并给予解决。做好卫生宣教,介绍患者的治疗方案、疾病转归及目前国内外先进的治疗水平,及时反馈各项检查结果,指导患者如何配合治疗,激发患者治疗的信心,减轻恐惧。

5. 强化支持系统,消除悲观心理　除医护人员外,家庭、社会对其疾病的良好预后也有着一定的影响,对于年老、病程长的患者尤为重要。应积极与患者家属、单位联系,让患者家属、同事、朋友给予其更多的关心和照顾,使患者感受到亲情和友情的存在,有生存下去的勇气,能以积极的心态配合治疗。同时,让家庭成员了解患者的病情,参与制订护理计划,取得患者社会支持系统的配合,掌握鼻饲、吞咽进食功能训练的辅助方法及注意事项。

6. 重视恢复期指导,削弱依赖心理　老人,尤其是重病恢复期的老年患者,家庭经济条件好、家属关爱有加的患者依赖心特别强。对此,除了向本人,还要向家属说明恢复期自理能力训练的重要性,并积极指导患者做力所能及的日常活动,如早期床边活动,自己进食、饮水、自理大小便等。尽快使患者适应日常生活,减轻家庭及社会的负担。

（四）护理结局

1. 患者及家属医护关系良好,患者及家属能积极配合治疗。

2. 患者负性心理得以消除,战胜疾病信心增强。

（李慧娟）

重 点 回 顾

1. 护士在吞咽障碍治疗团队中扮演着重要角色,主要是通过常规筛查及早发现可能存在吞咽障碍的患者,报告给主管医生、语言治疗师,以便进行进一步的临床评估及必要的功能性检查;对管饲或气管切开患者给予充分的护理;对经口进食的患者进行严密观察及指导,确保安全有效进食,减少营养不良发生的机会;对患者、患者家属及照顾者进行相关教育及出院指导,避免因护理不当而导致并发症发生。

2. 口腔是呼吸和消化道的共同通道,而吞咽障碍患者、危重患者、生活不能自理的患者,经口或鼻气管插管、经鼻或口胃肠置管（包括鼻饲和引流）、气管套管或口腔手术、放疗或化疗后的患者,都面临现存或潜在的口腔溃疡、出血、感染等复杂的口腔问题,易导致误吸,进而发生肺部感染。因此,口腔护理在吞咽障碍患者中尤为重要,是一种改善和维持口腔卫生适宜有效的治疗措施。

口腔护理有含漱法、口腔冲洗法、机械性擦洗法、刷牙法、负压冲洗式刷牙法、咀嚼法等方法。

3. 鼻饲管护理过程应妥善固定并做好标记,防止鼻饲管移位或脱出至食管内或口咽内;保持管道的通畅,防止管道受压、扭曲、折叠、堵塞;定期更换鼻饲管;密切观察胃液的颜色、性状、量并做好记录。

但长期留置鼻饲管则对患者不利,由于鼻饲管作为一种异物刺激使呼吸道和口腔分泌物增加,口水增多,易增加误吸风险;鼻饲管的留置也会使食管括约肌受牵拉,相对关闭不全,胃内容物易反流至口咽经气管而误吸入肺;同时留置鼻饲管会更进一步减弱咽反射。此外,各种护理体位改变等原因可导致喂养管移位,当营养管位置不当,甚至滑脱到气管内,则会产生致命的影响。

4. 胃造瘘口术后早期伤口有少量渗血,给予局部压迫止血,每日用安尔碘局部消毒,及时更换敷料,直至伤口局部干结,无渗出液。造瘘口形成后改为局部消毒换药 2~3 天一次,用安尔碘消毒。

伤口消毒应根据伤口的情况来确定消毒顺序,如伤口为清洁伤口,消毒顺序应由内往外;如伤口为感染伤口,则消毒顺序应由外往内。

如出现肉芽组织增生,及时用 10% 氯化钠局部湿敷 2 次 / 天,使创面形成一个高渗环境可吸附出组织中多余水分,形成比较干燥的环境,减轻创面水肿,抑制肉芽组织过度生长。

5. 气管套管的固定包括内固定及外固定。其中外固定的方式有:扁带固定、止血带固定、固定带固定。

为防止上呼吸道分泌物或胃反流物进入气道,气囊式气管套管的气囊应在进食或进行鼻饲及鼻饲后充气,并给予半卧位 30~60 分钟。理想气囊压力是既能防止气囊与气管壁之间漏气,又能避免气囊压迫气管壁,引起缺血、坏死。中华医学会重症医学分会机械通气指南建议,每天检测气囊压力 3 次,将人工气道套囊压力保持在 2.45~1.94kPa(25~30cmH$_2$O),既可有效封闭气道,又不高于气管内壁黏膜毛细血管渗透压。

气囊放气时,注意同时吸痰,避免气囊上堆积的分泌物进入肺内。

6. 气道湿化的方法有气管内直接滴注法、超声雾化法、氧气雾化法、持续滴入法、高通气加温湿化法。

7. 气管切开常见并发症有堵管、脱管和呼吸道感染。因此气管切开患者护理过程应及时清理分泌物,防止结痂,清洗气管内套管时注意清洗干净。气管套管脱管与气管套管固定不当,患者躁动有关,护理过程应妥善固定气管套管,对于烦躁的患者,应予适当镇静及约束,防止患者自行拔管。此外,应注意房间温湿度,保持室内空气流动,每日进行紫外线空气消毒;加强切口的护理;彻底清洗消毒气管内套管;加强口腔护理。

8. 吸痰的适应证

(1)危重、年老、昏迷及麻醉后咳嗽无力、反射迟钝或会厌功能不全,而不能将痰液咳出者以及误吸呕吐物的患者。

(2)气管插管或气管切开术后患者,需通过吸痰协助清理呼吸道。

(3)窒息时的急救,如食团误入气道、无力咳出等情况的急救。

除上述适应证外,是否需吸痰视下列情况决定:①有气道不顺畅或通气功能低下或障碍;患者咳嗽有痰,听诊有痰鸣音。②直接听见痰鸣音,听诊呼吸音粗糙或肺部有湿啰音。③机械通气患者采用容量控制模式时气道峰压增加或采用压力控制模式时潮气量减少。④患者不能进行完整有效的自主咳嗽。⑤气道压力增高,或气道内可见痰液。⑥呼吸机流量或压力曲线呈锯齿状振荡。⑦怀疑误吸。⑧明显的呼吸费力。⑨血氧饱和度下降。⑩胸片改变与分泌物蓄积一致,需要留取痰标本。

与吸痰相比,排痰的方法有人工叩击排痰法、机械振动排痰仪排痰、高频胸壁振荡、体位引流排痰、腹部冲击排痰法、正负压交替引流排痰法等。人工叩击排痰法操作简单易行,可以随时指导并教会照顾者,在住院病房、居家环境下均可使用。机械振动排痰仪排痰具有恒定的振动频率,操作方法简单,不受体位限制,不受操作者情绪、疲劳等因素影响。高频胸壁振荡直接作用于全胸腔,对胸腔挤压,能很好地控制治疗的频率及时间,节律恒定,穿透力强。促进呼吸肌训练,减少呼吸做功。对轻中度黏稠的肺内分泌物,具有良好排出效果。体位引流排痰可改善呼吸肌力和效力产生咳嗽反射,达到最佳的引流效果,提高氧含水平。腹部冲击排痰法起到了肋间肌收缩的作用,形成人工咳嗽,促进痰液排出。正负压交替引流排痰法的优点是消除解剖学死角,保持气道正压,正负压交替作用,减少呼吸做功,辅助恢复肺功能。

9. 发生误吸后,现场急救尤为重要,必须争分夺秒,避免发生窒息甚至死亡。误吸的处理关键是迅速有效清除异物,及时解除梗阻。若误吸食物在咽喉壁,用手掏出或用食物钳钳出最为迅速有效。误吸固体异物,可采用海姆利克急救术。若异物已进入气管,出现呼吸困难,可行环甲膜穿刺。即用粗针头在环状软骨下 1~2cm 处刺入气管,争取抢救时间,然后送医院进一步处理。

10. 吞咽障碍患者常表现出不同的心理问题,因人而异,因症状而不同,可出现焦虑、恐惧、悲观、自卑、依赖等各种心理,护士、照顾者及家人应视具体问题采取不同的心理干预措施。

参考文献

1. 曾西,许予明.实用吞咽障碍治疗技术.北京:人民卫生出版社,2014

2. 尤黎明,吴瑛.内科护理学.北京:人民卫生出版社,2012

3. 李小寒,尚少梅.基础护理学.北京:人民卫生出版社,2012

4. 彭刚艺,刘雪琴.临床护理技术规范(基础篇).广州:广东科技出版社,2013:262-266

5. 李晓芳,高敏,程青虹,等.两种吸痰负压对急性呼吸窘迫综合征患者血流动力学及血氧饱和度的影响.护理研究,2010,24(4):873-875

6. 刘琼,刘敏,向清华,等.危重患者机械通气期间膨肺吸痰的效果观察.护理研究,2011,25(19):1722-1723

7. 邓敏.COPD 患者采用间断负压经鼻气道深部吸痰研究.护理学杂志,2012,27(17):31-33

8. 汪友娣,夏冬灵.气管切开患者使用不同负压吸痰效果的研究.临床护理杂志,2012,11(3):76-78

9. 李莉莉,姚惠萍,张丽君等.成年患者零负压与非零负压气管内吸痰效果的 Meta 分析.护理研究,2015,3(19):823-827

10. 顾峥峥.Vest(TM)气道清除系统与旋转振动排痰仪用于老年患者全麻术后排痰效果的比较.中华现代护理杂志,2011,17(8):904-906

11. 曾定芬,刘真君,李晓霞,等.机械辅助排痰在预防人工气道患者肺部感染中的应用.中华现代护理杂志,2012,18(32):3939

12. 李英,齐见旭.高频胸壁振荡排痰系统在 ICU 有创机械通气排痰中的应用及效果.微创医学,2016,11(2):174-176

13. 赵玉娥,黄晨燕.振动排痰机在呼吸科患者中的应用与护理体会.护理实践与研究,2012,9(12):36-37

14. 窦祖林.吞咽障碍评估与治疗.北京:人民卫生出版社,2009

15. 张波,桂莉.内急危重症护理学.北京:人民卫生出版社,2012

16. 贾秀萍,秦玉菊,陈芳.抽吸式刷牙法在吞咽障碍患者口腔护理中的应用.现代临床护理,2013,12(2):41-44

17. 朱卫新,丘卫红,武惠香,等.早期呼吸功能训练对脑卒中后吞咽障碍患者吞咽功能的影响.中华物理医学与康复杂志,2015,37(3):187-189

18. 黄慧敏,朱建英,李蕴奕,等.延续护理在吞咽障碍留置鼻饲管患者中的应用.中华现代护理杂志,2015,21(8):926-928

19. 郝冬琳,陈晓南,严玲等.个体化吞咽训练对脑卒中后吞咽障碍的疗效观察.中国康复理论与实践,2009,15(12):1172-1174

20. 周虹.气管内套管消毒方法探讨.护理研究,2006,20(9):2420

21. 姚树桥,杨彦春.医学心理学.北京:人民卫生出版社,2013

第十四章　吞咽障碍的营养

焦点问题

1. 营养不良及营养风险的异同，营养不良的原因。
2. 营养小组的成员组成及其角色意义。
3. 营养评估的内容。
4. 营养支持的途径及其选择的考量。
5. 肠内营养制剂的分类及选择。
6. 管饲营养的并发症。
7. 脱水的定义及分类。
8. 缺水的预防措施。

在吞咽障碍的治疗中，不能忽视合理营养的重要性。营养状况对康复有重要的影响，特别是那些与经口进食伴随的社会心理因素、自尊以及总体生活质量相关的因素。吞咽障碍的治疗不仅要求治疗小组确保吞咽安全，更重要的是，不管吞咽障碍如何治疗，患者要得到合理的营养，包括热量的含量，热量的成分以及满意的进食和（或）饮用过程；此外，不管通过经口还是非经口途径进食，如果未能获得合理的营养，将会导致营养不良。这是在吞咽障碍恢复过程中常见的一个主要并发症，应采取合理的营养，进行食物的适当调配予以解决。

第一节　概　　述

一、概念及流行病学

1. 概念　营养不良（malnutrition）指因能量、蛋白质及其他营养素缺乏或过度，导致身体成分变化和功能减退乃至临床结局发生不良影响。营养风险（nutritional risk）是指营养因素对患者结局（感染有关并发症、住院日等）产生负面影响的风险。有营养风险或营养不良患者，应结合临床制定营养方案。

2. 流行病学　住院患者营养不良或医源性营养不良，是目前临床营养面临的主要问题。医院患者营养不良的发生率在30%~55%。营养不良尤其是在伴有吞咽障碍的患者营养发病率更高,会降低机体抵抗力,使患者的体力、耐力降低,并发症发生率和疾病死亡率增加,住院时间延长,最终导致医疗成本和费用的进一步提高。

我国于 2004 年对 14 个城市共计 12 014 例住院患者入院时营养状况调查的结果显示:呼吸科患者营养不良发生率为 13.6%,存在营养风险的比率则为 34.7%,其他如消化科、肾脏科、神经内科的营养不良发生率在 4.9%~15.8% 之间,营养风险率达 25.0%~38.4%。与普通人群相比,慢性疾病老年患者具有更高的营养不良发生率。国内目前正在进行"中国脑卒中患者营养状态多中心现况调查"的研究。

二、原因及分类

(一) 原因

营养不良的发生是由于经口或非经口摄入量的缺乏或不足。机体发生营养不良的原因有三个方面:①机体摄入不足;②胃肠道消化吸收不良;③机体需要量增加。例如,在吞咽障碍患者中,脑卒中患者可能是存在营养不良和脱水的最大风险人群。在 3 周的住院时间里,脑卒中患者营养不良发生率可能多达 56%。脑卒中后营养不良的发生涉及这三个方面。有报告显示,约占一半的脑卒中患者入院时有饮食障碍,饮食障碍导致饥饿和营养不良。引起摄食障碍的因素包括:意识障碍、吞咽困难、食欲缺乏、认知障碍、瘫痪、共济失调、空间忽略、心理因素等。脑卒中急性期患者机体本身就处于高分解代谢状态,蛋白质大量丢失,造成负氮平衡;加上饮食障碍又使细胞能量代谢紊乱,最终出现营养不良。

(二) 分类

1. 蛋白质营养不良　见于严重疾病早期,因疾病的分解代谢明显增加而营养摄入不足,以致血清白蛋白、转铁蛋白降低(但可维持在正常范围内或正常低值),同时伴有机体免疫功能下降,但体重、三头肌皮褶厚度和上臂肌肉周径可正常。

2. 蛋白质 - 热能营养不良　由于较长时间的蛋白质 - 热量摄入不足而逐渐消耗机体肌肉组织与脂肪,在住院患者常见,其特点是体重降低、三头肌皮褶厚度和上臂肌肉周径变小,而血浆蛋白可维持在正常范围。

蛋白质 - 热能营养不良就是其中一种最常见的营养不良的类型。蛋白质 - 热能营养不良易使肌肉疲劳,吞咽肌肉的神经肌肉功能改变,并导致吞咽困难的严重程度增加。一旦出现营养不良,其他并发症亦随之出现,例如应激反应加强,呼吸道和泌尿感染的发病率增高和出现压疮等。由于出现了这些并发症,患者除了增加住院时间外,治疗效果变得更糟糕,使存在营养不良的情况下出现进一步疾病的风险增大。

3. 混合性营养不良　由于长期营养不良而表现上述两种营养不良类型的特点。骨骼肌蛋白质与内脏蛋白质均有明显下降,内源性脂肪与蛋白质储备空虚,并伴有多种器官功能受损,是一种非常严重,甚至危及生命的营养不良。

(三) 结局

住院患者常常因为营养摄入不足、膳食营养搭配不当出现营养不良,尤其是吞咽障碍的患者,膳食单一,经口摄入不足,导致营养不良。营养不良对疾病转归及医疗费用的负面影响已被许多研究者所证实,如手术后并发症和病死率增加;合并感染及多器官功能障碍;使某些治疗难以继续;住院时间延长,医疗费用增加。

三、营养途径

合理的营养支持途径分为肠内营养（enteral nutrition，EN）和肠外营养（parenteral nutrition，PN）。前者可以通过经口或是非经口进食摄取，或者从两者结合中摄取。在大部分头颈部癌症患者的康复过程中，营养摄取通常开始于非经口进食，往往先通过鼻饲管，然后是经口和非经口进食的结合，最后是完全经口进食。脑卒中恢复期的患者，营养摄取进程是相似的。然而，这些患者的认知状态、警觉程度、对营养摄取过程的理解等，都必须加以考虑。

有关营养途径及方法详见本章第三节有关内容。

四、营养小组

1. 小组成员及作用　一个全面的吞咽障碍治疗方案的制定，需要由一个营养小组参与。营养小组应包括医生、护士、营养师、语言治疗师、作业治疗师、物理治疗师、家属及患者等。

主管医生是营养小组的负责人和协调人，根据患者的病情综合各部门的意见及提出营养的最终方案。

护士是首先接触患者也是与患者联系最紧密的人，首先需要对患者的营养进行筛查和初步评估，能够选择适当的热量和营养成分，监测患者当前的营养状况和持续的营养需要。另外，根据医嘱执行管饲、治疗性经口喂食、食物调配等操作。

语言治疗师（speech therapist，ST），国外又称言语-语言病理学家（speech language pathologist，SLP），需要对吞咽功能进行全面的评估和康复治疗，与营养师及医生讨论决定患者进食的方式、食物的种类、一口量等参数，对于有条件经口进食的患者进行初期的喂食训练。

物理治疗师与作业治疗师在营养管理中的作用不容忽视。特别是伴有吞咽障碍患者的患者往往还存在肢体运动障碍、体力耐力问题、认知功能障碍，使得患者在摄食过程中，如不能保持坐位，手不能拿勺进食，认知问题导致对食物的感知障碍不愿意进食、吞咽启动困难等现象的发生。此时物理治疗师对患者的粗大的运动功能的治疗，如平衡、耐力恢复方面需要介入。作业治疗师在上肢的进食动作、认知功能的训练方面提供帮助。

有条件的医院，营养师可与病房医护人员一起或单独对患者进行全面的营养评估，见本章第二节。或把评估限定在治疗调整阶段患者的特殊需要上。营养师也应与其他康复小组成员密切合作，根据所需的营养要求、胃肠道情况、吞咽功能等因素，提供肠内营养物的选择、数量和时间，以确保适当的能量需求，并确保食物和补品的选择不干扰其他因素，如心脏病和糖尿病等。肠内营养不足时保证肠外营养的合理应用。国内大部分医院的实况是营养师的绝对缺乏，对于复杂病例需要求助于专业的营养科医生，而一般的营养计划多由普通医生替代。

2. 营养支持的流程　营养支持是一个系统工程，需要营养小组的紧密协作。基本流程包括筛查、评估、营养支持三步。①营养筛查目的在于将具有营养风险的高危人群识别出来；②评估在于全面评估患者的营养状况及吞咽情况，制订相应的营养计划，如营养目标、营养途径；③营养支持为最后的营养计划的实施阶段。本章将按此流程分别叙述。

第二节 营养风险筛查与评估

营养的管理首先是对患者的营养进行准确的把握,特别是对存在营养风险的患者。营养风险的筛查是营养干预的第一步,也是重要的一步。对于筛查有营养风险的患者要进一步进行评估。营养不良存在很多风险,已经逐渐被临床医生所重视。在治疗疾病的同时,营养状况也会发生变化,在治疗过程中应密切评估与监测患者的营养状况。

目前营养评估的方法较多,但是尚无一种或一组评估方法能够对营养不良作出既敏感又特异性的诊断。在临床工作中应尽量采取综合的营养评估方法进行营养状况筛查和评估。

吞咽功能的筛查与评估也是营养不良评估的重要组成部分,具体方法详见第五章第三节相关内容。

一、筛查

吞咽障碍是营养不良的一个重要因素。与吞咽障碍一样,确定营养状况也从筛查过程开始,随后是详细的评估。需要筛查出早期以及定期的营养不良危险,以便进行适当的营养干预。

营养筛查,首先是了解病史,如体重减轻、食欲、恶心和食物摄取。目前有多个筛查工具,如主观全面评估(subjective general assessment,SGA)、营养不良通用筛查工具(malnutrition screening tool,MUST)、营养风险筛查(nutritional risk screening,NRS)、简易营养评估等。下面重点介绍临床常用的 NRS-2002。

1. 内容 2002 年,在欧洲肠外肠内营养学会大会上,推出了用于成年住院患者营养风险筛查的工具 NRS-2002,该量表分为初筛表和最终筛查表,详见表 14-1、表 14-2。

表 14-1 NRS-2002 的初筛表

问题	是	否
1. 体重指数(BMI)<20.5?		
2. 最近 3 个月内患者的体重有减轻吗?		
3. 患者的病情严重吗?(例如,在重症监护中)		

注:是:如果任何一个问题的答案"是",则按照表 10-4 进行最终筛查。如果回答"否",每隔一周要重新进行筛查。如果患者安排大手术,则要考虑预防性的营养治疗计划以避免大手术伴随的风险

表 14-2 NRS-2002 的最终筛查表

营养不良状况			疾病的严重程度(≈需求的增加)		
轻度	1 分	3 个月内体重减轻大于 5%;或前 1 周的食物摄入低于正常食物需求的 50%~75%	轻度	1 分	髋关节骨折、慢性疾病有急性并发症;肝硬化[*]、慢性阻塞性肺疾病[*]、长期血液透析、糖尿病、恶性肿瘤

续表

营养不良状况			疾病的严重程度（≈需求的增加）		
中度	2分	2个月内体重减轻大于5%;或体重指数在18.5~20.5,加上受损基本营养状况;或前一周的食物摄入量为正常食物需求量的25%~60%	中度	2分	腹部大手术*、卒中*、重症肺炎、血液系统恶性肿瘤
严重	3分	1个月内体重减轻大于5%(3个月内>15%);或体重指数小于18.5加受损的基本营养状况;或前1周的食物摄入量为正常的0%~25%	严重	3分	颅脑损伤*、骨髓移植、重症监护的患者(APACHE>10)
	分数:		+	分数:	= 总分数

注:
(1) 分数≥3分,说明患者存在营养风险,需要营养支持;分数<3分,患者需要每周重测。如果患者安排有重大手术,要考虑预防性的营养支持,以报告联合风险状况
(2) *表示经过循证医学验证的疾病
(3) 如果年龄≥70岁,在总分上加1分 = 年龄 – 调查分数
评分标准:
3分:患者在加强病房中靠机械通气支持,蛋白质需要量增加而且不能被人工营养支持所弥补,但是通过人工营养可以使蛋白质分解和氮丢失明显减少
2分:患者因为大型的腹部手术等原因长期卧床。蛋白质的需要量逐渐增加,但是大多不能通过人工营养来弥补
1分:患者患有慢性疾病住院所致营养不良等并发症。患者身体虚弱但可以常常离床活动,蛋白质需求量增加,但是不能通过经口进食来弥补
对于下列所有 NRS 评分 >3 分的患者应设定营养支持计划。包括:①严重营养状态受损(≥3分);②严重疾病(≥3分);③中度营养状态受损+轻度疾病(2分+1分);④轻度营养状态受损+中度疾病(1分+2分)

2. 标准 NRS-2002 总评分≥3 分的住院患者需制订营养支持计划,对评分暂时 <3 分者,可以定时进行再次营养风险筛查。

3. 应用评估　在临床上,医生、营养师、护士都可以进行此项量表的操作。对于住院的吞咽障碍患者,营养不良的临床筛查一般由护士完成。目前 NRS-2002 是评估肠外肠内营养支持适应证有用的筛查工具。NRS 方法突出的优点在于预测营养不良的风险,而且简便易行、医患有沟通,通过问诊和简易测量即可在 3 分钟内迅速完成评定。因为无创、无医疗耗费,患者的接受程度非常好。NRS 的优势还在于能够前瞻性地动态判断患者营养状态变化,便于及时反馈患者的营养状况,为调整营养支持方案提供证据。筛查的结果可用于指导进一步的护理,例如请营养师进行一个全面的营养评估,或者记录饮食和液体摄入量。

4. 注意事项　在营养评估中,营养筛查相对简单快速,主要检查是否存在与营养不良相关的临床特征。营养筛查必须是定期的,应侧重于可能的吞咽障碍对于营养状况的影响,而不是侧重于以前的营养状况,营养不良的危险性应在入院 48 小时内应建立起来。结果可指导适当的会诊,如请营养师会诊,进行评估和处理。

欧洲肠外肠内营养学会营养筛查指南建议应遵守以下 4 项原则:①所有患者在入院时均应接受筛查;②如果患者具有风险,制订出营养计划;③必须实施监测并观测后效;④评估

结果和营养保健计划应与其他卫生专业人员进行交流。

二、评估

(一)营养史

获得患者的进食日志(如 3~7 天的饮食摄入记录)对评估营养状况非常有帮助。需指导患者和家属或照顾者记录下进食的时间、量、食物的准备方法等。另外,要求患者回忆最近 24 小时的进食情况也可辅助判断。

营养史的其他内容如近期饮食习惯的变化、对食物的耐受等详见表 14-3。

表 14-3　营养评估表

医疗史	身体评估	营养史	生化检查
初步诊断	目前体重和最近体重变化	饮食史	白蛋白
临床并发症	牙齿情况	最近饮食习惯的变化	电解质
目前的认知状态	利手和最近利手变化	厌食症史	尿素氮 / 肌酐
神经状态	日常生活活动能力	对食物的耐受	前白蛋白
肺炎病史	协调能力	食物种类的医学限制	转铁蛋白
胃肠道病史	水肿	使用营养补品	血红蛋白
药物治疗回顾	进食技巧	维生素补充剂	葡萄糖
吞咽检查结果		酒精的摄入量	
计划医疗程序			

(二)医疗史

患者原发病诊断、临床并发症、有无吸入性肺炎病史、精神状态,特别是最近状态的变化,吞咽检查结果等均应仔细询问,或查阅患者病历记录。

(三)患者所处的社会环境、经济情况应给予记录

(四)人体测量

1. 体重(weight)　营养评定中最简单、直接而又可靠的指标,可从总体上反映人体营养状况。

(1)要求:在急性期和康复的过程中,每两天应测量一次体重。居家健康照护时,每次视察时均应测量体重;注意观察患者有无营养不良和脱水的体征;在评估时应确定患者平时的体重、体重在一段时间内的变化、是否为有意减轻体重等;当关注是否存在营养不良时,现在的体重,体重史等数据能够确定大多数患者是否需要注意营养问题。

(2)评定标准:体重是理想体重的 80%~90% 为轻度营养不良;70%~79% 为中度营养不良;0%~69% 为重度营养不良。

2. 体重指数　体重指数(body mass index,BMI)是反映蛋白质 - 热量营养不良的可靠指标。

$$BMI= 体重 / 身高^2(kg/m^2) \tag{1}$$

评定标准:20~25 为正常;18~20 为潜在营养不良;<18 为营养不良。

3. 三头肌皮褶厚度（triceps skinfold thickness，TSF）　TSF 正常参考值男性为 8.3mm，女性为 15.3mm。实测值相当于正常值的 90% 以上为正常，80%~90% 为轻度营养不良，60%~80% 为中度营养不良，<60% 为重度营养不良。

4. 上臂肌肉周径

$$AMC= 臂周径（cm）-[TSF（mm）× 0.314] \tag{2}$$

上臂肌肉周径（arm muscle circle，AMC）正常时实际测量值应大于理想值的 90%，实测值相当于正常值的 80%~90% 为轻度营养不良；60%~80% 为中度营养不良；<60% 为重度营养不良。

5. 人体成分测量法　包括生物电阻抗法和双能 X 线吸收测量法。

（1）生物电阻抗法（bioelectrical impedance analysis，BIA）：目前已成为一种广泛应用的测量评估人体成分的方法，操作简单，快速无创。

1）测量原理：其原理为人体细胞浸浴于导电的细胞外液中，而细胞由能选择性通透某些离子的细胞膜包裹着导电的细胞内液组成。细胞外液、细胞内液的电学性质接近于电阻，而细胞膜则可等效于电容。因此，人体的等效电路是若干电阻、电容构成的串并联网络。

由于非脂肪组织具有比脂肪组织更小的电阻抗，当交流电流加于人体时，电流将主要通过非脂肪组织，通过细胞内、外路径电流的比例与频率有关。在低频情况下，由于细胞膜电容的存在，细胞内路径的电阻相当大，电流基本上只通过细胞外路径。随着电流频率的增加，通过细胞内路径的电流的比例增大。

BIA 通过得到的电阻抗值分析人体水分含量，进而得出非脂肪物质与脂肪物质含量。目前较为理想的是采用多频率分段阻抗测量方法，准确估算人体细胞内外液质量及细胞内外体积等数据，应用于分析人体细胞内外液体平衡状态。

2）测量方法：测试者打开电源，输入受试者的年龄、性别等相关信息，脱掉鞋和袜子，站在测试台上面，两手握住测试仪的两个手柄位，分别向体侧打开，与身体成 30° 左右的夹角，测试者点击"测试"即可。

3）观察指标：水分总量、蛋白质、无机盐、体重（kg）、身体脂肪（BF）、身体脂肪比率（%BF）、腰臀脂肪分布比率、骨骼肌（kg）、去脂肪体重、肌肉量、身体质量指数（BMI）。

4）应用评估：人体电阻抗分析法（BIA）价格便宜、完全无损、检测时间短而且操作方便，可对慢性疾病患者进行长期的大量监测。BIA 显示的营养不良状况和电解质平衡变化要先于体重变化或血气变化的发生，这样就给临床的及早处置提供了先机，使患者的生命质量得到保持和提高，并可减少并发症、缩短住院时间及降低再入院的可能性。吞咽障碍患者的机体抵抗力严重下降，体质衰弱，需要密切关注其营养和体液状态，BIA 可以在临床中大量应用，早期发现营养和新陈代谢状况的异常，确定静脉营养补给的需求量及其效果。进行 BIA 监测，还可以估测淤滞液体的体积和分布，进而评估心、肺及肾脏系统的功能状态。

（2）双能 X 线吸收测量法

1）测量原理：双能 X 线吸收测量法（dual energy X-ray absorptionmetry，DXA）利用管球发出的 X 线经 K 边缘滤波后，形成能量不同的 2 个峰，人体中的脂肪、瘦组织（包括肌肉、皮肤、器官、体液及其他非脂肪组织）和骨矿盐由于有不同的密度，对两种能量 X 线产生不同的衰减，测定其衰减率代入相应的公式中，可计算出不同身体成分的具体含量。与其他方法相比,DXA 测量身体成分的精确性高,能够探测到身体成分的微小变化,直接测量出体内各区域的 Fat、Lean 和 BMC,对身体组成及其分布做出定量的评估。

2)测量方法:受检者去除身上所有的金属物件后,放松仰卧于测量床上;上肢伸展,平放于体侧;两足微并,脚尖朝上。采用仪器上的全身扫描模式,扫描后按仪器体成分分析程序,把全身分成头、上肢、下肢、躯干等部位。每例约需 4~5 分钟,照射剂量当量为 0.04mrem。

3)观察指标:全身骨矿盐含量(BMC)、全身脂肪含量(Fat)、瘦组织含量(Lean)、腰腹部区域脂肪含量(A Fat)、髋部区域脂肪含量(G Fat)、全身脂肪百分比(%Fat)、腰腹部区脂肪百分比(A %Fat)、髋部区脂肪百分比(G %Fat)、腰腹部区与髋部区脂肪比值(A/G)。同时测量受检者的身高(H,单位 cm)、体重(W,单位 kg),并计算 BMI。

4)应用评估:DXA 法主要用于全身骨密度的测量,在骨质疏松症、骨肿瘤诊断方面有广泛应用,近年也逐步进展应用于人体成分分析,具有安全、方便、患者放射线吸收剂量低、检查时间短等特点。BIA 与 DEXA 身体成分测量值相关性好。BIA 与 DEXA 相比,可低估脂肪组织含量和脂肪百分比,高估肌肉组织含量和骨矿含量。

BIA 无创、快速、准确,和 DEXA 广泛应用于测量人体组成成分(人体脂肪、瘦体脂肪群和瘦体重),但它们的费用比较昂贵。

(四)实验室测量法

1. 血清蛋白水平测定　包括白蛋白、前白蛋白、转铁蛋白和视黄醇结合蛋白等。

持续的低白蛋白血症被认为是判定营养不良的可靠指标,半衰期较长,一般认为反映最近 2~3 周的营养状态。与白蛋白相比,前白蛋白的生物半衰期短,约为 1 天,血清含量少且体库量较小,故在判断蛋白质急性改变方面似较白蛋白更敏感。但前白蛋白是负性急性期反应蛋白,受应激、感染等影响,因此,推荐同时检测 C 反应蛋白(C-reactive protein,CRP),一种正性急性期反应蛋白,如果 CRP 在正常范围内,用前白蛋白的结果反映蛋白营养状况则较可靠。

2. 血钠和血尿素氮　存在脱水时血钠和血尿素氮水平升高,轻至中度的脱水可掩盖低白蛋白血症,甚至出现白蛋白水平的假性升高。

3. 免疫功能　全淋巴细胞计数、皮肤迟发超敏反应。

4. 血清氨基酸比值　血清氨基酸比值 = 甘 + 丝 + 谷 + 牛 / 亮 + 异亮 + 蛋 + 缬 >3 提示蛋白质营养不良。

三、资料分析与营养计划的制订

把上述收集到的主客观资料汇总,分析营养不良的原发疾病,营养不良的程度,列举存在的问题,如导致营养不良的原因是器质性还是功能性,营养不良是暂时性的还是存在已久,单纯的体重减轻还是合并脱水。根据存在的问题,制订出相应的营养计划。包括目标和途径:

1. 营养补充的目标　总的热量、碳水化合物、脂肪、蛋白质、水分、矿物质及微量元素的供给量。

2. 营养途径　结合吞咽功能评定结果及疾病情况等,给予肠内营养(管饲、胃造瘘)还是静脉补液支持营养,如果是口服补充,食物的性状、一口量等。

第三节　营养支持与治疗

在充分评估患者的营养状况后,需要对患者的营养需求提出要求,并进行相应的营养管理,使得患者达到或维持正常的营养状态。营养支持与治疗可分为肠内营养(enteral nutrition,EN)和肠外营养(parenteral nutrition,PN)两种。对于胃肠道功能完整的患者进行营养支持时应尽可能首选肠内营养,对于肠内营养不足的患者可以适当补充肠外营养,如果消化道不能耐受或血流动力学尚不平稳的重症患者则不推荐使用肠内营养。

一、肠内营养

肠内营养是指通过胃肠道给予营养物质,只要无严重胃肠功能障碍,就宜尽早开始。肠内营养可使摄入的营养物质首先经过门静脉入肝,在肝内或被解毒,或被合成,这是一个完全符合生理的过程;其次,肠内营养不会导致肝功能损害,而且摄食后可抑制肠道产生炎性细胞因子,减轻创伤、应激后的全身炎性反应。

肠内营养的具体方法包括经口营养和管饲法。究竟选择何种类型的喂食方法最适合于患者要考虑多种因素,包括:①预计肠外营养持续的时间;②保护气道的能力,误吸风险,肺耐受误吸的能力;③存在胃排空力下降时避免食物进入胃(如胃轻瘫);④肠内营养物的类型(市售的还是家庭自制的);⑤有无持续供给的饲喂泵;⑥美观方面的考虑;⑦患者对管放置位置的依从性;⑧插管部位的情况;⑨饲喂时间安排等。

(一)经口营养

吞咽障碍患者的最终康复目标是经口安全有效地摄入营养。包括碳水化合物、脂肪、蛋白质三大宏量营养素以及电解质、维生素等微量营养素及水分。对于吞咽困难程度轻微,无明显误吸、无大量残留的患者可以通过选择适宜的食物,将其进行适当加工,使患者易于进食,有关食物的调配与选择详见第十二章第三节相关内容。

吞咽困难患者康复的过程中可能需要接受专业的治疗性经口进食,从容易吞咽的食物开始,并有可能需要借助手法、吞咽的机器减少误吸或者改善吞咽的启动。对于经口进食达不到目标量的患者可以口服补充营养素,或者不足部分通过管饲解决。

(二)管饲

管饲是指经口或鼻胃肠管及造瘘管提供营养物质至胃肠内。患者存在吞咽困难导致不能安全有效的经口进食、胃肠功能保留,排除禁忌证,行管饲营养。管饲通过鼻胃置管或咽造口、食管、胃或空肠造口来放置。可以经鼻放置的饲喂管其末端可位于胃、十二指肠或空肠。饲喂管还可采用经皮内镜胃穿刺方法(percutaneous endoscopic gastrostomy,PEG)、放射影像或外科手术方法进行胃造瘘后放入,造瘘管可为单腔或双腔管。单腔管达到胃,双腔管同时到达胃和十二指肠或空肠,双腔管在需要时,可用于胃减压后供给营养。

胃内管饲(鼻饲)、间歇置管、肠内管饲(鼻十二指肠、鼻空肠)和胃造瘘的适应证,手术方式,评估等详见第十一章第一节相关内容。

(三)肠内营养制剂的分类与选择

将肠内营养制剂进行科学的分类,有利于对其进行疗效评估及科学管理和应用。按蛋白质来源肠内营养制剂可分为两大类:①氨基酸型和短肽型,要素型(elemental type)肠内营养制剂;②整蛋白型,非要素型(non-elemental type)肠内营养制剂、组件型。

1. 氨基酸型、短肽型肠内营养制剂(要素型) 这类制剂的基质为单体物质,包括氨基酸或短肽、葡萄糖、脂肪、矿物质和维生素混合物。本类制剂又可进一步分为平衡型(balanced, standard type)即一般营养型,如氨基酸型营养制剂肠内营养粉剂,以及疾病特异型(disease specific type),如苯丙氨基酸代谢障碍型营养剂。

短肽型肠内营养(包括:乳剂、混悬液、粉剂)此类制剂商品名有肠内营养混悬液(SP),以及粉剂类型等所含蛋白质为蛋白水解物,在小肠中也有运输低聚肽的体系,低聚肽经小肠黏膜刷状缘的肽酶水解后进入血液,容易被机体利用。同时不含乳糖,避免了乳糖不耐受引起的腹泻和脂代谢障碍等一系列问题。几乎完全吸收,低渣,需少量消化液吸收,排粪便量少。适用于有胃肠道功能或部分胃肠道功能的患者。如:胰腺炎;肠道炎性疾病;放射性肠炎和化疗;肠瘘;短肠综合征;艾滋病病毒感染等。也可作为营养不足患者的手术前后喂养及肠道准备。能补充人体日常生理功能所需的能量及营养成分。

2. 整蛋白型肠内营养制剂(非要素型) 这类肠内营养制剂以整蛋白或蛋白质游离物为氮源,渗透压接近等渗(300~450mOsm/L),口感较好,适于口服,也可以管饲,适用于胃肠道功能比较好的患者。整蛋白型肠内营养可进一步分为3种。

(1)平衡型(balanced, standard type):按照是否含有部分特定营养素成分,分为含或不含膳食纤维型制剂、含或不含中链甘油三酯型制剂等。按照剂型不同,可分为液体制剂和粉剂。液体制剂包括整蛋白型肠内营养乳剂和整蛋白型肠内营养混悬液。粉剂包括整蛋白型肠内营养粉剂。

(2)疾病特异型(disease specific type):包括糖尿病型肠内营养乳剂,肿瘤病型肠内营养乳剂,免疫加强型营养乳剂,肺部疾病型肠内营养乳剂,烧伤型肠内营养乳剂。

(3)其他类型:包括老年人适用型(elderly type)和儿童适用型(paediatric type)等。其中儿童适用型多为遗传代谢性疾病特异型肠内营养制剂,包括苯丙酮尿症儿童专用型制剂,糖尿病儿童专用型制剂,甲基丙二酸尿症或丙酸尿症儿童专用制剂。

3. 组件型(module type)肠内营养制剂 这类制剂包括氨基酸组件、短肽组件、整蛋白组件、糖类组件、长链甘油三酯(LCT)组件、中长链甘油三酯(MCT)组件、维生素组件等。目前国内尚无组件式肠内营养制剂的上市产品,但有属于食品的蛋白质制剂,有人认为可将其归为组件式肠内营养制剂。

国内专家们一致认为上述分类方法基本上可以涵盖目前国内已有的肠内营养制剂,并为将来肠内营养制剂的发展留有足够的空间。但目前对肠内营养制剂的分类还未达到满意标准,所以应进行更多的符合循证医学要求的临床随机对照研究,以获得更多高强度的循证证据,使肠内营养制剂的分类更合理,更符合临床应用的需求。

(四)胃内管饲方法

1. 一次投给 用注射器在5~10分钟内缓慢注入胃内,根据患者的升高体重及消化能力,每次200~500ml,每日5~6次。缺点:工作量大,易污染,患者腹胀,呕吐,易反流。

2. 间歇重力输注 将营养液置于输液容器内,经输液管与喂饲管相连,缓慢滴入胃内。250~500ml/次,4~6次/天。适用于吞咽困难、有反流风险的患者,但有活动能力的脑卒中患者,缺点是可能发生胃排空延缓。

3. 连续输注 通过重力或输液泵连续12~24小时输注营养液,目前多主张采用此法。

尤其适用于有意识障碍的脑卒中患者,以及反流误吸患者,并发症较少。也可用于因为康复训练营养摄入不足,夜间可以连续输注。输入的量、浓度和速率必须由低到高逐渐调节到患者能耐受的程度,一般须 32~4 天。可采用逐渐提高浓度(热量自 600 增至 2000kcal/1800ml)或增加速率(50ml/h 增至 125ml/h)的方法。

4. 注意事项 无论采取间歇或连续滴注做胃内喂养时,患者应采取半卧位以免发生误吸气管的危险,胃内滴注的肠内营养浓度、体积与速率必须从低值逐渐调节至患者能耐受及可满足需要时为止。肠内管饲可用间歇或连续输注,一般不用一次投给法。

(五)喂饲管并发症

1. 机械性并发症 喂饲管放置不当、局部损伤、鼻窦炎、吸入性肺炎、反流、窒息、造口周围感染、膳食固化、喂饲管脱出、阻塞、拔管困难。

2. 胃肠道并发症 恶心、呕吐、腹泻、腹胀、便秘。

3. 代谢性并发症 高血糖症、高渗昏迷、低血糖症、高碳酸血症、电解质紊乱、再进食综合征、药物吸收代谢异常(苯妥英钠)。

二、肠外营养

全肠外营养(total parenteral nutrition,TPN)是采用一种非经口进食的形式,通过静脉输液直接把营养物质注入血液。患者通过全肠外营养达到所需要的营养需求,通常是通过中心导管穿刺到一个大静脉,如锁骨下静脉。

TNP 适用于重症脑卒中后极早期、严重营养不良、有频繁呕吐或有严重胃肠功能障碍的患者。包括有严重的持续性腹泻,短肠易激综合征,慢性假性肠梗阻,嗜伊红性胃肠炎,严重的类淀粉沉积症,淋巴瘤,大肠癌,食欲减退,食管和胃肠道的运动障碍等。

虽然一些疾病仅需要短时间的全肠外营养,但是其他的可能需要长时间在家治疗。

(一)全肠外营养制剂的分类及作用

临床上常用的肠外营养制剂由氨基酸、脂肪乳、糖类、多种维生素和微量元素等成分,按一定的比例、步骤在无菌条件下混合于高分子材料制成的静脉输液袋中输注,即全营养混合液(total nutrient admixture,TNA)或者全合一(all in one),TNA 符合人体生理吸收模式,营养物质能被充分利用。

1. 氨基酸 人体对蛋白质的需要量为 0.7~1.0g/(kg·d)。对于疾病应激状态需要 1~2g/(kg·d)。氨基酸是机体内合成蛋白质、抗体、激素、酶类和其他组织的原料,不是主要作为供给机体能量的物质,因此,供给氨基酸的同时,还必须供给足够的非蛋白热卡,即葡萄糖和脂肪乳,以防止输入的氨基酸代谢供给热能造成浪费。需要特别注意的是,血制品如血浆、白蛋白等虽也属含氮物质,但并不适合静脉营养,因为它们必须先在体内分解成所含的氨基酸才能参与蛋白质代谢,而其生物半衰期长,有的氨基酸组成并不理想,经济代价也较高,难以发挥营养疗效。

2. 糖和脂肪制剂 以体重计算,成年人维持状态时热能需要量为 25kcal/(kg·d),轻度活动时可增加至 30kcal/(kg·d),中度活动时增加至 35kcal/(kg·d)。体温每升高 1℃时能量需求增加 13%。供能物质为糖和脂肪乳。

(1)葡萄糖:是生理条件下的首选供能物质,1g 葡萄糖完全氧化可产热 4kcal。但葡萄糖代谢必须依赖胰岛素,对糖尿病、手术或创伤所致胰岛素不足的患者应补充外源性胰岛素。果糖也是一种生理性糖,因静脉输入大剂量果糖可引起乳酸中毒、高尿酸血症及 ATP 缺乏,因此,长期胃肠外营养不宜以果糖作为代替葡萄糖的唯一能源。木糖醇是一种五碳糖,有些国家已用于临床。最新研究表明,葡萄糖、果糖和木糖醇以 8∶4∶2 比例供给有最好的代谢效应。

(2)脂肪乳剂:1g 脂肪完全氧化可产热 9kcal。脂肪乳剂主要有两类,一类由 100% 长链三酰甘油组成,另一类则由 50% 中链三酰甘油与 50% 长链三酰甘油物理混合而成。结构脂肪指在一个甘油三酯分子结构上既有长链脂肪酸又有中链脂肪酸,具有更小的毒性、更大的省氮效应,且不影响机体网状内皮系统,临床应用前景广阔。

在肠外营养中应用葡萄糖和脂肪"双重能量系统"比单一能量系统更为有效、安全,但二者的理想配比尚未完全确定,一般主张脂肪乳剂提供热量不要多于总热量的 50%。

3. 维生素、电解质、微量元素 维生素参与人体代谢及某些生化和生理功能。人体所需的维生素有脂溶性和水溶性两类,共 13 种。电解质维持血液酸碱平衡和电解质平衡,保持机体内环境的稳定,主要包括钠、钾、钙、镁、磷。微量元素在人体内量虽很少,但却是体内代谢的重要物质。参与机体生命活动的微量元素有 9 种,本品具有高渗透压和低 pH,故未经稀释不能直接输注。

4. 谷氨酰胺 谷氨酰胺(Gln)参与了体内许多代谢过程,是许多代谢率快的细胞的重要能源,还是抗氧化剂谷胱甘肽(GSH)的前体,也参与尿素生成过程,鉴于其特殊作用,现已视它为体内的必需氨基酸。营养物质中如果缺乏 Gln 就可出现小肠、胰腺的萎缩;Gln 的浓度还与骨骼肌蛋白合成有密切关系。

5. 生长因子 多种生长因子在营养支持治疗中的应用已日趋增多,如生长激素(growth hormone,GH)、胰岛素样生长因子 21(IGF21)及表皮生长因子(EGF)等。GH 具有促合成作用,可使胰岛素抵抗的程度减轻,增强机体对能量的利用能力,促进伤口愈合,改善多核白细胞、单核细胞功能,可降低血中肿瘤坏死因子(TNF)水平。在减少外源性能量摄入的情况下,GH 可动员体内脂肪分解,血中游离脂肪酸水平明显升高,以满足机体代谢需要。

(二)应用方案

目前,TNA 尚缺乏公认、规范化的方案,TNA 配方调整必须以实验室生化检测为依据,根据病情和治疗效果,通过个体化检测确定配方。

下面以某患者为例,列出 TNA 的配方。患者男性,56 岁,因突发恶心、呕吐、右侧肢体偏瘫 5 小时入院,CT 检查示右侧延髓外侧梗死。体检:体重 60kg,营养状态尚可,吞咽困难,频繁呕吐。考虑该患者在发病急性期,呕吐频繁,不适合肠内营养,给予肠外营养。按维持量计算,需要的热量为 25kcal/(kg·d),则每日需要的总热量为 1500kcal。

目前静脉营养混合液已有商品制剂,如:脂肪乳氨基酸(17)葡萄糖(11%)注射液,又称卡文。该患者可用 1440ml 卡文 +50% 葡萄糖 100ml+10% 氯化钾 40ml+ 普通胰岛素 20U+ 注射用水溶性维生素 1 支 + 脂溶性维生素注射液(Ⅱ)1 支 + 多种微量元素注射液(Ⅱ)1 支,制成全营养混合液,总热量约 1200kcal,液体量 1610ml,再加上营养神经、抗炎等静脉用药,总入量维持在 2000~2500ml,热量约 1500kcal。

(三)肠外营养治疗存在的问题及对策

1. 肠外营养液单瓶输注 单输脂肪乳剂容易发生心悸、胸闷、发热等不良反应,而且由于没有同时输入含氮物质而不可能促进蛋白质的合成,肉毒碱不足者还影响脂肪代谢。氨基酸液单瓶输入,由于缺乏能量,其中相当一部分氨基酸液将被作为能量物质消耗而不能合成蛋白质,且氨基酸溶液渗透压高,较易发生代谢性并发症。

2. 白蛋白的滥用 白蛋白的滥用在临床上非常普遍。白蛋白确实是机体的重要组成成分,血白蛋白水平是评估患者营养状态的指标之一,但人体白蛋白制剂不应该作为营养支持时的营养剂。为促进体内蛋白质的合成,应该采用肠内营养或肠外营养。

3. 肠屏障功能应引起高度重视 尽管 TPN 能达到改善、维持患者营养状态之目的,但其伴随存在的肠屏障功能减退会带来许多问题。长期 TPN 后肠道缺乏食物的刺激,常规 TPN 液中又不含肠道所必需的成分谷氨酰胺,以致肠黏膜萎缩,屏障功能受损,最后导致肠内细菌及内毒素移位,为保护肠屏障功能,最佳方案就是将 TPN 改为肠内营养支持。食物的直接刺激可有效地预防肠黏膜萎缩。

4. 肠外营养液最合理的方式是使用"全合一",即将各种营养物质包括脂肪乳、氨基酸、葡萄糖、多种维生素及微量元素等科学地混合配制于同一容器内,同时输注给患者。"全合一"营养液符合人体生理吸收模式,营养物质能被充分利用,使患者在不能摄入和吸收但又要承受严重创伤或复杂手术后,仍能维持良好的营养状况。

5. TPN 的规范性实施应该注意的几个问题

(1)常用的输入途径有时可引起导管性败血症,可经周围静脉(如贵要静脉)置入中心静脉导管。

(2)为减少代谢性并发症,可以采用循环 TPN 法,即 PN 液持续滴注 14~16 小时后,停用 8~10 小时。

(3)减少 TPN 的能量供给:TPN 供能一般不超过 104.5kJ/kg,热量氮量比值降至 104.5kJ:2g,可以减少并发症的发生。

(4)注意维生素、微量元素及 Gln 的补充,因这些物质缺乏后,无典型的临床症状,而不易被察觉,影响机体的代谢活动,所以应主动给予补充。

(5)应该在外科和重症监护以外的其他科室如内科、妇科、儿科、肿瘤科、康复科等普及营养治疗的概念和技术。

(6)加强临床和实验室指标监测:临床监测包括人体测量指标,如体重、皮下脂肪厚度;生命体征:体温、脉搏、呼吸、血压;输液反应:有无面部潮红、皮疹、胸闷、心悸;导管护理:有无局部压痛、红肿、渗出。实验室指标:包括血、尿常规;生化指标;细胞免疫功能;氮平衡。

(7)应用评估:营养支持的效果应该用康复时间和康复率来衡量。营养支持的目的不再是单纯维持患者的氮平衡,而是为了维护脏器、组织和免疫功能,促进器官组织的修复,加速患者的康复。

第四节 脱水的处理原则

体内水分总量(total body water,TBW)主要有两部分,即细胞内液和细胞外液,这两部分由细胞膜分隔开。水的需要量受年龄、体力活动、环境因素、膳食、疾病和损伤等多方面的影响。脱水是指 TWB 下降至低于正常水平,而钠和钾并没有成比例地降低,从而导致血浆钠浓度升高。自由水原发性丢失(例如,无补充的非显性失水,或尿崩症时的失水)时,主要的生化表现为高钠血症。由于水分可穿过细胞膜达到平衡,所以丢失的水分中大约有 2/3 来自于细胞,1/3 来自于细胞外液。按这个比例,机体丢失 3L 自由水时才相当于细胞外液容量失去 1L 等张盐水。因此,除非自由水丢失的程度十分明显,否则不会出现低血容量的体征。

人体所需水的来源主要是三个方面:饮用水及各类饮料、固体食物中的水分和代谢水。吞咽障碍患者不能正常经口饮水,部分患者限制入量,水的摄入不足较为常见,临床上也非常容易忽视,脱水非常常见。通常缺水可分为低渗性(钠减少)、高渗性(水减少)、等渗性(又称混合性)3 类。无论是高渗性或低渗性缺水又导致口干、唾液分泌减少,脑功能下降,进一步加重吞咽障碍,并对原发病因如卒中、意识障碍等产生不利影响,特别对于脑梗死而言,缺水可使血浆黏度及血细胞比容增高,使梗死面积扩大。因此,应及时纠正水电解质平衡紊乱。吞咽障碍较为常见的为高渗性缺水,本节重点介绍临床考虑及处理。

一、高渗性脱水

(一)基本概念

高渗性缺水是指水和钠同时丧失,但缺水多于缺钠,血清钠高于正常范围,细胞外液呈高渗状态。如继续缺水,细胞外液渗透压进一步增高,细胞内液移向细胞外,最终是细胞内缺水的程度超过细胞外液缺水的程度。脑细胞缺水将引起脑功能障碍。

(二)原因和机制

主要包括下列两个方面:

1. 摄入水量不足　如外伤、昏迷、食管疾病的吞咽困难,不能进食,危重患者给水不足,鼻饲高渗饮食或输注大量高渗盐水溶液等。

2. 丧失水过多,未及时补充　如高热、大量出汗、气管切开长时间暴露等。

(三)临床表现

根据症状不同,一般将高渗性缺水分为三度。

1. 轻度缺水　除有口渴外,多无其他症状。缺水量为体重的 2%~4%。

2. 中度缺水　有极度口渴,伴乏力、尿少、尿比重高。唇干舌燥、皮肤弹性差、眼窝凹陷,常有烦躁。缺水量为体重的 4%~6%。

3. 重度缺水　除上述症状外,出现躁狂、幻觉、谵语、甚至昏迷等脑功能障碍的症状。缺水量为体重的 6% 以上。

(四)诊断

根据病史及临床表现一般可作出诊断。实验室检查包括:①尿比重高;②血清钠升高超过 150mmol/L 以上;③红细胞计数、血红蛋白、血细胞比容轻度增高。

(五)治疗原则

1. 去除病因,使患者不再失液。

2. 预防为主,按需补充:一般情况下人体最低需要水量为 1.5L/d;大致的为 30ml/(kg·d),按能量计算为 1~1.5ml/kcal。

(六)补液量计算方法

补充已丧失液体量有下列两种估算方法:

1. 根据临床表现的严重程度,按体重百分比的丧失来估计　例如中度缺水的缺水量为体重的 4%~6%,补液量约为 2.5~3.0L。

2. 根据测得的血 Na^+ 浓度来计算补水量

补水量（ml）＝［血钠测得值－血钠正常值］× 体重 ×4 　　　　　（3）

例如,体重 60kg 男性患者血钠浓度为 152mmol/L,则补水量 ＝（152–142）× 60 × 4=2.4L。当日先给补水量的一半,即 1.2L,另一半在次日补给,此外,还应补给当日基本需要量。

（七）注意事项

1. 适当补钠　补液时应注意,血 Na^+ 虽升高,但因缺水使血液浓缩,实际上,体内总钠量还是减少的,在补水同时应适当补钠,以便纠正缺钠。

2. 纠正缺钾　同时有缺钾需要纠正时,应在尿量超过 40ml/h 后才补钾,以免引起血钾过高。

3. 经过补液治疗后,酸中毒仍未得到纠正时,可适量补给碳酸氢钠溶液。

二、低渗性脱水

（一）基本概念

低渗性脱水（hypotonic dehydration）以失钠多于失水,血清钠浓度 <130mmol/L（<130mEq/L）,血浆渗透压 280mOsm/L 为主要特征。

（二）原因和机制

1. 丧失大量消化液而只补充水分　这是最常见的原因。大多是因呕吐、腹泻,部分是因胃、肠吸引术丢失体液而只补充水分或输注葡萄糖溶液。

2. 大汗后只补充水分　汗虽为低渗液,但大量出汗也可伴有明显的钠丢失（每小时可丢失 30~40mEq 左右的钠）,若只补充水分则可造成细胞外液低渗。

3. 大面积烧伤　烧伤面积大,大量体液丢失而只补充水时,可发生低渗性脱水。

4. 肾性失钠　可见于以下情况:①水肿患者长期连续使用排钠性利尿剂（如氯噻嗪类、呋塞米及利尿酸等）时,由于肾单位稀释段对钠的重吸收被抑制,故钠从尿中大量丢失。如再限制钠盐摄入,则钠的缺乏更为明显;②急性肾功能衰竭多尿时期,主要是肾小管液中尿素等溶质浓度增高,故可通过渗透性利尿作用使肾小管上皮细胞对钠、水重吸收减少;③在所谓"失盐性肾炎"的患者,由于受损的肾小管上皮细胞对醛固酮的反应性降低,故远侧肾小管（近年有人认为是集合管）细胞对钠重吸收障碍;④ Addison 病时,主要是因为醛固酮分泌减少,故肾小管对钠重吸收减少。对上述些经肾失钠的患者,如果只补充水分而忽略了补钠盐,就可能引起低渗性脱水。

（三）临床表现

根据缺钠程度和也可将低渗性脱水分为三度。

1. 轻度　相当于成人每千克体重缺失氯化钠 0.5g。患者常感疲乏、头晕,直立时可发生昏倒（昏厥）,尿中氯化钠很少或缺如。

2. 中度　每千克体重缺失氯化钠 0.5~0.75g。此时患者可有厌食、恶心呕吐、视力模糊、收缩压轻度降低、起立时昏倒、心率加快、脉搏细弱、皮肤弹性减弱、面容消瘦等表现。

3. 重度　每千克体重缺失氯化钠 0.75~1.25g,患者可有表情淡漠、木僵等神经症状。最后发生昏迷,关有严重休克。

（四）防治原则

除去除原因（如停用利尿药）、防治原发疾病外,一般应用等渗氯化钠溶液及时补足血管内容量即可达到治疗目的。如已发生休克,要及时积极抢救。

三、等渗性脱水

（一）基本概念

水与钠按其在正常血浆中的浓度成比例丢失时，可引起等渗性脱水（isotonic dehydration）。即使是不按比例丢失，但脱水后经过机体调节。血钠浓度仍维持在 130~145mmol/L，渗透压仍保持在 280~310mOsm/L 者，亦属等渗性脱水。

（二）原因及机制

1. 小肠液丧失　从十二指肠到回盲部的所有小肠分泌液以及胆汁和胰液的钠浓度都在 120~140mmol/L 之间。因此，小肠炎所致的腹泻、小肠瘘、小肠梗阻等可引起等渗体液的丧失。

2. 大量胸水和腹水形成等。

3. 摄入不足。

（三）防治原则

防治原发病，输注渗透压偏低的氯化钠溶液，其渗透压以等渗溶液渗透压的 1/2~2/3 为宜。

四、缺水的预防

吞咽障碍患者应定期监测营养不良和脱水的体征，包括血清电解质、尿比重、尿量及中心静脉压。

每天监测 24 小时出入量。每天尿量应保持在 1000~1500ml，若不能经口进食液体与食物时，需停留鼻饲管或静脉补液。24 小时至少应输入 1500~2000ml 液体，注意速度不宜过快，以防心力衰竭及肺水肿。有高热、出汗过多、腹泻或呕吐时应增加输液量。为了维持电解质的平衡，每天补充钠 50~70mmol 和钾 40~50mmol。血糖升高可使梗死灶扩大，故输注葡萄糖应谨慎。

胃肠道补液是最安全有效的治疗方法，除非有明显禁忌证。能口服者尽量口服，不能口服者，应尽早给予鼻饲管鼻饲，口服液体的原则与静脉补液相同。

建议每天热量摄入量，液体摄入量使用进食记录表（经口和非经口）记录，见附录三。然而，整个吞咽障碍治疗小组的职责是警觉那些导致患者脱水和营养不良的因素。

五、纯净水饮水方案

（一）饮用水的必要性

水的流动性大，吞咽困难患者水是最容易出现误吸的，提到误吸自然会跟吸入性肺炎等严重的并发症结合在一起，但事实并不完全是这样。在阻止吸入性肺炎的发生方面，吞咽障碍的临床专业人员常常推荐患者进食稠厚食物，使用代偿性的手法和行为调整。因此，作为干预误吸的一项措施，稠厚食物值得推荐。但是前面我们说到人体每天的水分需求量是很大，脱水是吞咽患者较为常见的并发症，都用凝固粉去将水调稠饮用，将花费大量的财力和精力，患者的依从性较低。

Frazier 等人在 1987 年提出的自由饮水方案临床上容易操作，方案建议患者可进食稠厚液体，但允许两餐之间有条件的经口饮用普通的水。经大量的临床研究表明并不会增加吸入性肺炎的风险。

（二）Frazier 水方案指南

1. 饮水筛查试验　所有患者在治疗之前均用饮水试验进行筛选,筛选目的是明确患者是否有吞咽障碍的症状和体征。检查患者的敏感程度和反应的情况,并决定是否需要进行进一步的吞咽评估。如患者反应异常,咳嗽过多,必须在监护下饮水。

2. 家庭成员教育　实施饮用水方案时,必须对患者的家庭成员进行教育,要强调允许经口饮水的必要性,以及饮水过程的注意事项,如准备什么样的水,如何去饮用、每一口的量多少。出现呛咳、不配合等问题时如何处置。应注意药不能与水同服,药丸通常与一勺苹果泥、果酱、酸奶或稠厚的液体一起服用;不要使用吸管饮用水。

3. 强化口腔卫生和护理　在饮水前后必须进行口腔清洁护理,确保口腔的卫生。如不能确保口腔的清洁,则不宜进行纯净水饮水方案。

4. 饮水方案个体化　根据患者的吞咽情况和补水的要求,确定经口补量的范围,每次50~100ml 左右调整。前提是患者必须保持清醒的认知,可保持坐位平衡,良好的口腔护理。如果咳嗽发生次数大于饮水测试时发生的次数一半时,需要用勺子进水。进水量应循序渐进,从每勺 2ml 水开始喂饮。

5. 适应证　Frazier 水方案主要应用于那些依从性较好的患者和家属,生命体征平稳,无意识障碍,肺部功能良好,无严重肺部感染,痰不多,无严重误吸患者。

6. 禁忌证　下列情况慎用饮水方案:发病急性期、口腔护理差、依从性差、其他稀薄液体误吸明显、呼吸情况差、认知差、体质虚弱、病情严重、"频繁咳嗽者";进展型帕金森病和脑干病变患者;戴气管套管或既往患有肺疾病现使用呼吸机的患者;免疫抑制剂使用患者。

对于严重呼吸道梗阻的患者,由于咳嗽引发身体不适,不允许经口饮水。

7. 注意事项

（1）要向患者和家属交代经口补水的利弊,可能存在的风险,获得患者和家属的认可。

（2）强化口腔护理,保持口腔的清洁,避免饮水过程中口腔内的异物或过多的细菌误吸入肺。

（3）临床专业人员应确认饮用水的安全,急性期患者比恢复期患者抵抗力差,推荐急性期患者饮用水应个体化,治疗师启动什么样的进水途径需要征得医生的同意。

（4）允许餐后 30 分钟后饮水,进餐时饮水,产生的吞咽动作和重力作用有利于固体食物的吞咽或减少稠厚液体的残留。

（温红梅　唐志明）

重 点 回 顾

1. 营养不良是指因能量、蛋白质及其他营养素缺乏或过度,导致身体成分变化和功能减退乃至临床结局发生不良影响。营养风险是指营养因素对患者结局(感染有关并发症、住院日等)产生负面影响的风险。不只营养不良患者需要营养治疗,存在营养风险的患者也需要介入营养治疗。营养不良发生的原因有三个方面:①机体摄入不足;②胃肠道消化吸收不良;③机体需要量增加。根据蛋白质和能量的缺乏情况分为:①蛋白质营养不良;②蛋白质 -

热能营养不良;③混合性营养不良。

2. 营养小组的成员包括医生、护士、营养师、语言治疗师、作业治疗师、物理治疗师、家属及患者等。其中主管医生是营养小组的负责人和协调人,根据患者的病情综合各部门的意见及提出营养的最终方案;护士需要对患者的营养进行筛查和初步评估,将营养能够选择适当的热量和营养成分,监测患者当前的营养状况和持续的营养需要。另外根据医嘱执行管饲、治疗性经口喂食、食物调配等操作;语言治疗师需要对吞咽功能进行全面的评估和康复治疗,与营养师及医生讨论决定患者的进食的方式、食物的种类、一口量等参数,对于有条件经口进食的患者进行初期的喂食的训练;物理治疗师对患者的粗大的运动功能的治疗,如平衡、耐力恢复方面需要介入;作业治疗师在上肢的进食动作、认知功能的训练方面提供帮助。

3. 营养评估的内容包括:①营养史:获得患者的进食日志,记录其进食的时间、量、食物的准备方法、近期饮食习惯的变化、对食物的耐受等。②医疗史:患者原发病诊断、临床并发症、有无吸入性肺炎病史、精神状态,特别是最近状态的变化,吞咽检查结果等均应仔细询问,或查阅患者病历记录。③患者所处的社会环境、经济情况。④人体测量:包括体重、体重指数、三头肌皮褶厚度、上臂肌肉周径、人体成分测量。⑤实验室测量:包括血清蛋白水平、血钠和血尿素氮、免疫功能、血清氨基酸比值。

4. 营养支持的途径可分为肠内营养和肠外营养支持两种。对于胃肠道功能完整的患者进行营养支持时应尽可能首选肠内营养。肠内营养包括经口营养和管饲,对于吞咽功能轻度受损的患者,鼓励患者经口进食,通过改善食物性状以利于吞咽,同时加强吞咽功能训练,调整进食体位,改善吞咽功能。患者的吞咽障碍达到一定严重程度则需要通过管饲来安全地供给充足营养。肠外营养适用于重症脑卒中后极早期、严重营养不良、有频繁呕吐或有严重胃肠功能障碍以及肠内营养不足的患者。

5. 肠内营养制剂按蛋白质来源肠内营养制剂可分为两大类:①氨基酸型和短肽型(要素型)肠内营养制剂;②整蛋白型(非要素型)肠内营养制剂、组件型。

氨基酸型和短肽型肠内营养制剂适用于有胃肠道功能或部分胃肠道功能的患者,亦可作为营养不足患者的手术前后喂养及肠道准备。氨基酸型和短肽型肠内营养制剂能补充人体日常生理功能所需的能量及营养成分。整蛋白型肠内营养制剂口感较好,适于口服,也可以管饲,适用于胃肠道功能比较好的患者。

6. 管饲营养的并发症包括:①机械性并发症,如喂养管放置不当、局部损伤、鼻窦炎、吸入性肺炎、反流、窒息、造口周围感染、膳食固化、喂养管脱出、阻塞、拔管困难。②胃肠道并发症,如恶心、呕吐、腹泻、腹胀、便秘。③代谢性并发症,如高血糖症、高渗昏迷、低血糖症、高碳酸血症、电解质紊乱、再进食综合征、药物吸收代谢异常。

7. 脱水是指体内水分总量下降至低于正常水平,而钠和钾并没有成比例地降低,从而导致血浆钠浓度升高。通常可分为低渗性脱水、高渗性脱水、等渗性脱水三类。

8. 吞咽障碍患者应定期监测营养不良和脱水的体征,包括血清电解质、尿比重、尿量及中心静脉压。

每天监测 24 小时出入量。每天尿量应保持在 1000~1500ml。24 小时至少应输入 1500~2000ml 液体,注意速度不宜过快,以防心力衰竭及肺水肿。有高热、出汗过多、腹泻或呕吐时应增加输液量。为了维持电解质的平衡,每天补充钠 50~70mmol 和钾 40~50mmol。建议每天热量摄入量,液体摄入量使用进食记录表记录。

参 考 文 献

1. 卢宏丽 . 临床营养支持治疗的现状进展及存在的问题 . 中国药物与临床,2008,8:63-64

2. McWhirter JP,Pennington CR. Incidence and recognition of malnutrition in hospital. BMJ,1994,308:945-948

3. Brady SL,Darragh M,Escobar NG,et al. Persons with disorders of consciousness:are oral feedings safe/effective? Brain Inj,2006,20:1329-1334

4. Gallagher D,Song MY. Evaluation of body composition:practical guidelines. Prim Care Clin Office Pract,2003, 30:249-265

5. Maddalozzo GF,Cardinal BJ,Snow CM. Concurrent validity of the BOD POD and dual energy X-ray absorptiometry techniques for assessing body composition in young women. J Am Diet Assoc,2002,11:1677-1679

6. 任超世 . 生物电阻抗测量技术 . 中国医疗器械信息,2004,10:21-25

7. 陆大江,陈佩杰,李效凯 . 身体成分测定方法介绍 . 中国运动医学杂志,2002,3:332-327

8. Lyn Stewart. Development of the nutrition and swallowing checklist,a screening tool for nutrition risk and swallowing risk in people with intellectual disability. J Intellect Dev Disabil,2003,28:171-187

9. Finestone HM,Greene-Finestone LS. Rehabilitation medicine:2. Diagnosis of dysphagia and its nutritional management for stroke patients. CMAJ,2003,169:1041-1044

10. Donnan GA,Dewey HM. Stroke and nutrition:food for thought. Lancet,2005,365:729-730

11. Elmståhl S,Bülow M,Ekberg O,et al. Treatment of dysphagia improves nutritional conditions in stroke patients. Dysphagia,1999,14:61-66

12. Thomas CE,Mayer SA,Gungor Y,et al. Myasthenic crisis:Clinical features,mortality,complications,and risk factors for prolonged intubation. Neurology,1997,48:1253-1260

13. Thomas EJ,Wiles CM. Dysphagia and nutritional status in multiple sclerosis. J Neurol,1999,246:677-682

第十五章 误吸与吸入性肺炎

焦点问题

1. 误吸的危险因素。
2. 吸入性肺炎的分类及临床特征。
3. 鼻饲与其他状态下误吸的预防措施有哪些。
4. 误吸的处理原则和处理方法。
5. 吸入性肺炎治疗抗生素选用的依据及选用原则。
6. 超声雾化误吸的药物选择及配伍。
7. 吸入性肺炎的物理治疗的目的及方法
8. 为什么拔除气管套管有助于减少误吸？

由于液体、外源性颗粒或内源性分泌物误入下呼吸道而导致的呼吸道感染，称为吸入性肺炎(aspiration pneumonia)。吸入性肺炎占护理机构感染事件的 13%~48%，在院内感染中排第二位。

发生误吸事件并不代表一定会发生吸入性肺炎。通常情况下，近一半的健康人在睡眠时也会误吸少量口咽分泌物，但并不会继发感染。主要原因是支气管的纤毛和肺泡巨噬细胞具有足够清除能力，可以预防感染。但在吞咽障碍患者中，因下呼吸道防御能力下降，声门关闭和咳嗽反射等清除机制减弱，经口途径进入的食物或胃内容物反流至喉及下呼吸道，成为吸入性肺炎的主要原因。此外，"误吸"口腔或鼻咽的寄生微生物，也使肺炎的发生率增加，如同时合并清除能力降低，导致肺炎发生。

由此可见，吸入性肺炎与误吸(aspiration)密切相关。误吸是医院获得性肺炎病原体的主要感染途径。临床上，伴有咳嗽的误吸称为显性误吸。若会厌保护性关闭反射减弱或喉抬升不足，常导致没有咳嗽的误吸，称为隐性误吸(silent aspiration)。临床研究发现隐性误吸造成吸入性肺炎的比例更大。

本章侧重讨论与吞咽障碍有关，产生吸入性肺炎的危险因素，临床评估预防措施及其相关处理。

第一节 概 述

一、流行病学

吸入性肺炎与吞咽障碍有密切关系。大多数吸入性肺炎由误吸引起。调查发现,急性脑卒中患者中 52% 有吞咽障碍症状;约有 50% 卒中患者的误吸是无明显症状的隐性误吸。另一前瞻性研究因中枢神经系统疾病导致吞咽功能障碍者,误吸发生率高达 60% 以上。

据报道用吞咽造影对 166 例有吞咽障碍症状者进行检查,发现 5%~12% 的患者有误吸,发生误吸最常见的原因是喉提升度减少和咽反射运动延迟,但患者中仅有 53% 有保护性咳嗽。是否发生误吸还与吞咽物的质地、黏度等有关。用内镜结合吞咽感觉试验法,对一组 122 例中位年龄为 65 岁的有吞咽障碍症状者进行检查,发现吞咽稀薄液体时发生误吸者高达 93%~100%。另一报道,对 204 例平均年龄为 65 岁,有吞咽障碍症状的患者行纤维内镜检查,探讨咽喉感觉缺陷、咽运动功能缺陷与发生稀薄液体误吸的关系,发现咽运动功能障碍者(3 例)及咽运动功能严重障碍者(15 例)发生误吸的频率分别为 67% 及 100%。

老年人因常伴帕金森病、脑血管病等病症而易致吞咽困难,且由于咳嗽反射功能下降,唾液量小而抗菌力下降,口腔细菌负荷较大,因此误吸后易导致肺炎。一项研究比较了脑梗死患者和正常老年人的肺炎发生率,结果显示前者的肺炎发生率较正常对照组明显增高(19.8% 对 4.9%),而深部脑梗死患者的肺炎发生率较浅表梗死者亦明显增高(29.2% 对 7.0%)。加拿大一项研究纳入 1946 例住院肺炎患者,结果显示,正常老年患者中吸入性肺炎发生率仅为 10%,而来自康复医院的患者吸入性肺炎发生率竟高达 30%。进一步研究发现,在康复医院吸入性肺炎患者中,72% 发生了因中枢神经系统疾病导致的吞咽障碍,可见中枢神经系统疾病是患吸入性肺炎的高危因素。

二、误吸的危险因素

(一)医源性因素

1. 气管切开术后　患者气管内食物(或者是管饲液)、气管内分泌物的残留,是反流或者误吸的主要因素。

2. 长期辅助呼吸　当患者的病情需要人工气道辅助通气的同时,也影响了患者的咳嗽反射和吞咽功能,一方面口、鼻分泌物容易被误吸;另一方面聚集在声门下、气管套管气囊上的咽喉部定植菌易顺着气管套管进入下呼吸道。当同时存在气管插管和管饲时,误吸的发生率显著增高,有研究报道机械通气并接受管饲的患者误吸的发生率高达 88.9%。

3. 持续输注与间断管饲　喂养输注的速度和容量明显影响胃内压力,并对胃食管反流造成影响。输注速度过快极易产生误吸,何种喂养方式最佳(持续/间断)报道不多。有学者认为,持续性输注较少发生误吸。一组老年患者的研究表明,间断性输注误吸发生率为明显高于持续输注组。有作者建议,应采用缓慢一次性输注来减少误吸发生率。在一组急性神经性病变的患者中,发现间断性喂养误吸发生率为 3/17,持续性喂养则为 1/17。另一组 76 例烧伤患者中,肠内喂养提示持续性喂养比间断性喂养较少发生腹部不适,并推荐泵输注优于重力滴注。但既往研究的间断管饲多采用留置鼻饲管的方法,留置鼻饲管一方面容易造成食管下括约肌功能受损,在患者呕吐、吸痰或进食体位不当时导致胃内容物反流,造成误吸;另一方面鼻饲管作为异物刺激口咽部分泌物增多,增加误吸的机会。目前我们对有适应证的患者采用间歇插管注食,既可避免留置鼻饲管的不足,又能减少持续输注的时间,详见第十二章第四节相关内容。

（二）病理性因素

1. 意识障碍　下列疾病的急性期或严重失代偿期,可产生意识障碍,增加误吸的风险。如:脑外伤后昏迷、脑血管意外急性期、代谢性脑病、多器官功能紊乱、呼吸循环衰竭。

意识障碍发生误吸的原因常与张口反射下降、咳嗽反射减弱、胃排空延迟、贲门括约肌阀门作用下降、体位调节能力丧失以及抵御咽喉部分泌物及胃内容物反流入呼吸道的能力下降等有关。

2. 神经性疾病　神经功能缺损的患者特别容易发生误吸。除上述阐述的危重状态外,一些头颈部外伤患者可出现颅内压力（intracranial pressure,ICP）升高。最近,有人对 25 例脑外伤患者研究提示,机械通气、ICP 升高对胃排空均构成影响。高 ICP 对胃排空影响的作用持续存在。动物实验显示,在高 ICP 动物模型,胃和十二指肠收缩压力增加 80% 和 60%,当 ICP 降至正常时,动物胃肠动力则恢复正常。一些进展性脑部疾病如脑卒中、帕金森病,出现膈肌功能紊乱或丧失,因而导致误吸。另外,帕金森病可并发胃肠动力的削弱,脊髓损伤患者采用后仰位长期卧床,有证据表明,持续性后仰位可增加胃食管反流和误吸的可能性。最近有报道,后仰位吸入性肺炎的发生率（23%）明显高于半卧位发生率（5%）,显著增加误吸的发生率。

3. 神经肌肉障碍　由于口咽肌肉失神经支配,或肌肉本身问题,吞咽的生理反射机制被破坏,吞咽的时序性、协调性将不同程度的受到影响,详见本书第四章和第十六章有关内容。临床上引起误吸危险的神经肌肉障碍疾病包括:帕金森病、脑神经病变、肌肉萎缩症、吉兰 - 巴雷综合征、重症肌无力、多发性肌炎、声带麻痹、头颈部肿瘤放射治疗后。

4. 药物使用不当　药物／酒精中毒、镇静剂过量,危重患者使用药物（吗啡、巴比妥）,抗精神病药物及抗焦虑药物等可使患者意识状态改变,从而易发生误吸,小剂量多巴胺也会对胃肠动力产生不利影响。抑酸药物由于改变了胃内的酸性环境,促进细菌繁殖,增加误吸后肺炎的发生。另有学者指出,抑酸药物由于抑制了胃酸分泌,使得蛋白酶活性下降,可能减慢食物的水解,延缓胃排空;同时胃酸分泌下降又可引起胃泌素分泌上升,后者虽引起胃窦部收缩力增加,但常伴随液体分泌减少,引起食物黏性增高,胃排空延迟。

很多药物都有减少唾液分泌的副作用,唾液分泌减少的同时也增加唾液中细菌聚集。如果此时误吸唾液,或误吸的唾液混合食物和流质,则每毫升高达 1 亿个细菌的唾液将误吸到肺部,吞咽障碍患者误吸的细菌数更多。大量误吸时,由于食物体积大,易阻塞气道,如果合并清除能力降低,唾液的细菌会导致感染。如误吸物的 pH 值过高或过低还会造成气道损伤,或其误吸物导致气道阻塞。另一方面,如果唾液中的致病菌随着流质误吸,流质的清除便成为关键问题。

5. 胃肠功能紊乱　硬皮病、胃食管反流、反流性食管炎、Zenker 憩室、气管食管瘘、食管裂孔疝均可出现进食后反流或分流入气管,是胃肠功能紊乱中最常见的误吸因素。此外,食管癌、幽门狭窄、环咽肌失弛缓症等梗阻性疾病因食物不能进入胃肠,而溢流入肺,产生误吸。

呕吐可从几个途径产生误吸:①患者缺乏足够的反射来保护呼吸道,由突然、高压力的胃内容物反流到咽喉部;②呕吐常使喂养管移位,甚至进入食管。有学者分析,这主要与胃内容物过多、扩张或者与胃肠动力减慢有关。

6. 腹部、胸部创伤和手术 均有相对较高的误吸发生率,尤其在出现并发症以及手术后胃肠动力下降是常见原因。

7. 糖尿病 该类患者因自主神经功能紊乱,而有显著的胃动力障碍表现。另外,中度高血糖(7.77~9.71mmol/L)可延缓胃排空时间。而在危重患者,血糖升高较为常见。有报道,64 例重症患者有 22 例发生高血糖(>11mmol/L),亦增加了误吸发生机会。

8. 口咽菌群失调 直接导致口咽菌群失调的原因是口腔或牙科疾病,牙龈炎、慢性疾病及牙齿退化都可以改变口腔菌群和唾液中菌群的组成,严重疾病、缺乏活动或营养不良时,口咽菌群可随之改变。管饲患者因为不能经口进食,口腔清洁护理不够,导致唾液中的菌群生长,当唾液和流质及食物混合误吸时,将导致肺部的细菌感染。依赖口腔护理及退化牙齿的数目都可能与口腔科疾病直接相关,从而导致口咽定植菌群的改变。

9. 肺部基础疾病 存在肺部基础疾病的患者,如慢性支气管炎、慢性阻塞性肺疾病(chronic obstructive pulmonary disease,COPD)、肺纤维化、肺癌等,由于呼吸与吞咽的协调功能受损以及肺代偿能力下降,易于发生误吸。研究者发现稳定期 COPD 患者存在吞咽功能紊乱和吞咽反射异常,急性加重期 COPD 患者与吸入性肺炎患者痰培养中的致病菌具有共同特征,提示 COPD 的急性加重与误吸有关。

(三)生理性因素

1. 口腔卫生不良 最近有研究发现口腔唾液中细菌数量 $\geq 10^{8.5}$CFU/ml 是老年患者发生肺炎的危险因素。对于长期机械通气的患者,口腔和牙齿均成为致病菌的栖息地。因通气装置刺激口腔及咽喉部黏液分泌,此类患者有气管内插管或导管松动之虑,提供优质的口腔护理比较困难,在一定程度上增加了误吸发生率。

2. 老年人 高龄同样也被认为是发生误吸事件的高危因素。因老年患者常有吞咽能力下降,且呼吸功能和咳嗽、排痰能力下降。如研究者发现正常老年人发生渗漏和误吸和比例为 83% 和 28%,其中年龄 >90 岁的高龄者比 60~70 岁者误吸风险最高增加 7 倍。

(四)其他因素

1. ADS 评分 Sarah 等针对卒中后肺炎的相关危险因素制定了 ADS 评分工具:年龄≥75 岁为 1 分,心房颤动(atrial fibrillation)为 1 分,吞咽障碍(dysphagia)为 2 分,男性为 1 分;卒中严重程度(stroke severity):NIHSS 评分 0-4 分为 0 分,5-15 分为 3 分,≥16 分为 5 分。ADS 评分越高,卒中后肺炎的发生风险越高。ADS 评分对卒中后肺炎的危险分层及治疗方案提供了依据,也揭示年龄、房颤、吞咽障碍、男性、卒中严重程度等因素与卒中后误吸事件的发生直接或间接相关。

2. 不良生活方式 长期吸烟者咽部敏感性降低,咳嗽反射减弱,同时气道净化能力下降,易于发生误吸及吸入性肺炎。而醉酒者常伴有意识改变、呕吐,也易于发生误吸,如前文所述。

三、病原学及病理变化

根据误吸物性质的不同,吸入性肺炎可分为三种综合征,分别是化学性肺炎、细菌性肺炎、气道阻塞性肺炎。这三种综合征也是临床上最常见和研究最多的吸入性肺炎。

1. 化学性肺炎 是由误吸的物质损伤下呼吸道所引起。1946 年,Mendelson 第一次研究胃酸反流后误吸导致的化学性肺炎,因此该肺炎也称 Mendelson 综合征。

误吸胃内容物后,胃酸可立即引起气道和肺部化学性灼伤。刺激支气管引起管壁强烈痉挛,随后产生支气管上皮的急性炎症反应和支气管周围炎性浸润。进入肺泡的胃液迅速扩散至肺组织,引起肺泡上皮细胞损伤、变性,并累及毛细血管壁,使血管壁通透性增加,血管内液体渗出,引起水肿及出血性肺炎。同时由于肺泡毛细血管膜的破坏,形成间质性肺水肿。数日后肺泡内水肿和出血逐渐吸收,并被透明膜所代替,久之可形成肺纤维化。

2. 细菌性肺炎 是最常见的一类吸入性肺炎,常由定植于上呼吸道或胃内的细菌引起。真性吸入性肺炎通常由少量细菌感染引起,主要为厌氧菌,如核粒梭杆菌、消化链球菌属、产黑素拟杆菌、其他拟杆菌属等。厌氧菌在正常人体中为正常菌群,当抵抗力下降时误吸可引起吸入性肺炎。

若误吸食物或异物同时若将咽寄居菌带入肺内,可导致以厌气菌为主的继发性细菌感染,形成肺脓肿。肺水肿使肺组织弹性减弱、顺应性降低、肺容量减少,加之肺泡表面活性物质减少,使小气道闭合,肺泡萎陷引起微肺不张,均可产生通气不足、通气/血流比例失调和静动脉血分流增加,导致低氧血症或伴代谢性酸中毒。血管内液大量渗出或反向性血管扩张,可产生低血压。碳氢化合物误吸的病理过程与胃酸误吸相仿,因其表面张力低,误吸后可立即在肺部大面积扩散,并使表面活性物质失活,而易产生肺不张、肺水肿,导致严重低氧血症。

厌氧菌是存在于下呼吸道的主要菌群。这些细菌在发病中所起的重要作用在 1970 年得以证实。该研究从吸入性肺炎、肺脓肿和脓胸患者的下呼吸道,取出未被污染的痰标本。在特定环境下培养成功。在实际的临床中,厌氧菌从未被发现,主要原因有两方面,一是临床微生物学相对较弱,二是采用不连续的经支气管取标本的方法。也有研究者认为是否有厌氧菌感染取决于疾病的阶段:需氧菌感染多发生在早期,而厌氧菌感染多发生在晚期,并伴有多种并发症,如坏死性肺炎、肺脓肿、脓胸等。

大多数社区获得性吸入性肺炎的患者,存在厌氧菌和需氧菌的混合感染,需氧菌伴存的临床意义还仍有疑义。相反,院内感染的吸入性肺炎通常为厌氧菌混合革兰阴性杆菌或金葡菌,这种情况下的治疗通常针对厌氧菌和需氧菌同时进行,另外一种解释是院内感染需氧菌的患者其下呼吸道被厌氧菌统治,尤其是革兰阴性杆菌。

3. 气道阻塞性肺炎 流质和颗粒物质本身对肺无损伤,但可导致气道阻塞和气道关闭。

(1)流质误吸:容易误吸但对肺部无损伤的流质包括盐水,用于吞咽造影检查的硫酸钡混悬液、泛影葡胺、碘海醇等;大部分可消化的流质包括水,pH<2.5 的胃内容物。

液体误吸是导致机械性梗阻的一个原因,患者可表现为刺激性干咳、气喘和呼吸困难。患者存在误吸风险的更深层原因是神经功能障碍,如咳嗽反射消失、意识障碍。

(2)固体颗粒误吸:呼吸道阻塞与固体颗粒的大小有关,当误吸的固体颗粒直径大于气道管径时就会导致阻塞。异物误吸常见于 1~3 岁儿童,最常见的误吸物质为花生、蔬菜类颗粒、非有机物质、牙齿。蔬菜类物质,包括花生均为可疑误吸物,因为其不能在胸片上显影,增加了识别难度。

临床表现与气道阻塞程度相关。当大块物体阻塞在喉或咽时,可引起突发呼吸困难和发绀。如果阻塞物不能及时清除,甚至导致迅速死亡。

误吸小体积颗粒不会引起严重的气道梗阻。这些患者往往表现出刺激性咳嗽,胸部 X 线片显示为肺不张或阻塞性肺气肿,伴有心脏移位及膈肌上抬。阻塞或部分阻塞发生一星期后或更长的时间,细菌性重叠感染成为一个常见的并发症时,惯常的病原体则是如上文所述的厌氧菌。

四、结局

疾病结局各有不同,与误吸发现和吸入性肺炎的治疗时机有关。对于吞咽障碍患者,显性误吸容易被识别,而隐性误吸往往直到发生吸入性肺炎才被察觉。在 50 例患者的回顾性分析中,有三种主要结局:

1. 约 12% 的患者发病突然,误吸后迅速死亡,考虑死亡原因为呼吸窘迫综合征。

2. 约 62% 的患者临床症状很快改善,胸片好转。

3. 26% 的患者开始改善明显,但胸片上又出现新的浸润灶,考虑继发二次感染。

患者在神志不清情况下,误吸时常无明显症状,但 1~2 小时后可突然发生呼吸困难,迅速出现发绀和低血压,常咳出浆液性泡沫状痰,或痰中带血。两肺闻及湿啰音,伴哮鸣音。严重者发生呼吸窘迫综合征。近五年来我们在临床工作中遇到的 8 例因吞咽障碍发生窒息的患者临床资料分析发现,危险因素包括隐性误吸、经口进食固体及半固体食物,窒息发生后抢救成功率较低(仅为 25%)。

(温红梅)

第二节 临床评估

吸入性肺炎多起病隐袭,老年患者由于高龄或伴基础疾病,表现多不典型,常缺乏肺炎的典型症状,且发病率高,病死率高,并发症多。因此需要做详细的评估和观察记录。

一、主观评估

(一)主诉

1. **典型症状** 大约 60% 患者常以发热、咳嗽、咳痰为最多主诉。即使有症状亦轻微,仅表现咳嗽无力,排痰困难,主诉痰为白痰或脓痰,咳大量脓臭痰则提示合并厌氧菌感染,形成肺脓肿所致。高热者极少,多表现为低热,体温 38℃ 以下,发生寒战者少见,胸痛、咯血少见,典型的铁锈色痰极少见。

2. **不典型症状** 患者及家属常诉说健康状况的日渐恶化:食欲减退、厌食、倦怠不适、活动能力下降、急性意识障碍、恶心、呕吐、体重减轻,尿便失禁甚至精神错乱等。或仅表现为原有基础疾病的恶化或恢复缓慢。在老年人最早出现的症状常为呼吸加快,心动过速(30%~60%),呼吸困难常比其他临床表现早出现 3~4 天,故吸入性肺炎的发病时间和持续时间很难确定。另有研究指出由隐性误吸导致的肺炎占吸入性肺炎总数的 68%,其中仅以精神萎靡、纳差为首发表现的患者占约 23%,符合我们的临床观察。

3. **胃肠道症状** 另有少数表现胃肠道症状,如呕吐、腹泻、腹胀等或与呼吸道症状并发。

(二)既往史

发病前多有引起误吸的病史及相关的危险因素,但应注意 29% 为无明确误吸症状表现,在睡眠或其他情况下隐性误吸所致。除误吸的危险因素外,尚需一定的内在或外在因素作用,才有吸入性肺炎发生可能,在问询病史时,应注意下列情况,包括:①老年人,并伴免疫功能下降;②口腔细菌定植误吸(口腔护理较差);③长期卧床;④进食不能自理;⑤多种疾病、使用多种药物,特别是镇静剂的长期大量使用;⑥有吸入性肺炎史;⑦有呼吸道损伤史,如慢性阻塞性肺部疾患。

1. 中枢神经系统疾病史　应了解并记录患者中枢神经系统疾病史,如脑血管意外、帕金森病、皮肌炎等常可引致吞咽障碍的疾病。正常人由于喉保护性反射和吞咽的协同作用,一般食物和异物不易进入下呼吸道,即使误吸少量液体,亦可通过咳嗽排出。在患者神志不清时如全身麻醉、癫痫发作、酒精中毒、麻醉过量或服镇静剂后,咽部感觉迟钝,咳嗽反射减弱或消失,吞咽无力,常导致食物难于咽下而滞留于咽部甚至反流,增加误吸和窒息的风险。

2. 食管病变史　了解患者有无食管病变如食管失弛缓症、食管上段癌肿、Zenker 食管憩室等,食管病变致使食物下咽不能全部入胃,反流入气管;有无各种原因引起的气管食管瘘,食物可经食管直接进入气管内。

3. 医源性因素　如鼻饲管刺激咽引起呕吐,气管插管或气管切开影响喉功能,抑制正常咽运动,可将呕吐物误吸气道,老年人反应性差更易发生吸入性肺炎。

4. 口腔疾病史　仔细询问患者有无口腔或牙科疾病,牙龈炎、慢性疾病及牙齿退化或口腔卫生不良,口腔问题可引致口咽菌群失调,使细菌在口咽寄植,吸入性肺炎的发病率升高。

二、客观评估

(一)体格检查

吸入性肺炎的体征与一般肺炎相似,但仍有其特殊性,体格检查时可有如下体征:典型的肺实变体征少见,病变部可出现语颤增强,叩诊实音。听诊时,部分患者可听到肺部湿啰音或者干鸣音。

若出现脓胸时可呈胸腔积液体征,如叩诊时呈浊音,听诊时呼吸音低,呈水泡音等。

(二)不同误吸的临床特征

1. 误吸的临床观察　若发生误吸,观察时应注意有无下列提示误吸的情况发生:①在进食过程中,嗓音发生改变;②在吞咽中或吞咽后咳嗽;③在呼吸时,发出痰声和咕咕声;④胸部及颈部听诊可听见异常的呼吸音;⑤出现进食后突发呼吸困难、气喘,严重者可出现发绀,甚至出现呼吸停止的窒息表现。此外,需注意误吸是发生在吞咽前、吞咽中还是吞咽后。吞咽前误吸指的是在口腔准备期或口腔期,尚在咀嚼的食物残渣或碎屑直接掉入咽腔或气道,在缺乏气道保护的情况下发生误吸;吞咽中误吸和吞咽后误吸如上所述。

2. 化学性误吸　以下临床体征提示有化学性或机械性吸入性肺炎的可能性:①突然发生的呼吸困难;②低热;③发绀;④肺部散在湿啰音;⑤严重的低氧血症;⑥胸片显示病灶及其周围浸润影。

在客观评估时,发现上述临床特征,应高度怀疑患者有化学性吸入性肺炎,需要及时进行胸部影像学检查以明确诊断。胃内容物的 pH<2.5,误吸后会导致化学性肺炎。如果行支气管内镜检查,还会发现支气管红斑样改变,为胃酸腐蚀导致,详见本节仪器检查。

3. 细菌性误吸　有些吸入性肺炎的患者没有急性感染的症状,但会出现以化脓、坏疽为特点的并发症,提示有厌氧菌感染。若此种吸入性肺炎未经治疗,会演变为肺脓肿、肺坏疽、支气管胸膜漏、脓胸等。

厌氧菌感染后吸入性肺炎的主要临床特点如下:①症状进展缓慢;②存在误吸危险因素;③无寒战;④咳出的痰标本培养阴性;⑤脓臭痰;⑥同时并存牙龈疾病;⑦胸部的 X 线或

CT 检查提示肺坏疽证据。

4. 气管 - 食管瘘　气管 - 食管瘘患者每于进食后有痉挛性咳嗽、气急。在患者精神状态差或神志不清情况下，误吸时常无明显症状，但 1~2 小时后突然发生呼吸困难迅速出现发绀和低血压，常咳出浆液性泡沫状痰，或痰中带血，两肺闻及湿啰音，伴哮鸣音，严重者可发生呼吸窘迫综合征。

三、仪器检查

（一）吸入性肺炎检查

1. 血象　白细胞增多者一般在（10~15）× 10^9/L，但有一半的患者白细胞增高不明显。但 90% 的患者有核左移，有时中性粒细胞内可见中毒颗粒。50% 的有贫血。血沉多增快。

2. 电解质紊乱　以低钠、低钾多见。当饮食不佳、呕吐、腹泻及应用利尿药后尤甚。

3. 合并低蛋白血症　白蛋白 <39g/L 以下者，死亡病例多见，与此类患者抗感染能力降低有关。

4. 病原学检查　病原学检查是诊断细菌性吸入性肺炎的重要依据，包括痰涂片，痰及下呼吸道分泌物涂片检查，痰、血及胸水的细菌培养。细菌检查特异性高且最常见的标本是痰及下呼吸道分泌物。

（1）取痰方法：为了获得确切的病原学依据，常用如下方法取痰标本。①要先漱口 3 次，用力咳出深部痰，置无菌痰盒中，立即送检，同时痰涂片：鳞状上皮细胞 <10/HP，白细胞 >25/HP，或二者比值（白细胞 / 上皮细胞）<1：2.5，则该痰标本可信度高；②环甲膜穿刺吸痰法；③经纤支镜加保护性毛刷取痰法。对部分重症或经验性治疗无效的吸入性肺炎，迫切要求可靠的病原学检查，但应在其他取痰法易受污染影响结果判断情况下使用。目前最常用的技术为纤支镜检查（活检、灌洗、保护性毛刷取样）或经皮肺活检。此为侵袭性诊断技术，在有合并疾病的老年人中进行困难，危险性高。保护性毛刷（PSB）和肺泡灌洗（BAL）两种取材法减少了标本受上呼吸道的污染。PSB 取痰理想，敏感性为 70%，特异性为 90%，BAL 取标本较广泛，故为首选方法。

（2）不同培养方法的评估：需要采用不同方法，有需氧、厌氧的特殊培养基培养。①直接痰涂片革兰染色镜检简便易行，有早期诊断价值，尤其是对肺炎链球菌、葡萄球菌及革兰阴性杆菌，借此可以判断痰中的优势菌是革兰阴性杆菌或革兰阳性球菌，其不受短时间内应用抗生素的影响，但对支原体、衣原体、病毒、军团菌难以检出；②血和胸液及肺泡灌洗液培养准确性高，但阳性率低，限制了它的临床价值，血清抗体检测常用于支原体、军团菌等难以分离的病原体，需时长，不能及时指导治疗。

（3）注意事项：临床的实际情况是作出肺部感染或肺炎的诊断比较容易，但判断病原却比较困难。痰的细菌学检查是确定吸入性肺炎病原学诊断的重要方法，是选择恰当抗生素的依据，应尽可能在用抗生素前作此项检查。由于患者呼吸道排痰能力减弱加上不能很好配合，故所留痰标本常不能代表下呼吸道的状况，故合格痰标本的采集很重要。

（4）临床经验：社区获得性吸入性肺炎的主要病原菌为肺炎链球菌；长期住院患者或护理机构患者吸入性肺炎的主要致病菌为革兰阴性杆菌，如鲍曼不动杆菌、铜绿假单胞菌、肺炎克雷伯杆菌、大肠杆菌等，此外还可见金黄色葡萄球菌；真菌感染也很常见，多为继发性，与机体免疫力低下、长时间使用广谱抗菌药物致菌群失调有关；老年人吸入性肺炎多为混合感染，致病菌主要为革兰阴性杆菌和厌氧菌;厌氧菌也是吸入性肺炎的重要致病菌,发生误吸的原因主要是患者吸入含大量厌氧菌的唾液,不同研究中厌氧菌的检出率从 26% 至 100% 不等。

6. 抗原物检测　常采用免疫荧光、酶链免疫吸附实验、对流免疫电泳、协同凝集实验等方法。应用抗生素后细菌被杀死,细菌培养为阴性,但其抗原物存在达 2 周以上,检出抗原物可做出病原诊断,此方法简便快速,可用于测定病毒支原体、细菌等感染,如军团菌肺炎可在血、痰、胸液、尿中应用直接荧光抗体染色法检出抗原。

DNA 探针与聚合酶链反应(polymerase chain reaction,PCR)为近年兴起的分子生物学技术,可用于感染性疾病病原学诊断,DNA 探针可以直接检测到病原体抗原,PCR 是 DNA 体外扩增技术,使其敏感性提高,二者结合更增加了敏感性和特异性,可用于病毒、衣原体等感染。

（二）影像学检查

1. X 线表现　吸入性肺炎的 X 线表现多类似于支气管肺炎。表现为两肺广泛分布的小片状阴影,密度不均匀,边界不清,以肺门及两下肺显著,病灶也可融合成大片状。误吸后 1~2 小时胸部 X 线可见两肺散在不规则片状边缘模糊阴影。肺内病变分布与误吸时体位有关,常见于中下肺野,右肺多见,如图 15-1。

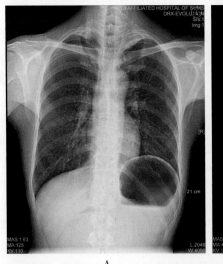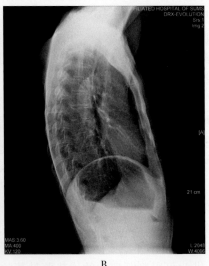

図 15-1　胸部正侧位片

A. 正位;B. 侧位

注:左下肺野见多发斑点状、斑片状高密度灶,边界欠清,诊断为吸入性肺炎

发生肺水肿时,则两肺出现的片状、云絮状阴影融合成大片状,从两肺门向外扩散,以两肺中内带为明显,与心源性急性肺水肿的 X 线表现相似,但心脏大小和外形正常,无肺静脉高压征象。如支气管有不同程度的阻塞,可出现肺不张或肺气肿。

刺激性气体吸入性肺炎在急性期表现为肺水肿、支气管炎和肺不张等改变,病情好转后,肺部改变逐渐消散。

当有厌氧菌存在时,常见的后果为肺坏死形成空洞(即肺脓肿),或由于支气管胸膜瘘形成脓气胸,脓胸也常发生。胸部的放射线检查可显示受累肺段的病变。

2. CT 表现　吸入性肺炎的 CT 表现具有特征性,如炎症以下肺背侧为主,可表现为磨玻璃影、肺实变、支气管血管束增厚、胸腔积液及肺不张等。CT 检查发现气道内异物阻塞者为吸入性肺炎的直接征象，并可据此确定吸入物的类型和所在位置。如吸入液体时肺炎呈叶或段分布，当患者卧位时炎症常累及上叶后段和下叶背段，当患者直立位时炎症常累及右肺中叶和左肺上叶舌段。胸部 CT 可见右肺大片斑片状的阴影，甚至出现了一些纤维化的表现，这是吸入性肺炎反复发生的影像学表现，如图 15-2 所示。

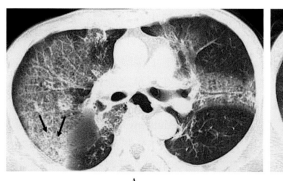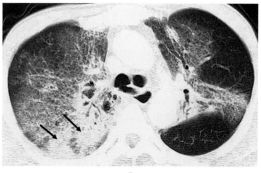

图 15-2　胸部 CT
A. 可见右肺大片斑片状阴影；B. 一些纤维化的表现

3. 吞咽造影检查　吞咽造影检查可见误吸物沿气管、支气管呈线条状或点状分布，可随呼吸或咳嗽时上下移动，如图 15-3 所示。

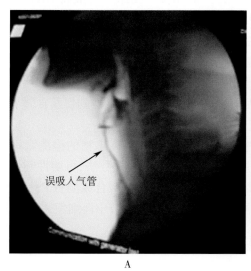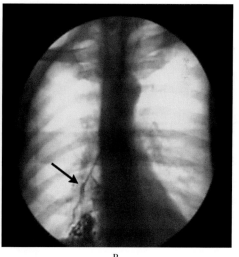

图 15-3　吞咽造影所见误吸（录像截图）
A. 侧位；B. 正位

误吸易侵犯肺段部位，在侧卧位时为下叶尖段或上叶后段；直立时则为两肺下叶。

（三）误吸的实验室检查

目前，临床对隐性误吸尚不能做出早期诊断，往往出现明显可见的误吸或肺部感染和肺损害才明确。可见预防误吸的关键是在肺炎形成前进行早期诊断和早期治疗，对改善肠内

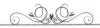

喂养患者的预后也显得尤为重要。以下简述几种目前常用的方法：

1. 吞咽造影检查　观察到口腔、咽喉、食管情况，提供一个动态的观察过程，明确渗漏、误吸或隐性误吸的存在与否与程度，详见第六章第二节有关内容。

2. 纤维内镜检查　可在床旁进行，纤维支气管镜和纤维胃镜都是判断误吸较为精确的方法，同时在胃内注入染料来观察有无反流和误吸。也可对胃内残留物容量进行测定，并在胃镜协助下，将鼻饲管送入十二指肠和空肠，达到空肠喂养之效果。

3. 气管内分泌物糖含量检测　早在 1981 年 Winterbauer 提出，一旦富含葡萄糖的肠内营养（EN）制剂进入呼吸道或咽喉部，该部位葡萄糖浓度则升高。这种检测类似于床旁检测血糖，一般易于完成。当气管内糖含量 >20mmol/L，则提示发生了误吸。有人报道，发生误吸的患者，1/3 存在咽喉部误吸物高糖水平。然而该实验也存在不足之处，因胃酸与糖类成分混合后会出现假阳性；如 EN 制剂中糖类成分不高或微量误吸，则测定就很困难。

4. 染色法测定　一般将亚甲蓝作为主要染料。1999 年，Metheny 等对美国 281 家医院ICU 中实施 EN 的患者进行调查，发现 80% 的护士用染料混合入 EN 制剂中，而只有 14% 的护士采用检测咽喉部血糖的方法。一旦发生误吸，蓝染食物会出现在呼吸道黏膜，严重者出现胸部蓝染，其敏感性为 90%。但仍有一定的假阴性。另外，亚甲蓝对线粒体氧化代谢可能有损害，建议最大剂量为 10mg/d。

5. 胃内残留物容量（gastric residua volumes，GRV）测定　目前在多数医院中仍未很好开展，GRV 检测一般由护士完成。在禁食状态下，90% 的患者 GRV<10ml，最高为 100ml；重症患者禁食后为 92ml。目前，尚无确切依据能肯定 GRV 阈值。一般而言，GRV<200ml，误吸率在 20%~26%。当 GRV>200ml，误吸率提高至 25%~40%。临床上一般将 GRV 界定在 200ml 以下，则误吸的发生率较小。GRV 检测要求每隔 4 小时进行 1 次，持续 8~12 小时，采用注射器抽吸获得，并且在判断过程中还需注意与患者的体位有关。平卧位时，胃液在胃底部；右侧卧位时，贮于胃窦部，经常移动导管位置，以利于正确评估 GRV。另外，还与腹部绷带、呕吐、腹腔内干扰程度等有关。

6. 核素标记　采用 Tc- 硫胶体注入胃内后，用核素扫描的方法，可得到胃及食管下段的显像，比较适用于安静状态时的微量吸入研究。

7. 生物学标志物的检测　除以上方法外，还可以通过生物学标志物的检测来诊断误吸，如支气管肺泡灌洗液胃蛋白酶测定、吞噬脂质的肺泡巨噬细胞计数法、可溶性髓样细胞触发受体 -1 检测法、呼出气冷凝液白细胞三烯检测法、氨基甲酰磷酸合成酶（CPS）-1、内皮素（ET）-1、和肽素、支气管肺泡灌洗液 α 淀粉酶检测等，将在后面章节中详细叙述。

（温红梅）

第三节　临床处理

一、强化护理措施

（一）安全进食

实际上，患者依靠的进食方式是最好的吸入性肺炎独立预测因素。使用安全进食方法，可减少食物、外来液体或唾液的误吸。安全进食可直接改善患者营养状况,并最大限度地提高患者的抵抗力,告知照顾者(如患者家属)应缓慢安全喂食的重要性,喂食的技能与方法等详见第十二章第三节相关内容。

（二）口腔护理

口腔护理的程度是吸入性肺炎另一个强有力的预测因素。

1. 人员培训　努力培养护士、家庭成员或护工,并一对一地指导他们进行口腔护理,让照顾者在照顾患者进食的同时可以更有效提供这些护理。

2. 护理内容　包括侵入性的口腔护理,如使用过氧化氢冲洗;彻底刷牙;使用口护吸痰管清洁口腔;注意牙龈线,牙齿,舌背,颊腔的卫生;调整导致口干的药物,增加唾液量;如果怀疑有任何的口腔科疾病,均需进行口腔治疗。特别注意义齿的清洗,口腔定植菌在义齿托上可大量繁殖,如果误吸则可产生吸入性肺炎,义齿清洁前后如图 15-4 所示。详见第十三章第一节相关内容。

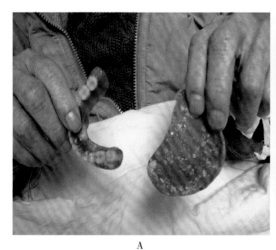
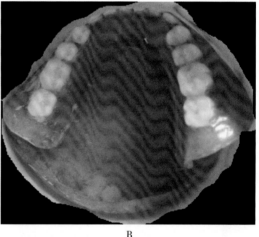

图 15-4　义齿清洁
A. 清洁前状况;B. 清洁后状况

（三）气管插管的护理

气管插管行机械通气后上呼吸道与胃腔内定植菌的误吸是呼吸机相关肺炎的主要发病机制之一。对护士的培训可以有效减少相关感染。

1. 气管插管行有创机械通气时,应抬高床头 30°~45°,及时吸出口腔及气管内分泌物。吸痰时注意无菌操作,口腔、气管吸痰管要严格分开。吸痰管与吸氧管不宜超过气管导管内径的 1/2,以免堵塞气道。每次吸痰做到一次一管一手套,吸痰管在气道内停留少于 15 秒。尽可能减少因气道护理不及时造成的分泌物误吸。

2. 拔除气管插管时

（1）拔管指征:患者神志清楚,生命体征平稳,呛咳反射恢复,咳痰有力,肌张力好;

（2）拔管前向患者做好解释工作,备好吸氧面罩或鼻导管;

（3）吸出口腔分泌物,气管内充分吸痰,并用呼吸囊加压给氧 1 分钟;

（4）解除固定气管导管的寸带与胶布,置吸痰管于气管导管最深处,边拔管边吸痰,拔管后立即面罩给氧。

二、误吸的处理

（一）处理原则

一旦发现患者误吸，应尽快调整体位，头部偏向一侧，吸尽残留在口腔和咽喉部，有可能导致气管阻塞的液体和食物。必要时，作气管插管和支气管镜灌洗，静脉使用抗生素以预防肺炎发生，严密观察肺部情况，如发生吸入性肺炎，则按其治疗原则给予相应处理。

（二）处理方法

误吸不同的物质需要采用不同的方法，现介绍如下：

1. 液体颗粒误吸　前文已述及误吸中性液体或颗粒性物质均可引起机械性阻塞，误吸后，某些液体可导致吸入性肺炎发生，它们本身对肺并没有毒性，但可以引起气道梗阻或反应性气道关闭。如盐水、钡剂、摄入的水等液体、pH 值 <2.5 的胃内容物。

临床处理的重点是用吸管吸出异物，如图 15-5 所示。患者进食时需要采用半卧位或直立坐位的预防误吸体位。胸部 X 线片不能明确显示浸润病灶，除需要干预可能再发生的反流外，不需要进一步治疗。

动物实验提示这些液体限量滴入气管会导致短暂的、自限性低氧血症。有时也会出现肺水肿、严重的低氧血症、肺的顺应性下降。可采用切断迷走神经及使用阿托品来终止这种反应，因为这样可以终止肺的固有反射。据报道，100% 浓度的正压通气联合去甲肾上腺素治疗有效。

2. 固体颗粒误吸　呼吸道阻塞的严重程度，取决于误吸物的大小和下呼吸道的口径。

（1）大块物体阻塞在喉或咽：建议采用 Heimlich 手法，快速用力挤压上腹部，迫使膈肌上抬排出误吸颗粒，详见第十三章第二节相关内容。

（2）误吸小体积颗粒不会引起严重的气道梗阻　主要治疗方法是吸出异物，通常采用纤维支气管镜检查或支气管内镜来操作，见图 15-6。

（二）其他预防和处理措施

大多数语言治疗师、护士通常把治疗重点放在患者的姿势调整、吞咽手法或食物性状的改变上，以求通过改善吞咽功能进一步减少误吸发生的可能。针对鼻饲、胃造瘘术后气管切开术放置气管套管患者的误吸预防及干预详见下述。

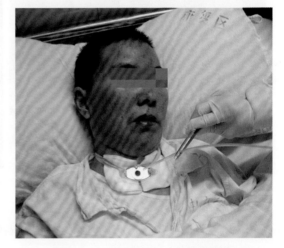

图 15-5　使用吸管吸出气道内容物

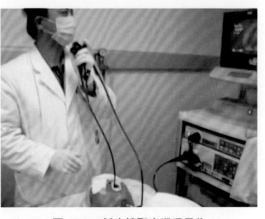

图 15-6　纤支镜取出误吸异物

三、不同状态进食下误吸的预防

（一）经口进食或由管饲过渡到经口进食

1. 经口进食　对于从经口进食或由管饲过渡到经口进食吞咽障碍患者而言,为预防误吸的发生,护士及照顾者要严格观察患者每一次经口进食情况,做到如下几点:①不要让患者在无人看护下进食;②如果患者从口进食,需严格遵守吞咽障碍评估后制定的饮食限制。有关食物的浓稠度、一口量和进食速度的限定与要求见第十一章第四节有关内容;③建议患者在进食中尽可能坐位,并保持躯干90°角,颈和头前屈有助于防止误吸;④观察患者进食中是否有咳嗽、呛咳、清嗓子或呼吸困难等表现;⑤保持安静的环境,减少干扰,最好没有电视干扰。

2. 管饲过渡到经口进食　必须监控过渡进程和逐步谨慎地调整治疗计划,小心地防止误吸和反流的发生。任何肺功能的急慢性炎症提示存在误吸的可能性,需要立即向患者的主管医生报告。患者觉得能够重新经口进食是一个巨大成功。但是,患者由于沉浸于重新经口进食的兴奋中,往往忽略了并发症的预防。要提醒患者及家属注意误吸的预防。

（二）管饲

1. 鼻饲管放置过久,可产生下列不良影响

（1）由于鼻咽腔、食管内留有鼻饲管,鼻饲患者原有的消化道生理环境被改变。包括:①异物的刺激使呼吸道和口腔分泌物增多;②鼻饲管的留置使食管相对关闭不全,胃内容物易反流至口咽经气管而误吸入肺;③鼻饲管的留置更进一步减弱了咽反射。

（2）鼻饲管的移位:导管位置移动常见原因有脊髓损伤、鼻饲管滑脱需再放置、更换床单（洗澡、更衣）、因诊断性检测和治疗而移动患者等因素,均可导致喂养管移位。当鼻饲管位置不当,甚至滑脱至食管内,误吸发生率明显增加。

有研究表明,管饲喂养期间,喂养管离幽门越远,吸入性肺炎的发生率越低。有学者对100例神经损伤患者进行空肠造口术,术前误吸所致肺炎的发生率为18%,术后为8%。与管饲喂养有关的吸入性肺炎在鼻饲管为11%,鼻空肠管喂养为0%。另一组机械通气的38例ICU患者,经鼻鼻饲管和鼻空肠管喂养发生吸入性肺炎的发病率分别为11%和0%。

（3）鼻饲管的管径:所用鼻饲管直径越粗,对食管下端括约肌的扩张开放作用越大,发生胃内容物反流的机会亦相应增加,误吸也更易发生。喂养管直径对胃内容物反流和误吸的影响机制尚不明确。有学者研究发现,伴有严重肺疾病的29例婴儿,用8号喂养管比10和12号喂养管喂养较少发生食管反流。有学者对17例危重患者进行2.85mm小管径与6.0mm大管径喂养管对比研究,前者反流和微量误吸发生率均低于后者。多数临床学者肯定了小管径营养管在临床上应用的重要意义。

2. 预防措施

（1）确保喂养管位置正确:放置鼻饲管后,每次间断喂养前或持续喂养每次换喂食物前均需检查鼻饲管位置。尤其是刚置管时,误将鼻饲管置入气管支气管树或胸膜腔。置管位置错误临床上并不少见,但一些昏迷、咳嗽反射减弱的患者不一定有强烈反应,因此护理人员要注意区别鼻饲管是置入了胃肠道还是呼吸道,有如下方法确定鼻饲管的位置。

1）传统方法:传统检查鼻饲管位置的方法有听诊、观察水下气泡（见图9-1）、回抽胃内容物等。很多研究报道指出,如果鼻饲管较细或较软则不易抽出胃液,所以单独使用回抽胃

内物方法并不可靠。

2）监测 pH 值：Metheny 通过研究得出，肺内 pH 值平均为 7.73，肠内 pH 值为 7.3，而胃内 pH 值空腹时为 1.3~1.5，餐后可达 3.9。所以，如果测得的 pH≤4，区分胃和呼吸道的位置是可靠的。但临床用 pH 方法确定鼻饲管位置也有其局限性，因为呼吸道和肠道的液体都可能是碱性，所以 pH 方法在区别二者的位置时价值很小。

3）测量鼻外部鼻饲管长度：通过观察鼻饲管穿出鼻孔或皮肤处的标记变化，可以及早发现鼻饲管的移位。一般的教科书中，插管长度为 45~55cm，相当于患者鼻尖至耳垂再至剑突的长度，在新生儿及性别上也没有做规定。有研究表明，为了防止刺激性药液溢出鼻饲管刺激食管，利用延长鼻饲管的方法，实际较传统长度长 10cm，即 55~65cm，此时鼻饲管 3 个侧孔全部进入胃内，有效地防止了刺激性药液从鼻饲管头部的侧孔流出。脑卒中、昏迷、智能障碍患者鼻饲常有食物反流现象，为预防食物反流，建议将鼻饲管插入长度达 55~70cm，即耳垂—鼻翼—剑突再加上硅胶管最末侧孔距尖端的长度，使食物能全部进入胃内，减少了食物反流。

4）确定鼻饲管在食管内的方法：若鼻饲管管口在食管内时易发生误吸，尤其是大容量喂养时，但床边方法很难确定管口在食管内的位置。有研究认为，如果鼻饲管在食管内，注入空气后患者会立即打嗝。

Kearns 认为，单独使用听诊方法的准确率为 84%，回抽胃内容物的准确率为 50%，测 pH 值法的准确率为 56%。Neumann 通过一个 78 人的试验得出单独使用听诊无效，其特异性只有 6.3%；抽吸胃内容物的成功率为 85%；当 pH≤4 时测 pH 的方法则非常准确，如 pH>4 时准确率为 37%，帮助确定鼻饲管位置的意义不大。X 线摄片是确认鼻饲管位置的最有效方法，传统床边方法简便易行，有助于了解鼻饲管的位置，但需要认真加以鉴别，防止判断错误。

（2）评估胃残余量：胃残余量过多可增加反流和误吸的危险，可通过回抽胃内容物来确定胃残余量。多数研究认为胃内容量不应大于或等于 100ml 或 150ml，而临床常用 150~200ml 来诊断胃肠动力功能是否紊乱。关于多长时间监测 1 次残余量以及怎样处理，目前存在不同意见，下列方法可供参考。

1）监测胃残余量的频率：有研究建议，持续喂养的患者每 4~8 小时监测 1 次胃残余量，间断喂养时每次喂养前进行监测。Stephen 在监测过程中发现，注入营养液 8 小时后残余量达到高峰，以后虽继续喂养残余量却在下降，所以在这一时期严密监测是比较重要的。

2）对抽吸液的处理：关于是将抽吸液体重新注入胃内还是丢弃存在不同意见。抽吸液再注入可致堵管，并增加感染的可能；然而丢弃胃残余液体可增加患者电解质失衡的危险，并改变体液和营养平衡。

3）降低胃残余量的方法：有些药物（如甲氧氯普胺等）可促进胃排空，减少误吸的发生。Altmayer 认为，甲氧氯普胺的中枢性多巴胺阻滞特性对于创伤性脑损伤患者不理想；西沙比利没有中枢性神经系统的作用，疗效更好，它可增加胃蠕动，减少误吸的发生。2000 年后，由于西沙比利有导致致死性心律失常的可能而被禁止在美国上市，国内也仅限于在医生指导下使用，因此目前临床上多采用枸橼酸莫沙必利。该药是选择性 5-HT$_4$ 受体激动药，能促进乙酰胆碱的释放，刺激胃肠道而发挥促动力作用，不会引起锥体外系综合征及心血管不良反应。

（3）合适的体位

1）坐位或半卧位：食物反流、胃潴留等是重型颅脑损伤患者行鼻饲喂养常见并发症。抬高床头至少 30° 以上，或将床头抬高 30~80cm，并保持该体位 30~60 分钟，可减少误吸并发症发生。

采用此体位能加速胃的排空，有利于较好的维持胃肠的生理位置，使食物在一定时间内充分消化吸收；避免胃对膈肌及肝脏组织的压迫，利于患者呼吸，对促进脑部血液循环、改善颅内压有一定帮助。

食物反流易发生误吸，有研究发现仰卧位时间越长，误吸的发生率越高，因此鼻饲患者仰卧时间不可太长，抬高床头是减少误吸的最好方法。对口腔肿瘤术后，特别是舌肿瘤舌体部分切除的患者，舌肌及会厌部肌肉松弛，易发生舌后坠，鼻饲时如抬高床头 30°，可使舌后坠现象得到改善。

2）侧卧位：对于脑出血早期和有明显颅内压增高的患者，插管时将患者头部托起有造成脑疝的危险，采取侧卧位插管法，不仅能防止呕吐误吸，还适用于气管插管状态下留置鼻饲管。双侧脑卒中的患者，取侧卧位，可增加鼻饲管通过咽的腔隙。

3）平卧位：一侧脑卒中患者取平卧位，选择健侧的鼻腔置管，可使鼻饲管经健侧咽后壁入食管。

4）俯卧位：昏迷患者置鼻饲管，可取俯卧位。此体位使舌后坠减轻，口咽通道不再受阻，口腔分泌物自然流出，使呼吸道通畅，置管顺利。

（4）及时清除口腔内分泌物：误吸进气道的物质包括口咽细菌、微粒物质和酸性胃内容物等。将口腔、咽分泌物中的细菌误吸入气道是老年人罹患吸入性肺炎的重要危险因素，尤其是口腔卫生较差的老年人。Yoneyama 对 417 例老年患者进行观察，随机分为口腔护理组和非口腔护理组。结果显示，口腔护理组的患者比非口腔护理组的患者发生吸入性肺炎的百分比明显降低，因此，护理人员及时清除口腔内的分泌物、做好口腔护理对于预防吸入性肺炎十分必要。

对于管饲患者，防止吸入性肺炎最佳的治疗策略之一，是采取侵入性的口腔卫生护理和经口腔抽出过多的咽分泌物，如果气道有大量的分泌物，可以考虑经纤维支气管镜抽吸。

（5）鼻饲期间密切观察病情：鼻饲时，常规抽取胃液，检查鼻饲管是否在胃内，判断是否有胃潴留。如果自上一次喂养后 2 小时，胃内容物有 100ml，或 1 小时后有大约 50% 的喂养液残留在胃内，提示患者消化不良，有胃潴留，此时要暂停鼻饲或将胃内潴留物抽干净后，按常规减半进行鼻饲，必要时辅助消化药。还应仔细观察患者痰液性状及量的变化，判断痰液是否与鼻饲有关，如果确定是胃内容物反流所致误吸，必须明确引起的原因并加以改正，必要时停止鼻饲，以免加重患者肺部感染，应根据痰液细菌培养，合理使用敏感的抗生素。

（三）胃造瘘

1. 适应证　胃造瘘术最初是出于为那些有正常的胃肠功能却不能经口摄食的患者提供一种长期的肠内营养途径而设计的。所有预计超过 2 周或 2 周以上不能摄入营养素的患者均应进行营养支持。假如患者有正常的胃肠功能且预计肠内营养支持时间不超过 30 天时，可以放置鼻饲管或鼻肠管进行营养支持。如果预计肠内营养时间大于 30 天，就应考虑实施胃造瘘或空肠造瘘术。这些患者可以是存在严重的神经性的障碍或发育障碍，口咽部创伤性或肿瘤性的梗阻，或者那些需要延长气管插管时间的重症患者。胃造瘘非营养方面的应用包括胃排空障碍、不可恢复的梗阻、肿瘤转移及 Nissen 胃底折叠术后胃减压；也可应用于儿童服药及胆管瘘患者的胆汁回输中；在胃疝及胃扭转的患者中同时放置多根胃造瘘管作为一种胃固定方法。

2. 误吸是胃造瘘较严重的并发症之一　常因呕吐时食物进入气管或胃潴留造成食物反流所致。如管饲时体位不当，平卧及床头过低会增加反流的机会；吸痰对患者具有较大的刺激，如果管饲后马上吸痰也容易引起胃内容物反流入气管。

3. 预防误吸的措施　护理中应掌握食物的量、输注的速度、温度选择合适的体位，半坐位（床头角度≥30°）符合食物在消化道的正常运动方向，即使对胃排空不良的患者也可减少食物的反流，因此管饲过程和管饲后 1~2 小时内给患者采取半坐位，可有效防止胃内容物反流；合理安排吸痰时间，在给患者管饲前应进行较彻底吸痰，管饲后 1 小时内尽量不吸痰。患者一旦发生误吸，应尽快吸出口腔、咽喉、气管内的食物，情况较严重时可用纤维支气管镜冲洗，配合抗生素治疗。

（四）胃空肠管饲

1. 适应证　临床上有许多危重和（或）衰弱、胃食管反流病、神经性厌食、脑血管病、糖尿病自主神经病变（胃肠型）以及创伤、外科术后患者都存在不同程度的胃动力障碍甚至胃轻瘫，不能经口进食，需经鼻饲管给予肠内营养。但这种管饲对某些患者可导致胃潴留、胃食管反流和吸入性肺炎，使肠内营养不能正常进行改用肠外营养，长期肠外营养所导致的并发症常常使得肠外营养不能坚持。由于创伤后胃和结肠易受影响，而小肠受的影响较小，故可将喂养管置于十二指肠或空肠，以提高肠内营养的耐受性，降低误吸发病率。

2. 方法　空肠管饲是肠内营养的重要方法之一，即通过各种不同方法将喂养管前端置于空肠内进行肠内营养（EN），主要途径包括经鼻空肠置管、空肠造瘘置管等。

（1）空肠造瘘术：1978 年 Surmay 施行了首例空肠造口术，并经造口进行空肠管饲。在以后的不断改良中有人发明了经皮空肠造口术，使手术创伤显著减少，手术方法详见第十一章第一节有关内容。

（2）鼻空肠置管：20 世纪 50 年代 Fallis 和 Barton 提出的用充水银囊作为重力引导，置入鼻肠管的方法，又大大增加了非手术空肠置管在临床广泛应用的可行性。随着肠内营养重要性的不断提升、空肠喂养技术的不断完善，空肠管饲已在临床广泛开展。但将鼻饲管成功地置入小肠比较困难、费时，并可能延误喂养开始的时间。

（3）应用评估：国外对空肠管饲的研究起步较早，应用已较为普及。Esparza 通过对 51 例重症患者 14 个月的观察，发现胃内和肠内喂养时误吸的发生率并没有区别。而 Heylandl 通过 33 例患者的观察则发现，十二指肠或空肠喂养可明显降低胃食管反流和误吸。

随着肠道营养技术的引入，空肠内管饲的应用在我国也已引起临床的重视。许多医院目前正在积极开展，并进行深入研究。在笔者检索到的国内文献中 94% 对空肠造瘘的应用效果表示满意。但由于传统观念的影响，认为造瘘为有创途径，感染几率高；鼻空肠管不能代替鼻饲管等观点，许多有适应证的患者仍未及时得到应用，尤其是胃排空障碍和长期置管者。

虽然空肠内营养的优越性已得到多数有关专家的支持，但有关空肠喂养的置管方法、最佳置管位置、适用范围、实际疗效等许多问题目前仍在讨论中，且不断有异议提出，有待在临床实践中进一步完善。

（五）人工气道通气

1. **气管切开与机械通气**　气管切开或气管插管是误吸和发生肺炎的危险因素。气管插管时，由于咳嗽、上呼吸道抵御能力下降、咽肌萎缩、吞咽功能障碍等更易诱发误吸。从理论上分析，通气装置可预防误吸，但同时可刺激呼吸道分泌物增加，故实际上却没有起到此作用。另外，机械通气可增加腹压，也是导致胃内容物反流误吸的一个原因。有学者报道，患者机械通气支持每增加1天，吸入性肺炎的发生率就会增加1%。

2. **带气囊气管套管**　通过正压封闭气道，有效地预防气道分泌物进入肺中。套管压力控制于20~30mmHg。这种套管适用于急救中需要辅助通气的患者。出院回家的患者很少运用这种正压通气的套管，尤其是吉兰-巴雷综合征和运动神经元病。当患者可以自主呼吸后，就不需要正压通气了。这时，护理工作者需要将带气囊套管内的气体放掉，以避免压迫气管壁。

3. **无气囊气管套管**　适用于可自主呼吸但需要器械辅助排痰保持气道通畅以及长期气管切开的患者。但这种套管的使用也会导致误吸。另外，套管限制了吞咽过程中喉的上抬。

4. **窗式套管**　常用于拔管之前，而且常常小于用于开通气道的套管。窗式套管的另一个作用是有利于患者说话。当套管封管时，患者可以通过窗口呼吸，就好像套管开放一样。窗式套管不能置放过长时间，仅能使用3~5天，因为管壁较脆，容易内陷而导致阻塞气道。

5. **与气管套管有关的问题**　昏迷患者普遍使用带气囊的塑料气管套管，为防止长时间气囊压迫气管造成缺血坏死，定时放松气囊时气管不能完全封闭；吸痰时刺激患者咳嗽，腹压增高而呕吐；气管切开时位置过低；套管尖端刺激气管隆突部位，造成持续剧咳，均可导致食物反流。

6. **与气管导管气囊上滞留物相关的问题**　病原体常通过气管切开导管气囊的外壁进入下呼吸道的远端。尽管使用高容低压气囊导管，但含有大量微生物的口咽和气囊上滞留物仍可通过气囊皱褶进入下呼吸道，引起微生物在下呼吸道定植或感染。细菌的毒力、细菌接种量及机体的防御能力是影响医院内获得性肺炎发生的决定因素。气管切开患者的声门下与气管导管气囊之间的间隙常有严重污染的积液存在，构成了细菌储存库，成为医院获得性肺炎病原菌的重要来源。尽管目前普遍使用的是低压高容气囊气管导管，充盈后可封闭气道，无需定时放气，预防误吸有一定保护作用，但滞留物可通过充盈气囊皱褶处流入呼吸道产生误吸。为了避免此种情况发生，目前有一种市售的气管套管在气囊上增加了一个吸痰管，通过此吸痰管定时抽痰，在一定程度上可防止积聚在气囊上的痰液，渗漏到呼吸道。见图15-7。

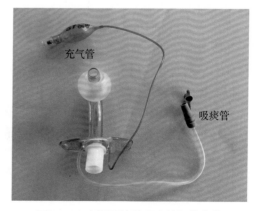

图 15-7　声门下抽吸痰液的气管套管

7. **鼻饲喂养有关的问题**　气管切开患者需长时间留置鼻饲管行营养摄入，插入鼻饲管或频繁更换鼻饲管时可引起咽不适或造成水肿，引起恶心、反胃；长时间留置鼻饲管可引起食管炎症或逆蠕动；喂养时体位不当，对胃造成挤压等因素均容易导致食物反流。

四、不同状态进食下误吸的护理干预措施

除合理选择鼻饲管,减少咽及食管的刺激,正确的管饲体位,适宜的喂养方式,合理安排吸痰时间等干预外,对带气囊套管的患者重点应采取如下措施。

1. 气囊压力的调节　由于气囊压力是决定气囊是否损伤气管黏膜的重要因素,压力过大易导致气管黏膜缺血性损伤甚至坏死,随后瘢痕形成而致气管狭窄,严重时可发生穿孔,导致气管食管瘘。相反,压力过小则充气不足,可导致气道漏气,发生潮气量不足、误吸等并发症,故调整气囊压力非常重要。比较适宜的气囊压力为 25~30cmH$_2$O。气囊压力测定的方法有很多,一般临床常用的有手捏气囊感觉法、定量充气法及气囊压力表测量法。气囊压力监测需测定 2~3 次/天,以维持一定压力,见图 15-8。

2. 气囊放气护理　气囊定时放气,可预防充气时间过长压迫气管壁导致的并发症。一般每 4~6 小时放气 3~5 分钟。无气囊上痰液抽吸管的气管套管,气囊放气前,可采用简易呼吸囊辅助清除气囊上滞留物,以预防其误入气道而导致吸入性肺炎,甚至窒息。气囊放气或充气应匀速缓慢,以免刺激支气管壁黏膜诱发咳嗽。

3. 预防肺部感染　机械通气的患者,口腔自洁作用较差易导致感染,应每日更换牙垫,加强口腔护理。由于气囊滞留物中存活的细菌多为耐药菌,即使少量进入肺部也可能导致严重

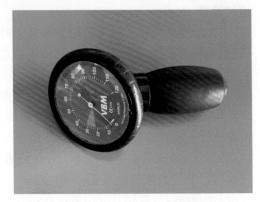

图 15-8　气囊压力测压表

的肺部感染,因此要格外注意防止气囊滞留物进入肺部。在患者自主呼吸恢复,撤离呼吸机与拔出气管插管之间的一段时间,不可直接将气囊置于放气状态。因为人工气道仍存在,没有气囊的作用,口、鼻腔分泌物会直接流入气道引起肺部感染,严重者可致呼吸困难,甚至窒息。给予患者鼻饲时,应将气囊充气,以免误吸或食物向气道反流。

应用特型气管导管定时或连续引流气囊上滞留物,也可降低医院获得性肺炎的发生率。

五、抗生素治疗

(一) 选用依据

1. 吸入性肺炎的病原学

(1) 口腔细菌清除能力降低与致病菌寄植:口腔清除能力降低可引起口咽部细菌寄植增加。早期研究发现干燥综合征患者和辐射引起腮腺炎患者口咽部革兰阴性杆菌寄植明显增加。Palmer 等用 ^{99m} 锝标记人血白蛋白注入口咽部后根据放射性衰减速度评估口腔清除能力,结果发现口腔有革兰阴性杆菌和金黄色葡萄球菌寄植的患者口腔清除能力明显降低,口服抗抑郁药的患者口腔清除能力也明显降低,有革兰阴性杆菌寄植的患者口腔弹性蛋白酶活性增加了 5 倍。弹性蛋白酶可改变细胞表面纤维联接蛋白结构,使上皮细胞表面细菌受体增加,更易于被细菌黏附寄植。细菌可以激活炎症细胞产生弹性蛋白酶等炎症介质,启动炎症瀑布效应进一步增加细菌寄植,形成恶性循环,最终形成有利于致病菌生长的环境。

(2) 不同来源患者的致病菌特点:长期住院患者或者护理机构的患者口咽部革兰阴性

杆菌和金黄色葡萄球菌寄植增加,常见的致病革兰阴性杆菌包括流感嗜血杆菌、铜绿假单胞菌、肺炎克雷伯菌、嗜麦芽窄食单胞菌和大肠杆菌等,CAAP 患者痰液还可分离到肺炎链球菌。Sumi 等发现 64.5% 的老年牙病患者(89/138)尖牙菌斑中分离到潜在的呼吸道致病菌,主要包括金黄色葡萄球菌(25.4%)、肺炎克雷伯菌(18.1%)、铜绿假单胞菌(18.1%)和阴沟肠杆菌(11.6%)。Russell 等发现长期居住在护理机构的老年人的牙菌斑比相同年龄的门诊牙科患者更容易发生潜在的呼吸道致病菌寄植。医院和护理院的患者经常使用制酸剂(H_2受体阻滞剂、质子泵抑制剂)和接受胃肠道营养,更容易出现胃肠道革兰阴性杆菌和金黄色葡萄球菌的寄植。Segal 等发现老年留置鼻饲管患者空腹胃液标本致病菌阳性率为 74%,主要为变形杆菌(26%)和大肠杆菌(22%);口咽部致病菌分离率为 69%,主要为变形杆菌(24%)和铜绿假单胞菌(21%),所以老年留置鼻饲管的患者胃部也是吸入性肺炎致病菌的重要来源。

(3)厌氧菌与吸入性肺炎:厌氧菌也是吸入性肺炎重要的致病菌,早期研究发现吸入性肺炎患者最常分离到的厌氧菌为拟杆菌属、消化链球菌属和梭形杆菌属细菌。El-Solh 等对95 例老年重症吸入性肺炎患者的病原学进行了研究,呼吸道标本在就诊 4 天内通过防污染支气管肺泡灌洗获得,培养结果为细菌菌落计数 $>10^3$CFU/L 为阳性结果,同时快速送检进行厌氧菌培养,结果显示 54 例至少分离出一种致病菌,11 例培养出厌氧菌,12 例为混合感染(其中 1 例分离到 3 种致病菌),作者为对老年吸入性肺炎患者应考虑使用覆盖厌氧菌的药物。

2. 大部分吸入性肺炎的发生,是由定居在上呼吸道或胃部的细菌引起引起吸入性肺炎发生的细菌常常是低致病力菌,如厌氧菌,它常常跟其他细菌一起构成正常菌落,而对于有误吸倾向的易感宿主,它则变成了致病菌。研究显示,老年人重症吸入性肺炎的病原体以混合感染为主。动物实验显示化学损伤后的肺易引起感染。临床研究显示,在疾病恢复过程中,13%~26% 的患者会发生二次感染。考虑到误吸时难以排除细菌感染的可能性,临床常常需要应用抗生素。

(二)推荐抗生素的使用

1. 抗生素选用原则　主要治疗办法是针对病原体使用抗生素,由于咳痰时检查厌氧菌无意义,所以常用的方法为气管内吸出物,支气管吸出物或脓胸液体的定量培养。在社区发生的获得性吸入性肺炎患者,一般有厌氧菌感染,但医院内吸入性肺炎一般涉及多种微生物,包括革兰阴性杆菌、金黄色葡萄球菌以及厌氧菌。革兰阴性杆菌和金黄色葡萄球菌是混合性感染中的最主要成分,这些微生物易于从咳出的痰培养中发现,体外药敏试验有助于抗生素的选择。

2. 具体抗生素选用

(1)青霉素:过去临床常采用青霉素治疗厌氧菌感染的吸入性肺炎和肺脓肿,通常采用静脉或大剂量口服的给药方式。然而,20 世纪 70 年代的相关细菌学的研究发现,大约有25% 的患者厌氧菌产生青霉素酶,因而对这种治疗产生了耐药。

(2)克林霉素:如考虑吸入性肺炎的致病菌是厌氧菌时,推荐克林霉素 600mg,1 日 2 次,静脉注射,随后改用 300mg,1 日 2~4 次,口服。

在对青霉素和克林霉素的治疗效果的临床对比实验中,结果显示在症状改善率和缩短退热时间上,克林霉素效果更好。对 100 名老年吸入性肺炎患者,采用随机前瞻性试验来评估克林霉素临床疗效。克林霉素 600mg 静脉注射,1 日 2 次,氨苄西林配舒巴坦半量使用

1.5g,1 日 2 次,全量使用 3g,1 日 2 次,静脉注射;帕尼培南 500mg,1 日 2 次,静脉注射。所有方案治疗效果相似。治愈率波动在 76%~88%。

（3）阿莫西林克拉维酸与甲硝唑联合用药:作为一线用药,已被证实的可供选择方案是阿莫西林克拉维酸 875mg,1 日 2 次,口服,联合甲硝唑 500mg,口服或静脉注射,2~3 次 / 天。

注意甲硝唑不可以单独使用,因为它在厌氧菌感染的胸膜和肺的病变中,有一半患者无效。导致这种情况发生至少有以下两种可能性:①甲硝唑抗微需氧菌和厌氧菌的活性丧失;②在对革兰阳性厌氧菌治疗活性上,甲硝唑比克林霉素相对减弱。因此,选择甲硝唑合用克林霉素或阿莫西林克拉维酸。

（4）抗生素的选用还可根据吸入性肺炎的性质来确定:社区获得性吸入性肺炎,可选用呼吸喹诺酮类或头孢曲松钠;小肠梗阻、抗酸药物应用时出现的吸入性肺炎,可选用哌拉西林 / 他唑巴坦,头孢他啶;长期住健康保障机构出现的吸入性肺炎,可选用哌拉西林 / 他唑巴坦,头孢他啶;牙周炎、脓臭痰及酗酒者出现吸入性肺炎,可选用哌拉西林 / 他唑巴坦或亚胺培南,呼吸喹诺酮类或头孢曲松钠 + 克林霉素或甲硝唑。但有些药物确切疗效尚未进行系统的研究。

（5）对于危重病例的抗生素经验性使用为氨基糖苷类或环丙沙星联合下述药物中的一种:第 3 代头孢菌素、亚胺培能、抗假单胞的青霉素或 β- 内酰胺 /β- 内酰胺酶抑制剂（如替卡西林加棒酸）。Tokuyasu 等认为美罗培南是治疗老年重症吸入性肺炎的有效药物。对青霉素过敏的患者可选用氨曲南加克林霉素。

（6）抗生素只用于控制继发性感染,而不主张用于预防细菌性感染,因用药既不能减少继发细菌感染的发生,又容易产生耐药菌株。

六、吸入性肺炎的物理治疗

物理治疗是康复治疗的主体,它使用包括声、光、冷、热、电、力（运动和压力）等物理因子进行治疗,针对人体局部或全身性的功能障碍或病变,采用非侵入性、非药物性的治疗来恢复身体原有的生理功能。物理治疗可以分为两大类,一类是以功能训练和手法治疗为主要手段,又称为运动治疗或运动疗法;另一类是以各种物理因子（声、光、冷、热、电、磁、水等）为主要手段,又称为理疗。物理治疗目的是配合抗生素等药物治疗,增强机体免疫能力,控制感染,促进炎症吸收,缓解症状,缩短病程,防止并发症。常用的有短波及超短波疗法、超声雾化吸入等。

（一）短波及超短波疗法

1. 作用原理　短波及超短波疗法是高频电疗法的一种,由于高频电流引起人体组织内微粒的运动,在组织内就可产生热效应,通常称为内生热。当以上变化的强度小到不足以产生体温升高的情况,高频电流仍可使离子,带电胶体,偶极子发生振动和转动,亦有可能改变组织内的生长、生物物理学特性,即电磁场振荡效应。如由于共振吸收产生的选择性点状产热;红细胞等带电颗粒沿电力线分布排列成串珠状;体内三种导磁性能物质受到高频电场作用而产生不同程度的磁化改变,以及细胞内染色质、线粒体等细胞器在电场作用下的活动共振现象和分子水平的改变等,由此而产生的生物学效应称为非热效应。这种非热效应在微观上对机体的生化和生物物理过程可产生一系列影响,如在无热量的高频电疗中,白细胞吞噬作用加强,急性炎症加速消退等现象。临床可用于急性、亚急性炎症的治疗。

2. 治疗处方　①体位:患者可卧位或坐位;②电极:用两个 150~200cm² 或直径 9~17cm 电极在胸部前后或两侧对置,皮肤距离 2~3cm;③剂量:急性期无热量至微热量,慢性迁延期微热量至温热量;④时间:每次 15~20 分钟,每日 1~2 次,7~15 次为一疗程。

3. 注意事项　①需在专门设计的屏蔽室使用;②月经期及妊娠期,恶性肿瘤,心、肝、肾的严重疾病,活动性结核,高热,过敏性体质等情况暂不宜行短波及超短波疗法;③患者胸部有金属植入物如心脏起搏器、冠脉金属支架等体内含有金属物质禁忌使用。

（二）超声雾化吸入

1. 作用原理　超声波发生器输入的高频电能,使水槽底部晶体换能器发生超声波声能,作用于雾化罐内的液体,破坏了药液表面的张力和惯性,使之成为微细的雾滴,吸入时可深达肺泡,使药物直接作用于呼吸道,局部药物浓度高,用药量较少。可减轻黏膜水肿,解除支气管痉挛,稀释分泌物使之容易排出。

2. 治疗处方　①体位:采用坐位、半坐位或侧卧位;②吸入方法:患者尽量放松,将导管含嘴含于口中,嘴唇包严,用口深吸气,以使雾滴进入呼吸道深部,然后用鼻腔呼气;③雾化药物:可选择硫酸特布他林（博利康尼）雾化液、对乙酰半胱氨酸雾化液、沙丁胺醇雾化液、雾化用布地奈德混悬液（商品名:普米克令舒）、雾化用复方异丙托溴铵（商品名:可必特）等;④配伍:目前常用生理盐水 2ml,雾化用布地奈德混悬液 1~2mg,雾化用复方异丙托溴铵 2.5ml 配伍而成。若痰液黏稠难咳,配伍中还可加用对乙酰半胱氨酸雾化液 1 支用于稀释痰液;⑤时间及疗程:每次 10~15 分钟,每天 2~4 次,7~15 次为一疗程。

3. 注意事项　①保持病室空气新鲜,环境整洁安静,室温 18~20℃,相对湿度 50%~60%;②雾化的药液应新鲜配制;③呼吸道畅通是雾化药物发挥作用的前提,雾化前应清除口鼻腔内分泌物,雾化中应及时清除痰液,以免发生窒息;④超声雾化产生的雾气主要为水蒸气,含氧量很低,应该配合氧气的误吸,防止低氧血症的发生;⑤嘱患者在治疗过程中,如有:头晕、胸闷、憋气、心悸及喘憋加重等不适表现,应及时通知护士,护士会根据医嘱调节治疗药物,间断使用或停止使用。

（三）光疗法

除高频电疗及超声雾化误吸治疗外,紫外线等光治疗方法也有一定治疗效果,可以选用。

（1）紫外线疗法:在病灶相应部位,分前、后、侧面三区照射,每区 200~300cm²,每日照射一区,自 4~6 个红斑量（MED）开始,重复照射增加 1~2 个 MED,共照射 7~15 次为一疗程。对促进肺炎吸收,减轻症状,缩短病程具有重要作用。但对病情严重者,不可使用紫外线照射疗法。

（2）氦 - 氖激光疗法:穴位照射肺俞、大椎、定喘等,每次 15~20 分钟,1 日 1 次,10~15 次为一疗程。能提高药物的抗感染作用和缓解咳喘,缩短病程。

（3）其他:对痰多吸收不良的迁延期患者尚可采用红外线,石蜡疗法,空气阴离子误吸疗法并综合应用呼吸体操。

七、纤维支气管镜的应用

（一）支气管镜在肺部感染的病原学诊断和经验性治疗

1. 急诊或内科重症监护室　部分重症肺部感染、呼吸机相关性肺炎患者,包括免疫缺陷合并肺部感染者,经验性抗感染治疗效果不理想,痰培养阳性率低、特异度差,难以达到

"精确""及时"的抗感染治疗。而经支气管镜无菌操作吸取的分泌物、保护性毛刷刷检物及肺泡灌洗液的细菌学培养敏感度高、特异度好,对于临床抗感染药物的应用有较强的指导作用。其中肺泡灌洗液病原学诊断敏感度40%~93%(中位数73%),特异度45%~100%(中位数82%);保护性毛刷采样敏感度33%~100%(中位数67%),特异度50%~100%(中位数95%);即保护性毛刷采样较肺泡灌洗液特异度高,敏感度稍差,是开展病原学检查科研的好方法。研究显示,对于机械通气患者,通过人工气道支气管镜引导下保护性毛刷采集下呼吸道标本对患者的生命体征没有明显影响,安全可靠。

(1)保护性毛刷的操作:支气管镜经声门-气管或者人工气道到达胸部影像显示浸润病灶最明显或镜下显示有脓性分泌物的区域,保护性毛刷经支气管镜吸引孔道进入并伸出支气管镜末端1~2cm后从保护性套管再推出毛刷,顶掉保护性毛刷末端的保护塞(相对分子质量4000的聚乙二醇),毛刷再伸出2cm采集标本,采样后将毛刷缩回到套管中。然后将有套管保护的毛刷从支气管镜中拔出,见图15-9。75%乙醇消毒套管末端,将毛刷伸出套管并浸入1ml无菌生理盐水中,充分振荡使标本在无菌溶液中均匀分布,然后送实验室进行微生物培养。细菌定量培养以≥10^3CFU/ml作为诊断肺部感染的阈值。

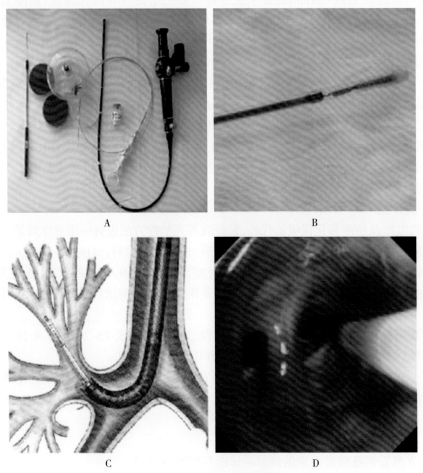

图 15-9 保护性毛刷的操作

A. 保护性毛刷操作用品;B. 保护性毛刷;C. 毛刷取样示意图;D. 毛刷取样内镜图

（2）支气管肺泡灌洗的方法：在肺部影像显示感染较重的叶段或镜下分泌物较多的叶段灌洗，一般为室温下（25℃左右）生理盐水即可。将支气管镜楔入肺段或亚段支气管，每次灌入生理盐水 10~20ml，总量 50~60ml，后经负压吸引入标本收集瓶，在 0.5 小时内送至实验室，通常在 2~3 小时内处理。细菌定量培养确定肺部感染的阈值定为≥10⁴CFU/ml，对于检验前应用过抗生素的患者应采用较通常低 10 倍的阈值作为标准。

在紧急情况下，应立即给予高浓度氧吸入，应用纤维支气管镜或气管插管将异物吸出。

下气道机械性阻塞可因吸入中性液体或颗粒性物质引起（如溺水者、严重意识障碍患者可吸入非酸性胃内容物或喂进的食物等）。此类患者需立即行气管吸引。

2. 支气管镜在气道管理和治疗肺不张中的应用　高龄、衰弱、具有多种合并的症患者（特别是脑卒中患者）及慢性阻塞性肺疾病的患者发生肺部感染后气道分泌物较多，同时其自主排痰无力甚至丧失排痰功能，导致痰液引流不畅，严重时阻塞气道引起肺不张，甚至导致呼吸衰竭（图 15-10）。而通常拍背排痰、气道湿化的作用不明显，支气管镜可以进入患者下呼吸道，便携式支气管镜一般可以到达亚段支气管开口进行吸痰、清除痰栓、痰痂，甚至可以给予局部盐水或药物灌洗治疗，配合拍背排痰，可以达到肺复张的目的。

通常采用肺泡灌洗的方法，将支气管镜楔入肺不张的肺段或亚段支气管，每次灌入常温生理盐水 10~50ml，总量 50~250ml，不应超过 300ml。

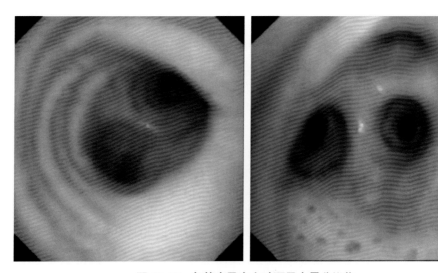

图 15-10　气管内及右上叶可见大量分泌物

3. 支气管镜在气管内异物治疗中的应用　误吸是急诊科经常能够遇到的急症，如吸入牙齿、笔帽、花生等，吞咽障碍患者尤其常见。通过支气管镜检查可以明确气管内异物的性质、嵌顿的位置，以及肉芽组织包被的情况等（图 15-11）。有一部分气管内异物可以通过支气管镜直接吸出或钳夹出来，操作简单。异物不能轻易取出者在明确诊断后转入呼吸科全麻后经硬质支气管镜取出，可以明显缩短患者救治时间，减少阻塞性肺炎、肺不张的发生率。

视频15-1

ER-15-1　支气管镜吸痰操作

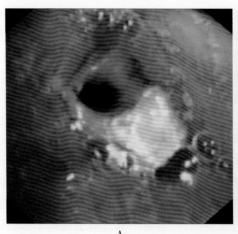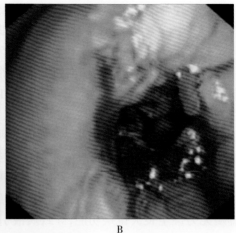

图 15-11 支气管镜下气管内异物
A. 取出前;B. 取出后

（周宇麒 安德连）

重 点 回 顾

1. 误吸是医院获得性肺炎病原体的主要感染途径。误吸的危险因素包括医源性因素、病理性因素、生理性因素。此外,年龄、房颤、吞咽障碍、男性、卒中严重程度等因素与卒中后误吸事件的发生直接或间接相关。不良生活方式也可能增加误吸的风险。

2. 根据误吸物性质的不同,吸入性肺炎可分为三种综合征,分别是化学性肺炎、细菌性肺炎、气道阻塞性肺炎。

化学性或气道阻塞性肺炎的临床特征是:①突然发生的呼吸困难;②低热;③发绀;④肺部散在湿啰音;⑤严重的低氧血症;⑥胸片显示病灶及其周围浸润影。

细菌性吸入性肺炎的患者没有急性感染的症状,但会出现以化脓、坏疽为特点的并发症,提示有厌氧菌感染。厌氧菌感染后吸入性肺炎的主要临床特点如下:①症状进展缓慢;②存在误吸易发因素;③无寒战;④咳出的痰标本培养阴性;⑤脓臭痰;⑥同时并存牙龈疾病;⑦胸部的 X 线或 CT 检查提示肺坏疽证据。

3. 针对鼻饲管的影响及潜在危险因素,采取的预防误吸措施如下:确保喂养管位置正确,听诊鼻饲管有无水下气泡,回抽胃内容物监测 pH 值,减少胃残余量,进食时给予合适的体位等。

对于经口进食或由管饲过渡到经口进食吞咽障碍患者而言,为预防误吸的发生,护士及照顾者要做到如下几点:①不要让患者在无人看护下进食;②如果患者从口进食,需严格遵守吞咽障碍评估后制定的饮食限制;③建议患者在进食中尽可能坐位,并保持躯干 90° 角,颈和头前屈有助于防止误吸;④观察患者进食中是否有咳嗽、呛咳、清嗓子或呼吸困难等表现;⑤保持安静的环境,减少干扰,最好没有电视干扰。特别是由管饲过渡到经口进食时,护士及照顾者必须监控过渡进程和逐步地谨慎地调整治疗计划,小心地防止误吸和反流的发生。

管饲患者及胃造瘘患者预防误吸的措施是确保喂养管位置正确,注食前评估胃残余量,应掌握食物的量、输注的速度、温度,注食时及注食后摆放合适的体位,并要做好口腔卫生护理,合理安排吸痰时间,鼻饲期间密切观察病情。患者一旦发生误吸,应尽快吸出口腔、咽喉、气管内的食物,情况较严重时可用纤维支气管镜冲洗,配合抗生素治疗。

　　人工气道患者除合理选择鼻饲管,减少咽及食管的刺激,正确的管饲体位,适宜的喂养方式,合理安排吸痰时间等干预外,还应合理调节气囊式气管套管的气囊压力,加强口腔护理。

　　4. 一旦发现患者误吸,应尽快调整体位,头部偏向一侧,吸尽残留在口腔和咽喉部,有可能导致气管阻塞的液体和食物。必要时,作气管插管和支气管镜灌洗,静脉使用抗生素以预防肺炎发生,严密观察肺部情况,如发生吸入性肺炎,则按其治疗原则给予相应处理。

　　如误吸中性液体或颗粒性物质临床处理的重点是用吸管吸出异物;如有大块物体阻塞在喉或咽,建议采用 Heimlich 手法,快速用力挤压上腹部,迫使膈肌上抬排出误吸颗粒;如误吸小体积颗粒不会引起严重的气道梗阻,主要治疗方法是吸出异物,通常采用纤维支气管镜检查或支气管内镜来操作。在吞咽治疗过程中,大多数语言治疗师、护士通常把治疗重点放在患者的姿势调整、吞咽手法或食物性状的改变上,以求通过改善吞咽功能进一步减少误吸发生的可能。

　　5. 吸入性肺炎治疗　抗生素选用的依据主要是吸入性肺炎的病原学。其抗生素选用原则主要是针对病原体使用抗生素,由于咳痰时检查厌氧菌无意义,所以常用的方法为气管内吸出物,支气管吸出物或脓胸液体的定量培养。在社区发生的获得性吸入性肺炎患者,一般有厌氧菌感染,但医院内吸入性肺炎一般涉及多种微生物,包括革兰阴性杆菌、金黄色葡萄球菌以及厌氧菌。革兰阴性杆菌和金黄色葡萄球菌是混合性感染中的最主要成分,这些微生物易于从咳出的痰培养中发现,体外药敏试验有助于抗生素的选择。

　　6. 超声雾化误吸的药物可选择硫酸特布他林雾化液、对乙酰半胱氨酸雾化液、沙丁胺醇雾化液、雾化用布地奈德混悬液、雾化用复方异丙托溴铵等。目前常用生理盐水 2ml,雾化用布地奈德混悬液 1~2mg,雾化用复方异丙托溴铵 2.5ml 配伍而成。若痰液黏稠难咳,配伍中还可加用对乙酰半胱氨酸雾化液 1 支用于稀释痰液。

　　7. 吸入性肺炎的物理治疗目的是配合抗生素等药物治疗,增强机体免疫能力,控制感染,促进炎症吸收,缓解症状,缩短病程,防止并发症。常用的有短波及超短波疗法、超声雾化吸入等。

　　气管切开所造成的吞咽功能失调是可逆的,在拔管后功能会得到改善。许多病例都可以发现在拔管后误吸立即减少,主要是声门下正压得到恢复所致,有些病例也可以完全恢复咽反射和喉反射。

参 考 文 献

1. Kadowaki M,Demura Y,Mizuno S,et al. Reappraisal of clindamycin IV monotherapy for treatment of mild-to-moderate aspiration pneumonia in elderly patients. Chest,2005,127:1276

2. Marik PE,Kaplan D. Aspiration pneumonia and dysphagia in the elderly. Chest,2003,121:328-336

3. Hinchey JA,Shephard T,Furie K,et al. Formal dysphagia screening protocols prevent pneumonia. Stroke,2005,

36:1972

4. Doggett. Prevention of pneumonia in elderly stroke patients by systematic diagnosis and treatment of dysphagia: an evidence-based comprehensive analysis of the literature. Dysphagia,2001,16:279-295

5. Setzen M,Cohen MA,Perlman PW,et al. The association between laryngopharyngeal sensory deficits,pharyngeal motor function,and the prevalence of aspiration with thin liquids. Otolaryngol Head Neck Surg,2003,128:99-102

6. Millns B,Gosney M,Jack CI,et al. Acute stroke predisposes to oral grammegative bacilli-a cause of aspiration pneumonia? Gerontology,2003,47:173-176

7. Rarmsy DJ,Smithard DG,Kalra L. Early assessments of dysphagia and aspiration risk in acute stroke patients. Stroke,2003,34:1252-1257

8. Mylotte JM,Goodnugh S,Naughton BJ. Pneumonia versus aspiration pneumonitis in nursing home residents: diagnosis and management. J Am GeriatrSoc,2003,51:7-12

9. 尚克中,程英升.吞咽障碍患者的误吸与吸入性肺炎.中国全科医学,2004,7:1712-1714

10. 李桂萍.普米克令舒与沙丁胺醇雾化误吸治疗毛细支气管炎疗效观察.中华现代儿科杂志,2006,3:261-262

11. 魏艳,段伟,权峰松,等.超声雾化误吸的护理.中国实用医药,2008,10:139-140

12. Marik PE,Kaplan D. Aspiration pneumonia and dysphagia in the elderly. Chest,2003,124:328-336

13. Mawdsley JED,Maleki N,Benjamin E,et al. Oesophageal perforation with asymptomatic lung abscess Formation. Lancet,2006,368:2104

14. Ding Ruiying,Logemann JA. Pneumonia in stroke patients:A retrospective study. Dysphagia,2000,15:51-57

15. Doggett DL,Tappe KA,Mitchell MD. Prevention of pneumonia in elderly stroke patients by systematic diagnosis and treatment of dysphagia:An evidence-based comprehensive analysis of the literature. Dysphagia,2001,16:279-295

16. Palmer LB,Albulak K,Fields S,et al. Oral clearance and pathogenic oropharyngeal colonization in the elderly. Am J Respir Crit Care Med,2001,164:464-468

17. Sumi Y,Miura H,Michiwaki Y,et al. Colonization of dental plaque by respiratory pathogens in dependent elderly. Arch Gerontol Geriatr,2007,44:119-124

18. Russell SL,Boylan RJ,Kaslick RS,et al. Respiratory pathogen colonization of the dental plaque of institutionalized elders. Spec Care Dentist,1999,19:128-134

19. Segal R,Pogoreliuk I,Dan M,et al. Gastric microbiota in elderly patients fed via nasogastric tubes for prolonged periods. J Hosp Infect,2006,63:79-83

20. El-Solh AA,Pietrantoni C,Bhat A,et al. Microbiology of severe aspiration pneumonia in institutionalized elderly. Am J Respir Crit Care Med,2003,167:1650-1654

21. Tokuyasu H,Harada T,Watanabe E,et al. Effectiveness of meropenem for the treatment of aspiration pneumonia in elderly patients. Intern Med,2009,48:129-135

22. 支气管镜在急危重症临床应用专家共识组.支气管镜在急危重症临床应用的专家共识.中华急诊医学杂志,2016,25(5):568-572

23. Marik PE. Aspiration pneumonitis and aspiration pneumonia. N Eng J Med,2001,344:665-671

24. Hoffmann S,Malzahn U,Harms H,et al. Development of a clinical score(A2DS2)to predict pneumonia in acute

ischemic stroke. Stroke,2012,43（10）:2617-2623

25. Metheny NA,Clouse RE,Chang YH,et al. Tracheobronchial aspiration of gastric contents in critically ill tube-fed patients:frequency,outcomes,and risk factors. Critical Care Medicine,2006,34（4）:1007-1015

26. Kikutani T,Tamura F,Tashiro H,et al. Relationship between oral bacteria count and pneumonia onset in elderly nursing home residents. Geriatrics & Gerontology International,2015,15（4）:417-421

27. Butler SG,Stuart A,Leng X,et al. Factors influencing aspiration during swallowing in healthy older adults. Laryngoscope,2010,120（11）:2147-2152

28. Gross RD,Jr AC,Ross SB,et al. The coordination of breathing and swallowing in chronic obstructive pulmonary disease. American Journal of Respiratory & Critical Care Medicine,2009,179（7）:559-565

29. Singh B. Impaired swallow in COPD. Respirology,2011,16（2）:185-186

30. 万桂芳,温红梅,谢纯青,等. 回顾性分析吞咽障碍患者发生窒息的相关因素及防范措施. 中华物理医学与康复杂志,2016,38（3）:205-208

第十六章　神经系统疾病与吞咽障碍

焦点问题

1. 不同部位的脑卒中吞咽障碍特点有什么不同？
2. 痴呆患者吞咽障碍治疗考虑的重点是什么？
3. AD 与 VaD 患者吞咽障碍有何异同？
4. 帕金森病患者的吞咽障碍治疗原则？
5. 脑外伤患者吞咽的影响因素有哪些？
6. 脑外伤患者的认知功能下降如何影响患者的吞咽功能？
7. 在硬皮病吞咽障碍中，哪个器官最常受累？
8. 肌萎缩侧索硬化导致的吞咽障碍有哪些表现？

中枢及周围神经系统疾病可以引起吞咽障碍，包括脑血管病、外伤、免疫性疾病、炎症性疾病及老化等。尽管导致脑卒中、神经肌肉变性性疾病、痴呆等的病因各不相同，但导致的吞咽障碍有一些共同点：①主要发生在老年人；②多伴有认知功能障碍（疾病直接导致、并发症或药物的副作用）；③神经肌肉的萎缩常常存在且进行性加重；④患者活动逐渐减少，直至卧床；⑤主要以口咽期吞咽障碍为主；⑥伴有误吸的风险。

急性起病（如脑卒中）的患者与慢性疾病的表现不同，后者表现为随着病情的进展误吸风险增加。随着年龄的增长，吞咽器官功能退化，误吸的风险也随之增加。

引起吞咽障碍的神经系统疾病包括：脑卒中、帕金森病、重症肌无力、肌营养不良、脑外伤、渐进性核上性麻痹、阿尔茨海默病和其他类型的痴呆、运动神经元疾病（肌萎缩侧索硬化）、吉兰-巴雷综合征、多发性神经病、延髓空洞症、多发性硬化等；神经肿瘤和其他的结构问题如：脑干内或脑干外肿瘤、颅底肿瘤等。

这些疾病不仅产生吞咽障碍，往往也会合并发声与构音障碍，为避免重复，本章侧重于常见的神经系统疾病吞咽障碍的处理原则，发声与构音障碍的处理见第二十章有关内容。

第一节　脑　卒　中

吞咽障碍是脑卒中患者常见的并发症，尽管发生率达到 50%~78%，但临床上常常被漏诊。吞咽障碍导致患者住院时间延长，并发症增加。脑卒中导致的吞咽障碍常常发生在急性期,大约一半的患者在一周内自然恢复。半球脑卒中导致吞咽障碍的发生率低于脑干卒中。吞咽障碍的恢复与未损伤侧半球的可塑性有关。

因此,应重视急性期吞咽障碍患者的确诊和处理。另外,还要重视急性期后患者仍存在吞咽障碍的影响因素,这些因素与患者可能继发的复杂情况相关,如营养不良、误吸、肺炎,甚至窒息死亡。详见第十三章、第十四章、第十五章有关内容。

一、脑卒中吞咽障碍的发生及恢复机制

脑卒中后吞咽障碍是由于皮质及皮质下结构损伤所致。传统观点认为,脑干及双侧半球受累可以导致吞咽障碍,现在认为孤立的一侧大脑半球卒中也可以导致吞咽障碍。功能影像学研究发现下列部位和吞咽功能相关:初级感觉运动皮层、脑岛、扣带回前部、内囊、基底节及丘脑。

皮层的功能重组引起吞咽功能的恢复。经颅磁刺激(TMS)对正常人的研究发现了咽部肌群双侧代表区,但不是对称的。单侧半球脑卒中导致的吞咽困难可能是吞咽的"优势半球"受累所致。

采用吞咽造影及 TMS 的研究发现,相对于脑卒中后吞咽障碍患者,非吞咽障碍患者损伤对侧的咽部代表区明显扩大。TMS 随访 1 个月及 3 个月发现,脑卒中后吞咽障碍恢复的患者非损伤侧半球咽部代表区较基线水平明显扩大。这表明在吞咽功能恢复过程中,损伤对侧半球的重组起到关键作用,详见第二十二章有关内容。

二、临床特征

脑皮层及皮层下损伤都会引起吞咽障碍,通常有以下特征:①吞咽唾液启动困难,咽唾液能力下降(也称干吞咽);②咽期启动延迟,运送迟缓;③口腔期不协调;④咽肌收缩减弱,咽期吞咽时间延长;⑤咽期清除能力下降;⑥误吸;⑦渗漏;⑧食管上括约肌松弛不能,进食时可能误吸。

这些临床症状与体征显示,脑卒中后从口腔期至咽期及食管期各阶段均可出现吞咽功能障碍,但不同部位脑卒中后吞咽障碍的特点则有不同侧重,皮层或核上结构受损(上运动神经元)影响了吞咽功能的控制和调控,而脑干下部吞咽核团(下运动神经元)的直接受损影响了支配吞咽肌肉的运动输出。脑干卒中后的可塑性机制并不清楚。与半球受损相反,脑干下部受损后导致的吞咽障碍恢复差可能是由于下运动神经元受损后可塑性差所致。现分述之。

（一）皮质脑卒中

1. 左侧大脑皮质脑卒中(left cerebral cortical stroke)　左侧大脑皮质损伤可导致失用和口腔期吞咽障碍。左侧大脑皮质前区脑卒中,可能出现吞咽失用,程度轻重不一,通常伴有某种程度的口腔失用症。其特征为食物放在口中,但没有舌的运动,导致口腔期启动延迟。如果不给任何吞咽的口语提示,让患者自行进食,反而表现出较好的吞咽功能。此类患者还会出现口腔通过时间延迟和咽期吞咽延迟,但通常咽部吞咽的动作基本正常。

2. 右侧大脑皮质脑卒中(right cerebral cortical stroke)　较之左侧大脑皮质脑卒中,咽期吞咽障碍更常见,包括咽部滞留及误吸。右侧大脑皮质脑卒中的患者会出现轻度口腔通过时间延长和咽期吞咽延迟。当咽期启动时,喉部上抬的时间也可能延迟,从而造成吞咽前

和吞咽时误吸。咽期运送时间延长,误吸发生率更高。

（二）皮质下脑卒中

皮质下脑卒中(subcortical stroke)往往影响返回皮质的运动及感觉通路。大脑皮质下脑卒中常导致口腔期控制能力下降及时间轻微延长(3~5秒),这是皮质下脑卒中的特点。咽期吞咽启动轻微延迟(3~5秒),由于咽期吞咽启动延迟,少数患者可出现吞咽前误吸;或因咽神经肌肉控制欠佳,产生吞咽后误吸现象。岛叶皮层及内囊受累与脑卒中急性期的误吸明显相关,皮质下脑卒中的误吸常常是短时间的。左侧脑室旁白质受损较右侧相同部位受损更容易导致吞咽障碍。

如果无并发症,患者需要3~6周的时间恢复经口进食;如果合并其他疾病,如糖尿病和肺炎,患者需要更长时间恢复功能。

（三）脑干卒中

1. 脑桥卒中(pons stroke)　通常导致严重的高张力,主要出现在咽部,造成咽期吞咽不出现或延迟出现,一侧咽壁痉挛性瘫痪或麻痹,喉上抬不足合并严重环咽肌功能障碍。

2. 延髓卒中(medullary stroke)　延髓是主要的低位吞咽中枢,该部位脑卒中通常引起口咽吞咽功能异常。延髓背外侧卒中可以导致严重吞咽困难,引起误吸。该部位受损可以导致同侧咽喉部及软腭无力或麻痹,影响了咽部吞咽的时相和协调性,也影响了食管上括约肌的控制。延髓背外侧卒中还可以导致共济失调和温度觉减退。

一侧延髓受损者的口腔控制能力接近正常或基本正常,但会有明显的咽期启动和咽期吞咽异常。临床上可以见到脑卒中后第1周的患者会出现咽期吞咽缺乏的情况,实际是咽期吞咽非常微弱,以致几乎无法察觉。脑卒中后第2周的患者逐渐出现咽期吞咽,但咽期启动明显延迟(通常10~15秒或更久)。

概括来说,脑干卒中后吞咽障碍包括两方面:①吞咽中枢损害引起的运动不协调;②皮质脑干束及脑神经受损后引起的运动减弱及感觉减退。这种综合效应在临床上表现为吞咽各阶段的不协调及吞咽和呼吸的不协调,以及皮质脑干束支配的肌肉力量下降(软腭、咽、喉、食管下段),也称为"吞咽不完全"。

尽管"吞咽不完全"不是个专门术语,但确实是对这类患者病理情况的描述。脑干卒中后吞咽不完全患者的临床特征表现概述如下:①咽期反应缺少或延迟,口咽期收缩减少,咽期收缩减弱,吞咽时有梗噎感;②喉上抬减弱,喉头关闭不全,饮水呛咳;③食管上括约肌开放不全或完全不开放,常在进食时有呕吐和反流;④整体不协调,导致误吸。

三、治疗策略

（一）治疗目标和决策

1. 吞咽障碍治疗的目标　①保证脑卒中患者的营养及水分;②预防误吸相关的并发症;③尽可能促进吞咽功能的恢复。

2. 吞咽障碍治疗策略　①调整食物质地,增加经口进食安全;②采用低风险进食方式及代偿策略来预防并发症如误吸和呛咳的发生;③监控经口进食量,预防脱水的发生;④补充饮食来保证足够的营养;⑤对于不能吞咽的患者采用管饲;⑥针对不同吞咽障碍的发生机制进行不同的康复训练。

3. 脑卒中后吞咽障碍处理指南

（1）重症昏迷患者，首先给予鼻饲保障营养供给。

（2）强化口腔护理，保持口腔清洁。

（3）患者神志清醒后由经过训练的护士来筛查吞咽功能、营养不良的危险因素。

（4）吞咽功能筛查有问题的患者都要进行详细的临床和（或）仪器吞咽功能的评估，侧重如下方面：①评估吞咽的能力；②确定吞咽的并发症；③确定影响吞咽和营养的相关因素；④推荐个体化的治疗方案，包括合适的食物；⑤监控身体是否脱水。

（5）在低风险进食策略时由经过训练的专业人员进行进食的适当辅助或进食时监控。

（6）出院后对患者及家属进行随访教育。

（7）对于经口和非经口营养要参考患者及家属的意愿，提供相关信息让他们选择。

（二）个体化治疗方案

治疗技术的选择应强调治疗要个体化。本书许多章节均涉及神经疾病的吞咽障碍治疗方法，可有选择地运用于脑卒中患者。除这些常用的治疗方法之外，针对不同部位的脑卒中应强调个体化治疗，下列建议可供参考。

1. 左侧大脑皮质脑卒中　治疗上可采用增加感觉刺激的方法，如加重食物的味道、增加汤匙压在舌的力量和温度触觉刺激，都可以促进吞咽失用患者的吞咽速度。

2. 右侧大脑皮质脑卒中　在治疗上针对咽期吞咽延迟可要求患者压低下颌和进行温度触觉刺激法。在延迟期间，采用声门上吞咽法和超声门上吞咽法来保护呼吸道，也可以进行活动度训练改善喉上抬。右侧大脑半球卒中患者有可能存在认知障碍和注意力不集中的问题，所以右侧大脑皮质脑卒中的患者较于左侧皮质脑卒中患者，恢复经口进食的时间要长些。

3. 皮质下脑卒中　治疗以改善咽期启动为主，喉部与舌活动度训练也有助于改善吞咽功能。

4. 脑干卒中与一侧大脑半球脑卒中的患者类似，脑干卒中患者也有一个恢复过程。

（1）脑桥卒中：治疗上包括：①改变进食姿势，如低头吞咽、转头吞咽（采用向患侧转头姿势）；②温度触觉刺激也有效，同时也会增加口咽的肌肉张力，治疗应有足够的耐心。每次治疗前，可以采用按摩来降低脸颊和颈部的肌肉张力。若环咽肌不开放或开放不全，应首选球囊扩张治疗。但闭锁综合征患者，其功能恢复比较缓慢和困难。

（2）延髓脑卒中：治疗上采用进行温度触觉刺激，据报道有一定作用。如果舌功能正常，训练患者通过舌的运动将口腔内食物推送入咽。

经吞咽造影等检查对脑干卒中所致环咽肌失弛缓症患者首先进行球囊扩张治疗。详见第九章第二节相关内容。

（三）注意事项

脑卒中吞咽障碍的临床表现和并发症需多方面考虑。脑干卒中后吞咽障碍的治疗方法除应遵守适应证外，也应随时间变化、病情改变做相应调整。

1. 气管切开术患者　吞咽各期必须仔细评估，气管切开术的患者建立的医疗档案应不同于未进行气管切开术的患者。

2. 轻度脑神经损伤患者　具有比重度脑神经损伤患者更好的生理恢复基础，应树立信心和采取鼓励措施。

3. 不能行走的患者　在恢复期所遇到的困难要比那些能独立行走或辅助下行走的患

者要多,应给予相应的运动、步态训练等。

(王强 窦祖林)

第二节 痴 呆

痴呆(dementia)最常见的是阿尔茨海默病(Alzheimer disease,AD)和血管性痴呆(vascular dementia,VaD)。前者也称之为老年性痴呆,这是一种以记忆减退、认知障碍、人格改变、言语和吞咽障碍为主要临床特征,以大脑皮层、海马等部出现大量细胞外淀粉样老年斑块、细胞内神经原纤维缠结、神经元进行性缺失等为主要病理特征的脑退行性疾病,严重威胁着老年人的健康与生活质量。

血管性痴呆以多发性脑梗死最为常见。多次皮层及皮层下脑卒中导致认知能力下降,伴有言语和吞咽障碍。

一、临床特征

不同类型的痴呆吞咽障碍的发生机制不同,临床特征除共同点之外,也有不同之处。AD患者吞咽的感觉缺失,导致口腔推送期延迟。然而VaD患者吞咽的运动功能下降,导致食团的形成和咀嚼困难,详见下述。

(一)AD与VaD吞咽障碍的不同点

1. AD患者吞咽液体时口腔推送时间明显延长 口腔推送时间的延长(通常超过5秒)可能与患者对食物的感知觉下降有关,需要长时间启动食物从口腔到咽腔的转运。AD患者吞咽的感觉功能下降,味觉和嗅觉功能均下降,与嗅觉通路中的神经炎斑和神经原纤维缠结有关。口腔推送需要舌前部从腹侧到背侧的逐渐挤压将食物推送到舌根部。AD患者进食液体食物时口腔推送时间延长,而咀嚼和食团形成困难的发生率不高,这与VaD正好相反。说明AD患者口腔感觉功能减退较运动功能下降更明显。AD患者口腔推送时间延长也与认知功能下降有关。

2. 大部分VaD患者在吞咽半固体食物时咀嚼和食团形成困难 咀嚼需要咀嚼肌的主动运动和舌各个方向的运动,皮质延髓束受损影响到支配咀嚼肌的三叉神经,也影响到支配舌肌的舌下神经。所以VaD患者的咀嚼和食团形成困难。

3. VaD患者咽喉部吞咽功能下降较AD患者更明显 咽喉部吞咽功能下降表现为舌骨喉复合体运动功能下降及会厌折返程度下降。VaD患者有较高的误吸率,包括症状性误吸及隐性误吸,隐性误吸率高于AD患者。咽喉部吞咽涉及运动功能,延髓梗死可以导致舌骨喉复合体功能下降及会厌折返程度下降。VaD患者皮质下白质、脑室旁白质及额叶病变可以损害皮层到脑干之间的皮质延髓束导致咽喉部吞咽功能下降。皮质延髓束受损影响到迷走神经,使引起咳嗽反射的传入感觉下降,包括喉部、气管、肺等,导致隐性误吸。

(二)AD与VaD导致吞咽障碍的相似点

1. AD与VaD患者口腔残留程度相同 两种类型的痴呆患者均可以出现口腔食物残留,随着病情进展,患者失用及口腔触觉失认症状加重,患者可能拒绝张口进食,或即使接受食物,食物放在口腔中不吞咽,导致残留程度逐渐加重。

2. AD与VaD患者会厌谷和(或)梨状隐窝残留的发生率均高,都有吞咽反射延迟 会厌谷残留是由于舌根部与咽后壁的挤压力量下降所致,咽部清除能力下降导致咽部残留,该功能下降是由于舌骨上抬、喉上抬、喉关闭、会厌折返异常所致。

周围神经感觉传入对于吞咽反射的启动具有重要的作用。感觉传入的神经包括三叉神经的下颌支、舌咽神经、迷走神经及喉上神经,传导来自于舌背部、会厌、腭弓、咽后壁等的感觉冲动。这些感觉冲动进行整合后传入孤束核,再传到网状结构,后者与三叉神经、面神经、舌下神经及疑核的运动神经核团相连接。VaD患者由于累及皮质延髓束,间接影响到吞咽反射的启动。AD患者口咽部感觉减退使吞咽反射启动延迟。

3. AD与VaD患者误吸的发生率高 痴呆患者喉前庭关闭不全,导致误吸发生率高。与吞咽相关的皮层包括中央前回外侧、额下回后部、额叶前外侧、岛叶前部等。痴呆患者的病变主要位于幕上结构,吞咽障碍的特点与脑干病变有所不同。脑干病变导致吞咽障碍的表现与受累的核团有关,如舌下神经核受累后舌的运动功能下降,食团保持和推送、舌前伸功能明显受累;如果疑核受累,主要表现为咽、喉及食管功能异常。皮层控制吞咽的启动、主动吞咽时的神经肌肉活动、舌骨上抬的时间及幅度、声带内收及食管上部收缩,因此痴呆患者吞咽的各期均出现异常。

二、治疗策略

1. 原则 维持最佳功能,保持营养和防止脱水应是治疗的最重要考虑。文献中,治疗的方法和目标尚无一致的共识。

2. 吞咽训练 主要采用代偿策略和间接训练。根据患者存在的具体问题采用不同进食方法,包括准备特殊食物、限制食物种类、改善食物味道、尽可能使患者保持坐位下进食,低头进食,注意口腔卫生。间接训练包括颈椎活动度训练,口唇及舌肌训练等。AD患者进行吞咽训练时侧重于感觉功能的促进,包括口腔感觉刺激,如食物的质地、味道、温度,使患者感受到食物在口腔内。对于VaD患者侧重于口腔和咽腔运动功能的训练,如促进口腔控制食物及咀嚼的能力。为了提高舌骨喉复合体的动度,可以采用Mendelsohn训练及神经肌肉电刺激。

3. 认知训练 对于口腔期吞咽障碍患者需要侧重进行意识控制训练,保证患者有足够的认知能力去配合进食。同时,选择最好的食物,准备的液体及其黏度应让患者感兴趣和能够接受,改变进餐环境、加强进食监督,通过口头提示、环境线索或直接给予帮助,或争取其他一些环境行为改变使进食更容易。

4. 营养与防止脱水 在所有的痴呆患者中,进食、饮水和吞咽功能的各方面下降到一定程度时,患者需陪护人喂食或需管饲。自20世纪80年代起,鼻饲进食在许多中心流行,但管饲需有技术的陪护人去操作才能成功完成。管饲结合口腔卫生、全身护理、药物治疗,才能不同程度地维护每位患者的健康与尊严。

5. 注意事项 对进展期痴呆患者来说,为了维持营养并减少误吸的可能,常推荐使用管饲,有关维持患者营养及防止脱水的最佳方法目前尚有许多争议。有证据表明,管饲不能减少误吸的风险,也不能阻止营养状况下降,不能延长生存期,对机体整体状况的改善无明显影响。

（王强 欧海宁）

第三节　帕　金　森　病

帕金森病（Parkinson disease, PD）是好发于老年人的常见的进行性中枢神经系统变性疾病。主要表现为主动运动执行障碍。其典型症状是静止性震颤、运动迟缓、肌强直和姿势步态异常等。发病原因不明，但是导致运动改变的直接原因是黑质分泌的神经递质多巴胺减少，从而使得自主运动时基底节功能受损。帕金森病患者中，吞咽障碍和构音障碍也很常见。

一、临床特征

（一）吞咽障碍

在 PD 患者中很常见，在吞咽的三个阶段中都会出现异常。吞咽的口咽期、食管期均可受损，以口腔期最常见。有文献报道 75% 以上的帕金森病存在口咽期吞咽障碍。僵硬和运动徐缓常出现在吞咽的随意阶段。言语运动受损、下颌关节活动度下降、头颈姿势异常常导致口腔期和咽期吞咽障碍。

1. 口腔期　帕金森病常存在舌肌震颤，舌后部抬高受限使食物残渣残留在口腔，推动食团时会出现典型的舌重复前后滚动的状况。吞咽开始时，舌中线部分将食团向后推送，但后段的舌常常没放低，使得食团又滚回前方。多次重复后的最后一次，舌才有足够的力推动食团向后运动，同时后段的舌也放低，食物得以通过。这种舌肌肉组织的"急步现象"与肌肉僵直、运动不协调有关。口腔的重复运动与舌骨峰速度增加有关，二者的相关性提示口咽部肌肉有相同的病理机制即运动的不协调和强制。其他表现包括流涎、口腔运送延迟、口腔残留、舌运动启动延迟、食物过早溢漏进咽腔、零碎吞咽等。

2. 咽期　常在口腔期吞咽障碍以后随着疾病进展才会出现，咽期受损常表现为咽吞咽延迟、咽清除力较差、喉上抬及闭合不够、喉渗漏和误吸。在咽期，部分患者启动延迟达 2~3 秒。由于咽壁收缩力和舌根后推力较弱，即使这种延迟的咽期启动后，吞咽后出现会厌谷和梨状隐窝的食物残留，会厌谷的残留远多于梨状隐窝的残留。连续吞咽后，残留的食物累积增多。PD 患者舌骨向前运动下降，在吞咽时食管上括约肌失弛缓，与渗漏和误吸相关。在疾病晚期，PD 伴有吞咽障碍患者误吸率大于 50%。伴有吞咽困难的 PD 患者较不伴吞咽障碍的 PD 患者会厌折返角度下降，呼吸道保护能力下降。PD 患者的运动减少及运动失调也表现在吞咽过程中，咽部结构的移动平均速度和移动距离均下降，但舌骨的移动峰速度增加，提示咽期吞咽的运动失调。

患者偶尔会出现环咽肌功能障碍，通常与喉部上抬不足、舌根和（或）咽壁运动不良有关。有研究报告指出，PD 患者发生环咽肌异常的比率较高。PD 患者口咽期吞咽障碍临床表现汇总如表 16-1 所示。

3. 食管期　PD 患者也可出现各种食管运动的异常，包括环咽肌异常、食管蠕动减弱，甚至出现自发的孤立的异常收缩，多部位收缩，这种收缩不能产生有效的蠕动，食管运送延迟，LES 异常和胃食管反流。这些异常除因病变本身导致外，还有可能与治疗药物的副作用相关。

表 16-1　PD 患者基底节病变口咽期吞咽障碍

口腔期	咽期
舌体震颤	咽峡残留
舌体反复推动	梨状隐窝残留
舌卷动延迟	气道渗漏
零碎断续吞咽	软腭抬升不能
软腭震颤	误吸
口腔残留	咽食管功能障碍

（二）构音障碍

帕金森病患者语言障碍很常见。其构音障碍属于运动低下型构音障碍（hypokinetic dysarthria），在疾病进展的某一阶段，这种类型构音障碍可高达 90%。语言和嗓音的表现常为响度单一、音调单一、低音调、重音减少、辅音不准确、有呼吸音或失声现象，语速变化多，有时言语短促，语速增快。

（三）认知功能障碍

帕金森病患者对自身吞咽障碍缺乏自知力，即使出现体重减轻、脱水和肺部感染时，患者也不会认为自己存在吞咽障碍，不超过 20%~40% 的 PD 患者认为自己有吞咽障碍，少于10% 的患者主动报告有吞咽障碍。当确认为吞咽障碍时，患者常承认口腔运动异常、咽异物感、进食时呛咳或梗噎。另外，食管期的异常表现常得不到患者重视。

此外，与进食有关的日常生活活动问题有时也会成为 PD 患者的一个重要问题，如影响食物准备和自我进食等的相关活动。如果缺乏适当的营养支持，这些问题直接会影响患者的营养状况和整体情况。

二、治疗策略

（一）原则

1. 与其他吞咽障碍一样，根据吞咽障碍的机制，确定 PD 患者吞咽障碍的治疗计划。

2. 由于 PD 是进展性疾病，干预策略也要随病程作相应调整。

（二）方法

1. 药物治疗　通常予左旋多巴治疗。有证据表明多巴胺递质替代治疗在吞咽功能改善方面有积极作用。因为药物是在药效时间内起作用，可尝试药物治疗配合进餐时间来共同改善吞咽功能。所以对患者来说，重要的是在药效发挥达最大时进餐。轻度或未察觉的PD 吞咽障碍患者在发病前几年在左旋多巴治疗后可能有未被察觉的吞咽功能的改善。在晚期患者，VFSS 检查发现 33%~50% 患者在药物"开"期吞咽功能较药物"关"期改善。

2. 吞咽功能训练　包括舌灵活性训练，舌肌力量训练，头、躯干及肩关节活动范围训练，这些训练可帮助患者加快吞咽启动。呼气肌肉力量训练（expiratory muscle strength training，EMST）及视频辅助下吞咽训练（video-assisted swallowing therapy，VAST）对于 PD 患者吞咽功能恢复时有效的。PD 患者要主动参与训练，口咽腔器官运动体操的效果不错，建议患者早晚做运动体操，每次 10 分钟左右即可，应坚持做下去，详见第九章第一节相关内容。此外,用力吞咽、Mendelson 手法、用力憋气练习和假声练习都可以采用,增强声带内收训练能力。如患者存在严重僵直,姿势改变困难,对这类患者可能需要调整饮食或采用非经口进食的方法。低头吞咽结合浓稠液体可以预防肺炎的发生。

3. 认知治疗　晚期患者可能伴有认知障碍,使得进食和吞咽更加困难。认知训练应成为治疗的一部分,用于改善患者认识能力、言语和吞咽障碍的自知力,促进患者主动参与治疗。晚期患者可能无法理解并遵从治疗手法的指令,采用代偿性策略可能有效。

4. 手术治疗　小部分帕金森病患者症状通过药物治疗及行为治疗较难控制,需考虑手术治疗。脑深部电刺激精准定位治疗对运动功能改善明显,但对于吞咽功能疗效的研究尚未取得实质性突破,包括刺激丘脑底核和苍白球,但疗效尚不确定。

(王强　窦祖林)

第四节　获得性颅脑损伤

获得性颅脑损伤包括脑外伤、颅脑肿瘤术后、波及脑干的颈椎损伤。尽管脑外伤后吞咽障碍发生率尚无准确报道,小范围的研究提示,超过 60% 脑外伤患者在急性期存在不同程度的吞咽障碍。另有报道显示,大部分脑外伤患者在伤后 6 个月可恢复部分吞咽功能。接受颅底手术的患者同样也存在损伤后组脑神经、脑干的风险。脑肿瘤手术损伤的程度与肿瘤的定位和性质有关。这些重要结构的损伤会导致语言、吞咽、气道保护障碍。除以上障碍外,患者还有经受因手术需要进行的软组织皮瓣重建,这些皮瓣的机械阻碍同时会引起感觉和运动的障碍。术后患者常常需要留置肠内管、长期气管插管维持通气、气管切开术,这些都进一步加重了吞咽障碍。

一、临床特征

(一)脑外伤

脑外伤(traumatic brain injury,TBI)后吞咽障碍表现与脑卒中类似,口咽期吞咽障碍突出,尤其是口腔推送延迟、咽期吞咽的延迟或消失。另外,一半患者出现舌控制及前后运动能力下降,1/3 的患者出现咽收缩力下降。此外,TBI 患者喉上抬幅度降低,会厌折返程度降低。存在误吸及渗漏,常常发生在咽期吞咽前。

TBI 患者的认知功能下降影响了患者的吞咽功能:

1. 注意力缺陷　警觉性和注意力影响了患者的吞咽功能。注意力缺陷与吞咽功能呈负相关。大部分 TBI 患者的注意力缺陷存在较长时间。这些患者对食物、食物的质地和味道无感知,也不知道进食的目的,不知道需要吞咽口腔内的食物,所以食物滞留在口腔,不对食物进行咀嚼或吞咽。缺乏持续及选择性注意力的患者容易受到外界或内在刺激的影响,注意力分散及进食时间延长,难以采用代偿技术进行治疗。

2. 冲动式进食　有些患者将大量食物放在口腔内不经过咀嚼即快速吞咽。如果有吞咽功能障碍,他们不能有效地将大量食物控制在口腔内,使误吸的风险增加。

3. 激惹　部分 TBI 患者出现激惹现象,这些患者忍耐程度下降,对于外界刺激反应增强,影响了吞咽功能。当食物在口腔时可以使患者发作,误吸的风险增加。

4. 记忆力下降 TBI 患者常常出现记忆力下降影响吞咽功能。记忆力下降的患者理解及保留指令的能力下降,特别是长句子,学习及保持新的策略的能力也下降。患者会忘记何时进食、适合进何种质地的食物、应该避免何种质地的食物等。

5. 判断及解决问题的能力下降 TBI 患者解决问题、判断力及推理能力的下降影响到患者的经口进食,学习特异性策略的能力下降,影响患者选择合适食物的能力,一次进食的速率和量的控制能力下降。

还有其他因素影响患者的吞咽功能,包括:①气管切开或呼吸机支持呼吸;②体力下降,自我进食能力差,此类患者在自行进食及进食某种食物时有一定程度的依赖;③鼻饲管对正常的吞咽也造成了机械性的影响。

（二）颅底肿瘤术后

吞咽障碍是颅底手术或颅底肿瘤常见的后遗症或并发症。高位迷走神经损伤导致同侧咽肌、声襞麻痹和同侧软腭麻痹。迷走神经不能调节环咽肌的松弛,咽肌运动不协调,食管运动丧失,胃反流及呕吐。还可能伴随其他脑神经损伤(如 CN-Ⅸ、CN-Ⅹ、CN-Ⅻ),产生明显的吞咽和呼吸问题。

（三）颈椎损伤

1. 颈椎外伤 无论是否存在脑损伤,颈椎受伤就会导致吞咽障碍。包括咽期吞咽启动延迟、喉部上抬和向前的能力不足,环咽肌开放不完全、舌根部运动能力下降、单侧或双侧咽壁功能异常。如果受伤部位在第 1、2 颈椎,患者无法感觉到吞咽困难,如伤在颈椎第 4~6节,喉部运动功能可能很差,并影响环咽肌的打开。颈椎受伤的患者偶尔会出现呼吸道入口关闭困难,往往是因喉部往前和喉部运动功能下降所致。在这类患者中,很少见声带无法关闭。声带关闭与喉部直接创伤与急救时呼吸道的处理有关(如气管切开的位置和插管),或与长期气管切开(6 个月或更久)有关,这些都会导致声带闭合不全。以上问题均有可能在使用带有气囊的气管套管后更加恶化,因为它限制了喉部的运动。颈髓损伤致四肢瘫痪的患者有 41% 伴有吞咽障碍,年龄、气管切开及鼻饲管是主要的危险因素,而脊髓损伤的平面、外科手术、使用呼吸机等则不是吞咽障碍的危险因素。

2. 前颈椎融合术 术后患者常因咽壁肿胀影响吞咽,也会因喉部上抬不足和向前的运动不足,造成呼吸道入口关闭能力不足和环咽肌开放能力不足,单侧或双侧咽壁运动能力减退也很常见。患者还有可能出现口腔期和咽吞咽启动延迟。

手术损伤周围神经、手术部位肿胀和颈部骨折金属内固定等都可使吞咽障碍加重。一般而言,患者的吞咽功能在术后 3 个月内会有明显恢复,恢复期的长短通常与并发症的多少有关。

二、治疗策略

（一）代偿性治疗

对于上述获得性颅脑损伤合并吞咽障碍患者而言,标准的行为干预方法包括食物调配、姿势调整、进食方式的改变和行为代偿,积极进行唇、舌体、舌根和喉部的抗阻训练体操。严重的脑外伤会伴随较多的并发症,如认知功能、交流及行为障碍,需要多学科团队治疗,有时需要改变进食途径,特别是伤后早期更常用。经适当临床干预后,随着脑损伤的功能恢复,患者经口进食能力也随之改善。

对于认知功能障碍的患者要采取相应的治疗策略如下：

1. 注意力缺陷　应该评估患者的口腔运动功能以及对运动刺激的反应能力。治疗要侧重于刺激技术，包括增加对于触觉、嗅觉、视觉及听觉的反应能力。对于选择性注意及持续记忆下降的患者，改善进食环境非常重要，包括安静的环境、短时及多次进食、每次进食一种食物等。

2. 冲动式进食　为减少冲动导致的风险，每次提供少量食物。每一次进食前让患者把杯子或勺子放下也有帮助。临床医师或治疗师使用言语、书写或触觉提示患者减慢进食速度，提醒患者进食时不要讲话。重复这些策略后患者的进食情况会有改善。

3. 激惹　为了减少患者的激惹状态，临床医师及治疗师要了解诱发激惹发作的刺激类型和强度，严重激惹状态的患者不适合经口进食。要定时监控患者的状态来确定患者是否适合进行进食训练。药物治疗会减轻患者的激惹状态，但也会影响吞咽功能。

4. 记忆力下降　对于记忆力下降患者，最有效的代偿策略是书写提示，如每日进食日程、应该进食何种质地的食物、提醒缓慢并进食少量食物、每次进食时吞咽 2 次等。还要教育患者特异性吞咽策略如声门上吞咽、Mendelsohn 策略。所有的进食指令应该记录在一个本子上，如果患者不能够阅读，可以采用图画、符号等提示方式。

5. 判断及解决问题的能力下降　书写提示使代偿策略步骤简单化并进行重复，可以代偿这类患者的判断及解决能力的下降。

（二）气道保护

这些训练包括喉部上抬的一系列运动，如用力吞咽、声门上吞咽法、超声门上吞咽。患者可独自训练，1 次 / 天，5 分 / 次，详见第九章第二节有关内容。

（欧海宁　窦祖林）

第五节　肌萎缩侧索硬化

运动神经元疾病（motor neuron disease，MND）为一组原因不明，选择性地损害脊髓前角、脑干运动神经核，缓慢进展性的神经系统变性性疾病，临床表现为上、下运动神经元瘫痪共存，而不累及感觉系统、自主神经、小脑功能为特征。其中肌萎缩侧索硬化（amyotrophic lateral sclerosis，ALS）是成人运动神经元病中最常见的形式。

本病特点是脊髓前角细胞和锥体束同时受累，出现广泛的肌萎缩肌束震颤，同时存在锥体束征。可以累及脊髓支配的上肢、下肢、躯干以及呼吸肌或延髓支配的腭、面部、舌、腭、咽和喉的肌肉。表现为混合性运动障碍，肌张力过高或过低导致吞咽运动不协调。

ALS 病因不明，病情进展呈进行性加重，部分患者能存活 5 年以上。25% 的患者在起病时就表现出皮质延髓束受损，该传导束受损的吞咽障碍症状明显且呈进行性加重。

一、临床特征

（一）吞咽障碍

吞咽障碍是主要并发症，具有如下特点：①在各患者中差异较大，发生的迟早、快慢不一；②吞咽障碍合并言语障碍是疾病的典型表现；③吞咽障碍出现较早，并发展迅速。

肌萎缩侧索硬化患者口腔期吞咽障碍主要表现为舌运动减弱，患者不能将食物在口中进行很好的咀嚼,而且对口中的食物不能有效地控制,唇闭合力量下降,导致流涎,食物溢出口腔,患者对黏稠食物的处理更加困难,因此会避免吃坚硬或需要咀嚼的食物。此外,软腭上抬功能减退。

由于食团向后运送启动咽期吞咽能力下降,咽期吞咽启动延迟,咽缩肌收缩无力,喉上抬无力,吞咽后会厌谷和梨状隐窝残留,继之发生渗漏与误吸。当疾病发展到后期,喉部上抬不足,呼吸道关闭不足,吞咽时食物进入呼吸道。很多患者因肌无力加重导致进行性吞咽障碍而出现营养不良、体重减轻。

皮质脊髓束损伤的患者通常在确诊后多年才出现吞咽障碍。他们的功能障碍与皮质延髓束患者的表现不同,通常表现为软腭上抬不足和咽壁收缩力不足。患者的首要表现可能是缓慢加重的体重减轻,而不会察觉到有任何吞咽问题。

ALS 所致吞咽障碍的功能可以分为三类:

1. 第一类功能　　不管是否有延髓麻痹症状,吞咽功能均保留,包括口腔期的口唇闭合、舌上抬、舌抵腭部;咽期的软腭上抬、喉腔关闭、食管上括约肌开放、会厌折返。

2. 第二类功能　　在非延髓麻痹患者中吞咽功能保留,但在延髓麻痹患者中受损,包括口腔期的食团准备及咀嚼、咽期的启动;咽期的喉上抬、舌骨前移、舌根部后移。

3. 第三类功能　　不管是否有延髓麻痹吞咽功能均受损,包括口腔期的食物推送、口腔食物残留;咽期的咽缩肌收缩及咽部食物残留。

（二）呼吸能力下降

在这类患者中也是很棘手的问题,犹如延髓吞咽中枢一样重要。当正在吞咽时,需要0.3~0.5 秒的呼吸暂停,这样才能保证安全的吞咽。如果患者吞咽时不能保证呼吸暂停足够长时间,难以协调呼吸和吞咽运动,误吸的危险就会大大增加,甚至导致窒息。误吸及其并发症可能是患者死亡的主要原因。因此在 ALS 患者的吞咽障碍评估和治疗时,医生需特别注意患者的呼吸能力。

（三）构音障碍

一般认为,ALS 患者的构音障碍表现为混合型,既有痉挛型又有弛缓型成分。ALS 患者可产生刺耳的嗓音,鼻音过重,后咽腔共鸣,说话时常有呼吸音,音调单一等。然而,吞咽障碍则由无力造成。

（四）ALS 患者吞咽障碍的分级

Hillel 等提出了 ALS 患者吞咽障碍的分级,见表 16-2。

表 16-2　ALS 患者吞咽障碍的分级

吞咽功能	分级
正常进食习惯	
正常吞咽	10
轻微异常	9
早期异常	
轻度吞咽问题	8
进食时间延长或一口量小	7

续表

吞咽功能	分级
食物质地改变	
软食	6
液体化食物	5
需要管饲	
管饲补充进食	4
管饲,偶尔经口进食	3
不能经口进食	
需要吸引器/药物来管理分泌物	2
分泌物误吸	1

二、治疗策略

(一)原则

对于吞咽障碍通常使用代偿的方法,并非进行主动运动,因为运动只会造成疲劳,加重吞咽功能障碍。帮助患者最大限度地使用残余功能或尽力减缓疾病的自然发展过程,应是重中之重。

(二)方法

1. 代偿治疗　代偿方法的使用包括姿势调整、感觉刺激、改变食物性状。通常使用声门上吞咽和重复吞咽方法预防误吸和加强咽喉部清除,不鼓励患者进行吞咽训练,以便保存进食和吞咽运动所需要的力量,必要时鼻饲。

早期使用温度触觉刺激通常会有所改善(可进行6~12个月),也可教会患者自行训练。但随着病情的进展,症状逐渐恶化,感觉刺激法的效果也越来越差。但只要喉部功能仍能适当地保护呼吸道,通过逐渐降低饮食的浓度,让其成为稀流质或稀糊状,仍可经口进食。

2. 手术治疗　胃造瘘术、留置鼻饲管也是常用的治疗方法,尽可能少地经口进食。ALS晚期常存在营养不良和呼吸衰竭。几乎所有的肌萎缩侧索硬化最终都将需要通过鼻饲管进食。环咽肌切开术对此类患者也是一种选择,但效果不佳。可能的原因是喉肌运动不良,咽、喉、口腔问题严重。这些因素使得患者无法产生足够的压力推动食物通过食管,即使UES开放也徒劳无益。

（王强　窦祖林）

第六节　肌肉性疾病

肌肉为吞咽提供动力,一些肌肉性疾病,如重症肌无力、多发性肌炎、眼咽性肌萎缩、硬皮病等,由于肌肉本身的病变,使吞咽功能受损,出现吞咽障碍。

一、临床特征

（一）重症肌无力

重症肌无力（myasthenia gravis，MG）是一种常见横纹肌神经肌肉接头疾病。是因运动神经和肌肉接头间乙酰胆碱神经递质耗竭引起的一种自身免疫性疾病。患者的运动启动完好，运动开始时力量最强。随着肌肉的重复运动，肌肉渐渐疲劳最终收缩无力。但吞咽活动要求持久性或重复性，所以很容易引起疲劳进而导致功能下降。临床上以肌肉易疲劳，晨轻暮重、休息后减轻为特点。常累及眼外肌、咀嚼肌、吞咽肌和呼吸肌，严重者延髓麻痹。

1. 吞咽障碍　新生儿中常见，成人发生率约6%~15%。最常累及咽肌和颜面肌肉，引起吞咽障碍、鼻腔反流和咀嚼无力。经检查可发现双侧咀嚼肌力和面肌肌力下降，咽反射和软腭上提减弱，因咀嚼肌易疲劳，对患者来说，进食流质比固体食物更容易。患者典型表现是在进食开始时往往很好，进食结束时感到疲劳。口腔期吞咽障碍相对较轻，但咽期吞咽障碍表现则比较严重，大部分患者出现喉上抬及会厌折返延迟，导致在咽期启动前即发生误吸。在咀嚼时舌根部与咽部封闭不全可以导致咽期启动前食团进入喉腔，增加了误吸的风险。舌根部向咽后壁挤压力量下降导致会厌谷食物残留，也增加了误吸的风险。咽缩肌力量下降以及环咽肌的失弛缓可以导致梨状隐窝食物残留。

6%~24%重症肌无力患者由于延髓麻痹致口咽期吞咽障碍，有时候吞咽障碍也可能是重症肌无力患者的唯一症状。

肌无力危象持续数小时后常会导致呼吸衰竭和四肢瘫。口咽期吞咽障碍和吸入性肺炎是重症肌无力危象的常见并发症。

2. 构音障碍　8%患者语言受累及。表现为弛缓型构音障碍，说话声音越来越微弱，休息后好转。

（二）多发性肌炎

多发性肌炎（polymyositis，PM）是肌肉组织自体免疫反应性疾病，它是一种以对称性肌无力、肌萎缩和肌痛为主要表现的炎症性肌病。

吞咽障碍常见表现为口干，咽期运送时间延长。咽喉部和呼吸肌受累时则发生发音、吞咽障碍和呼吸困难。病程波动，有自发加重和缓解，或呈慢性进行性，持续多年，在中年或老年妇女中更为多见。儿童及青年预后较好，偶见自行恢复者。

（三）眼咽性肌萎缩

眼咽性肌萎缩（oculopharyngeal muscular dystrophy，OPMD）是进展性神经系统疾病，主要特征是逐渐加重的吞咽障碍、眼睑下垂和面部肌力下降。常染色体显性遗传，男女均可发病，发病年龄40~50岁。

在该病被确诊前，吞咽障碍是主要表现并呈缓慢进展。由于患者的骨骼肌及平滑肌均被累及，导致咽压力过低、环咽肌开放不全、食管下段括约肌压力增高。应与环咽肌失弛缓症相鉴别。

（四）硬皮病

硬皮病（scleroderma）是以局限性或弥漫性皮肤及内脏器官结缔组织纤维化、硬化及萎缩为特点的结缔组织病，其主要特点为皮肤、平滑肌、骨骼肌、血管和食管出现纤维化或硬化。食管受累相当常见，以食管远端2/3居多，约占硬皮病的45%~90%。

吞咽障碍开始时,以固体食物吞咽困难为主。随着疾病的进展,表现为食管功能的异常,多伴有呕吐、胸骨后或上腹部饱胀或灼痛感,类似于反流性食管炎症状。舌的活动可因舌系带挛缩而受到限制。

二、治疗策略

(一)原则

与其他的神经性吞咽障碍一样,治疗主要从改善症状着手,使患者吞咽达到一种比较好的功能状态。

(二)方法

1. 代偿治疗　从行为代偿到食物调整的各种方法都有用,包括姿势调整、改变食物性状、少食多餐和其他一些主动的手法训练。

肌力训练在某些情况下则应谨慎使用,因为这种训练会导致肌肉疲劳。如果疾病本身使吞咽的肌力减弱,过量训练只会使这种情况进一步加重而不是改善肌力。建议患者应在肌力最好时进食,这个时间在服药后 1 小时左右。

2. 药物治疗　患者常常服用多种药物,如激素、免疫调节剂(症状加重时使用)、胆碱酯酶抑制剂(如溴吡斯的明)等。

3. 语言治疗　在试图进行改善功能训练的同时,语言治疗师对构音障碍给予相应的指导。除此之外,加强与患者和照顾者的沟通,这种沟通不仅可以了解患者服药后的效果,而且可以了解执行吞咽治疗计划后患者吞咽功能改善的情况。还应特别注意,这些疾病均为进展性疾病,治疗计划要随着患者病情和功能的变化随时进行调整。

(王强　欧海宁)

重点回顾

1. 根据其发病部位的不同,可分为皮质卒中、皮质下卒中和脑干卒中。左侧大脑皮质卒中常见口腔失用和口腔期吞咽障碍;右侧大脑皮质卒中,以咽期吞咽障碍更常见;皮质下脑卒中以口咽吞咽启动延迟为特点;脑桥卒中主要出现在咽,咽期吞咽不出现或延迟出现,部分患者吞咽造影可见环咽肌不开放或开放不全,可首选球囊扩张治疗;延髓卒中通常引起口咽吞咽功能异常。

2. 痴呆患者吞咽训练常与认知训练并重,保证患者有足够的认知能力去配合进食。同时,选择最好的食物,准备的液体及其黏度应让患者感兴趣和能够接受,改变进餐环境、加强进食监督,通过口头提示、环境线索或直接给予帮助,或争取其他的一些环境行为改变,使进食更容易。

3. AD 与 VaD 患者吞咽障碍的相似点包括:AD 与 VaD 患者口腔残留程度相同;AD 与 VaD 患者会厌谷和(或)梨状隐窝残留的发生率均高,都有吞咽反射延迟;AD 与 VaD 患者误吸的发生率高。

AD 与 VaD 患者吞咽障碍的不同点包括:AD 患者吞咽液体时口腔推送时间明显延长;大部分 VaD 患者在吞咽半固体食物时咀嚼和食团形成困难;VaD 患者咽喉部吞咽功能下降

较 AD 患者更明显。

4. 帕金森病患者与其他患者吞咽障碍治疗一样,首先确定 PD 患者吞咽障碍的治疗计划。由于 PD 是进展性疾病,干预策略也要随病程作相应调整。

5. 脑外伤患者有较多因素干扰吞咽功能,其中包括:①气管切开或呼吸机支持呼吸;②认知和交流障碍;③体力下降,自我进食能力差,依赖他人;④鼻饲管对正常的吞咽也造成了一定的机械性影响。

6. TBI 患者的认知功能下降将影响患者的吞咽功能,包括注意力缺陷、冲动式进食、激惹、记忆力下降、判断及解决问题的能力下降等。比如大部分 TBI 患者的注意力缺陷存在较长时间,这些患者对食物、食物的质地和味道无感知,也不知道进食的目的,不知道在需要吞咽口腔内的食物,所以食物滞留在口腔,不对食物进行咀嚼或吞咽。部分 TBI 患者出现激惹现象,这些患者忍耐程度下降,对于外界刺激反应增强,影响了吞咽功能,当食物在口腔时可以使患者发作,误吸的风险增加。TBI 患者判断及解决问题的能力下降将影响到患者的经口进食,影响患者选择合适食物的能力,一次进食的速率和量的控制能力下降。

7. 硬皮病患者吞咽障碍食管受累相当常见,以食管远端 2/3 居多,表现以固体食物吞咽困难为主。

8. 对于肌萎缩侧索硬化患者,吞咽障碍是主要并发症,具有如下特点:①在各患者中差异较大,发生的迟早快慢不一;②吞咽障碍合并言语障碍是疾病的典型表现;③吞咽障碍出现较早,并发展迅速。

肌萎缩侧索硬化患者口腔期吞咽障碍主要表现为舌运动减弱,患者不能将食物在口中进行很好的咀嚼,而且对口中的食物不能有效地控制,唇闭合力量下降,导致流涎,食物溢出口腔,患者对黏稠食物的处理更加困难,因此会避免吃坚硬或需要咀嚼的食物。此外,软腭上抬功能减退。由于食团向后运送启动咽期吞咽能力下降,咽期吞咽启动延迟,咽缩肌收缩无力,喉上抬无力,吞咽后会厌谷和梨状隐窝残留,继之发生渗漏与误吸。当疾病发展到后期,喉部上抬不足,呼吸道关闭不足,吞咽时食物进入呼吸道。很多患者因肌无力加重导致进行性吞咽障碍而出现营养不良、体重减轻。

皮质脊髓束损伤的患者通常在确诊后多年才出现吞咽障碍。他们的功能障碍与皮质延髓束患者的表现不同,通常表现为软腭上抬不足和咽壁收缩力不足。患者的首要表现可能是缓慢加重的体重减轻,而不会察觉到有任何吞咽问题。

参 考 文 献

1. Lorefalt B,GranérusAK,Unosson M. Avoidance of solid food in weight losing older patients with Parkinson's disease. J Clin Nurs,2006,15:1404-1412

2. Nagaya M,Kachi T,Yamada T. Effect of swallowing training on swallowing disorders in Parkinson's disease. Scand J Rehab Med,2000,32:11-15

3. Lavu K,Mathew TP,Minocha A. Effectiveness of esophageal dilation in relieving nonobstructive esophageal dysphagia and improving quality of life. Southern Medical Journal,2004,97:137-140

4. Miller RG. Examining the evidence about treatment in ALS/MND. Amyotroph Lateral Scler Other Motor Neuron Disord,2001,2:3-7

5. Nishiwaki K, Tsuji T, Liu M, et al. Identification of a simple screening tool for dyspHagia in patients with stroke using factor analysis of multiple dysphagia variables. J Rehabil Med, 2005, 37: 247-251

6. Kidneg D, Alexander M, Corr B, et al. Oropharyngeal dysphagia in amyotrophic lateral sclerosis: neurological and dysphagia specific rating scales. Amyotroph Lateral Scler Other Motor Neuron Disord, 2004, 5: 150-153

7. Sellars C, Campbell AM, Stott DJ, et al. Swallowing abnormalities after acute stroke: a case control study. Dysphagia, 1999, 14: 212-218

8. DanielsSK, Brailey K, Foundas AL. Lingual discoordination and dysphagia following acute stroke: analyses of lesion localization. Dysphagia, 1999, 14: 85-92

9. Prosiegel M, Heintze M, Sonntag EW, et al. Kinematic analysis of laryngeal movements in patients with neurogenic dysphagia before and after swallowing rehabilitation. Dysphagia, 2000, 15: 173-179

10. Perez I, Smithard DG, Davies H, et al. Pharmacological treatment of dysphagia in stroke. Dysphagia, 1998, 13: 12-16

11. Robertson S. The efficacy of oro-facial and articulation exercises in dysarthria following stroke. Int J Lang Commun Disord, 2001, 36: 292-297

12. Ertekin C, Aydogdu I, Yuceyar N, et al. Pathological mechanisms of oropharyngeal dysphagia in amyotrophic lateral sclerosis. Brain, 2000, 123: 124-140

13. Ertekin C, Tarlaci S, Aydogdu I, et al. Electrophysiological evaluation of pharyngeal phase of swallowing in patients with Parkinson's disease. Mov Disord, 2002, 17: 942-949

14. Ikeda M, Brown J, Holland AJ, et al. Changes in appetite, food preference, and eating habits in frontotemporal demential and Alzheimer's disease. J Neurol Neurosurg Psychiatry, 2002, 73: 371-376

15. Kalia M. Dysphagia and aspiration pneumonia in patients with Alzheimer's disease. Metabolism, 2003, 52: 36-38

16. Kawai S, Tsukuda M, Mochimatsu I, et al. A study of the early stage of dysphagia and amyotrophic lateral sclerosis. Dysphagia, 2003, 18: 1-8

17. Kluin KJ, Bromberg MB, Feldman EL, et al. Dysphagia in elderly men with myasthenia gravis. J Neurol Sci, 1996, 138: 49-52

18. Koopman WJ, Wiebe S, Colton-Hudson A, et al. Prediction of aspiration in myasthenia gravis. Muscle Nerve, 2004, 29: 256-260

19. Leopold NA, Kagel MC. Prepharyngeal dysphagia in Parkinson's disease. Dysphagia, 1996, 11: 14-22

20. Leopold NA, Kagel MC. Pharyngoesophageal dysphagia in Parkinson's disease. Dysphagia, 1997, 12: 11-18

21. Linke R, Witt TN, Tatsch A. Assessment of esophageal function in patients with myasthenia gravis. J Neurol, 2003, 250: 601-606

22. Nilsson H, Ekberg O, Olsson R, et al. Quantitative assessment of oral and pharyngeal function in Parkinson's disease. Dysphagia, 1996, 11: 144-150

23. Watt CR, Vanryckekhem M. Laryngeal dysfunction in amyotrophic lateral sclerosis: a review and case report. BMC Ear Nose Throat Disord, 2001, 1: 1-8

24. Cohen DL, Roffe C, Beavan J, et al. Post-stroke dysphagia: a review and design considerations for future trials. International Journal of Stroke, 2016, 11(4): 399-411

25. Vose A, Nonnenmacher J, Singer ML, et al. Dysphagia management in acute and sub-acute stroke. Curr Phys

Med Rehabil Rep，2014，4：197-206

26. Affoo RH，Foley N，Rosenbek J，et al. Swallowing dysfunction and autonomic nervous system dysfunction in Alzheimer's disease：a scoping review of the evidence. J Am Geriatr Soc，2013，61：2203-2213

27. Alagiakrishnan K，Bhanji RA，Kurian M. Evaluation and management of oropharyngeal dysphagia in different types of dementia：A systematic review. Archives of Gerontology and Geriatrics，2013，56：1-9

28. Affoo RH，Foley N，Rosenbek J，et al. Swallowing dysfunction and autonomic nervous system dysfunction in Alzheimer's disease：a scoping review of the evidence. J Am Geriatr Soc，2013，12：2203-2213

29. Suttrup I，Warnecke T. Dysphagia in Parkinson's disease. Dysphagia，2016，31：24-32

30. Lee WK，Yeom J，Lee WH，et al. Characteristics of dysphagia in severe traumatic brain injury patients：a comparison with stroke patients. Ann Rehabil Med，2016，3：432-439

31. Shem K，Castillo K，Wong S，et al. Dysphagia in individuals with tetraplegia：incidence and risk factors. J Spinal Cord Med，2011，1：85-92

32. Alhashemi HH. Dysphagia in severe traumatic brain injury. Neurosciences（Riyadh），2010，4：231-236

33. Suh MK，Kim H，Na DL. Dysphagia in patients with dementia：Alzheimer versus vascular. Alzheimer Dis Assoc Disord，2009，2：178-184

34. Kim YH，Oh BM，Jung IY，et al. Spatiotemporal characteristics of swallowing in Parkinson's disease. Laryngoscope，2015，125（2）：389-395

35. Cherney LR，Halper AS. Swallowing problems in adults with traumatic brain injury. Semin Neurol，1996，16：349-353

36. Murono S，Hamaguchi T，Yoshida H，et al. Evaluation of dysphagia at the initial diagnosis of amyotrophic lateral sclerosis. Auris Nasus Larynx，2015，42：213-217

37. Colton-Hudson A，Koopman WJ，Moosa T，et al. A prospective assessment of the characteristics of dysphagia in myasthenia gravis. Dysphagia，2002，17：147-151

第十七章　头颈部癌症与吞咽障碍

焦点问题

1. 头颈部癌症的主要治疗方法及可能导致的副作用。
2. 头颈部癌症患者并发的吞咽障碍有何特征?
3. 头颈部癌症患者放射治疗过程中,与吞咽障碍有关的并发症有哪些?
4. 头颈部癌症患者吞咽障碍治疗的干预时机、措施。
5. 口腔癌不同区治疗对吞咽功能有何影响?
6. 喉癌不同治疗方法对吞咽功能有何影响?
7. 气道缺陷保护的治疗包括哪些方法?

许多头颈部癌症(head/neck cancer)患者都会出现不同程度的吞咽困难。有些吞咽障碍的症状是由于癌症本身直接导致的,有些则是由癌症的治疗过程所引起。对于头颈部癌症患者而言,放疗(单独或联合手术)比手术治疗更容易导致吞咽障碍的发生。癌症治疗后发生的吞咽障碍目前认为是由于吞咽器官运动能力下降所致,表现为吞咽过程的时限延长和咽喉食管扩张受限,吞咽后的食物残留和唾液清除能力的下降,误吸的风险增加,或迫使患者频繁咳嗽。

头颈部癌症患者需要认真的、多学科医务人员的合作。这个团队的组成可能不同,但核心的成员包括头颈外科、肿瘤放射科、肿瘤内科、口腔颌面外科、社会工作者和康复方面的专家。其目的是为了明确癌症的特征并制定出全面的、最佳的治疗方案。本章将介绍头颈部癌症外科手术与放射治疗后的吞咽障碍特征,评估及其治疗策略。

第一节　口、咽、喉癌

一、口腔癌

(一)概述

1. 定义　口腔癌广义上是指发生于颊黏膜、上下牙龈、磨牙后区、口底、硬腭和舌前 2/3 区域的恶性肿瘤。通常口腔癌指发生于上述区域的鳞状细胞癌。

2. 相关解剖　口腔肿瘤的症状特点与其解剖部位关系密切。口腔分为唇、颊黏膜、口底、磨牙后三角区、舌体、硬腭和上颌骨下颌骨的牙槽突，详见第二章第一节有关内容。

口腔的供血动脉主要是颈外动脉的分支。口腔的神经支配可分为感觉神经、特殊感觉神经和运动神经。三叉神经的上颌支和下颌支支配口腔黏膜感觉的主要神经。舌神经（来源于三叉神经第三支）主要支配舌前 2/3 的感觉，味觉神经起源于膝状神经节发出的鼓索神经，并与舌神经相连。舌运动主要由舌下神经支配。咀嚼肌主要由三叉神经的第二、三支分支支配，而唇和颊黏膜由面神经支配。

3. 口腔癌的肿瘤分期　详见表 17-1。

表 17-1　唇口腔癌的肿瘤分期

肿瘤分期	特点
Tx	原发肿瘤无法评估
T0	原发部位无肿瘤
Tis	原位癌
T1	原发肿瘤直径≤2cm
T2	原发肿瘤直径 2~4cm
T3	原发肿瘤直径 4cm
T4a	唇肿瘤侵犯骨皮质、下牙槽神经、口底、面部皮肤（下颌、鼻部）
T4a	口腔肿瘤侵犯邻近结构（骨皮质、舌外肌、上颌窦、面部皮肤）
T4b	肿瘤局部非常广泛浸润，侵犯咬肌间隙、翼板、颅底或包绕颈内动脉

4. 口腔癌的治疗　口腔癌患者治疗前需要进行多学科的协作，包括语言治疗师、肿瘤放化疗医师、社会工作者等，有助于患者和治疗医生选择合适的治疗策略。最终的治疗取决于病变部位、位置、临床分期、病理、淋巴结情况以及治疗能力、方便程度、费用、配合程度和并发症等。

口腔癌通常选择手术治疗。许多口腔癌的切除可以达到较好的言语和吞咽功能的保留。但手术切除范围的大小、使用皮瓣修复的情况、是否需要手术后放化疗以及是否需要赝复体植入等，都对患者的口腔功能造成不同的影响。所以要进行个体化评估和治疗。

（二）临床症状

1. 口腔癌　口腔癌往往导致患者吞咽功能下降以及言语障碍等改变，除了疾病本身可引起吞咽障碍之外，还有单纯手术或放射治疗或者二者的综合治疗。一些辅助治疗如放射治疗通常会加重功能的损伤，见表 17-2。

2. 口腔癌不同区治疗后对吞咽功能的影响

（1）舌根与舌前部的切除将伴有明显的功能缺陷，舌体的作用相当重要，但研究表明保证正常吞咽最重要的区域仍然是舌根。舌根保留且功能完好，即使舌体被全部切除，患者也能通过学习达到安全进食的目的。舌切除影响口部的运送和控制，导致咽部吞咽活动不能顺利进行，增加了误吸的风险，口咽生理活动受到干扰。舌神经损伤导致舌感觉的缺乏，可减少患者准确感知食物的能力。

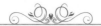

表 17-2 可直接导致吞咽障碍的治疗引起的并发症

治疗	并发症		
手术治疗	感染（真菌、细菌）		
	出血		
	呼吸困难		
	伤口裂开		
	皮瓣坏死		
	瘘管形成		
	味觉和嗅觉的改变		
	黏膜炎		
放射治疗	早期	皮肤和软组织的改变	
		黏膜改变	
		唾液分泌的质量和数量的改变	
	晚期	持续性的口干	
		牙齿放射性龋	
		皮肤和软组织的纤维化	
		舌运动障碍	
		口腔运动不良	
		口腔清洁不良	
		张口困难	

（2）口腔手术后的重建应当尽量保留功能、外形及残存的结构，并防止分泌物和食物的潴留。研究表明，与舌部分切除的患者相比，利用大皮瓣重建全舌的患者反而能进行吞咽。

（3）硬腭切除导致的口鼻瘘可进行赝复体的修复，但同时进行软腭半切除的患者不能简单地依靠赝复体修复，所以这类患者的吞咽较难恢复。

3. 口腔癌手术后吞咽障碍 详见表 17-3。

表 17-3 口腔癌手术后吞咽障碍

部位	病理机制
口面部肌肉缺失	a. 唇部的切除术 b. 口轮匝肌再次闭合的能力下降 c. 下颌边缘和舌神经的部分切除
拔牙	
口底切除术	a. 舌颌沟（舌体与牙槽的缝隙）的缺失 b. 舌体前部运动受限
舌切除术后	a.（口腔准备期）食团准备不充分

续表

部位	病理机制
硬腭切除术后	a. 口鼻间隔丧失 b. 鼻腔反流
下颌骨切除术后	a. 牙齿的缺失 b. 口腔括约肌的改变

（三）康复方案

1. 治疗原则　对患者来说,最重要的效果就是不影响疗效的前提下,能经口进食,避免气管造口、避免器械替代等。所以头颈部肿瘤患者的功能康复应达到:尽可能使患者的吞咽功能恢复到病前的状态;尽量减少由肿瘤及其治疗所导致的功能上的副作用;使患者对治疗后的功能恢复情况尽可能满意。

2. 介入时机

（1）治疗前评估:语言治疗师应当在口腔癌疾病诊断后即进行吞咽功能的评估,以此作为康复方案制定的基线。这个阶段吞咽的功能治疗对于许多患者来说常常是很突然的,导致患者依从性不高。但语言治疗师提供的恢复期望和多学科讨论的治疗方式,能减轻患者对于肿瘤治疗及其结局的恐惧和误解,有助于患者及其家属更好地接受并依从疾病治疗和康复。

（2）手术后康复:头颈部手术后发生的功能障碍与手术切除的范围和体积成正比。研究表明,手术后的相关功能障碍主要是唇舌的活动、舌根的运动、咽部活动、声门的闭合以及喉的偏移障碍。那么康复的重点因手术和重建方式的不同有所改变。

3. 康复治疗

（1）针对口腔癌临床治疗后的康复技术包括带有目的性的口腔强化训练、体位调节、治疗性吞咽运动及恰当的器械使用等。具体治疗方法可详见第九章第一节相关内容。

（2）口腔癌行舌体切除后需要进行赝复体植入康复,目的如下:①缩小口腔空腔的大小,能减少流涎的程度和增加共鸣;②提高说话和吞咽时与相邻结构的表面接触;③保护舌根脆弱的黏膜;④使食物能将食团送入口咽部;⑤提高社会参与性和适应性。

（3）部分舌切除后的辅助吞咽治疗:①对于舌前后运动障碍的患者可嘱头后仰位,能加快食物后送的速度;②向一侧倾斜头部能控制食团的运动;③使用热的物品增加前腭弓的感觉刺激强化吞咽启动;④舌头特定部位的味觉刺激能加强舌根后缩的力量和运动范围;⑤练习咀嚼湿的纱块或黏胶来锻炼食团的控制;⑥练习发 /d/、/t/、/g/、/k/ 等音训练残留舌体的运动能力。

二、口咽癌

（一）概述

1. 定义　咽部分为鼻咽、口咽和喉咽。口咽位于软腭水平以下与舌骨水平以上之间的结构。口咽癌包括软腭癌、咽后壁癌和舌根癌等。

2. 相关解剖　详见第二章第一、二节有关内容。

3. 口咽癌分期　见表17-4。

表 17-4 2002AJCC 口咽癌分期

原发肿瘤	特点
T1	原发肿瘤最大径≤2cm
T2	原发肿瘤最大径>2cm 但是≤4cm
T3	原发肿瘤直径>4cm
T4a	肿瘤侵犯喉、舌深层/外肌、翼内肌、硬腭或下颌骨
T4b	肿瘤侵犯翼外肌、翼板、鼻咽侧壁,或颅底,或肿瘤包绕颈动脉区域淋巴结

4. 临床治疗 口咽癌的治疗方案取决于控制原发灶的特定模式和颈部的情况。通常早期病变可以行单独放疗或手术治疗,病变较大时需联合使用两种方法。对于大多数病例来说,放疗是优先选择,因其治愈率较高,而且功能保留得更好。在一些进展性的病例中,针对口咽各亚结构的治疗基本相同。晚期的治疗则需要采取更积极的方案。

(1)软腭癌多选取放疗,或者手术后辅助放疗。若有缺损可用赝复体修补,见图 17-1。

(2)扁桃体癌早期首选放疗。放疗范围包括原发灶和同侧颈部,以及咽后淋巴结区。手术治疗通常会用经口或切开下颌骨径路切除原发灶。

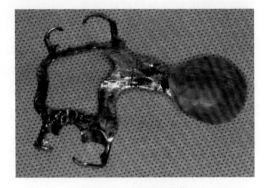

图 17-1 软腭赝复体

(3)早期舌根癌能通过根治性放疗或手术获得很好的治疗效果,见图 17-2。两者的局部控制率和生存率相当。但绝大多数会选择放疗,因为能够保留更好的功能和生活质量。

(4)咽壁癌早期通常也是选择放疗。治疗范围包括原发部位和双侧颈部,包括咽后淋巴结区。

(二)临床症状

1. 外科手术 详见表 17-5。

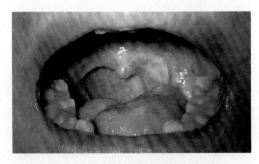

图 17-2 右舌根癌皮瓣修复术后

表 17-5 外科手术引起吞咽障碍的并发症

发生时期	并发症
手术中	神经损伤(三叉神经、面神经、迷走神经等) 血管、淋巴管的损伤 肺部的损伤
手术后及术后延期	瘘管 发声困难 下颌骨坏死

续表

发生时期	并发症
手术后及术后延期	关节强直
	颈动脉暴露
	淋巴水肿
	颈部肌群功能减弱

2. 放疗　放疗后遗症取决于总的放射剂量、分割方法、之前的或同步进行的治疗（如外科手术、化疗等）及靶点容积。

唾液腺受损导致的口干是放疗最常见的并发症。而唾液腺功能的保留是保证患者生存质量的重要部分，因为唾液在发音、味觉、咀嚼及吞咽食物方面都有辅助作用。避免口干症最重要的方法就是减少腮腺接受的放射剂量。Eisbruch 等对 152 例有腮腺病灶的患者予以调强适形放疗，将腮腺放射剂量控制在小于 26Gy 下，可以保留涎腺的基础分泌量。避免口干的另外一个途径是尽可能减少颌下腺的放射剂量。其中一种方法就是放疗前将颌下腺转移到颏下空隙中，Seikaly 团队进行了至少 2 年随访研究，96 例入组患者有 83% 恢复了唾液的正常分泌，与 38 例未接受颌下腺保留的配对队列研究对照组形成了鲜明的对比，对照组无一例有唾液正常分泌。该研究团队继而提出下颌下转位也能提高术后吞咽功能。

3. 口咽部手术后吞咽障碍　详见表 17-6。

表 17-6　口咽部手术后吞咽障碍

部位	病理机制
软腭	a. 舌颌沟（舌体与牙槽的缝隙）缺失
	b. 口咽部封闭压力的减弱或缺失
	c. 腭咽闭合不充分
扁桃体	改变了侧咽部的运动
舌底	a. 喉部保护的减弱或缺失
	b. 感觉缺失
	c. 喉上抬的下降或缺失

（三）康复方案

可参考上述口腔癌治疗。

三、下咽癌

（一）概述

1. 定义　下咽癌临床发病率较低。在美国最常见的原发部位是梨状隐窝（66%~75%），其次是咽后壁和环后区（20%~25%）。进行性吞咽困难，从进食固体食物开始发展到进食流质，是下咽下部肿瘤的标志性症状。声嘶的出现提示有喉部的侵入。

2. 相关解剖　详见第二章第二节相关内容。下咽是呼吸和吞咽的共同通道。此部位癌变后生理功能障碍有：①大的或带蒂肿块或因淋巴回流引起瘤组织水肿导致吞咽阻挡及呼吸不畅;②神经受累引起咽下缩肌和环咽肌间的神经肌肉功能协调紊乱导致吞咽障碍;③杓状软骨或喉返神经受累可致呼吸梗阻和误吸。

3. 下咽癌分期　见表 17-7。

表 17-7　下咽原发肿瘤分期

肿瘤分期	特点
Tis	原位癌
T1	肿瘤位于下咽的一个分区,且最大直径≤2cm
T2	肿瘤侵犯一个以上亚区或者一个临近部位,或者最大直径 >2cm,但≤4cm,不伴半喉固定
T3	肿瘤 >4cm 或半喉固定
T4a	肿瘤侵犯甲状软骨 / 环状软骨、舌骨、甲状腺、食管或中央区软组织(包括喉前带状肌和皮下脂肪)
T4b	肿瘤侵犯椎前筋膜,包绕颈动脉或者纵隔结构受累

4. 临床治疗　一般来说,患者行单独手术治疗或手术加放疗的效果比单独放疗或放化疗效果好。

Laccourreye 等报道了 34 例 T2 患者行环上半喉咽切除术的疗效,91% 患者术后常规接受 45~70Gy 照射剂量的放疗,91% 患者行术前化疗。31 例患者保留了吞咽功能,其中功能恢复的中间期是 19 天。同一研究中,7 例患者出现吸入性肺炎,其中 2 例因呛咳需行全喉切除术。3 例出现与食管狭窄相关的吞咽障碍。

王大铎等对 206 例保留喉功能的下咽癌切除术中,喉功能(发声、呼吸和吞咽保护)完全保留 139 例,喉功能部分恢复(发声和吞咽保护)67 例。梨状隐窝建成宽畅者能减少或避免误吸的发生。术时建成宽畅的下咽腔,整复舌根,重建喉上吊于舌骨、舌骨上肌群或下颌骨,有助于术后防止误吸和正常吞咽功能的恢复。

（二）临床症状

参见口腔癌、口咽癌和喉癌各种治疗后相关的吞咽病理特点,见表 17-8。

表 17-8　下咽部手术后吞咽困难

部位	病理机制
梨状隐窝	a. 侧咽后壁有瘢痕形成 b. 喉上神经的受损和感觉的缺失
咽后壁	a. 动态无感觉的皮瓣重建 b. 瘢痕形成和误吸

（三）康复方案

下咽癌虽然临床发病率低,但由于肿瘤多中心生长、沿淋巴管黏膜下扩散的高倾向性、就诊时肿瘤已处于进展期或淋巴转移、而且患者通常年龄较大,很难实现局部控制,多需要进行全喉切除术,从而带来相关的后遗症。因此多学科、个性化的处理方案是必需的。康复治疗师应该作为团队的一员参与患者治疗方案的制定。早期的介入要比手术后的介入更有意义。

四、喉癌

(一)概述

喉癌约占全身恶性肿瘤的 0.7%,是头颈部最常见的恶性肿瘤之一。

1. 定义 喉癌的症状以声音嘶哑、呼吸困难、刺激性咳嗽、吞咽困难和颈部淋巴结转移为主。有时伴有咽异物感、口臭和少量咯血。按照癌症病变位置分为声门上型癌、声门型癌和声门下癌以及贯声门癌。

2. 相关解剖 喉分为声门上区、声门区和声门下区。声门上区由会厌、室带、喉室、杓状会厌襞和杓状软骨。声门区包括声带和前联合。声门下区位于声带下方。喉声门区和声门上区的外侧界限为喉室的顶端。声门区和声门下区界限不明确。声门下区多认为是始于声带游离缘下 5mm 至环状软骨下缘。详见第二章第三节有关内容。

3. 喉癌分期 见表 17-9。

表 17-9 2002 年美国抗癌协会提出的喉癌分期系统

肿瘤类型	分期	特点
声门上型癌	T1	肿瘤局限于声门上区一个亚区,声带活动正常
	T2	肿瘤侵犯声门上区一个以上亚区或声门或声门上区以外的黏膜,不伴声带固定
	T3	肿瘤局限于喉腔伴声带固定和(或)侵犯以下任何部位:环后区、会厌前组织、声门旁间隙、和(或)轻度甲状软骨浸润
	T4a	肿瘤穿透甲状软骨,和(或)侵犯喉外组织。如气管、颈部软组织等
	T4b	肿瘤侵犯椎前间隙,包绕颈动脉,或侵犯纵隔结构
声门型喉癌	T1	肿瘤局限于声带(可伴前或后联合受累),声带活动正常
	T1a	肿瘤局限于单侧声带
	T1b	肿瘤侵犯双侧声带
	T2	肿瘤扩散到声门上和(或)声门下区,和(或)伴声带活动受限
	T3	肿瘤局限于喉腔伴声带固定,和(或)侵犯声门旁间隙;和(或)轻度甲状软骨浸润
	T4a	肿瘤穿透甲状软骨,和(或)侵犯喉外组织。如气管、颈部软组织等
	T4b	肿瘤侵犯椎前间隙,包绕颈动脉,或侵犯纵隔结构
声门下型癌	T1	肿瘤侵犯声门下区
	T2	肿瘤扩散到声带伴或不伴声带活动受限
	T3	肿瘤局限在喉腔伴声带固定
	T4a	肿瘤穿透甲状软骨,和(或)侵犯喉外组织。如气管、颈部软组织等
	T4b	肿瘤侵犯椎前间隙,包绕颈动脉,或侵犯纵隔结构

4. 临床治疗　喉癌根据其临床分期不同治疗方法不同,当然还受到患者医疗条件、主治医师理念,以及患者和家属意愿等的影响。一般来说,放疗是 T1 和 T2 病变的最初治疗,手术是放疗失败后的挽救治疗。

(1) 微创手术(包括支撑喉镜下声带黏膜撕脱、激光手术及等离子刀切除术)适用于 T1 及个别 T2 病变(不能耐受大手术或患者拒绝开放手术);

(2) 喉裂开手术适用于 T1 病变及部分 T2 病变;

(3) 部分喉切除术适用于 T2 及 T3 声门型喉癌,T1、T2 声门上型喉癌,部分 T3 的声门上型喉癌及个别 T4 病变喉癌;

(4) 全喉切除适用于病变范围广、不能行保喉手术的 T3、T4 喉癌及高龄或全身情况差的 T2 以上喉癌。

(二) 临床症状

1. 不同治疗方法对吞咽功能的影响　见表 17-10。

表 17-10　不同治疗方法导致吞咽障碍的并发症

治疗方式	并发症
全喉切除	咽瘘 咽腔狭窄 永久性气管造瘘
部分喉切除术	吸入性肺炎风险增高 声带麻痹 吞咽功能结构缺失 胃造瘘 喉狭窄
放射治疗	口干 黏膜炎 局部肌肉纤维化 环咽肌开放不佳 喉腔狭窄

2. 不同类型喉癌、不同治疗方法对于吞咽相关生存质量的影响

(1) 有研究者对不同类型喉癌治疗后的生存质量进行了分析,发现声门上型和声门下型在疼痛、气促、吞咽、口干、唾液黏稠、咳嗽等方面都比声门型不适更明显,而在多数领域声门下型比声门上型情况更差。在吞咽问题上声门上型在三组中最差,这与声门上型早期病变多选择水平部分喉切除术有关,而该术式最常见的并发症是进食呛咳。

(2) 不同临床分期者疼痛、吞咽、唾液黏稠、口干、咳嗽、补充营养等多个领域以及总健康状况有差别,晚期比早期者有更多的不适症状。然而临床Ⅲ期的患者比Ⅳ期患者吞咽问题更明显,这可能与部分Ⅲ期的患者做了部分喉切除术有关。

(3) 手术方式的选择对生存质量的影响始终是人们最关注的,因为部分喉切除术的目的正是保留喉功能以提高生存质量。部分喉切除术在对感觉、张口、咳嗽、进食管等领域比全喉切除者好,但在疼痛、气促、吞咽、口干、唾液黏稠领域不如后者。在部分喉切除术中,垂

直部分喉切除的吞咽功能较好,而水平部分喉切除吞咽问题明显;语言方面水平部分喉切除者较好,垂直部分喉切除次之,3/4 及次全喉切除者最差。

(4)术后放疗对疼痛、口干、唾液黏稠、咳嗽等领域有影响,且在多因素分析中,放疗是咳嗽症状的独立影响因素。这些不适症状符合放疗的常见并发症,如照射部位的皮肤损坏、腺体的破坏等。其中口干是最显著的症状,且研究表明口干是喉癌的长期并发症,且长期随访显示不适程度无明显缓解。

(5)永久性气管造瘘已经被多次证明为影响生存质量的重要因素。DeSanto 等调查了全喉、近全喉及部分喉切除术的生存质量,认为永久性气管切开是影响 QOL 的重要因素。

3. 康复方案 喉癌不同临床治疗方法后吞咽障碍的程度不同。有研究表明声门上水平部分喉切除术后 92.2% 患者吞咽功能能恢复正常,拔除胃管。有文献提到,行喉环上部分切除 - 环舌骨会厌吻合术者胃管留置时间平均为 15 天,全部能恢复经口进食。行喉环上部分切除 - 环舌骨吻合术者术后呛咳比较严重,术后平均胃管留置时间为 28 天,少部分患者需要行全喉切除术。全喉切除术后患者出现呛咳的机会几乎为零,但需要监控患者是否有食管狭窄导致的吞咽困难。

所以说,就诊于康复科的喉癌患者多为部分喉切除术后和放射治疗后的患者。首先需要对患者的疾病分型、临床分期、治疗术式、放射疗程和剂量等有详细的了解,其次选择需要进行哪些评估,最后综合患者的基础情况、心理承受能力和经济能力等选择适宜的治疗方法。具体评估和治疗方法见前面相关章节。

(李小霞 沈淑坤)

第二节 放射治疗后的吞咽障碍

在头颈部肿瘤的治疗中,放射治疗是一种常用的有效手段。放疗可以作为单独的治疗手段,例如早期的鼻咽癌、喉癌;也可以联合手术、化疗,作为综合治疗的一部分。在放射治疗的过程中,一些照射野内的正常组织不可避免地受到不同程度的照射和损伤,产生很多副作用。放疗引起的吞咽障碍是困扰肿瘤患者的常见副作用,据文献报道,头颈部放化疗后吞咽困难的发病率高达 50%。放疗被认为是吞咽困难的一个独立危险因素。为了减轻放射线带来的副作用,部位更加精准、剂量分布更加均匀的调强适形放射治疗(IMRT)现在越来越多地应用于临床,但是,由于头颈部肿瘤病灶毗邻正常组织,放疗带来的损伤难以避免,所以吞咽困难的发生仍然不容忽视。

一、病因和发病机制

放射治疗作为头颈部肿瘤尤其是鼻咽癌的主要治疗手段,也难以避免地对其周围的正常组织、肌肉、神经细胞、黏膜、腺体等造成不同程度的损伤,引起相应的病理生理变化,从而导致吞咽困难。射线对于头颈部不同部位的肿瘤损伤的机制大致相同,产生的吞咽困难症状也类似,因此,本章将一并介绍不同部位的头颈部肿瘤放疗后的吞咽困难。放疗通常同时损伤多种类型的组织,因此吞咽困难可能是多种病因同时发生作用。

（一）吞咽动力障碍

吞咽动力下降是放化疗后常见的副作用。有研究表明，手术联合放疗比单独手术损伤引起的吞咽动力障碍症状更重，持续时间更长。头颈部放疗容易引起后组脑神经损伤（CN-IX、CN-X、CN-XI、CN-XII），尤以舌下神经、迷走神经多见，舌咽神经次之。脑神经损伤多发生在放射治疗后半年至数年，潜伏期的长短和损伤程度与照射野、照射剂量有关。舌下神经损伤舌肌瘫痪、萎缩；舌咽神经损伤引起咽喉部及舌后感觉障碍，有时伴有腮腺分泌功能障碍；迷走神经受损会出现患侧软腭瘫痪，迷走神经食管支麻痹可致食管上括约肌失弛缓；舌咽、迷走神经常同时受损，造成构音障碍、咽喉部肌肉瘫痪。以上脑神经受损使舌肌、软腭、咽缩肌等食团咀嚼和运动的结构功能障碍及咽腔感觉消失，均可导致食物无法顺利推送入食管。除了脑神经损伤，放疗还可以引起肌肉、软组织的纤维化，使肌肉的活动性降低，从而加剧吞咽动力障碍。

（二）黏膜损伤

几乎所有接受传统放疗（每天一次）的患者都会出现黏膜损伤。通常在放射治疗后 3 周内出现，治疗结束后 2~6 周逐渐消失。黏膜损伤可以出现在口腔、下咽部、食管等部位。黏膜损伤的严重程度与放射剂量的大小密切相关。在放射剂量累计达到 10~20Gy 的时候，黏膜开始变白；超过 20Gy 的时候可以看到红斑。当放射剂量累计达到 30Gy 的时候，黏膜可以出现溃疡，并常覆盖假膜。射线会造成黏膜基底细胞的有丝分裂终止，从而使细胞的繁殖、更新停止。随着剂量增大，时间延长，放射部位出现黏膜下纤维化、硬化，柔软性降低；有时还会发生慢性溃疡和坏死，导致其深部的骨和软组织暴露。疼痛是溃疡性黏膜炎的典型表现，口腔的疼痛会影响患者主动吞咽的动力，从而引起吞咽困难。

（三）唾液腺分泌障碍

唾液腺包括腮腺、舌下腺和下颌下腺，人的腮腺是纯浆液性腺，下颌下腺由浆液腺和黏液腺组成，少量唾液腺主要分泌黏液。主要造成浆液腺腺泡的损伤，而对黏液腺腺泡无明显影响。射线损伤主要发生在腺泡和导管系统，引起腺泡萎缩和唾液腺的慢性炎症。尽管放疗后数月，腺泡细胞的分泌功能和分裂功能都有不同程度的恢复，但伴随着血管的退化和结缔组织纤维增生；最终腺体缩小并与周围组织粘连。

唾液量的减少可以在接受首次标准辐射剂量放疗 24~48 小时后就表现出来，并且在治疗过程中会持续性下降，严重者可以出现口腔干燥症（xerostomia）。唾液除了量的减少外，唾液的黏度随之增高，唾液中的 pH 值、IgA 含量也会下降。因为主要是浆液腺腺泡受到影响，唾液会变稠、变黏，导致口腔干燥，咀嚼和吞咽都会发生困难，大多数患者无法清除已变稠的唾液。口腔内正常的菌群发生变化，病原菌发酵。牙斑菌中的链球菌增加，从而损伤正常牙齿，使龋齿发生率增加。口腔干燥症是由于唾液腺的持久性损伤所致。由于缺少了与食团混合并湿润的唾液从而影响了食团的运送，从而导致吞咽困难。

（四）其他

1. 狭窄　约 8%~24% 的头颈部肿瘤放化疗患者出现咽部或者食管狭窄或者完全闭锁，从而阻断食物、液体经口腔吞咽的道路。放疗完成后平均 6~7 个月可以出现狭窄。

2. 对牙齿的影响　放疗对牙龈的损伤会导致牙齿疼痛。上文提到的口腔干燥导致的口腔细菌滋生是龋齿发生的危险因素。尤其是已有牙齿问题的患者，通常情况下在开始放疗之前就需要有牙科医生参与矫治。它可能会因为限制了患者咀嚼固体食物的能力而进一步使业已存在的吞咽障碍复杂化。

3. 味觉减弱　放射治疗使外周神经受损引起味觉、嗅觉受损。

二、临床表现

相对于单纯手术引起的吞咽困难,手术联合放疗不仅临床症状更加严重,而且治疗后恢复的情况不佳。由于射线损伤神经和肌肉、黏膜,患者会出现相应的临床症状。

(一) 吞咽障碍

由于吞咽动力不足,软组织纤维化,加上感觉减退、牙齿受损、唾液分泌减少,患者出现口腔期和咽期的咀嚼和吞咽障碍,食物通过口腔和咽喉的时间增加(尤其是黏稠物和固体),咽部的食物滞留增多;吞咽次数减少,动力不足,口咽吞咽效率降低。

(二) 黏膜炎

放疗使口腔黏膜变干、开裂、溃疡,严重的黏膜炎常导致口腔的疼痛,通常在治疗早期(首次放射治疗后 2~3 周)出现。吞咽时的疼痛不适感常使患者自主进食的意愿减弱,从而导致经口摄食减少,吞咽次数减少,营养不良,严重者可以造成水肿、体重减轻,有的患者因难以耐受口腔疼痛而终止头颈部肿瘤的放射治疗。疼痛引起的吞咽减少使食物在口腔和咽喉残留增加,从而增加了感染的机会。很多研究表明,黏膜的疼痛常常使患者感到不适,生存质量和幸福感受到明显的影响。由于吞咽功能受限,口服药物经口摄入的量减少,影响了药物的治疗效果。

按照 WHO 黏膜反应分为 0~4 级:0~1 级:无反应或黏膜充血;2 级:口腔黏膜稍有红肿、红斑、充血,唾液分泌减少、口干稍痛、进食略少;3 级:口咽部明显充血水肿,斑点状白膜、片状黏膜炎占射野区 50%,溃疡形成,有明显疼痛,吞咽疼痛,进食困难;4 级:片状黏膜炎占射野区 50% 以上,口咽黏膜极度充血、糜烂、出血,融合成片状白膜,溃疡加重并有脓性分泌物,剧痛、不能进食;可伴发热,需要终止放疗。

(三) 口腔干燥

唾液分泌减少使食团湿润的程度不足,增加牙齿咀嚼的难度。唾液分泌减少使食团的黏稠度增加,通过咽喉的时间也大大增加,从而降低了吞咽效率。不仅如此,口腔干燥严重影响了口咽部的感觉和进食的舒适感,从而削弱了患者的进食意愿,导致患者营养状况不佳。口腔干燥还会影响说话、睡眠、社会活动功能,造成患者的生存质量下降。

(四) 其他

吞咽困难的患者常同时伴有构音障碍,言语含糊不清,吐字不清晰。除此之外,患者常出现龋齿、牙齿残缺、脱落等,导致咀嚼功能下降。同时可以出现嗅觉、味觉减弱,从而引起患者食欲下降。

表 17-11 总结了头颈部癌症患者接受放疗后出现吞咽障碍的特点。表中列出的百分比数据仅供参考。

三、放射性脑损伤

放射性脑损伤(radiation induced brain injury,RI)为头颈部恶性肿瘤患者放射治疗后产生神经系统损害症状的疾病,是肿瘤患者放疗后的严重并发症,偶发于电离辐射事故中。

表 17-11 与头颈部癌症放疗有关的吞咽障碍

临床表现	发生率*
食团控制不良	63%
每次吞咽的量减少和试图多次吞咽	85%
进食时间延长	95%
吞咽频率下降	90%
口干	92%
疼痛	58%
味觉改变	75%

*百分比为估计值

（一）发病机制

关于放射性脑损伤的发病机制目前主要有四个学说：

1. 电离辐射的直接损伤　放射线（X线、γ线、带电或不带电粒子）照射脑组织后，受照射组织的细胞上原子被射线电离激发从而启动细胞损伤。DNA双链断裂（DNA double-strand breaks，DSBs）是放射过程中DNA的主要损伤类型，可直接导致关键基因的失活和突变，导致细胞死亡或功能缺失。

2. 放射后自由基损伤　自由基主要通过损伤细胞内大分子物质从而导致细胞损伤和坏死。此外，自由基还对线粒体、DNA、修复酶、转录蛋白等信号肽有调节作用，造成细胞凋亡。

3. 放射后血管损伤　放射诱导血管内皮细胞凋亡，引起血脑屏障的急性破坏。血管损伤的进行性改变包括血管玻璃样变导致血管壁增厚，从而形成血栓、栓塞和坏死。

4. 免疫及炎症损伤机制　放射线作用于神经细胞，使细胞蛋白质或类脂质发生结构改变，具有新的抗原性，产生自身免疫反应，引起水肿、脱髓鞘或坏死。受照射的神经胶质细胞也释放抗原如各种细胞因子，发生过敏反应，加重脑损伤。放射性脑损伤可能是以上一种发病机制，也可能是多种机制共同参与，损伤的过程是一个连续、动态的过程。放射后神经胶质细胞、神经元和内皮细胞迅速出现凋亡，而且微环境的改变如缺血/缺氧和炎症反应亦介导继发损伤和细胞死亡。

（二）临床表现

放射性脑损伤根据出现的时间分为急性期、早迟发反应期、晚迟发反应期。

1. 急性期　急性期症状常发生于放疗过程中或照射后数天至1个月，多数在7日内。当照射量超过脑组织的耐受范围时，可产生直接损害，如脑膜无菌性炎症反应，脑脊液分泌增多；血管内皮细胞损害，使毛细血管壁通透性增加，毛细血管周围和间质水肿，颅内压增高，因而在照射初期表现为头痛、恶心、呕吐、记忆力减退等症状，严重者可迅速转为意识障碍、定向障碍、共济失调，部分可在数日内出现昏迷，伴发心血管功能衰竭而死亡。急性期的脑损伤多数为可逆性过程，经脱水、激素治疗及停止照射后症状可减轻或消失。

2. 早迟发反应期　早迟发反应期常发生于照射后1~6个月，表现为嗜睡、恶心、呕吐、易怒、学习记忆力减退等，也可表现为一过性、自限性的疲劳感或局部神经系统症状的恶化。

（1）嗜睡综合征：嗜睡综合征多在完成放射治疗后 3~8 周出现，包括嗜睡、恶心、易激惹等，有些病例表现为头痛、恶心、厌食。症状的严重程度在不同患者中差别较大，轻者表现为轻度不适，重者每天睡眠时间超过 20 小时。因原发肿瘤或白血病接受全脑照射的儿童中，约半数可出现嗜睡综合征。磁共振多无特异性的发现，脑电图可显示非特异性的弥漫性慢波活动。该综合征是一个单向病程，症状可以在 3~6 周内完全恢复。皮质激素常可使病情改善，若患者未继续接受照射，多数患者不遗留任何症状，病情可逐渐好转。

（2）认知功能下降：认知功能包括感知觉、记忆、注意、语言、思维、想象及执行功能等。鼻咽癌患者放疗后的认知功能障碍可能仅表现出其中一种功能损伤，也可以表现为多种功能同时下降。放疗后认知功能下降主要影响注意力和近期记忆，也可与嗜睡综合征同时出现。Woo 等对 11 例鼻咽癌放疗后至少获得 6 年缓解的患者用简易精神状态检查量表（MMSE）对其认知功能进行评估，其中有 7 例出现进行性健忘，特别是对近期事件遗忘，且在抽象思维、语言推理和问题解决等功能上也出现了损害，甚至出现性格改变。

（3）假性进展（pseudoprogression）：假性进展最初见于胶质母细胞瘤患者在完成放疗联合替莫唑胺化疗后最初 2 个月内，症状上表现为原有胶质瘤的症状如嗜睡、头痛、恶心、呕吐或抽搐的程度加重。MRI 上显示病灶局部增强或水肿。临床和影像学改变通常在几个月后逐渐改善，部分患者进展至放射性坏死。由于假性进展在放化疗联合治疗患者中出现的比例高于单独放疗患者，目前认为假性进展可能与放射治疗和替莫唑胺之间的相互作用相关。

（4）菱脑炎：是早期迟发反应的一种，这种亚急性并发症需要和晚期的脑干放射性坏死相鉴别。放射野包括脑干的患者在放疗后约 1~3 个月出现构音障碍、复视、共济失调、眼球震颤和（或）听力损害，脑脊液呈炎症改变，MRI 以大脑白质病变为主要表现，此外，还包括脑干和小脑脚。症状常在数周至数月后自发缓解，罕见发展为昏迷和死亡，与其他早期迟发反应一样，该症状激素治疗有效。

3. 晚迟发反应期　症状多出现于照射结束后 6 个月到 7 年，根据病变的范围可分为局限性脑坏死和弥漫性脑白质损伤。局限性脑坏死症状和体征取决于照射部位，常表现为一侧运动、感觉和（或）神经反射障碍、失语、癫痫、意识障碍和精神异常等；弥漫性脑白质损伤可出现精神症状，包括人格改变、记忆力减退、精神错乱、注意力降低、学习困难、痴呆等，严重可致死。

（1）局灶性放射性脑坏死：即晚发性放射性脑坏死，其发生率为 3%~5%，常见于剂量大于 50Gy 者。潜伏期多为 4 个月至 7 年，发病高峰期为 15~18 个月。临床上常呈亚急性颅内占位性病变的表现，如颅内压增高、偏瘫、失语、癫痫发作和下丘脑功能紊乱，少数仅表现为记忆障碍。

鼻咽癌放射治疗后，由于其放射野临近颞叶，颞叶放射性坏死常见，这类患者常表现为癫痫发作。年龄、性别、放疗后时间、照射剂量、联合化疗与癫痫症状的出现无明显相关，全身强直阵挛发作（GTCS）是最常见的发作形式（43.75%），其次为简单部分性发作（25%）。

（2）弥漫性放射性脑损伤：弥漫性放射性脑损伤的临床表现为记忆减退和认知障碍，认知功能损害的程度从轻度认知功能障碍到痴呆，成人多表现为进行性痴呆、精神运动迟滞和步态障碍，儿童则可有智力下降、学习能力下降，且年龄越小者认知障碍越重。

放射导致的晚期迟发性认知功能障碍严重影响患者的生活质量,可能的危险因素有以下几方面:年龄是最重要的因素,痴呆在老年人(55~60岁)中发生率较年轻人(小于45岁)高;高放射剂量也会增加认知功能损害的风险,放疗联合化疗可能增加痴呆的发生率,甲氨蝶呤(MTX)可以增加认知功能损害的发生,其他化疗药如亚硝基脲、顺铂、阿糖胞苷或放线菌素D同样可增加放疗引起的认知功能损害的发生率。

(3)放射性脑血管病:放疗所致脑血管损伤,以引发颅外或颅内血管闭塞性病变最常见,病理特点和动脉粥样硬化相似。多数放射性血管损伤出现较晚,颅外血管损伤发生的中位时间是20年,颅内血管损伤发生的中位时间是7年。放射后颈动脉狭窄或闭塞还可继发眼动脉缺血,出现眼缺血综合征,如一过性黑蒙、视力下降、视物模糊。由于颅内血管病变,脑缺血可逐渐进展为梗死病灶,异常的血管吻合和血管网形成可导致烟雾病的发生,其主要临床特征包括部分性癫痫发作、脑梗死、短暂性脑缺血发作。儿童蝶鞍区肿瘤放射治疗最容易并发烟雾病。放射引起的颅内血管病变相对少见,有报道放射性颅内出血合并出现海绵状血管瘤和毛细血管扩张。

(三)临床评估

1. 客观评估　放射性脑损伤的诊断主要依靠病史、临床表现和影像学表现,最终确诊靠病理诊断。但因脑组织取病理风险较大,故影像学是目前主要的诊断方法。

(1)CT:早期无阳性表现,典型者表现为白质内均匀的"指状"分布低密度灶,边缘较模糊,伴有水肿和不同程度的占位效应,部分两侧不对称性病变或单侧病变可因脑室受压,中线向健侧或病变程度较轻侧移位,增强扫描无强化或轻微周边强化。晚期CT表现为圆形或椭圆形、边界较为光整的低密度区;CT值常显示其中心部分为液性,此时占位效应多不明显,甚至可以出现脑实质萎缩、中线向患侧移位等表现,增强扫描没有强化或轻度强化,强化的原因主要由于血脑屏障的异常通透性。

(2)磁共振(MRI):放射性脑损伤的影像学病理基础是水肿和脱髓鞘,脑组织中自由水和结合水的含量增加,早期MRI表现为损伤组织的T1、T2弛豫时间延长,即T1WI(T1加权像)呈低信号(图17-3A),T2WI(T2加权像)呈高信号(图17-3B)。晚期病变出现液化坏死,则T1WI信号更低,T2WI信号更高,与脑脊液相仿,由于血管损伤导致血脑屏障通透性增加,顺磁性对比剂(Gd-DTPA)增强扫描时可见受损区强化,强化后的病灶形态多种多样,可呈花环样、泥沙样,在强化病灶内可有散在低信号无强化区,为出现坏死的中央区(图17-3C)。

(3)磁共振扩散加权成像(DWI):DWI可检测不同组织及病灶水分子扩散的变化,利用测定表观扩散系数(apparent diffusion coefficients,ADC)对放疗反应和放射性损伤进行定量分析。急性期和早迟发反应期由于脑水肿ADC值明显增高,其敏感性高于常规序列MRI,可以作为早期监测的方法之一,ADC还可用来区分纯放射性坏死和纯肿瘤。放射性坏死中无论是囊变、水肿还是异常强化灶,其ADC值都显著高于正常脑组织,而在不同患者放射性坏死的异常强化灶之间比较,低ADC值与脑组织进行性或永久性损伤有关,即ADC值越低其永久性损伤的可能越大。

(4)扩散张量成像(DTI):扩散张量成像(DTI)是在DWI基础上施加6~55个线性方向的扩散敏感梯度而获得的图像,强调水分子扩散的各向异性,反映水分子在白质内扩散的优势方向,以显示脑白质纤维束的空间方向性和完整性。DTI能监测到放疗后脑组织在常规

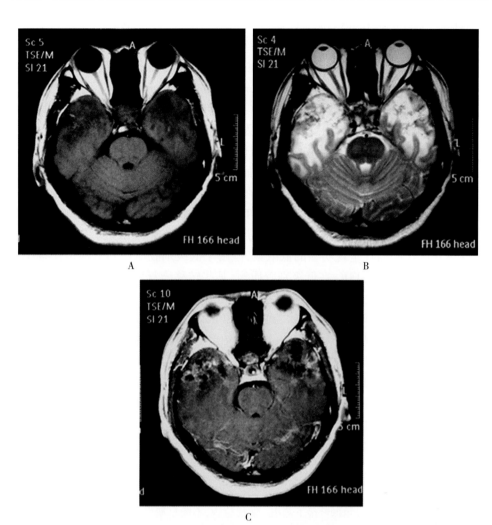

图 17-3　放射性脑损伤后 MRI 典型表现

A. 病灶在 T1WI（T1 加权像）呈低信号；B. T2WI（T2 加权像）呈高信号；C. 增强扫描时可见受损区强化，强化后的病灶形态呈花环样，在强化病灶内可有散在低信号无强化区，为出现坏死的中央区

MRI 上显示无异常的早期改变，并且其各向异性指标（AI）较 DWI 各向同性（ADCiso）值更敏感，尤以 1-VR 值最敏感。目前 DTI 在放射性脑损伤中应用的报道尚不多。

（5）磁共振波谱成像（MRS）：以化合物或单质的化学位移频率分布曲线来表示检查结果，是目前唯一能无创地直接获得活体组织细胞的生化和代谢信息的检测方法。MRS 主要有以下几种：^{1}HMRS、^{23}NaMRS、^{31}PMRS、[9]FMRS 及 ^{13}CMRS。目前临床常用于脑检测的是 ^{1}HMRS。^{1}HMRS 测定的代谢物有天门冬氨酸（N-acetyaspartate，NAA）、磷酸肌酸（phosphocreative，Pcr）和肌酸（creative，Cr）、胆碱（choline，Cho）、乳酸（lactate，Lac）。N- 乙酰天门冬氨酸（NAA）主要在神经元内，它的浓度含量代表神经元的数量和活性。这些化合物在磁共振波谱上都有其正常的位置和峰值，当放射线对脑组织细胞损伤时，脑内出现局部的生化环境改变，化合物浓度也发生一定的变化，其细胞代谢物的变化必然早于形态学的变化，H-MRS 则根据这种脑组织代谢变化，用波谱的形式来显示脑损伤的程度，确定损伤的病理改变的程度、损伤的面积和范围。

（6）磁共振灌注成像（MRP）：其机制主要与放射所致血脑屏障的破坏有关，因为对比剂Gd-DTPA 本身不能通过正常脑组织，如果存在 Gd-DTPA 的增强，即表明血脑屏障受到破坏，通透性增加。测量局部脑血容量（regional cerebral blood volume，rCBV）可提供病理血管信息，以精确地鉴别肿瘤复发和放射性脑坏死。缺乏新生血管的 rCBV 信息与放射性脑坏死有关，而富含新生血管的 rCBV 信息与肿瘤复发有关。

（7）磁共振血管成像（MRA）：放射性脑损伤在急性期和早迟发反应期的 MRA 无异常发现，晚迟发反应期多表现为损伤区血管减少、血管狭窄及血管变形移位等。

（8）正电子发射体层显像（PET）：PET 是在分子水平上反映病变组织的生化变化和代谢状态，F- 氟脱氧葡萄糖（FDG）是最常用的 PET 显像剂，恶性肿瘤为高代谢率，故 ^{18}F-FDG 能辨别放射性脑损伤，几乎所有的放射性脑损伤早期患者均出现损伤区的 ^{18}F-FDG 代谢抑制，在放射性坏死区比肿瘤灶呈现明显的低浓聚，但由于低级别胶质瘤和某些转移瘤代谢率与正常脑皮质接近，因此 ^{18}F-FDG 在低级别胶质瘤、某些转移瘤复发与放射性脑损伤的鉴别中常可出现假阳性和假阴性。

（9）单光子发射计算机体层显像（SPECT）：SPECT 是将能够衰变释放出纯粹 γ 光子的放射性核素标记的化合物引入人体内，并探测其在组织内分布的方法。^{201}Tl-SPECT 对脑肿瘤的定性价值不大，但能区分肿瘤复发和放射性坏死；^{99m}Tc-MIBI（甲氧基异丁基异腈）的敏感性和特异性略高于 ^{201}Tl-SPECT，对肿瘤边缘的显示比 ^{201}Tl-SPECT 更清楚，根据 ^{201}Tl-MIBI 在病灶的滞留率和滞留指数可以区分放射性坏死和肿瘤，但需排除假阳性现象。

几种放射性脑损伤的影像学表现比较见表 17-12。

表 17-12　几种影像学表现的区别

	特点	用途
CT	由于伪影干扰，CT 在显示颞叶最下部小的脑损伤及脑干损伤受到限制	常规检查，不能早期发现病变，多层螺旋 CT、双源 CT 可减少颅底伪影，但软组织分辨率仍不如 MRI
MRI	可多平面成像，较 CT 更清楚地显示颞叶灰质病变；T2WI 较 CT 在显示白质病变更敏感	首选检查，在有明显占位时，区别放射性脑损伤、肿瘤复发及转移癌困难
PET	可早期诊断放射性脑损伤	鉴别放射性脑损伤与肿瘤复发
功能成像技术		
MRP	可评估毛细血管床状态和功能，测量局部脑血流量图，提供病理血管信息	主要用于肿瘤恶性度的初步评价，有助于鉴别放疗反应、瘢痕或肿瘤复发
MRS	可实现无创、直接获得活体组织细胞的生化和代谢信息的检测方法	用于早期诊断放射性脑损伤，有助于鉴别放射性脑损伤与肿瘤复发；对放疗前后的脑组织代谢改变进行比较，还可作为疗效评价
DWI	反映早期神经元脱髓鞘改变	辅助诊断
MRA	难以精确检测未闭血管损伤并评估损伤程度	辅助检查

2. 主观评估　根据国家卫生计生委发布的放射性神经系统疾病诊断标准,放射性脑损伤根据病情严重程度分为四度,相关表格见表 17-13、表 17-14。

表 17-13　放射性脑损伤的分度标准

	Ⅰ度	Ⅱ度	Ⅲ度	Ⅳ度
主观指标	偶尔出现	间歇出现	持续出现	剧烈,可有昏迷
头痛、嗜睡智力下降记忆功能	思维判断力稍受损近记忆减退复杂工作有不便能工作和正常生活	思维判断力中度受损远记忆力下降近记忆力丧失,不能做复杂工作影响工作和正常生活	思维判断力严重受损远记忆力近记忆力均丧失,不能做简单工作生活需要适当帮助	思维判断力完全丧失完全定向力障碍妨碍日常活动生活不能自理
客观指标神经损伤认知障碍癫痫发作	少有神经体征思维判断力记忆力稍受损,能正常活动局限发作无意识障碍	有明显神经体征思维判断力记忆力中等受损,影响正常活,局限发作伴意识障碍	有固定体征影响语言视力等,严重智力损害,日常活动受影响全面性发作,有强直表现	偏瘫偏侧感觉障碍,失明、失语等,有昏迷,记忆丧失,需护理难以控制,意识丧失 > 10min
改良 Rankin 评分量表	≤1 分	2 分	3 分	≥4 分

表 17-14　改良 Rankin 分级量表(modified Rankin scale)

患者状况	分级标准
完全无症状	0
尽管有症状,但无明显功能障碍,能完成所有日常工作和生活	1
轻度残疾,不能完成病前所有活动,但不需帮助能照料自己的日常事务	2
中度残疾,需部分帮助,但能独立行走	3
中重度残疾,不能独立行走,日常生活需别人帮助	4
重度残疾,卧床,二便失禁,日常生活完全依赖他人	5

RTOG/EORTC 对正常组织的晚期反应(late effects of normal tissues,LENT)用主观(subjective)、客观(objective)、处理(management)、分析(analysis)进行记录,简称 SOMA 量表。其意义为:①主观:描述症状的程度、频率,即患者的主诉;②客观:即体征,通过体检、影像学检查及实验室检查得到结果,对其程度进行评估;③处理:如果症状、体征是能治疗的,分级较低;如果症状、体征顽固持久,需外科手术治疗,分级较高;④分析:用影像学及实验室检查可迅速计量,供分级使用。放射性脑损伤 SOMA 分级标准见表 17-15。

表 17-15　放射性脑损伤 SOMA 分级标准

	Ⅰ级	Ⅱ级	Ⅲ级	Ⅳ级
主观指标:头痛,嗜睡,智力下降,功能记忆	偶尔,轻微偶尔出现,能工作和正常活动,思维判断力轻度受损,复杂工作有不便,近记忆力减退,学习困难	间歇性,可忍受间歇性,影响工作和正常活动,思维判断力中度受损,远记忆力下降,近记忆力丧失	持续,严重持续性的;生活须适当帮助,思维判断严重受损,不能做简单工作,近、远记忆力均丧失	剧烈,难治的妨碍日常活动,可有昏迷,思维判断力完全丧失,生活不能自理,完全定向力障碍
客观指标:神经损伤,认知障碍,癫痫发作	很少有神经体征,能正常活动思维、判断力、记忆稍受损,局限发作,无意识障碍	有明显神经体征,正常活动受影响思维、判断力、记忆中度受损,局限发作,伴意识障碍	有固定体征,语言、视力等受影响,日常活动受影响,严重智力损害,广泛发作,有强直表现	偏瘫、偏侧感觉障碍、失明、失语等,需护理,有昏迷记忆丧失,不能正常思考,难以控制,意识丧失 >10min
治疗:头痛,嗜睡,癫痫,认知,记忆	偶尔使用非麻醉性镇痛药,行为纠正,一般调整	持续服用非麻醉性镇静药,行为纠正和偶尔用药,心理、社会、教育	间断使用大剂量类固醇药物,长期口服药物,专业物理疗法	非口服途径与大剂量类固醇,甘露醇或手术,静脉给予抗惊厥药物监护
分析项目:(均记录有 / 无,检查日期)				
神经心理	记忆、智商和注意力	IQ 值下降 10~19 分	IQ 值下降 20~29 分	IQ 值下降 ≥30 分
MRI	轻微损害			
CT(判定依据:肿胀、水肿、萎缩)				
MRS(判定依据:化学波谱)	局灶性白质改变,营养障碍性脑钙化	白质改变≤1 个脑叶坏死,局限于病灶周围	局灶性坏死伴有占位效应	明显的白质改变,占位效应需外科处理
PET(判定依据:代谢功能)				
CSF(判定依据:总蛋白、髓鞘碱性蛋白成分)				

(唐亚梅)

第三节　特殊问题的治疗策略

头颈部癌症患者常面临着癌症治疗和抗癌治疗副作用的挑战。目前多数关于头颈部癌症治疗效果的报道不一致,正因为如此,这类患者的最佳治疗方案仍有待于进一步探索。许多患者尤其是处于进展期的患者,常常需要接受手术和放疗的联合疗法。这种情况之下,治疗方案的制定必须要考虑到两种治疗手段的效应与影响。为了将复杂的临床问题简单化,在本节中将重点介绍头颈部癌症吞咽障碍的治疗及其策略。

一、食团运送困难的治疗

（一）口腔矫形处理

制定食团运送困难的治疗方案，首先需明确导致食团运送困难吞咽机制的改变。这些改变可能是由手术造成，也可能是放疗所致。常见的原因是吞咽器官组织的运动减少。外科手术可能切除了影响食团运动的吞咽器官的组织结构，如果吞咽器官的组织结构发生了缺损，颌面义齿修复医生可发挥重要作用。通过装配腭托、充填体、上颌矫形器或口腔内赝复体等，结合语言治疗师的专业训练，有助于改进患者的吞咽功能。腭托可帮助抬升软腭，因而可以改善腭咽的关闭。充填体可填塞手术切除形成的组织缺损。如果软腭（或部分硬腭）被切除，可借助充填体来分隔鼻腔和口腔。上颌矫形器是一种可以安置在硬腭（更像一个上牙托）上的赝复体，该赝复体可被增大或塑形，从而使之与力量已变弱或部分切除的舌之间的接触更容易。舌与腭的接触增多必然有利于改善口腔内食团的运送，有关口腔矫形具体措施详见第十一章第三节。

（二）代偿性治疗

某些情况下吞咽器官组织的运动功能受到限制（手术或放疗造成），此时可能需要改变头部的位置、使用特殊的进食工具和（或）改变饮食成分。有些病例进行关节活动度（如牵伸）的练习也会有帮助。

1. 头部体位改变　舌部运动受限的患者可通过仰头抬升下颌，借助于重力的作用将食团运送至口腔后部甚至进入咽。在这些病例中，需要良好的气道保护。如果患者无法保护气道，食团因重力的作用进入咽，误吸的风险将明显加大。另外，抬高下颌还可增加 PES 的压力。如果患者 PES 的开放存在问题，这种方法可能是禁忌。显而易见，这种体位技术要求形成的食团必须是通过重力易于在口腔内运送的，因而选食物仅限于一些流质、软食或可以液化的其他食物。

2. 辅助工具　是设计用来帮助患者在口腔后部放置相对固化食团的进食工具。如使用所谓的舌切除术匙羹，可帮助舌肌瘫痪或舌运动受限的患者将软性食物放入口腔后部。口腔内肌肉运动严重受限的患者可以用注射器或软管将食物送入口腔后部、咽，或者在某些病例中，干脆直接将食物送入上食管。有些患者可学习自己插胃管。

3. 牵伸练习　牵伸练习也是有帮助的，尤其是在瘢痕化或纤维化发展到任何口腔活动都严重受限之前。那些牙关紧闭的患者通过牵伸训练可增加张口的程度。

4. 针灸和功能性电刺激　中国传统针灸通过准确刺激各个穴位，刺激大脑的皮质脑干束，不同程度激活受损的迷走神经和舌咽神经，促进侧支循环的建立，增强受损神经的修复，改善咽肌、喉肌的功能。电刺激增加传入神经的兴奋性，引起肌肉收缩增加，改善咽喉肌、舌肌的功能。

5. 鼠神经生长因子　有文献报道新型的神经营养药物——鼠神经生长因子对于改善鼻咽癌放疗后的吞咽困难和生存质量具有明显的疗效。但是目前仍然缺乏更大规模的临床研究。

6. 其他代偿策略　其他练习和代偿策略对某些特定类型吞咽障碍患者的食团运送也是有帮助的，比如用力吞咽或者 Mendelsohn 方法。本书第九章第一节已详细介绍了各种练习和代偿的方法及其对吞咽生理和功能方面的影响,在此不再赘述。

7. 应用评价　吞咽障碍的最佳治疗策略就是在手术后尽早开始吞咽的治疗。接受放疗的患者在治疗过程中也会发生这种吞咽障碍。研究显示,在 3 个月就介入治疗比在第 12 个月再开始治疗其吞咽功能的恢复要好得多,所以开始治疗的时间对于治疗的结局有着重要的预测意义。PEG 可以用在治疗过程中和治疗后,用来保证患者营养和水分的摄入,直至经口进固体食物和流质重新恢复。在这种情况下,首先需要同患者保持接触,密切观察患者的情况;接下来开始吞咽治疗,或者对经口进食的可能性进行再评价,如果可以则考虑经口进食。

二、气道缺陷的保护治疗

气道保护的缺陷是由于喉口关闭不全所致。这种改变可能由于手术或放疗造成喉部解剖结构的受损,或造成喉部组织运动功能的受损。由此可见,气道保护治疗应努力将重点放在改善喉的关闭上。

（一）行为治疗

各种行为治疗技术已经被证实可以减少吞咽过程中的误吸。这些行为治疗技术包括点头吞咽、声门上吞咽和超声门上吞咽。

1. 点头吞咽　可以改善吞咽时咽运动的延迟。这种头部位置能缩窄口咽的开放,并可导致患者吞咽时舌的抬升。

2. 两种声门上吞咽　其作用在吞咽前关闭气道和通过轻微咳嗽以清除吞咽时残留在喉部的食物。这两种吞咽方法的区别在于超声门上吞咽法还包括用力屏气并保持以进一步增加咽关闭的程度。

3. 门德尔松手法　是通过改善吞咽动作的协调性而间接地改善气道保护。

4. 转头　可用来帮助一些患者保护气道,尤其是那些单侧咽病变的患者,该方法可使食团更加直接地、完全地贴合一侧咽。

本书第九章第一节已详细介绍吞咽障碍的这些行为治疗方法,详见有关内容。

（二）改善气道保护的手术

分为辅助性手术和彻底性手术两大类。

1. 辅助性手术　用于症状较轻、病程较短者。包括以下手术:

（1）气管切开术:常作为咽喉功能短期障碍首选的手术方法。通过气管套管的气囊充气,防止误吸,且吸痰方便。如吉兰 - 巴雷综合征,病变累及吞咽肌或舌咽、迷走、舌下等脑神经受累时,除呼吸困难外可以引起吞咽困难和感觉障碍。但气管套管影响喉和气管的上提,气囊或套管末端可能压迫食管,加重吞咽障碍。

（2）改善声门关闭的手术:适用于声门关闭不全的患者,如单侧声带麻痹、声带萎缩等,通过声带体积增加或声带内移矫治声门闭合不全。有两种常用的手术矫正技术,其中不移动声带的技术称为甲状软骨成形术,声门裂后端关闭不全者需同时行杓状软骨内收术。另一种方法是注射某些物质(通常是来自于患者自身的脂肪)至声带,称为声带注射术。声带注射材料目前多选用自体的组织,如脂肪、筋膜等。选择哪种技术方式取决于患者声门关闭不全的程度、手术者对每种技术的经验和患者的一般情况等,详见本书第十一章第二节有关内容。

（3）喉悬吊术：适用于舌根、咽、喉肿瘤切除者。在原发肿瘤切除的同期将喉与舌根或舌骨缝合，使喉体向上、向前倾于舌根下，即防护气道入口，又牵开位于脊柱和喉软骨之间的环咽，利于食团通过。

（4）环状软骨部分切除术：主要用于广泛咽、舌根切除术后误吸的预防。黏骨膜下切除部分环状软骨，同时行环咽肌切开术，改善吞咽功能，减轻或消除误吸。

2. 彻底性手术　即手术使气管和食管彻底分开，但喉的发声和呼吸功能丧失，呼吸改道，经气管造瘘口呼吸。因此仅适用于顽固性严重误吸，威胁生命，而且经上述保守治疗无效者。包括以下手术：

（1）喉腔喉模填塞术：气管切开后，内镜下放硅胶喉模，填塞喉腔，操作简单易行，防止误吸有效，喉模取出后可恢复喉功能，但长期耐受性差，易感染和肉芽增生。

（2）喉腔关闭术：需长期气管切开，有声门下、声门和声门上喉关闭 3 种术式，后者应用较多，因为能可逆性的恢复喉功能，对发声功能损害也小，但由于会厌的弹性和运动，术后声门上关闭处容易裂开，导致手术失败。

（3）喉气管离断术：适用于难治性误咽，特别是中枢性病变所致误咽患者。于第 3、4 气管环切断气管，近端气管和食管端 - 侧吻合，或者近端气管直接缝合封闭，不行气管食管吻合术，远端气管拉出颈部皮肤，形成气管造瘘口。如吞咽恢复正常，可再手术恢复喉气管通道，使发音、呼吸和吞咽功能恢复正常。手术中必须保护好双侧喉返神经，否则呼吸功能无法恢复。

上述手术方法详见本书第十一章第二、四节，在此不再赘述。

三、黏膜与肌肉变化的处理

当放疗造成黏膜和肌肉组织的改变进而影响到吞咽功能时，患者最关心的是通过怎样的治疗才可以使这些组织改变产生的影响降到最低。表 17-16 概括了头颈部癌症放疗后黏膜和肌肉组织改变常用的治疗方法。

表 17-16　头颈部癌症放疗后黏膜和肌肉改变常用的治疗方法

黏膜改变	肌肉改变
人造唾液	冷疗（如冰块）
水	牵伸活动
止痛药	各种运动锻炼
冰块	针灸和功能性电刺激
漱口水	肉毒毒素注射
凝胶	
处方药	
机械清洗	

（一）口腔干燥症

口腔干燥症（xerostomia）或口干（dry mouth）是由于唾液腺的持久性损伤所致。接受放疗后的患者水样唾液减少,导致口干,口腔与咽喉中有浓稠的黏液,使吞咽困难的症状加重。对其最有效的治疗方法就是预防。一旦口腔干燥症发生了,治疗手段主要包括唾液替代疗法(如使用水和甘油的混合物)和唾液腺刺激疗法(如应用盐酸毛果芸香碱等)。

1. 唾液替代疗法 唾液的分泌对吞咽功能非常重要。唾液可以湿润与溶解食物,以引起味觉并易于吞咽;唾液还可清洁和保护口腔,它可清除口腔中的残余食物,当有害物质进入口腔时,它可冲淡、中和这些物质,并将它们从口腔黏膜上洗掉,唾液还具有辅助消化的功能。与之相反,唾液的减少则会影响到口腔和牙齿的健康。人造唾液已经商品化,可用来替代丧失自身分泌的"自然"唾液。人造唾液目前有很多种类,如漱口水、喷雾剂、凝胶剂,甚至包括咀嚼的口香糖。经验表明,有些患者使用它们有帮助,而另一些患者则无效。

许多患者报告,针对口干他们随身携带一种水化瓶以备必要时应用。这些患者也经常在进餐时使用液体来帮助运送食物并清除吞咽后食物的残留。当然,这些措施需要有效的气道保护来尽可能减小或消除误吸的风险。

2. 降低唾液黏滞度 临床常用黏液溶解剂如N-乙酰半胱氨酸(富露施)。

(1)作用机制:可裂解唾液中的酸性糖蛋白,降低其黏滞度,使其便于吞咽或清除,有助于缓解吞咽困难。

(2)适应证:主要治疗以浓稠黏液分泌物过多为特征的呼吸系统感染,对唾液黏稠的吞咽障碍患者亦有作用。

(3)用法:颗粒剂:成人200mg,1日2~3次;儿童100mg,1日2~4次。泡腾片成人600mg,1日1次。将颗粒剂或泡腾片放入≤40℃少量温开水中,溶解后饮用。

(4)副作用:通常有良好的耐受性。只有少数患者有轻微的胃肠不适及过敏反应。

(5)禁忌证:严重支气管哮喘和糖尿病患者禁用。

3. 唾液腺刺激疗法 临床常用毛果芸香碱。毛果芸香碱是一种胆碱能激动剂,它可以刺激平滑肌和外分泌腺,主要作用于神经节后细胞,引起唾液和汗液的分泌增加。医生可使用这些药物来增加唾液的分泌。这些药物往往要求长期使用,并且对一些患者来说费用也是一大负担。这些药物除了增加唾液腺的分泌之外,也增加了其他许多腺体的液体分泌,如有些患者报告服这些药时出汗增多。

实际上,许多口腔干燥症患者经常尝试用不同的方法来增加口腔的"润滑"。医生可通过向患者提供多种选择和信息来帮助患者。

4. 注意口腔卫生 对于口腔干燥症的患者来说,其中的一种选择就是要注意口腔卫生。前文已述及,唾液减少可能影响口腔和牙齿的卫生,医生要劝告患者养成并保持良好的口腔卫生习惯,维持健康的口腔环境。

(二)口腔疼痛

口腔疼痛可能是由于黏膜炎所致。有时候患者可同时出现脸痛、头痛等其他部位的慢性疼痛,可能是因为合并神经病理性疼痛(neuropathic pain)。因为疼痛困扰可导致患者吞咽次数明显减少,甚至拒绝经口进食。一般的治疗原则是保持口腔清洁,加强护理;使用局部麻醉药、局部或者系统的止痛药。一项该领域的循证医学研究表明在放疗过程中加用冰块有一定作用。另一种可能有用的方法是盐水清洗,用盐水和软牙刷清洗舌和口腔内结构。对于止痛药的选择,传统的阿片类止痛药由于其恶心、呕吐、过度镇静、呼吸抑制等副作用,现临床上仅用于疼痛非常严重的患者,而且由于长期使用可能引起药物依赖以及不可逆的便秘,所以当疼痛控制后应及时地减药至撤药。常选择芬太尼透皮贴外用或吗啡缓释片口服控制重度的疼痛。对于轻中度疼痛的患者可选用传统的 NSAID 类(非甾体类抗炎药)止痛,如双氯芬酸钠、吲哚美辛等。对于合并慢性神经病理性疼痛的患者,可以选用新型的止痛药,如普瑞巴林和加巴喷丁,而且副作用较少。文献报道的一些其他中成药也有一定效果。

（三）肌肉变化

肌肉组织的改变发生在由于受辐射肌肉的纤维化或神经病变引起的运动受限的部位,物理治疗对于增加已纤维化肌肉的运动功能有帮助。常用的物理治疗方案是牵伸受限的结构和因此而纤维化的肌肉。已经证实,反复的牵伸可以改善运动功能,尤其是颌。利用购买和自制的简易牵伸装置,口舌肌训练器代替了传统的手指拉伸,更加灵活方便、卫生,方便患者出院后长期锻炼,可以增加患者的依从性,见图 17-4。

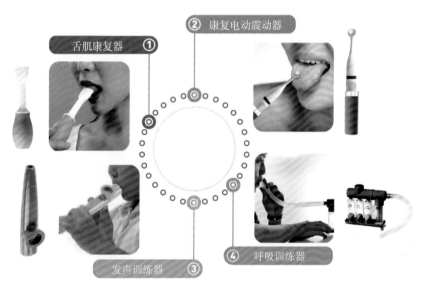

图 17-4　口舌肌康复训练器组件

1. 舌肌训练器　吸舌器固定舌头,可以将舌头向不同方向拉伸。

2. 康复电动振动器　按摩舌肌、口腔肌肉等。

3. 发声训练器　将接触位置于双唇,用喉部发音。训练咽腭弓上抬,加强对鼻音、气息音的控制。

4. 深呼吸,从第一个球起逐个吹起。

上述训练中,1 和 2 侧重于吞咽训练,预防舌肌萎缩;3 和 4 着重改善构音障碍,详见第九章第一节有关内容。

（四）非经口进食

放射性黏膜和肌肉改变严重的患者无法经口进食任何食物或液体。对于这种情况的癌症患者,医生进行治疗时可选择非经口进食。使用非经口进食的方案,首先要基于患者的具体状况才能确定,而且通常要咨询营养专家和语言治疗师的意见。已有证据支持使用 PEG

管,而非鼻饲管。使用 PEG 进食优于鼻饲管,是因为使用 PEG 的患者中机械故障很少,增加营养更好,并且相关的肺部感染更少。如前所述,不断随访患者相当重要,通过观察与评估决定是否可以重新经口进食或是否可以进行吞咽治疗。

(唐亚梅)

重 点 回 顾

1. 头颈部癌症的主要治疗方法是手术和放疗,这些治疗可单独或联合使用。化疗常与这两种治疗方法之一联合应用。这些治疗均可带来一定的副作用,如咀嚼活动受限、恶心、呕吐、口干、味觉受损等。这些副作用有些是短暂的,有些则是长期存在,需要吞咽干预。

2. 根据头颈部癌症的治疗类型和范围不同,产生吞咽障碍的特征各异。常见特征是吞咽机制中的运动功能减弱,从多种检测方法中可以发现吞咽效率的降低。

3. 放射治疗后吞咽障碍产生的并发症表现不同,可分为急性效应和迟发性效应。急性效应所致的吞咽障碍主要与放射线对黏膜、味蕾和唾液腺的损伤有关。迟发性效应一般在放疗后数月,甚至数年后才会显现出来,如鼻咽癌放疗后若干年,出现口腔干燥症,颞下颌关节紊乱、僵硬、张口受限,舌肌萎缩,咽缩肌无力等。吞咽困难的患者常同时伴有构音障碍,言语含糊不清,吐字不清晰。除此之外,患者常出现龋齿、牙齿残缺、脱落等,导致咀嚼功能下降。同时可以出现嗅觉、味觉减弱,从而引起患者食欲下降。

4. 接受单独放疗或联合手术的患者,一旦出现吞咽障碍,就需要对这些治疗中的并发症进行直接干预以促进吞咽功能的恢复。对于头颈部癌症患者的吞咽障碍症状,主要的治疗集中于食团的运送、气道保护问题和黏膜与肌肉变化的处理。各种手术和行为治疗对改善吞咽功能都有帮助。研究表明,早期治疗的预后更佳。

5. 口腔癌不同区治疗,如口面部肌肉缺失、拔牙、口底切除术、舌切除术、硬腭切除术、下颌骨切除术等均会对吞咽功能产生影响,如口底切除术后,舌颌沟(舌体与牙槽的缝隙)缺失,舌体前部运动受限;硬腭切除术后,口鼻间隔丧失,鼻腔反流;下颌骨切除术后牙齿缺失,口腔括约肌的改变等。

6. 喉癌不同治疗方法,包括全喉切除术、部分喉切除术、放射治疗等均可能对吞咽功能产生影响。如部分喉切除术的并发症使吸入性肺炎风险增高、声带麻痹、吞咽功能结构缺失、胃造瘘、喉狭窄;放射治疗的并发症包括口干、黏膜炎、局部肌肉纤维化、环咽肌开放不佳、喉腔狭窄等,均可能对吞咽功能产生影响。

7. 气道缺陷的保护治疗包括行为治疗与手术治疗,手术治疗包括辅助性手术治疗,如气管切开术、改善声门关闭的手术、喉悬吊术、环状软骨部分切除术;以及彻底性手术治疗,如喉腔喉模填塞术、喉腔关闭术、喉气管离断术等。

参 考 文 献

1. 郑亿庆,邹华,黄晓明.头颈部恶性肿瘤多学科协作诊疗模式.北京:人民卫生出版社,2011

2. 韩德民.喉癌 - 治疗与康复.北京：人民卫生出版社,2003

3. 郭伟.头颈肿瘤诊断治疗学.北京：人民军医出版社,2013

4. 窦祖林.吞咽障碍评估与治疗.北京：人民卫生出版社,2009

5. Pauloski BR. Rehabilitation of dysphagia following head and neck cancer. Phys Med Rehabil Clin N Am,2008, 19(4):889-928

6. Kirita T,Omura K. Oral cancer diagnosis and therapy. New York：Springer,2009:335-412

7. Greene FL,Page DL,Fleming ID,et al. AJCC cancer staging handbook,6th ed. New York：Springer-Veriag, 2002:61-71

8. Nordgren M,Abendstein H,Jannert M,et al. Health-related quality of life five years after diagnosis of laryngeal carcinoma. Int J Radiation Oncol Biol Phys,2003,56:1333-1343

9. Morton RP. Studies in the quality of life of head and neck cancer patients：results of a two-year longitudinal study and a comparative cross-sectional cross-cultural survey. Laryngoscope,2003,113:1091-1103

10. 王天铎.下咽癌手术进展.中华耳鼻咽喉科杂志,1999,34(6):379

11. Carrau RL,Murry T. Comprehensive management of swallowing disorders. San Diego,CA：Plural Publishing, 2006:252

12. Carrau RL,Murry T. Comprehensive management of swallowing disorders. San Diego,CA：Plural Publishing, 2006:258

13. Gregory Russo RH,Marshall Posner,Mitchell Machtay. Radiation treatment breaks and ulcerative mucositis in head and neck cancer. The oncologist,2008,13:886-898

14. Trotti A,Bellm LA,Epstein JB,et al. Mucositis incidence,severity and associated outcomes in patients with head and neck cancer receiving radiotherapy with or without chemotherapy：a systematic literature review. Radiotherapy and Oncology,2003,66:253-262

15. Schindler A,Denaro N,Russi EG,et al. Dysphagia in head and neck cancer patients treated with radiotherapy and systemic therapies：Literature review and consensus. Critical reviews in oncology/hematology,2015,96: 372-384

16. Leenstra JL,Miller RC,Qin R,et al. Doxepin rinse versus placebo in the treatment of acute oral mucositis pain in patients receiving head and neck radiotherapy with or without chemotherapy：a phase Ⅲ,randomized,double-blind trial（NCCTG-N09C6［Alliance］）. Journal of clinical oncology：official journal of the American Society of Clinical Oncology,2014,32:1571-1577

17. Bar Ad V,Weinstein G,Dutta PR,et al. Gabapentin for the treatment of pain syndrome related to radiation-induced mucositis in patients with head and neck cancer treated with concurrent chemoradiotherapy. Cancer, 2010,116:4206-4213

18. Delanian S,Lefaix JL,Pradat PF. Radiation-induced neuropathy in cancer survivors. Radiother Oncol,2012, 105(3):273-282

19. Yamei Tang,Donghua Luo,Xiaoming Rong,et al. Psychological disorders,cognitive dysfunction and quality of life in nasopharyngeal carcinoma patients with radiation-induced brain injury. PLoS One,2012,7(6): e36529

20. 唐亚梅.放射性神经损伤.北京：人民卫生出版社,2012

21. 王辛,李平.头颈部肿瘤放疗所致口腔干燥的防治.四川医学,2005,26:227-229

22. 唐媛媛,华羽晨,程敏琼.头颈部肿瘤患者放疗后吞咽困难的护理进展.心理医生,2016,22:2-4

23. 邹宏军,赵文民.针刺治疗假性球麻痹吞咽困难疗效观察.中国针灸,2004,24:227-228

24. 叶欣,林佛财,黄丽葵,等.鼠神经生长因子治疗鼻咽癌放疗后吞咽困难的疗效观察.中华物理医学与康复杂志,2016,38:29-33

25. 李龄.放疗对鼻咽癌患者认知功能损伤的研究进展.肿瘤研究与临床,2016,28:716-720

第十八章　胃食管反流病与吞咽障碍

> **焦点问题**
> 1. 什么是胃食管反流性疾病，对食管有什么潜在影响？
> 2. 胃食管反流性疾病的主观评估中，应该了解和记录哪些资料。
> 3. 多潘立酮防止胃肠道反流的作用机制。
> 4. 食管扩张术扩张方法有哪些？各自的适应证是什么？

　　除前述神经性疾病、头、颈癌症外，从口腔到胃的其他器质性疾病均可引起吞咽困难。这些吞咽障碍是由于执行吞咽动作的口腔、咽腔和食管组织或器官发生了器质性改变所致。其中有些器质性吞咽障碍如异物、炎症是暂时性的，一般不需要饮食的调配或特殊治疗，而另一些器质性吞咽障碍则是长期的，根据发生部位可分为口腔疾病、咽腔疾病和食管疾病，其中食管疾病最为多见。食管疾病也是引起吞咽障碍最常见的因素，包括胃食管反流病（gastroesophageal reflux disease，GERD）、食管肿瘤和食管受压等。其中以胃食管反流病最为常见。本章将以胃食管反流病为重点，介绍食管疾病所致吞咽障碍的评估与治疗。

第一节　概　　述

　　食管下括约肌（lower esophageal sphincter，LES）松弛期间，胃内容物反流入食管称为胃食管反流（gastroesophageal reflux，GER）。胃食管存在生理性反流和病理性反流两种。

　　1. 生理性反流　是由 LES 自发性松弛引起，有利于胃内气体排出，食管会出现推动性蠕动将胃液推进到胃里，正常情况下不造成食管部黏膜损伤。

　　2. 病理性反流　是由多种因素引起的胃食管抗反流功能不全，造成的一种病理现象。

　　胃食管反流病（GERD）是指胃酸或十二指肠内容物不受限制地通过食管下括约肌进入食管，引起食管黏膜的炎症、糜烂、溃疡和纤维化等病变，常合并食管炎，出现反酸、呃逆等不适或出现胃镜可见的食管黏膜损伤。这是一种食管胃动力性疾病。

一、流行病学

　　美国人大约有 30%~50% 患此病，我国发病率较西方低，但近年有上升趋势。

正常人群中约 10%~20% 有胃食管反流症状,大部分人不会出现组织受损的症状或体征,X 线内镜检查无异常发现,可能在相当长时间不被认识。持续发展导致严重并发症,如食管狭窄、溃疡、出血及巴瑞特食管(Barrett esophagus),后者为癌前期病变。还可能发生食管外的并发症,如酸性喉炎、呼吸道痉挛、肺的损伤等。

与西方相比,我国 GERD 的发病率较低,但有逐年上升趋势,对北京、上海两地 18~70 周岁常住城乡居民调查表明,GERD 发病率为 5.77%,反流性食管炎(RE)发病率为 1.92%。分层分析显示 GERD 发病率存在地域差别,在一项以人群为基础的直接内镜检查结果表明,各地反流性食管炎(RE)的患病率为 1%(2002 年,河南食管癌低发区)、1.92%(1996 年,北京、上海)、2.41%(2000 年,西安)、5%~6%(2002 年、2006 年,河南食管癌高发区)、6.04%(2004 年,山东煤矿工人)及 14.8%(2004 年,山东农民)不等,虽然各研究采用的方法不尽相同,但结果仍有较高的参考意义。

胃食管反流相关症状的发生有明确诱因者为 61.3%,常见诱因有饮食(红薯、辛辣、甜点、油腻食物等)、生气、劳累、紧张等。

临床上,并不是所有 GERD 患者都有烧心症状,有烧心症状者也并不一定存在吞咽困难,但能影响整个吞咽过程,导致吞咽障碍。GERD 可能是某些吞咽障碍的主要原因,常因吞咽障碍迫使患者就医。严重的胃食管反流病,酸性胃内容物流入咽食管段,进入咽、喉腔甚至口腔,当酸性物质误吸至肺时可能引起化学性肺炎。

二、病因

引起胃食管反流性疾病的因素众多,任何引起食管下括约肌压力下降的因素均可造成胃食管反流性疾病。常见病因如下:

1. 食管裂孔疝　由于裂孔疝破坏了食管裂孔的正常解剖关系,造成 LES 的关闭不全,则产生胃食管反流。据统计,反流性食管炎的患者 85% 有裂孔疝,在裂孔疝病例中有半数以上发生反流性食管炎。所以裂孔疝是胃食管反流性疾病的常见原因。

2. 先天性畸形　常见于:①先天性食管下段黏膜柱状上皮化生;②食管腹段过短。腹腔食管段在抗胃食管反流中起着重要作用,正常长度约 3~4cm。若此段过短(平均 <1cm)则易造成反流。

3. 胃轻瘫　胃轻瘫可由许多不同的原因引起,最常见的原因是糖尿病、胃手术、迷走神经切断术、药物。胃轻瘫患者胃排空延迟或有胃内容物潴留,同时胃轻瘫患者还存在食管下括约肌及食管下段肌肉轻瘫,使食管下括约肌抗反流功能降低。食管清除率下降,造成胃食管反流。

4. 食管炎　反流可引起反流性食管炎,由其他原因造成的食管炎,又可使食管原发性蠕动压、食管下括约肌压下降,食管清除率降低引起胃食管反流,加重食管炎。

5. 腹内压增高　过度肥胖、腹水、妊娠后期等原因引起腹内压增高,可引起胃食管反流。

6. 食物与药物　某些食物或药物可降低食管下括约肌的压力引起胃食管反流

(1) 常见的食物、食物成分及刺激物:高脂肪餐、巧克力、酒精、薄荷糖、咖啡因、尼古丁等。

(2) 常见的药物:有抗胆碱能药物或有抗胆碱能副作用的药物,肾上腺素能受体激动剂(异丙基肾上腺素、茶碱、苯二氮䓬类);钙拮抗剂(维拉帕米、硝苯地平、阿片类)等。

7. 全身性疾病　食管及胃肠以外的其他全身性疾病,主要通过影响食管下括约肌功能引起胃食管反流,如硬皮病、甲状腺功能减退、糖尿病、淀粉样变等。

8. 外科手术　因外科手术切断或损伤迷走神经,或通过手术改变了原来食管和胃肠的正常解剖关系,或破坏了裂孔的正常结构或腹腔内胃的固定结构,可造成十二指肠液或高位空肠液进入食管引起碱性液反流,造成反流性食管炎,或术后发生裂孔疝引起胃食管反流。

9. 其他　因长期打嗝、呕吐,使贲门经常处于开放状态;在麻醉和昏迷状态下食管下括约肌松弛无力;安放胃管使贲门不能完全关闭,加上这类患者多半长期卧床,失去胃内容物的重力作用,因此更容易发生胃食管反流。

此外,影响因素还包括:①经常进食过饱、进油腻饮食与症状性反流有较强的相关性;②大量吸烟饮酒、消化性溃疡、胃胆手术和脑病等是反流性食管炎症状发生的高危因素;③妊娠、劳累、精神紧张、生气、排便困难、体位、年龄、少量吸烟等可能与本病症状发生有关。

总而言之,胃食管反流病的发生与抗反流防御机制下降、反流因子攻击增强、幽门螺杆菌或肥胖等多重因素有关。其中以抗反流防御机制下降最为重要,包括食管下括约肌功能失调、食管清除能力下降、食管组织防御能力减弱、胃排空不良等。其中,食管下括约肌功能失调在 GERD 发病中起重要作用。

三、对吞咽的影响

理论上,GERD 可通过下列两种机制影响吞咽:①使消化道黏膜直接接触酸;②酸刺激 CN-Ⅹ对脑神经(分布于大部分消化道内壁)。

GERD 能影响整个吞咽过程,导致吞咽障碍。某个吞咽期首先出现问题时可能影响另一吞咽期,例如,胃食管反流波及咽时可能影响咽食管段(pharyngoesophageal segment,PES)的结构,也可能导致食团滞留于咽,产生误吸,干扰食管蠕动,因为初始食管蠕动力(strength of primary esophageal peristalsis)有赖于食管的排空。

第二节　临床评估

一、主观评估

主观评估对诊断的确立非常重要,尽管吞咽障碍的主诉通常很明确,但定性和定位诊断有时并不那么容易。通过仔细询问病史,吞咽障碍发生的时间、部位,起病缓慢和进程,诱因,合并症状和并发症等,原发病表现,营养状态,精神神经系统症状等,可以获得准确的信息,通常对 80%~85% 的患者可直接做出判断。

（一）主诉

1. 烧心或反流症状　溃疡性狭窄的患者通常有长期烧心和反流病史,反流性食管炎和60 岁以上 Barrett 食管患者常有明显的烧心症状和反酸症状,而 60 岁以下 Barrett 食管患者较少有此类症状。进流质食物立即反流至鼻腔及呛咳者,应考虑为咽神经肌肉失常;餐后较久才有反流,多因食管梗阻的近段有扩张或憩室内有潴留引起,其反流物可为隔餐存留的食物残渣,呈酸臭味;贲门痉挛反流物量常较多,也常在夜间平卧位时出现,引起呛咳;食管癌反流物多为血性黏液样。

2. 吞咽疼痛　口咽的炎症、溃疡或外伤进食时吞咽疼痛。食管性吞咽障碍伴有疼痛轻重不等，其分布部位涉及胸骨后、剑突下、肩胛区、背部、肩部、颈部等处。如果进食酸性饮食即刻引起疼痛，多见于食管炎症和溃疡。如进食过冷或过热饮食诱发疼痛，多为弥漫性食管痉挛。在非吞咽期也有疼痛，多为食管极度扩张或晚期食管癌伴纵隔炎所致。

3. 声音嘶哑　吞咽障碍伴有声音嘶哑者应考虑是食管癌引起的纵隔浸润侵及喉返神经；或是由于主动脉瘤、纵隔肿瘤或纵隔淋巴结结核压迫喉返神经引起声音嘶哑。

4. 呛咳　吞咽障碍伴发呛咳者应考虑是否患有食管癌、贲门癌、贲门痉挛或食管憩室等病；呛咳较重者须考虑咽神经肌病变或食管癌患者并发食管气管瘘。

5. 体重变化　炎性狭窄通常无体重减少，而食管癌患者常有明显的体重下降。

（二）其他方面

1. 年龄　出生后或哺乳期即有频繁反流者，要考虑先天性食管疾病，如先天性食管狭窄，先天性食管过短等；儿童突然出现吞咽障碍者，多因食管异物引起；老年人出现吞咽障碍者，多考虑患食管癌。60 岁以上 Barrett 食管患者常有明显的烧心症状和反酸症状，而 60 岁以下 Barrett 食管患者较少有此类症状。

2. 既往史　患者有长期胃病史或吐酸水、灼热、胃液或胆汁反流等症状应考虑反流性食管炎、食管消化性溃疡与不良性狭窄等病；凡既往有食管、胃手术史、较长期食管胃内置管史、误服腐蚀剂等患者，应考虑食管炎或良性狭窄。吞咽障碍伴情绪异常者应考虑贲门痉挛或弥漫性食管痉挛、精神性贲门失弛缓症。

3. 与饮食的关系　食管腔内或食管腔外因素造成的机械性梗阻患者，均可出现吞咽障碍的症状，而且随着食管腔闭塞的程度不断加重，饮食也随之逐渐困难，从普食、软食、半流质、流质，最后可能滴水不入。咽神经肌失常者，进食液体饮食可能比进食固体饮食更为困难，饮水会引起鼻反流或呛咳。进食过冷、过热、过快或有刺激性食物诱发吞咽障碍者多提示食管炎或食管痉挛。固体和液体都发生吞咽困难，通常存在食管运动障碍，尤其当摄食固体和液体出现间歇性吞咽困难伴发胸痛的时候，食管运动障碍的可能性增加。如果吞咽困难仅限于固体，则提示管腔狭窄和机械性阻塞的可能。

4. 病期与病程发展　进行性吞咽障碍者首先考虑食管癌可能，而且病程较短，多为 7~8 个月。病程进展缓慢，多为良性狭窄。病程较长，吞咽障碍症状时轻时重反复出现者，多为贲门痉挛患者。

二、客观评估

在客观评估中，观察和记录的关键几点是：①症状呈进行性或间歇性、持续时间；②梗阻部位，判断吞咽困难发生于口咽还是食管；③食物和（或）液体的种类。

为便于描述，现将引起吞咽障碍的常见食管疾病的临床特点介绍如下，便于识别、观察与记录。

（一）炎症

1. 食管炎　典型症状有疼痛，吞咽障碍，食管动力低下患者可能会有食物黏在颈部的症状，有的患者可能出现呕血的症状。食管炎可分非特异性食管炎和反流性食管炎。

2. 缩窄性食管炎　重度食管炎会形成缩窄阻止食物通过，缩窄上方则扩张和静止不动，食管蠕动减缓而使正常动力受损。患者常诉食物黏在胸部或颈部，重度缩窄会引起食物反流。

（二）胃食管反流病

胃食管反流的临床表现可分为四组。

1. **胃食管反流症状**　主要表现反酸、打嗝,轻者反酸苦味的胃液,或弯腰时向上反流,反酸重者可在夜间熟睡时,酸性刺激物喷射性反流至咽喉部引起呛咳、气喘或窒息感,还可因食管酸反流反射地引起唾液分泌过多。反流质物一般见于较重者,所反食物有强烈的酸味。

2. **反流物刺激食管引起的症状**　主要表现为烧心、胸痛或吞咽时胸痛。烧心是胃食管反流疾病常见的症状,表现胸骨后烧灼感或不适,常在餐后 30 分钟出现,尤其是在饱餐后。躯体前屈位或用力屏气时加重。反流的刺激可引起食管痉挛性疼痛。反流酸刺激引起食管上括约肌压力升高时表现有癔球感。食管炎,特别是食管黏膜糜烂患者常有吞咽性胸痛。有的胸痛酷似心绞痛,疼痛向肩背、上肢、颈部或耳后放射。

3. **食管以外的刺激症状**　肺对胃内容物的误吸而产生酸和酶的损伤容易引起咽喉炎,继发感染;胃反流后刺激食管继发神经调节的反射性支气管收缩可引起咳嗽、支气管哮喘、窒息等症状。有的患者以呼吸道症状为主,咽喉痛、声嘶、发音困难及口咽症状,流涎过多、牙齿受损、牙周病、中耳炎等。反流症状可不明显。

4. **并发症的症状**

（1）食管狭窄:长期胃食管反流可引起食管炎,导致纤维化,食管壁的顺应性丧失或形成明显狭窄,常发生在食管的远端或胃食管交界处。患者常逐渐出现吞咽困难,进干食后噎感,进一步发展进流质也困难。或出现食物嵌顿。有食管狭窄时烧心症状有时反而减轻。

（2）出血和穿孔:反流性食管炎可引起少量渗血,表现为大便隐血阳性或缺铁性贫血,弥漫性食管炎或食管溃疡时可发生较大量出血,偶尔,严重的食管炎或 Barrett 食管溃疡、可并发食管穿孔。

（3）Barrett 食管:为长期慢性胃食管反流的并发症,由于长期反流,下段食管的鳞状上皮可被化生的柱状上皮所代替,患者常有典型的反流症状。其中部分患者可发展为食管癌。

（4）食管外并发症:以肺的并发症多见如支气管炎、支气管扩张、吸入性肺炎、肺脓肿等。

（三）食管运动功能失调

1. **食管贲门失弛缓症**　典型表现为长期的、持续性的、缓慢进展的进食固体和液体的吞咽困难。无痛性吞咽困难是本病最常见也是最早出现的症状,多呈间歇性发作,后期则转为持续性。在进食过程中或结束不久常出现无诱因的反流,体重下降;类似心绞痛的胸痛在临床上的报道也很常见,而胃食管反流的胃灼痛感并不常见。患者常会抱怨有苦味感或反酸,这是由于食物残留在食管中发酵并导致乳酸酸中毒。

主要的病理特征是食管缺乏蠕动,食管下段括约肌压力增高（静息压比正常人高出 2~3 倍）和对吞咽动作的松弛反应减弱。

2. **弥漫性食管痉挛（diffuse esophageal spasm,DES）**　主要临床特点是间歇性吞咽困难、胸痛和反复性食管收缩。心绞痛样胸痛是最常见的症状,在通过测压检查确诊的患者中发生率为 80%~90%。疼痛可能与吞咽有关,但不在进食时也会发生。吞咽障碍患者有 30%~60% 合并有 DES。临床上,吞咽困难是间歇性的,每天的严重程度都有不同。食物堵塞和体重下降且很少发生。

此病可在任何年龄发生,平均的发病年龄为40岁左右,女性人群更为多见。DES的病因学目前并不明确,病理生理学方面的文献资料报道也很缺乏。据报道在一些严重病例中,食管远端的肌肉出现弥漫性的增厚,在电镜下可观察到迷走神经纤维不一致的改变。

3. 环咽肌失弛缓症(cricopharyngeal achalasia)　又称环咽肌功能障碍(cricopharyngeal disorder,CPD),临床表现为患者感觉喉咙中有块状物,或食物黏着于食管内;咳嗽,饮水呛咳;常有口、鼻反流病史;可能出现喉部上抬降低及舌基部回缩等。

环咽肌失弛缓症是由于环咽肌不能及时松弛或发生肌肉痉挛所致。环咽肌位于食管上部,环绕食管口。食管上括约肌(upper esophageal sphincter,UES)的顺应性降低可导致吞咽过程中的松弛不够,从而引起咽腔底部压力的增高,进食后呕吐是本病最主要的临床特征,常见于脑干病变患者。

有些研究者认为形成这种吞咽屏障的原因并不是肌肉肥大而是肌肉失弛缓。结果,因为环咽肌"痉挛"而导致食物输送暂时中断。但当环咽括约肌明显阻碍食物输送时,"痉挛"一词使用则具有争议,因为它可能并不是真正的痉挛,实际上是狭窄。由于这种狭窄是一种生理异常,因此将它称为生理狭窄(physiologic stenosis)可能比较适当。

（四）食管憩室

食管壁局限性向外突出,形成与食管腔相通的具有完整覆盖上皮的盲袋称为食管憩室(esophageal diverticulum),多为后天性,先天性憩室罕见。按发生部位及机制分三类:咽食管憩室、食管中段憩室及膈上憩室。前两种又称假性憩室,其突出盲袋,仅为食管黏膜而非食管全层,也称膨出型憩室。后者又称真性憩室,其突出的盲袋,包含食管壁全层。

食管中段憩室和膈上憩室临床症状轻微或无症状,在影像学检查中才发现,见后述。

咽食管憩室发生于咽食管交界处,也称Zenker憩室,是咽食管处形成的一个囊袋,常使食物正常流经咽食管段受阻,导致食物或分泌物积聚在此,最常见于老年人。临床表现为缓慢进行性吞咽困难,挤压颈部或吞咽时可听到响声,患者常诉颈部食物黏着感伴反流和口臭,反流物常为刚咽下的食物并不伴苦酸味。

（五）机械性梗阻

食管的机械性梗阻原因多种多样,食管内外从良性病变到恶性病变均可引起。

1. 食管异物　异物停留的位置常因异物大小、形状、食管解剖和有无原发病变等而定,常见于食管入口处,如位于第二狭窄可出现穿心痛;如为尖锐异物(图18-1)或未能在3天内取出,有可能发展成致死性主动脉破裂。诊断依靠病史和食管吞钡X线检查(怀疑有食管穿孔时,忌用钡剂而应改用泛影葡胺进行食管照影),食管镜检查和胃镜检查均可确定诊断并可同时取出异物。

2. 邻近结构异常对食管的压迫　甲状腺癌、巨大甲状腺肿;纵隔良恶性肿瘤包括神经鞘膜瘤、神经纤维瘤、畸胎瘤、纵隔转移癌等;主动脉瘤、支气管囊肿;第5、6、7颈椎骨质增生或椎前韧带骨化,可压迫颈段食

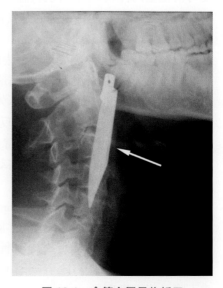

图18-1　食管金属异物折刀

管,引起咽异物感和吞咽障碍。茎突过长或方向异常,或是茎突舌骨肌韧带骨化引起反复咽痛、咽异物感、吞咽障碍、面痛、放射性耳痛等。

3. 食管腔狭窄 食管自身肿块,如食管癌使管腔狭窄,邻近组织压迫食管造成的机械性梗阻引起的吞咽障碍常为进行性加重,随着肿块的生长,吞咽障碍症状变得越来越明显,见图 18-2。

此外,食管气管瘘患者,因食物直接进入气道引起呛咳,患者恐惧吞咽,也可引起吞咽障碍,见图 18-3。

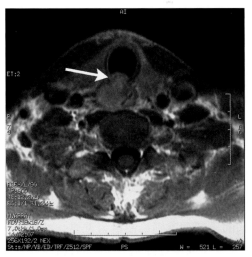

图 18-2 肿瘤引起食管腔狭窄

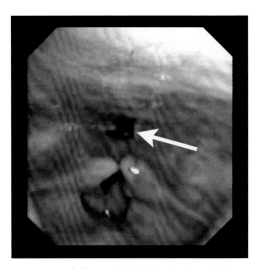

图 18-3 食管入口与气管后壁形成巨大瘘口

三、评估量表测评

除一般体格检查外,可借助一些评估量表估计患者的吞咽情况,下面介绍反流症状指数(reflux symptom index,RSI),见表 18-1。

表 18-1 反流症状指数

在上一个月内,下列问题如何影响你?(0= 没问题;5= 问题严重)						
1. 嘶哑或声音问题	0	1	2	3	4	5
2. 清喉咙	0	1	2	3	4	5
3. 喉咙黏液过多或频繁鼻后滴漏	0	1	2	3	4	5
4. 吞咽食物、液体或药丸困难	0	1	2	3	4	5
5. 饭后或躺下后咳嗽	0	1	2	3	4	5
6. 呼吸困难或憋气	0	1	2	3	4	5
7. 频繁咳嗽	0	1	2	3	4	5
8. 有东西黏在喉咙或结块	0	1	2	3	4	5
9. 烧心、胸痛、不消化	0	1	2	3	4	5

注:评分超过 10 分,强烈提示患者有胃食管反流

四、仪器检查

胃食管反流疾病有许多检查方法，如钡餐、内镜、核素胃食管反流检查、食管 pH 监测、酸诱发试验等，其中以食管 pH 测定作为诊断的金标准。此外，食管测压技术、荧光及放射显影技术的提高，使人们对食管运动功能失调有了更进一步的认识。

（一）食管镜、纤维胃镜检查

通过内镜仔细观察食管、上段胃肠道，重点观察管腔情况和黏膜形态，有无食管憩室、肿瘤、异物、瘢痕狭窄闭锁等，必要时应加做活检和细胞学检查。

1. 食管镜　是确定食管炎的理想方法。对食管糜烂、溃疡或狭窄等可疑病变可通过内镜刷取或活检病理，证明病变的良恶性质。还可发现食管裂孔迹。

2. 纤维胃镜　食管 - 贲门失弛缓症食管在内镜下的表现因疾病的程度不同而有所差异。在疾病早期，食管黏膜基本正常，随着疾病的发展，食管会逐渐出现膨胀和曲折，表现为乙状结肠样的改变。食管的低清除率导致黏膜出现斑块，侵蚀和溃疡。在内镜检查时，需要增加压力才能通过强直收缩的 LES。

纤维内镜直接进行活检和细胞学检查是诊断癌症和细胞分化类型的最重要手段。

（二）吞咽造影检查

咽和食管的钡剂造影检查是诊断吞咽障碍首选的基本方法，是评价吞咽障碍的金标准。胃食管疾病常见的钡剂造影检查表现如下：

1. 食管 - 贲门失弛缓症　X 线钡餐检查对本病的诊断和鉴别诊断最为重要，放射显影可更直观地观察和诊断失弛缓症。在标准站位下，胸部 X 线检查可见到膨胀的食管内出现一个气 - 液平面；而失弛缓症患者的胸部后前位片及侧位片通常没有气泡出现（图 18-4）。患者在卧位检查时，造影剂会残留在弛缓膨胀的食管，可见缺乏蠕动而没有推送力。在吞咽造影检查时，扩张的食管会出现膨胀，并且钡剂囤积在收缩的 LES 远端，钡剂常难以通过贲

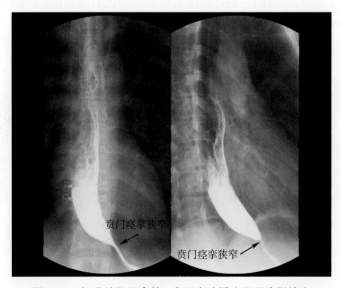

图 18-4　标准站位下食管 - 贲门失弛缓症吞咽造影检查

门部而潴留于食管下端,并显示为 1~3cm 长、对称、黏膜纹正常的漏斗形狭窄,表现为典型的"鸟嘴状"影,其上段食管呈现不同程度的扩张、延长与弯曲,无蠕动波,是本病钡剂造影检查特点。详见图 18-5。

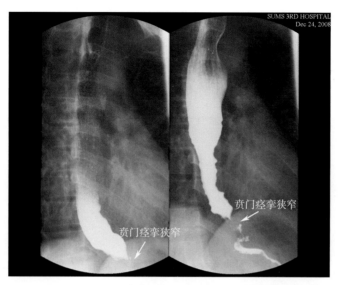

图 18-5　卧位下食管 - 贲门失弛缓症吞咽造影检查

2. 胃食管反流病　患者在头低卧位造影检查可显示钡剂胃食管反流,食管及食管下括约肌排钡延缓;可显示食管某些并发症的表现,如下段食管部膜皱囊增粗、不光滑(食管炎)龛影(食管溃疡)和食管狭窄;还可显示食管裂孔疝的表现,见图 18-6。

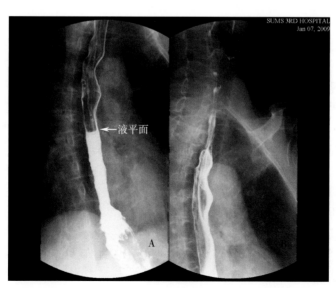

图 18-6　头低卧位下胃食管反流病吞咽造影检查
A. 钡剂胃食管反流,LES 排钡延缓;B. 下段食管黏膜皱襞增粗、不光滑和食管狭窄

3. 弥漫性食管痉挛 尽管诊断需要食管测压检查技术,但食管钡剂造影也可以直观地反映异常的表现。钡剂经过食管显著性的减少,无推动力的收缩使钡剂囤积在收缩区域,并与钡剂填充的食管平滑肌部分交错堆积。由于收缩是间歇性的,影像学的表现可能会有不同。这些异常收缩通常是由食团或液体所引起。食管的影像学检查通常表现为"鸟嘴状"或"串珠样"的扭曲。食管在瞬时向胃推送时,由于缺乏蠕动波导致钡剂仍停留在食管中,增厚的食管壁呈现出高密度影,而在内镜检查中弥漫性食管痉挛却没有特征性的表现。

4. 环咽肌失弛缓症 影像学表现为钡剂难以从咽进入食管入口。图 18-7 可清晰显示造影剂在食管入口处形成一个狭窄,好像一道屏障。

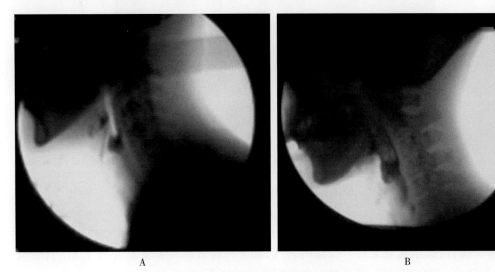

图 18-7 环咽肌狭窄(录像截图)
A. 完全不开放;B. 部分开放

通常在吞咽造影检查(video fluorographic swallowing study,VFSS)中看得更加清晰,详见第六章第二节。

5. 食管中段憩室 多位于气管分界水平之中段食管,见图 18-8。常因纵隔食管周围组织慢性炎症粘连及瘢痕组织的收缩牵引所致,多为肺门或纵隔淋巴结核性炎症所引起。因其内口较大,利于引流,少有食物存留,故不易产生症状,偶有吞咽困难或咽下困难,偶并发局部脓肿或瘘管时可出现相应症状。

6. 膈上憩室 多发生在膈上 5~10cm 食管右侧,其形成可能与食管下段有功能性或机械性梗阻而使食管腔内压力增加,使食管黏膜经食管肌层薄弱区突出有关。临床症状轻微,偶有消化不良或吞咽困难,见图 18-9。

(三)食管测压

食管测压方法比前述两种功能形态学方法应用得少,但对于某些特殊病例非常有用。主要是通过固体或液体灌注技术记录食管腔内压力。

1. 适应证 吞钡或内镜检测怀疑食管吞咽困难,但无法做出肯定结论,同时已进行了充分的抗反流治疗(内镜显示反流性食管炎已治愈)。与吞咽障碍相关食管测压有明显变化的三种主要病变是贲门失弛缓症、硬皮病(食管无效蠕动)和食管痉挛。

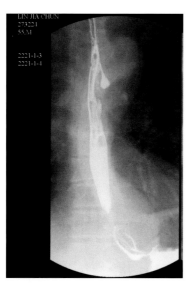

图 18-8　食管中段憩室

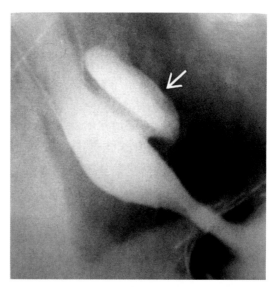

图 18-9　膈上憩室

2. 应用评价　一般同时测食管、食管下括约肌及胃内压,具体测压方法见第六章第五节相关内容。食管运动失调测压阳性发现见表 18-2。连续进行食管压力监测,可在更多的患者中发现食管动力异常。食管测压结合胸痛诱发实验,可帮助确定反流引起的胸痛。

表 18-2　食管运动失调常见的测压表现

疾病名称	阳性发现
胃食管反流病	LES 频繁的松弛 食管蠕动收缩波幅低下或消失 LES 低压
食管 - 贲门失弛缓症	LES 完全不松弛或松弛不完全 食管蠕动消失 食管内压力增高 LES 高压
弥散性食管痉挛	蠕动消失合并正常的蠕动 收缩波异常 刺激性收缩

（四）pH 测定

24 小时 pH 测定是确定胃食管反流较可靠的方法,可以确定生理性胃食管反流和病理性胃食管反流,并有助于阐明胸痛和酸反流的关系。生理性反流多数发生在睡眠时的反流,持续时间短、次数少,24 小时内这种反流的次数少于 50 次,而食管内 pH 值低于 4.0 的总时间不超过 1 小时。病理性反流是指 24 小时反流次数超过 50 次,和（或）24 小时内 pH 低于 4.0 的时间超过 1 小时。

第三节 药 物 治 疗

胃食管反流性疾病及其吞咽障碍并无特效药物可以治疗,只能针对吞咽功能的某一方面给予药物,达到改善症状的目的。在日常生活中,避免精神高度紧张和饮食无规律性,以及过饱,进食酸、辣、甜、不易消化的食物,忌浓茶、咖啡、巧克力等,避免吸烟、饮酒或吃高脂肪食物及常服用钙通道阻滞剂。肥胖者应减轻体重,饮食应少量多餐,每天 4~6 餐,睡眠时抬高床头 15~20cm 以减少胃食管反流。

一、抗消化性溃疡药

这类药物主要作用为拮抗反流,改善胃动力及胃酸分泌,可用于缓解胃食管反流性疾病如贲门失弛缓症、反流性食管炎等引起的食管性吞咽障碍。

（一）常规制酸药

所谓常规制酸药是指弱碱性的铝、钙、镁盐,如碳酸氢钠、氢氧化铝、三硅酸镁、碳酸镁、铝碳酸镁、氧化镁等。

1. 作用机制　它们和胃中的盐酸起反应形成中性或难溶性盐,适当剂量可将胃内容物的 pH 值增高到 5.0 或更高,从而改善反流、降低胃酸分泌,降低蛋白酶的活性,促进消化性溃疡的愈合。

2. 适应证　用于胃酸过多、胃溃疡及十二指肠溃疡等。

3. 用法　此类药一般在餐后 1 小时服用,其缓冲作用可维持 3~4 小时。现多主张应用复方,临床常用复方制剂有胃舒平片（复方氢氧化铝）等,2~4 片 / 次,3 次 / 天。

4. 副作用　含钙、铋、铝的制酸剂可致便秘,镁制剂可致腹泻,常将二种或多种制酸药制成复合剂,以抵消其副作用。

5. 禁忌证

（1）阑尾炎或急腹症:服用氢氧化铝可使病情加重,增加阑尾穿孔的危险;

（2）骨折患者不宜服用:这是由于不溶性磷酸铝复合物的形成,导致血清磷酸盐浓度降低及磷自骨内移出;

（3）低磷血症（如吸收不良综合征）:患者不宜服用此药,否则会导致骨软化,骨质疏松症,甚至骨折。

（二）组胺受体拮抗剂

此类药常用的有西咪替丁、雷尼替丁、法莫替丁等,能减少 24 小时胃酸分泌 50%~70%,但不能抑制进食刺激的胃酸分泌,因此适用于轻、中症患者。

1. 作用机制　组织胺 H_2 受体拮抗剂能抑制基础胃酸和刺激引起的胃酸分泌,可使胃酸减少,胃蛋白酶活性降低而且具有速效和长效的特点。本类药物竞争性拮抗 H_2 受体,能抑制组胺、五肽胃泌素、M 胆碱受体激动剂所引起的胃酸分泌,还能明显抑制基础胃酸及食物和其他因素所引起的夜间胃酸分泌,用药后胃液量及氢离子浓度下降。用药 4 周,在内镜检查下,十二指肠溃疡愈合率为 77%~92%,晚饭时 1 次给药疗效与一日多次给药的疗效相仿或更佳。对胃溃疡疗效发挥较慢,用药 8 周愈合率为 75%~88%。雷尼替丁、尼扎替丁抑制胃酸分泌作用比西米替丁强 4~10 倍。法莫替丁是继西咪替丁和雷尼替丁后出现的又一个 H₂ 受体拮抗剂,其作用强度比西咪替丁大 30~100 倍,比雷尼替丁大 6~10 倍。

2. 适应证　临床用于良性胃溃疡、十二指肠溃疡、术后溃疡、反流性食管炎及胃泌素瘤、卓 - 艾综合征等。其他胃酸分泌过多的疾病如胃肠吻合溃疡,反流性食管炎等及消化性溃疡和急性胃炎引起的出血也可用。

3. 用法

（1）雷尼替丁:成人口服,每次 0.15g/ 次,1 日 2 次,清晨及睡前服用,疗程一般为 6~8 周。维持量每晚服用 0.15g。胃泌素瘤一次 0.15g,一日 3 次,必要时一日可增至 0.9g。注射剂,50mg/ 次,每 6~8 小时肌内注射或静脉注射。

（2）法莫替丁:成人口服,20mg/ 次,1 日 2 次,或 40mg/ 次,临睡前服用,4~6 周为一疗程。

（3）西咪替丁:治疗十二指肠溃疡或病理性高分泌状态,0.2~0.4g/ 次,1 日 4 次,餐后及睡前服,0.8g/ 次,睡前 1 次服;预防溃疡复发,0.4g/ 次,睡前服。

4. 副作用　此类药物副作用较轻、可有头疼、皮疹和腹泻。罕见有腹部胀满感、食欲减退及心率增加、血压上升、颜面潮红、月经不调等症。

5. 禁忌证　应排除癌症后方可使用。严重肾功能不全者、老年患者用量酌减。孕妇及哺乳期妇女慎用,8 岁以下儿童禁用。

（三）质子泵抑制剂

目前用于临床的质子泵抑制剂主要有奥美拉唑、兰索拉唑、泮托拉唑、雷贝拉唑和埃索美拉唑等 5 种药物。这类药物抑酸作用强,因此改善反流的效果优于组胺受体拮抗剂及常规制酸药,特别适用于症状重、有严重食管炎的患者。

一般按治疗消化性溃疡常规用量,疗程 8~12 周。个别疗效不佳者可与促胃肠动力药同用。既可以混入流质或果汁中,也可以通过经皮内镜下胃造瘘术和鼻饲给药。

1. 作用机制　此类药物是近年来研究开发的作用机制不同于 H₂ 受体拮抗作用的全新抗消化性溃疡药,为 H⁺-K⁺-ATP 酶抑制剂。它特异性地作用于胃黏膜壁细胞,降低壁细胞中的 H⁺-K⁺-ATP 酶的活性,从而抑制基础胃酸和刺激引起的胃酸分泌。由于 H⁺-K⁺-ATP 酶又称作"质子泵",本类药物称为"质子泵抑制剂"。

2. 适应证　主要适用于胃及十二指肠溃疡和卓 - 艾综合征,也可用于胃溃疡和反流性食管炎。

3. 用法　奥美拉唑成人口服:治疗胃及十二指肠溃疡及反流性食管炎:每日早晨吞服 20mg。此药治疗十二指肠溃疡疗程通常为 2~4 周,治疗胃溃疡及反流性食管炎疗程为 4~8 周。

4. 副作用　可有头痛、腹泻、便秘、腹痛、恶心或呕吐等,个别患者有转氨酶和胆红素增高、皮疹、眩晕、嗜睡、失眠等反应。

5. 禁忌证　下列情况慎用或禁用:①对此药过敏者禁用。②孕妇及哺乳期妇女慎用。此药尚未用于儿童。③当怀疑胃溃疡时,应首先排除癌症的可能性,以免延误诊断。④严重肝肾功能不全者慎用。

二、促胃肠动力药

1. 作用机制　常用药物有多潘立酮、莫沙必利等,此类药物属于作用较强的多巴胺受体拮抗剂,具有外周阻滞作用,直接作用于胃肠道,可增加食管下部括约肌张力,防止胃 - 食管反流,增强胃蠕动,促进胃排空,协调胃与十二指肠运动,抑制恶心、呕吐、并能有效地防止胆汁反流,不影响胃液分泌。

2. 适应证　适用于由胃排空延缓、胃食管反流、食管炎引起的消化不良症,如上腹部胀感、腹胀、上腹疼痛、嗳气、肠胃胀气、恶心、呕吐、口中带有或不带有胃内容物反流的胃烧灼感。尚可治疗功能性、器质性、感染性、饮食性、放射治疗或化疗所引起的恶心、呕吐等。

3. 用法　饭前半小时服用,可使药效在饭后达到高峰。但是,胃动力药不能与抗酸药同时服用,因为抗酸药需要在胃里停留时间长,而胃动力药在促进肠蠕动时会缩短抗酸药在胃里停留的时间。常用量成人口服:1 片 / 次,3~4 次 / 天,必要时剂量可加倍或遵医嘱,疗程8~12 周。儿童口服:每次每千克体重 0.3mg,3~4 次 / 天。

4. 副作用　偶见瞬时性、轻度腹部疼挛、口干、皮疹、头痛、腹泻、神经过敏、倦怠、嗜睡、头晕等。有时血清泌乳素水平会升高、溢乳、男子乳房女性化等,但停药后即可恢复正常。罕见情况下出现闭经,非常罕见的不良反应包括:血管神经性水肿、过敏反应、锥体外系副作用。

5. 禁忌证　抗胆碱能药品可能会对抗此药的抗消化不良作用,故二者不宜合用。1 岁以下儿童由于血脑屏障发育不完善,故不能排除对 1 岁以下婴儿产生中枢副作用的可能性。孕妇慎用。

三、拟胆碱能药物

溴吡斯的明是可逆性的抗胆碱酯酶药,在吞咽障碍肌无力患者中应用疗效较好。

1. 作用机制　可抑制胆碱酯酶的活性,使胆碱能神经末梢释放的乙酰胆碱破坏减少,突触间隙中乙酰胆碱积聚,出现毒蕈碱样(M)和烟碱样(N)胆碱受体兴奋作用。此外,对运动终板上的烟碱样胆碱受体(N2 受体)有直接兴奋作用,并能促进运动神经末梢释放乙酰胆碱,从而提高胃肠道、支气管平滑肌和全身骨骼肌的肌张力,作用较新斯的明弱但维持时间较久。

2. 适应证　可用于重症肌无力,手术后功能性肠胀气及尿潴留等。在临床实践中发现对吞咽障碍咽缩肌无力患者效果良好。

3. 用法　口服,一般成人为 60~120mg(1~2 片),每 3~4 小时口服一次,用于治疗吞咽障碍时,在餐前半小时服用可达最佳效果。

4. 副作用　常见的副作用有腹泻、恶心、呕吐、胃痉挛、汗及唾液增多等。较少见的有尿频、缩瞳等。

5. 禁忌证　心绞痛、支气管哮喘、机械性肠梗阻及尿路梗死患者禁用。心律失常、房室传导阻滞、术后肺不张或肺炎及孕妇慎用。

四、肉毒毒素

肉毒毒素注射治疗在缓解局部肌痉挛中,具有广泛用途,针对吞咽障碍患者,其治疗作用体现在降低痉挛,促进括约肌松弛。

此药注射优点在于操作简便、耐受性好、治疗费用低,不良反应少,近期疗效接近气囊扩张术,但作用不持久、易复发,需重复注射。

1. 作用机制　通过毒素阻断环咽肌或贲门括约肌的神经肌肉接头处突触前乙酰胆碱的释放而使肌肉松弛,缓解症状。

2. 适应证 适用于老年患者并多种疾病不能耐受手术或球囊扩张的患者;手术或多次气囊扩张疗效差者。

3. 用法 食管镜下局部注射肉毒毒素,一般注射 80~100U,2~7 天后起效,维持时间为3~6 个月。

4. 副作用 偶可引起胃食管反流、食管糜烂,严重的食管和食管周围炎。

5. 疗效评价 Stefano Masiero 等对 2 位接受环咽肌食管镜下局部注射肉毒毒素的患者进行为期 2 年的随访发现效果良好,患者可独立经口进食,无任何误吸或其他并发症。另据报道对 58 例环咽肌痉挛引致吞咽困难患者,分析使用肉毒毒素治疗的疗效与剂量、持续时间及年龄的关系,认为严重的病例用大剂量而老年患者用小剂量,长疗程效果会更好一些。

第四节 食管扩张术

主要用于食管良性狭窄如先天性狭窄、手术后吻合口狭窄、化学灼伤性狭窄、肿瘤放疗后单纯瘢痕性狭窄、消化性狭窄。扩张方法包括食管镜下直接扩张术、胃咽橡胶梭子扩张术。因神经性疾病引起的环咽肌或贲门失弛缓症所致的吞咽障碍通常采用导管球囊扩张技术术治疗,详见第九章第三节有关内容,本节不再赘述。

一、食管镜下直接扩张术

（一）适应证

适用于程度较轻、病变局限的狭窄。

（二）手术方式

1. 材料 用 Savary 弹性探条或塑胶管探条,以一种渐进的方式进行扩张,见图 18-10。由于已报道的经验并没有令人信服地说明一种扩张材料比另一种优越,所以扩张探条应根据是否容易得到,操作者的经验以及使用的感觉来选择。

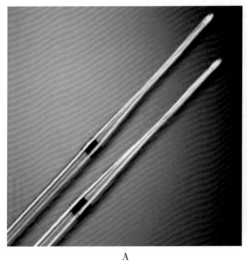 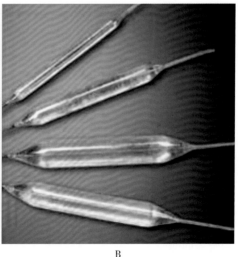

A B

图 18-10 食管镜下扩张术

A. Savary 弹性探条;B. 塑胶管探条

2. 方法　如果用探条扩张,第一根探条的直径应和估计的狭窄处的直径大致相同。在影像学监控下,将直径适宜的探条经口腔轻轻插入,探条的直径逐渐加大,直至当上一根探条遇到阻力后,随后 1~2 根探条可在任一时间轻松通过时较合适。

（三）注意事项

扩张术中切忌操作粗暴,以防食管穿孔。

二、胃咽橡胶梭子扩张术

（一）适应证

适用于儿童食管腔内有两个或以上化学灼伤性狭窄,食管镜下直接扩张和球囊扩张均十分困难者。

（二）手术方式

先行胃造瘘,鼻腔至胃造瘘口留置一根丝线,每次扩张时自胃造瘘口经丝线连接梭形橡胶扩张子两端,一端牵拉入食管,从口咽引出,来回牵拉进行胃咽食管扩张,每 2 周一次（图 18-11）。

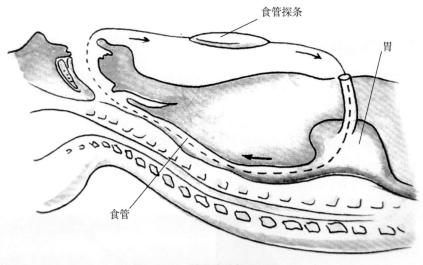

图 18-11　胃咽橡胶梭子扩张术

该种方式扩张先决条件是要做胃造瘘,治疗周期长,护理困难。

（三）注意事项

逆行扩张法向上牵拉丝线时,操作应在口咽进行,以防舌根损伤。此法应每周更换丝线,以免断线后重新放置困难。

三、记忆合金食管支架扩张术

上述扩张治疗无效或食管癌不能接受手术治疗者,可安放记忆合金食管支架,改善吞咽障碍和营养问题。

（一）适应证

金属内支架扩张术又分永久性和暂时性两种,永久性金属内支架扩张术用于恶性狭窄或梗阻的治疗；暂时性金属内支架扩张术用于良性狭窄的治疗。

1. 永久性金属内支架扩张术　这是 20 世纪 90 年代发展起来的临床介入治疗新技术。

（1）材料：主要为不锈钢钢丝、不锈钢合金丝和镍钛合金丝，其中以镍钛合金丝编织的支架最为常用。

（2）适应证：主要用于治疗食管癌、食管癌所致的食管气管瘘、食管癌术后或放疗后肿瘤复发、肺癌压迫或侵犯食管、纵隔或转移性肿瘤压迫或侵犯食管。

2. 暂时性金属内支架扩张术

（1）材料：支架主要为部分带膜的镍钛合金喇叭口支架，支架直径为 16~30mm，长度为 4~12cm；支架放置 3~7 天后由胃镜取出。

（2）适应证：食管良性狭窄，贲门失弛缓症，暂时性金属内支架扩张术将会取代其他扩张治疗术，在中、远期疗效方面将成为食管良性狭窄的首选方法。

（二）手术方法

1. 支架留置时患者取仰卧位，取出义齿，放上齿托。先将长 260cm 的交换导丝插送至胃内。

2. 支架安装在推送器内，推送器头端涂上无菌液状石蜡，在导丝引导下，把带支架推送器送到狭窄段。在透视监视下，慢慢地退出外套管，支架通过自身张力即可扩开。

3. 支架留置以后，即行食管造影，观察食管通畅情况。

4. 术后 3~5 天，由胃镜经活检孔注入 500~1000ml 冰水，使支架回缩、直径缩小，然后用活检钳收拢支架口连同胃镜一起取出。再次胃镜检查了解有无出血、黏膜撕裂、食管穿孔等情况。

（三）注意事项

回病房先进食冷食物 2 天，以后恢复正常饮食，鼓励多吃固体食物，通过食物的生理扩张，减少食管回缩。

（四）应用评价

永久性金属内支架放置后，扩张效果良好，患者吞咽障碍消失，但随之带来的问题首先是胃食管反流，紧接着是发生再狭窄（肉芽组织增生）。反流可以用药物治疗，但需较长时间使用；再狭窄可在胃镜下进行热凝烧灼等治疗而好转，但易复发。

本手术效果确切，但可能因支架移位或腔内瘤组织生长需要再次手术；也可因材料的硬度大、生物相容性或弹性差而压迫周围大血管造成侵蚀糜烂引起出血。

暂时性贲门支架成形术是在贲门失弛缓症中使用永久性贲门支架治疗中碰到许多问题后，进行介入治疗方法改进而成。临床使用后，不但并发症少，而且治疗效果好，已逐渐为医患所接受。

程英升等探索使用暂时性金属内支架扩张术治疗食管良性狭窄，据报道，在中、远期疗效方面明显优于导管球囊扩张术。其主要原因为：①支架扩张时间长，球囊一般扩张 30 分钟，累计 <115 小时；而支架扩张术至少持续放置 3 天；②支架的直径较大并且比较恒定；③支架的设计符合食管良性狭窄的病理表现。

在 4 种扩张治疗方法中，永久性贲门支架成形术已很少应用；导管球囊扩张术作为治疗手段仍在使用；暂时性贲门支架成形术虽然在 4 种方法中效果最好，但长期随访仍有相当患者吞咽障碍复发；直径递增组合成形术只是小直径支架成形术后补充方法。究其根本原因，主要是以上成形术只是通过大直径支架或球囊的扩张,造成肥厚的贲门肌层的撕裂,而达到贲门口的松弛,改善吞咽障碍症状,并未从根本上修复损坏的神经。随着时间延长,吞咽障碍必然复发,只有修复神经才是治本之策,解决这些问题,尚需今后基础与临床一起努力。

(窦祖林　欧海宁)

重 点 回 顾

1. 胃酸或十二指肠内容物不受限制地通过食管下括约肌进入食管,引起食管黏膜的炎症、糜烂、溃疡和纤维化等病变,称之为胃食管反流病(gastroesophageal reflux disease,GERD),常合并食管炎,这是一种食管胃动力性疾病。

GERD 能影响整个吞咽过程,导致吞咽障碍。某个吞咽期首先出现问题时可能影响另一吞咽期,也可能导致食团滞留于咽,产生误吸,干扰食管蠕动。

2. 在主观评估中,下列资料应该熟悉与掌握。

主诉部分包括烧心或反流症状,吞咽时疼痛,声音嘶哑,呛咳,体重变化。除此之外,患者的年龄、既往史,与饮食的关系,病情与病程的发展都应考虑。

3. 多潘立酮是一种作用较强的多巴胺受体拮抗剂,具有外周阻滞作用,直接作用于胃肠道,可增加食管下部括约肌张力,防止胃食管反流,增强胃蠕动,促进胃排空,协调胃与十二指肠运动,抑制恶心、呕吐,并能有效地防止胆汁反流,不影响胃液分泌。该药适用于由胃排空延缓、胃食管反流、食管炎等引起的消化不良症,如上腹部胀感、腹胀、上腹疼痛、嗳气、肠胃胀气,恶心、呕吐、口中带有或不带有胃内容物反流的胃烧灼感。

4. 食管扩张术扩张方法包括食管镜下直接扩张术、胃咽橡胶梭子扩张术及记忆合金食管支架扩张术。食管镜下直接扩张术适用于程度较轻、病变局限的狭窄。胃咽橡胶梭子扩张术适用于儿童食管腔内有两个或以上化学灼伤性狭窄,食管镜下直接扩张和球囊扩张均十分困难者。上述扩张治疗无效或食管癌不能接受手术治疗者,可安放记忆合金食管支架,改善吞咽障碍和营养问题。金属内支架扩张术又分永久性和暂时性两种,永久性金属内支架扩张术用于恶性狭窄或梗阻的治疗,暂时性金属内支架扩张术用于良性狭窄的治疗。

参 考 文 献

1. Pilotto A,Franceschi M,Leandro G,et al. Clinical features of reflux esophagitis in older people:a study of 840 consecutive patients. JAGS,2006,54:1537-1542

2. Gockel I,Junginger T,Eckardt V. Effects of pneumatic dilation and myotomy on esophageal function and morphology in patients with achalasia. The American Surgeon,2005,71:128-131

3. Loffeld RJ. Gastro-oesophageal reflux disease-experience in daily practice:symptoms and symptom assessment. Scand J Gastroenterol,2006,41:3-6

4. Liu JJ,Saltzman JR. Management of gastroesophageal reflux disease. Southern Medical Journal,2006,99:735-741

5. Stefano M,Chiara B,Rosario M,et al. Successful treatment of long-standing post-stroke dysphagia with botulinum

toxin and rehabilitation. J Rehabil Med,2006,38:201-203

6. Chiu MJ,Chang TC,Hsiao TY. Prolonged effect of botulinum toxin injection in the treatment of cricopharyngeal dysphagia:case report and literature review. Dysphagia,2004,19:52-57

7. Munoz AA,Shapiro J,Cuddy LD,et al. Videofluoroscopic findings in dysphagic patients with cricopharyngeal dysfunction:before and after open cricopharyngeal myotomy. Ann Otol Rhinol Laryngol,2007,116:49-56

8. Cheng YS,Li MH,Yang RJ,et al. Restenosis following balloon dilation of benign esophageal stenosis. World J Gastroenterol,2003,9:2605-2608

9. Yip H,Kendall K A,Leonard RJ. Ciroharyngeal myotomy normalizes the opening size of the upper esophageal sphincter in cricopharyngeal dysfunction. Laryngoscope,2005,116:93-94

第十九章　婴幼儿喂养与吞咽障碍

焦点问题

1. 临床上婴幼儿进食障碍有哪些常见表现?
2. 在婴幼儿进食技能的发展中有哪些促进因素?
3. 进食技能发展程序及影响因素。
4. 如何做好婴幼儿的进食行为干预与规范?
5. 婴幼儿进食体位和姿势处理方法。
6. 早产儿吞咽障碍有何特点? 处理原则是什么?
7. 喉软骨发育不良最主要的临床特征及治疗原则。

　　婴幼儿进食与吞咽障碍是指婴幼儿无法进食足够量的食物或无法进食不同种类的食物以维持营养和增加体重,包括将食物置于口中有困难;吞咽前在口中的食团控制有困难,如咀嚼;口腔推送期舌将食团后送有困难。当婴幼儿进食有困难或拒绝吃东西,这可能会导致营养不良、无法正常成长,甚至死亡。大约有 25%~45% 正常发展的婴幼儿会有喂食和吞咽的困难,高达 30%~80% 的发展异常的婴幼儿会有进食和吞咽异常。但进食障碍需与饮食失常(eating disorders),例如常出现在青少年或成人的厌食症区别开来。

　　在临床上常见的婴幼儿进食障碍表现为:喂养困难,进食时发生呛咳或呕吐;拒绝经口进食,无法自行进食或进食花太长时间;经口摄入食物满足不了生长发育所需的能量供给,导致生长发育障碍、营养不良、甚至死亡;渴感缺乏,不觉得口渴或渴望喝水;对食物种类或质地过分挑剔、进餐时间产生不适当的行为。有以下状况的婴幼儿常常会有吞咽问题,例如早产、出生时体重过轻、裂腭/裂唇、头颈有缺陷、消化道问题,包括消化道发育不健全或胃酸反流、自闭症、脑瘫痪、神经受损、先天性心脏病等,都应特别留意。婴幼儿喂养与吞咽障碍程度各异,严重者非常复杂,须由完整的专业团队共同合作,通过团队的力量进行多因素评估和综合性治疗,可由儿科、神经内科医师、消化科医师、呼吸科医师、营养科、语言治疗、物理治疗、作业治疗和心理行为治疗、护理师、社工师等多个学科共同组成,为婴幼儿处理进食相关问题。

第一节　婴幼儿正常进食技能发育

　　从婴儿出生一开始,就无法借由脐带从妈妈身上获得营养,而是改由经口摄取需要的营养。婴幼儿进食技能虽是与生俱来,但是成熟的进食技能需要建立在正常的口腔结构和良好的感觉运动发展基础上,经过后天不断地学习逐渐发展成熟,并在行为发育中起积极作用。

一、正常进食技能发育的促进因素

进食技能的发育与多种因素有关,包括全身动作的发育水平、感觉、身体状况、气质、心理、父母行为能力、环境、社会文化等。

(一)口腔感知觉发育

感知觉的发展对婴幼儿非常重要,包括了视觉、听觉、嗅觉、味觉、触觉、动觉多方面的感知觉能力,并能对不同的感知觉进行整合。婴幼儿口腔感觉运动技能的发育与口腔感知觉发展密切相关。能够进食不同质地、温度、气味、味道的食物,并控制每口进食量的摄取,均与口腔感知觉发育息息相关。

1. 触觉　触觉是人类全身最大的器官,通过全身皮肤上的神经细胞来感受外界的温度、湿度、压力、痛痒和物体质感等,是生存所需要的最基本、最重要的感觉之一。胎儿期触觉就开始发展了,胎儿可以用触觉感受到被子宫内温暖的软组织和羊水所包围。而新生儿对不同的温度、湿度、物体的质地和疼痛都有不同的触觉感受。早期的婴幼儿会透过口腔和手的触觉来探索世界,会喜欢用手抓拿东西并放入口内加以探索,5~12周的婴儿也往往对吸吮表面有颗粒状的奶嘴更感兴趣,这对将来口腔感知正常化的发展甚为重要。对于一些早期缺乏口腔刺激或口腔触觉经验不良的婴幼儿,往往产生许多进食问题,例如:过度挑食、拒食、口腔过度敏感等。

2. 嗅觉　生后几小时内的婴儿,即能透过嗅觉认识自己母亲乳房周围及身体的气味,并结合触觉找到母亲乳头。许多研究证实,小婴儿的嗅觉功能即已接近于成人,非常敏锐。嗅觉是一种凭直觉做出反应的感觉,不需要高级中枢的进一步分析和理解。气味随空气误吸鼻腔,刺激鼻黏膜感受器,由嗅神经传送到位于边缘系统内的嗅觉中枢,产生嗅觉,并进一步产生嗅觉记忆、影响情绪等原始基本生理功能。婴儿从既往经验以及发育过程中学习到的喜欢与不喜欢的气味或事件,产生对食物、气味、照顾者的喜爱和厌恶。随着婴儿大脑功能逐渐成熟、视听觉信息的丰富,嗅觉在感觉统合过程中的地位不断降低,但在危及生命的情景中,嗅觉作用即刻提升,扮演消除危险的角色。

3. 味觉　新生儿,包括早产新生儿,生后即能分辨味觉,并有味觉偏爱。先天喜欢甜味、拒绝苦味及酸味的本能,对生存具有保护作用。味觉发育可能存在一个敏感期(2~7个月)。因为,婴儿于3~4个月左右很容易添加新食物,但半岁以后开始害怕新食物,1岁以后随着独立性提高,会主动拒绝某些食物。味觉的发育与口腔接受食物刺激的经历密切相关,早期的味觉经历可以改变发育中个体的生理和行为。母乳喂养的婴儿,从出生到断乳主要通过母乳获得味觉刺激,熟悉普通饮食的各种味道,将从母乳中获得的味觉信息储存于大脑,学会通过味觉辨别食物的安全性,广泛监测不熟悉食物,并因为获得的味觉刺激非常丰富,故而容易断奶完成食物转变。人工喂养的婴儿,因为奶粉味道相对单调,早期味觉刺激较母乳喂养者少,从而影响了日后接受新食物的能力。大约75%的味觉需要依靠嗅觉发挥功能,慢性鼻腔感染、持续经口呼吸、气管切开或呼吸机辅助呼吸的婴幼儿,嗅觉和味觉的信息输入减少,嗅觉和味觉得不到正常发育,并进一步影响进食行为。婴幼儿的味觉与成人有很大的不同。

（二）运动发育

进食技能由一系列精确的口腔活动组成,包括口腔器官的活动稳定性、活动度、分离运动、分级调控等功能促进了婴幼儿进食技能的发展。

1. 稳定性和活动度 头控制运动尚未发育的婴儿,进食活动需要通过很多外部的支撑和固定,包括全身扶抱和双颊部脂肪垫的支撑等,婴儿才能裹住乳头吸吮。随着婴儿头、躯干、骨盆控制能力的发育,身体近端稳定性的提高,伸手取物、手到口活动、口腔运动逐渐变得平滑自如。口腔活动依赖于颈、肩胛带、躯干、骨盆的稳定支撑,唇舌的活动又依赖于下颌的支撑,下颌的稳定性是唇舌高级精确活动及进食技能发育必不可缺的基础。

2. 分离运动 正常婴儿出生后早期下颌与舌呈现整体活动,动作尚未分离且不精确,属较低等级运动。4~5 个月后,婴儿开始用嘴探索咬玩具、咀嚼处理不同种类食物等实践活动,下颌稳定性得到明显提高,舌与下颌间产生了分离运动并逐渐分化,如用舌尖舔唇、在口腔内自如地转送食物等。

3. 分级调控活动 正常婴儿出生后早期依靠屈伸肌的选择性牵拉作用完成下颌上下方向的活动,动作缺乏灵巧性、准确性差。婴幼儿的各种进食技能是随着分级调控功能的发育而不断趋向成熟,可将食物碾碎并自如地在口腔内转移。

（三）非营养性口腔运动发育

1. 用嘴探索 用嘴探索能促进触觉觉察和触觉辨别功能的发育,为进食技能的发育建立基础。用嘴探索分为粗大性用嘴探索和分辨性用嘴探索。

（1）粗大性用嘴探索:4~5 个月内的婴儿,通过舔吸玩具、手指等熟悉对象的软硬度,称为粗大性用嘴探索(generalized mouthing)。粗大性用嘴探索能帮助婴儿从奶嘴喂养过渡到用勺或杯喂养,并可使咽反射触发部位后移,抑制咽反射,为婴儿接受更多种类的食物作准备。

（2）分辨性用嘴探索:6 个月的婴儿,随着全身动作发育和口腔分离活动的发育,用嘴探索进入了一个新的阶段,即分辨性用嘴探索(discriminative mouthing),通过口腔区别玩具的大小、形状、质地、味道、质量,并将这种经验泛化于接受和加工固体食物,以及在口腔内安全舒适地转移、咀嚼、吞咽食物。

2. 非营养性吸吮 能从多方面促进婴儿发育,如自我安慰、减少哭闹和烦躁、避免过度紧张、缩短管饲向经口喂养的过渡时间、避免管饲婴儿发生行为问题等。

二、婴幼儿进食技能发展程序

进食技能在出生后两三年内迅速发育,尤其在生后第一年。口腔动作里程碑式的有序发展,使得进食技能不断成熟,进食能力和效率不断提高。正常口腔运动及进食技能发展程序如下（表 19-1）:

1. 0~3 个月 婴幼儿存在与进食相关的原始反射,如觅食反射、吸吮反射、吞咽反射、张力性咬合反射、伸舌反射;以喂吸模式吸奶,舌呈前伸/后缩的活动模式,与下颌、唇呈整体模式活动,相互间无分离活动;舌两边上翘卷曲成杯状,将奶液引向咽;以吸吮/吞咽反射的模式进食。

2. 4~6 个月 婴幼儿在等待勺子喂入食物时或接触勺子时有啜吸动作反应;会用上下

方向咬;舌和下颌间无分离运动;吸吮/吞咽/呼吸协调;5个月后觅食反射消失;5个月后张力性咬合反射消失;咽反射存在。

3. 7~9个月　婴幼儿舌的活动范围明显增大,活动模式增多,会上下、前后方向运动,即吮吸(sucking)动作;唇活动增多,会合在奶嘴上"抿"下勺中食物;用杯饮水时下颌稳定性仍差;吞咽时仍可见舌前伸;咬食物时可见舌、唇与下颌有少量分离活动;能在口腔内移动食物,从两侧到中间,从中间到两侧;吞咽半固体食物时可见合唇动作;咽反射减弱。

4. 10~12个月　婴幼儿表现出主动性的吸吮动作;会用牙齿清洁下唇上的食物;吸吮/吞咽/呼吸协调性提高;吞咽时仍可见舌外伸;咬软食时下颌稳定性好,能自我控制咬食动作;吞咽奶液等流汁食物时唇闭合能力提高;口腔内食物移动范围增大,能超越中线,出现滚动式咀嚼动作;咀嚼时有较好的唇和颊活动参与。

5. 13~15个月　有的婴幼儿通过咬住杯沿提高下颌稳定性;舌和唇能分离活动;吸吮/吞咽/呼吸协调性良好;能合唇咀嚼;咬固体食物时有少量自控能力。

6. 16~18个月　婴幼儿开始发展下颌主动控制能力;吞咽时舌外伸减少;能很好地控制流汁食物;主动良好地控制咬合,不需转头辅助;吸吮/吞咽/呼吸协调性更趋完善。

7. 19~24个月　婴幼儿会用舌清洁唇部食物;能连续饮;能用吸管吸;吞咽时舌后缩;能自如地咬肉类食物;能在口腔内超过中线移动食物,动作自如。

8. 25~36个月　婴幼儿能很好地主动控制下颌;吞咽时舌尖上抬;咬食物时下颌分级调控好;咬食物时头部分离活动好;食物在口腔内平稳移动,从一侧转移至另一侧;舌活动度和灵活性发育逐渐完善。

表 19-1　婴幼儿口功能之发展

婴儿期特征	发展成熟特征	变化
吸吮吞咽反射进食 吸与吞 =1∶1	依食物特性咀嚼食物引发吞咽反射动作	1. 吸吮成为自主性动作 2. 能含住食物在口腔,不受吸吞比 1∶1 限制
以舌头前后运动方式吸吮	舌头侧送食物、搅拌食物成团,上顶、后送以利吞咽	吸吮垫(sucking pad)消失,发展成为成熟的舌头动作
双唇闭合不好	双唇可以抿下食物,含住杯缘喝水,吸管喝水	1. 双唇闭合动作较完全、下唇内收、 2. 唇与下颌动作的分化
反射性动作形态	分化协调的口腔动作	1. 搜寻反射于 3~4 个月消失 2. 吸吮吞咽反射于 7 个月做整合,吸吮动作逐渐发展成自主性动作 3. 咬合反射于 5 个月左右消失 4. 咳嗽、呕吐反射终生保留
上下咬合方式咀嚼	成熟的下颌旋转动作	1. 下颌稳定度提升,唇、舌、双颊移动才能成熟发展 2. 口腔上下移动幅度增加,逐渐发展成对称性旋转咀嚼动作

三、婴幼儿进食行为发展程序

进食也是一种社交行为,可将正常婴幼儿的进食行为分三个阶段:

1. 0~2个月,自我调节期 婴幼儿具有协调的吸吮/吞咽/呼吸动作,会以觅食反射的方式寻求喂养;以哭闹等方式向照顾者发出容易被理解的饥饿信号;在安静觉醒状态进食,喜欢与照顾者目光对视交流、在照顾者的微笑及谈话声中饱食;会向照顾者发出容易理解的吃饱信号,如转头躲开奶嘴或母亲乳头,向照顾者表达自己不想吃了。照顾者能根据婴儿发出的信号,或通过刺激颊部了解是否饥饿,是否需要及时喂养或终止喂养。

2. 3~6个月,依赖期 婴幼儿会以微笑、发声、伸手等方法吸引照顾者的注意;进食能力提高,能接受部分用勺喂养;逐渐规律性地睡眠、进食,发展规则的日常进食;逐渐扩大进食社会活动。

3. 6~36个月,独立进食期 婴幼儿控制环境能力提高,除了部分按需喂养外,能跟随家庭成员的进食行为进食;融入家庭成员中共同进食,视进食为一种社会活动;开始独立进食,要求自己决定以什么速度、什么方式进食,以及进食什么。

(方素珍 张毓蓉)

第二节 进食技能发育的影响因素

进食技能的发育障碍与多种不良因素有关,如解剖结构缺陷、神经肌肉功能损害、心理行为障碍、沟通障碍、消化呼吸和心血管系统疾病等。

一、解剖结构缺陷

所有与进食相关器官的解剖结构缺陷,都可以不同程度地阻碍进食技能的发育,其中以唇腭裂最为常见。解剖结构缺陷可以导致食物摄入困难、口腔负压形成不足、食物反流、口腔控制困难、干扰呼吸、吸吮吞咽/呼吸失协调等。

二、进食生理缺陷

进食生理缺陷可以破坏和降低食物到达胃部的效率和安全性,发生吸吮/吞咽/呼吸失协调、误吸、胃食管反流、食管炎、顽固性哮喘、肺炎、进食耗能过大等,其中以误吸的危害性最大,而神经系统受损是误吸的最重要的高危因素。

三、感觉系统失调

口腔感觉失调可以导致口腔器官运动功能和进食心理行为障碍。口腔感觉失调分为反应低下、反应过度、感觉防御、感觉超载。口腔感觉功能障碍对喂养的影响轻重不一,轻则仅对某种味道和质地的食物反应异常,重则影响一切进食活动,以致必须采用非经口途径补充营养。

1. 反应过度(hyperreaction) 对一些很平常的刺激出现过度的反应,或在经验被剥夺后,再度接触到本来可以耐受的对象时,不能如先前一般接受,甚至拒绝。惧怕触碰口腔

（图 19-1），喂养时容易受惊吓，吃东西时只咬一小口或很少咀嚼而直接吞下，拒食，偏食，进食时容易作呕。

2. 反应低下（hyporeaction）　服用某些药物、肌张力低下、缺锌的婴幼儿，对外界刺激缺乏反应或反应过低，食物放在口边不知张口去吃，或根本不知道发生了什么事，分辨食物能力低下，口腔动作发展严重迟滞，吮吸、咀嚼无力，刻意地嗅东西，偏爱很咸、刺激性食物等（图 19-2）。

3. 感觉防御（sensory defensiveness）　婴幼儿不能接受周围环境中曾产生不愉快进食经历的食物、餐具，或进入用餐房间，有的在没有接触到刺激物就已表现出逃避行为，进食兴趣很少，拒食，拒刷牙和擦脸洗脸，常有惊恐、焦虑、恶心呕吐、丢弃食物等行为，并慢慢地采取逃避方式减少刺激，从而变得视而不见、充耳不闻，发育全面滞后（图 19-3）。

4. 感觉超载（sensory overload）　大脑不加选择地对环境中的所有信息发生反应，不能去粗取精地滤过不必要信息，不能正确的应对所发生的事件。进食时容易被环境中的声音、身体某部位的不适所分心，多动，不能将注意力集中于喂养者、食物及正在口腔内处理的食物。有些婴幼儿则通过反复咬或吮吸拇指、摇晃身体、拍手、旋转物件、打头等节律性活动自我刺激，主动寻求活动中的触压、肌肉用力、下颌挤压的感觉，有时甚至通过疼痛感使自己能更好地组织和放松安静，有的则采取关闭视觉通路，避免与人目光对视，以免产生焦虑、烦躁。

感觉反应过度、反应低下或正常反应是有可能共同存在的，婴幼儿可能在不同的口腔器官呈现出不同的感觉反应，称为"混合性感觉异常"，例如下颌、唇和双颊呈现反应低下，但舌和上腭却呈现感觉反应过度。若感觉反应会随着时间而改变，如昼夜的变化，或随气候的变化等，称为"波动性感觉异常"。

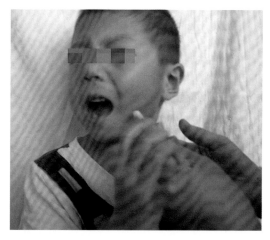

图 19-1　感觉反应过度，拒绝将棉签伸入口腔内

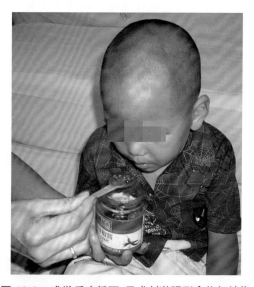

图 19-2　感觉反应低下，寻求刺激强烈食物如辣椒

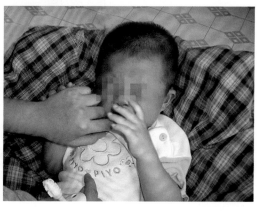

图 19-3　感觉防御，婴幼儿非常恐惧口面部刺激

四、运动功能障碍

有神经肌肉障碍（neuromuscular disorder）的婴幼儿容易产生运动功能障碍，口腔运动障碍可阻碍婴幼儿进食技能的发育，异常程度越高，影响越大。而口腔运动障碍的表现方式和发生频率，可随着全身张力、体位和姿势、呼吸功能、环境状况等变化而变化，下颌、舌、唇、颊和腭的所有感觉运动问题都可共同影响进食过程，进而产生进食过程的问题，其表现包括吸吮困难、吞咽困难、咬合困难、咀嚼困难、吸吮/吞咽/呼吸失协调等。不同口腔部位表现如下：

（一）下颌

下颌稳定性是食团形成、吞咽、言语活动的基础。唇、颊、舌的活动必须依靠下颌的稳定支撑。下颌运动障碍包括：下颌后缩（jaw retraction）障碍；下颌前伸（jaw thrust）（图 19-4A）；下颌紧绷（jaw clenching）（图 19-4B）；下颌不稳定（jaw instability）；下颌偏移（jaw deviation）（图 19-4C）；张力性咬合反射（tonic bite reflex）；下颌过度活动（exaggerated jaw movement）等。下颌控制障碍可以导致进食和饮水技能减退，见图 19-4。

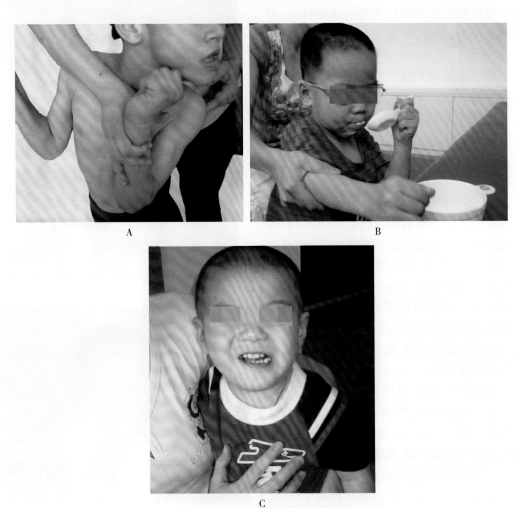

图 19-4　下颌运动障碍
A. 下颌前伸；B. 下颌紧绷；C. 下颌偏移

（二）舌

所有舌肌肌力和舌活动协调性的问题都可直接影响吞咽口腔期，并间接影响吞咽的咽期。舌运动障碍包括：舌过度前伸（exaggerated tongue protrusion）（图19-5A）、舌后缩（tongue retraction）、舌变形障碍（difficulty with tongue configuration）等，（图19-5B）。

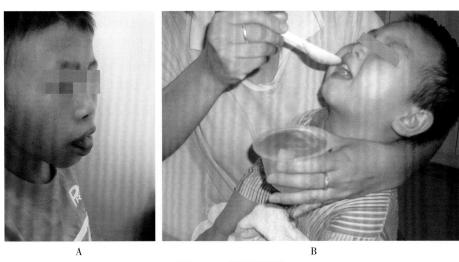

图 19-5　舌运动障碍
A. 舌过度前伸；B. 高张婴幼儿舌构形障碍后送食物困难

（三）唇和颊

唇和颊共同运动，相互影响，相互作用。唇和颊活动障碍大多因局部张力下降和感知觉减退所致，可导致口腔内负压形成不足，取下勺子中食物困难，咀嚼效率低下，食物容易陷于两侧颊槽或漏出口外，食团形成慢，食团质量差。唇和颊运动障碍包括：唇部张力低下（low tone in the lips）、唇后缩（lip retraction）、噘嘴（lip pursing）（图 19-6）。

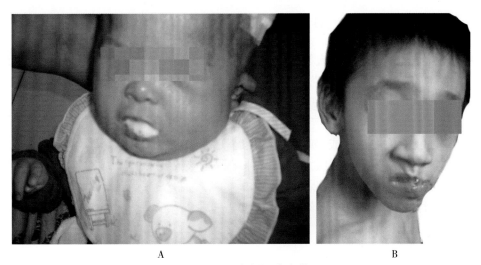

图 19-6　唇和颊运动障碍
A. 唇部张力过低影响唇闭合及食物后送；B. 高张婴幼儿唇后缩和噘嘴，高张导致的上唇后缩及唇活动减少

（四）腭

腭部问题可影响吸吮时的口腔负压，并可发生鼻咽反流。腭部问题包括腭裂（cleft palate）、腭咽闭合不全（velopharyngeal insufficiency）、硬腭弓狭窄（hard narrow，hard palate）等。

五、进食行为障碍

据统计有80%的严重智能障碍者有进食行为障碍；70%的自闭症者被指出有挑食的习性；15%胃食管反流（GERD）的小儿有进食障碍，其中包括了拒吃食物和挑食。家庭、社会、环境、心理行为、感觉统合功能失调等非器质性因素，以及器质性和医源性因素都可以导致婴幼儿进食行为障碍（behavioral feeding problem），其中一部分婴幼儿即使解除了器质性因素和医源性因素，进食行为问题仍可以持续存在。

此障碍在不同的发育顺序会呈现不同的表现，整理如下：

1. 出生至2~3个月　婴幼儿哭闹不安，不易安慰，护理困难；吸吮无力，易发生恶心、呕吐；喂养时很容易入睡，或哭闹不止无法接受喂养；没有固定的进食模式。父母非常焦虑、沮丧，常不能正确理解婴幼儿哭闹原因。

2. 3~6个月　婴幼儿容易焦虑、忧伤，或容易激惹，抱起时身体僵硬或角弓反张，喂养困难。与环境少有互动，目光回避；不笑，不发声，不伸手取物。也可以是无喂养困难，但却容易恶心呕吐，常被误为是进食正常。父母情绪低落，容易急躁、疲惫、不愿理会和逗引婴幼儿、双方间缺少愉悦的互动经验。

3. 6~36个月　婴幼儿进食时脾气暴躁、情绪不稳定；吃得很少，喜欢拿食物玩；喂养时不张口，扭头躲避食物，或把喂入口中的食物吐出；喜怒无常；喂养时随意四处跑动。父母感觉焦虑不安、灰心失望，无可奈何，无法恰当地限制其活动而跟着跑动，靠强迫进食或通过游戏分散注意力完成喂养。

（方素珍　张毓蓉）

第三节　临床评估

进食与吞咽的过程虽然是人类与生俱来的能力，是一项精密、复杂的发展，如果婴幼儿在进食上发生问题，就容易产生营养不良的问题，影响发育，甚至危及生命。如果家长发现婴幼儿在进食时有以下症状，就应该特别留意，及早到医院儿科寻求帮助，进行进一步的评估。

1. 吸奶时无法含紧乳头或奶嘴，吸吮力量不足或奶容易从嘴角溢出。

2. 吸吮时，吸吮、吞咽和呼吸之间不协调，容易呛咳或疲累。

3. 进食时面部表情痛苦，表现烦躁不安。

4. 进食时经常伴随咳嗽、呛咳或呕吐反应。

5. 进食后容易呕吐或反流。

6. 反复性感染性肺炎。

7. 进食时间过长或只喜欢玩弄食物。

8. 对食物非常挑剔或拒绝进食。

9. 食物常常含在嘴巴

10. 无法控制口水,经常流出。

11. 生长曲线严重落后同侪。

进食不单纯是食物由口腔进入消化系统的过程,它涉及口腔功能、神经发育成熟度、进食和呼吸之间的协调等,因此,婴幼儿进食与吞咽功能的评估必须结合全身状况,须采多专业一起综合评估和整合。获取评估信息的途径有两条:一是通过询问照顾者和翻阅既往病史了解背景资料;二是评估客观项目了解婴幼儿喂养和吞咽中所存在的困难及其原因。

一、问诊与资料收集

需要全面性地问诊与考虑,包括了解家族史、疾病史及诊治过程、围产因素、喂养史等。仔细询问有无长期留置胃管或气管插管、使用肺表面活性物质等;记录喂养方式、奶嘴类型、喂养困难发生时间、婴幼儿与喂养者之间互动关系、进食功能与食物种类之间关系、喂养体位和姿势、呼吸循环功能、喂养环境、觉醒度、进食情绪和行为表现等。

二、体格检查

透过婴幼儿的身体呈现,可以提供我们许多讯息,这些评估可以从三大面向来着手,包括:身体状况的呈现、发展的水平、行为状态。

(一)身体状况的呈现

1. 解剖结构 检查有无唇腭裂、小下巴畸形、高腭弓,有无颞下颌关节脱位或骨折,有无气管食管瘘、食管闭锁、膈疝、幽门肥厚、短肠综合征、肛门闭锁等手术瘢痕,有无气管软化症。

2. 生理功能评估 心跳速率的正常数值每分钟 70~170 下(beats/min),足月婴儿每分钟 120~140 下,早产儿心跳较快每分钟约 160~180 下。呼吸速率每分钟 40~60 次,不宜太高,过高容易造成呼吸暂停(apnea)的现象。血氧饱和度(SaO_2)不宜小于 90%,否则容易造成缺氧。当婴幼儿在进食时,必须评估其生理功能是否在正常范围内。

3. 颈部听诊 颈部听诊有助于判断咽喉噪音与吞咽障碍间的关系。评估者将听诊器置于婴幼儿咽喉部及胸骨上方,仔细判断有无颈部哮鸣音、吹泡样声音、喉喘鸣、"泪泪"声等,并与正常吞咽声和肺部呼吸音相鉴别。听诊一般只能用于筛查,部分婴幼儿则需要用录音设备录音。在欧美等发达国家,已借助计算机声学分析判断一些早产儿以及病情隐匿的病例。

4. 营养评估 检查婴幼儿每日食物种类、摄入量、摄入热卡;碳水化合物、蛋白质、脂肪三大营养物质的量及比例,以及维生素和微量元素的种类和剂量。测量婴幼儿身高、体重、身体比例与匀称性、皮下脂肪厚度、臂围、胸围等。若婴幼儿有下列几种情形通常既被定义为生长发育迟缓(failure to thrive/growth failure):①体重低于第三个百分位,或②6 个月内下降两个百分位(如由第 85 百分位下降至第 15 百分位)。生长发育迟缓是一种症状,不是一种疾病,但若有这些症状需尽快就医,做进一步的追踪和鉴定。

(二)发展的水平

1. 姿势控制、肌张力、精神神经发育水平 全面评估婴幼儿整体发育水平,包括姿势控制、肌张力、竖颈、坐位平衡、手到口精细动作、认知沟通能力、觉醒度等,可借助于 Peabody

动作发育量表、Gesell 发育量表、Melborne 上肢功能评估等量表进行评估。了解足、腿、骨盆、躯干、肩胛带、双臂、手和颈部肌张力和运动水平，判断他们对口腔运动和进食技能的影响，明确口腔运动障碍与身体之间有无直接或间接关系，现举例说明如下。

图 19-7 为痉挛型四肢瘫的脑瘫婴幼儿在独坐发展过程中的典型坐姿模式，通过头颈过伸、舌后缩、肩胛带上抬内收、脊柱前屈后凸方式控制头和躯干，保持坐位平衡，稳定性差，口咽结构的对线关系发生变化，口腔高级运动功能得不到发展，因此加大了误吸风险。

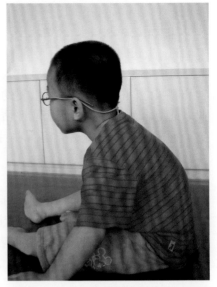

图 19-7　痉挛型四肢瘫脑瘫婴幼儿坐姿
肩胛带上抬内收、圆背、骨盆前倾

2. 口腔运动功能与进食技巧　这两项能力应该随着年龄增长而趋向成熟的发展，但有些小儿的发展停滞不前，无法使用符合年龄的能力来安全地进食。例如：年龄较大的神经发育异常幼儿仍然保留原始的口腔反射。然而，任何年龄的小儿若出现异常口腔运动模式则均属异常，例如：下颌过度紧绷、舌头过度前伸、双唇无法紧闭等。评估者可以通过试喂婴幼儿的活动，观察婴幼儿在用杯饮、咀嚼等活动中吸吮-吞咽节奏、下颌稳定性及主动控制能力、舌活动度、唇闭合、口腔各器官间的分离活动、吞咽动作等能力。

（三）行为状态

1. 观察进食行为表现　婴幼儿警醒状态可分为六个不同阶段：深睡期、浅睡期、昏沉嗜睡期、安静清醒期、活动清醒期、哭泣。正常的婴幼儿通常可以呈现出顺畅的循环周期，评估者可以仔细观察婴幼儿在进食时呈现何种警醒状态。当食物出现在小儿面前时，小儿是呈现喜欢、惧怕、有戒心、焦虑或是冷漠的行为，以及这些反应是否有特定性。例如：在使用不同食物、不同喂食器具、不同进食体位的进食反应，和小儿对食物与非食物的呈现是否有差异等，将这些状况做详细的记录。

2. 感觉调节功能　口腔感觉失调可以单独存在，也可以是全身感觉功能损害的一部分，感觉调节异常的婴幼儿容易对环境产生过度冷漠或过度惊吓的行为反应，困难调节自我的生理状况，警醒状态通常不规律。口腔感觉功能的评估缺少标准化评估量表，有经验的评估者通过观察婴幼儿进食过程、行为表现可得出有无异常的结论。

口腔运动障碍与口腔感觉失调可参考表 19-2 做鉴别，但是两者也可能合并存在。

表 19-2　儿童口腔感觉与口腔运动功能障碍的区别

感觉障碍	运动障碍
母乳喂养和人工喂养中，不能分辨母亲乳头和人工奶嘴	母乳喂养和人工喂养时均吸吮效率低下
尽管吸吮正常，但无法鉴别奶瓶中食物味道	能鉴别奶瓶中食物味道
进食液体食物能力较好，而进食固体食物能力差	无论进食何种质地的食物，均表现出口腔运动不能或者不协调

续表

感觉障碍	运动障碍
能把不同质地的食物从混合物中区别出来	不能将不同质地的食物从混合物区别开来,只能一起吞下
把食物含在舌下,两颊,而不吞咽	不能用舌处理食物或把食物含在舌上,食物从口里掉出,或滞留在两颊
进食某些质地的食物时发生呕吐	呕吐与食物质地无关
食物靠近或接触到唇时发生呕吐	食物在口腔内转送过程中发生呕吐
进食固体食物时咽反射强烈,而进食液体食物时吞咽正常	无论液体食物还是固体食物,在吞咽启动后均可诱发咽反射
可以接受自己手指刺激口腔,但不能耐受别人手指的刺激	可以耐受别人用手指刺激口腔
不会把玩具放入口中玩	可以接受玩具,但不会咬玩具或把玩具含在口中
拒绝刷牙	接受刷牙

三、社会心理互动评估

观察婴幼儿与喂养者之间的互动关系是喂养评估很重要的环节,喂养者是否能够正确解读婴幼儿所发出的讯息,并给予适当的响应,或者婴幼儿是否能表现出明确的讯息让喂养者清楚地做判断。通常会着重在婴幼儿喂食前、喂食当中和喂食后的行为表现做观察,可以在哺乳、奶瓶喂养或小儿在餐桌上饮食进行观察,察看婴幼儿对喂食活动呈现何种反应,是否表现出愉快、有压力、焦虑、嗜睡等行为,或者出现过分挑食、胃口极小、玩弄食物等行为。目前国际上使用在观察婴幼儿与喂养者间喂养互动的评量工具有[父母和孩子间互动喂养量表,parent-child feeding(PCI)scales;NCASTAVENUW,2006],喂养量表适用于出生至1岁的婴幼儿,此评量工具观察内容包含6个子量表,4个子量表描述了照顾者在互动上的责任:照顾者对婴幼儿行为线索的察觉敏锐度、照顾者对婴幼儿压力线索的反应、照顾者对社会情绪增长的培育、照顾者对认知增长的培育。两个子量表描述孩子的责任:婴幼儿行为线索的明确性和对照顾者的回应性。喂养者与婴幼儿之间良好的互动关系将会有助于婴幼儿对未来认知、社会情绪、沟通的发展。

四、仪器检查

部分进食困难的婴幼儿,特别是有吞咽障碍者,必须申请仪器检查。如吞咽造影检查,钡剂中可加婴幼儿所喜爱的果汁或饮料,用奶瓶或勺子喂入。吞咽软管内镜检查(FEES)等这些检查方法与成人完全相同,参见第六章第三节有关内容。另外,头部磁共振、脑电图、代谢指标检测、微量元素测定等辅助检查,对病因分析也可有很大价值,必要时可选择应用。

五、量表测评

综上所述,也可使用一些评估量表,如目前在国际上广泛使用的进食功能评估量表有新生儿口腔运动分级(neonate oral-motor assessment scale,NOMAS,Braun &Palmer,1986)、新生儿口腔运动分级（修订版）（revised version of the NOMAS）、整体进食观察表（holistic feeding observation form）、口腔运动/进食等级评分（oral-motor/feeding rating scale）等。至今，国内尚无标准化的婴幼儿进食功能评估量表。综上所述，作者参考有关内容制定了口腔感觉运动和喂养评估记录表，详见附录六。

使用客观观察方式做评定可以有两种记录方式，一种是记录进食效率（efficiency）、另一种是记录进食精熟度（proficiency），通常进食效率容易受到肌耐力的影响，而精熟度跟口腔动作技能的成熟度较相关。计算方式如下：

$$进食效率 = 总进食量 / 总进食时间$$
$$进食精熟度 =（前 5 分钟的进食量 / 总进食量）\times 100\%$$

六、评估结果分析

通过上述主观资料、客观检查和量表测评，评估者需要将收集到的信息分类总结归纳，确定婴幼儿有无进食问题；明确是运动性、感觉性、结构性还是混合性的进食问题；权衡问题轻重，确定优先干预项目；综合婴幼儿、家长总体情况，确定治疗方向；根据婴幼儿进食意识和愿望、感觉觉察和感觉分辨、躯干支持、吸吮 - 吞咽 - 呼吸控制的水平，选择治疗策略、方法和技术；建立早期目标、近期目标、远期目标，并在治疗中多次评估，修正治疗目标。

（方素珍　万桂芳）

第四节　婴幼儿喂养与吞咽障碍治疗

一、目标与原则

（一）目标

1. 增强大脑对口腔结构的意识，促进口腔感知正常化，并进一步提高全身感觉统合功能。

2. 提高口腔器官高级精确活动功能，包括分离活动、分级调控能力、线性关系、呼吸与发音器官的协调准确性。

3. 发展正确的进食态度和行为，最大限度地参加与进食相关的社会活动，享受更多进食快感。

（二）治疗原则

婴幼儿进食治疗和训练必须遵守以下原则：

1. 以婴幼儿为中心，由婴幼儿引导治疗　仔细观察婴幼儿行为状态和反应，诱发婴幼儿内驱力，取得最佳沟通方式；顺应婴幼儿意愿和反应加以引导，在愉快的治疗经验中获得实践，达到治疗目标。

2. 以评估结果为依据，决定做什么，如何做　获得全面详尽进食信息，从医疗、感觉、运动、沟通、口腔控制和进食技能等方面分析和处理每一病例。

3. 方法、策略与技术　以进食规范为工作纲领，所采取的策略、方法、技术都必须紧紧围绕着如何提高进食、口腔运动技能、沟通、学习、物理和感觉等以功能为主导的核心任务，使婴幼儿在愉快中接受治疗,获取更大更快的进步。

4. 彼此信赖、相互尊重、紧密配合 治疗人员和照顾者根据婴幼儿需求准备合适的进食环境、食物、餐具、沟通方法、进食体位和姿势,每次介入都需要仔细观察婴幼儿的生理和行为状态,以确认婴幼儿是在合适的状态下接受治疗,不可强行侵入。

二、治疗方法

(一)体位和姿势处理

理想的进食体位和姿势必须满足以下条件:①能使婴幼儿正确接收前庭觉和本体觉反馈;②与口面部及消化、呼吸、神经系统功能状况相适应;③为婴幼儿创造最佳学习条件,积极促进进食技能的发展;④方便婴幼儿与喂养者间的沟通,使婴幼儿最大限度地参与进食相关的社会活动,与家人共享进食的快乐。常用的体位和姿势处理方法如下:

1. 端正坐姿 这是获得最佳口腔感觉运动和进食功能的基础。图 19-8 从足部开始为痉挛型脑瘫婴幼儿摆设端正坐姿,抑制全身过高的肌张力,提高近端稳定性和远端灵活性,使注意力集中于进食上。图 19-9 通过协助固定肩胛带,端正坐姿后提高了痉挛型四肢瘫婴幼儿手到口活动功能。为维持端正坐姿,可借助一些分腿坐垫、头颈托等辅助用品或用具。

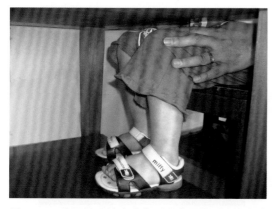 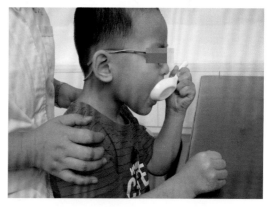

图 19-8 从足部开始为痉挛型脑瘫婴幼儿端正坐姿　图 19-9 帮助固定肩胛带提高婴幼儿手到口活动功能

2. 扶抱 合理运用前庭觉、本体觉刺激,使婴幼儿维持觉醒状态、足够的躯干张力和稳定性。易激惹者用浴巾紧紧包裹、紧靠大人身体抱着喂养,见图 19-10。嗜睡者远离喂养者身体抱着喂养可提高大脑警觉度,维持清醒状态进食,见图 19-11。

3. 侧卧、俯卧位 因舌后坠和下颌后缩引起抽气样呼吸或噪音呼吸的婴幼儿,取侧卧、俯卧于喂养者大腿上或楔形垫上,并用手轻轻地将其下颌向前拉,充分开放气道。

4. 视觉代偿 婴幼儿与喂养者视线保持在同一水平面,保持目光交流且不引起头颈过伸后仰,并在婴幼儿最佳视觉处将食物喂给婴幼儿,如图 19-10 所示。注意目光回避的婴幼儿不可强求目光接触。

(1)下列两种坐姿下喂养都是错误的,应力图纠正。痉挛型四肢瘫婴幼儿的错误喂养姿势,如图 19-12A 所示,身体不稳定、双足离地、头后仰、舌后缩的姿势不利于婴幼儿进食。

(2)独坐能力低下的高张婴幼儿在独坐姿势下喂养,诱发全身肌紧张和下颌前推等问题,如图 19-12B 所示。

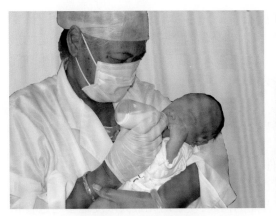

图 19-10　易激惹婴幼儿紧抱在喂养者身上，
有利于稳定情绪提高进食功能

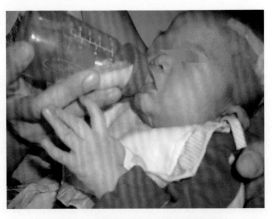

图 19-11　嗜睡婴幼儿远离喂养者身体，
提高警觉度维持清醒状态进食

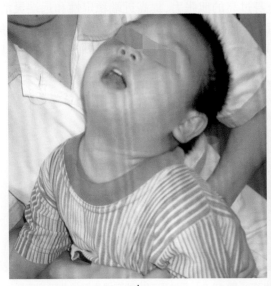

A

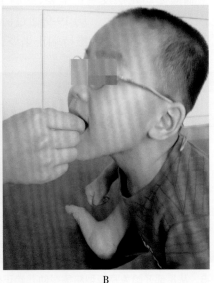

B

图 19-12　错误喂养姿势
A. 痉挛型四肢瘫患儿；B. 独坐能力低下高张患儿

（二）感觉预备

1. 进食环境的准备　在进食前布置好房间、餐桌餐具、光线、声音，记录婴幼儿每次进食时的不同感觉效果，从而更好地调整环境满足婴幼儿需求。

2. 婴幼儿的感觉预备　进食感觉预备贯穿于婴幼儿一天活动中，并在进食前强化处理。根据婴幼儿需求，采取个性化感觉调整方案，帮助建立固定进食程序，学会活动转移，提高进食专注力，快乐享用美食。

3. 喂养者的感觉预备　喂养前选好舒适的椅子，调整椅子位置和高度，避免紧张疲劳。

4. 食物的准备　食物能提供多种感觉刺激，且可因程度的不同产生截然不同的感觉刺激和感觉效果。开始时尽可能先选用婴幼儿喜欢的、能产生积极正面反应的食物喂养。添加新食物时每次只添加一种，待习惯后再逐渐添加其他新食物，给婴幼儿足够时间适应新食物,从闻食物到放嘴里少量品尝,最后学会慢慢吃下。

5. 从进食到下一活动的感觉准备 进食时非常放松的婴幼儿,可能需要进行一些兴奋性活动后才能进入下一个活动;进食时过度紧张,或伴有胃肠不适的婴幼儿,需要慢慢摇晃或紧紧拥抱一定时间放松身心后再行下一活动。

（三）感觉治疗策略和活动

1. 组织多种全身感觉觉察活动,提高身体感觉功能 如蹦床、荡秋千活动等,指导婴幼儿认识活动中的相关感觉,如深触压感、秋千旋转感。

2. 通过按摩和振动提高口腔感觉觉察功能 图 19-13A 示治疗人员戴上草莓香味的非塑胶手套后,直接用手刺激婴幼儿口腔。图 19-13B 用 Z-Vibe 振动棒刺激口腔。婴幼儿在接受刺激之初容易受惊,在使用振动棒时需要特别注意调整刺激强度、频率和声音;按摩顺序要从不敏感区到敏感区、从全身到局部、从远端到近端、从外到里的顺序进行;刺激强度需根据婴幼儿接受能力由弱到强渐进性地给予。图 19-14 示从身体足部开始擦刷婴幼儿提供深触压感觉。

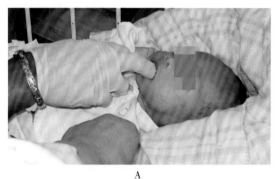
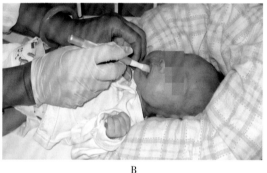

图 19-13 提高口腔感觉觉察功能
A. 用手直接刺激婴幼儿口腔;B. 用 Z-Vibe 振动棒刺激口腔

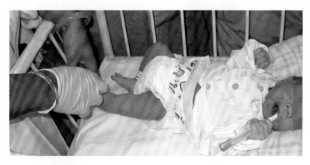

图 19-14 从身体远端开始刺激婴幼儿

视频19-1

ER-19-1 海绵振动棒按摩和振动提高
口腔感觉觉察功能操作示范

3. 运用刺激性食物增加口腔感觉输入,提高口腔感觉觉察和分辨功能 运用松脆或干硬的食物、咬和咀嚼时会发出声音的食物(如爆米花、苹果等)、不同质感的食物(如果冻布丁与开心果、香蕉与苹果等)、絮状食物中添加粒状食物(如粒粒橙、皮蛋粥),提高婴幼儿认识食物功能。

4. 通过用嘴探索活动提高口腔感觉功能 鼓励用牙龈、牙齿、唇、舌感受外形简单的玩具或餐具,发展婴幼儿对玩具的兴趣;然后过渡到探索不同形状和质地的玩具,用口腔各部位寻找动物玩具各部位或玩具上所黏食物的味道(图 19-15),提高口腔感觉分辨功能。

5. 减轻感觉防御,改善患儿进食及参与进食活动的能力　大面积擦刷皮肤、关节挤压、缓慢小幅度摇晃或蹦球活动,结合鼓励性话语或唱歌可安静婴幼儿;将前庭觉、本体觉、深触觉、巴洛克音乐活动等合理地安排在感觉餐单中;鼓励父母经常亲亲婴幼儿脸的各个部位,尤其是口周,或以游戏方式用玩具"吻"婴幼儿脸部。避免诱发感觉反应过度,切不可强迫脱敏刺激(图 19-16)。图 19-16A 示通过摇晃稳定婴幼儿情绪,促进喂养。图 19-16B 示通过巴氏球分散注意力提高婴幼儿接受刺激能力。

6. 减少导致感觉超载的各种感觉刺激(包括视、听、嗅、味、触等),避免影响口腔运动功能　从宁静的小房间开始,逐渐过渡到喧哗嘈杂的大餐厅;运用运动刺激,如坐在秋千上进行前庭刺激活动,有利于安抚婴幼儿,减轻口腔防御。当发生感觉超载时,尝试让婴幼儿待在安静处、躺在枕头堆上等,并结合音乐、讲故事或读故事书等方法分散注意力。

三、口腔运动治疗方法

（一）下颌

1. 纠正下颌异常姿势　针对不同原因所致的异常姿势,采用不同方法。

（1）下颌紧绷:如进行各类可调整姿势张力的活动,通过康复训练提高躯干稳定性,降低与下颌紧绷相关的全身屈肌及肩胛带屈肌张力;轻而稳地挤压颞下颌关节;为婴幼儿提供正面的感觉经验,感受正确下颌位置的舒适感。

（2）张力性咬合反射:正确摆好体位,层次性口腔按摩;选用胶套调羹,规律性呈送食物,逐步培养主动张口等待食物功能;呈送食物高度应稍低于下唇,将调羹或杯子靠在下唇

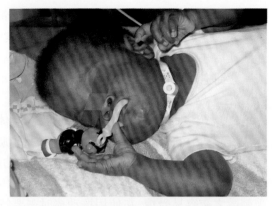

图 19-15　用嘴探索玩具,提高口腔感觉觉察和分辨功能

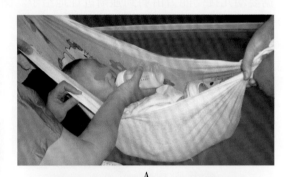

A

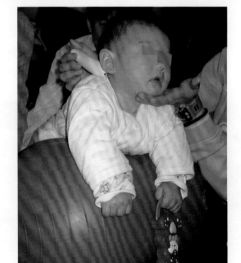

B

图 19-16　减轻感觉防御
A. 通过摇晃婴幼儿稳定情绪促进喂养;
B. 通过巴氏球提高接受刺激能力

（避免与牙齿相触）诱导启动合唇喂吸 / 吞咽进食模式；帮助婴幼儿掌握咬合反射的发生规律，主动抑制咬合反射发生；找出释放咬合反射的方法。大人应冷静应对，耐心安慰，提供温和的前庭刺激降低身体张力等使其慢慢放松。

2. 帮助下颌开闭活动，提高下颌自然开闭功能　手法辅助固定下颌有侧面固定法（图 19-17A），前面固定法（图 19-17B）。操作中应注意手放置位置不宜挪动，辅助力度依婴幼儿能力及反应而定。

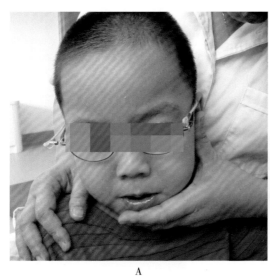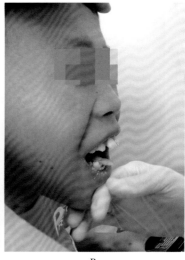

A　　　　　　　　　　　　　　　　B

图 19-17　帮助下颌开闭活动

A. 侧面控制法；B. 前面控制法

3. 发展张口位下颌稳定性　鼓励婴幼儿维持张口姿势 2~3 秒，等待食物的喂入，见图 19-18。

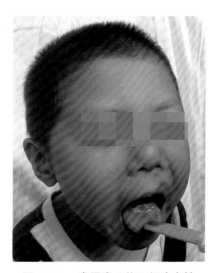

图 19-18　发展张口位下颌稳定性

4. 发展咬合位下颌稳定性　通过游戏方式训练自然咬合技能,见图 19-19。

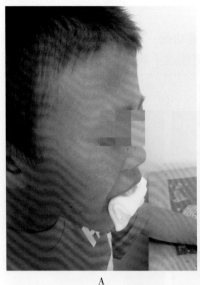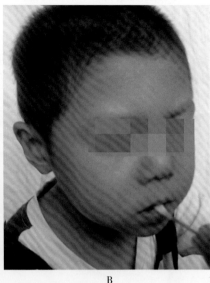

A　　　　　　　　　　　　　　　B

图 19-19　自然咬合训练

A. 用纱布;B. 用棉棒

5. 发展下颌分级活动功能　使用玩具、日常生活用品、Sara 牙胶、不用咬的食物、易融化食物(如巧克力、冰激凌)等训练下颌活动,提高下颌分级调控能力。

(二)唇颊控制

1. 发展游戏或进食中的圆唇和展唇功能　如用吸管在水中吹泡、吹气球、吹肥皂泡、对着镜子前做鬼脸、夸张地发"E"和"O"声音。见图 19-20。

2. 提高休息位及进食时的正确合唇功能　如在下颌控制训练中兼顾合唇训练,见图 19-19A、B。

3. 提高颊向内挤压(compression)活动能力在吸吮过程中,喂养者用手指向内挤压颊部,提高吸吮能力(图 19-21A),引导婴幼儿用双手挤压唇颊部做鬼脸(图 19-21B)。如将棉球蘸上水或饮料

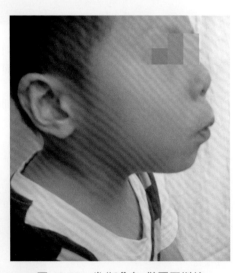

图 19-20　发"O"音,做圆唇训练

放置于嘴角或颊袋中,要求婴幼儿发出"喷喷"声地挤出棉球上的水或饮料,也可收到异曲同工之妙。

4. 减轻唇后缩　通过吸吮、游戏等被动、主动牵拉唇,均可减轻唇后缩,见图 19-22。

(三)舌控制

1. 抑制舌异常活动

(1)减轻伸舌反射和舌过度前伸:正确判断伸舌原因,排除因呼吸困难所致的过度伸舌;通过物理治疗技术和体位,减轻舌前伸,如端正坐姿;调整食物性状,改变喂养方式,都

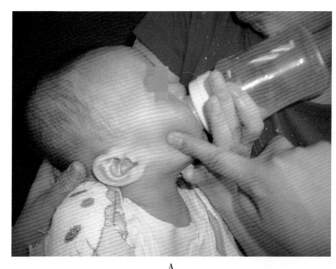
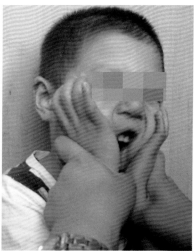

图 19-21　提高颊向内挤压活动能力

A. 挤压颊部促进吸吮活动；B. 挤压唇颊部做游戏

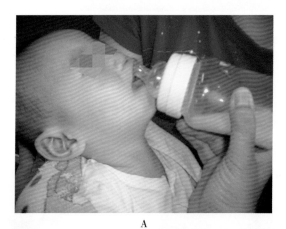

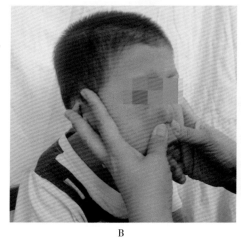
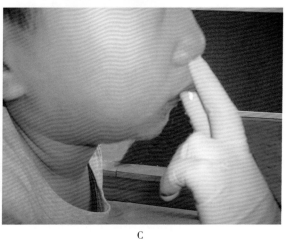

图 19-22　减轻唇后缩

A. 在喂养间隙用奶嘴刺激上唇；B. 用双手牵拉上唇；C. 用示指及中指牵拉上唇纠正唇后缩

可减轻伸舌反射和舌过度前伸。例如：①交替从两侧嘴角喂食，激发舌侧向运动；②用手固定下颌提高下颌稳定性，帮助婴幼儿将舌保持在口腔内，练习用唇而不是用舌喂吸或吸吮（图19-23A）；③诱导上唇向下运动，以防舌前伸（图19-23B）；④用勺底或压舌板轻而稳地按压舌（图19-23C）。

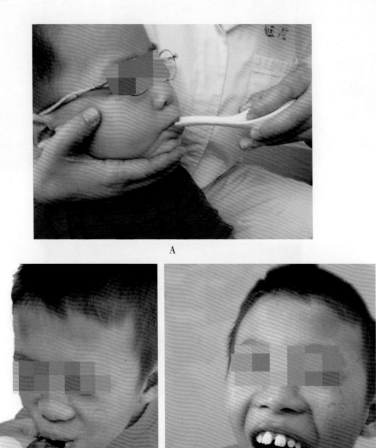

图 19-23　减轻伸舌反射和舌过度前伸
A. 控制下颌抑制舌前伸；B. 诱导上唇向下活动；C. 用压舌板压舌

（2）舌后缩：因舌后缩而发生喘息样呼吸者，可通过俯卧位改善呼吸功能，从而减轻舌、下颌后缩，并视婴幼儿接受能力于俯卧位下有节奏地按压舌，诱导舌跟随治疗人员的手指向前活动。对于舌肌张力低下、能接受刺激的婴幼儿，可在颈伸展、下颌微收的姿势下，从下颌下方轻轻地向上叩击舌根部，引导舌向前运动。

2. 舌构形　用手或按摩棒在下颌下方振动舌根部，见图19-24。玩舌对抗活动游戏，捏舌，促进舌槽反应等。低张儿及感觉低下婴幼儿，可鼓励婴幼儿自己用小按摩棒振动舌面，见图19-13B。

3. 舌的活动度　舌运动训练众多,除上述方法外,鼓励用嘴探索各种玩具,见图 19-15;用棉签有节奏地刺激舌尖及上切牙后方的齿槽中央;引导舌侧向活动(图 19-25)等均可增加舌的活动度。

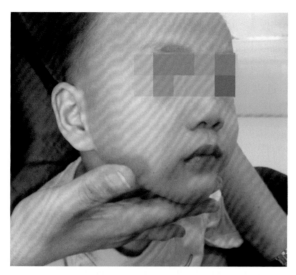
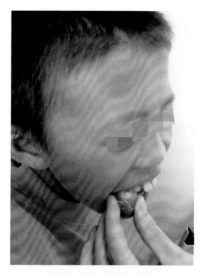

图 19-24　用手在下颌处按摩舌底　　　　图 19-25　从嘴角喂入食物,增加舌的活动度

（四）腭帆控制

1. 提高软腭关闭功能　根据婴幼儿耐受能力,合理选用示指、玩具、刷子等按压刺激上腭,位置逐渐加深,刺激软腭肌肉上抬腭帆。

2. 改善软腭在进食过程中的时序关系及协调功能　运用各类提高吸吮/吞咽/呼吸协调性的活动。改善舌、颊功能,提高食团完成高质量的活动。

（五）吸吮、吞咽与呼吸协调性

吸吮、吞咽与呼吸协调性不能直接评估,因此,治疗的挑战性更大,下列方法可改进其吞咽与呼吸间的协调性。

1. 通过进食体位的调整,改善呼吸困难　如因舌后坠和下颌后缩导致噪音呼吸者,可尝试侧卧、俯卧于喂养者大腿上或楔形垫上喂养。

2. 找出吸吮最省力时的奶液流速,并在恒定的流速下进行功能性进食。

3. 找出呼吸功能水平和进食能力间的时间关系　认真观察喂养时肌张力和运动模式变化,及早发现呼吸困难征象,当发现有呼吸困难加重迹象时,立即拿开奶嘴,或减慢奶液流速。

4. 利用音乐、有节奏地摇晃婴幼儿身体、轻叩唇颊部等方法,帮助婴幼儿发展规则的吸吮/吞咽/呼吸节律。

5. 循序渐进地增加奶量　手指、安慰奶嘴、棉签蘸上奶液,放入婴幼儿口内,鼓励婴幼儿感受吸吮,极少发生梗噎,可最大限度地训练安全吞咽。

6. 正确理解婴儿停止吸吮、放慢吸吮速度的行为,不可随意加大奶嘴孔如刺激舌根引起舌后缩或舌活动失调的婴儿,因不能有效使用奶嘴,舌可能后缩得更明显,以阻止奶液流至口咽。这种代偿动作所产生的危害性可能比神经功能损害更大。

7. 利用糊状食物的感觉刺激比流汁大,进食时相对容易控制的特点,使用糊餐　糊状食物适用于任何正在训练用杯饮的婴幼儿,而对于那些控制流汁食物有困难、感觉信息加工障碍的婴幼儿,则更为合适,糊餐的配制与成人类似,参见第十二章第三节有关内容。

四、进食行为干预与规范

目前,婴幼儿进食和吞咽障碍治疗的术语很多,喂养技巧容易将目标局限在经口进食,并在条件尚不成熟时便开始经口喂养各种食物。口腔感觉运动治疗容易在执行过程中将治疗偏重于口腔局部的感觉运动治疗。

进食行为的干预与规范其中特别强调不过度勉强婴幼儿需经口进食,也不苛求获得高级的口腔运动技能,主要着重在正确理解进食对家庭和婴幼儿的重大意义,从整体看待进食问题,依据沟通、学习、运动、感觉、家庭社会、文化环境、心理行为等综合因素制订治疗计划,开展全面合理的治疗,使婴幼儿获取最大化治疗成效。全面的进食行为干预与规范内容如图 19-26 所示,社会情绪发展、沟通与认知发展、进食时间、物理性、感觉与口腔运动互相影响,缺一不可。其所涵盖的范畴要比喂养技巧、口腔感觉运动治疗广泛。在进行进食行为的干预与规范介入时,通常需要先对婴幼儿每餐的进食时间做记录,在恰当的进食时程里做介入较佳。在喂食前会先进行喂食前置作业的准备,例如呈现食物的味道,做喂食环境的调整,例如调整灯光明亮度、音乐节奏、呈现餐具等,让喂食活动、用餐时间成为一项愉快的经验。针对父母的部分,着重在教导父母如何辨识婴幼儿所发出的讯息并做合宜的响应、如何采用正确舒适的喂食姿势和婴幼儿进行互动,避免让喂食时间成为一项负担,并且可以在喂食时间和婴幼儿进行良好的互动,增加亲子间的依附性和亲密感,进一步促进婴幼儿社会情绪、沟通认知的发展。

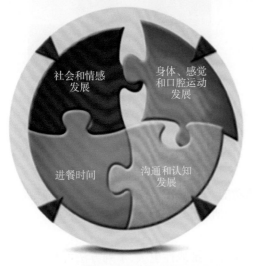

图 19-26　全面的进食行为干预与规范内容

针对过分挑食的小儿可以采用连续性口腔感觉策略(sequential oral sensory approach to eating;SOS),进食介入过程分为五个步骤:忍耐(tolerate)、互动(interacts with)、闻(smells)、碰触(touch)、品尝(taste)。治疗过程主要是透过渐进的解敏感方式,使用游戏的方式对食物进行探索,制造愉快的经验,容许小儿透过把玩食物的方式降低焦虑感,提升其接纳程度。

(方素珍　张毓蓉)

第五节　婴幼儿喂养与吞咽障碍常见的相关疾病

一、脑性瘫痪

脑性瘫痪(cerebral palsy,CP),又称大脑性瘫痪、脑瘫。脑瘫是指出生前、出生时或出生后的 1 个月内,由于大脑尚未发育成熟,而受到损害或损伤所引起的以运动障碍和姿势障碍为主要表现的综合征。

（一）临床特征

脑性瘫痪并非单一疾病,为弥散性脑部功能障碍,除了运动障碍外,也因脑受损部位不同,而造成相关的异常,如视力障碍、听力障碍、癫痫、智力低下、进食和吞咽障碍、情绪行为表现异常及沟通障碍等。可以分为痉挛型、迟缓型、手足徐动型及这些分类的结合型。

Rogers 等人针对 90 位脑性瘫痪儿童所做的吞咽研究发现,有高达 97% 比例的儿童在电视荧光吞咽摄影中呈现静默吸入的现象,这项研究结果不得不让我们重视脑性瘫痪儿童的吞咽问题。

脑瘫患者吞咽障碍的症状较广泛,包括流涎、口腔运动较差、咽协调能力降低、呼吸与吞咽协调不佳、误吸等。绝大部分脑性瘫痪的儿童在口腔准备期、口腔推送期、咽部期都有问题。在口腔准备期会出口腔运动控制的问题,例如咀嚼、舌头控制、唇闭合等不佳,导致无法将送入口中的食物作妥散的处理。在口腔推送期主要出现的问题有舌头控制异常、启动吞咽反射困难与每口食物须分多次吞咽等。在咽部期出现的问题有吞咽反射延迟、吞咽过后食物残留于咽部等,这些都会增加食物掉入气管的风险,容易造成吸入性肺炎。

小儿脑瘫患者存在胃食管反流（gastroesophageal reflux,GER）的比例较高。虽然胃食管反流在成人中较常见,但是在小儿会导致严重的后果,包括患者会因此拒绝进食。

（二）治疗策略

小儿脑瘫患者的吞咽问题常常与进食问题一起发生。因此,在做治疗干预时,必须要将进食和吞咽两个方面都纳入考虑。

小儿脑瘫患者的言语治疗至少必须包含四个层面:口腔动作技巧、呼吸发声功能、基本沟通策略和身体动作姿势控制。由于婴儿发育很大程度取决于足够营养供给,决定是否鼻饲特别重要。建议早期干预治疗应集中于进食技巧和姿势摆位方面。而呼吸训练与吞咽、言语产生、身体姿势都有相关,也需要加以练习。

二、唇腭裂

唇腭裂是由于嘴唇在胚胎早期发育时的连结过程中出了一些差错,导致原本应该由两侧组织渐渐往身体中线连结起来的嘴唇无法完全密合,在不同位置产生不同程度的裂缝（图 19-27）。若单纯只是上唇的地方有裂缝,称为唇裂（或俗称兔唇,兔瓣嘴）;若裂缝延伸至口内硬腭或更内部的软腭部位,称为唇腭裂;如果仅口腔内之上腭或软腭裂开而外表正常,则称为腭裂。根据统计,在亚洲地区约 600 名新生儿便有 1 名唇腭裂患者。

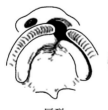 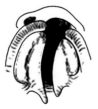 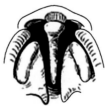 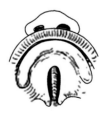

唇裂　　　　左侧口唇口盖裂　　　　两侧口唇口盖裂　　　　口盖裂

图 19-27　唇腭裂

（一）临床特征

唇腭裂常常会造成患者各种颜面畸形,影响进食和言语发展,不过现今口腔颌面外科医学发达,唇腭裂的手术是先天颜面畸形中治疗效果最好的。唇腭裂的重建手术包含唇裂修补及鼻部整形、腭裂修补、牙床植骨三项,并且依情况的需要加上唇鼻整修、咽部成形手术、腭咽手术及上颌骨延长术,详见第十一章第三节相关内容。各项手术皆有其一定的时机,需要配合专业的医师在适当时间接受手术,才能得到最好的结果。

中耳炎是唇腭裂患者常见的并发症,根据统计,1岁左右的腭裂患者,中耳炎的比例高达95%。中耳炎的症状主要有听力减退或耳内有肿胀感。浆液性中耳炎如果不治疗,久而久之,鼓膜及中耳腔会结疤硬化、受到损害,造成永久的听力障碍,进而影响到发音与语言发展。唇腭裂小儿口腔内无法保持正常湿度(口腔较干),口腔内易受细菌感染,比较容易感冒(上呼吸道感染),并进一步易患中耳炎。但因幼儿大多不会表示,所以父母一般都不会察觉,若家中有唇腭裂的小儿,须特别留意此并发症。临床上可以用耳镜来检查鼓膜是否不正常,并配合鼓室图检查和听力检查以评估是否有早期的中耳病变和听力障碍。

（二）治疗策略

唇腭裂的小儿会遭受到不同程度的喂养问题,仅有唇裂的小儿喂食问题比较单纯,因为唇裂小儿口腔内的构造正常,在唇裂手术未进行修补时,可以用手指按住唇裂处,协助口腔产生密闭空间,有利奶水吸吮。也可以把奶嘴头或妈妈的乳头偏向嘴唇较完整的那侧,借由乳房组织把唇裂处塞住。

若裂缝影响到上腭处,腭裂会让口腔无法产生密闭空间吸吮奶水、吸吮力量不足、吸吮费力、奶水容易从鼻腔呛出,同时也容易把许多空气咽下,造成胃部胀气,产生胃反流现象,增加呛咳情形。如果哺乳不容易,建议将奶水挤出至特殊奶瓶喂奶。

以下归纳几点唇腭裂小儿的喂食注意事项,须特别留意:

1. 奶嘴放置方向应该朝向完整的唇侧、上腭方向。

2. 可借由口内辅助物——牙盖板盖住小儿上腭裂缝处,协助完成吸吮动作。

3. 请勿平躺喂奶,尽量采直立姿势喂食。让宝宝坐在妈妈的大腿上,面对面喂食或抱起小儿达45度,以避免牛奶流入鼻腔或呛到。

4. 可以选择可挤压的、塑料制的奶瓶,帮助吸吮力量较差的小儿。也可以选择材质较柔软,并带有排气孔及节流器的"唇腭裂专用奶瓶奶嘴",以方便喂食。原则上奶水流出的速度以一秒一滴为标准。

5. 分次喂奶,在中间暂停的时候,轻拍小儿背部,帮助打嗝,以避免吐奶。

6. 喂奶完毕可再喂开水清洁口腔,亦可使用棉花棒蘸开水清洗鼻孔、腭部、舌头及牙床。

三、早产儿

一般我们认为在怀孕未满37周所产下的婴儿即为早产儿。若依照出生体重作为分级,小于2500g称为低体重(low birth weight);小于1500g称为非常低体重(very low birth weight);小于1000g称为极低体重(extremely low birth weight);小于500g称为极度低体重(ultra low birth weight)。随着儿科医学的进步,早产儿的存活率增加,但是早产儿有许多身体器官和功能发育均尚未成熟,很容易产生一些问题:呼吸窘迫综合征(respiratory distress syndrome, RSD)、慢性肺疾病(chronic lung disease)、开放性动脉导管(patent ductus arteriosus)、体温不稳定、肠胃道不成熟、脑部及眼部发育不成熟。

（一）临床特征

早产儿通常在神经系统的发育尚不成熟，会影响到其口腔肌肉的控制功能和吸吮-吞咽-呼吸间的协调度，在进食时容易出现以下症状：吸吮力量较弱、持续度短、吸吮-吞咽-呼吸不协调、下颌控制不稳定、双唇闭合不佳、两颊吸吮垫不成熟、舌头力量不足或稳定度差、咽喉部肌肉发展不成熟、呼吸急促、皮肤或脸色由红变紫、血氧下降、心跳加速、容易疲累、容易呛咳等。

（二）治疗策略

通常足月的婴幼儿可以表现出有规律的警醒状态，警醒状态的分期有六个阶段：深层睡眠（deep sleep）、浅层睡眠（light sleep）、转换期（transitional state of dozing or drowsiness）、安静清醒期（quiet and alert）、活动清醒期（active alert）、哭泣（crying）。早产儿常常因为生理系统发育未成熟，自我调节能力不佳未能表现出规律的警醒状态。而且早产儿特别容易受到外界环境的影响，例如环境中的灯光、噪声、不当的摆位与触摸和执行医疗处置活动等。所以介入早产儿的进食活动须特别留意婴幼儿当时的警醒状态和提供一个支持稳定性高的环境。提供以下几个重要的介入原则。

1. 进食前的预备　必须先确认小儿的状态，并做适度的环境调整。通常在安静清醒期是比较有利喂食的，如果小儿生理状况处于不稳定状态或情绪焦躁不安，都不适合喂食，此时可以将环境灯光调整的较柔和，提供舒适的温度和播放柔和的音乐，使用大毛巾适度地将小儿包裹，缓和小儿情绪。如果小儿在喂食前仍在睡觉，可以适度地打开包裹在小儿身上的大毛巾，并轻轻摇晃小儿身体，可以播放节奏较快速的音乐和提供较明亮的灯光，以协助小儿逐渐觉醒。

2. 妥当的喂食姿势　小儿的肌肉张力和喂食姿势息息相关，须配合肌肉发展的成熟度或其肌肉张力形态（高张、低下）决定喂食姿势。摆位的原则是小儿在进食时身体需要有高的稳定度，耳朵位置的高度需要高过嘴巴。

3. 练习吸吮-吞咽-呼吸的节奏　选择合适奶嘴，然后可用手将正在吸吮的奶嘴拉出口或转个角度，帮助小儿协调吸吮-吞咽-呼吸的节奏，并且把口内的奶水分次吞下，避免呛咳。

4. 非营养性吸吮的训练　如果小儿尚无法进到喂食奶水的阶段，可以让小儿先练习非营养性的吸吮，例如把手指洗干净，蘸一些奶水放入小儿口内，有节奏地触发小儿的吸吮动作。也可以使用奶嘴或棉棒做练习。

四、唐氏综合征

唐氏综合征旧称蒙古症，1974 年 Nievuhr 发现，是 21 号染色体长臂的某一个部位，即 q22 的部位重复造成。唐氏综合征是最早被发现染色体异常的疾病，其发生率大约 1/1800，亦即每 1800 名新生儿就有一位唐氏综合征儿，约 80% 是由于母亲卵子的第 21 号染色体发生不分离现象所造成的。唐氏综合征儿的外观有许多相似处，所以通常一出生即可由外观加以辨认出来。外观特征通常有：扁平头型、眼裂往外上扬、全身肌肉张力低、张嘴吐舌头、第一及第二趾间加大、断掌纹等。其发育（身高、体重）均较正常小儿慢且小，约有一半的唐氏综合征小儿伴有先天性心脏病，且大多有中度智能不足，骨骼发育异常、抵抗力差、易有呼吸道感染、中耳炎/听力障碍、先天性胃肠道畸形、睡眠时呼吸暂时停止等现象。

（一）临床特征

唐氏综合征小儿的肌肉张力比较低，嘴唇、舌头、双颊等口腔肌肉张力也较低，会影响到吸吮能力，而且较小的口腔和外吐的舌头都使得奶头无法被紧密的含在嘴里，影响小儿的吸吮效率。随着年龄增长，也会影响到小儿的进食能力和发音清晰度，例如舌把口腔里的食物做翻转的能力减弱、双唇闭合力量较弱导致食物容易溢出，合并口腔感知觉较迟钝容易造成流口水、说话清晰度不佳、咀嚼活动不成熟等。很多家长都会抱怨唐氏综合征小儿的舌头过大且常常吐出，其实唐氏综合征小儿的舌体结构并没有比一般小儿大，而是口腔结构通常较小，因为舌头肌肉、双唇、双颊力量较低所以舌头才容易吐出嘴外，尤其当唐氏综合征小儿有感冒、鼻窦炎现象时，舌头外吐和流口水的现象会更加严重。

（二）治疗策略

1. 正确的进食姿势　唐氏综合征小儿因为肌肉张力较低，较难维持良好的姿势，婴幼儿时需给予稳定的扶抱姿势，角度稍直立，把小儿抱在怀中，稍微大一点的时候，可以使用半坐卧式姿势，并让头有点前倾，以稳定小儿的身体。肌肉张力低会使唐氏综合征宝宝难以维持良好的姿势，给予良好的扶靠可以帮助他吃得舒服且有效率。新生儿时应该舒适安全地把他抱在怀中，稍微大一点的时候，可以把他摆成半坐卧式姿势。

2. 提供良好的口腔探索经验　把东西放入口腔内是小儿早期探索环境的重要方式之一，透过对不同形状、质地、味道等的学习，可以增加小儿口腔感知觉的正常化，尤其透过练习，可以协助唐氏综合征小儿口腔运动技巧，帮助小儿顺利地发展出成熟的吸吮能力、汤匙喂食、杯子喝水、咀嚼等技能。

3. 养成良好的口腔清洁习惯　进食后使用洁牙手指套或牙双棒进行帮小儿口腔清洁，可以借此机会按摩小儿的牙龈、舌头、脸颊内部和双唇，协助口腔感知觉发展正常化。把握每天清洁口腔的时机，都能增加许多感觉输入的刺激。

4. 提供口腔活动的练习　唐氏综合征小儿应该和一般小儿一样的发展程序既喂食副食品，并且使用汤匙和杯子喂食，以增加小儿学习进食的技巧的机会。通常在4~6个月就可以开始使用汤匙喂食，一开始需要留意汤匙的选择，尽量选择质地稍软的材质，例如橡胶材质，凹槽较浅的汤匙。当小儿刚开用手拿东西吃或刚学习拿汤匙进食时，可能会吃得很脏乱，脸部、嘴巴周围、双手、衣服都沾满了食物，但是不要急着擦去这些沾物，这些掉下来的食物可以提供脸部、口腔周围和手指一些感觉刺激，让小儿练习用舌头舔一舔嘴巴周围、练习抿双唇的动作、练习用手擦拭脸上的东西和用手指头捡起身上的食物残渣。经过这样反复部段的练习，每个唐氏综合征小儿最后都可以学会自己进食。

5. 控制体重　唐氏综合征小儿的家长特别要注意小儿体重增加情形。根据研究发现约有25%的唐氏综合征小儿过分肥胖，这种肥胖是由于吃太多，以及肌肉张力低活动量太少的综合结果。另外的因素是因为用甜的东西或高热量的食品奖励孩子运动。这种超重的情形，通常在宝宝成长到2~3岁时才明显起来。唐氏综合征小儿的成长速率比一般孩子慢，但重要的是要维持体重和身高的平衡，父母需要留意小儿的生长曲线，过度肥胖、活动力不足是不利唐氏综合征小儿的身体健康的。

五、喉软骨发育不良

先天性喉软骨发育不良又称先天性喉软骨软化症，是指喉部组织（会厌、杓状软骨和杓会厌破裂)过度柔软,松弛吸气时组织塌陷,堵塞喉腔上口而发生喉鸣。喉软骨发育不良有可能是由于先天性原因所导致的,但是更多的情况下是因为缺钙所引起的。

（一）临床特征

1. 喉鸣　婴幼儿因喉部组织软弱松弛,吸气时候组织塌陷,喉腔变小所引起的喉鸣,称为先天性喉鸣,亦称喉软骨软化。常发生于出生后不久,随着年龄稍大,喉软骨逐渐发育,喉鸣也逐渐消失。婴儿出生时呼吸尚正常,于出生后1~2个月逐渐发生喉鸣。多为持续性或呈间歇性加重。喉鸣仅发生在吸气期,可伴有吸气性呼吸困难,亦有平时喉鸣不明显,稍受刺激后立即发生者。有的与体位有关,仰卧时加重,俯卧或侧卧时轻。多数患儿的全身情况尚好,哭声无嘶哑。若症状不重,先天性喉鸣一般至2~3岁常能自愈,平时注意预防受凉及受惊,以免发生呼吸道感染和喉痉挛,加剧喉阻塞,可调整婴儿体位,取侧卧位可减轻症状,偶有严重喉阻塞者,需行气管切开术,伴急性喉炎易引起呼吸困难,要特别注意。

2. 严重程度　本病一般出生后几天到几周发病,常见于出生两周发病,出生6个月症状最为严重,随后稳定,逐渐缓解。中度患儿还可伴有喂食困难,胃食管反流,生长停滞,发绀,间隙性完全性呼吸道阻塞或心力衰竭;极重者可窒息死亡。

（二）治疗原则

1. 出生1个月左右,可仅补充钙剂　补钙的同时要补充维生素A、D,以促进钙的吸收。先天性喉鸣须与其他各种先天性喉及气管发育异常如喉蹼,气管软骨软化等相鉴别,亦应注意与各种后天性喉部疾病如炎症、异物、外伤等相鉴别。

2. 切断感染源、保证营养供应及育儿宣教　做好排痰工作,给予手动吸痰器、体位排痰等。留置胃管,加强胃管注奶管理及宣教,控制及预防反流,在半坐卧位下注奶,注奶量在50~100ml,以不引起反流为宜;注奶后并保持该体位避免剧烈运动。

3. 加强口部感觉及肌力训练　①口腔感觉训练,使用缓慢顺时针旋转的口部振动器放于唇、颊、舌部做振动感觉和运动建立训练,5分钟,每天1次,适当时可给予振动器引发咬合运动;②口部按摩,治疗师戴手套在婴儿口部作螺旋方向按摩以增强口腔深、浅感觉及吞咽反射,5分钟,每天1次,适当时手可沾甜味或水果味的液体等增加味觉的刺激;③仿真安慰奶嘴吸吮练习,同时给于0.5ml少量的染色温开水于健侧吞咽训练,此项目结束后如咽喉有痰鸣音时需排痰或手动吸痰器吸痰,染色温开水总量以1ml开始,随着吞咽功能的改善循序渐进地增加至10ml;④下颌咬合及控制训练,用不同厚度硅胶软勺子刺激咬合控制练习,每天每侧10遍。

4. 电刺激　采用低频吞咽治疗仪电刺激治疗,1对电极贴于舌骨肌下,强度6~7mA,30分钟,每天1次。

六、其他

不同类型的个案会表现出不同的喂食问题,例如,患有先天性心脏病的小儿容易有短暂的吸吮模式、吸吮过程容易疲倦、警醒度不佳、容易呛咳等。自闭症小儿的喂食问题则大多和口腔感知觉异常有关,口腔触觉及味觉敏感容易引起自闭症小儿的拒食和挑食行为。长期留置气管切开管的小儿,容易缺乏充足的口腔经验,导致口腔运动功能与感觉失衡,并且因为气管切开管的留置而影响了咽喉部肌肉的吞咽力量与协调度,容易产生呛咳情形。语言治疗师需要根据不同症状做准确的评估判断,才能为个案拟定合适的治疗介入方案。然而,无论何种原因导致的进食、吞咽问题,提供早期良好的口腔经验对每个小儿都是很重要的,尤其针对一些从小就经常出入医院,需要介入许多医疗干预的小儿而言,提供一个愉快的口腔经验,给予稳定的口腔刺激与探索机会,对小儿日后的口腔功能、进食技巧、营养和脑部发展都是很重要的。

语言治疗师在进行小儿进食、吞咽干预前应该具备一些相关的专业知识和临床的技巧,才能够在临床上为这群小儿与家庭带来获益。相关的基本知识与技巧包括:①了解正常的小儿吞咽构造与机制;②了解正常小儿的口腔功能与进食的发展程序;③了解感觉统合、口腔动作与进食的密切关系;④肌肉张力和喂食姿势之间的关系;⑤不同性质的食物对进食的影响,例如食物的质地、温度、形状等;⑥对喂食器具的认识,例如奶嘴、奶瓶、汤匙等;⑦了解评估程序和涵盖的面向与可评估的临床仪器。

除了针对小儿的进食和吞咽问题做评估和介入外,与家长(或照顾者)进行良好的沟通互动是很需要的,了解家长的照顾需求与焦虑,提供一些具体可行的方式协助家长减轻照顾负担,促进亲子间良好的喂养互动经验,也能进一步协助小儿整体发展。

(张毓蓉　万桂芳)

重 点 回 顾

1. 在临床上常见的婴幼儿进食障碍表现为喂养困难,进食时发生呛咳或呕吐;拒绝经口进食,无法自行进食或进食花太长时间;经口摄入食物满足不了生长发育所需的能量供给,导致生长发育障碍、营养不良、甚至死亡;渴感缺乏,不觉得口渴或渴望喝水;对食物种类或质地过分挑剔、进餐时间产生不适当的行为。

2. 运动发育、口腔感知觉发育、非营养性口腔运动发育等因素促进了婴幼儿进食技能的发育。

3. 进食技能在生后前两三年内迅速发育,随着口腔活动稳定性和活动度、分离运动、分级调控活动功能的不断提高,口腔动作得到了有序发展,进食能力和效率不断提高,进食心理行为也不断趋向成熟。

进食技能的发育受多种不良因素阻碍,如解剖结构缺陷、神经肌肉功能损害、心理行为障碍、沟通障碍、消化呼吸和心血管系统疾病等,治疗首先要尽量去除或减轻这些不良因素的影响。

4. 婴幼儿进食行为干预与规范内容包括社会情绪发展、沟通与认知发展、进食时间、物理性、感觉与口腔运动互相影响,缺一不可。进食行为的干预与规范其中特别强调不过度勉强婴幼儿需经口进食,也不苛求获得高级的口腔运动技能,主要着重在正确理解进食对家庭和婴幼儿的重大意义,从整体看待进食问题,依据沟通、学习、运动、感觉、家庭社会、文化环境、心理行为等综合因素制订治疗计划,开展全面合理的治疗,使婴幼儿获取最大化治疗成效。

5. 大多数婴幼儿进食时需要一个稳定的、良好支撑的体位和姿势。部分婴幼儿可能需要合理运用前庭觉、本体觉刺激活动,也可能需要综合考虑呼吸因素摆设体位。

6. 早产儿通常在神经系统的发育尚不成熟,会影响到其口腔肌肉的控制功能和吸吮 -

吞咽 - 呼吸间的协调度,在进食时容易出现以下症状:吸吮力量较弱、持续度短、吸吮 - 吞咽 - 呼吸不协调、下颌控制不稳定、双唇闭合不佳、两颊吸吮垫不成熟、舌头力量不足或稳定度差、咽喉部肌肉发展不成熟、呼吸急促、皮肤或脸色由红变紫、血氧下降、心跳加速、容易疲累、容易呛咳等。

处理原则包括进食前的预备、妥当的喂食姿势、练习吸吮 - 吞咽 - 呼吸的节奏非营养性吸吮的训练。

7. 喉软骨发育不良最主要的临床特征是喉鸣。治疗原则包括:出生 1 个月左右,可仅补充钙;切断感染源、保证营养供应及育儿宣教;加强口部感觉及肌力训练;电刺激等也可选择应用。

参 考 文 献

1. Aucott S,Donohue PK,Atkins E,et al. Neurodevelopmental care in the NICU. Ment Retard Dev Disabil Res Rev,2002,8:298-308

2. Arvedson JC. Assessment of pediatric dysphagia and feeding disorders:clinical and instrumental approaches. Dev Disabil Res Rev,2008,14:118-127

3. Arvedson JC. Behavioral issues and implications with pediatric feeding disorders. Semin Speech Lang,1997,18:51-70

4. Dobbelsteyn C,Marche DM,Blake K,et al. Early oral sensory experiences and feeding development in children with CHARGE syndrome:a report of five cases. Dysphagia,2005,20:89-100

5. Evans CG,Cropper EC. Proprioceptive input to feeding motor programs in Aplysia. J Neurosci,1998,18:8016-8031

6. Fischer E,Silverman A. Behavioral conceptualization,assessment,and treatment of pediatric feeding disorders. Semin Speech Lang,2007,28:223-231

7. Garg BP. Dysphagia in children:an overview. Semin Pediatr Neurol,2003,10:252-254

8. Howe TH,Lin KC,Fu CP,et al. A review of psychometric properties of feeding assessment tools used in neonates. J Obstet Gynecol Neonatal Nurs,2008,37:338-349

9. Howe TH,Sheu CF,Hsieh YW,et al. Psychometric characteristics of the Neonatal Oral-Motor Assessment Scale in healthy preterm infants. Dev Med Child Neurol,2007,49:915-919

10. Hayden DA,Square PA. Motor speech treatment hierarchy:a systems approach. Clin Commun Disord,1994,4:162-174

11. Lefton-Greif MA. Pediatric dysphagia. Phys Med Rehabil Clin N Am,2008,19:837-851

12. Lefton-Greif MA,Arvedson JC. Pediatric feeding and swallowing disorders:state of health,population trends,and application of the international classification of functioning,disability,and health. Semin Speech Lang,2007,28:161-165

13. German RZ,Crompton AW,Thexton AJ. The role of animal models in understanding feeding behavior in infants. Int J Orofacial Myology,2004,30:20-30

14. Mathisen B,Worrall L,Masel J,et al. Feeding problems in infants with gastro-oesophageal reflux disease:a controlled study. J Paediatr Child Health,1999,35:163-169

15. Miller CK, Willging JP. The implications of upper-airway obstruction on successful infant feeding. Semin Speech Lang, 2007, 28:190-203

16. O'Donoghue S, Bagnall A. Videofluoroscopic evaluation in the assessment of swallowing disorders in paediatric and adult populations. Folia Phoniatr Logop, 1999, 51:158-171

17. Rogers B, Arvedson J. Assessment of infant oral sensorimotor and swallowing function. Ment Retard Dev Disabil Res Rev, 2005, 11:74-82

18. Redstone F, West JF. The importance of postural control for feeding. Pediatr Nurs, 2004, 30:97-100

19. Schmahmann JD, Weilburg JB, Sherman JC. The neuropsychiatry of the cerebellum-insights from the clinic. Cerebellum, 2007, 6:254-267

20. Smith AM, Roux S, Naidoo NT, et al. Food choice of tactile defensive children. Nutrition, 2005, 21:14-19

21. Spira G, Kupietzky A. Oral defensiveness: children with a dysfunction of sensory regulation. J Clin Pediatr Dent, 2005, 29:119-122

22. Sheppard JJ. Using motor learning approaches for treating swallowing and feeding disorders: a review. Lang Speech Hear Serv Sch, 2008, 39:227-236

23. Mason SJ, Harris G, Blissett J. Tube feeding in infancy: implications for the development of normal eating and drinking skills. Dysphagia, 2005, 20:46-61

24. Morgan A, Ward E, Murdoch B. Clinical progression and outcome of dysphagia following pediatric traumatic brain injury: a prospective study. Brain Inj, 2004, 18:359-376

25. SLH Association. Roles of speech-language pathologists in swallowing and feeding disorders: technical report. American Speech-Language-Hearing Association, 2008

26. Vandahm K. Early feeding intervention: transitioning from acute care to early intervention. The ASHA Leader, 2010, 15(7):12-14

27. The Royal Children's Hospital Melbourne. Physical, sensory and oral motor development. http://www.rch.org.au/feedingdifficulties/difficulties/physical/, 2016

28. STAR Institute for Sensory Processing Disorder. SOS approach to feeding. https://www.spdstar.org/basic/feeding-workshops, 2016

29. 欧阳来祥. 婴幼儿进食吞咽问题与服务介入. 台湾听力语言学会电子学报, 2016, 70

30. Mizuno K, Nishida Y, Taki M, et al. Infants with bronchopulmonary dysplasia suckle with weak pressures to maintain breathing during feeding. Pediatrics, 2007, 120(4):e1035-1042

31. Pinelli J, Symington A. Non-nutritive sucking for promoting physiologic stability and nutrition in preterm infants. Cochrane Database Syst Rev, 2005, 19(4):CD001071

第二十章 发声障碍、构音障碍与吞咽障碍

焦点问题

1. "语言"与"言语"的区别。
2. 哪些脑神经参与了言语产生的过程?
3. 发声障碍与构音障碍的评估原则及方法。
4. 列举几种常见的并发发声障碍、构音障碍、吞咽障碍的疾病。
5. 多发性硬化相关的吞咽障碍有哪些表现? 治疗策略是什么?

由于吞咽过程和言语产生共用相同的解剖路径(口腔、口咽腔、喉咽腔),涉及共同的器官(口、咽、喉、下呼吸系统),因此发声、运动言语障碍和吞咽障碍经常共现。肺、气管、喉、咽、腭及口面部既是言语系统的重要组成结构,也是构成吞咽机制的重要组成部分。除在解剖上存在紧密关系外,发声、构音和吞咽过程都受到复杂的神经系统的控制,甚至还有相似的神经通路,三者的感觉运动活动(sensorimotor activities)区域在脑皮质的分布位置相邻。正常的吞咽及言语功能还需依赖相应的神经中枢和外周神经的支配,这都要依赖非常复杂的感觉运动功能(sensorimotor function),因此,运动型言语障碍常与吞咽障碍同时发生。但是吞咽与言语的神经网络控制在某些重要通路上存在差异,二者既有区别又有联系。在对运动型言语障碍进行评估和治疗时,治疗师需要考虑对患者的吞咽情况进行评估和治疗。

本章主要集中讨论发声障碍、构音障碍与吞咽障碍并发的评估和治疗。

第一节 概 述

一、语言与言语

"语言"和"言语"是两个互相关联但差别迥异的概念。区分"语言"和"言语"有助于言语治疗人员正确理解和区别各种障碍类型、并有针对性地提供切实有效的康复治疗手段。

1. 语言 语言是人类社会中约定俗成的符号系统,它是一套制约词义、语法、形态等诸多方面的规则系统。语言障碍包括语言理解障碍(language comprehension)和语言表达障碍(language expression)两类障碍。语言障碍的典型例子包括失语症(aphasia)、特殊语言障碍(special language impairment)等。

2. 言语 言语是指通过口语完成交流、表达的过程,它包括发音(articulation)、发声(voice)、流利度(fluency),共鸣(resonance)等方面。如果患者无法正确、流利地产出语音,或者言语可懂度(speech intelligence)降低,那么他患有言语障碍,而非语言障碍。言语障碍的主要类型包括运动型言语障碍(motor speech disorders)、发音困难(articulation disorders),口吃(stuttering)、发声障碍(voice disorder)等。此外,吞咽困难(dysphagia)虽不属于典型的言语障碍类型,但由于它与言语、发声等方面密切相关,故将吞咽障碍也纳入言语障碍的范畴之中。

言语的产生需要五个言语子系统的共同协作完成,这五个子系统包括①呼吸系统;②发声系统;③发音系统;④共鸣;⑤韵律。

(1)呼吸:呼吸是言语产生的动力系统,提供发声所需要的能量。当空气从肺部呼出时,空气通过气管到达喉部,引起发声。

(2)发声:发声是指当空气通过声带时引起其快速振动而发出声音。气流的调节直接影响声音的响度。声腔会在声音到达后对其进行进一步的微调。

(3)发音:发音是指将声音塑造成不同的语音,进而组合成复杂的词语。发音系统由口腔、舌、唇、腭、齿等器官组成,属于声道的可变部分,其中最主要的是下颌、唇、舌和软腭,它们之间的合同协作是产生清晰、有意义的语音的必要条件。口腔是最主要的发音器官。舌在口腔的前后上下的运动改变了声道形状,从而发出不同音色的元音。舌的不同部位分别与齿间、齿龈、硬腭、软腭形成不同程度的阻塞与狭窄通道,进而发出不同的辅音。

言语产出(speech production)过程五个环节中的任一环节发生问题都会导致运动性言语障碍。

二、发声系统

(一)发声机制

1. 声门下压力 在正常的呼吸周期中,声门下压会有所变化。声门下压在声门关闭反射中发挥关键性作用。声音是由声带在呼出的气流作用下振动产生的。声带内收时处于闭合状态,此时声门下压力相对于声门上压力增加,这种升高的声门下压力是导致声带分离、使气流通过声门的主要动力。声门下压力高低和声带闭合情况密切相关,同时也影响气流通过声带的振动速度,并影响声音的响度。在吞咽过程中,声门下压力是完成有效吞咽的必备要素。吞咽期间,如果声门下压力较低甚至为零,则可能延长咽部收缩时间、同时减缓食物团进入食管的时间,这会造成咽部食物残渣增多、误吸可能性增大。声门下正压力之所以能够提高吞咽速度,这似乎并不是由单一因素引起的,而可能是诸多因素共同作用的结果。气管造口术会直接影响声门下压,抑制因正常吞咽而产生的气压上升,同时也减少或消除牵张感受器的抑制效应。如果反射不存在,食物团的下咽速度就会变慢。拔管(decannulation)、填塞(plugging),以及植入呼气发声阀都是帮助恢复声门下正压力的方法。

2. 声门下的机械感受器 呼气过程中声带闭合所带来的抑制效应也延长了呼气时间,这种反射机制是由位于声门下的机械感受器来调节的。当机械感受器受到刺激时,神经信号通过声门下感受器反馈到脑干中的运动神经元,进而调整呼吸和吞咽功能。正常呼吸过程中,机械感受器可以延迟直至呼气结束,同时它也能够在吞咽过程中抑制吸气。在吞咽的过程中,此反馈还可以调节咽部肌肉,控制肌肉收缩的力量、速度以及持续时间。如果扰乱呼吸吞咽模式,食物会因吸气时产生的负压进入呼吸道,从而提高误吸的风险。

在治疗吞咽障碍患者时,我们需要考虑并评估影响呼吸控制及呼吸系统力学的因素。患者需要在医生的指导下、在潮气量(tidal volumn)较高时开始吞咽,进而弥补较弱的收缩力并减少误吸的风险。其他策略包括通过肺容量训练加强吞咽肌肉的力量。同时,在评估及治疗吞咽障碍时,我们还需考虑其他影响肺容量以及收缩力的因素,比如吞咽时的身体姿势等。

（二）发声的神经控制

中枢神经系统将运动指令传递给喉部肌群,与此同时,感受声门下压的机械感受器将捕捉到的位置信息通过神经反射系统上传至大脑。

脑神经中有 6 对在不同程度上参与了言语产生的过程:CN-Ⅴ、CN-Ⅶ、CN-Ⅸ、CN-Ⅹ、CN-Ⅺ、CN-Ⅻ对脑神经,它们控制着呼吸系统、发音系统,以及构音系统,详见第二章第五节有关内容。其中最主要是 CN-Ⅹ对脑神经,即迷走神经,它的两个重要分支为喉上神经(superior laryngeal nerve,SLN)和喉返神经(recurrent laryngeal nerve),它们共同支配着喉内肌和喉部感受器(图 20-1)。

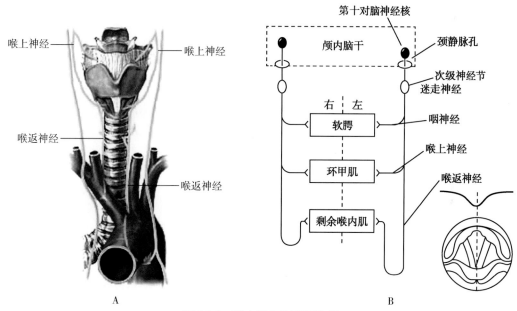

图 20-1　喉上神经和喉返神经
A. 神经;B. 支配示意图

喉上神经行走于颈动脉后方及咽壁之间,在位于舌骨大角的水平高度处分为内、外两支:外支主要是支配环甲肌运动的运动神经,内支主要是负责传递声门以上的喉黏膜感觉信息的感觉神经。

喉返神经由迷走神经胸端发出,然后分出左右两侧各不相同的径路:左侧径路由主动脉弓前方发出、向后钩绕主动脉弓折向上行;右侧径路在右锁骨下动脉前方发出、向后钩绕该动脉折向上行,两侧喉返神经均沿气管食管沟上行至咽缩肌下方、环甲关节后方进入喉内。喉返神经主要为运动神经,控制除环甲肌外的其他喉内肌的运动,同时传递部分由声门以下喉黏膜所感受的信息。

三、构音系统

（一）构音系统组成

除上述呼吸、发声、发音三个言语生成子系统之外，共鸣和韵律作为另外两个子系统，也参与运动言语的产生。在这五个子系统的共同协作之下，言语产出才能够顺利完成。

1. 共鸣　共鸣是指腔体（包括咽腔、鼻咽腔、鼻腔、口腔）塑造气流、改变声音音质或强度的过程。声带振动产生声音后，声音通过声道接触到共鸣腔壁后并不会立刻消失，而是会继续回响一段时间，这种现象称为共鸣。言语产生的部位在喉部，当声能脉冲信号通过共鸣腔时，会产生不同的共鸣效果。

2. 声道　发生共鸣的器官包括鼻腔、鼻窦、咽腔、喉腔、口腔、胸腔等，其中声带以上至口唇形似喇叭的共鸣腔的作用最大，这一部位也叫作声道。声道由咽腔、口腔、鼻腔以及它们的附属器官构成共鸣腔，具有可变性和复合性，其形状或大小的改变都会对音色产生影响。

言语的超音段特征，包括重音、音调、韵律、语速，附着在音质上，产生美妙动听的言语。只有构音系统各器官的运动在时间上保持同步，在位置上确保精确，才能产出准确的语音。

共鸣和构音系统的组成见图 20-2。

（二）构音系统的神经调控

言语产出是复杂、快速的运动过程，其运动由 100 多块胸、腹、颈、喉、口面部、软腭等部位的肌肉共同协作完成。言语产出过程由复杂的神经网络予以调节，包括中枢神经系统（CNS）和外周神经系统（PNS）的感觉和运动组件的参与。

当说话者构思好说话内容后，说话者先后对语音信息进行选择、排序，并激活控制

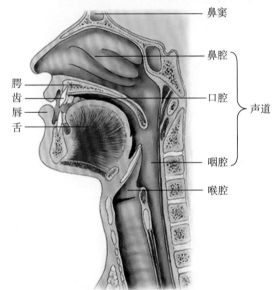

图 20-2　共鸣、构音系统的组成

肌肉的感觉运动"程序"对发音时长、强度等信息予以调节。也就是说，说话者需要调动呼吸器官、发声器官和构音器官，在大脑和脑神经的支配下，通过言语肌肉（呼吸肌群、发声肌群和构音肌群）的协调运动来执行言语运动表达（motor execution）的功能。在说出言语后，语音先后通过说话者的外耳、中耳、内耳、听神经传到听觉中枢，为说话者提供反馈，进一步调节和控制言语行为。

（三）构音障碍亚类

构音障碍（dysarthria）是由神经病变导致的言语表达执行功能障碍（motor execution impairment），常见于各种神经疾病中。当神经系统受损时，言语障碍会随之出现。实际上，言语功能的变化也预示着神经系统疾病存在的可能。构音障碍的主要亚类简介如下。

1. 弛缓型构音障碍（flaccid dysarthria）　单一或多个脑神经或脊神经（下运动神经元）

受损或功能异常是导致弛缓型构音障碍的原因。组成最后通路(final common pathway,FCP)的神经元、轴索及神经肌肉接头处的功能异常会导致肌力和肌张力下降。弛缓型构音障碍常见于外伤、退行性病变(ALS)、肌肉营养不良、脱髓鞘病(吉兰 - 巴雷综合征),以及神经肌肉接头疾病(重症肌无力)。这种类型的构音障碍常表现为言语过程中的不适当停顿、气息音、辅音错误、鼻音减弱等。

2. 痉挛型构音障碍(spastic dysarthria) 中枢神经系统的直接通路(pyramidal tract)和间接通路(extrapyramidal tract)双侧受损是导致痉挛型构音障碍的原因。痉挛也是上运动神经元(upper motor neuron,UMN)受损的典型症状。痉挛型构音障碍常见于脑卒中、退行性病变(原发性侧索硬化)及炎症(脑白质炎)。单侧上运动神经元受损则会导致单侧运动受损。弛缓型和痉挛型构音障碍可以同时存在,如:脑卒中。痉挛型构音障碍常表现为说话费力、拖长音、不自然中断、音调或音量急剧变化、语音粗糙、费力、元音和辅音歪曲、鼻音过重。

3. 共济失调型构音障碍(ataxic dysarthria) 小脑激活通路受损是导致共济失调型构音障碍的原因。语音失调和发音不准是这种类型构音障碍的突出症状。共济失调型构音障碍常由退行性病变(小脑变性)、自身免疫性疾病(多发性硬化)或血管性疾病引起。临床表现以韵律失常为主,此外还有音调呆板震颤、初始发音困难、声音过大、重音和语调异常、发音中断明显。

4. 运动低下型构音障碍(hypokinetic dysarthria)或运动亢进型构音障碍(hyperkinetic dysarthria) 基底节激活通路受损时会导致运动低下型或运动亢进型构音障碍(hypokinetic dysarthria or hyperkinetic dysarthria)。

僵硬是运动低下型构音障碍的突出表现,这种类型的构音障碍通常由退行性病变(帕金森病)或血管性疾病引起。由于运动范围和速度受到限制,这种类型构音障碍患者的语音表现为音量、音调单一、重音减少、有呼吸音或失声等现象。不自主运动是运动亢进型构音障碍的突出症状,通常见于肌张力障碍、舞蹈症、震颤、局部抽搐症等疾病。由于构音器官的不自主运动破坏了有目的的运动,会造成元音和辅音的发音扭曲、重音丢失、不适宜的停顿,发音费力、音强急剧变化、鼻音过重等。

此外还有单侧上运动神经元构音障碍、混合型构音障碍等。

由于神经疾病常由多种病变所致,言语障碍的表现也呈多样性。构音障碍患者的症状表现为各种类型构音障碍的混合,这是由运动神经元疾病、多发性硬化、多系统萎缩和进行性脊肌麻痹所导致的。

(陈婷 郝建萍 刘晨佳)

第二节 临床评估

一、主观评估

通过与患者面谈可以询问患者姓名、年龄、职业,是否发生过可能导致构音障碍、吞咽障碍的大脑损伤,包括神经系统疾病,如脑卒中、脑外伤、神经系统感染、脱髓鞘性神经疾病、阿尔茨海默病、帕金森病、肌萎缩侧索硬化、重症肌无力等。评估者应注意观察患者的主观描述中是否表现有言语障碍、是否合并有吞咽异常等。此外,既往病史、相关临床观察记录也是重要的主观评估依据。

二、客观评估

(一)构音器官检查

1. 目的　通过构音器官的形态及大运动检查,确定构音器官是否存在器质性异常和运动情况异常。

2. 范围　包括肺(呼吸情况)、喉、面部、口部肌肉、硬腭、腭咽、舌、下颌、反射情况。

3. 用具　压舌板、手电筒、长棉棒、指套、秒表、叩诊锤、鼻息镜等。

4. 方法　除观察患者在安静状态下发音器官的解剖学形态外,还要对患者发音时各发音器官的生理学功能予以检查。

(1)解剖学形态:包括发音器官的结构是否完整、形态是否正常、异常程度、异常类型(中枢型、周围型还是失调型);

(2)生理学功能:包括患者自主发音或模仿发音时发音器官的运动速度(speed)是否低下、运动范围(range of motion)是否不足、力量(strength)是否过低,以及精确性(accuracy)和灵活性(flexibility)是否足以协调连续发音运动。

构音器官检查记录表见附录七。

(二)构音功能的评定

构音检查是以普通话为标准音、结合与构音相类似的运动对患者的言语水平及其异常的运动障碍进行系统评估。

1. 检查用具　单词检查用图卡50张、记录表、压舌板、卫生纸、消毒纱布、吸管、录音机、鼻息镜。

2. 检查范围及方法

(1)单词检查:此项由50个单词组成,根据词义制成50张图片,检查者让患者看图说词并用国际音标记录患者的发音。除使用国际音标外,无法记录的发音情况要尽量予以描述。检查时,检查者首先向患者出示图片,患者根据图片的意思命名,对于无法自主产出言语的患者,要求其进行复述。

(2)音节复述检查:此表是按照普通话发音方法设计的,共140个常用和比较常用的音节。在患者复述时,检查者需要记录具体的发音情况、同时注意患者的异常构音运动、发现患者的构音特点及规律。在实际操作中,需要检查者说出一个音节并要求患者复述,标记方法与单词检查相同。

(3)阅读检查:通过在限定的连续言语活动中,观察患者的音调、音量、韵律,以及呼吸运动。此部分选用一首儿歌,可以要求有阅读能力的患者独立阅读,也可以要求无阅读能力的读者进行复述。

(4)构音类似运动检查:根据普通话的特点,选取具有代表性的15个音节的类似构音运动,通过检查者示范动作、患者进行模仿的方式,观察并记录患者的完成情况。

(5)结果分析:将此前所有的单词、音节、文章、构音类似运动检查发现的异常分别记录于此表并加以分析、确定类型。构音错误共分为8个方面:错音、错音条件、错误方式、发声方法、错法（错误是否一贯性）、被刺激性、构音类似运动、错误类型。

（6）总结：将患者的构音障碍特点进行归纳分析、结合构音运动予以总结。

（三）发声评定

发声（voice）可以通过音调（pitch）、响度（loudness）、音质（voice quality）和音长（duration）等特征予以衡量。

1. 音调（pitch）　是指声音的高低。音调的高低与声带振动的频率有关，频率越高则音调越高。音调受年龄和性别的影响较大。正常人群中，儿童和女性的音调较高，而成年男性的音调则较低。基频是反映音调高低的物理量，定义为基音的频率，是一复杂声音中最低且通常情况下最强的频率，通常被认为是声音的基础音调，单位是赫兹（Hz）。一般来说，正常儿童的发声基频在 340Hz 左右，正常女性的基频在 250Hz 左右，而成年男性的基频在 130Hz 左右。

2. 响度（loudness）　是听者对声音能量大小的反应。声音的能量也就是声音的强度。声音的强弱取决于声带振动的振幅。振幅越大，声音越响。响度的大小与音调的高低也有关系。胸部发音时，音调越高，响度也越大，此时音强与频率成正比。响度的单位是分贝（dB），在正常距离范围内进行交谈时，平均言语响度在 60dB 和 80dB 之间。

3. 音质（voice quality）　是个人声音的听觉特征。音质的差异源于不同的喉颈部功能，音质特征贯穿于说话人言语的始终。个人独特的语音音调造就了独具特色的音质。在仪器检查中，音质可以通过基频微扰（jitter）、振幅微扰（shimmer）和标准化噪声能量（normalized noise energy，NNE）等参数予以衡量。

4. 音长（duration）　指持续发声的时长。临床上经常使用的最长发声时间（maximum phonation time，MPT）是指一个人在深吸气后，持续发单韵母"a"的最长时间。它反映了人在深吸气后的最大发声能力，是检测发音人喉部调节功能和发音持续能力的标准，也是衡量呼吸及发声能力的可靠指标。

三、仪器检查

获取有效的病史和身体检查是构音障碍疾病诊断过程中所必需的，在此基础上，医生还需要进一步进行仪器的检查和评估。利用现代化的仪器设备，医生可以对患者说话时的喉部、口腔、咽腔、鼻腔的情况进行直接观察，对各种声学参数进行实时分析，并对治疗效果进行评估。

（一）鼻流量计检查

1. 目的　鼻流量计是一种定量测试患者鼻腔共鸣能力的仪器，属于客观检测手段。

2. 原理　鼻流量计的检测原理是利用气流传感器同时测定患者发声时口腔、鼻腔的输出声压值，经放大分析器进行放大采集，数据输入电子计算机后与计算机内存储的正常值进行比较，进而计算出鼻腔声压与口腔声压的比值，即鼻腔共鸣活动时的鼻流量。

3. 方法　仪器校准之后，放置耳机或手持分离器准备测定口鼻腔声能，然后检查者要求患者阅读或重复一段标准化的段落并完成数据采集。检查结果按照公式"鼻流量 = 鼻腔声压级 /（鼻腔声压级 + 口腔声压级）"计算得出，检查方法见图 20-3。分数越高，代表鼻音化程度越高。

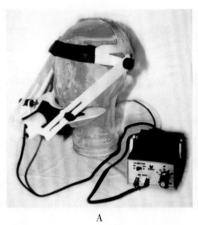

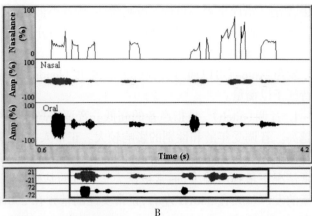

图 20-3　鼻流量计检查

A. 仪器；B. 气流量记录

　　利用简化的鼻流量计也可以对患者进行检查。简化鼻流量计是一个有刻度的金属板，测试时置于患者鼻腔下、贴紧上唇，在患者发"啊"和"依"的延长音时，根据发声时鼻腔气流在金属板上的哈气情况来判断气流量的大小。这种方法属于定性检查。

　　（二）喉空气动力学检查

　　1. 目的　空气动力作用为音高和音量的产生提供了原动力，因此，通过检查喉发声过程中空气动力的情况可以对音调和音量的异常做出定量的检查。

　　2. 内容　喉空气动力学检查的内容主要包括：口腔输出气流的测定，声门区压力以及声门区气流速的测定，呼吸功能测定。常见的指标有喉平均呼气速率（mean airflow rate，MFR），最长发声时间（maximum phonation time，MPT），声门下压力（subglottic pressure，SP），声门阻力（glottal resistance，GR）等。

　　（三）软管喉镜检查

　　1. 目的　软管喉镜（fibrolaryngoscope）是一种由光导纤维制成的软性内镜，通过它可直观地观察咽喉部器官的结构及活动情况。

　　2. 方法　在患者发音时观察其声带运动。另外，对于轻微的声带病变，如：声带小结，可以在检查中直接钳除，还可以对可疑部位进行钳取活检，详见第六章第三节有关内容。

　　电子喉镜是在纤维喉镜的基础上发展而来的一种数字式成像技术。它的优点是图像清晰，色彩逼真，可以瞬时抓取影像；通过数码照相机可以进行动态的摄录检查；电子喉镜可以和电脑同步连接，有利于对检查资料的保存和对比；电子喉镜与频闪喉镜相连可以在电脑上对声带运动进行分析；同发声设备相连接可以对患者的发声进行分析并提出治疗解决方案。图 20-4 为通过电子喉镜观察到的声带在不同频率振动时的示意图。

　　（四）电声门图检查

　　1. 原理　电声门图通过监测声带振动时电阻抗的变化，从而将声带的运动描记成特殊的声门波谱。检查者可以通过观察、分析声门波谱的图形来间接判断声带的振动特点和变化规律，这是一种非侵入性的检查方法。

　　2. 方法　该系统主要由皮肤电极、声频发生器、放大器和测量仪组成。检查时，把皮肤电极贴附在甲状软骨两侧的皮肤上，测量微电流通过声门不同状态时电阻的大小，然后把结

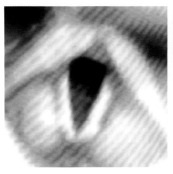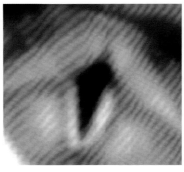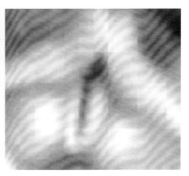

图 20-4 声带在不同频率振动时的示意图

果放大并由记录仪记录并转化成电声门图。正常的电声门图是一组随时间变化、光滑、有规律、类似正弦曲线的弧线,声带振动或运动的异常会导致电声门图的波幅、波形和频率周期的改变,这也是声带病变的判断依据。

（五）肌电图检查

1. 目的　肌电图检查是一种电生理检查技术,可以用来研究喉部在发声、呼吸、吞咽时喉肌的生物电活动,借以判断喉神经肌肉系统的功能和状态。喉的发声动作是由喉部肌群的整体协调运动产生的,外周神经对运动的支配主要由喉上神经和喉返神经完成,通过对局部肌肉肌电活动的记录,观察动作电位的波形、波的数量等指标来判断喉部肌肉和神经在发声时的功能状态,可用于神经性喉疾患、吞咽障碍、痉挛性发声障碍以及喉部的肌肉神经损伤的诊断。喉肌电图检查在临床上主要用于:①鉴别声带运动障碍性质;②判断喉返神经的功能状态和损伤程度;③对治疗和预后进行评估。

2. 方法　肌电图仪主要由电极、放大器和记录仪等组成,检查用的电极有针状电极、表面电极和钩状电极,针状电极和钩状电极一般要求将电极经皮插入所要检查的喉肌,这种方法记录的喉肌运动范围窄、精确度高,但会给患者带来一定的痛苦,且对操作者有技术要求;表面电极只需将电极贴附在皮肤表面,这种方法记录的生物电活动范围广,精确度差,但属于无损伤操作,患者更容易接受。

3. 内容　正常的喉肌电图的分析主要包括肌静息电位和自发电活动。单个运动单位的波形与波幅在用力发声时肌肉收缩力量增加,群体电位的数量和速度发生变化。异常的喉肌电图会出现纤颤电位(为一种失去神经支配后喉肌出现的自发电活动)、异常的运动单位电位,诱发肌电图的改变包括波形、潜伏期、波间期,以及波幅的异常变化等。

（六）电脑发声分析系统

1. 目的　发声的声学分析是依靠电子计算机软件系统对采样的声音进行多参数的比较分析,并使用波谱图进行直观显示,以达到客观评估嗓音障碍的程度。

2. 内容　电脑发声分析系统属于形态学检查。检查的常见指标包括基频(F0)、音域(pitch range)、共振峰(harmonics)、最长发声时间(maximum phonation time,MPT)、微扰值(基频微扰,振幅微扰)、信噪比(signal to noise ratio,S/N)以及标准化噪声能量(normalized noise energy,NNE)等参数予以衡量。

（丘卫红　万桂芳）

第三节 临 床 干 预

一、构音障碍的临床干预

（一）构音障碍的干预原则

1. 针对言语表现进行干预 从言语治疗学的观点出发,干预的重点应针对具体的言语障碍症状,而非特定的言语障碍类型。言语的发生受神经和肌肉控制,身体姿势、肌张力、肌力和运动协调的异常都会影响到言语的质量。言语治疗应从改善这些症状着手,这些症状的纠正会进而改善言语的产出情况。

2. 按评定结果选择干预顺序 一般情况下,按呼吸、喉、腭和腭咽区、舌体、舌尖、唇、下颌的顺序逐个进行训练。治疗师需要分析这些结构与言语产生的关系,根据构音器官和构音评定的结果决定干预的初始环节和先后顺序。构音运动训练应以在评定中异常部位的功能障碍为出发点。多部位的运动障碍要从有利于言语产生的几个部位同时开始;随着构音运动的改善,治疗师可以开始对患者进行构音训练。一般来说,训练均应遵循由易到难的顺序。对于轻中度患者,训练应该以主动训练为主;对于重度患者而言,由于其自主运动能力很差,通常采取手法辅助(manual manipulation)和训练使用辅助沟通系统为主。

3. 选择适当的干预方法和强度 恰当的干预方法对提高治疗效果非常重要,不恰当的干预会降低患者的训练欲望,使患者习得错误的构音运动模式。原则上,干预的次数和时间越多越好,但在实际中要根据患者的具体情况进行调整、避免过度疲劳。一般而言,一次干预以 30 分钟为宜。

（二）构音障碍的具体训练方法

1. 放松训练 痉挛型构音障碍的患者常有咽喉肌群紧张、肢体肌肉张力增高等症状。通过降低肢体的肌肉紧张度可以使咽喉部肌群也相应地放松。治疗师需指导患者保持放松体位、闭目、精力集中于放松的部位。这样做的目的是鼓励患者通过身体各部位的紧张与放松的对比来体验松弛感。这些活动不必严格遵循一定的顺序,而是可根据患者的具体情况,把更多的时间花在某一部位的运动上。如果患者能将在治疗室中学会的放松技巧带回家里继续练习是非常有益的。本章采用的放松训练是从一系列的放松运动中挑选出来的用于肩部、颈部、声带和构音器官的放松运动训练,这些训练是行之有效的。

（1）肩部放松训练:取站立位,双脚左右分开约 30cm。①尽可能将手臂向上伸。重心先移向右脚,右手伸向右上方,伴随一声长叹,想象自己正在努力触摸天花板;然后,将重心移向左脚,左手同上述触摸天花板的动作。如此左、右交替重复 10 次,见图 20-5;②耸立双肩,保持紧张状态,5~10 秒,然后迅速放松。重复该运动 10 次,见

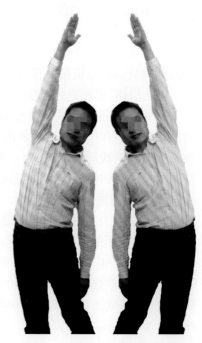

图 20-5 手臂放松训练。手臂尽可能伸向上方,左、右手臂相互交替

图20-6;③右肩臂按照前、上、后、下的次序做划圈运动,重复5次;④左肩臂按照前、上、后、下的次序做划圈运动,重复5次;⑤双肩臂按照前、上、后、下的次序做划圈运动,重复5次;⑥双肩臂按照后、上、前、下的次序做划圈运动,重复5次;⑦静立,轻松晃动双臂。

（2）颈部放松训练:取站立体位,双脚左右分开约30cm。①颈部放松,头部随重量迅速向前方低下,下颌迅速触及胸部,然后将下颌缓慢上抬,直至头部恢复正常的直立位,重复10次;②颈部放松,头部随重量迅速向后倾,下颌上抬,然后将下颌缓慢低下,至头部恢复正常的垂直位;③头部直立,然后颈部放松,头部随重量迅速倒向左侧,感觉右侧颈部被拉直,然后头部缓慢恢复直立位,重复5次;④头部直立,然后颈部放松,头部随重量迅速倒向右侧,感觉左颈部被拉直,然后头部缓慢恢复直立位,重复5次。

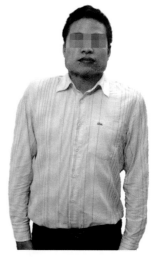

图20-6　耸立双肩放松训练

（3）声带放松训练:声带放松训练,分以下步骤进行:①深吸气后,紧闭双唇,由肺部发气,双唇振动并带动声带振动,发"嘟…"音,面向正前方重复5次;②深吸气后,紧闭双唇,由肺部发气,双唇振动并带动声带振动,头部同时旋转,发"嘟…"音,左右旋转各重复5次;③深吸气后,紧闭双唇,由肺部发气,双唇振动并带动声带振动,音调向上变化,发"嘟…"音,面向左前方和右前方各重复5次;④深吸气后,紧闭双唇,由肺部呼气,双唇振动并带动声带振动,音调向下旋转,发"嘟…"音,面向左前方和右前方各重复5次;⑤深吸气后,紧闭双唇,由肺部呼气,双唇振动并带动声带振动,音调向上旋转,发"嘟…"音,面向左前方和右前方各重复5次;⑥深吸气后,紧闭双唇,由肺部呼气,双唇振动并带动声带振动,音调逐渐降低,发"嘟…"音,面向左前方和右前方各重复5次。

（4）构音器官放松训练:咀嚼训练能够缓解人的紧张情绪、增加发音器官运动的灵活性、使患者对发音运动更加敏感。①颌部运动:想象你口中有大块口香糖,张开嘴,尽可能大幅度地做咀嚼运动和下颌运动,约持续60秒;②口唇运动:闭上双唇,用尽可能大幅度的下颌运动来进行上述咀嚼运动,约持续60秒;③舌部运动:闭上双唇,用舌尖"洗刷"牙齿外表面,注意牙齿需从上牙外表面做顺时针旋转运动,约持续30秒;然后沿下牙外表面做逆时针旋转运动,约持续30秒;④软腭运动:交替进行软腭的高低运动,这项运动是通过哼鸣相近位置的鼻音和塞音以及哼鸣在鼻音和塞音之间的高元音来实现的。在汉语中训练软腭的运动如表20-1所示。

表20-1　汉语中训练软腭运动的发音表

[m:b]	[n:d]	
[bm:]	[dn:]	
[m:ib]	[m:ub]	[m:üb]
[bim:]	[bum:]	[düm:]
[n:id]	[n:ud]	[n:üd]
[din:]	[dun:]	[dün:]

2. 呼吸训练　呼吸量和对呼吸气流的控制是正确发声的基础,呼吸是构音的动力,必须在声门下形成一定的压力才能实现理想的发声和构音。注意呼吸控制可降低咽喉部的肌肉紧张度,同时把紧张转移到腹肌和膈肌,而腹肌和膈肌在承受这种压力和紧张度时并不影响发声。呼吸功能和对气流的控制也是实现语调、重音和节奏的重要先决条件。建立有规律的、可控制的呼吸能为发声、发音动作和节奏练习打下坚实的基础。重度构音障碍患者的呼吸情况往往很差,特别是呼气短而弱,很难在声门下和口腔处形成一定压力,应视为首要的训练项目。

(1)仰卧位平静呼吸:患者仰卧体位,颈部和膝部的下方各垫一个小枕头以增加舒适度,见图20-7。

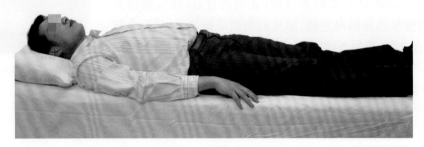

图 20-7　仰卧位平静呼吸

呼吸过程分为三个部分:吸气、呼气以及暂停。从生理角度看,吸气和呼气之间是没有暂停的。平静呼吸时,吸气与呼气时间的比值为 2∶3。但是在呼气过程中,伴随着呼气从开始到结束,患者能够感觉到气流由强逐渐变弱,同时也很自然地感受到呼气结束后的短暂停顿,由此产生一种轻松感。在这项训练中,重复多次的呼吸练习可以使患者感觉到呼吸暂停过程的出现而越来越轻松。

为使获得正确的平静呼吸,治疗师可将患者的手放在自己的腹部,或将自己的手轻轻放在患者的腹部,掌心向上,帮助患者建立一种呼吸节律。如果患者呼吸节律过快或过慢,治疗师可以用手对患者腹部施加一种动力,以此来减慢或加快患者的呼吸节律。此外,治疗师也可让患者将手放在自己的腹部,感觉到在平静呼吸状态下,腹部运动是如何进行的,即何时随着吸气向上移动,何时随着呼气向下移动,见图20-8。

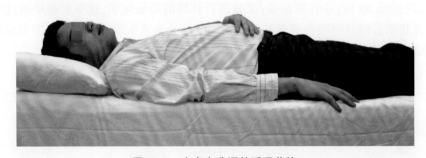

图 20-8　患者自我调整呼吸节律

(2)过渡状态平静呼吸:具体操作详见第九章第一节相关内容。

当患者掌握仰卧位呼吸训练以后,可以在侧卧位下继续进行训练,见图20-9。

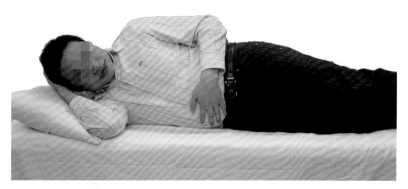

图 20-9 侧卧位下,感觉呼吸时是否只有膈肌在运动

（3）坐位平静呼吸:坐位时腹肌必须主动运动,因为此时腹部的重量是抵抗呼气、协助吸气运动的。患者笔直地坐在小凳上,治疗师再次检查平静呼吸运动状态（呼气通过腹肌的某种收缩运动来进行）,见图 20-10。呼吸方式达到要求后,治疗师可以要求患者收缩双唇,发清音式的气息音"p",这时要求患者稍多一些用腹肌运动来协助呼吸。

治疗师可通过口头指示引导患者完成训练步骤。治疗师坐在患者的一侧握住他 / 她的手。治疗师的左手握住患者的左手,右手握住患者的右手,引导患者用左手背触及治疗师的腹部,而治疗师的右手背则需要触及患者的腹部。在这种状态下,治疗师和患者都感觉到了对方的腹肌运动。治疗师必须适应患者的呼吸节律以达到同步呼吸的状态。

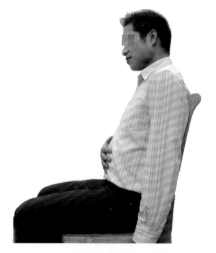

图 20-10 患者保持正确的坐姿,感觉呼吸时的腹部运动

（4）站立位平静呼吸:患者站立位,双脚左右分开约 30cm,前后分开约 10cm,一手放于腹部,深呼吸,感觉到腹壁向前运动,见图 20-11。患者和治疗师也可以并肩站立,双手互握,治疗师的手背接触患者的腹部,患者的手背接触治疗师的腹部,治疗师利用手背与患者腹部的接触来适当调节患者的呼吸运动。

治疗师必须适应患者的呼吸节律,并伴随身体的前后摆动。如果患者呼吸节律过快或过慢,治疗师可以通过用手施加动力来使患者的呼吸节律减慢或加快。

3. 下颌、舌、唇的训练 详见第九章第一节相关内容。

4. 语音训练 在患者可以顺利完成唇、舌、下颌的动作后,要其尽量长时间保持这些动作,随后做无声的发音动作,进而轻声引出目的音。原则为先发元音,如"a""u";然后发辅音,先由双唇音开始（如:"b""p"

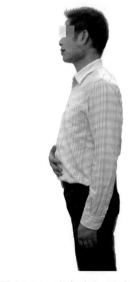

图 20-11 患者站立,手放于腹部,深呼吸,感觉腹壁向前运动

"m"），在患者发这些音没有问题之后，再将已学会的辅音与元音结合，如"ba""pa""ma""fa"；熟练掌握以后，采取元音＋辅音＋元音的形式继续训练，最后过渡到训练单词和句子。

5. 减慢言语速度　构音障碍的患者可能可以发出绝大多数的音，但由于痉挛或运动不协调而使大部分音歪曲或韵律失常，这时可以利用节拍器控制速度，由慢逐渐加快，患者跟随节拍器发音可以明显增加言语清晰度。节拍速度要根据患者的具体情况予以调整，详见图20-12。如果没有节拍器，也可以由治疗师轻拍桌子，患者随着节律进行训练。

6. 辨音训练　患者对音的分辨能力对准确发音非常重要，因此要训练患者的语音辨别能力。首先要使患者能够分辨出错音，这可以在小组训练中，通

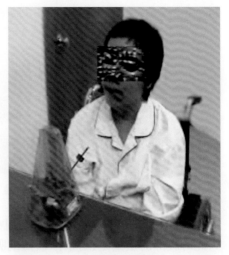

图20-12　应用节拍器控制舌头运动速度及节律训练

过口述或放录音的方式，由患者说一段话，让其他患者评议，最后由治疗师纠正。这种治疗方案效果很好。

7. 克服鼻音化的训练　鼻音化构音是由于软腭运动减弱，腭咽部不能适当闭合而将非鼻音发成鼻音，这种情况会明显降低语音的清晰度而使听话人难以理解。针对这种问题，治疗师可采用引导气流通过口腔的方法，具体操作详见第九章第一节有关内容。

8. 克服费力音的训练　费力音是由于声带过分内收、喉部力量过大导致声音像是从喉部挤出来的。针对这样的发音问题，治疗的主要目的是让患者获得轻松的发音方式。可以用打哈欠的方式诱导发音，方法是让患者处在打哈欠的轻松状态下发声。这种治疗方法的理论基础是打哈欠时声带完全展开而防止过分内收。训练初始时，治疗师让患者打哈欠并随之呼气；然后在患者打哈欠呼气时教其说出词和短句。另一种方法是训练患者伴随着"喝"发音进行训练。这是因为"喝"音是由声带外展产生的，可以用来克服费力音。除上述方法以外，治疗师还可以应用以头颈部为中心的放松训练，具体方法是在头部从前到后慢慢旋转的同时练习发声。这种头颈部的放松可以产生较轻松的发声方式。另外，咀嚼训练可以使声带放松并产生适当的肌肉张力，训练患者咀嚼时从不发声到逐渐发声，这些运动可以使患者说出单词、短句、进行会话。

9. 克服气息音的训练　气息音的产生是由于声门闭合不充分引起的，因此，主要的训练途径是在发声时关闭声门，具体操作详见第九章有关内容。另一种方法是用一个元音或双元音结合辅音和另一个元音发音，如"ama""eima"等。用这种方法方法可以诱导产生词、词组和句子。

10. 韵律训练　由于存在运动障碍，很多患者的言语缺乏抑扬顿挫的音高和重音变化，从而表现出音调单一、音量单一、节律异常等特点。治疗师可以使用电子琴等乐器让患者随琴音的变化调整音调和音量。节律的训练可以借助节拍器。通过设定不同的节律和速度，使患者随节奏发音，进而纠正节律，见图20-12。

11. 辅助沟通系统的应用　部分重度患者无法通过各种手段治疗恢复言语能力或者言语清晰度极低，这种情况下，治疗师应使用辅助沟通系统对患者进行训练。辅助沟通系统的

种类繁多,最简单的有由图片或文字构成的交流板,通过板上的内容表达各种意愿。随着电子科学技术的高速发展和广泛应用,许多发达国家已研制出了多种体积小、便于携带和操作的交流工具,具有专门软件系统的计算机也逐步用于辅助构音障碍患者的交流,如 U-1 语言交流系统的应用,见图 20-13。

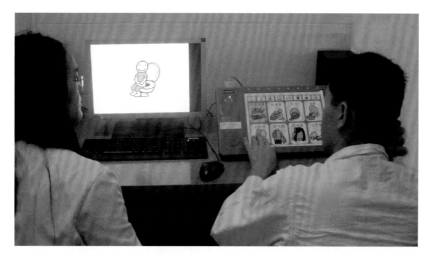

图 20-13　U-1 语言交流系统在构音障碍患者交流中的应用

此外,音节折指法训练是指患者每发一个音,保持音速与屈指的速度一致。患者通过自己的本体感觉和视觉建立较好的反馈通路,进而改善说话方式、达到自主控制说话、提高说话清晰度的目的。音节折指法是一种有效控制痉挛型、运动失调型、迟缓型构音障碍的训练方法。

二、发声障碍的训练

(一)训练原则

发声障碍(voice disorder)的训练是指通过功能锻炼的方法系统纠正患者的错误发音模式、异常的音质、音调和音量的过程。功能训练要遵循以下几项基本原则:

1. 选择合理的训练时机　对于发声障碍的训练要选择合适的时机介入。对于急性期炎症、声带小结及器质性发声障碍,可以先针对病症进行治疗,当发声器官在形态上基本恢复正常后,再进行功能恢复锻炼。在早期病变时,不要急于进行系统的训练,治疗师可以先指导患者正常用嗓、适当休声,待病情缓解后再进行系统训练。对于慢性病变引起的发声障碍,错误的发声状况是在长期的病理状态下形成的,临床治疗并不能使患者获得有效的恢复,因此需要进行系统的功能训练。

2. 重新建立正常的运动模式　发声障碍常常是由于用嗓不当和"滥用"导致的。患者形成了错误的呼吸和发声动作,违背了正常的生理性动作。因此,训练的主要原则是使患者重新获得正确的呼吸、发声动作,并在此目的下进行一系列的系统功能锻炼,使正确的运动模式固定下来。

3. 进行有针对性的训练　发声训练主要是针对发声障碍的主要问题来进行的。常见的发声障碍包括在呼吸、音量、音质、音调、共鸣等方面出现的异常,因此,治疗方案的制定要围绕患者的具体障碍来进行,只有从直接症状出发,才能系统地纠正发声问题。

4. 确定适合的训练量　功能训练是要求患者重新获得正常或接近正常的发音模式并将其固定下来。正确的发声方法需要适量的重复锻炼才能够重新确立并在生活中得以应用,过强的运动量会带来喉肌及声带的疲劳和劳损,甚至加重发声障碍。因此,建立一定量的功能锻炼量必须保证患者能够承受、不至于产生运动疲劳反应。

5. 接受与代偿(acceptance and compensation)　对于部分器质性病变,如:喉麻痹,以及慢性发声障碍的患者经过专业功能锻炼并不能完全恢复至病前状态,治疗师不能要求其得到完全的恢复。因此,在训练中需要确立起能够充分发挥现有发声器官功能的方法,要使患者接受现有的发声状态并应用于日常交流中。

6. 预防保健指导和训练相结合　功能锻炼要和发声指导相结合。患者在经过康复锻炼获得正常发声功能后,在生活中难免再次遇到发声滥用的问题。因此,指导患者进行发声疾病的自我预防保健也是非常重要的。治疗师要指导患者在日常说话中要有意识地保护嗓子,用声疲劳后适当休声,预防发声疾病的发生。

（二）常用训练方法

1. 基础训练

（1）体位与呼吸功能的改善:患者需要首先建立正常的体位,正常的体位可以使呼吸运动更容易进行。正确的体位是坐位挺胸,两肩下坠,收腹;站位时需要挺胸收腹,两肩放松;保证呼气通畅。呼吸运动要分别练习胸腹式呼吸,详见本章第二节有关内容。

（2）放松训练:患者需要进行颈部的放松训练,以便于使喉部肌群在发声前得到放松,以纠正喉肌张力过高的现象,详见本章第二节有关内容。

（3）持续发声训练:治疗师需要指导患者在深吸气后发尽可能长的元音"a"和"u",音量保持平稳,发声时治疗师可以用手掌接触患者腹部,使患者能注意到腹部肌群的持续用力,治疗师也可以同时给予患者参照声。

2. 有针对性的训练

（1）音量异常的针对训练:常见的音量异常有音量过弱、音量过强和单一音量。音量过弱的训练可以要求患者先进行屏气、咳嗽等提高声门下压力的训练,进行呼吸力量的训练,如:吹气等,然后进行元音的发音练习,提高音量;针对改善音量过强的训练可以先使患者进行放松,减少喉部呼气流强度,软起声,训练耳语发声,降低音量;单一音量的训练可以使患者先进行喉部气流的变化训练如吹气球、吹口琴等,使患者有参照地进行小声到大声的转换。

（2）音调异常的针对训练:主要针对音调单一和音调变化障碍进行训练,训练的内容有叹气式发声训练、四声音调的辨别和发音训练,针对音调变化可以进行哼唱训练,即利用一小段歌曲曲调,由患者根据音调变化进行哼唱。在音调的练习过程中注意患者发音的连贯性以及喉部的放松。从单音的音调变化逐渐过渡到词和句子的音调变化。

（3）痉挛性发声的针对训练:针对性的训练包括放松训练、软起声训练。有效的放松可以在深呼吸和咀嚼活动的引导下完成。软起声的常见训练内容有叹息式发声、慢呼气起声和耳语声等方式,自发叹气时的出声是一种非常自然的软起声,要求患者以放松呼吸的方式发声,在呼气后发声,发声时注意声门区的气流通过不能断断续续,可以先从发"h"音开始。必要时可采用局部注射肉毒素、发声外科治疗,如:声带切断术等治疗方法。

（4）音质异常的针对训练：主要针对共鸣异常的训练，包括纠正鼻漏气的训练、纠正鼻音化的训练等。纠正鼻漏气的训练可以采用引导气流法，如：吹气训练、屏气训练、鼓腮训练等；纠正鼻音化的训练分为主动训练和被动训练，主动训练可以使患者通过发舌根音送气和非送气化来交替运动软腭，如：连续发"ka、ka、ka"及发"ka、ga、ka、ga"的音；被动训练可以利用抬举软腭发音法和捏鼻发音法等。

此外，对于急性声带炎症引起的发声障碍可采用①休声或禁声，使声带得以充分休息；②针对声道的炎症进行抗炎治疗，合理应用抗生素；③止咳、化痰等对症治疗，减轻对声带的损伤。

慢性炎症的治疗可采用：①适当的休声；②中医中药的治疗，如：口服黄氏响声丸、清音丸、润喉汤等药物；③局部理疗；④适当进行发声训练；⑤对于声带任克氏层水肿可以考虑手术治疗。

（陈婷　陈梅香　万桂芳）

第四节　言语合并吞咽障碍的常见疾病

许多运动型构音障碍和发声异常及吞咽障碍合并存在，即使同一疾病，其症状与体征则因人而异，如脑卒中、脑外伤、阿尔茨海默病、帕金森病、肌萎缩侧索硬化、重症肌无力等，这些常见神经肌肉疾病除吞咽障碍外，还合并有构音障碍、发声异常等，详见第十六章相关内容。本节结合临床实践和有关文献报道，将再介绍一些其他常见的神经疾病。

一、多发性硬化

（一）概述

多发性硬化（multiple sclerosis，MS）是一种由免疫系统导致的疾病或自身免疫性疾病。免疫系统攻击周围神经纤维、少突神经胶质细胞及其下方的神经纤维髓鞘。据美国国家多发性硬化协会2016年的报告，由于自1975年以来尚未有可靠的、来自全国范围的研究报告，故该病症的流行率未知。Freed曾报道说，多发性硬化在美国和英国的流行率为每10万人中100例。

总体而言，多发性硬化的直接致病因未知，但有人认为多发性硬化是遗传和环境因素作用的共同结果。髓鞘磷脂变性后形成炎症斑块并随时间的延长而增加，当炎症部位扩散后，少突胶质细胞会遭到破坏，轴突上的髓磷脂也会被破坏。

（二）临床特征

尽管患者症状各不相同，但多发性硬化患者经常出现的症状包括疲劳、行走困难、麻木、刺痛、痉挛、肌肉无力、视觉障碍、头晕眩晕、膀胱功能减退、性功能障碍、肠功能障碍、疼痛综合征、情绪变化、抑郁等。80%的多发性硬化患者有疲劳的症状。除此之外，下列症状也很常见。

1. 言语、发声症状　言语障碍在多发性硬化患者中相当普遍，占59%。多发性硬化会引起痉挛型关节炎、共济失调型关节炎、或混合型关节炎。多发性硬化影响到中枢神经系统中各个部位的髓磷脂，包括大脑半球、小脑、脑干、脊髓。多发性硬化可以导致双侧上运动神经元损伤,进而导致痉挛型构音障碍,表现为韵律异常、词间和音节间停顿延长、发音含糊等。此外,患者还表现有难以控制声音响度、口齿不清等问题。

2. 吞咽症状　吞咽问题频繁发生于多发性硬化晚期患者的身上,但处于其他阶段的患者也会有吞咽问题。与多发性硬化相关的常见吞咽障碍发生于口腔期和咽期。其中一种常见的吞咽障碍是触发咽部吞咽反射的延迟,这导致食团移至咽喉后部时仍无法激活吞咽反射。喉部抬升高度不足可能是引起吞咽异常的原因,从而导致食物残渣存在于口咽部,增加了误吸风险。最后,舌根回缩幅度减小可能导致压力降低,使食物团难以被推送至咽部,进而导致食物残渣被误吸。

3. 其他症状　此外,多发性硬化还有震颤、癫痫、呼吸困难、瘙痒、头痛、听力丧失等问题。

（三）评估

1. 临床检查　没有单独一种症状可以确诊多发性硬化,但是可以依据诊断标准和诊断策略对多发性硬化进行评估。评估过程通常包括询问病史、神经学检查,以及包括 MRI、诱发电位、脑脊液分析等在内的多种检查。多发性硬化的诊断标准是在中央神经系统至少两个区域中存在损伤证据,损伤应发生至少 1 个月以上,并排除其他诊断可能。

2. 言语、发声评估　言语和发声的诊断目的在于找出患者是否有言语问题,描述这些言语问题,并找到病因。呼吸情况、发声、发音、共鸣、韵律等方面都应进行评估。对肌肉力量、运动速度、运动范围、运动精确度、运动稳定性和肌肉张力进行评估可以评定多发性硬化的严重等级。口腔检查或者压力测试可以对口腔肌肉力量进行评测,其中,压力测试是指让患者由 1 数到 100。患者在短语发音中快速的口腔运动可以用来评估患者的口腔运动速度,这些快速运动可以作为评估交替运动速率（AMR）和顺序运动速率（SMR）的方法。交替运动任务是指发音器官快速地反复运动,比如:让患者重复"p p p p"或"k k k k";而顺序运动任务是让患者在吸一口气后尽快地说出更多的"p t k"。

发音器官的运动范围可以在运动范围任务中得到测评,而运动精确度任务可以评估在发音过程中发音器官的咬合、协调能力。可以通过元音延长发音任务测试喉部肌肉的震颤和不自主运动,评估发音运动稳定性。通过对患者肌肉的观察或对言语的评测,可以得知患者的肌肉紧张度是否存在过高或过低的情况。

1. 吞咽评估　鉴于多发性硬化患者可能出现误吸的情况,故可以给予其吞咽造影检查对口腔和咽部进行检查。先用 1ml、3ml、5ml 的改良钡剂增量对患者进行吞咽校准,以测定可承受吞咽的液体体积;然后,可以使用 3ml 布丁、2 块涂有钡餐的饼干进行检测。整个吞咽检查包括 14 次吞咽过程,这使得医生可以有足够时间观察患者如何吞咽液体、是否会发生误吸。

2. 其他评估　改良版疲劳影响量表（MFIS）是一个五项评估测试,它可以用于评估疲劳对患者生活的影响,以及疲劳是否影响患者身体、认知、心理社会功能等方面。

对于有行走困难的患者,可以使用 25 计时步行测试（T25-FW）对患者的腿部移动能力进行评估。在测试中,评估者测量患者从一端走向另一端所用的时间,然后再计算患者走回起始点的时间,最后计算两次实验的平均值。

（四）治疗

1. 治疗团队　多发性硬化治疗是一个多学科合作的团队,神经科医生是该团队的主导者。药物治疗可以降低复发频率和复发严重性,减少大脑或脊髓中病变物质的积累,减缓疾病恶化的可能性。物理治疗师可以针对行走、移动性、力量、疲劳,以及由肌肉痉挛导致的疼痛等方面进行治疗。作业治疗师可以使用适应性工具辅助患者的日常生活。语言治疗师也将发挥重要作用。总之,这个团队致力于恢复患者的各项功能。

2. 运动言语、发声治疗　由于多发性硬化会引起混合型构音障碍,因此,应根据对言语可懂度影响的大小排列治疗的顺序。言语的子系统层级包括首先需要予以干预的呼吸问题,然后是共鸣、发声、发音,最后是韵律。此外,如果患者无法说话,则应使用辅助工具。

3. 吞咽治疗　吞咽治疗的目标是帮助患者维持正常的饮食,促进吞咽过程的安全性和有效性。治疗策略包括注意身体姿势的变化、吞咽前强化口腔感觉、对吞咽过程的自主控制(如:屏住呼吸以保护气道或增加压力)、锻炼口咽运动范围、协调口咽运动情况等。

二、多系统萎缩

(一) 概述

多系统萎缩(multiple system atrophy,MSA)是一种病因不明的渐进性神经退行性疾病。除了存在帕金森叠加综合征(Parkinson plus syndromes,PPS)外,还有更广泛的神经变性。与帕金森病相比较,多系统萎缩患者更年轻,症状呈进行性,至死亡的病程较短。治疗帕金森病的常规方法,如左旋多巴治疗对多系统萎缩患者无效。

(二) 临床特征

多系统萎缩以帕金森病样症状渐进性起病。多系统萎缩症状多样性,以脑桥橄榄体萎缩(olivopontocerebellar atrophy,OPCA)、小脑功能异常为特征。多系统萎缩表现复杂,并涉及下列有关的神经变性疾病:夏德综合征(Shy-Drager syndrome,SDS)和纹状体黑质变性(striatonigral degeneration,SND)。其病程逐渐发展,数年后症状更广泛、更严重。

1. 构音障碍　构音障碍是多系统萎缩的常见症状,混合型构音障碍是最常见的类型,具有运动低下型、失调型、痉挛型的特征。

2. 吞咽障碍　吞咽障碍也是多系统萎缩的最常见症状,吞咽障碍主要发生在口腔期,主要表现为口腔难以保持和传送食团、口腔运送延迟、咽清除能力下降、喉抬升和食管蠕动障碍,咽收缩不足导致食团残留于梨状隐窝,食管上括约肌失弛缓。

3. 发音障碍　声带运动受损(vocal fold motion impairment,VFMI)是 MSA 的常见症状。由于食团更容易在梨状隐窝残留和食管上括约肌失迟缓,声带受损会加快患者的疾病进展,也成为疾病进展的征兆。VFMI 的出现是疾病进展的一种征兆,但这并不意味着患者需改变摄取营养的方式。

(三) 治疗

MSA 的言语治疗应集中于因受损部位不同而引起的构音障碍。如构音障碍以运动减退型为主的,针对此类型的治疗方法便可达到较好的效果;如以混合型为主,各项构音障碍的治疗方法联合应用或者使用 AAC 的语言交往装置达到的效果更佳。

言语治疗也应个性化。如患者表现为口腔期吞咽障碍,可给予口腔运动刺激和口腔操训练。如患者表现为咽喉期吞咽障碍,可给予代偿体位和姿势改变下进行 Shaker 训练和 Masako 训练。通过改变患者食物性状达到改善吞咽困难也是一种明智的选择,如让患者进食更柔软的食物。

必要时给予患者气管插管和留置鼻饲管改善呼吸、吞咽障碍。

三、进行性核上性麻痹

(一)定义

进行性核上性麻痹(progressive supranuclear palsy, PSP)是一种导致严重而持续的步态和平衡障碍的罕见脑功能异常疾病。PSP 的症状是由脑干脑细胞的渐进性衰退引起的,因其症状与帕金森病、阿尔茨海默病和克罗伊茨费尔特 - 雅各布病(痉挛性假性硬化)类似而经常被误诊。

以起病隐匿的多系统萎缩为特征,对左旋多巴治疗反应差。进行性核上性麻痹症与基底节、脑干和小脑的病理改变有关。

(二)临床特征

构音障碍和吞咽障碍在核上性麻痹综合征中较常见,可成为这种神经疾病的特征之一。PSP 最常见的症状是姿势不稳(站位平衡不能)和频繁跌倒,通常在发病第一年出现。与此同时,患者通常在颈部和躯干出现共同运动不能(运动缓慢),强直(肢体僵硬)和肌张力障碍(异常,姿势僵硬)。

1. 构音障碍 进行性核上性麻痹症患者的构音障碍通常也表现为混合型,具有运动低下型、痉挛型和失调型特点。构音障碍是 PSP 较常见症状。患者由于反应迟钝、发音困难导致沟通困难。

2. 吞咽障碍 吞咽障碍常表现为口腔协调差、流涎、进食准备障碍、口腔残留多、舌运动较差、过早溢出、吞咽启动延迟、喉运动受损、吞咽后咽残留。尤其表现为饮水困难。

3. 肌张力障碍 肌张力障碍由于肌肉不自主持续收缩引起,导致反复扭动或姿势异常。一般肌张力障碍常会导致多处肌张力障碍,常包括下肢、躯干。肌张力障碍影响到吞咽过程任何一个环节时就会导致吞咽障碍,常表现为吞咽启动延迟、食团提前溢漏和吞咽后残留。

(三)治疗

目前对于 PSP 无有效治疗。虽 PSP 呈进行性恶化,但是没有患者死于 PSP 疾病本身。药物治疗方面的报道不尽如人意,单一言语治疗的报道非常少。PSP 可能对抗帕金森病药剂敏感,如左旋多巴,或左旋多巴联合抗胆碱能药物,但是疗效通常很短暂。药物治疗对言语障碍、视觉障碍及吞咽困难效果较差。存在严重吞咽障碍的患者需进行胃造瘘术。

干预以照顾者为中心,需集中于交流策略和吞咽技巧,比如教育、咨询和环境调整。患者可能从 AAC 装置中获得交流方面的益处。针对疾病的进行性过程,改善吞咽困难症状的行为学治疗需包括代偿性措施,如姿势、触觉 - 温热的刺激和饮食性状的改良。

四、亨廷顿病

(一)定义

亨廷顿病(Huntington disease, HD)是一种遗传为主导的神经退行性疾病,主要病因是患者第四号染色体上的 Huntington 基因发生变异,产生了变异的蛋白质,该蛋白质在细胞内逐渐聚集,形成大的分子团。人们把这些不溶水的分子团称为"包涵体"。

(二)临床特征

原发症状包括舞蹈、僵硬、肌张力异常以及神经心理变化,如人格情感变化、行为障碍、智力下降和痴呆。一般患者在中年发病,逐渐丧失说话、行动、思考和吞咽的能力,病情会持续发展 15~20 年,并最终导致患者死亡。

1. 言语障碍　言语障碍常见于亨廷顿病,但不是不可避免。言语障碍表现为运动亢进型构音障碍。此类患者发声异常表现为声音紧张,单一音量,单一音调,重音减少,有呼吸音或失声现象。

2. 吞咽障碍　吞咽障碍吞咽时头颈过伸更易于观察吞咽障碍。常表现为亨廷顿病导致的速食癖、无法控制的舌运动异常、不受抑制的吞咽启动、吞咽时呼吸抑制受损和吞咽后咽部残留。速食癖是这类患者吞咽障碍的突出症状。渗透和误吸常不被吞咽造影检查所见。有些亨廷顿病患者还表现为咬肌僵硬,咀嚼力不够、口腔运送延迟。在这类患者中吞咽后咽部残留和喉渗漏、误吸比较常见。有文献报道,食管期吞咽障碍在 HD 患者中不常见,但是频繁打嗝、过度吞咽空气和食管动力异常可见于这类患者。

（三）治疗

在 HD 早期,言语和发声治疗可以维持较好的言语和发声,用容易的缓慢的语速可以进行比较好的功能性交流,可以采用辅助沟通系统来改善交流。吞咽障碍的处理包括姿势和体位的变化,辅助具的应用,就餐时的监护,控制进食速度,食团大小,饮食性状的变化,改变喂食方法等。

代偿方法如减少过伸、调整食物性状,减少每餐进食量都可帮助患者吞咽。因吞咽障碍持续较长时间,这些方法应教会照顾者和患者。

亨廷顿病联合会（美国、英国、澳大利亚）更重视帮助患者沟通。因亨廷顿病患者很难持续或适应辅助沟通,倾听者需有意识地接受患者的谈话改变和行为改变。语言治疗师应给予照顾者支持,帮助分析对患者有效的沟通和吞咽方法。

由于食物准备困难和认知能力障碍,自我进食技能障碍,舞蹈样动作增加了热卡的消耗等因素,此类患者的营养不良也是值得注意的问题,应咨询营养师并及时添加辅助食物。

五、吉兰 - 巴雷综合征

（一）定义

吉兰 - 巴雷综合征（Guillain-Barre syndrome,GBS）是常见病、多发病。它是一种急性起病,以神经根、外周神经损害为主,伴有脑脊液中蛋白 - 细胞分离为特征的综合征。又称吉兰 - 巴雷综合征,属于神经系统自身免疫性疾病。

（二）临床特征

任何年龄和男女均可发病,但以男性青壮年为多见。常以脚趾和手指的感觉异常和麻木为首发症状。主要症状为进行性肌无力,常包括四肢近端和远端、躯干、颈部无力和脑神经支配的肌肉无力。在数天至数周内逐渐加重,有些患者因肌无力导致全身麻痹、呼吸衰竭。肌力恢复是零散无序的,需数周至数月的时间。有些残存的肌无力可以终身存在。

由于脑神经受损,50% 的患者因面部和口咽肌肉无力导致吞咽障碍及构音障碍。

1. 构音障碍　吉兰 - 巴雷综合征的构音障碍常表现为弛缓型。

2. 吞咽障碍　异常模式表现不确定。有报道,口腔及咽期吞咽障碍并存,但咽期吞咽障碍更严重。吞咽障碍通常随着疾病的恢复而逐渐恢复,但构音障碍则长期存在。随访中发现,4~8 周后吞咽功能便开始逐渐恢复。

（三）治疗

根据疾病严重程度和进展不同，干预措施也不同。通常，治疗开始以轻柔的对抗和加强肌肉活动性、增强肌肉力量为主。

虽麻痹症状发展迅速（数天），但恢复很慢，常需数月或数年。患者会有一段时期呼吸不稳定，因此，吞咽治疗时会影响气道关闭时间，治疗时应小心或待呼吸稳定后再做吞咽治疗。可临时性地选择适当的摄食方法，直到患者恢复到有足够的吞咽能力时才能让其安全地经口进食。

当患者呼吸功能稳定后，可加强吞咽训练，尤其是声门上吞咽和门德森手法治疗。

吉兰 - 巴雷综合征预后通常较好。严重的患者不能产生任何言语，因此 AAC 方法可以考虑。吞咽和言语的神经肌肉训练如力量训练、耐力训练和强度训练为基本手段，帮助各阶段患者在最快的时间内恢复。

最后，基于患者的需求应为患者和照顾者提供沟通的技巧和策略的咨询服务。

六、慢性阻塞性肺疾病

（一）概述

慢性阻塞性肺疾病（COPD）是一种进行性呼吸困难的肺部疾病，表现为因气流阻塞而引起呼吸困难。肺气肿和慢性支气管炎是慢性阻塞性疾病的亚类。慢性阻塞性肺疾病症状发展缓慢，长期发展会限制诸多功能性活动。

慢性阻塞性肺疾病的高危患病因素包括吸烟、二手烟、空气污染、化学烟雾，以及长期暴露于含有呼吸道刺激物的环境中。

慢性阻塞性肺疾病并无传染性，常见于中老年人。男性和女性的患病可能性相同。世界卫生组织认为，截至 2030 年，慢性阻塞性肺疾病将成为世界范围内第三大致死疾病和第五大致残疾病。

（二）临床特征

1. 常见症状　慢性阻塞性肺疾病的症状包括慢性咳嗽、咳嗽带有黏液、气短、喘息、胸闷等，严重者会有脚踝、腿部肿胀、体重减轻、肌肉耐力降低等症状。

2. 发声、运动言语、吞咽等相关症状　由于通气减少，慢性阻塞性肺疾病患者的呼吸和吞咽协调会出现中断。呼吸急促是使呼吸、吞咽协调中断的另一原因，这是因为呼吸急促增加了患者在吸气时吞咽食物的几率，并带来了吞咽机制的变化。

3. 其他症状　其他症状包括感冒和流行性感冒的频繁并发。轻度症状可能不会引起患者的注意。

（三）评估

评估者会首先对患者的家族病史和个人病史等信息予以收集，具体问题涉及患者的日常活动、活动能力、呼吸急促的表现等，比如说，医生会就吸烟史、是否接触呼吸道刺激物等进行提问。医生会用听诊器检查患者胸部是否有异常呼吸音，还会在潮式呼吸期间和强迫呼气期间检查患者的喘息情况。其他用于评估的指标还包括呼吸音减少、胸腔扩张降低、膈肌偏移，以及共振过强。尽管生理指标对于慢性阻塞性肺疾病的诊断十分重要，但生理指标的缺失并不代表没有患病可能。通过肺功能测试，医生会对患者呼吸时空气量的进出和速度进行评估。由于已测得在静息期和喘息期的呼吸阻力，通过测量气道阻力可以获得未经压缩的气道口径的信息。对于那些呼吸急促,但与简单测量信息不能吻合的患者,应进行运动性能评估。

（四）治疗

1. 治疗原则　COPD 治疗的短期目标是预防症状的复发和加重,并保持短期和长期内的肺部正常功能。慢性阻塞性肺疾病大部分是不可逆的进行性疾病,戒烟是慢性阻塞性肺疾病的主要预防措施。治疗结果应主要关注改善肺功能及患者的生活质量上。由于职业原因长期暴露在污染和刺激性粉尘中会引发症状,职业风险需要仔细考量。

2. 发声、言语方面的治疗　慢性阻塞性肺疾病对于言语产出也有所影响。许多慢性阻塞性肺疾病患者呼吸急促,很难维持较长时间的会话。慢性阻塞性肺疾病患者的康复目标包括音质的恢复、发声时间和短语长度的最大化,以及用嗓卫生的改善。通过呼吸和血氧水平的提高,耐力水平也会增加。一些最为广泛使用的策略是呼吸练习,比如噘嘴式呼吸、膈肌呼吸、辅助咳嗽等。

(1) 噘嘴式呼吸法:此方法可以帮助患者控制呼吸频率并在呼气时保持气道通畅。患者会被要求通过鼻吸气几秒,然后通过紧绷的嘴唇呼气而不借助肺部肌肉。总体而言,这种方法有助于减少二氧化碳的保留。

(2) 膈肌呼吸:另外一种控制慢性阻塞性肺疾病的方法是膈肌呼吸。使用该方法时需要患者处于斜倚状态,治疗师需要将一只手置于患者胃部,并且通过指示使患者抵抗医生的手通过鼻呼吸。这种治疗方法的总体目标是使患者专注于隔膜运动。

(3) 辅助呼吸法:辅助呼吸法主要针对伴有吞咽困难和声音损伤的患者。临床医生可以在控制咳嗽和手动辅助咳嗽之间进行选择。这种特定的技术对于因分泌物较多而影响发声和交际的患者是有效的。对于控制咳嗽训练,治疗师应指导患者深吸一口气,然后在同一次呼气中咳嗽两次。

3. 吞咽相关症状的治疗　在吞咽过程中,需要患者有精确的协调能力和呼吸能力才能避免吞咽困难和意外吸入。慢性阻塞性肺疾病的致病因尚不明确。慢性阻塞性肺疾病患者在中断吸气时频繁吞咽,并且在呼气阶段恢复呼吸状况。有关吞咽过程的保护性策略对慢性阻塞性肺疾病患者的作用,以及针对急慢性阻塞性肺疾病患者病情加重期间的疗效还需要进一步的研究。稳定的中度至重度慢性阻塞性肺疾病患者倾向于在吸气时进行吞咽,并在吞咽之后常伴有吸气活动。

七、咽喉反流

（一）概述

1. 定义　咽喉反流(laryngeal-pharyngeal reflux,LPR)是指胃的内容物通过食管回流返至咽喉部位的一种疾病。“咽喉反流”的说法获得了美国耳鼻咽喉 - 头颈外科学会的许可,此外,其同义词还包括反流性咽喉炎(reflux laryngitis)、喉后区炎(posterior laryngitis)、喉反流(laryngeal reflux)、胃食管咽反流(gastroesophagopharyngeal reflux)、食管咽喉反流(esophagopharyngeal reflux)、咽食管反流(pharyngoesophageal reflux)、胃食管喉反流(gastroesophageal-laryngeal reflux)、非典型反流(atypical reflux)、静默反流(silent reflux),以及上食管反流(supraesophageal reflux)等,术语五花八门。

2. 发病机制　针对咽喉反流的成因,目前主要有两种理论予以解释。第一种理论认为胃内容物的强酸性影响食管上括约肌以上的结构，导致涉及的组织化学性损伤性炎症，因而咽喉反流可能与咽喉部的溃疡和息肉有关。另一种理论认为咽部 pH 值降低，引发咽喉 - 气道神经反射，是引起咽喉反流的主要原因。

3. 发生率　咽喉反流的流行率至今尚不清楚，但有诸多研究显示咽喉反流常与其他病症共同发生。4%~10% 的耳鼻喉疾病患者存在咽喉反流的问题。在无发声或喉部患病史的人群中，35% 存在喉部反流问题，而其中 64% 的个体在喉镜检查中显示出至少一项体征。在一项针对 113 名患有发声或喉部疾病的患者进行的 24 小时双 pH 探头测试中，一半的患者检查结果异常。此外，88% 患有喉部肿瘤的患者和 70% 患有肌肉紧张性发音障碍的患者存在喉部反流的问题。68.4% 的发声障碍患者和 56% 的吞咽障碍患者的反流症状指数（RSI）较高。Fiorentino 等人通过对甲状腺切除术后伴有压迫症状的患者进行吞咽功能视频 X 线透视（VFSS），结果表明 88% 的患者存在咽喉反流手术指征。

（二）临床特征

1. 常见症状　一项针对 415 名咽喉反流患者进行反流症状指数的问卷调查显示，清嗓（98%）、慢性咳嗽（97%）、咽喉异感（癔球症）（95%）、发音困难（95%）和鼻后滴漏（57%）是咽喉反流的主要症状。还有研究者认为声音嘶哑是咽喉反流最常见的症状，此外，还有咽部异物感、吞咽困难、咳嗽、慢性清嗓、慢性干咳、夜间咳嗽、烧心和喉咙痛等症状。然而，绝大部分的患者并未反映有胃部灼热的现象。尽管许多咽喉反流患者会因为自己没有胃部灼热现象而不认为自己患有咽喉反流，但是医生可以通过进一步的问诊予以确诊。

咽喉反流最常见的临床表现是有 / 无息肉形成的反流性喉炎。常见的病理表现包括声门下狭窄、声门下水肿、喉部水肿、喉鳞状细胞癌、喉乳头状瘤、喉息肉样病变、喉部痉挛、声带异常运动、声带小结、声带水肿、淋巴增生、黏液过多等。此外，研究者通过上呼吸道内镜检查发现患者上呼吸道咽后壁黏膜异常、杓状软骨区明显水肿、咽入口处弥漫性红斑。

2. 发声、运动、吞咽症状　咽喉反流患者还伴有吞咽疼痛的症状，患者反映像是有异物黏在颈部的感觉。这些症状的存在增加了诊断为吞咽障碍的可能。Ferneti 认为喉部病变与反流也存在相关关系。研究发现，良性声带病变（如：声带小结、囊肿）和后部红斑可能反映了咽喉反流的存在。咽喉反流和功能性发声障碍、喉内肌肉和喉外肌肉的紧张度之间也存在关系。

（三）评估

咽喉反流的诊断基于临床症状和喉部检查的结果分析。需要注意的是，咽喉反流的确诊需要有若干项症状作为基础，不能依据单一症状做出诊断。24 小时双通道 pH 值监测是目前诊断咽喉反流的金标准。上方的 pH 探针位于咽部下方、食管上括约肌上方，而非食管近端。下方 pH 探针的理想位置在食管下括约肌上方 5cm 处，此处也是胃肠病医师经常使用的标准位置。咽下探针应处于食管上括约肌上方 2cm 之内，这样可以避免探针变干和假阳性读数。当观察到食物反流到达咽部时，即可做出咽喉反流的确诊。此外，一些医生也将荧光造影检查术作为咽喉反流检查的辅助手段，由耳鼻喉科医师和胃肠科医师对患者进行食管检查也是确诊咽喉反流的重要手段。

（四）治疗

1. 日常生活习惯的改变　Lintzenich 和 Belafsky 建议咽喉反流患者改变一些不良生活习惯，如：吸烟、喝酒、嚼口香糖。此外，患有轻度或中度咽喉反流的患者可以通过改变饮食和生活方式、辅之以 H_2 受体拮抗治疗的方法进行治疗。咀嚼碳酸氢盐口香糖也是治疗咽喉反流的辅助手段之一。

2. 药物治疗 使用质子泵抑制剂（PPI）和（或）H_2 受体拮抗剂是利用药物治疗咽喉反流的手段之一。治疗的具体方法视患者的症状、严重程度，以及对治疗的反应而定。大多数患者的 PPI 剂量是每天两次。为确保最大功效，患者需在饭前 30~45 分钟用药。Koufman 等人则认为每天两次的 PPI 剂量是治疗初始阶段（6 个月）的最小剂量。

3. 手术治疗 对于患有诸如声门下狭窄等严重危及生命安全的疾病的患者而言，手术治疗可以作为质子泵抑制剂疗法的替代方法。除药物治疗外，胃底折叠术已被证明是有效治疗咽喉反流的手段。

（陈婷 郝建萍 陈梅香）

重点回顾

1. "语言"和"言语"是两个互相关联但差别迥异的概念。语言是人类社会中约定俗成的符号系统，它是一套制约词义、语法、形态等诸多方面的规则系统。言语是指通过口语完成交流、表达的过程。

2. 脑神经中有 6 对在不同程度上参与了言语产生的过程：CN-Ⅴ、CN-Ⅶ、CN-Ⅸ、CN-Ⅹ、CN-Ⅺ、CN-Ⅻ脑神经，它们控制着呼吸系统、发音系统，以及构音系统。其中最主要是 CN-Ⅹ脑神经，即迷走神经，它的两个重要分支为喉上神经和喉返神经，它们共同支配着喉内肌和喉部感受器。

3. 发音障碍、构音障碍、吞咽障碍经常共同出现。临床评估包括主观评估、客观评估、仪器检查三个方面。在对发音障碍和构音障碍进行临床评估时，要同时考虑患者是否也有吞咽障碍，反之亦然。

4. 神经肌肉疾病患者通常患有构音和吞咽障碍，如脑卒中、脑外伤、阿尔茨海默病、帕金森病、肌萎缩侧索硬化、重症肌无力等。治疗主要根据疾病的特点及临床表现综合考虑，给予针对性的训练。语言治疗师需要和有关人员通力合作，因人而异。

5. 与多发性硬化相关的常见吞咽障碍发生于口腔期和咽期。其中一种常见的吞咽障碍是触发咽部吞咽反射的延迟，这导致食团移至咽喉后部时仍无法激活吞咽反射。喉部抬升高度不足可能是引起吞咽异常的原因，从而导致食物残渣存在于口咽部，增加了误吸风险。最后，舌根回缩幅度减小可能导致压力降低，使食物团难以被推送至咽部，进而导致食物残渣被误吸。

治疗策略包括注意身体姿势的变化、吞咽前强化口腔感觉、对吞咽过程的自主控制（如：屏住呼吸以保护气道或增加压力）、锻炼口咽运动范围、协调口咽运动情况等。

参考文献

1. Ahmed Z，Asi YT，Sailer A，et al. The neuropathology，pathophysiology and genetics of multiple system atrophy. Neuropathology and Applied Neurobiology，2012，38（1）：4-24

2. Alexander JE. Assessment and treatment approaches for the patient with COPD. SIG 15 Perspectives on Gerontology, 2009, 14（2）: 33-36

3. Badrising UA, Maat-Schieman ML, van Houwelingen JC, et al. Inclusion body myositis: Clinical features and clinical course for the disease in 64 patients. Journal of Neurology, 2005, 252（12）: 1448-1454

4. Boone DR, McFarlane SC, Von Berg SL, et al. The voice and voice therapy. 9th ed. Boston: Pearson Publishing Group, 2014

5. Clark HM. Neuromuscular treatments for speech and swallowing: a tutorial. American Journal of Speech-Language Pathology, 2003, 12: 400-415

6. Clelland CD, Barker RA, Watts C. Cell therapy in Huntington disease. Neurosurgical FOCUS, 2008, 24(3-4): 1-12

7. Colton-Hudson A, Koopman WJ, Moosa T, et al. A prospective assessment of the characteristics of dysphagia in myasthenia gravis. Dysphagia, 2002, 17（2）: 147-151

8. Daniels SK, Schroeder MF, Corey DM, et al. Effects of verbal cue on bolus flow during swallowing. American Journal of Speech-Language Pathology, 2007, 16（2）: 140-147

9. Dickerson LM, King DE. Evaluation and management of nonulcer dyspepsia. American Family Physician, 2004, 70（1）: 107-114

10. Diroma C, Dell'Aquila C, Fraddosio A, et al. Natural history and clinical features of progressive supranuclear palsy: a clinical study. Neurological Sciences, 2003, 24（3）: 176-177

11. Duffy JR. Motor Speech Disorders: Substrates, Differential Diagnosis, and management. Elsevier Publishing Group, 2013

12. Evans SJ, Douglas I, Rawlins MD, et al. Prevalence of adult Huntington's disease in the UK based on diagnoses recorded in general practice records. Journal of Neurology, Neurosurgery & Psychiatry, 2013, 84（10）: 1156-1160

13. Genetic Modifiers of Huntington's Disease（GeM-HD）Consotrium. Identification of genetic factors that modify clinical onset of Huntington's disease. Cell, 2015, 162（3）: 516-526

14. Khalil H, Quinn L, Deursen RV, et al. Adherence to use of a home-based exercise DVD in people with Huntington disease: participants' perspectives. Physical Therapy, 2011, 92（1）: 69-82

15. Köllensperger M, Geser F, Ndayisaba JP, et al. Presentation, diagnosis, and management of multiple system atrophy in Europe: final analysis of the European multiple system atrophy registry. Movement Disorders, 2010, 25（15）: 2604-2612

16. Koo L, Lee Y, Joo Y, et al. Acoustic Characteristics of Stridor in Multiple System Atrophy. Plos ONE, 2016, 11（4）: 1-9

17. Ling H. Clinical Approach to Progressive Supranuclear Palsy. Journal of Movement Disorders, 2016, 9（1）: 3-13

18. Longo DL, Fanciulli A, Wenning GK. Multiple-System Atrophy. New England Journal of Medicine, 2015, 372（3）: 249-263

19. Mina E, Roon-Mom WV, Hettne K, et al. Common disease signatures from gene expression analysis in Huntington's disease human blood and brain. Orphanet Journal of Rare Diseases, 2016, 11（1）: 97

20. Petrovic IN, Ling H, Asi Y, et al. Multiple system atrophy-parkinsonism with slow progression and prolonged survival: A diagnostic catch. Movement Disorders, 2012, 27（9）: 1186-1190

21. Quinn L, Busse M. Development of physiotherapy guidance and treatment-based classifications for people with

Huntington's disease. Neurodegenerative Disease Management,2012,2(1):11-19

22. Tsukamoto K,Matsusue E,Kanasaki Y,et al. Significance of apparent diffusion coefficient measurement for the differential diagnosis of multiple system atrophy,progressive supranuclear palsy,and Parkinson's disease: Evaluation by 3. 0-T MR imaging. Neuroradiology,2012,54(9):947-955

23. Wakerley BR,Yuki N. Infectious and noninfectious triggers in Guillain-Barré syndrome. Expert Review of Clinical Immunology,2013,9(7):627-639

24. Yuki N,Hartung H. Guillain-Barré Syndrome. New England Journal of Medicine,2012,366(24):2294-2304

第二十一章　其他疾病相关症状与吞咽障碍

焦点问题

1. 类风湿关节炎导致吞咽障碍的机制有哪些？
2. 精神疾病产生吞咽困难的原因及常用的治疗方法。
3. 厌食症主要的临床表现及其心理治疗。
4. 哪些因素可导致呃逆？其临床处理原则。
5. 口面失用的概念及其分类。

前面几章分别介绍了吞咽障碍在这些系统性疾病中的表现及干预处理。实际上，全身其他疾病可能通过多种机制导致吞咽障碍。例如，类风湿关节炎伴有颈椎异常的患者以及硬皮病患者，其口腔、咽、食管肌肉系统生物力学可能发生改变。系统性脉管炎累及中枢神经系统将导致皮质和脑干缺血，从而引起吞咽障碍。精神疾病或药物的干预也可出现严重的吞咽问题，唾液腺损伤可能导致口干症、口腔黏膜水疱、溃疡等，从而对口腔功能造成损害。急性或慢性炎症可能导致食管或咽部的狭窄。本章对涉及全身的其他器质性和功能性疾病、临床相关症状导致的吞咽障碍给予综述。

第一节　全身器质性疾病

一、原发性干燥综合征

原发性干燥综合征（primary Sjögren's syndrome，PSS）是一种自身免疫性疾病，主要影响唾液腺和泪腺。主要表现为唾液腺和泪腺分泌异常以及黏膜干燥，也可累及胃肠道和神经系统。

1. 病因　具有 HLA-DR2 和 DR3 基因型的患者患病率较高。某些非 HLA 基因型也参与其中，包括基因编码细胞因子和第二信使。雄激素、雌激素失调也是发病的一个重要原因。

2. 临床表现　PSS 是一种风湿性疾病，伴有淋巴细胞浸润、唾液腺和泪腺功能减退，导致口腔和眼部干燥，常不伴有结缔组织疾病。当综合征继发于结缔组织疾病，如硬皮病、系统性红斑狼疮、类风湿关节炎等，即为继发性干燥综合征。口腔干燥是 PSS 患者最常见的胃肠道症状。由于唾液分泌减少，黏膜干燥，食团的运送受到影响，从而导致吞咽障碍。食管运动功能障碍、食管蹼和食管下括约肌压力下降也有报道。三分之一的 PSS 患者可出现食管运动功能障碍,包括收缩减弱、蠕动停止、出现第三收缩波、异常的蠕动速度和持续时间等。一项研究表明,65% 的 PSS 患者伴有吞咽障碍,表现为固体和(或)流质食物咽下困难、反流、烧心等症状,某些 PSS 患者吞咽后咳嗽、吞咽过程受阻。

PSS 患者咽和食管功能的评估可采用吞咽造影检查以及吞咽电视内镜检查,食管测压也具有一定的意义。

3. 治疗 PSS 的治疗旨在减轻干燥症状及其产生的影响,如毛果芸香碱和西维美林药物的使用,这些药物可刺激 M3 受体,引起唾液分泌增多,不良反应包括腹部不适、膀胱刺激征以及出汗等。在治疗中最重要的是增加摄水量以改善黏膜表面的干燥。糖果可刺激分泌腺的分泌,也可刺激功能减退的唾液腺的分泌。此外,保持良好的口腔卫生也很重要。

二、类风湿关节炎

类风湿关节炎(rheumatoid arthritis)是一种以小关节滑膜炎为特征的自身免疫性疾病,导致软骨及骨组织、周围组织的永久性损伤,出现肿胀、疼痛、僵硬、功能丧失。

1. 病因 类风湿关节炎的发病与遗传和环境因素有关,其中吸烟与疾病的发展和严重程度紧密相关。肿瘤坏死因子等细胞因子激活淋巴细胞,侵袭关节滑膜,导致滑膜肿胀、血管翳形成。

2. 吞咽障碍原因与表现 类风湿关节炎可通过多种机制导致吞咽障碍。例如,颞下颌关节受累可引起咀嚼困难。环杓关节滑膜肿胀可导致吞咽障碍。寰枢关节半脱位导致脊髓受压,齿状突压迫脑干;寰枢关节半脱位也可导致吞咽肌肉系统生物力学改变。位于颈前路的血管翳可产生食管的压迫。此外,许多类风湿关节炎患者伴有口腔干燥。幼年型类风湿关节炎的患者小颌畸形可导致吞咽障碍。类风湿关节炎患者吞咽困难的原因还包括咽期吞咽启动延迟、吞咽疼痛等。

3. 治疗 类风湿关节炎的患者需尽早治疗。在病症缓解性抗风湿药物(disease-modifying antirheumatic drugs,DMARDs)中,甲氨蝶呤最为常用,早期治疗中,DMARDs 可改善预后,抑制病变发展及骨质破坏。皮质类固醇激素和非甾体抗炎药主要用于缓解症状。口腔干燥常引起摄水量增加,咀嚼糖果可产生有益的影响。其他功能障碍可根据病因进行直接或间接的治疗。

三、皮肤病

1. 硬皮病(scleroderma)或系统性硬化病(systemic sclerosis,SSc) 导致小血管结构和功能异常,皮肤增厚,内脏功能异常。目前,硬皮病的确切病因尚不清楚。表现为肢体远端和躯干的皮肤对称性受损,内脏受累可发生于早期,雷诺现象较为多见。口腔黏膜硬化以及咀嚼肌、唾液腺受累可导致口腔功能受损、吞咽障碍。口腔周围组织纤维化导致小口畸形。食管平滑肌渐进性的破坏导致食管蠕动异常甚至蠕动停止。食管下括约肌的张力低下时导致胃食管反流病(gastroesophageal reflux disease,GERD)。此外,硬皮病常表现出广泛的纤维化和狭窄(图 21-1)。

硬皮病患者常伴有吞咽障碍,小口畸形的患者常伴有摄食困难。口周肌肉僵硬也是吞咽障碍的原因,咀嚼肌的弹性下降,唾液分泌减少导致口腔干燥。食管功能障碍也较为常见,食管狭窄导致固体食物摄入受阻。胃和小肠受累导致内容物运送障碍。因此,硬皮病患

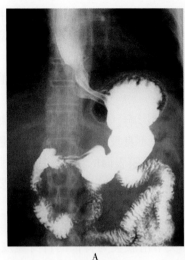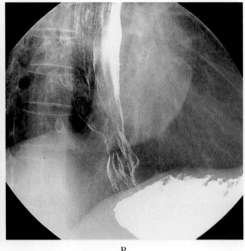

A　　　　　　　　　　　　　　　B

图 21-1　X 线透视下可见硬皮病患者食管下括约肌闭合不全,胃酸反流引起食管末端狭窄

者常表现出复杂的临床症状。若伴有胃肠道症状,活检可显示出平滑肌退化和纤维化的迹象,有助于诊断。对于胃食管反流病患者,可进行试管钡餐检查和(或)胃镜检查。

目前硬皮病的治疗尚不大乐观,主要目的是改善已有的症状。血管舒张药物包括胃肠动力药和质子泵抑制剂。此外,使用环磷酰胺治疗伴随的间质性肺病。对于肌肉退化和肌肉纤维化尚无特效药。胃食管反流病患者应积极治疗,以防狭窄进展。

2. 系统性红斑狼疮(systemic lupus erythematosus,SLE)　是一种自身免疫性结缔组织病,主要表现为皮肤及内脏损害,患者抗核抗体、抗双链 DNA 抗体阳性。临床表现为面部蝶形红斑、光过敏,部分患者伴有口腔和(或)咽部、上腭溃疡,咽部溃疡甚至可能扩展至鼻咽部及喉部。若唾液腺受累,表现为口腔干燥。10% 的患者伴有吞咽障碍。胃肠道黏膜下层纤维化导致胃肠动力障碍,包括食管、胃、小肠。部分患者伴有脑血管并发症,可能引起运动和感觉障碍,三叉神经和面神经可能受累。

系统性红斑狼疮药物治疗包括抗疟药、糖皮质激素、免疫调节药物。B 细胞靶向治疗也有一定的效果。而对于系统性红斑狼疮患者伴有的吞咽障碍尚无特效治疗方法。

3. 大疱性类天疱疮(bullous pemphigoid)　是一种以皮下出现大疱为特点的慢性病,可累及黏膜。天疱疮(pemphigus)和类天疱疮(pemphigoid)均为自身免疫性疾病。天疱疮抗体的靶抗原成分位于细胞桥粒,类天疱疮抗体的靶抗原成分位于细胞半桥粒。口腔黏膜和咽部可被累及,黏膜损害导致吞咽疼痛,水疱破溃后继发感染,加重疼痛。黏膜下层的感染可引起纤维化和狭窄。内镜检查及影像学检查可观察到咽及食管的受累情况。

治疗方法包括糖皮质激素和免疫抑制剂的使用。保持良好的口腔卫生很重要,有助于防止继发感染的发生。当黏膜被严重累及时,食用硬和脆的食物、水果、和蔬菜时会引起疼痛,在局部使用类固醇将有一定的效果。

4. 大疱性表皮松解症(epidermolysis bullosa dystrophica)　是一种损害皮肤和口咽部黏膜的自身免疫性疾病。遗传因素包括真皮 - 表皮交界区内编码蛋白的Ⅶ型胶原基因(COL-7A-1)突变。黏膜受累后导致溃疡,易引发感染和疼痛。口腔黏膜受累最为常见,也可累及结膜、喉部及食管黏膜。水疱、侵蚀和溃疡可导致瘢痕和狭窄,食管瘢痕组织形成引起食管缩短,导致食管裂孔疝和胃食管反流病。

大疱性表皮松解症的治疗包括皮质类固醇激素的使用,食管狭窄的患者可行内镜下扩张术。

四、结节病

结节病(sarcoidosis)是一种非干酪样上皮细胞肉芽肿炎症性疾病,以侵犯肺实质和纵隔为主,并累及全身多种脏器,包括胃肠道。可累及黏膜,出现浅表结节和溃疡,引起疼痛。大的肉芽肿可导致不规则狭窄引起梗阻。口腔受累引起吞咽疼痛,食管受累后出现食管狭窄,引起固体食团运送受阻,也可引起吞咽疼痛。使用纤维内镜检查以及钡/碘造影剂X线检查有助于诊断。

治疗方法包括皮质类固醇激素、免疫调节剂的使用,一些难治性结节病可考虑使用英夫利昔单抗,一种肿瘤坏死因子α阻滞剂。当病变累及口腔黏膜,可在局部使用类固醇。食管狭窄可行球囊扩张术,或行手术治疗。

五、炎症性肌病

炎症性肌病(inflammatory myopathies)包括多发性肌炎(polymyositis,PM)、皮肌炎(dermatomyositis,DM)和包涵体肌炎(inclusion body myositis,IBM)。以骨骼肌炎症细胞浸润和肌纤维坏死、再生为主要病理特征。PM患者肌肉病理可见肌内膜有T淋巴细胞、单核细胞和浆细胞浸润。DM患者肌纤维萎缩,与PM不同的是,炎症细胞浸润位于血管周围、肌束膜,而不是肌内膜。IBM炎症细胞位于肌内膜,与PM相似。炎症性肌病患者表现为四肢近端对称性肌无力,血清肌酸肌酶水平增高,肌电图示肌源性损害。DM患者有明显的皮肤损害,皮损包括暗紫红色皮疹和指关节Gottron斑丘疹。

炎症性肌病患者吞咽困难较为常见。横纹肌和平滑肌受累导致肌无力以及肌肉组织纤维化。口腔和咽部受累导致内容物在会厌和梨状隐窝滞留,从而引起误吸。喉部受累导致呼吸道入口闭合不全,见图21-2。

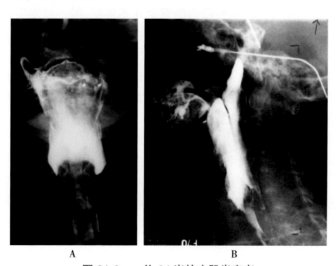

图 21-2　一位 64 岁的皮肌炎患者

A. 钡餐检查示内容物在梨状隐窝滞留,引起误吸;B. 鼻咽部造影检查示咽壁收缩减少

炎症性肌病患者食管上括约肌功能异常较为常见。肌肉病理可见环咽肌炎症细胞浸润、水肿、肌肉组织纤维化,可行环咽肌切断术。食管受累导致食管蠕动功能减弱,可行环咽肌局部注射肉毒毒素。早期治疗以防肌肉萎缩的发生很重要,包括皮质类固醇激素和免疫抑制剂的使用。

(窦祖林　韩晓晓)

第二节　精神疾病

一般认为精神疾病患者的吞咽困难有以下几个原因:

1. 精神症状所致　抑郁症患者的假性咽下困难,又称梅核气,并无食管梗阻基础,而仅为一种咽、喉部阻塞感、不适感,进食无影响,有的反而减轻;一些躁狂症患者,由于极度兴奋,进食时不能自控,未经细嚼强行咽下,造成食物堵塞食管。有的患者情绪激动,大笑或受外界刺激均易造成食管痉挛;转换障碍患者的心理冲突和焦虑也可被转化为吞咽困难的躯体症状。

2. 抗精神病药物所致　药物干扰了咽喉部的环状括约肌的正常反射,从而造成咽喉肌群运动的共济失调。电休克治疗导致吞咽困难可能与丙泊酚抑制咽喉反射、琥珀胆碱可能出现支气管痉挛有关。

3. 脑器质性原因　脑器质性改变的患者由于吞咽反射迟钝或吞咽动作不协调而导致吞咽困难。癫痫患者在进食时突然抽搐发作,喉肌痉挛。

4. 生理因素　一些老年精神障碍患者牙齿脱落,不能咀嚼食物,加之神经反射功能减退,消化功能降低,唾液分泌减少,以致进干食时食物堵塞发生窒息。

一、精神障碍

(一)精神障碍与吞咽困难

1. 临床特征　吞咽障碍伴有精神障碍的背景并不多见,但一旦发生检测不到相关结构或器官功能改变的吞咽障碍,需考虑精神心理性吞咽障碍。在精神心理性吞咽障碍中,吞咽恐惧或逃避吞咽特定的食物、药物为最常见的症状,并可导致显著的营养不良和体重减轻。当可疑精神性吞咽困难时,全面的吞咽评估包括临床和仪器检查是必需的。同时神经科、耳鼻喉科、放射科和消化科的多科会诊也是必要的,以避免误诊。最有效的精神心理性吞咽障碍需要联合心理治疗和吞咽障碍康复治疗,抗焦虑药物对某些病例有效。康复科医师和心理学家的紧密合作是吞咽障碍最优化的治疗管理方案。

2. 病理机制　尽管急性的或慢性的吞咽困难患者有可能是精神心理方面的问题所致比较少见,但已有研究探索其病理机制。有心理冲突的患者因为强烈的情绪反应而转化成可接受的躯体症状,如吞咽障碍。同时这种患者可能伴有更多的焦虑和抑郁。一些术语曾用来描述精神性的吞咽困难,如"心因性吞咽困难",还有"进食恐惧、吞咽恐惧症、恐食症"等。

(1)心因性因素:精神心理因素抑制正常吞咽而导致无效或混乱的吞咽结果,被认为是心因性吞咽障碍的标志。尼克尔森等(2010)的报道认为精神性吞咽困难还是一个有疑问的心理诊断,其心理机制及其与意识的关系仍不清楚。患者最常见的主诉心理问题是害怕吞咽,因此有些时候会回避吃一些食物、液体或药丸等。此外,患者们还表现为异常的口腔行为、反复异常的舌运动、喉部的压力感及喉部的癔症球。此外,精神性吞咽困难也会伴有营养不良和体重减轻。

(2)转换障碍:在另一些文献中,精神性吞咽困难被认为是转换障碍的一种,心理冲突和焦虑被转化为躯体症状是一个无意识的过程。Kanner曾描述吞咽困难作为患者主要的转换症状。这位年轻的并有一个5岁女儿的单身母亲在一个杂货店做收银员,由于需要忙碌地接待顾客,她通常无法有正常的午餐时间。一段时间后,她表现为不能正常进食和吞咽,主诉为不能启动吞咽动作,吞咽造影显示口腔吞咽困难但有完整的咽部功能。另外一个案例是一位害怕吞咽的中年女性,患者告诉治疗师,在她的童年时期她总是被严厉的祖母要求清空盘里所有的食物。每当她拜访祖母时都会觉得非常恐惧,尤其是被迫和她一起吃饭时。当她成年后在生活中面对压力时,她总是表现为无法正常吞咽和进食。另一种形式的转换障碍被描述为定位在喉部的一个"块"或"球",又称癔症球,或癔症性吞咽困难。根据能否找到病因,又可分为"原发性癔球症"和"继发性癔球症"。

食管吞咽困难也可以由心理压力引起,弥漫性食管症状可能与心理因素有关。有报道提示食管收缩障碍不仅可因为情绪紧张,而且在某些情况下由于冷或热的食物刺激而反应为非推进性收缩。一项从2002年到2010年完成的2084例吞咽障碍患者的研究中,被诊断为精神心理性吞咽困难者为25例(0.01%),最常见的吞咽障碍主诉为害怕吞咽或吞咽困难。多数患者不止一种症状,表现为经常主诉咽部球样感或食管功能障碍,而要求消化科医生作进一步临床或仪器评估。

3. 治疗 治疗精神性吞咽障碍患者并不容易,常用的治疗方法如下:

(1)吞咽障碍的治疗和心理治疗紧密结合是最佳的治疗方法:有病例报道认为持续1个月的治疗能明显改善患者的症状。①吞咽障碍的治疗主要包括治疗性进食多种性状的食物和口部运动训练。治疗性进食多种性状食物应该从较容易吞咽的食物开始,以降低患者恐惧进食的程度。在进行吞咽障碍的治疗过程中,最好告知患者正常吞咽过程与呼吸的关系,这也可以降低患者恐食的程度。②心理治疗方法主要包括行为疗法、自省疗法、催眠疗法和家庭疗法。在进行心理治疗时,向患者解释吞咽机制和情绪对吞咽的影响非常重要。在治疗过程中,患者对医生的信任也是必要的。③同时,放松练习、呼吸支持和功能性咳嗽练习也能起到一定的治疗作用。

(2)药物治疗:有报道认为抗焦虑药物(如阿普唑仑、地西泮、氟西汀、帕罗西汀等)对心理性吞咽困难能起一定的作用,缓解率为58.5%。

(3)外科手术治疗:不推荐。尽管有报道发现有些患者因食管癌进行了食管切除术和颈部吻合术后出现了癔症性吞咽困难,但通过手术方法治疗精神性吞咽障碍是不合适的。

(二)抗精神病药物与吞咽困难

1. 临床特征 抗精神病药物引起咽喉肌群功能失调,发生吞咽困难,导致呛咳或噎食,是危及患者生命安全的原因之一,多见于服用吩噻嗪类药物的患者,也见于精神运动性抑制的患者。使用高效价经典抗精神病药物、抗精神病药物剂量过大、首次应用抗精神病药物、抗精神病药物增量过快、静脉或肌内注射用药、老年精神病患者、电休克治疗、饮食不佳机体抵抗力低是导致精神障碍患者出现吞咽困难的主要原因。恶性综合征是精神科临床上一种少见但十分危急的药物不良反应,常由抗精神病药、锂盐、卡马西平等引起,多发生于治疗初期,患者表现为持续高热、肌肉僵硬、吞咽困难,以及明显的自主神经症状。

2. 治疗　对抗精神病药物所致的吞咽障碍要做到早发现、早处理,尤其是细致观察重点患者,及时识别早期症状。早期征象可表现为急性的锥体外系不良反应或原有锥体外系不良反应加重等。一旦发生以上症状,应立即通知医生检查处理,及时采取有效措施,并认真检查症状的进展和变化。对吞咽困难的患者,进餐时必须专人护理,给予半流质或流质饮食。患者坐位或半坐卧位,缓慢喂食,切忌患者卧位时喂食,以防噎食或食物误入气管,发生窒息导致不良后果。吞咽困难严重者禁止口腔进食,给予鼻饲饮食或静脉输液,保证摄入量。

二、厌食症

1. 概述　神经性厌食(anorexia nervosa,AN),又称厌食症,是由多种因素引起的一种慢性进食障碍。指个体通过节食等手段,有意造成并维持体重明显低于正常标准为特征的进食障碍。厌食症患者多数没有吞咽困难,但会表现为恐惧或拒绝进食。厌食症的患者90%~95% 为女性,体重比正常人平均减轻 15% 以上,常有体像障碍(即患者基本感知功能正常,但对自己身体部位的存在、空间位置和各部分之间的关系认识障碍),神经性厌食中表现为患者明明很瘦,但是仍觉得自己很胖。

2. 临床特征　其主要临床症状表现在生理、心理及行为三方面。生理异常主要表现为极度消瘦,常伴随营养不良、代谢、内分泌障碍和睡眠障碍等一系列症状;心理异常主要表现为体像障碍、内感受器紊乱、抑郁、焦虑恐惧情绪等;行为异常主要表现为害怕或拒绝进食、偏食挑食、行为退缩、人际交往减少等特征。患者除存在不健康饮食行为之外,还常存在其他危险行为,如自杀、自伤及物质滥用等。厌食症患者也多见共病情感障碍,且双相情感障碍更多的发生于年轻女性患者中,伴有更高比率的自杀倾向。

3. 病理机制　与其他精神障碍一样,我们还不明确厌食症的确切病因。现有的研究提示遗传 - 环境 - 社会的多因素影响。如果说厌食症是一把手枪的话,那么枪体代表基因、生理(家族遗传),弹药来自于性格(完美主义、强迫型人格、控制欲强、敏感),而扣动扳机的往往是压力源:包括学习、工作、家庭、人际交往。完美主义和强迫性的人格特点,也是神经性厌食患者中普遍存在的心理现象。他们无法忍受自己体重的增加,便采取节食、禁食等方法控制体重,继而出现厌食的表现,如看到饭菜就恶心、厌恶,甚至饮水都会呕吐。还有研究认为家庭关系是一个很主要的元素:父母要求严格、期待很高,孩子从小就想讨好父母等。患者通过限制饮食可增加自己对生活的控制力,应对压力,找到一种安全感和自我价值。但一旦发生害怕或拒绝进食,就很容易陷入一个恶性循环,因为心理、行为会逐渐影响生理,到最后食欲、饿与饱的感觉完全紊乱。

由于对厌食症发病原理还没有明确,因此也没有特效的治疗方法,目前主要采用对症治疗。多数患者需住院治疗,严重者需强制入院。抗精神病药物、抗抑郁药物对部分病例有效,有助于减轻进食焦虑,增加食欲和体重。病情严重时,精神科药物基本无效,5%~15% 的患者死于营养耗竭,部分患者可因重度抑郁自杀。

4. 治疗　厌食症主要以行为训练、营养治疗和心理治疗为主。

行为训练主要是由治疗小组为患者控制食量和体重,随着患者恢复至目标体重,饮食和体重的控制权逐渐转交给患者,便于训练他们自己学会如何控制饮食和体重。

营养治疗的目的是重新建立患者正常的饮食行为习惯,恢复患者的营养状况,维持患者的正常体重。其方法包括每天提供大约 1500 卡路里热量的食物,可适当增加每天进餐的频率,对其饮食进行监督,可允许吃一些零食,嘱咐患者高纤维或低钠饮食。

心理治疗包括家庭治疗和个体治疗。家庭治疗可以帮助医生了解家庭及生活环境与患者心理特点的关系,针对与起病有关的家庭因素,进行系统的家庭治疗或家庭干预。个体心理治疗主要针对患者认知上的体像障碍,进行认知行为矫正,有助于患者症状缓解,减少复发。

(贾福军　郑从蓉)

第三节　临床相关症状与吞咽障碍

一、流涎症

流涎症(sialorrhea,polysialia,slavers,slobber)是因涎腺分泌旺盛或吞咽障碍等造成唾液溢出口角或者吞咽、外吐频繁不适的一组综合征。

(一)病因

1. 生理性流涎　乳牙萌出综合征,是指婴幼儿在乳牙萌出前后出现的一系列症状,其显著特征为大量唾液溢出口角。这种现象一般在婴幼儿 15~18 个月时自行终止,4 岁以后若未消失,则被视为病理性流涎。

2. 病理性流涎　按病因不同,有如下分类:

(1)神经肌肉功能障碍:虽然唾液分泌正常但因吞咽功能障碍而溢出,常见疾病有脑性瘫痪、脑卒中、帕金森病、面瘫、肌萎缩侧索硬化、重症肌无力、腮腺后间隙综合征等。

(2)唾液分泌增多:口腔炎症、胃食管疾病、药物及毒物的拟胆碱作用、不明原因的副交感神经功能亢进。

(3)解剖及体位异常:如巨舌、颌骨畸形、张口呼吸等情况因失去保留唾液于口腔的能力导致流涎。

(4)感觉障碍:某些患者如智力发育迟缓的儿童、阿尔茨海默病患者,意识不到唾液溢出口角,不会主动吞咽,从而导致流涎。

(5)精神因素:如癔症性流涎。

(二)评估

目前对流涎症的诊断尚无明确标准,可以通过两点参考诊断:一是患者有明显的唾液增多症状,并引起外吐或者吞咽频繁,二是静止唾液总流率超过 5ml/10min。流涎严重程度和频率量表(DSFS)是对流涎量的一种半定量的评价方法,从 5 个方面评价流涎严重性,4 个方面评价流涎频率。教师流涎分级法(TDS)是由 Thomas-Storell 和 Greenberg 报道,把流涎严重程度分为 5 级,并把疗效评定标准划为痊愈、显效、有效、无效 4 个层次。

(三)治疗

幼儿萌芽期流涎为生理现象,随年龄的增长会消失,无需治疗,病理性流涎因首先针对

病因治疗,在此基础上可选择如下方法控制症状:

1. 行为治疗 通过正面强化、自我控制、外部信号刺激等提高患者对流涎的警觉、增加吞咽频率、从而降低流涎。该方法尤其对存在智能障碍的患者更有意义。Thorbecke 等让流涎儿童佩戴"流涎控制盒"这种装置能在患儿流涎时给其提高听觉刺激,以提示其吞咽。另外,也可以通过奖罚方法训练患儿,如其在规定的一段时间内保持不流涎给予物质奖励,如流涎则给予惩罚,训练后流涎症状减轻。

2. 口腔感觉运动训练 通过口腔运动协调能力训练、呼吸和发声训练等提高咀嚼、唇的关闭和舌的控制、味觉、触觉、温度觉等口腔器官感觉刺激训练,从而提高吞咽功能,减少流涎,详见第九章第一节有关内容。此方法简单,无副作用,但长期使用会产生耐受,疗效降低,停止训练训练后,症状可有反复。对轻度流涎的治疗效果明显,可作为其他治疗方法的辅助。

3. 生物反馈疗法 利用现代生理科学仪器,通过人体内生理或病理信息的自身反馈,使患者经过特殊训练后,进行有意识的"意念"控制和心理训练,从而减轻流涎症状。Koheil 等设计了一个肌电听觉反馈(EMG auditory feed hack),对面部肌肉功能生物反馈训练,改善患者的口腔运动功能,使其吞咽动作更有效,减少流涎。

4. 物理治疗 将冰块放置于体表,位置接近于腮腺和下颌下腺的双侧面颊和下颌部,持续冷敷时间 10~15 分钟,每日 2~3 次,可抑制唾液分泌。

5. 中医针灸治疗 多数研究证实针灸对流涎有确切疗效,根据经络辨证,不同的医生在临床上的针刺治疗方式亦有不同。Wong 曾报道,于舌部润泽、天门等 4 穴各施一针,保持15 秒,每天 1 次,连续 30 天,对治疗小儿脑瘫所致流涎可取得良好效果。

6. 药物治疗 交感及副交感神经分辨作用于腺体的 α 受体、乙酰胆碱受体分泌稀薄唾液。另外,交感神经还可作用于腺体 β 受体分泌黏稠唾液,药物主要是阻断上述受体,间接抑制唾液分泌。

(1)抗胆碱能药物:唾液腺是由副交感神经纤维介导的,抗胆碱能药物能阻断乙酰胆碱受体,减少流涎。常用药物有阿托品、格隆溴铵、东莨菪碱、盐酸苯海索等药物。

(2)肾上腺素受体激动剂:有研究表明可乐定可明显增加流涎患者清除唾液的次数;莫达非尼可能通过改善帕金森病患者吞咽功能从而减轻流涎症状。

(3)β 受体阻滞剂:应用抗胆碱能药物治疗患者流涎虽然减少了唾液分泌量,但增加了其黏稠度。鉴于此,有学者建议在应用抗胆碱能药物的同时,应用 β 受体阻滞剂也是必要的。常用药物为普萘洛尔、倍他洛克、美托洛尔等。

7. 星状神经节阻滞治疗 通过抑制节前及节后神经纤维的功能,减少腮腺、下颌下腺的唾液分泌。

8. 肉毒毒素注射 肉毒毒素能阻断自主胆碱能纤维,包括支配汗腺及唾液腺的副交感神经纤维,减少唾液的分泌,从而减轻流涎症状。在超声引导下将肉毒毒素注入到唾液腺内,根据患者的年龄、身体状况、注射剂、肉毒毒素血清类型不同而不同。成人双侧腮腺和下颌下腺注射 A 型肉毒毒素总量在 50~100U 之间是安全的。注射 A 型肉毒毒素 2~8 周后,对流涎症状的改善作用最大。

9. 局部放射治疗 某些年老体弱的患者,不能承受手术及药物治疗,可于涎腺局部采用小剂量放射线照射。但目前放射的剂量和时间仍存在一定争议,且放射线照射有一定可能性诱发肿瘤。

10. 手术治疗 包括摘除大涎腺、腮腺及颌下腺导管结扎或转位、副交感神经切断术。手术疗效显著,但手术治疗在所有治疗措施中创伤最大,仅适用于上述方法治疗无效的严重流涎患者。对于持续性、严重的流涎症患者,可选择颌下腺导管转位同时行舌下腺摘除术。

二、呃逆

(一)临床特征

呃逆(hiccup,hiccough)又称膈肌痉挛,俗称打嗝,是由于膈神经、迷走神经受到刺激导致膈肌、肋间肌不自主地同步强烈节律性收缩,使喉头产生痉挛发出短促响亮地声音。持续呃逆48小时以上者,临床诊断为顽固性呃逆(intractable hiccup,IH),多为中枢系统病变、胃扩张、胃痉挛等疾病引起。

顽固性呃逆的患者表现为喉间呃逆不断,声音短而频发,不能自行停止,会影响呼吸、睡眠和饮食,如果呃逆不能及时得到控制,就会引起吸入性肺炎、反流性食管炎、上消化道出血等,膈肌及肋间肌长时间的强烈收缩还会消耗大量能量,引起呼吸性碱中毒加重脑部缺氧,从而导致颅内压增高,诱发脑疝,危及患者的生命。

(二)病因

引起呃逆的病因多种多样,可分为以下五大类,其中中枢性因素引起的呃逆症状较重,可昼夜不停或间歇发作,频繁发作可致失眠、疲劳。

1. 反射性因素 膈肌或其邻近器官病变如:纵隔肿瘤、胃肠肿瘤等肿瘤及肿瘤浸润,膈胸膜炎、肺部感染、胆囊炎等炎症刺激,急性心肌梗死等均可引发呃逆。

2. 中枢性因素 包括:①硬膜外血肿、脑挫裂伤等中枢神经系统损伤引起脑组织受压、水肿,导致高颅压甚至脑缺氧,使脑干网状结构、延髓迷走神经核等呃逆反射弧的反射中枢受到刺激产生神经冲动,引发呃逆;②高位脊髓、延髓、小脑、脑室的肿瘤压迫脑组织,引起高颅压刺激呃逆反射中枢;③脑血管瘤、脑出血压迫脑组织,脑血栓形成、脑血管硬化等引起脑组织缺氧均可引起高颅压,刺激呃逆反射中枢;④此外,脑炎、脑膜炎等颅内感染亦可引发呃逆。

3. 代谢障碍性因素 各种原因导致的水电解质紊乱可使神经纤维应激性增高,从而引发呃逆。

4. 精神性因素 癔症患者、酗酒者及吸毒成瘾者等均易出现呃逆症状。

5. 其他因素 临床发现地塞米松及某些精神类药物如利培酮分散片可引发呃逆,部分吞咽障碍患者使用持续性经鼻至胃管饲胃肠营养法亦可诱发呃逆。胃扩张(如引用碳酸饮料、吞气症、进食过多)、突然的温度变化(如冷饮、热饮、冷水浴)、进食速度不当或进食刺激性食物引起的呃逆症状一般较轻,可自行停止。

(三)治疗

目前,临床上对呃逆的治疗方法较多,但效果不一。在选择治疗方法时应首先明确呃逆症状是生理性还是器质性的,去除诱发或可能诱发呃逆的因素,然后根据患者的情况进行个体化治疗。

1. 手法治疗

(1)深吸气后屏气法:通过升高动脉血的二氧化碳分压反射性地兴奋延髓呼吸中枢,降低迷走神经兴奋性,干扰呃逆的反射活动。

（2）按压双眼球法:通过用双手拇指从患者双侧眼球上部开始按同一方向适度按压眼球,反射性调节迷走神经兴奋性控制呃逆,心脏病、青光眼、高度近视患者禁用。

（3）按压眶上神经法:通过按压患者眶上神经出眶处反射性地刺激三叉神经,降低迷走神经张力。

（4）压舌根法:用压舌板或筷子,用力压住舌根,持续30秒以上,或有明显的呛咳反应后才解除加压,对有反射性咳嗽者效果较好。

（5）牵舌法:是用纱布裹住患者舌体前部,轻轻向外牵拉,每次牵拉持续30秒,该方法通过牵拉下颌神经的分支舌神经,反射性地刺激三叉神经从而降低迷走神经张力。

2. 作用于膈肌及膈神经

（1）体外膈肌起搏器通过电脉冲刺激胸锁乳突肌外缘的膈神经,干扰膈肌异常兴奋,恢复其正常节律。

（2）膈神经阻滞法分单侧和双侧,双侧膈神经阻滞可能会导致呼吸困难而发生以外,应谨慎运用。颈椎横突旁封闭疗法是用局麻药阻滞构成膈神经的第3~5颈神经前支,扰乱呃逆反射弧的形成,减弱膈肌运动,同时增强神经反射的自身调节能力。

（3）肌电图定位膈神经电刺激能够精确定位并刺激膈神经,有效治疗呃逆。

3. 药物治疗 抗癫痫药、抗抑郁药、肌松药、中枢兴奋药、镇吐药、抗肿瘤药等均可治疗呃逆,但机制各不相同,目前联合用药逐渐广泛的应用于临床。

4. 中医治疗 针灸、穴位注射、针灸联合穴位注射以及中医辨证施治(祛寒、清热、补虚、泻实)中药治疗能有效解呃止逆。

5. 其他 需要长期留置胃管的吞咽障碍患者采用间歇置管的方法可减少呃逆的发生,中枢性顽固性呃逆的患者如果采用以上治疗方法不能有效控制呃逆,可行单侧膈神经离断术。

三、张口困难

张口困难(difficult in opening mouth)是指颞颌关节主动或被动活动受限,使得口腔张开困难,常影响到言语、吞咽等日常活动。正常情况下口腔、颌面部升降肌群的协调收缩和松弛保证了下颌骨的正常运动,使得张口、闭口、咀嚼等动作顺利完成,正常人张口时上下唇间距为三横指,若只有两横指则可认为存在张口困难,严重时称牙关紧闭。

（一）病因

1. 张口困难涉及的相关肌肉、皮肤、骨骼、关节病变如下述

（1）肌肉皮肤:①炎症感染:下颌智齿冠周炎等炎症扩散引起颌面部深层间隙感染,刺激咀嚼肌群,使之发生痉挛,出现张口困难;②结缔组织病:嗜酸性筋膜炎等也会导致张口困难,使肌肉无力、疼痛、挛缩、硬化;③颞下颌关节功能紊乱综合征:主要是指咀嚼肌群的平衡失调、功能紊乱引起的一组疾病导致张口困难;④瘢痕:放射性瘢痕、烧伤后瘢痕、外伤、炎症等造成的颌面瘢痕挛缩均可到张口困难;⑤硬皮病:硬皮病引起张口困难,面部皮肤发硬呈皮革状变薄,伴全身发热、关节痛。

（2）骨骼:颌骨骨折如颧弓颧骨骨折、下颌骨髁状突骨折均可造成张口困难,骨折后下颌运动受限,肌肉挫伤,肿胀疼痛,张口也会受到影响。

（3）关节：①肿瘤：颞下凹肿瘤、翼腭凹肿瘤、上颌窦恶性肿瘤侵犯后壁、鼻咽癌等口腔颌面部肿瘤侵犯破坏下颌关节的正常结构，妨碍关节的正常运动或引起咀嚼肌肉痉挛，也会发生张口困难；②颞下颌关节强直：一般由于关节区化脓或外伤后关节腔内血肿，机化逐渐形成关节融合，少数可由类风湿关节炎造成，患者几乎不能张口；后天性的关节损伤、感染导致关节凹、关节盘和髁状突破坏，并形成纤维性或骨性粘连，使下颌关节的功能完全丧失；关节外强直多由坏疽性口炎，外伤或放疗后局部瘢痕挛缩引起；③颞下颌关节盘脱出：急性颞颌关节脱臼或颞颌关节病后期使关节盘脱出致使张口困难。

2. 高级脑功能障碍、反射异常

（1）感觉性失语等患者无法完成指令性张口动作。

（2）痴呆患者无主观张口意识。

（3）高级脑功能受损后，原始反射的释放使患者的口唇接触到食物时出现反射性牙关紧闭。

3. 其他因素

（1）精神因素：癔症性牙关紧闭，女性青年患者多见，既往有癔症病史，有独特的性格特征，发病前有精神因素，往往突发性开口困难或牙关紧闭。

（2）破伤风：破伤风牙关紧闭多有外伤史，特有苦笑面容、角弓反张症状，按照破伤风治疗原则处理。

（3）先天因素：①新生儿张口困难：除破伤风外应考虑由难产使用高位产钳损伤颌关节所所致；②先天性颈突过长症：先天性颈突过长也会导致张口困难，患者耳后区及颈部有牵涉痛。

（二）治疗

首先应明确病因并针对病因进行积极治疗，要注意进行营养支持以保证患者生命所需的能量，注意口腔护理，减少并发症的发生。

1. 手法治疗

（1）按摩法：双手托腮，用示指和中指按同一方向按摩颞颌关节处，5~10分/次，3次/天。

（2）支撑训练：根据患者情况选择不同大小的开口器，置于上下门齿之间或双侧磨牙区，交替支撑，10~20分/次，2~3次/天。

（3）牵伸技术：将楔形开口器置于口中，调节开口器张开的角度使患者的张口幅度逐渐增大，直至患者不能耐受为止，维持5分钟后放松开口器，休息10分钟，3~5次/天。

2. 功能训练 包括：①张口活动：张口至最大限度时维持5秒再闭合，5分/次，3次/天；②鼓腮、微笑练习：5~15分/次，5~6次/天；③上下牙齿每天撞击3~5次，20~40下/次；④每天咀嚼口香糖2~3小时；⑤口腔迅速张开然后闭合，2~3分/次，3~4次/天。

3. 物理因子治疗 ①温热疗法、持续冰敷可减轻肌肉痉挛，改善张口困难症状；②超短波可配合吲哚美辛治疗颞下颌关节紊乱综合征，改善由此引起的张口困难。

4. 药物注射治疗

（1）局麻药：用短效麻醉药阻滞咀嚼肌，配合功能训练或牵伸技术以扩大关节被动活动范围。

（2）肉毒毒素：针对痉挛患者进行咀嚼肌肉毒毒素注射，减轻肌肉痉挛，改善张口困难。

（3）倍他米松（得宝松）：针对疼痛为主的患者进行定点肌内注射，消除疼痛从而改善张口困难。

5. 中医治疗　针灸及电针配合张口训练能改善张口困难。

6. 手术治疗　对于颞下颌关节内强直的患者以及颞下颌关节紊乱综合征已有器质性破坏的患者,可以选择低位颞下颌关节成形术以解决张口困难的问题。

7. 其他治疗　由精神因素引起的张口困难患者应接受心理疏导及暗示治疗,对于痴呆患者应积极改善其认知功能。

四、口面失用

(一)临床特征

口面部器官在具有健全的肌力和完整的神经支配下,不能顺利完成有目的的动作,丧失已获得的、熟练的正常运动,表现为不能按指令完成如张口、伸舌、鼓腮、咳嗽等一系列动作,但与言语产生活动有关的肌肉自主活动可以存在。这种丧失不能用感觉障碍、运动障碍、协调障碍、意识障碍、不合作等解释,是皮质高级运动受损而不是初级水平的运动控制损伤所致。可分为概念性失用、运动性失用和概念运动性失用。

1. 概念性失用　对复杂精细的动作失去了正确概念,导致患者不能把一组复杂精细动作按逻辑次序分解组合,使得各个动作的前后次序混乱,目的错误,无法正确完成整套动作。自发动作和执行口令不能,但模仿动作一般无障碍。

2. 运动性失用　失去精细熟练动作的能力,自发动作、执行口令及模仿均受到影响。

3. 概念运动性失用　在自然状态下,患者可以完成相关动作,可以口述相关动作的过程,但不能按指令去完成这类动作,不能模仿动作。如向患者发出指令命其张口,患者不能完成动作,但给他苹果则会自然张嘴去咬。

(二)病因

1. 大脑皮质病变　失用是左顶叶或额叶运动联合区损伤主要表现之一,有研究显示,50% 的左侧顶叶和额叶运动联合区损伤者表现为概念性失用或运动性失用。

2. 皮质下病变　失用是皮质基底节变性的重要特征之一,70% 的基底节病变患者存在失用;动作概念的形成在左侧半球,胼胝体膝部或体部断裂均可出现左侧肢体的运用障碍。

3. 阿尔茨海默病　失用症也是阿尔茨海默病患者重要的神经心理学特征,有研究表明中度痴呆患者无论概念知识还是运动功能均受到损伤。

(三)评定

1. 口面失用的检查　通过指令让患者做下表中的动作,判断其是否存在口面失用及其轻重程度,见表 21-1。

表 21-1　口面失用的检查

1. 鼓腮	2. 吹气	3. 咂唇
正常———	正常———	正常———
摸索———	摸索———	摸索———
4. 缩拢嘴唇	5. 摆舌	6. 吹口哨
正常———	正常———	正常———
摸索———	摸索———	摸索———

2. 概念知识检测　给患者呈现一组与吞咽相关的图片让其找出功能接近或者常搭配使用的一对；或给患者呈现一系列进食相关的工具图片，令其先命名再示范使用，依据其动作给予评分。如果概念系统损伤导致概念性失用，患者不能描述工具的功能或不能将工具与功能联系起来，不能选择合适的工具，同时还表现为一系列的动作程序化错误，或对任务无反应，进食活动常受到影响。

3. 运动功能检测　模仿不依赖概念的形成，故通过让患者模仿张口闭口、噘唇、鼓腮、咀嚼等动作或模仿使用吸管、调羹等工具，以检查其概念系统以外的功能。

（三）治疗

首先对导致失用的疾病本身进行综合干预，同时加强护理及安全知识教育，避免继发性损害。

1. 康复训练　口颜面体操可作为首选方法。训练时，治疗师和患者面对镜子而坐，在训练过程中充分利用听觉、视觉、触觉刺激，详见第九章第一节有关内容进行训练。

2. 活动的训练　先将动作分解，逐步再把分解动作连贯、结合成整体动作，并重复练习。配合触觉、视觉和本体感觉暗示患者，利于动作完成。

（1）概念性失用患者：不能按指令要求完成系列动作，且常常会出现顺序上的错误。训练时，治疗师先将一项任务演示给患者看，然后分步骤进行训练。在进行连贯性动作训练时，治疗师可在上一个动作行将结束时，提醒患者下一个动作，以启发患者有意识的活动，或用手帮助患者进行下一个动作，直到动作有改善或基本正常为止。

（2）运动性失用患者：在训练活动开始前，治疗师与患者一起讨论活动的方法，并把活动步骤逐一示范给患者看，然后提示患者一步一步学习并完成活动。

（3）概念运动性失用患者：通过"下达指令、帮助、反馈"三步训练法：①下达指令：从口头指导开始，遵循"先易后难"原则；②帮助：治疗师引导患者有节奏地进行训练，将患者注意力引导到其所进行的动作上，适时进行肢体的引导；③反馈：鼓励患者对训练过程中的感受包括视、听、嗅、味觉等及时反馈，并及时进行物理反馈，纠正动作。

3. 利用言语治疗工具进行治疗　有一种失用症治疗套装可以帮助患有失用症患者从口部肌肉练习过渡到发出语音，包括三种不同的工具，分别为合唇形状胶片、触觉胶管和发音胶棒。

4. 针灸治疗　有研究发现解剖定位头穴电针能够明显改善脑卒中患者的口颜面失用。

5. 星状神经节阻滞（SGB）治疗　可改善脑血流量，提高认知功能。

6. 营养支持治疗　进食不足时，建议给予 IOE 提供营养支持。

五、肌张力障碍

肌张力障碍（dystonia）是运动障碍性病变，其特征是持续性或间歇性肌肉收缩，可引起异常运动或（和）姿势，常常重复出现。肌张力障碍性运动一般有其模式，有扭曲动作，并且可能呈震颤性。

（一）病因及分类

1. 原发性肌张力障碍　只有肌张力障碍，没有有其他症状；无脑部异常影像学改变和代谢异常；没有造成肌张力障碍的诱因。基因组学和蛋白质组学的研究目前发现 15 种肌张力障碍的基因定位，分别命名 DYT1~DYT15。

（1）原发性单纯肌张力障碍：扭转性肌张力障碍是仅有临床体征（除外震颤症状），无明确的外源性病因或其他遗传性或变性疾病，如 DYT1 和 DYT6 肌张力障碍。

（2）原发性肌张力障碍叠加综合征：扭转性肌张力障碍是主要体征，但伴随肌阵挛或帕金森病等其他运动障碍，无神经变性的证据，如多巴反应性肌张力障碍 DYT5 和肌阵挛 - 肌张力障碍（DYT11）。

（3）原发性阵发性肌张力障碍：扭转性肌张力障碍呈短暂发作，间歇期正常，如发作性运动源性运动不良（DYT9）。

2. 遗传性变性肌张力障碍　肌张力障碍是遗传变性性疾病的多种症状之一，如 Wilson 病。

3. 继发性肌张力障碍　肌张力障碍是病因明确的疾病（如脑部局灶病变、接触药物或化学物质）的症状之一，如继发于脑卒中后的肌张力障碍、脑瘫患儿的肌张力障碍、PD 的"关"期肌张力障碍等。

（二）治疗

目前对肌张力障碍的治疗尚缺乏有效的根治手段，临床治疗重点在于控制症状和选择合适的方法及药物进行治疗，以减少痉挛次数和缓解疼痛症状、减轻异常运动、阻止挛缩和改善神经功能缺损等为主要治疗目标。

1. 运动治疗　保持软组织的伸展性和适当的训练，控制不必要的肌肉活动和避免不适当的用力。常用的方法有持续被动牵伸、放松疗法、抑制异常反射模式。

2. 物理因子治疗　许多物理因子均可使肌张力得到不同程度的暂时减低。常用方法有冷疗法、电刺激疗法、温热疗法和温水浴等。

3. 药物治疗

（1）抗胆碱药物：抗胆碱药物能阻断乙酰胆碱对中枢神经系统毒蕈碱样受体作用，对治疗局灶性和全身性肌张力障碍有效。对长期应用抗精神病药物所致的迟发型肌张力障碍，抗胆碱药物常有较好的疗效，常用药物有苯海索等。

（2）左旋多巴及多巴胺受体激动剂：左旋多巴及多巴胺受体激动剂等可用于全身性及局灶性肌张力障碍治疗。儿童期发病的全身及局灶性肌张力障碍患者，治疗应首选左旋多巴。

（3）肌松剂：巴氯芬为 γ- 氨基丁酸（GABA）受体激动剂。口服或者鞘内注射巴氯芬，对肌张力障碍有效。特别是对儿童患者，巴氯芬可作为首选。此外，巴氯芬对部分口下颌肌张力有效。

（4）其他药物治疗：苯二氮䓬类可以为已经使用抗胆碱能药物的患者提供更多的受益，一些研究中，氯硝西泮对眼睑痉挛和肌阵挛 - 肌张力障碍患者表现出特别疗效。多巴胺能拮抗剂以前常用于肌张力障碍的治疗，但由于其临床实验结果不一，以及相关的不良反应：镇静、帕金森病、运动迟缓，已不鼓励使用。而多巴胺耗竭物，丁苯那嗪，由于其较少的不良反应，受到愈来愈多的关注。此外，还有一些药物的应用，如卡马西平对运动源性阵发性肌张力障碍的治疗；利鲁唑对颈部肌张力障碍的治疗等。

（5）肉毒毒素（BTX）注射治疗：BTX 根据其毒性和抗原属性不同共分 A~G 七种血清类型。其中以 A 型肉毒杆菌毒素（BTX-A）毒力最强、最稳定，且易于生产、提纯和精制。肉毒杆菌毒素的作用机制是选择性作用于外周胆碱能神经元末梢，抑制刺激性和自发性乙酰胆碱囊泡的释放，从而导致注射局部肌肉的短暂性麻痹。BTX 注射液治疗局限性肌张力障碍安全、有效,尤其是眼睑痉挛、口下颌肌张力障碍和喉肌张力障碍,BTX-A 可作为首选药物。多数颈部肌张力障碍和局部肌张力障碍患者联用 BTX 与口服药物,疗效更佳。注射后 2 周症状即可获得改善,且疗效约可持续 3~6 个月。

4. 外科手术治疗 上述治疗效果不佳的严重肌张力障碍可以考虑手术治疗。

(1)脑深部电刺激(DBS):DBS 因其可逆性和可调性已经成为手术治疗肌张力障碍的首选方法。对药物和 BTX 注射不能充分改善症状的全身性肌张力障碍患者,DBS 作为二线治疗,有效率在 80% 左右,尤其是以 DYT1 基因突变所导致的原发性及继发性全身性肌张力障碍患者效果最佳。

(2)选择性周围神经和肌肉切除:主要用于治疗早期颈紧张肌张力障碍,包括切除病变肌肉、副神经根微血管减压、选择性外周神经切除等术式。

(3)苍白球毁损术:目前认为肌张力障碍是由基底节区直接通路和间接通路的异常放电造成的。通过手术,作用于 Gpi 靶点,改变基底节区的放电模式,从而改善肌张力障碍症状。

(温红梅)

重点回顾

1. 类风湿关节炎可通过多种机制导致吞咽障碍。例如,颞下颌关节受累可引起咀嚼困难;环杓关节滑膜肿胀可导致吞咽障碍;寰枢关节半脱位导致脊髓受压,齿状突压迫脑干;寰枢关节半脱位也可导致吞咽肌肉系统生物力学改变;位于颈前路的血管翳可产生食管的压迫。此外,许多类风湿关节炎患者伴有口腔干燥。幼年型类风湿关节炎的患者小颌畸形可导致吞咽障碍。类风湿关节炎患者吞咽障碍的原因还包括咽期吞咽启动延迟、吞咽疼痛等。

2. 一般认为精神疾病患者的吞咽困难有以下几个原因:精神症状本身所致;抗精神病药物所致;脑器质性原因、生理因素等。常用的治疗方法包括吞咽障碍的治疗和心理治疗必须紧密结合,必要时采用药物治疗及外科手术治疗。

3. 厌食症主要的临床症状表现在生理、心理及行为三方面。生理异常可出现极度消瘦,常伴随营养不良、代谢、内分泌障碍和睡眠障碍等一系列症状;心理异常主要表现为体像障碍、内感受器紊乱、抑郁、焦虑恐惧情绪等;行为异常主要表现为害怕或拒绝进食、偏食挑食、行为退缩、人际交往减少等特征。患者除存在不健康饮食行为之外,还常存在其他危险行为,如自杀、自伤及物质滥用等。厌食症患者也多见共病情感障碍,且双相情感障碍更多地发生于年轻女性患者中,伴有更高比率的自杀倾向。

心理治疗包括家庭治疗和个体治疗。家庭治疗可以帮助医生了解家庭及生活环境与患者心理特点的关系,针对与起病有关的家庭因素,进行系统的家庭治疗或家庭干预。个体心理治疗主要针对患者认知上的体像障碍,进行认知行为矫正,有助于患者症状缓解,减少复发。

4. 引起呃逆的病因多种多样,可分为以下五大类:反射性因素、中枢性因素、代谢障碍性因素、精神性因素、其他因素如某些精神类药物的使用,持续性经鼻至胃管饲胃肠营养等。其中中枢性因素引起的呃逆症状较重,可昼夜不停或间歇发作,频繁发作可致失眠、疲劳。

目前,临床上对呃逆的治疗方法较多,但效果不一。在选择治疗方法时应首先明确呃逆症状是生理性还是器质性的,去除诱发或可能诱发呃逆的因素,然后根据患者的情况进行个体化治疗。

5. 口面失用是指口面部器官在具有健全的肌力和完整的神经支配下,不能顺利完成有目的的动作,丧失已获得的、熟练的正常运动,表现为不能按指令完成如张口、伸舌、鼓腮、咳嗽等一系列动作,但与言语产生活动有关的肌肉自主活动可以存在。这种丧失不能用感觉障碍、运动障碍、协调障碍、意识障碍、不合作等解释,是皮质高级运动受损而不是初级水平的运动控制损伤所致。可分为概念性失用、运动性失用和概念运动性失用。

参 考 文 献

1. Türk T, Pirildar T, Tunc E, et al. Manometric assessment of esophageal motility in patients with primary Sjögren's syndrome. Rheumatol Int, 2005, 25:246-249

2. Rosztóczy A, Kovács L, Wittmann T, et al. Manometric assessment of impaired esophageal motor function in primary Sjögren's syndrome. Clin Exp Rheumatol, 2001, 19:147-152

3. Anselmino M, Zaninotto G, Constantini M, et al. Esophageal motor function in primary Sjögren's syndrome. Dig Dis Sci, 1997, 42:113-118

4. Volter F, Fain O, Mathieu E, et al. Esophageal function and Sjögren's syndrome. Dig Dis Sci, 2004, 49:248-253

5. Mandl T, Ekberg O, Wollmer P, et al. Dysphagia and dysmotility of the pharynx and oesophagus in patients with primary Sjögren's syndrome. Scand J Rheumatol, 2007, 36:394-401

6. Thanou-Stavraki A, James JA. Primary Sjögren's syndrome: current and prospective therapies. Semin Arthritis Rheum, 2008, 37:273-292

7. Chen JJ, Branstetter BF Ⅳ, Myers EN. Cricoarytenoid rheumatoid arthritis: an important consideration in aggressive lesions of the larynx. AJNR Am J Neuroradiol, 2005, 26:970-972

8. Ntoumazios SK, Voulgari PV, Potsis K, et al. Esophageal involvement in scleroderma: gastroesophageal reflux, the common problem. Semin Arthritis Rheum, 2006, 36:173-181

9. Pizzo G, Scardina GA, Messina P. Effects of a nonsurgical exercise program on the decreased mouth opening in patients with systemic scleroderma. Clin Oral Invest, 2003, 7:175-178

10. Virella G. Introduction to medical immunology, 3rd ed. New York: Dekker, 1993:1-8

11. Pope J. Other manifestations of mixed connective tissue disease. Rheum Dis Clin North Am, 2005, 31:519-533

12. International Pemphigus and Pemphigoid Foundation. What is pemphigus? http://pemphigus.org/index.php? option=com_content&view=article&id=364&Itemid=100073/. Accessed 2 Aug 2011

13. Shapiro J, Marin S, DeGirolami U, et al. Inflammatory myopathy causing pharyngeal dysphagia: a new entity. Ann Otol Rhinol Laryngol, 1996, 105:331-335

14. Selva-O'Callaghan A, Sanchez-Sitjes L, Munoz-Gall X, et al. Respiratory failure due to muscle weakness in inflammatory myopathies: maintenance therapy with home mechanical ventilation. Rheumatology, 2000, 39: 914-916

15. Sonies BC. Evaluation and treatment of speech and swallowing disorders associated with myopathies. Curr Opin Rheumatol, 1997, 9:486-495

16. Ball SG,Otto MW. Cognitive-behavioral treatment of choking phobia:3 case studies. Psychother Psychosom, 1994,62:207-211

17. Barofsky I,Fontaine KR. Do psychogenic dysphagia patients have an eating disorder? Dysphagia,1998,13:24-27

18. Bradley PJ,Narula A. Clinical aspects of pseudodysphagia. J Laryngol Otol,1987,101:689-694

19. Bretan O,Henry MA,Kerr-Correa F. Dysphagia and emotional distress. Arq Gastroenterol,1996,3:60-65

20. Castell DO,Donner MW. Evaluation of dysphagia:a careful history is crucial. Dysphagia,1987,2:65-71

21. Ciyiltepe M,Türkbay T. Phagophobia:a case report. Turk J Pediatr,2006,48:80-84

22. De Lucas-Taracena MT,Montanes-Rada F. Swallowing phobia:symptoms,diagnosis and treatment. Actas Esp Psiquiatr,2006,34:309-316

23. Escher F. A deglutition stutterer. Contribution on psychogenic inability to swallow. HNO,1983,31:104-106

24. Finkenbine R,Miele VJ. Globus hystericus:a brief review. Gen Hosp Psychiatry,2004,26:78-82

25. Jones B. Pharyngoesophageal interrelationship and reflexes involved in airway protection. In:Jones B(ed) Normal and abnormal swallowing:imaging in diagnosis and therapy,2nd ed. Springer:New York,2003:91-96

26. Korkina MV,Marilov VV. Variants of psychosomatic personality development in disease of the gastrointestinal tract. Zh Nevrol Psikhiatr Im S S Korsakova,1995,95(6):43-47

27. Touyz S,Le Grange D,Lacey H,et al. Treating severe and enduring anorexia nervosa:A randomized controlled trial. Psychological Medicine,2013,43(12):2501-2511

28. Lehtinen V,Puhakka A. A psychosomatic approach to the globus hystericus syndrome. Acta Psychiatr Scand, 1976,53:21-28

29. Abbate-Daga G,Buzzichelli S,Amianto F,et al. Cognitive flexibility in verbal and nonverbal domains and decision making in anorexia nervosa patients:A pilot study. BMC Psychiatry,2011,11:162

30. Akkermann K,Kaasik K,Kiive E,et al. The impact of adverse life events and the serotonin transporter gene promoter polymorphism on the development of eating disorder symptoms. Journal of Psychiatric Research,2012, 46(1):38-43

31. Anderberg RH,Anefors C,Bergquist F,et al. Dopamine signaling in the amygdala,increased by food ingestion and GLP-1,regulates feeding behavior. Physiology & Behavior,2014,136:135-144

32. Dalle Grave R,Calugi S,Doll HA,et al. Enhanced cognitive behaviour therapy for adolescents with anorexia nervosa:An alternative to family therapy? Behaviour Research and Therapy,2013,51(1):R9-R12

33. Flament MF,Bissada H,Spettigue W. Evidence based pharmacotherapy of eating disorders. The International Journal of Neuropsychopharmacology,2012,15(2):189-207

第二十二章　吞咽障碍的科学研究

在吞咽活动中,大脑皮质和脑干具体起何作用? 早期的证据来源于动物的神经生理学实验。Miller 和 Sherrington 在这方面进行了开拓性研究。此后,Penfield 等发现用直流电刺激手术麻醉状态下的人类大脑皮层某个特定部位可以诱导吞咽活动。近年来,研究采用非侵入性脑刺激技术定位了吞咽相关肌肉的脑皮质投射区。在过去的几十年来,功能性脑影像学技术的应用深化了我们对吞咽神经生理和神经解剖学的认识,以便我们更好地理解脑损伤后吞咽障碍患者的恢复进程,从而利用神经调控技术对脑损伤后吞咽障碍患者的治疗开展转化研究。

经典的神经解剖认为吞咽的中枢神经控制几乎完全依赖于脑干中枢模式发生器 (central pattern generator,CPG)的反射机制详见第三章第三节有关内容,因而具有一成不变的运动模式。然而,从 20 世纪 90 年代以来这种观点备受质疑。随着新技术的应用,吞咽生理和病理机制探索也进入了新的阶段。现有研究认为,吞咽的过程可以由大脑皮质自主启动,而中枢神经系统以多维度的方式来控制。如图 22-1 所示,正常的吞咽既有随意控制部分也有反射的部分。然而,这张图强调了多维度水平的神经控制,尤其是大脑皮质下传到脑干和感觉反馈也可以影响吞咽皮质的活动,继而通过中枢模式发生器(CPG)运动输出至吞咽相关靶肌肉。结合本团队的大量研究,本章着重讨论高位皮质中枢和皮质下中枢对吞咽的控制研究,尤其是非侵入性脑刺激技术和功能性影像学技术的应用,启迪读者在临床工作实践中,如何透过现象看本质,强化我们通过研究不断揭示人类吞咽功能的神经控制机制。

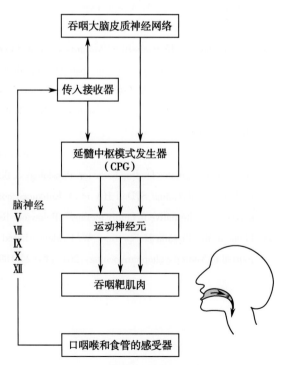

图 22-1　中枢神经系统多维度控制人吞咽活动的模式图

第一节 吞咽中枢神经调控定位的科学研究

一、皮质

（一）吞咽皮质定位研究的方法学

过去很长一段时间，人们对吞咽的神经生理调控仅局限于脑干水平。近几十年，随着影像学及各种技术手段的发展，人们越来越认识到大脑皮质在吞咽神经调控中的重要作用。

1. 经颅磁刺激技术　经颅磁刺激（transcranial magnetic stimulation，TMS）技术是一种利用脉冲磁场作用于中枢神经系统（主要是大脑），改变皮层神经细胞的膜电位，使之产生感应电流，影响脑内代谢和神经电活动，从而引起一系列生理生化反应的磁刺激技术。TMS是一种无创性刺激大脑神经和调制神经功能的技术，同时也是与脑电图（electroencephalography，EEG）、肌电图（electromyography，EMG）、诱发电位（evoked potential，EP）、功能磁共振成像（functional magnetic resonance imaging，fMRI）、正电子发射体层显像（positron emission tomography，PET）结合，研究脑科学的一种手段。目前在吞咽功能神经调控方面已作为重要研究工具。

2. PET技术　PET是通过探测显像剂（放射性核素）在体内脏器组织中血流、功能或代谢变化获得诊断图像，从而判断脑代谢正常与否。

3. fMRI技术　随着诊断影像技术的发展，越来越多的研究利用fMRI进一步证实自主吞咽时是否存在多个脑区激活。

（二）吞咽皮质功能代表区的定位研究

皮质中枢的作用是启动吞咽和控制口咽阶段，与皮质下中枢共同调节延髓吞咽中枢的吞咽模式，通过调节延髓吞咽中枢的阈下兴奋来调节其功能。虽然吞咽需要多个大脑皮质区的参与，但各个皮质区对吞咽的具体调控机制尚未十分明确。目前的研究认为吞咽相关皮质区域是初级运动皮质、运动前区、辅助运动区、感觉运动整合区、岛叶、额叶岛盖区、扣带前回和顶枕区。

1. 初级运动皮质　目前的研究认为，初级运动皮质发挥的是执行功能，整合来自各个皮质传入的冲动，通过平衡脑干的兴奋和抑制效应来调控吞咽活动。初级运动皮质有吞咽相关肌群的运动代表区，直接支配吞咽肌群的活动，可能是随意吞咽的启动部位。研究发现，不断的伸舌动作可以使舌的运动皮质区增大。Martin和Sessle的研究认为，初级运动皮质可能是随意吞咽的启动部位，Watanabe等则认为，吞咽动作最先开始是其他结构触发，如岛叶、扣带回或是辅助运动区，初级运动皮质发挥的是执行功能，整合来自各个皮质传入的冲动，通过平衡脑干的兴奋和抑制效应来调控吞咽活动。

Hamdy等使用TMS在人脑上对吞咽肌进行了定位，发现咽皮质代表区位于半球前外侧，大约为颅顶点前（3 ± 2）cm，侧方（8 ± 3）cm处。参与吞咽的肌肉按照躯体定位在脑感觉运动皮质中排列，口肌靠外侧，咽和食管肌靠内侧，口肌代表区呈双侧半球对称分布，而咽肌和食管肌代表区双侧不对称，有单侧优势。

2. 初级感觉皮质　初级感觉皮质接受外周吞咽相关信息的传入及整合，通过与脑干的孤束核及初级运动皮质、岛叶联系从而参与吞咽功能的调控，在吞咽中起重要作用。有研究发现,对口咽部进行气脉冲刺激时,双侧初级感觉皮质明显激活,双侧初级运动皮质也随之被激活。灵长类动物的试验结果表明,对感觉区域的"冷却"可影响吞咽相关的动作。

3. 运动前区　运动前区对吞咽动作的进一步调节和控制有关。研究发现运动前区激活咽食管的运动成分。但有研究认为运动前区激活是食管蠕动的结果。也有研究发现运动前区皮质由于既向锥体系投射,又向锥体外系投射,运动前区对于选择适当吞咽运动作用很关键。

4. 辅助运动区　辅助运动区(supplementary motor area,SMA)通常在随意动作发生的前1秒产生准备电位。经证实,吞咽准备电位也在SMA产生,并传到双侧初级运动皮质区。并有研究显示,吞咽想象可激活类似于执行吞咽运动时的皮质区,但前者激活容积小于后者的激活容积,只有SMA在这两者的激活程度相当,这表明SMA是重要的吞咽运动的规划中枢。也有研究发现,气脉冲刺激口咽部时,除初级感觉运动皮质区激活增加外,SMA激活也增加。表明,SMA很可能与初级感觉区存在功能连接,SMA可能参与吞咽相关的传入信息处理过程。

5. 岛叶　岛叶与丘脑的腹后外侧相联系,而丘脑的腹后外侧是面部和口腔的感觉代表区,并且是孤束核上传的内脏感觉和味觉传入的第一级神经元的终止换元中继站。因此,岛叶很可能是吞咽环路中非常重要的一个成分。动物实验研究表明,岛叶与额叶、颞叶、扣带回、眶额部、边缘系统及脑干的某些区域如孤束核之间联系较多。岛叶与颞叶皮质、杏仁体、眶部皮质有相似的细胞结构,细胞功能也相同,似乎合成了一个皮质单元,电刺激这些部位引起多种躯体运动与内脏反应,故可以推测"岛叶眶颞极单元"在吞咽与其他内脏运动功能上有特别意义。

6. 扣带回　扣带后回在吞咽时先于其他脑区激活,可能参与了吞咽的感觉控制,因为扣带后回可能含有与丘脑之间丰富感知连接的联合区,因此其功能与感觉整合有关。采用脑磁图进行的研究发现,扣带后回激活约在吞咽前2000ms开始,早于其他脑区,认为扣带后回与吞咽启动有关。通过比较反射性吞咽与自主吞咽之间皮质的激活情况发现,自主吞咽时扣带前回激活显著增多,提示"吞咽意愿"可能与扣带前回有关,扣带前回可能参与自主吞咽的运动前处理过程和(或)注意过程。

7. 额叶岛盖及顶枕区　额叶岛盖被认为是控制口运动的时间组织方式,例如控制一系列咀嚼或者其他口运动之后吞咽开始的时间。顶枕区是对感觉传入及运动传出的处理整合中心,而且顶上小叶(7区)是大脑后部注意系统的一部分,可选择注意信息并根据该信息做出运动计划。

大多数研究认为扣带前回、岛叶和顶枕区的激活与大脑皮质启动以往关于吞咽的记忆、发出指令信号、编制吞咽程序并启动吞咽的计划、欲望以及对吞咽动作的注意等处理过程有关。岛叶也被认为是主要的味觉皮质,参与内脏运动功能、口面躯体感觉和自主口运动的控制以及言语运动的控制。解剖学研究表明,岛叶接受并发出数个与吞咽有关的脑区的投射,如运动前区皮质内外侧、初级和次级感觉运动区、额颞顶岛盖、眶额皮质和扣带前回。岛叶前部有向运动前区(BA6)的传出投射,岛叶前部与初级运动皮质和辅助运动皮质相联系,通过丘脑腹后内侧核与孤束核联系,所有这些都提示岛叶在口咽吞咽中的重要作用。

Hamdy等最早利用功能磁共振成像(fMRI)研究表明吞咽中枢存在于多个脑区,尤其是扣带前回、中央回皮质、岛叶前部和运动前区皮质。Martin 等发现健康成人在无意识及自主情况下吞咽运动的皮质兴奋区同 Hamdy 等报道部位相同外，自主唾液吞咽时，右侧脑岛及前扣带回尾部出现明显兴奋区。周立富等利用 fMRI 研究证实，岛叶 BA13 区和前扣带皮质 BA24/32 区是正常成人自主吞咽功能的重要启动中枢，缘上回 BA40 区和运动前区和（或）辅助运动区 BA6/8 区是自主吞咽功能的重要运动规划中枢，而咽部初级运动皮质中枢 BA4 区是其重要的运动执行中枢，同时，这种自主吞咽运动功能的皮质中枢调控具有明显的优势半球偏侧性。张靖采用血氧水平依赖（BOLD）的功能磁共振成像方法对 6 例右利手健康志愿者进行吞咽中枢的定位，结果发现，正常受试者执行空吞咽动作时的激活部位，位于感觉运动皮质外侧、岛叶、扣带回前部、运动前区，眶额皮质、小脑，仅有岛叶的激活信号以左侧半球为著。

　　总体来说，各个脑区的具体功能和作用、脑区之间的相互联系以及皮质如何影响吞咽功能目前仍不十分清楚，还需要进一步研究来明确。

（三）双侧大脑吞咽皮质的不对称性

　　虽然有很多研究表明，吞咽动作与两侧大脑都有关系，双侧大脑半球均存在吞咽相关的皮质代表区。但是，Hamdy 等通过 TMS 研究显示，正常人的两侧大脑在吞咽活动中的调节作用是不对称的，不但吞咽皮质代表区的大小不一致，而且功能也不对称，其中一侧占优势，表现为一侧大脑半球引出的运动诱发电位大于另外一侧。不同人之间的优势侧并不相同，有些人在左侧，有些人在右侧，与利手无关。当代表吞咽的优势运动皮质的兴奋性被抑制时，正常人对吞咽任务的正常和快速的吞咽反应发生改变，而抑制非吞咽优势侧的大脑半球时就没有此现象。这就可以解释临床上为什么有些单侧脑卒中的患者出现吞咽障碍，而另一些则不出现。他们通过正电子发射体层显像（positron emission tomography，PET）对正常人吞咽过程进行观察发现，右侧眶额皮质、左侧运动前区中部和扣带回、双侧感觉运动区后外侧、右侧岛叶前部、左侧颞极皮质和杏仁体、右侧颞极皮质、左小脑中部和蚓部、背侧脑干脑区均出现增强。

　　发生吞咽障碍的患者可能是由于发生脑卒中的半球是该患者的吞咽优势半球。如果此假设成立，那么在排除其他干扰因素的情况下，由吞咽障碍患者的健侧大脑引出的电位应该比无吞咽障碍患者的健侧大脑引出的电位要小，Hamdy 等亦证实了这一点。因此，大脑吞咽皮质的厚度与范围可能决定了患者是否发生吞咽障碍。Gallas 等评估脑卒中后有误吸、残留以及无吞咽障碍的患者的舌骨肌运动诱发电位，结果显示有误吸的患者刺激患侧半球引出的同侧和对侧 MEP 均较小，而发生残留患者刺激健侧大脑半球引出的电位较小，说明口腔期的运动皮质传导通路受损，损伤程度影响到吞咽的行为表现，表现为误吸还是食团残留，同时该研究进一步为舌骨肌皮质代表区的不对称性提供了吞咽行为学上的证据。Hamdy 等研究显示，吞咽障碍消除的患者刺激健侧大脑的咽肌代表区引出的 MEP 明显增大，咽肌代表区面积也较大，仍有吞咽障碍的患者或之前没有吞咽障碍的患者 MEP 前后无变化，所有患者的患侧大脑的诱发电位均无明显变化。表明健侧大脑向吞咽肌群投射的神经兴奋性增加是临床上吞咽功能改善的主要因素。因此，增加皮质的感觉传入冲动，如冰刺激、电刺激、气脉冲刺激等能增加健侧大脑的吞咽运动皮质区的兴奋性，可能是一种加快恢复吞咽障碍过程的有效方法。

（四）不同皮质损害与吞咽障碍发生机制研究

尽管目前对不同部位皮质损伤所致吞咽障碍的特点有一定了解，但其损伤机制尚不十分明确。研究发现，半球前部（中央沟之前）损伤较后部损伤容易损伤吞咽功能，并导致误吸。损伤单侧初级运动皮质最下部和额下回后部可导致严重吞咽困难，并不伴有口、舌的失用、言语损伤、局部麻痹。尽管临床这些吞咽障碍特征性的表现尚未达成共识，但是初级运动皮质是口、咽及食管的运动皮质代表区，其损伤产生的直接吞咽运动障碍仍是吞咽障碍强有力的临床特征。用脑磁图进行的研究发现，对正常人的口咽部进行麻醉后，其初级感觉皮质和初级运动皮质的激活均减少，并且，随着麻醉效应的减弱，吞咽相关肌肉激活增加。辅助运动区损伤容易导致误吸。运动前区损伤之后会产生复杂的运动缺陷，而肌力减弱则不明显。其中包括损伤吞咽运动的计划，比口肌麻痹导致的吞咽困难更为重要。文献报道一侧岛盖损伤会导致岛盖综合征，会出现单侧腭肌、咽肌麻痹，使得吞咽不能进行。

二、小脑

（一）小脑在吞咽中的作用

小脑在计划和执行复杂运动时发挥着重要作用。早期动物实验研究发现，刺激小脑蚓部腹侧可以诱发咽及口腔肌肉的收缩，刺激小脑顶核与小脑上脚交界处可引起有序的进食活动，刺激小脑顶核则可产生对咀嚼起关键作用的口腔动作。说明，小脑参与吞咽的神经生理调控。但长期以来，由于人类的小脑与大脑皮质缺乏单突触连接，限制了传统的顺行或逆行示踪技术的使用，使得小脑在人类吞咽活动调控中的研究停滞不前。

（二）参与吞咽调控机制的研究

随着 TMS 及神经影像技术的发展，小脑在人类吞咽调控中的作用机制研究更加深入。

1. 正常作用机制　利用 TMS 刺激双侧小脑半球，咽部运动皮质区及其皮质延髓通路兴奋性明显提高；在刺激咽部运动皮质区前事先对小脑进行预刺激，可进一步提高咽部运动皮质兴奋性；刺激小脑可以在咽部记录到 MEP，且与直接刺激咽部运动皮质记录到的咽部 MEP 潜伏期相同。说明小脑可能通过调节吞咽皮质的激活来参与吞咽活动的调控。利用 PET 进行的研究发现，正常人吞咽时小脑局部脑血流量明显增加。fMRI 研究发现，随着吞咽任务的改变，小脑激活的区域也有所不同。吞咽唾液时两侧小脑半球均有激活，其中左侧小脑半球上部呈明显优势化；吞咽 3ml 稀流质时，小脑前后部均有激活；舌运动时小脑Ⅵ小叶激活明显。使用结构方程建模的路径分析研究发现，自主吞咽时，小脑与初级运动皮质、额下回、基底节、丘脑存在功能连接（非结构连接）。激活的结构作为独立的模块，在吞咽过程中执行某一特定的功能。小脑作为其中一个模块，参与吞咽的前反馈机制，并在控制口舌、咽部肌肉的时间顺序、内部协调中起重要作用。

2. 异常调控机制　来自病理生理学方面的证据也表明小脑参与吞咽活动的调控。例如，研究发现，小脑梗死与吞咽障碍具有相关性。如脊髓小脑性共济失调，当发生神经退行性变时，可能会出现吞咽障碍，且患者通常死于吸入性肺炎。

但临床上，独立小脑损伤所致吞咽障碍报道较少见。目前仅有 3 例个案报道发现仅由小脑损伤导致的吞咽障碍：一例报道小脑疝后出现严重吞咽障碍，经手术治疗解除小脑疝后，吞咽功能完全恢复；一例报道小脑后下动脉的动脉瘤引起吞咽困难；一例报道称左侧小脑半球血肿合并第三脑室幕下出血引起的吞咽障碍。吞咽造影检查发现，小脑前下动脉或小脑后下动脉受损所致吞咽障碍可出现吞咽启动延迟、喉关闭不全伴口腔或下咽部残留甚至误吸。有研究进一步发现,刺激小脑半球可以促进非小脑损伤所致的吞咽障碍的恢复。但目前,小脑损伤所致吞咽障碍的发生机制仍需进一步研究。

(兰月 窦祖林)

第二节 神经中枢吞咽功能重塑机制的应用研究

一、改良导管球囊扩张治疗环咽肌障碍的研究

(一)吞咽障碍与环咽肌

食管上括约肌(upper esophageal sphincter,UES)是吞咽过程中食物从咽腔进入食管的入口。在生理状态下食管上括约肌保持张力性收缩;在吞咽、嗳气和呕吐时则处于开放状态。肌纤维化、神经调节障碍、咽腔压力不足均可导致吞咽过程中的 UES 不开放、开放不完全和开放/松弛时间不当等。一项前瞻性研究提示脑干病变中由于 UES 不能开放或开放不完全引起的吞咽障碍的发生率高达80%。环咽肌是 UES 的关键肌,UES 不能开放或开放不完全常常由环咽肌功能障碍(cricopharyngeal disorder,CPD)引起。据流行病学调查显示,脑卒中、肿瘤放疗后、肌萎缩性侧索硬化症、帕金森病、手足口病所致脑干脑炎等均可出现以环咽肌功能障碍为主的吞咽障碍,由此导致的不良后果包括发复发生的吸入性肺炎、脱水、营养不良,甚至窒息、死亡。

(二)环咽肌功能障碍的传统治疗方法

纵观国内外文献,临床上针对 CPD,可以采用环咽肌 A 型肉毒毒素注射、环咽肌切开术、康复治疗(如 Shaker 训练、口肌训练、电刺激、针灸、球囊扩张等)。目前国内吞咽康复的临床研究及治疗虽然日益受到关注,但多集中在对口腔期吞咽的功能训练(如口颜面功能训练)和姿势代偿技术等,这些方法对咽期吞咽障碍收效甚微。环咽肌切开术和肉毒毒素注射因其创伤性大、操作难度大、并发症多或易复发等,应用范围有限。传统的内镜下球囊导管扩张国外多用于治疗下食管的机械性梗阻,采用的银钨合金探条或导丝介导的聚乙烯扩张管价格昂贵,且内镜下介入治疗增加了麻醉、创伤和穿孔的风险,故不适宜在各级医院吞咽障碍的治疗中推广普及,也不适用于环咽肌功能障碍所致的吞咽障碍的治疗。

(三)改良球囊导管扩张技术

为创新吞咽障碍治疗技术,改善治疗效果,在学科带头人窦祖林带领下,中山大学附属第三医院康复医学科潜心研究出一种安全、无创、有效解决咽期和食管期吞咽障碍的创新性治疗方法——改良导管球囊扩张技术。改良导管球囊扩张技术主要是采用柱状扩张管、球状扩张管、测压表、10ml 注射器等相关医疗器械通过一系列医疗技术操作手段,达到恢复环咽肌生理功能的作用。该技术从生物力学、神经反射性调控着手,利用带球囊的导管从鼻腔插入到环咽肌,通过注射器注水到导管球囊使球囊扩张,再从环咽肌下缘开始自下而上牵拉导管,逐渐扩张环咽肌,通过注水量的变化改变球囊直径,充盈的球囊刺激食管黏膜,通过延髓反射弧达到增强启动反射性吞咽的能力,强化大脑神经调控,以促使环咽肌功能恢复。改良球囊扩张治疗技术在操作上有被动扩张和主动扩张区别。被动扩张以操作者的机械性牵

拉为主;主动扩张除了操作者的机械牵拉外,还需要患者配合,在牵拉过程中保持主动吞咽动作,详见第九章第三节有关内容。

(四)改良导管球囊扩张治疗环咽肌失弛缓症的研究

1. 改良球囊扩张治疗改善脑卒中后吞咽障碍患者吞咽功能的研究 窦祖林研究团队率先对改良导管球囊扩张治疗环咽肌失弛缓症的可行性进行了验证和研究。研究对象为放射性脑病、脑干梗死伴吞咽障碍患者各 1 例,经改良钡剂吞咽造影检查和光纤内镜吞咽检查确诊为环咽肌失弛缓症。利用 14 号导尿管球囊,采用注水方式使球囊充盈,牵拉导尿管,自下而上缓慢移动球囊,使球囊反复多次通过狭窄的食管入口,逐渐扩张环咽肌。同时在颈部结合 VitalStim 神经肌肉低频电刺激,进食指导训练。结果显示分别给予 4 次及 15 次扩张治疗后,2 例患者均可独立自主进食糊状食物,无呛咳。吞咽造影复查显示在食团通过时,环咽肌正常开放,误吸消失。此研究证实了改良导管球囊扩张术能有效缓解环咽肌失弛缓,操作简单,安全可靠。

此后,窦祖林研究团队进行了一系列的随机对照临床研究,观察脑干病变所致环咽肌功能障碍的吞咽障碍患者,采用改良导管球囊扩张术治疗,均取得满意的效果。球囊扩张术对脑干病变后环咽肌失弛缓症所致吞咽障碍疗效显著,可明显改善咽期及食管期症状。他们进一步分析了球囊注水容积与吞咽功能恢复的相关性,认为球囊中注水量达 6ml 时,即可让患者进行治疗性进食训练。为患者正确选择治疗及拔除鼻饲管的时机提供了有力证据。

该课题组依托国家自然科学基金及广东省自然科学基金,在主、被动球囊扩张过程中通过实时的功能磁共振成像以及经颅磁刺激 - 运动诱发电位,并结合固态咽腔测压技术,分别从功能影像学、电生理及生物力学角度探讨了球囊扩张治疗脑干病变后吞咽障碍的神经调控机制,技术路线见图 22-2。结果表明,主动的球囊扩张治疗能改善食管上括约肌松弛的功能,增强咽部的推动力、重建食管上括约肌的静息压并改善功能性经口进食功能;经治疗后运动诱发电位波幅明显增大,以刺激健侧大脑皮质诱发的动作电位增大为主。脑干病变患者进行主动球囊扩张治疗时大脑皮质激活范围较被动及对照组激活范围大,见图 22-3。该研究表明,主动球囊扩张治疗脑干病变后吞咽障碍不仅仅直接作用于外周的食管上括约肌,而且促使吞咽中枢可塑性变化,为改良的球囊扩张这一适宜技术提供了有力的循证医学证据。

2. 改良球囊扩张治疗改善儿童吞咽功能的研究 随着导管球囊扩张术的广泛应用,窦祖林研究团队将此技术应用于手足口病继发脑干脑炎引起的环咽肌失弛缓的儿童,通过对 1 例 1 岁 9 个月因手足口病继发脑干脑炎造成吞咽障碍的小儿进行观察,探讨球囊扩张术治疗小儿环咽肌失弛缓症疗效与可行性。结果显示经 14 次扩张治疗后,VFSS 显示食物能较顺畅地穿过环咽肌处进入食管,钡剂在会厌谷和梨状隐窝的残留量明显减少,无呛咳或误吸入肺部,环咽肌开放正常。患儿可拔除鼻饲管,经口安全进食。此项研究认为,导管球囊扩张术能应用于小儿环咽肌失弛缓症,可有效缓解环咽肌失弛缓,改善吞咽功能。

随后经过多年的反复实践,10 余例患儿成功拔出鼻饲管,窦祖林研究团队总结出对儿童进行球囊扩张时检测导管是否进入食管的方法:①听患儿的哭声,如果哭声嘶哑,则导管可能误插入在声带以下的气道内;②降低导管插进气管的风险:扩张过程中患儿易哭闹抽泣,而原有的导尿管导丝较软,插管时易插入至气管,在操作过程中改为使用儿童鼻饲管导

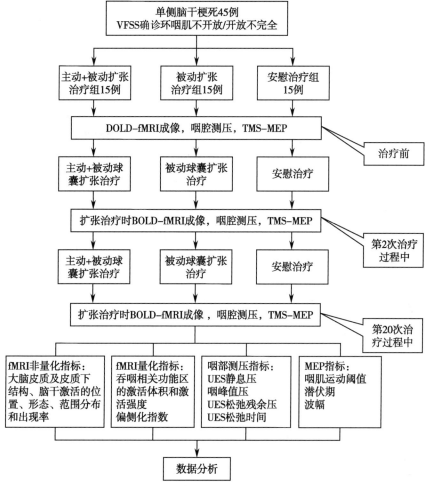

图 22-2　球囊扩张治疗吞咽障碍的中枢调控机制技术路线图
（窦祖林主持 2011 年国家自然基金面上项目,编号 81071606,已结题）

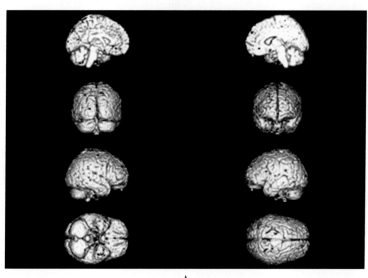

A

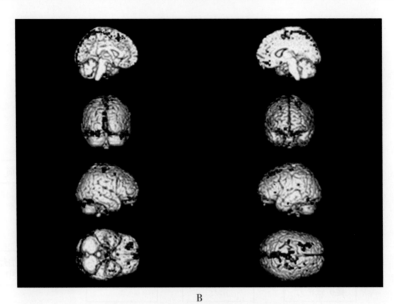

B

图 22-3　球囊扩张前后大脑激活区域

A:球囊扩张前大脑激活区域。左侧延髓病变后吞咽障碍患者扩张前嘱其吞唾液时激活的脑区极少,仅右侧额叶、顶叶、枕叶低强度激活。B:球囊扩张后大脑激活区域。经主动球囊扩张后,该患者再次吞唾液时,激活的脑区明显增多,但激活范围广泛,涉及大脑皮质及皮质下,脑桥、扣带回、顶叶、枕叶、额上回等

丝(为金属导丝,较塑料导丝硬)引导,从而减少插进气管的风险;③扩张方式:多用经鼻改良导管球囊扩张,如患儿不能配合,应用被动改良导管球囊扩张;如患儿能配合,扩张过程中引导患者做吸吮动作,应用主动改良导管球囊扩张。

（五）改良导管球囊扩张结合吞咽障碍其他治疗策略改善吞咽功能的研究

吞咽障碍是脑卒中、帕金森病、脑干脑炎和脑部手术后患者及老年人常见的功能障碍,可进一步引起营养不良、肺部感染,甚至死亡。临床上有许多疑难复杂的吞咽障碍病例,往往伴随较多并发症状。经过临床研究发现,仅采用导管球囊扩张治疗上述吞咽障碍,效果缓慢,需在导管球囊扩张治疗的基础之上,结合吞咽障碍其他治疗策略。

1. 球囊扩张结合吞咽 - 说话瓣膜在气管切开患者中的应用　气管切开后,呼吸道和吞咽功能会产生一系列的生理性变化,严重者可造成气管反射及咽反射消失,加重误吸,因肺部感染,气管套管难以拔除。吞咽 - 说话瓣膜可应用于无论何种原因导致的成人、儿童气管切开术后患者。通过安放这种装置,经呼吸、咳痰等训练,为最终拔除气管套管提供了适应性过渡;即使患者能进行气管套管拔除术,暂时使用吞咽 - 说话瓣膜,也可以加快从堵管到拔管的过程。

窦祖林研究团队通过对 32 例气管切开后长期未能拔除气管套管伴吞咽障碍的患者,结合球囊导管扩张术,在其气管套管口佩戴说话瓣膜。佩戴 1 周后采用吞咽造影检查观察未佩戴与佩戴说话瓣膜时渗漏、误吸程度的变化,比较其渗漏和误吸的发生率,应用 Rosenbek误吸程度分级量表对其进行评估。吞咽造影检查结果发现 32 例气管切开患者在未佩戴与佩戴说话瓣膜时误吸的发生率分别为 81.25% 和 56.25%,Rosenbek 分级全部为异常级别,未佩戴与佩戴说话瓣膜比较,26 例级别有变化,6 例级别无变化。由此可见,气管切开患者佩戴说话瓣膜能显著降低误吸的程度和发生率,可在球囊扩张治疗的基础上,极大地促进吞咽

功能的恢复。

2. 球囊扩张结合表面肌电生物反馈训练在吞咽障碍治疗方面的研究 表面肌电生物反馈训练治疗侧重于口腔、颈部和喉部，使许多小肌肉的吞咽动作更加协调。直接观察上述复杂的肌肉运动比较困难，患者在训练中的努力是否已达到预期水平以及如何激励患者下次更加努力地尝试等也是关键问题。通过表面电极测量吞咽相关颌下肌群的肌电活动，具有可提供肌肉收缩力量和时序的可视化表现，直接监测吞咽动作涉及的肌肉活动，可区分重复吞咽任务中肌肉收缩力量（肌电振幅）的改变。肌电生物反馈作用能够易化吞咽肌群的力量、协调性的训练。通过电极记录舌骨下肌群在自然吞咽、用力吞咽和门德尔松手法吞咽时的肌电信号，指导患者掌握正确的吞咽要领，取得了良好的疗效。2010 年，窦祖林团队在国内率先结合球囊扩张技术使用表面肌电生物反馈训练治疗，目前已治疗了 500 余例吞咽障碍患者。

（六）改良导管球囊扩张治疗吞咽障碍的神经调控机制

研究表明主动球囊扩张术不仅直接作用于外周的食管上括约肌，恢复食管上括约肌的静息压，改善食管上括约肌开放功能，fMRI 显示也可明显激活额叶、前扣带回、岛叶、辅助运动区、楔前叶、小脑等脑区。

我们多年的研究证实了改良的球囊扩张治疗的神经通路调控机制如下：①当球囊置于环咽肌后，通过被动扩张产生的压力，刺激食管上端黏膜的压力感受器，经 SLN 传入至健侧脑干半个 SPG，通过中间神经元的突触联系，将信号传递至患侧的半个 SPG，使整个 SPG 产生同步化；②在球囊扩张自下而上牵拉过程中，嘱患者主动吞咽球囊，听觉与视觉指令激活两侧大脑皮质及皮质下吞咽相关的功能区，通过离皮质通路传入至孤束核复合体（DSG），调节吞咽中枢模式发生器中的神经网络，兴奋 CN-IX、CN-X、CN-XII。从而达到增强启动反射性吞咽的能力，降低脑干病变后吞咽反射的阈值及提高吞咽 SPG 的兴奋性，恢复靶肌（UES）的生理功能，球囊扩张治疗的神经通路调控机制见图 22-4。

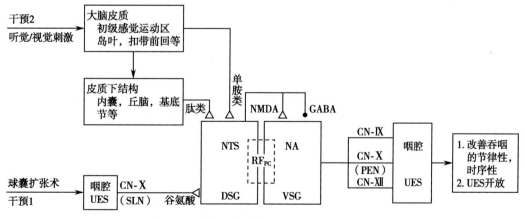

图 22-4 球囊扩张治疗可能的作用机制模式图

二、神经肌肉电刺激治疗吞咽障碍的研究

（一）概述

1. 定义 神经肌肉电刺激（neuromuscular electric stimulation，NMES）是指一种利用低频

脉冲电流刺激神经或肌肉引起肌肉收缩从而提高肌肉功能或治疗神经肌肉疾患的方法。用于治疗神经系统疾病的 NMES 可以分为治疗性电刺激和功能性电刺激（functional electrical stimulation，FES）两类：①治疗性电刺激可通过电刺激所诱导的生理变化来减轻特定肌肉的损伤程度，诱发或辅助运动功能恢复；② FES 是指将一定强度的电流按照准确的顺序施加于特定部位，诱发多块肌肉产生协调性收缩作用，以补偿或替代丧失的生理功能。

2. 临床应用研究　近年来，NMES 在吞咽障碍方面得到了广泛应用，并取得了良好疗效。Freed 等利用 VitalStim 治疗仪和常规温度刺激对 99 例吞咽障碍患者进行随机对照研究，并通过电视荧光透视检查进行吞咽功能评估，结果显示，VitalStim 组（63 例）的临床疗效显著优于温度刺激组（36 例）。我国 Tan 等引综述了 7 篇 NMES 与常规吞咽障碍康复训练疗效比较的研究，其中 2 篇为随机对照研究，1 篇为多中心研究，4 篇为临床对照研究，分析发现，表面电刺激治疗吞咽障碍患者的疗效优于常规吞咽障碍康复训练。此外，大量研究发现，表面电刺激联合常规吞咽障碍康复训练组的疗效明显优于单独常规吞咽康复训练组。如窦祖林研究团队联合应用神经肌肉电刺激与吞咽训练治疗咽期神经源性吞咽障碍患者 32 例，并与单纯给予吞咽训练的对照组患者进行疗效比较，发现前者疗效明显优于后者。

（二）神经肌肉电刺激治疗吞咽障碍的机制

1. 理论基础　NMES 治疗吞咽障碍的理论基础在吞咽的口腔期及咽期，有较多肌肉共同参与了这一收缩与抑制过程。上传的感觉神经冲动来自口咽部，下传的运动神经冲动来自皮质及皮质下吞咽中枢，而后在脑干的中枢模式发生器即 CPG 处进行整合。吞咽过程由 CPG 及 CN-Ⅴ、CN-Ⅶ、CN-Ⅸ、CN-Ⅹ、CN-Ⅻ对脑神经核团实现介导。脑卒中后吞咽障碍患者由于 CPG 发放冲动减少，从而出现失用性萎缩。因此，治疗脑卒中后吞咽障碍主要需解决两方面的问题，一是加强口咽部感觉对 CPG 的反馈，二是增加口咽部肌肉的力量。采用 NMES 治疗上运动神经元病变所致的吞咽障碍可以：①增加外周感觉输入，尤其是通过强化本体感觉输入，诱发及促通患者的运动功能恢复；②提高肌力及肌张力，刺激局部神经及肌肉，产生肌肉收缩，提高吞咽肌的肌力和肌张力。2001 年，美国食品药品管理局（food and drug administration，FDA）批准 NMES 可用于治疗吞咽障碍，其机制是 NMES 可增强已发生失用性萎缩的口咽部肌肉力量，对 CPG、皮质及皮质下中枢进行感觉反馈。

2. 对吞咽中枢调控的影响　Humbert 等发现，给予咽部肌肉经皮低频电刺激后，只有初级运动区、丘脑及岛叶被激活，与其他的感觉刺激相比（酸刺激、视觉刺激等），电刺激激活范围小，且多次刺激后激活区也不会易化。Hamdy 等 1998 年的研究表明，电刺激可使吞咽运动皮质发生重组，而吞咽功能的康复是健侧皮质重组的结果。Doehgen 等认为，咽部表面电刺激介导的皮质重组，与事件相关性、电刺激参数密切相关，该研究通过不同频率、不同刺激强度的研究发现，80Hz，75% 最大耐受振幅的电刺激 60 次，刺激结束后 30 分钟及 60 分钟，受试者咽肌运动诱发电位振幅增加，这种现象只有在电刺激同时配合随意吞咽才显现；未配合随意吞咽时运动诱发电位波幅无改变。Power 等采用不同频率的电流刺激口腔咽腭弓，当用高频（5Hz）刺激时，吞咽反应时间延长；而低频率（0.2Hz）刺激可增加皮质的兴奋性。上述研究表明，电刺激对吞咽中枢的皮质重组取决于刺激的频率，然而临床的应用可能还受其他因素的影响。

（三）电极位置对吞咽功能的影响

Humbert 等使用 VitalStim 治疗仪对 29 例健康人进行了研究，观察在不同位置进行电刺激时,舌骨喉复合体的运动以及舌骨喉复合体下降是否会影响健康人的吞咽功能。他们将电极放置在不同位置,具体放置情况如下:①只放在舌骨上区;②只放在舌骨下区;③舌骨上下区同时放置。结果发现,电极放置在舌骨下区,或舌骨上下区同时放置时,采用电刺激可使健康人在休息及吞咽 5ml 液体时的舌骨喉复合体下降,其机制可能是电流刺激了位于甲状舌骨肌表面的肩胛舌骨肌、胸骨舌骨肌及胸骨甲状肌。只有单纯舌骨上区放置电极不能使舌骨喉复合体下降。Ludlow 等应用 VitalStim 治疗仪对 11 例慢性吞咽障碍患者进行对照研究,11 例患者被分为无电刺激组、低电流的感觉刺激组(患者感觉到麻刺感)、最大强度的运动刺激组(患者感到被牵拉的感觉),研究中将舌骨上 2 个电极水平放置在患者颌下区,位于下颌舌骨肌表面,将舌骨下电极放在甲状软骨两侧的甲状舌骨肌表面,在电刺激期间让患者吞咽 5ml 液体,分别在非吞咽期和吞咽期通过吞咽造影观察患者的舌骨运动情况,结果显示,患者在非吞咽期舌骨喉复合体明显下降,其原因可能是电流刺激了胸骨舌骨肌和肩胛舌骨肌。

三、重复经颅磁刺激治疗吞咽障碍的研究

(一)基本作用

重复经颅磁刺激(repetitive transcranial magnetic stimulation,rTMS)是在某一特定部位进行重复刺激的过程。rTMS 技术作为一种安全、无创的脑刺激技术,直接作用于运动皮质,调节皮质的兴奋性,通过神经网络调节远离刺激部位的大脑结构的兴奋性,并能通过在靶肌群记录到的运动诱发电位(motor evoked potential,MEP)定量评估运动皮质投射通路的兴奋性改变。低频 rTMS($\leq$1Hz)产生抑制效应,而高频 rTMS(>1Hz)产生兴奋效应。脑卒中后神经功能康复是以中枢神经系统的可塑性改变为基础,rTMS 通过调节吞咽相关皮质的可塑性,促进吞咽皮质重建,从而改善吞咽功能。

(二)TMS 对吞咽运动通路兴奋性的影响

1. rTMS 对正常人的影响　Gow 等分别以 1Hz、5Hz 和 10Hz,80% 阈强度的 rTMS 作用于 20 例健康受试者,分别给予 100 次 TMS,在治疗 30、60、90 分钟时记录咽肌运动诱发电位和鱼际肌的运动诱发电位。结果发现,对于吞咽肌,5Hz 的刺激才能易化皮质兴奋性,且有后续效应,最大效应出现在刺激后 1 小时;而 1Hz 和 10Hz 的重复经颅磁刺激均没有兴奋效应。Jefferson 等报道了 5Hz 的 rTMS 对健康成人的吞咽皮质兴奋性影响。研究对象为 23 例健康成人,首先用 1Hz、强度为 120%rMT 的 rTMS 刺激咽部肌肉的 M1 代表区 10 分钟,造成"虚拟损伤";然后用 5Hz、90%rMT,总计 250 个脉冲的 rTMS 刺激"虚拟损伤"部位,对照组为假刺激;研究发现,5Hz 的 rTMS 对吞咽的皮质有兴奋作用,假刺激侧无兴奋作用。

Hamdy 等通过 TMS 研究表明双侧吞咽皮质代表区存在不对称性。Ertekin 等通过 TMS 研究探讨正常人和神经性吞咽障碍患者环咽肌和运动皮层关系的电生理学证据,表明环咽肌 MEP 经皮层磁刺激后可诱发,也可通过刺激迷走神经诱发,MEP 潜伏期提示从皮质延髓束至环咽肌的神经元联系属于少突触传导通路。此通路发生病变,传导阻滞,皮层刺激诱发的环咽肌 MEP 缺如,环咽肌反射功能亢进,环咽肌失弛缓,这可能是吞咽障碍中枢的发生机制之一。

目前公认高频 rTMS 可更明显抑制咽肌的皮质代表区中的 GABA 回路,导致长时程增强效应和谷氨酸增多;低频 rTMS 通过降低经胼胝体抑制效应来调节双侧大脑半球的兴奋性。

2. rTMS 对于吞咽障碍的影响

（1）高频 rTMS 对于吞咽障碍的治疗作用：Khedr 等研究了 45 例单侧脑卒中患者，其中 26 例有吞咽障碍，并纳入了 20 例健康志愿者，高频 rTMS（3Hz，120% 的运动阈值，共 300 个脉冲）治疗上述 26 例单侧脑卒中后有吞咽障碍的患者，每天治疗 10 分钟，连续 5 天。结果表明，在患侧大脑予以高频 rTMS 治疗，治疗前及最后一次治疗后进行吞咽障碍的临床分级和运动能力障碍的评估。治疗后 1 个月和 2 个月随访，并记录其食管上横纹肌的 MEP，双侧大脑的兴奋性均增加，吞咽功能恢复。不管是患侧还是健侧的食管横纹肌的 MEP 波幅均明显增加。Park 等将 18 例病程大于 1 个月的脑卒中偏瘫患者，随机分为实验组和对照组，实验组采用频率为 5Hz、强度为 90% 运动阈值的 rTMS 刺激健侧咽部皮质代表区，对照组为假刺激。刺激时间均为每天 10 分钟，持续 2 周。在刺激后即刻和刺激后 2 周均进行 VFSS 检查。实验组刺激后即刻和刺激后 2 周的视频透视吞咽障碍造影检查量表（videofluoroscopy dysphagia scale，VDS）和 PAS 评分明显较刺激前降低（好转），特别是误吸和残留改善明显，但吞咽延迟和异常咽腔通过时间在刺激前后无变化，对照组各项指标均无变化。这项研究进一步证实了高频 rTMS 在脑卒中吞咽障碍中的有效性，为高频 rTMS 治疗吞咽障碍的临床应用提供了依据。

（2）低频 rTMS 对于吞咽障碍的治疗作用：Verin 和 Leroi 等评估了 1Hz 的低频 rTMS 治疗脑卒中后吞咽障碍的可行性和有效性。他们采用 1Hz 的 rTMS，刺激强度为 120% 运动阈值，每天一次，每次刺激 20 分钟，共持续 5 天，刺激部位是下颌舌骨肌的健侧大脑的皮质代表区，根据下颌舌骨肌的肌电活动确定。记录下颌舌骨肌肌电活动，并采用吞咽障碍指数（French validated dysphagia handicap index）和吞咽造影检查评估疗效。吞咽造影检查记录指标包括：①口腔运送时间；②吞咽反应时间；③咽腔运送时间；④喉关闭时间。该项研究结果表明，rTMS 治疗后，吞咽的协调性改善，进食流质和糊状食物的反应时间缩短。但是。口腔和咽腔的传送时间以及喉关闭时间没有变化。进食流质时误吸明显减少，进食糊状食物时残留减少。改善最明显的是吞咽的协调性，在 rTMS 疗程结束时立即见效，并可持续 2 周。此结果也说明，咽肌的运动皮质代表区能调节口腔期和咽期的吞咽过程。吞咽的协调性改善可直接影响吞咽功能，因为它减少了糊状食物在咽腔的残留和流质的误吸，因此认为低频 TMS 是治疗脑卒中后吞咽障碍可行且有效的方法。

3. rTMS 改善认知功能后对吞咽功能的间接影响　目前对于 rTMS 改善认知功能后，吞咽功能如何改变的报道很少。近期的一项荟萃分析提示了 rTMS 对神经性疾病患者的交流和吞咽有一定的疗效，但是所涉及的研究依然是分别针对交流或者吞咽功能展开。而本研究团队前期的一项预实验研究发现认知功能改善后吞咽功能也到了改善。窦祖林研究团队采用 5Hz 高频的经颅磁刺激针对重度认知功能障碍（MoCA 评分 0 分）合并吞咽困难患者，对其前额叶背外侧区进行干预，每次 600 脉冲，每天 1 次，1 周 5 天，共持续 1 个月的介入。发现经过 2 周的刺激后患者的反应、执行功能得到了显著的提高（MoCA 平均 0 分提高到 4 分），并且吞咽的时间、每次进食的量明显改善，1 个月后认知和吞咽均仍有提高。

（三）rTMS 治疗卒中后吞咽障碍的可能神经调控机制

卒中后吞咽障碍的恢复依赖大脑的可塑性发展。目前关于 rTMS 治疗吞咽障碍的机制尚不十分清楚，多数学者认为与以下机制有关。

1. 健侧代偿机制　Hamdy 等对单侧脑卒中吞咽障碍患者的研究发现，随着吞咽功能的恢复,其健侧大脑半球咽部皮质区面积也随之增大,而吞咽功能不能恢复的患者其健侧大脑半球咽部皮质区面积无变化,并且,所有患者的患侧大脑半球咽部皮质区面积均无变化。因此,他们认为,单侧脑卒中后,吞咽功能的改善依赖健侧半球的功能代偿。利用高频 rTMS 刺激健侧半球,提高健侧半球的兴奋性,促进健侧半球吞咽皮质的大脑可塑性发展,可以加快健侧半球功能代偿进程。

2. 竞争性抑制机制　对肢体运动皮质进行的研究发现,正常情况下,左右两侧大脑半球之间通过胼胝体存在着一种平衡状态的相互竞争性抑制作用,即所谓的半球间抑制(interhemisphere inhibition,IHI)或跨胼胝体抑制(transcallosal inhibition,TCI)。一侧半球脑卒中后患侧半球兴奋性减低,而对侧半球的兴奋性相对增强,由此导致健侧半球对患侧半球的异常抑制作用加强,从而进一步阻碍运动功能的恢复。对单侧半球卒中后吞咽障碍患者,利用高频 rTMS 提高患侧半球兴奋性,或者利用低频 rTMS 降低健侧半球兴奋性,从而解除健侧对患侧运动皮质的抑制作用,有利于促进卒中后吞咽功能的恢复,见图 22-5。

目前的研究表明,rTMS 治疗吞咽障碍安全、有效,但是各研究选择的治疗参数并不一致,即刺激模式、刺激频率、刺激强度、刺激脉冲数差异较大。且目前 rTMS 用于吞咽障碍的治疗研究尚缺乏大样本的多中心的对照研究,其治疗参数的确定和统一、如何设立假刺激组、疗效的持续和治疗机制等仍有待进一步研究。

（四）短阵快速脉冲刺激的应用研究

1. 快速短阵脉冲刺激的价值　快速短阵脉冲刺激(theta burst stimulation,TBS)作为一种特殊的重复经颅磁刺激,分为持续短阵快速脉冲刺激(continuous theta burst stimulation,cTBS)和间歇短阵快速脉冲刺激(intermittent theta burst stimulation,iTBS),分别产生与低频和高频 rTMS 类似的生物学效应,因刺激时间更短,所需刺激强度较低,安全性则更高。窦祖林研究团队在 fMRI 功能区导航定位下,采用 cTBS 和 iTBS 方案对双侧大脑半球吞咽皮质区进行定点刺激,发现生理态下,cTBS 可以抑制大脑半球舌骨上肌群运动皮质区的兴奋性,而 iTBS 则可以提高相应皮质区的兴奋性,持续时间可达半小时以上。兰月等用神经立体定位导航系统指导下的 TBS,观察 35 例正

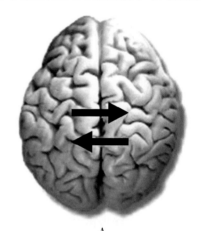

A

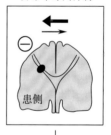
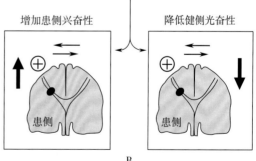

B

图 22-5　交互性半球间抑制理论模式图
A. 正常两半球间交互性竞争抑制示意图;
B. 一侧半球损伤后抑制的变化

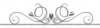

常人舌骨上肌群运动皮质兴奋性的影响,研究发现TBS可以有效调节舌骨上肌群运动皮质兴奋性,一侧半球舌骨上肌群运动皮质兴奋性受到抑制,可以导致对侧半球舌骨上肌群运动皮质兴奋性进一步激活;iTBS可以逆转cTBS对对侧舌骨上肌群运动皮质兴奋性的抑制作用,使双侧舌骨上肌群运动皮质趋于新的平衡状态。

与之相反,Mistry等研究cTBS对正常人咽部运动皮质兴奋性的影响,结果却发现,cTBS对咽部运动皮质兴奋性无明显抑制作用;用iTBS刺激优势侧咽部运动皮质区,刺激后60分钟对侧咽部皮质延髓通路兴奋性升高,而同侧咽部皮质延髓通路兴奋性无明显改变;且iTBS刺激非优势侧咽部运动皮质区,对双侧咽部皮质延髓通路兴奋性均无改变。他们认为,TBS对正常人吞咽运动通路兴奋性的影响较小。

目前TBS刺激模式尚未见用于吞咽障碍的治疗研究,TBS对吞咽运动通路兴奋性的影响仍有待大样本的研究及fMRI研究的证实。

四、经颅直流电刺激治疗吞咽障碍的研究

经颅直流电刺激(transcranial direct current stimulation,tDCS)作为一种非侵入性脑刺激技术,其核心是基于对健康和疾病状态下人类大脑兴奋性和可塑性的调控。与TMS相比,由于其便捷、价廉、安全和良好的临床应用前景,近年来在肢体运动功能、认知、言语和吞咽等康复领域得到广泛的应用。

(一) tDCS对吞咽运动通路兴奋性的影响

1. 对正常人吞咽运动通路兴奋性的影响　Jefferson等比较了6种tDCS方法对健康人吞咽肌肉运动诱发电位的影响,刺激条件为阳极tDCS和阴极tDCS与1.0mA 10分钟、1.5mA10分钟、1.0mA 20分钟组合的6种刺激,同时加上假刺激共7种刺激;结果表明,阳极1.5mA 10分钟和1.0mA 20分钟的tDCS可使刺激侧的兴奋性增强,而阴极1.5mA 10分钟的tDCS可使刺激侧的兴奋性抑制,其余各种条件下的刺激并没有改变刺激侧运动区的兴奋性。脑磁图研究显示,阳极20分钟、1mAtDCS刺激健康人两侧大脑咽部运动皮质,双侧半球激活对正常吞咽过程的产生有重要作用。另外,有研究发现,阳极20分钟、1.5mA tDCS刺激正常人右侧吞咽运动皮质,受试者口腔摄入食物能力增加。窦祖林研究团队研究tDCS同步吞咽任务对吞咽皮质运动通路兴奋性的影响,结果发现tDCS阳极可以提高吞咽运动皮质的兴奋性,而tDCS阴极在抑制同侧吞咽运动皮质同时兴奋对侧相应皮质区。以上研究结果揭示tDCS在刺激时具有极性依赖性,阳极可以兴奋而阴极可以抑制刺激同侧的运动皮质,然而对于任务状态下的吞咽皮质而言,该作用还随着刺激同侧或对侧的位置而改变。

2. tDCS对于吞咽障碍的治疗作用　Kumar等将发病后24~168小时且一侧大脑半球梗死的吞咽障碍患者14例随机分为tDCS刺激组和假刺激组。刺激组用阳极tDCS(2mA、每日30分钟)刺激非损伤侧半球,同时结合吞咽手法训练,连续治疗5天;假刺激组用相同的tDCS设置但无电流刺激,刺激时间和吞咽手法训练同刺激组。结果发现,刺激组的吞咽障碍结局与严重程度量表(dysphagia outcome and severity scale,DOSS),评分值明显优于假刺激组。Shigematsu等将脑卒中发病后经导管营养且吞咽障碍持续4周以上的20例患者随机分为tDCS刺激组和假刺激组。刺激组给予损伤侧半球阳极tDCS(1mA,20分钟)和吞咽训练,疗程为10天。假刺激组仅予相同的tDCS设置,未予电流刺激,吞咽训练同刺激组。结果表明,刺激组在刺激后即刻与1个月后的DOSS量表评分值明显优于假刺激组。Yang等将16

例脑卒中发病在 1 个月内的吞咽障碍患者,随机分成 tDCS 组和假刺激组。tDCS 组刺激部位为患侧咽腔运动皮质,参数为阳极 tDCS(1mA,20 分钟)同时予传统的吞咽训练。假刺激组(7 例)在 1mA 30 秒的真刺激后关闭电流,直至 20 分钟结束。2 组疗程均为 10 天。结果表明,tDCS 组患者的 FDS 评分较假刺激组有明显改善。有研究显示,tDCS 对共济失调型吞咽障碍有较好疗效,对其他类型吞咽障碍还需继续探索。

（二）tDCS 治疗吞咽障碍的可能神经调控机制

多数研究证实 tDCS 有利于改善脑卒中后吞咽障碍患者的吞咽功能,然而其具体作用机制仍不明确。tDCS 治疗卒中后吞咽障碍的机制也可能与 rTMS 治疗卒中后吞咽障碍的机制相同,即与健侧代偿机制和竞争性抑制机制相关。

除此之外,tDCS 引起的皮质兴奋性改变,还可能与以下机制有关:

1. tDCS 能在患者随意运动时调节刺激部位的血流量,刺激初级运动皮质时,阴极下局部脑血流量比阳极下局部脑血流量低得多,通过调节局部血流量调控吞咽皮质的可塑性发展。

2. tDCS 激发的神经元重塑效应可能与 N- 甲基 -D- 天冬氨酸(NMDA)受体通道和脑源性神经营养因子有关。

3. tDCS 刺激患侧大脑会使健侧大脑中央后回葡萄糖代谢加快,提示 tDCS 可能激活了与吞咽功能恢复有关的大片皮质区域,而不只是单一区域。

（三）tDCS 的应用尚待解决的问题

目前,刺激咽部运动皮质的最适宜剂量并未统一。有研究显示,要产生理想的效果,刺激剂量要比刺激初级运动皮质的高。当电流强度 1~2mA,每次刺激 7~40 分钟,未见明显不良反应。tDCS 阳极置于健侧大脑,电流 2mA,每天 30 分钟,持续 5 天,对脑卒中后吞咽障碍有良好疗效。有人认为,只有高强度(1.5mA)或长时间(20 分钟)才能起到刺激咽部皮质的作用。也有文献表明,对正常人和脑卒中患者施以 ≥2mA 电流并不安全,且不易耐受;而且高电流并不一定意味着对大脑皮质兴奋性有更多影响。也有人认为,在一定范围内,电流密度和刺激时长对即时和长期效应有影响,当电流密度 <25mA/cm² 时,不会损伤脑组织。

当前针对 tDCS 的研究主要集中在脑卒中患者的稳定期,且能确定对这类患者和健康人群安全;但对处于急性和亚急性期的脑卒中患者能否接受 tDCS 还需要小心求证。tDCS 治疗吞咽障碍的刺激区域、强度、持续时间等参数都需要在未来研究中进一步优化;患者的病损部位、对 tDCS 的敏感性、年龄、吞咽障碍的严重程度都能影响 tDCS 的治疗效果,这些因素也必须考虑。

（招少枫　窦祖林）

第三节　吞咽生物力学的科学研究

一、吞咽造影检查在吞咽生物力学中的应用研究

吞咽运动历时极短,食团咽期吞咽的全过程一般 1 秒内即可完成。长期以来,分析口咽期吞咽运动的生理过程被认为是极具挑战性的。吞咽造影检查(videofluoroscopic swallowing study,VFSS)经不断改进已在全世界广泛使用,可直观反映吞咽生理过程中参与器官的功能

动态变化。VFSS 是目前吞咽障碍评估中临床最常用的检查方法，是检测吞咽功能障碍的"金标准"。

（一）吞咽造影检查的定性研究

1. 吞咽造影检查中使用不同造影剂的对比研究　造影检查的原则是在不干扰正常生理进食的状态下，观察吞咽时有无异常及其动态变化。为了使造影过程更贴近自然进食状态，造影剂的选择非常重要，不同造影剂的口感、黏度与密度均会影响造影检查的结果，甚或对诊断或疗效评测造成影响。

目前国内吞咽造影常用的造影剂为 76% 的泛影葡胺溶液及 60% 的硫酸钡混悬液，为了研究这 2 种造影剂对检查结果是否有不同影响，窦祖林研究团队采用回顾性研究的方法，将使用 76% 的泛影葡胺溶液及 60% 的硫酸钡混悬液的患者吞咽造影结果进行对比，评估不同造影剂的特点及其适用范围。研究对象为 2005 年 10 月至 2009 年 7 月在中山大学附属第三医院康复医学科收治的各种病因所致的 49 例神经性吞咽障碍患者，其中 22 例患者使用 76% 的泛影葡胺溶液作为造影剂（泛影葡胺组），27 例患者使用 60% 的硫酸钡混悬液作为造影剂（硫酸钡组）。结果发现，使用泛影葡胺溶液作为造影剂时吞咽造影的敏感性较差，不能良好地判别治疗前、后的改变；使用硫酸钡混悬液作为造影剂时吞咽造影可以良好地判断治疗前后的改变。76% 的泛影葡胺溶液与 60% 硫酸钡混悬液会对吞咽造影的结果造成不同影响，泛影葡胺组的咽通过时间明显较硫酸钡组长。泛影葡胺与硫酸钡均能体现大脑损伤患者与脑干病变患者治疗后的改善，但泛影葡胺不能较好反映鼻咽癌放射治疗后患者治疗后的细微改变。他们认为，吞咽造影应首选 60% 硫酸钡混悬液作为造影剂。但泛影葡胺具有易被人体吸收的优点，如果患者合并有食管穿孔、食管气管瘘或食管周围炎等钡剂造影禁忌证时，可使用泛影葡胺作为替代。

2. 吞咽造影检查在脑卒中后吞咽障碍评估中的应用　VFSS 是在 X 线透视下针对口、咽、喉、食管的吞咽运动所进行的特殊造影检查。通过这项检查可以观察患者吞咽相关结构的运动情况，食团运送过程，环咽肌开放程度，是否有环咽肌功能障碍，是否有反流，口腔、会厌谷、梨状隐窝是否有食物残留，以及是否有渗漏、误吸等。

Seo 等将 103 例首次脑梗死后合并吞咽障碍患者分为三组：大脑前动脉梗死组、大脑后动脉梗死组、脑白质病变组，并利用 VFSS 评估大脑不同血管梗死后所致吞咽障碍的模式。结果发现，大脑前动脉梗死组比大脑后动脉梗死组口腔食物残留更明显，脑白质病变组会厌谷食物残留更明显，而大脑后动脉梗死组梨状隐窝处食物残留更明显。口腔运送时间、吞咽启动延迟时间、咽腔通过时间在三组中无明显差异。大脑后动脉梗死组，无论是吞咽稀流质还是浓流质都更容易发生渗漏和误吸。他们认为，大脑前动脉梗死更容易引起口腔期吞咽障碍，而大脑后动脉梗死更容易引起咽期吞咽障碍。

（二）吞咽造影数字化分析

长期以来，VFSS 是吞咽障碍评估中临床最常用的仪器检查方法。VFSS 虽然可实时观测吞咽问题发生的部位及症状，但不能对如滞留、误吸、咽缩肌无力等症状进行量化分析，造影中记录的大量有效信息无法利用。随着精准医学的引入，要求吞咽造影的分析应进一步细化，不仅要定性分析，更需要定量分析。鉴于以上因素，窦祖林研究团队与相关企业合作开发了国内第一个吞咽造影采集与数字化分析系统。

1. 吞咽造影数字化分析方法的信度研究　为了确定吞咽造影数字化分析方法的信度，

该研究团队采用自主开发的吞咽造影数字化采集与分析系统进行吞咽造影时间学参数和运动学参数的量化分析。方法是选取吞咽功能障碍患者 18 例,接受标准吞咽造影检查,分别选择质地为 3ml、5ml 由 600kg/m³ 硫酸钡混悬液调制的稀流质、浓流质、糊状食团,每位受试者共进行 6 次吞咽。由两名分析者分别对所采集的吞咽造影视频进行间隔时间为 4 周的 2 次分析,分析参数包括口腔运送时间、软腭上抬时间、舌骨位移时间、喉关闭时间、环咽肌开放时间、舌骨向前位移、舌骨向上位移、环咽肌开放幅度及咽腔收缩率。结果发现,不同参数之间信度存在差异。除两名分析者测得的舌骨向前位移及向上位移的内测信度欠佳,以及间测信度中等外,其余参数信度均较好。该研究证实,窦祖林研究团队开发的吞咽造影数字化采集与分析系统信度比较理想,该软件可用于临床吞咽造影量化分析。

2. 吞咽造影数字化分析系统在脑干卒中后吞咽障碍患者疗效评估中的应用　利用吞咽造影采集与数字化分析系统,窦祖林研究团队通过对比脑干损伤后吞咽障碍患者与健康人的吞咽功能,发现脑干损伤后吞咽障碍患者舌根部与下咽部压力峰值偏低,压力上升速率下降,收缩持续时间长;UES 松弛残余压升高,UES 开放幅度下降,开放后压力峰值下降,开放持续时间缩短,并且与咽部收缩不协调;舌骨向前位移受限并且与舌根部、下咽部压力峰值降低相关。评估发现改良导管球囊扩张术与常规吞咽障碍治疗技术均可以明显改善脑干卒中后吞咽障碍患者的咽腔收缩率及咽部收缩持续时间。他们认为,吞咽造影数字化分析能够有效地量化吞咽功能,咽收缩率及咽收缩持续时间的变化可用于分析咽部功能治疗前后的变化。

二、高分辨率测压检查在吞咽生物力学中的应用研究

测压技术(manometry techniques)主要用于咽、食管压力测定。在吞咽障碍评估中,可用以评估咽和食管腔运动、压力和协调性以及量化静态和动态的变化,比较准确地反映其功能状态。口咽部测压检查是目前唯一能定量分析咽和食管力量的检查手段。然而由于咽和食管上括约肌(upper esophageal sphincter,UES)的特殊解剖与生理结构,传统的水灌注式测压导管并不适用吞咽障碍者的测压要求。近年来,随着固态测压导管及相应计算机软件技术的出现与不断完善,高分辨率压力测量(high-resolution manometry,HRM)检查技术应运而生。HRM 使快速的测压数据采集及分析成为现实,特别适用于咽及 UES 的测压,为临床医生开展这一领域的研究与诊断提供了有效的手段。

（一）影响咽及 UES 测压因素的研究

1. 咽和 UES 的生理特点　咽是肌性器官,由斜行的上、中、下三层咽缩肌和纵行的咽提肌构成。UES 由下咽缩肌远侧部、环咽肌和食管上端部分纤维构成,是咽与食管交界处的屏障,在食管上方充当双向阀门作用,使食团进入食管,也可使呕吐物和气体由食管进入咽。UES 为长 2~4cm 的环状高压带,能抵挡食管内约 11cm 水柱的压力,腔内测压时可清楚地显示出颈段食管高压区。UES 主要的功能肌为环咽肌,环咽肌在休息状态下呈收缩状态,维持一定的紧张性收缩,以避免呼吸时空气进入食管。环咽肌在吞咽后瞬间与吸气时所受压力最大,吸气时,压力的增加是为了确保空气不能吸进食管;在吞咽时,环咽肌打开,让食团通过食管后,继之以强力收缩、关闭,防止食管内食物反流到咽。研究表明,生理状态下,环咽肌保持张力性收缩,其开放受 3 个因素的影响:①受迷走神经支配,其中传入为喉上神经(superior laryngeal nerve,SLN),传出为咽食管丛(pharyngoesophageal nerve,PEN)和喉返神经;

②通过舌骨的上抬以及前移牵拉肌肉使其机械性开放;③咽缩肌收缩,提高咽腔压力挤压食团,被动启动环咽肌开放。如果咽缩肌无力,咽推进食团的力量下降,食团较难通过 UES。UES 在吞咽过程中处于紧张状态而无法放松(失弛缓)时,可导致吞咽的协同困难,食物容易反流;而吞咽时,喉部与舌骨的上抬以及前移运动不足或不能,将导致环咽肌开放不完全或完全不开放,支配环咽肌的迷走神经功能障碍可严重影响环咽肌的开放。上述情况均可引起全部或部分食团滞留、残留在会厌谷、梨状隐窝,并且在吞咽前、中、后都可能引起误吸。

咽和 UES 由横纹肌组成,因此,它们收缩时反应速度明显比由平滑肌构成的中下段食管快,压力上升的速度达到 600mmHg/s,同时也远远超过了低顺应性水灌注式导管的反应速度。所以如果以传统的水灌注式测压导管对咽及 UES 测压,其记录的压力波存在一定的偏差。这样就需要一套高反应频率的系统以满足咽及 UES 的测压。腔内固态测压导管是一种柔软有弹性、带有压力微感应器的导管,这些压力微感应器接触咽壁或食管壁后,直接感受其收缩的压力,将信息以电信号的方式传导到电子计算机进行整合及分析,反应速度极快,可达 2000mmHg/s 以上,可以精确地记录咽部压力及其变化频率。

很多研究发现,UES 收缩时产生的压力并不对称,前后方向压力最高而左右方向压力最低。这种径向的不对称性可能是由环咽肌解剖学特性决定的,也可能是由舌的加压作用及会厌对上咽及下咽的倾斜作用造成的。纵向的压力也不对称,前部的最高压力产生在靠近咽部而后部最高压力产生在靠近食管。Sears 等应用了固态测压导管对 UES 的压力不对称性做了进一步的研究,这种导管有 4 个固态传感器,间距 3cm,每个传感器可以测量 4 个方向的压力,沿 UES 近端至下咽、口咽顺序排列。他们发现无论纵向还是径向压力均显著不对称,压力变化从(365 ± 29)mmHg 至(86 ± 13)mmHg。传统的水灌注式测压导管每个通道只能测定一个特定方向上的压力,因此不能提供咽及 UES 压力的可靠数据。

2. 正常的吞咽反射 正常的吞咽反射是一个复杂的生理过程。食团进入咽时刺激咽黏膜神经末梢,由迷走神经传入,延髓及其下部吞咽中枢发出冲动,由舌咽神经、迷走神经、副神经传出,兴奋咽喉壁、软腭和舌背肌肉,软腭上抬与鼻咽壁接触防止食物进入鼻腔;会厌反转关闭喉前庭,声带闭合防止食物进入气管;咽缩肌收缩,UES 松弛、开放,食团进入食管。事实上,通过一系列因素间的相互作用才实现了 UES 的开放。这一系列因素包括舌骨及喉的运动带动了 UES 的开放,咽部收缩、舌根部推动力驱动食团进入环咽区,环咽肌松弛,UES 的松弛开放形成负压吸引食团向下。

如果压力传感器之间的距离过长,那么吞咽时测压记录一定有误差。因为当吞咽启动后,UES 会向口侧上移 2~3cm,离开压力传感器位置。此时压力传感器记录到的压力下降往往被误认为是括约肌松弛的结果。一般的测压导管传感器的数量较少,传感器之间的距离往往为 2cm 及以上。使用这种导管进行咽部及 UES 测压后需谨慎解释结果。

有人尝试使用一种长的袖套式装置解决这一问题,它能感应这一长度内的最高压。该袖套式传感器的横截面为卵圆形,测压时以前后向定位于 UES。尽管它也能被用来行吞咽时的测压,但其在松弛时仍可能带来误差,因为它人为地缩短了 UES 的开放时间。另一解决方法是将固态压力传感器置于 UES 的近侧。吞咽时喉上抬,尚未松弛的 UES 上移至压力传感器位置,紧接着是松弛,故而记录到一个先上升后下降的压力曲线。当括约肌重又恢复紧张时,压力曲线跟着上升。最后随着喉下降,UES 也移至传感器以下,压力曲线下降。整个吞咽过程中 UES 压力曲线的形态呈"M"形,见图 22-6。

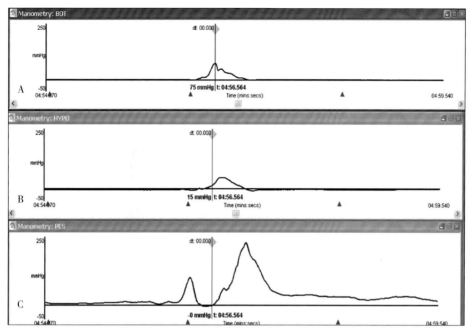

图 22-6　一次正常吞咽时所测咽腔压力波形图

A. 舌根部（BOT）压力波形,产生峰值压力的时间点应在食管上括约肌松弛区间内（压力低于静息压）；
B. 下咽部（Hypo）压力波形,产生峰值压力的时间点应在食管上括约肌松弛区间内；C. 食管上括约肌
（UES）产生波形呈"M"形。第 1 个波峰是由于喉上抬产生的,在有些波形中这个波峰不一定很明显。之后
食管上括约肌松弛,压力趋近于大气压（0mmHg）或低于大气压（负值）。第 2 个波峰为食管上括约肌松弛
过后强力收缩产生。之后逐渐下降至静息压水平

3. 吞咽的生物力学机制　吞咽是一系列复杂的、高度协调的肌肉运动的结果,神经肌
肉的精确协调使口腔、咽、食管的管道与瓣膜依次收缩及打开,产生了能够将食团顺序从口
腔推进至食管的压力梯度。

食团被舌推入咽后,刺激咽黏膜神经末梢,同时软腭上升,将口咽部与鼻咽部隔开,从而
防止了口咽部新产生的压力经过鼻腔造成分散而下降。与此同时,舌骨向前向上移动使喉
部上升,使喉后间隙张开,并使会厌倾斜至舌下。会厌的倾斜蔽盖了喉部阻止了误吸。由于
咽部肌肉的收缩,吞咽时下咽部的压力突然上升。舌骨及喉的运动带动了 UES 的开放,咽
部收缩、舌根部推动力驱动食团进入环咽区,环咽肌松弛。UES 的松弛开放形成负压。压力
上升后的咽部与压力低于大气压的食管腔之间就出现了一个明显的压力差,十分有利于食
物自下咽部向食管的移动。

食团的有效移动是神经支配下的肌肉收缩作用于食团和食团自身重力作用共同完成
的。有效食团移动也是在肌肉收缩与舒张的协调作用下,产生的食团上高压推进力和食团
下的负压吸引力的结果。吞咽链中的一些部分,例如食管,由于位置关系则始终保持负压。
与吞咽有关的结构协调作用于嘴唇、腭帆、气道的关闭、咽食管括约肌的开放和关闭、食管下
括约肌的开放和关闭等,对高压推进力和负压吸引力的产生起决定作用。舌具有首要的启
动力作用,舌的向后回缩牵引舌骨,为喉部的抬高提供了基础。咽缩肌群的主要作用不是在
食团上方产生正压,而是在食团通过后"清扫"咽,确保吞咽后咽无食物残留。有效的（时间

和强度）喉部抬高帮助制造出咽的负压区，让食团可以快速地、安全地从一个高压区进入一个低压区。如果从一个高压区移动到另一个高压区，则是异常状况所致。例如，肌肉无力和协调不能，可抑制食团移动，导致滞留和残留，甚至误吸。

（二）高分辨率测压检查的应用

1. 咽部测压检查的发展 咽部测压技术可以动态连续地直接反映整个吞咽过程中的咽腔压力的变化。可用于：正常咽部生理的评估，吞咽造影检查未能发现的异常，咽部及UES压力的定量确认，UES的不完全或不协调松弛检测，对咽部及UES功能紊乱潜在可能的食管功能的评估。目前不同研究者对咽部测压应用的设备及操作流程不完全一致，咽部测压的部位也尚未统一。导管的直径与形状，传感器在导管中的位置，单向灌注孔与环周感应器，测压部位与咽部结构的关系，检查时患者的体位与头部的位置以及吞咽食团的种类与数量均会影响测压结果。由于咽部长度通常小于10cm，故应用测压点间距较近的导管较为合适。一些实验室也应用一些记录点间距不规则的导管。因而，所得的数据必须与相应导管的类型、直径与形状得到的正常值相比较。

对咽和UES压力活动进行充分描述需要大量空间紧密排布的压力传感器的连续数据记录。因此，理想的压力测量系统必须能够获得咽部至食管部连续、高保真的压力数据，并且具有圆周灵敏度及高响应速度。系统给出的压力数据不仅应包括咽和UES收缩，而且应该提供驱动食团运动驱动力的精确评估，以及识别或排除引起患者症状的反常食管功能。随着压力测量和图像处理技术的进步，这一"理想"目标正在逐步接近。每一次技术进步都带来了新的视野。

2. 高分辨率测压检查 在20世纪上半叶，非灌注、末端开放的导管束被用于观察动力收缩和蠕动收缩。低顺应性、气动液压灌注系统和侧孔（side-hole）导管的使用提高了测量精度，含有内部传感器的固态传感器也得到了应用。这些发展使得压力测量系统在临床实践中得到了广泛的应用。近年来，能够在导管上配备高达36个压力传感器的新颖的固态技术的发展使得"真正的"高分辨率压力测量（high-resolution manometry，HRM）成为现实。HRM系统由Clouse和Staiano在20世纪90年代发明。这种固态压力测量系统的导管外径为4.2mm，含有36个间隔1cm的圆周传感器（sierra scientific instruments，Los Angeles，CA）。这种装置使用专有的环绕触知微压力测量技术，此技术允许36个压力传感器中的每个传感器都能测量一个圆周上12个2.5mm长离散部位的压力。然后，将这些离散部位上的压力取平均值来获得测量的平均压力，这使得36个传感器每个都成为具有固态压力测量系统宽频响应特性的圆周压力探测器。在记录数据前，使用外加的0~100mmHg压力来校准这些传感器。每个传感器的响应特性是可以记录超过6000mmHg/s的瞬态压力，在热校准修正后，可以精确记录1mmHg内的大气压力。每个传感器的数据获取频率是35Hz。所有压力的测量都参照大气压力。对于细微的，快速的压力变化相对其他技术优越许多。

（三）高分辨率测压检查在吞咽生物力学中的研究

1. HRM应用于正常人吞咽生理的研究 Takasaki等选择了33名身体健康的日本成年人作为研究对象，使用HRM测量了舌根、下咽和食管上括约肌在吞咽（空吞咽和5ml水）时的最大压力值，空吞咽时压力分别为（141.1±73.5）mmHg；（175.3±59.7）mmHg；（172.7±73.8）mmHg。同时也测量了食管上括约肌静息压力约为（70±30）mmHg，舌根、下咽和食管上括约肌在吞咽5ml冰水时的最大吞咽压力要高于空吞咽时的最大吞咽压力。每个部位的最大吞咽压力在男性和女性间并没有显著不同,这表明男性和女性的吞咽生理结构是相似的。McCulloch 等研究了健康志愿者不同体位下对吞咽生理过程压力的影响,发现在转头吞咽时,腭咽部压力持续时间增加,UES 静息压下降,UES 开放负压下降。在低头吞咽时,腭咽部压力持续时间也增加,UES 静息压下降。提示这两种体位均有助于食团的向下运送,可根据吞咽困难的具体情况选择适合的体位。窦祖林研究团队利用 HRM 评估空吞咽与食团吞咽时咽部及 UES 功能的变化,结果发现,空吞咽时,UES 松弛残余压、开放前压力峰值、咽部收缩压力持续时间和咽部压力上升速率明显高于食团吞咽,而 UES 松弛持续时间与 UES 开放后峰值明显低于食团吞咽。这意味着空吞咽需要较高的咽部收缩动力与较低的 UES 松弛残余压,而持续时间较食团吞咽短。

2. HRM 应用于食团容积对吞咽生物力学影响的研究　食团容积是调节吞咽生物力学的一个重要因素。对吞咽障碍患者而言,适当的食团容积有利于保证吞咽的安全性及有效性。食物容积的上升往往导致吞咽安全性下降,渗漏与误吸的几率增加,咽部残留增多。但如果食团容积太小,又达不到诱发吞咽反射的刺激阈值。

Ghosh 等利用 HRM 研究正常人卧位下吞咽 1ml、5ml、10ml 和 20ml 水对咽部及 UES 功能的影响,结果发现,UES 松弛持续时间及咽部收缩压力峰值随食团容积的增大而增大。Hoffman 等利用 HRM 研究不同食团容积对 12 名正常人咽期吞咽的影响,结果也发现,咽部收缩压力峰值、咽部收缩压力持续时间、UES 松弛持续时间、UES 残余压均随食团容积的增大而增大。以上研究认为,食团容积增加主要依靠咽部收缩力量的加大来推进食团,并通过延长 UES 松弛持续时间使食团全部通过 UES。兰月等研究吞咽不同容积(3ml、5ml、10ml)的食团(水、浓流质、糊状食物)时,随着食团容积的增大,UES 残余压增大,UES 松弛持续时间延长,而下咽部收缩压力峰值、下咽部收缩压力持续时间均不随食团容积的变化而改变。他们认为食团容积的增大主要依靠延长 UES 开放时间而并非通过加强下咽部收缩力来使得食团顺利通过 UES。下咽部收缩力主要是在食团通过咽腔后起到清除残留食物的作用,不随食团容积的变化而发生明显改变。

3. HRM 应用于食团黏度对吞咽生物力学影响的研究　黏度是指由于分子之间的凝聚力,使物质具有抵抗流动或变形的特性。这种特性是为患者准备食物时考虑的最重要的因素。在液体研究中,这是一个重要变量。如果食团的黏度增加 1 倍,则完成吞咽时需要吞咽肌群施加的力量也增加 1 倍。黏度均一的食物可使吞咽延迟的患者更好地控制咀嚼、转运食物、吞咽,而减少误吸的危险。Clave 等对 24 个卒中后伴有吞咽障碍的患者进行吞咽造影 VFSS 检查后发现,神经源性疾病的患者在吞咽稀流质时发生误吸、渗漏等症状较吞咽浓流质或糊状食物严重,这是安全性最差的一种食物性状。增加食物的黏度可显著改善吞咽的安全性和吞咽效率,尤其是糊状食物最为适宜。

Raut 等对 22 个健康受试者使用 4 个传感器的固态测压导管,测量他们在分别吞咽 5ml 水、糊状食物、固体食物(面包)时的咽部压力参数。他们发现,随着食团黏度的升高,吞咽时咽部压力也随之上升,UES 松弛残余压下降,而咽部食团传送时间会增长,但 UES 松弛后收缩峰值不受影响。Bulter 等使用直径 2.1mm、带有 5 个传感器的固态测压导管对 42 个健康受试者进行检测,发现随着食团黏度的增加,UES 的松弛时间延长及残余压下降,尤其是在吞咽 10ml 食团时表现最为显著;Pal 等使用视频测压技术也发现在吞咽黏度较高食团时 UES 通过开口更宽和更久来使得转运顺畅安全。与日本学者上水研究结果相反,兰月等研究不同黏度食团(水、浓流质、糊状食物)对正常人咽期吞咽功能的影响,结果发现,相比黏度较大的浓流质及糊状食物而言,吞咽黏度小的水时,咽部收缩压力峰值、咽部收缩压力持续时间、UES 松弛持续时间、UES 开放前压力峰值、UES 开放后压力峰值均增大。他们认为,吞咽黏度较小的食团时,需要募集更多咽部肌肉的力量来加强对黏度较小的食团的控制,预防渗漏、误吸的发生,以保证吞咽的安全性;并通过增加 UES 开放前后收缩力量来防止黏度较小的食团过早进入食管和有效预防食团反流。

4. HRM 应用于吞咽障碍患者吞咽功能的研究　VFSS 虽然可提供吞咽过程食团在口咽部的转运、咽部收缩、松弛和气道保护动作等信息,但其并不能提供咽收缩力和 UES 开放的定量化参数,不能精确地判断 UES 松弛情况。少数患者即使施行 VFSS 检查,仍不能显示异常所在。HRM 使吞咽时咽及 UES 的精确压力变化及其协调性得以检测,在咽期吞咽困难评估方面,HRM 可能具备很多优势。研究结果证明,HRM 能区分由咽部收缩微弱或协调不佳引起的吞咽问题和结构病变(比如环咽肌过度肥大)。此外,通过病理学水平上定位最大食团内压梯度,HRM 还能确认 X 线片图像下环咽肌的功能意义。

Mielens 等对 1 例咽食管反流和 1 例全喉切除术后的患者使用 HRM 对咽部功能进行研究后发现,前者表现为腭咽部压力升高,舌根部压力持续时间增加及 UES 静息压下降,表明在咽食管反流时,由于 UES 过于松弛使食团的驱动力代偿性升高;而后者表现为腭咽部压力升高,UES 静息压下降及 UES 松弛残余压升高,表明全喉切除后由于 UES 缺少喉上抬对其的被动牵拉,使 UES 开放不完全。兰月等采用 HRM 评估了脑干卒中患者球囊扩张治疗前、后咽部及食管上括约肌生物力学的变化。研究发现,UES 松弛功能受损及咽部推动能力下降是脑干卒中患者吞咽障碍的重要原因。改良球囊扩张术与常规吞咽障碍治疗方法如电刺激、低头吞咽、声门上吞咽等均可改善患者的吞咽功能,其中改良球囊扩张术对 UES 松弛功能及咽部推动能力的改善均有治疗益处,对 UES 松弛功能改善作用更大。常规吞咽障碍治疗方法对增进咽部推动能力有一定作用,但对 UES 松弛功能的改善作用较小。

（四）视频测压技术

近年来,同时采用 HRM 和 VFSS 进行的视频测压技术可探讨更多咽部吞咽过程和生物力学相关的信息。有研究指出 HRM 和 VFSS 可用于确定食团通过吞咽器官时腔内压与运动之间的关系,并阐明了这些特性和食团容积及食团浓度间的相互关系。该研究让人们认识到大口吞咽时 UES 如何通过开口更宽和更久来使得食团内压保持在一个很窄的生理学范围内,以及此部位的反常结构或功能如何增加流动阻力和显著增加驱动食团流动所需的驱动力。因此,HRM 测量结果确认了在 VFSS 中看到的咽部食管内的位置和病理学功能意义。Bulow 等运用视频测压技术评估声门上吞咽、用力吞咽及吞咽对口咽性吞咽障碍的效果,结果发现,这三种技术并不能降低吞咽方向性的错误,但用力吞咽及点头吞咽可减少渗漏,另外,这些方法也不能防止咽滞留。

窦祖林研究团队使用视频测压技术评估脑干损伤后吞咽障碍患者的吞咽功能,分析异常的运动学与生物力学参数以及舌骨位移与咽腔、UES 压力之间的关系。结果发现病例组的舌根与下咽部的压力峰值、压力上升速率、舌骨向前位移、UES 的最大开放幅度、开放后压力峰值、开放持续时间均较健康对照组下降;而舌根部与下咽部的收缩持续时间、UES 松弛残余压高于健康对照组;对照组舌骨向前位移与 UES 松弛残余压呈负相关;病例组舌骨向前位移分别与舌根部压力峰值、下咽部压力峰值成正相关。他们认为,视频测压技术可以同时使用 VFSS 和 HRM 评估吞咽功能,可作为临床一种精确、全面的定量评估吞咽功能的方法。

三、吞咽说话瓣膜对吞咽生物力学改变的研究

(一)吞咽过程中吞咽与呼吸系统的关系

1. 正常吞咽中呼吸系统的作用　正常吞咽启动后将发生一系列生理活动,包括软腭上抬后缩、完全闭锁腭咽、舌骨和喉部上抬前移、会厌反转覆盖喉前庭、喉部闭合、咽缩肌收缩将食物推进、环咽肌开放以及食物进入食管。其中,喉部闭合环节对防止食物渗漏、误吸起到重要的作用。喉部闭合的顺序为真声带、假声带、会厌谷由下而上顺序收缩,可将渗漏入喉前庭、会厌谷的食物上推至咽部。大量研究证实,人类吞咽和呼吸的协调运动具有时序选择性,绝大多数人按照呼气—吞咽—呼气模式进行,这种模式被认为是气道保护的机制之一。它不仅受中枢系统(脑干初级中枢模式发生器及皮层高级运动中枢)调控,还受到外周运动感觉系统的影响,其中声门下压力(subglottic pressure,Psub)可能发挥着至关重要的作用。

2. 气管切开后的生理变化　气管切开术后主要临床表现有喉上抬幅度减少;喉部肌肉失用性萎缩;声门关闭反射减弱;口咽和喉部黏膜敏感性降低。并且气管切开后上气道解剖结构和声门气流消失,使吞咽时无法形成声门下压力,破坏了正常的呼吸 - 吞咽协调性,增加了误吸风险。Zhang 等人实验研究发现:当大鼠的上气道呈正压状态时,颏舌肌活动减弱,呼气时间延长,可能直接影响呼吸 - 吞咽功能。Gross 等人对肺容量与吞咽功能的关系研究表明,肺容量降低导致声门下压力降低,从而延长咽期吞咽时间,增加误吸风险。Matsuo 等人发现在缺乏 Psub 的情况下,患者的喉上抬、舌骨位移、会厌翻转时间较正常人明显延迟。Inamoto 等人利用 320-CT 检测正常人吞咽不同黏稠度食团喉关闭的运动学变化,研究发现真声带关闭速度和关闭持续时间与食团黏稠度相关。与浓流质相比,稀流质更早到达下咽部,并且停留时间更长;真声带闭合时间早,持续时间长。该研究提示真声带的运动模式在预防误吸中发挥着重要作用,并且与食团在咽 - 食管段的运动相一致。

目前认为,气管切开后患者直接由气管套管呼吸,产生的生理性变化包括:①呼吸道阻力的改变或消失;②吞咽时无法形成声门下压力;③有效的咳嗽反射减弱;④肌肉敏感性降低;⑤真声带关闭和协调减弱;⑥呼吸和(或)吞咽循环链的断裂;⑦吞咽时的喉抬升减弱。

(二)吞咽说话瓣膜对气管切开吞咽障碍患者的应用研究

窦祖林教授 2008 年在美国研修后,率先把 Passy-Muir 吞咽说话瓣膜引进国内,不仅用于治疗气管切开后吞咽障碍患者,为其说话、改善吞咽、尽早拔管创造条件,在此基础上也做了大量的研究,其在吞咽说话瓣膜对气管切开吞咽障碍患者渗漏、误吸影响的研究水平可与国际接轨。

Ongkasuwan 等人报道使用 VFSS 比较了气管切开患儿在佩戴和不佩戴 PMV 两种状态下吞咽流质、半固体和固体三种性状食团的吞咽功能,发现佩戴 PMV 可明显缓解误吸症状。有文献报道,单向通气阀说话瓣膜可明显降低气管切开患者的误吸风险,患者不佩戴说话瓣膜时进食液体有误吸,佩戴说话瓣膜后能安全进食液体。窦祖林研究团队对 32 例气管切开伴吞咽障碍患者佩戴吞咽说话瓣膜前后渗漏、误吸情况进行研究,32 例患者吞咽造影所见未佩戴说话瓣膜的患者渗漏者有 6 例、误吸者有 26 例,其误吸的发生率为 81.25%;患者佩

戴说话瓣膜后渗漏者有 14 例、误吸者有 18 例,其误吸的发生率为 56.25%;可见,患者佩戴说话瓣膜后误吸程度逐渐向渗漏程度改善,并且降低了误吸的发生率。Rosenbek 分级中患者佩戴与未佩戴说话瓣膜吞咽时造影检查 SD Rosenbek 分级显示,未见 1 级患者,6 例渗漏、误吸的程度无改变,4 例渗漏和 14 例误吸分级有明显提高,8 例从误吸降低到渗漏,减少了误吸的发生。他们认为,这可能是患者佩戴瓣膜后,呼气时说话瓣膜关闭,气流从口鼻呼出,声门下呼吸道压力恢复,喉闭合功能重新建立所致。

此外,窦祖林研究团队对 1 例气管切开后伴吞咽障碍、发音不能患儿佩戴吞咽说话瓣膜,并结合吞咽训练,7 周后,患儿大口进食稀流质时发生误吸,有弱咳嗽反射,进食浓流质和糊状食物无误吸,环咽肌开放正常。于第 11 周拔除气管套管后拔除鼻饲管,完全经口摄取足够营养。他们认为其机制与说话瓣膜改善气管切开患者吞咽协调性,恢复完整气道通路,增加声门下压力,重塑咽 - 食管段咽腔压力有关。

目前,关于气道流体力学与吞咽功能之间的相互作用机制,研究者认为气管切开患者佩戴 PMV 后误吸症状改善是因为 Psub 得到恢复,刺激声门下机械感受器,促进了呼吸和吞咽周围感觉信息传导,通过中枢神经调控,从而减少吞咽时咽腔容积,增加食团内压,促进食团从咽部到食管上括约肌的运送。佩戴吞咽说话瓣膜后上气道流体力学变化如何恢复吞咽功能及其生物流体力学的机制,窦祖林团队已获得国家自然科学基金的资助,期望在机制的探讨中将会有新的突破。

(招少枫 窦祖林)

第四节 吞咽的未来科学研究方向

尽管吞咽的临床实践是一个相对年轻的领域,我们检索发现有关吞咽生理学、吞咽障碍病因学、评估和治疗方面的文章呈指数性增长。近三十年来,国际和国内陆续出现相关的团体以及专业的学术期刊,在吞咽的基础、临床和转化科学方面的研究快速增长。到 2017 年元月以来,在 PubMed 上简单搜索"dysphagia"可以找到 57 870 篇相关文章。而且,未来的吞咽研究发展有赖于相关领域专业人员的不断努力,涉及康复医学科、口腔颌面与耳鼻喉头颈外科、消化科、放射科、神经病学、营养学、护理学、心理学、流行病学和教育学等诸多学科。

本节主要讨论目前吞咽研究出现的热点与面临的挑战,探讨未来可能的发展趋势。在不久的将来,我们将进一步加深对吞咽生理和神经生理的认识,发展吞咽功能诊断和评估的新方,对评估方法进行标准化分析,寻找临床和研究公认的吞咽障碍的核心参数,加强治疗方法与技术的转化研究,以及开展基于大数据的研究等。

一、吞咽神经生理和病理研究

人类大脑对吞咽进行多维度水平的神经控制,其中吞咽皮质及皮质下中枢组成的神经网络在吞咽的生理和病理机制中占重要作用。吞咽主要激活初级皮质运动区(primary motor cortex,M1)和初级皮质感觉区(primary sensory cortex,S1)、辅助运动区(supplementary motor area,SMA)、前扣带回(anterior cingulate cortex,ACC)、岛叶、鳃盖部、前额叶、基底节、丘脑和小脑。有关这些区域在吞咽功能中的作用详见第三章第三节神经系统的反射性调节有关内容,这些脑区组成空间上分布式而功能上紧密联系的网络。尽管发现了这些激活的皮质网络,但仍有许多细节并不清楚。例如,我们仍不明确这些脑区的时间激活顺序、每个脑区和不同半球的确切功能,以及它们在神经损伤或退行性疾病导致的吞咽障碍中究竟受到了什么影响。

吞咽神经生理和病理的未来研究将致力于理解复杂的幕上大脑皮质及皮质下中枢的神经调控过程。从而发展新的模式(行为学、脑刺激和药物)针对神经靶点进行治疗,改变传统的基于症状诊断和治疗的临床模式。

吞咽障碍评估与治疗的未来主要取决于从事吞咽障碍临床的专业人员与研究者能否从临床出发,收集更多的资料进行更进一步的研究,从而支持目前及未来吞咽障碍患者的治疗方法的改进。治疗师均应尽可能参与这样的研究,并且从循证医学的角度系统地总结每位吞咽障碍患者的治疗成效。

二、探讨大脑生理功能与吞咽障碍治疗的结合

证据显示,在未来十年内将会有很多领域的研究成果,这些领域包括大脑生理功能与吞咽障碍治疗的结合,为达到此目的,专业人员需要进一步发展相关策略,更有系统性地仔细观察与研究不同年龄阶段的正常人,以及特定吞咽障碍群体的大脑功能,揭示更多人脑与吞咽的关联。

1. 吞咽功能的评估　吞咽造影中动态造影录像与快速摄片,逐帧慢速回放,仔细分析吞咽过程,量化时间与运动学参数;高分辨率压力测量能更精确测量从腭咽到食管长达30cm多的各空间点的压力变化,量化吞咽功能的各项指标;320排动态CT成像通过3D动态CT生动形象地模拟口腔、咽腔至食管上段的立体解剖结构,重建食团通过UES的立体影像。随着各种新技术的涌现,将在以后更进一步协助我们临床与科研工作者更好地了解吞咽功能与吞咽障碍。

2. 吞咽障碍的治疗　经颅磁刺激、经颅直流电刺激等一系列非侵入性的颅脑外神经刺激技术,影响脑内代谢和神经电活动,引起一系列生理生化反应,使得大脑兴奋性发生不同程度的改变,而改善吞咽功能;咽腔内神经肌肉电刺激,直接作用于失神经支配的肌肉刺激;基于镜像神经元理论的虚拟现实(VR)技术,改善中重度认知障碍的吞咽障碍患者的症状。随着新技术的涌现,为临床与科研工作者开辟了崭新的道路。

3. 感觉功能与吞咽障碍治疗的结合　在未来十年内专业人员需要进一步发展下列相关治疗策略。

(1)更有系统性地仔细观察不同年龄阶段的正常人,以及特定吞咽障碍群体的感觉及认知功能。

(2)有系统地强化感觉输入,以代偿感觉缺失所造成的口咽吞咽障碍,气脉冲治疗已在此领域做出了有益尝试,第九章第一节已做了相关介绍,尚需临床应用研究,获得大量的循证证据的支持。

三、呼吸与吞咽功能的整合

在不同年龄阶段正常人和不同种类的吞咽障碍患者中,整合呼吸与吞咽功能,以及研究某部分功能障碍与其他功能障碍之间的关系,这是未来研究的另一个重要领域。如在声门

下压力理论指导下,气动吞咽的研究方兴未艾。初步研究显示,患者有肺部异常伴有吞咽障碍时,患者的呼吸问题改善后,其吞咽功能也开始呈现好转。目前亟待发展的是应该如何,以及在何时开始介入对这类患者的干预。

回顾过去十多年的研究,我们已取得了丰硕成果,随着越来越多的专业人士对吞咽异常的临床研究感兴趣,相信一定会有更多的研究发现,加深我们对吞咽障碍的认识,使吞咽障碍的评估与治疗有更多的突破。

(招少枫 窦祖林)

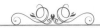

参 考 文 献

1. Hamdy S, Aziz Q, Rothwell JC, et al. The cortical topography of human swallowing musculature in health and disease. Nature medicine, 1996, 2: 1217-1224

2. Hamdy S, Rothwell JC, Brooks DJ, et al. Identification of the cerebral loci processing human swallowing with H2 (15) O PET activation. Journal of neurophysiology, 1999, 81: 1917-1926

3. 周立富, 王淑娟, 元小冬, 等. 正常人吞咽活动激活脑皮质中枢的功能性磁共振定量分析. 中华物理医学与康复杂志, 2015, 37: 262-265

4. 张婧. 卒中损伤部位与吞咽困难的关系. 中国卒中杂志, 2007, 2: 214-219

5. Vasant DH, Michou E, Mistry S, et al. High-frequency focal repetitive cerebellar stimulation induces prolonged increases in human pharyngeal motor cortex excitability. The Journal of physiology, 2015, 593: 4963-4977

6. 窦祖林, 万桂芳, 王小红, 等. 导尿管球囊扩张治疗环咽肌失弛缓症 2 例报告. 中华物理医学与康复杂志, 2006, 28: 166-170

7. 兰月, 窦祖林, 万桂芳, 等. 球囊扩张术治疗脑干病变后环咽肌失弛缓症的疗效研究. 中华物理医学与康复杂志, 2009, 31: 835-838

8. 万桂芳, 胡昔权, 窦祖林, 等. 球囊扩张术在儿童环咽肌失弛缓症患者中的应用 1 例. 中国康复理论与实践, 2010, 16: 279-280

9. 胡佑红, 卫小梅, 窦祖林. 导管球囊扩张治疗环咽肌功能障碍的机制. 中华脑科疾病与康复杂志, 2011, 1: 82-87

10. 邹任玲, 胡秀坊, 徐秀林, 等. 环咽肌失弛缓球囊扩张治疗装置设计. 中国组织工程研究与临床康复, 2009, 13 (52): 10309-10312

11. 孟玲, 陆敏, 窦祖林, 等. 改良双腔球囊导管在环咽肌失弛缓症患者中的应用. 中华护理杂志, 2010, 45 (4): 304-306

12. 郭丹泵, 郭甜菊, 许海生, 等. 球囊扩张联合神经肌肉电刺激治疗 80 岁以上脑卒中等吞咽障碍 2 例护理体会. 心血管病防治知识, 2011, 3: 92-93

13. 杨海芳, 王素愫, 陈红霞, 等. 2 例脑卒中后环咽肌失弛缓吞咽障碍患者的治疗总结. 中华临床医学研究杂志, 2007, 13 (6): 707-709

14. 范文可, 吴毅, 路微波, 等. 导管球囊扩张术治疗神经源性环咽肌失弛缓症的临床研究. 中国康复医学杂志, 2011, 26 (5): 415-418

15. 卫冬洁, 张庆苏, 李胜利. 导管球囊扩张治疗环咽肌失弛缓症 1 例报道. 中国康复理论与实践, 2007, 13

（9）：831-832

16. 杨海芳，王素愫，陈红霞．脑卒中后环咽肌失弛缓吞咽障碍治疗分析．中国现代医药杂志，2007,9（5）：50-52

17. 陈艳，王璇，潘翠环，等．导管球囊扩张治疗环咽肌失迟缓临床观察．广东医学，2010,31（7）：857-859

18. Dou Z,Zu Y,Wen H,et al. The effect of different catheter balloon dilatation modes on cricopharyngeal dysfunction in patients with dysphagia. Dysphagia,2012,27（4）：514-520

19. 兰月，徐光青，窦祖林．改良球囊扩张术对脑干卒中后吞咽障碍患者食管上括约肌功能的影响．中华医学杂志，2013,93（33）：2631-2636

20. 卫小梅，窦祖林，招少枫．脑干卒中后吞咽障碍患者改良导管球囊扩张治疗中枢调控机制的 fMRI 研究．中华物理医学与康复杂志，2015,37（12）：892-898

21. 袁春兰，彭化生．导尿管球囊扩张术不同介入时机对脑卒中后环咽肌失弛缓症疗效的影响．中华物理医学与康复杂志，2013,35（2）：126-129

22. 郭君，郭钢花，李哲．经鼻及经口球囊扩张术在环咽肌失弛缓应用中的比较．中华物理医学与康复杂志，2014,36（7）：538-540

23. 黄绍春，杨永超，刘莉．主动球囊扩张术治疗卒中后环咽肌失弛缓所致吞咽障碍的效果．中国脑血管病杂志，2016,13（8）：398-403

24. 万桂芳，窦祖林，丘卫红，等．说话瓣膜的应用对气管切开并吞咽障碍患者渗漏和误吸的影响．中国康复医学杂志，2012,27：949-951

25. 温红梅，窦祖林，万桂芳，等．表面肌电生物反馈联合吞咽训练在脑梗死恢复期吞咽障碍患者康复中的应用．中华物理医学与康复杂志，2013,35：979-982

26. 王强．神经肌肉电刺激在吞咽障碍患者中的应用．中华物理医学与康复杂志，2013,35：949-951

27. 王兴林．吞咽障碍的生物力学变化及电刺激治疗机制．中华物理医学与康复杂志，2013,35：938-940

28. Hamdy S,Rothwell JC,Aziz Q,et al. Long-term reorganization of human motor cortex driven by short-term sensory stimulation. Nature neuroscience,1998,1：64-68

29. Doeltgen SH,Dalrymple-Alford J,Ridding MC,et al. Differential effects of neuromuscular electrical stimulation parameters on submental motor-evoked potentials. Neurorehabilitation and Neural Repair,2010,24：519-527

30. 窦祖林，廖家华，宋为群．经颅磁刺激技术基础与临床应用．北京：人民卫生出版社，2012

31. Mistry S,Michou E,Rothwell J,et al. Remote effects of intermittent theta burst stimulation of the human pharyngeal motor system. The European Journal of Neuroscience,2012,36：2493-2499

32. Lin T,Jiang L,Dou Z,et al. Effects of theta burst stimulation on suprahyoid motor cortex excitability in healthy subjects. Brain Stimul,2017,10（1）：91-98

33. Park JW,Oh JC,Lee JW,et al. The effect of 5Hz high-frequency rTMS over contralesional pharyngeal motor cortex in post-stroke oropharyngeal dysphagia：a randomized controlled study. Neurogastroenterology and Motility：the Official Journal of the European Gastrointestinal Motility Society,2013,25：324-e250

34. Hamdy S,Aziz Q,Rothwell JC,et al. Recovery of swallowing after dysphagic stroke relates to functional reorganization in the intact motor cortex. Gastroenterology. 1998,115：1104-1112

35. 朱琪，杜宇鹏，徐守宇．经颅直流电刺激对脑卒中后吞咽障碍恢复的研究进展．中国康复理论与实践，2016,22：58-60

36. 招少枫，何怀，卫小梅，等．经颅直流电刺激同步吞咽任务对健康人吞咽皮质运动中枢的影响．中华物

理医学与康复杂志,2015,37:899-903

37. Kumar S,Wagner CW,Frayne C,et al. Noninvasive brain stimulation may improve stroke-related dysphagia:a pilot study. Stroke,2011,42:1035-1040

38. Shigematsu T,Fujishima I,Ohno K. Transcranial direct current stimulation improves swallowing function in stroke patients. Neurorehabilitation and Neural Repair,2013,27:363-369

39. Yang EJ,Baek SR,Shin J,et al. Effects of transcranial direct current stimulation(tDCS)on post-stroke dysphagia. Restorative Neurology and Neuroscience,2012,30:303-311

40. 窦祖林,兰月,万桂芳,等. 视频吞咽造影检查中使用不同造影剂的对比研究. 中华物理医学与康复杂志,2009,31:807-811

41. Kim SY,Kim TU,Hyun JK,et al. Differences in videofluoroscopic swallowing study(VFSS)findings according to the vascular territory involved in stroke. Dysphagia,2014,29:444-449

42. 戴萌,万桂芳,王玉珏,等. 吞咽造影量化分析的信度研究. 中华物理医学与康复杂志,2015,37:908-912

43. 兰月,徐光青,林拓,等. 吞咽造影数字化分析评估脑干卒中后吞咽障碍患者咽部功能治疗前后的变化. 中华物理医学与康复杂志,2015,37:577-580

44. 兰月,窦祖林,于帆,等. 高分辨率固态压力测量在吞咽功能评估中的应用研究. 中华物理医学与康复杂志,2013,35(12):941-944

45. McCulloch TM,Hoffman MR,Ciucci MR. High-resolution manometry of pharyngeal swallow pressure events associated with head turn and chin tuck. The Annals of Otology,Rhinology,and Laryngology,2010,119:369-376

46. 于帆,兰月,窦祖林,等. 空吞咽与食团吞咽对健康人咽期吞咽功能的影响. 中国康复医学杂志,2014,29:218-222

47. Hoffman MR,Ciucci MR,Mielens JD,et al. Pharyngeal swallow adaptations to bolus volume measured with high-resolution manometry. The Laryngoscope,2010,120:2367-2373

48. Lin T,Xu G,Dou Z,et al. Effect of bolus volume on pharyngeal swallowing assessed by high-resolution manometry. Physiology & Behavior,2014,128:46-51

49. Mielens JD,Hoffman MR,Ciucci MR,et al. Automated analysis of pharyngeal pressure data obtained with high-resolution manometry. Dysphagia,2011,26:3-12

50. Lan Y,Xu G,Dou Z,et al. Biomechanical changes in the pharynx and upper esophageal sphincter after modified balloon dilatation in brainstem stroke patients with dysphagia. Neurogastroenterology and motility:the official journal of the European Gastrointestinal Motility Society,2013,25:e821-829

51. 于帆,窦祖林,陈文华,等. 吞咽造影同步咽腔测压评估脑干损伤后吞咽障碍. 中华物理医学与康复杂志,2016,38:24-27

52. Inamoto Y,Fujii N,Saitoh E,et al. Evaluation of swallowing using 320-detector-row multislice CT. Part Ⅱ:kinematic analysis of laryngeal closure during normal swallowing. Dysphagia,2011,26:209-217

53. Ongkasuwan J,Turk CL,Rappazzo CA,et al. The effect of a speaking valve on laryngeal aspiration and penetration in children with tracheotomies. The Laryngoscope,2014,124:1469-1474

54. 万桂芳,窦祖林,王辉,等. 佩戴说话瓣膜对吞咽障碍患者渗漏和误吸影响的研究. 中国医学装备,2012,9:58-60

55. 招少枫,窦祖林,兰月,等. 康复期脑卒中患者卒中相关性肺炎的影响因素分析. 中华物理医学与康复

杂志,2013,35(12):967-971

56. Hamdy S,Aziz Q,Thompson DG,et al. Physiology and pathophysiology of the swallowing area of human motor cortex. Neural Plast,2001,8(1-2):91

57. Steele CM,Miller AJ. Sensory input pathways and mechanisms in swallowing:a review. Dysphagia,2010,25(4):323-333

58. Leopold NA,Daniels SK. Supranuclear control of swallowing. Dysphagia,2010,25(3):250-257

59. Lee TH,Lee JS,Park JW,et al. High-resolution impedance manometry facilitates assessment of pharyngeal residue and oropharyngeal dysphagic mechanisms. Dis Esophagus,2014,27(3):220-229

60. Zhang M,Tao T,Zhang ZB,et al. Effectiveness of neuromuscular electrical stimulation on patients with dysphagia with medullary infarction. Arch Phys Med Rehabil,2016,97(3):355-362

61. Inamoto Y,Saitoh E,Okada S,et al. The effect of bolus viscosity on laryngeal closure in swallowing:kinematic analysis using 320-row area detector CT. Dysphagia,2013,28(1):33-42

62. Huckabee ML,Macrae P,Lamvik K. Expanding instrumental options for dysphagia diagnosis and research:ultrasound and manometry. Folia Phoniatr Logop,2015,67(6):269-284

63. Zhao S,Dou Z,Wei X,et al. Task-concurrent anodal tDCS modulates bilateral plasticity in the human suprahyoid motor cortex. Front Hum Neurosci,2015,9:370

64. 招少枫,窦祖林.肌电生物反馈和低频电刺激在吞咽障碍中的应用进展.中华脑科疾病与康复杂志,2013,3(3):196-199

65. Lan Y,Xu G,Dou Z,et al. The correlation between manometric and videofluoroscopic measurements of the swallowing function in brainstem stroke patients with dysphagia. J Clin Gastroenterol,2015,49(1):24-30

66. Cai H,Ma B,Gao X,et al. Tongue acupuncture in treatment of post-stroke dysphagia. Int J Clin Exp Med,2015,8(8):14090-14094

67. Kikuchi A,Seki T,Takayama S,et al. Effect of press needles on swallowing reflex in older adults with cerebrovascular disease:a randomized double-blind controlled trial. J Am Geriatr Soc,2014,62(12):2438-2440

附录一　中山大学附属第三医院康复医学科临床吞咽功能评估表

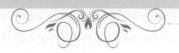

姓名：　　　性别：　　年龄：　　科室：　　　床号：　　　住院号：　　　联系电话：

发病日期：　　　　影像学诊断：　　　　　　　　临床诊断：

主观资料（S）：

诊断 / 主要病史和体格检查概况＿＿＿＿＿＿＿＿＿＿＿＿＿＿＿＿＿＿＿＿＿＿＿＿＿＿

既往言语语言病理治疗＿＿＿＿＿＿＿＿＿＿＿＿＿＿＿＿＿＿＿＿＿＿＿＿＿＿＿＿＿＿

疼痛报告＿＿＿＿＿＿＿＿＿＿＿＿＿＿＿＿＿＿＿＿＿＿＿＿＿＿＿＿＿＿＿＿＿＿＿＿

既往的疾病史：

□慢性阻塞性肺疾病，肺气肿，哮喘或其他呼吸道问题

□胃食管反流性疾病

□梗噎感

□短暂性缺血发作，脑血管意外

□其他神经疾病＿＿＿＿＿＿＿＿＿＿＿＿＿＿＿＿＿＿＿＿＿＿

□认知障碍

□手术史＿＿＿＿＿＿＿＿＿＿＿＿＿＿＿＿＿＿＿＿＿＿＿＿＿＿

□化疗 / 放疗

□误吸 / 吸入性肺炎

□气管套管存在或其他影响吞咽的情况＿＿＿＿＿＿＿＿＿＿＿＿＿＿＿＿＿＿＿＿＿＿＿

□其他＿＿＿＿＿＿＿＿＿＿＿＿＿＿＿＿＿＿＿＿＿＿＿＿＿＿＿＿＿＿＿＿＿＿＿＿＿

患者的主诉：＿＿＿＿＿＿＿＿＿＿＿＿＿＿＿＿＿＿＿＿＿＿＿＿＿＿＿＿＿＿＿＿＿＿

目前影响吞咽功能的药物使用情况＿＿＿＿＿＿＿＿＿＿＿＿＿＿＿＿＿＿□无 / 有

症状的发生：□突然　　　　□逐渐：开始＿＿＿＿＿＿＿＿＿＿接着＿＿＿＿＿＿＿＿＿

症状：□进食固体差　　　□进食液体差　　　□疲劳时差　　　□口腔期出现症状

　　　□导致体重减轻　□其他

客观资料（O）：

意识水平：　　　　□清醒　　　　　　　□嗜睡　　　　　　　□昏迷

认知 - 语言情况：□需更进一步评估　　□不需评估

口腔 / 颜面检查

呕吐：　　　　　　□完整　　　　　　　□缺失

咳嗽：　　　　　　□强烈　　　　　　　□弱　　　　　　　□缺失

咳嗽反应时间： □马上 □推迟

清嗓： □强烈 □弱 □缺失

清嗓反应时间： □马上 □推迟

声音质量： □沙哑 □带呼吸声 □湿润

唇运动： □流涎 a b c d e □唇缩 a b c d e □鼓腮 a b c d e

□唇拢 a b c d e □咀嚼运动 a b c d e

下颌运动： □下垂 a b c d e

舌运动： □伸舌 a b c d e □摆左 a b c d e □舔上唇 a b c d e

□摆右 a b c d e □舔下唇 a b c d e

软腭运动： □提升 a b c d e □咽反射 a b c d e

语言： □构音障碍 □失语症

食物选择：

进食场所： ＿＿＿＿＿＿＿＿＿＿＿＿＿＿＿＿＿＿＿

进食体位： 躯干位置＿＿＿＿＿＿＿＿＿＿＿＿＿ 头部位置＿＿＿＿＿＿＿＿＿＿

帮助方式： ＿＿＿＿＿＿＿＿＿＿＿＿＿＿＿＿＿＿＿

食物选择： □冰块 无需检查/正常范围/损伤 记录（请描述）＿＿＿＿＿＿＿＿＿＿

□水 无需检查/正常范围/损伤 记录（请描述）＿＿＿＿＿＿＿＿＿＿

□浓汤 无需检查/正常范围/损伤 记录（请描述）＿＿＿＿＿＿＿＿＿＿

□固体 无需检查/正常范围/损伤 记录（请描述）＿＿＿＿＿＿＿＿＿＿

□稠的液体 无需检查/正常范围/损伤 记录（请描述）＿＿＿＿＿＿＿＿＿＿

□混合物 无需检查/正常范围/损伤 记录（请描述）＿＿＿＿＿＿＿＿＿＿

一口量（ml）： ＿＿＿＿＿＿＿＿＿＿＿＿＿＿＿＿＿＿＿

食物放入位置： ＿＿＿＿＿＿＿＿＿＿＿＿＿＿＿＿＿＿＿

吞咽模式： ＿＿＿＿＿＿＿＿＿＿＿＿＿＿＿＿＿＿＿

吞咽时间： ＿＿＿＿＿＿＿＿＿＿＿＿＿＿＿＿＿＿＿

吞咽动作： ＿＿＿＿＿＿＿＿＿＿＿＿＿＿＿＿＿＿＿

喉活动度： ＿＿＿＿＿＿＿＿＿＿＿＿＿＿＿＿＿＿＿

咳嗽力量： ＿＿＿＿＿＿＿＿＿＿＿＿＿＿＿＿＿＿＿

口腔残留/量： ＿＿＿＿＿＿＿＿＿＿＿＿＿＿＿＿＿＿＿

食物反流： ＿＿＿＿＿＿＿＿＿＿＿＿＿＿＿＿＿＿＿

呛咳： ＿＿＿＿＿＿＿＿＿＿＿＿＿＿＿＿＿＿＿

咽残留感： ＿＿＿＿＿＿＿＿＿＿＿＿＿＿＿＿＿＿＿

吞咽后声音的变化：＿＿＿＿＿＿＿＿＿＿＿＿＿＿＿＿＿＿＿

咳出的痰中是否带有所进食的食物：＿＿＿＿＿＿＿＿＿＿

饮水试验： □Ⅰ □Ⅱ □Ⅲ □Ⅳ □Ⅴ

吞咽障碍的分级： □Ⅰ □Ⅱ □Ⅲ □Ⅳ □Ⅴ

分析（A）：

□患者没有临床误吸的症状或体征

□患者存在明确的临床误吸体征

□患者存在（□严重 □中等 □轻微）的口腔期吞咽困难

□患者存在（□严重 □中等 □轻微）的咽期吞咽困难

□其他：＿＿＿＿＿＿＿＿＿＿＿＿＿＿＿＿＿

预后（选一项）：□很好 □好 □一般 □差

影响因素：_____

计划（P）：

1. □不能经口进食，改变营养方式

　□不能经口进食，需进一步进行检查：　□纤维电子喉镜吞咽检查（FEES）

　　　　　　　　　　　　　　　　　　　□改良的吞咽造影检查（MBSS）

　□不能经口进食，在_____天内重复临床评估

　□能经口进食以下食物：□冰块　□水　□浓汤　□稠的液体　□混合物

2. □需要吞咽治疗_____次／周，持续_____周，目标如下：

　□增加口腔吞咽的运动功能

　□增加患者吞咽过程中的气道保护功能

　□增加咽的功能

　□提供给患者或照顾者安全的吞咽技巧

　□其他：_____

3. 患者及其照顾者的教育：□根据治疗提供了建议与教育

　　　　　　　　　　　　□其他：_____

治疗师签名：_____

日期：_____年_____月_____日

附录二 中山大学附属第三医院康复医学科 仪器检查评估表

姓名： 性别： 年龄： 科室： 床号： 住院号： 联系电话：

发病日期： 影像学诊断： 临床诊断：

主观资料（S）：

诊断/主要病史和体格检查概况_____

既往的言语语言病理治疗_____

疼痛报告_____

既往疾病史：

□慢性阻塞性肺疾病，肺气肿，哮喘或其他呼吸道问题

□胃食管反流性疾病

□梗噎感

□短暂性缺血发作，脑血管意外

□其他神经学疾病_____

□认知障碍

□手术史_____

□化疗/放疗

□吸入性肺炎史/误吸

□气管套管存在或其他影响吞咽的情况

□其他_____

患者的主诉：_____

目前影响吞咽功能的药物使用情况_____□无/有

症状的发生：□突然 □逐渐：开始_____接着_____

症状：□进食固体差 □进食液体差 □疲劳时差 □口腔期出现症状

　　　□导致体重减轻 □其他_____

客观资料（O）：

一、吞咽造影检查

口腔期：

	稀流质	浓流质	糊状食物（布丁）	固体食物
1. 唇闭锁食物摄入				
2. 咀嚼				

3. 食物从口腔内漏出
   唇外（量）
4. 口腔食物残留量
5. 向舌根部的移送
6. 向咽的移送
7. 其他（描述）

咽期：

	喉渗漏	误吸	隐性/显性	残留（+/−）
稀流质：				
勺子	____	____	____	____
一口量	____	____	____	____
用吸管吸	____	____	____	____
连续进食	____	____	____	____
其他	____	____	____	____
浓流质：				
勺子	____	____	____	____
一口量	____	____	____	____
用吸管吸	____	____	____	____
连续进食	____	____	____	____
其他	____	____	____	____
糊状食物（果酱）				
1/2 汤匙	____	____	____	____
1 汤匙	____	____	____	____
其他	____	____	____	____
固体食物				
软食	____	____	____	____
硬食	____	____	____	____
混合液体/固体（特定）	____	____	____	____
其他				

食管期：

食管上括约肌的功能（环咽肌开放）　□正常　□开放不完全　□完全不开放
食管的蠕动运动　□正常　□异常（描述）_____

姿势改良/代偿方法（选择所有提供的方法）：

侧方吞咽	□患者不能完成	□有效	□无效
点头吞咽	□患者不能完成	□有效	□无效
点头吞咽	□患者不能完成	□有效	□无效
交互吞咽	□患者不能完成	□有效	□无效
多次吞咽	□患者不能完成	□有效	□无效

二、纤维电子喉镜检查

□未检查　　□声门闭合正常　　□声门闭合瘫痪/异常_____
□咽分泌物异常增多_____　□咽分泌物异常减少_____　　□其他_____

印象

□患者(□有　□没有)明显误吸危险,吞咽功能(□异常　□正常)

□患者有(□重度　□中度　□轻度)口腔期吞咽困难

□患者有(□重度　□中度　□轻度)咽期吞咽困难

1. **吞咽启动**

□正常(在会厌软骨上的舌根部)　　　　　　　　_____

□吞咽启动轻度延迟(在会厌谷有短暂的滞留)　　_____

□吞咽启动中度延迟(在会厌谷、梨状隐窝有滞留)　_____

□吞咽启动重度延迟(在梨状隐窝滞留时间长)　　_____

□缺乏反射_____

延迟导致:	□无可见的影响	□气道渗漏	□气管误吸	
2. **渗漏:**	□未观察到	□隐性(无咳嗽)	□显性(咳嗽)	
3. **误吸:**	□未观察到	□轻微	□明显 □隐性 □显性	
误吸发生在:	□吞咽之前	□吞咽期间	□吞咽后	

4. **残留:**

□正常

□轻微残留(只有涂布)

□中度残留(需要多次吞咽才能清除)

□严重残留(一半以上的食团仍留在咽腔)

5. **食管上括约肌 / 环咽肌的放松**

□正常　　　　　□未观察　　　　□不开放　　　　□部分开放

改善的预测(选择一项):　□极好　　　　□好　　　　□差

影响因素:_____

计划与建议(P)

1. □不能经口进食,改变营养方式

　　□不能经口进食,在_____天内再评估

　　□经口进食以下食物_____固体和_____液体

　　□其他进食建议_____

2. □需要吞咽治疗_____次 / 周,持续_____周,达到下列目标_____

　　_____。

　　□不建议做吞咽治疗,因为_____。

3. **专业性的参考建议**

　　□考虑向消化科咨询,因为_____

　　□考虑向耳鼻喉科咨询,因为_____

　　□考虑向神经科咨询,因为_____

　　□其他_____

4. **患者教育**

　　□向患者提供了与治疗有关的建议与教育

　　□其他_____

治疗师签名:_____

日期:_____年_____月_____日

附录三　导管球囊扩张术记录表

姓名：　　性别：　　年龄：　　科室：　　床号：　　住院号：　　发病日期：　　联系电话：

影像学诊断：　　　　　　　　　　　　　　　　临床诊断：

日期	导管型号	扩张次数	插入长度（鼻-气囊cm）	球囊注水总量（ml）	扩张注水量（ml）	球囊周径（cm）	球囊直径（cm）	操作记录	操作者

附录四　中山大学附属第三医院康复医学科
吞咽障碍患者治疗性进食护理单

姓名：　　性别：　　年龄：　　科室：　　床号：　　住院号：　　发病日期：　　联系电话：

影像学诊断：

临床诊断：

症状评估	1. 每口量＿＿＿＿＿＿＿＿ml		
	2. 食物残留：□无　□有（口腔：□左　□右；咽部：□左　□右）		
	3. 是否反流：□无　□有（□口腔反流　□鼻腔反流　□喉部反流/误吸）		
	4. 咳嗽力量：□好　□中　□弱　□缺失		
	5. 每餐进食能耐受时间：□15分钟　□30分钟　□45分钟　□60分钟		
	6. 食物放入口中位置：□舌前　□舌中　□舌后　□左颊部　□右颊部		
床边筛查结果	筛查结果	EAT-10	□0　□1　□2　□3　□4
		吞唾液测试	□0次　□3次以下　□3次以上　□5次　□5次以上
		洼田饮水试验	□Ⅰ级　□Ⅱ级　□Ⅲ级　□Ⅳ级　□Ⅴ级
		染料测试	□无　□有颜料唾液咳出
吞咽造影结果	初步意见	□吞咽功能正常	
		吞咽功能障碍	□口腔期　□咽期　□食管期
			环咽肌开放□正常　□不全
治疗性喂食处方	喂食频次	□qd　□bid　□tid　□qid	
	食物指导	食物性状：□水/稀流质　□浓流质　□糊状食物　□固体食物　□食物添加剂＿＿＿	
		食物种类：□肉类　□青菜　□水果　□豆类　□面食类＿＿＿	
	餐具选择	勺子性状：□长柄　□钝口　□硅胶　□塑料　□钢质　□其他＿＿＿	
	姿势指导	体位：□坐位　□半坐位	
		代偿姿势：□左转头　□右转头　□仰头　□低头＿＿＿	
	进食后指导	1. 喂食完毕立即清洁残留于口腔内的食物□自行　□帮助　□其他＿＿＿	
		2. 每口吞咽后是否需清嗓　□是　□否　□其他＿＿＿	
		3. 让患者坐位或半坐卧位休息30~40分钟,或把头部抬高于床面不少于60° □	

续表

	日期	咳嗽情况				痰液					身体状况		口腔卫生		食物反流		体温（℃）	进食总量（ml）
		无	有			无	多	少	食物残留		疲劳	良好	干洁	有残留	是	否		
			前	中	后				有	无								
评价																		/ /
																		/ /
																		/ /
																		/ /
																		/ /
	血清前白蛋白：入院时＿＿＿＿＿＿＿＿＿＿mg/l　　　　　　出院时＿＿＿＿＿＿＿＿＿mg/l																	

注：项目选择相应序号或打"√"标记

责任护士签名：＿＿＿＿＿＿＿＿＿

年　　月　　日

附录五 中山大学附属第三医院康复医学科 吞咽障碍患者进食记录表

姓名： 性别： 年龄： 科室： 床号： 住院号： 发病日期： 联系电话：

影像学诊断： 临床诊断：

日期	时间	食物成分	食物性状	每次入量（ml）	24h 总量（ml）	每次进食时间	进食的反应	签名

附录六　口腔感觉运动和喂养评估记录表

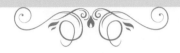

姓名：　　　　性别：　　　年龄：　　　科室：　　　床号：　　　住院号：　　　联系电话：

发病日期：　　　　　影像学诊断：　　　　　　　临床诊断：

过去史

Ⅰ.家庭史

主要照顾者：父母_____,保姆_____,其他_____

家庭中其他成员：_____

神经系统疾病：_____

腭裂或其他颅面部骨骼畸形：_____

家庭成员的进食问题：_____

呼吸系统疾病(哮喘,过敏)：_____

环境因素(吸烟,宠物)：_____

Ⅱ.宫内史

用药：_____

滥用药物(吸烟,嗜酒,药物)：

　　父亲：_____

　　母亲：_____

母亲感染：_____

辐射：_____

中毒：_____

出血：_____

甲状腺疾病：_____

羊水过多：_____

其他因素：_____

Ⅲ.出生史

出生体重：_____

胎龄：_____

产伤：_____

Apgar 评分：_____

插管：_____

低氧或缺氧时间延长 / 呼吸窘迫：_____

肺表面活性物质治疗：_____

心脏疾病：_____

其他并发症：_____

Ⅳ. 新生儿期（出生后 4 周）

清醒_____，嗜睡，难以唤醒_____

呼吸系统问题：

　　呼吸机辅助呼吸：_____

　　呼吸窘迫综合征：_____

　　呼吸暂停，心动过缓：_____

呼吸频率和力度：

　　气喘：_____

　　喉鸣：_____

觅食反射：正常_____，缺如_____，不完善_____

唾液分泌：少量_____，大量_____，过量_____

药物使用：_____

非营养性吸吮无力或节律不规则（奶嘴或手指）：_____

Ⅴ. 喂养史（逐项填写）

体位：斜抱_____，竖抱_____，直立位坐在椅子上_____

喂养时间：20min _____，30~40min _____，45min 以上_____

喂养间隔时间：2h _____，3h _____，4h _____，其他_____

插管喂养：否，是（类型：_____，持续时间：_____周，_____月）

吸吮：

　　母乳_____，人工喂养_____（奶嘴形状_____，奶粉品种_____）

　　唇包裹乳头：无奶液外溢_____，有奶液自口角外溢_____

　　　　下颌上下活动过大_____，喂奶后拍背打嗝排气困难_____

　　食物种类：

　　　　液体_____

　　　　糊状（不含颗粒）_____

　　　　半固体（内含颗粒）_____

　　　　固体_____

饮食（每 24h）

　　非流汁食物食量_____

　　流汁食物食量_____

　　食欲：好_____，不恒定_____，差_____

　　食物过敏或不能耐受_____

　　呕吐、反胃：喂养过程中_____，喂养后（至少在喂养 30min 后）_____

　　偏爱食物温度：温的_____，冷的_____

　　偏爱的液体食物温度：温的_____，冷的_____

　　喂养地点：固定一个地方，几个地方

餐具：

　　奶瓶和奶嘴_____，杯子_____，吸管_____

　　勺子_____，手指_____

呼吸状况：

呼吸机辅助呼吸_____

误吸或肺炎_____

气管炎或慢性上呼吸道感染_____

过敏或哮喘_____

汩汩声：进食过程中_____,进食后_____

咳嗽或梗噎：进食过程中_____,进食后_____

进食过程中呼吸困难_____

进食困难的其他表现

喂养过程中烦躁不安_____

转头躲避喂养_____

喂养过程中入睡_____

姿势变化：僵硬_____,过伸_____

Ⅵ. 其他因素：

过去史 / 手术史

上消化道造影或 CT 检查：_____

吞咽造影：_____

手术史：_____

睡眠：

夜间睡眠差：_____

打鼾：_____

张口呼吸：_____

沟通——主要方法

非口语：_____

口语：表达清晰（超过 50%）_____,表达不清晰_____

康复干预：

作业治疗：_____

言语 - 语言治疗：_____

物理治疗：_____

特殊教育：_____

其他：_____

补充说明：_____

体格检查

Ⅰ. 喂养前观察

A. 休息体位

俯卧位_____,仰卧位_____,侧卧位_____

独坐_____,支撑坐_____

屈曲_____,过伸_____

躯干不对称_____,肢体不对称_____

其他_____：_____

B. 觉醒度和觉醒时间：

清醒时间至少保持 10min _____

不恒定_____

清醒时间短,不足 4~5min 即入睡_____

C. 肌张力和运动模式

　　肌张力:正常_____,过高_____,过低_____,不恒定_____

　　近端稳定性:良好_____,差_____(部位:躯干、腕部、肩部)

　　远端活动度:好_____,差_____(部位:手臂、腿)

D. 兴奋水平:

　　通常是安静的_____

　　偶有激惹,容易安静_____

　　常有激惹,需要抱起安慰_____

　　常有激惹,很难安静_____

E. 气道状况:

　　正常_____

　　气喘_____

　　喉鸣_____

　　清嗓_____

　　氧气依赖_____

　　气管切开_____

　　呼吸机依赖_____

F. 沟通:

　　沟通方式:非口语_____,口语_____

　　口语发音:发音清晰_____,呀语_____,只会发元音(韵母)_____

　　声音质量:正常_____,不正常_____

　　　　　　　_____喘音,_____尖声,_____鼻前音

　　　　　　　_____汩汩声,_____声音细弱,_____鼻后音

　　音调:_____正常,_____过高,_____过低

　　音量:_____正常,_____过小,_____过大

G. 颜面部解剖结构和功能:

　　面部:对称_____,不对称_____

　　下巴大小:正常_____,过小_____

　　颊部肌张力:正常_____,过低_____

　　唇闭合:好_____,差_____

　　舌双侧:对称_____,不对称_____

　　伸舌活动:居中_____,偏向一侧_____

　　舌:松软(张力过低)_____,收缩(张力过高)_____

　　硬腭:对称性好_____,腭弓过高_____,窄_____,腭裂_____

　　软腭:正常_____,腭裂_____

　　下腭稳定性:正常_____,不稳定_____

　　咽反射:_____

　　觅食反射:_____

　　咬合反射:_____

　　非营养性吸吮/吞咽动作:协调_____,不协调_____

H. 流涎

　　时间:偶尔_____,不恒定_____,常有_____,持续_____

　　量:少量_____,中等量_____,大量_____,profuse

　　弄湿部位:唇_____,下巴_____,衣服_____,桌面_____

　　更换衣服或围兜:一天1次_____,一天多次_____(_____次)

对流涎的察觉：好________，偶尔________，从不________

Ⅱ. 非营养性吸吮

对口周按压的反应：敏感________，不恒定________

按压口角时诱发的觅食反射：________容易引出，不恒定________，无________

对小指的吸吮：有节律________，无节律________

Ⅲ. 口腔运动功能和喂养的评估

A. 口腔各部位的运动

唇：后缩________，噘唇________

舌：上抬________，前伸________，侧向活动________，活动自如________

软腭：发音时上抬 / 回缩________

下颌：上下运动________，滚动________

B. 保护性机制——在口内不含食物时按指令完成

吞咽________，咳嗽________，咽反射________

C. 主要喂养者与婴儿间的关系——描述

沟通 / 交往____

体位____

餐具____

每餐量____

每餐喂养时间（分）____

拒绝的食物____

D. 喂养评估：

母乳喂养：裹紧乳头________，裹不住乳头________

吸吮 / 吞咽 / 呼吸协调性：正常________，不正常________

吸吮：正常停顿________，无停顿________

奶液流速：正常（每吸一口都可见瓶中冒泡）________，慢________

合唇：正常________，张口姿势________

舌运动：正常________，偏向一侧________，伸舌反射________

吞咽过程中喉上提：正常________，缺如________

食物存储：两颊________，口腔前部________

鼻咽反流：只发生在流汁食物________，其他食物________

治疗师签名：________________

日期：_____年_____月_____日

附录七 构音器官检查记录表

姓名: 　　性别: 　　年龄: 　　科室: 　　床号: 　　住院号: 　　联系电话:

发病日期: 　　　　影像学诊断: 　　　　　临床诊断:

Ⅰ 呼吸

1. 呼吸类型:胸腹_____　胸_____　腹_____　　2.呼吸次数_____/分

3. 最长呼气时间_____秒　　　　　　　　　　　4.快呼气　能_____不能_____

Ⅱ 喉功能

1. 最长发音时间(a)_____秒

2. 音质,音调,音量;

a 正常音质_____　b 正常音调_____　c 正常音量_____　d 总体程度　0　1　2　3

　嘶哑_____　　　　异常高调_____　　异常音量_____　　气息声　0　1　2　3

　震颤_____　　　　异常低调_____　　音量过低_____　　无力声　0　1　2　3

　　　　　　　　　　　　　　　　　　　　　　　　　　　　　费力声　0　1　2　3

　　　　　　　　　　　　　　　　　　　　　　　　　　　　　粗糙声　0　1　2　3

e. 吸气时发声

3. 音调,音量匹配

a 正常音调_____　　　　　　　　　b 正常音量_____

　单一音调_____　　　　　　　　　　单一音量_____

Ⅲ 面部

a 对称_____　　b 麻痹(R/L)_____　c 痉挛(R/L)_____　d 眼睑下垂(R/L)_____

e 口角下垂(R/L)_____　f 流涎_____　g 怪相_____　　扭曲_____　　抽搐_____

h 面具脸_____　i 口式呼吸_____

Ⅳ 口部肌肉检查

1. 噘嘴　　　　　　2. 咂唇　　　　　　3. 呲牙　　　　　　4. 唇力度

a. 缩拢范围正常_____　a 力量正常_____　a 范围正常_____　a 正常_____

　范围异常_____　　　力量减低_____　　范围减小_____　　减低_____

b 对称缩拢_____　　　b 口角对称_____

　不对称缩拢_____　　　口角不对称_____

V 硬腭

a. 腭弓正常_____   b. 新生物_____   c. 黏膜下腭裂_____

　　高窄腭弓_____

VI 腭咽机制

1. 大体观察

a 正常软腭高度_____

　软腭下垂（L/R）_____

b 分叉悬雍垂（L/R）_____

c 正常扁桃体_____

　肥大扁桃体_____

d 节律性波动_____

　或痉挛_____

2. 软腭运动

a 中线对称_____

b 正常范围_____

　范围受限_____

c 鼻漏气_____

d 高鼻腔共鸣_____

　低鼻腔共鸣_____

　鼻喷气声_____

3. 鼓腮

a 鼻漏气_____

　口漏气_____

4. 吹

a 鼻漏气_____

　口漏气_____

VII 舌

1. 外伸

a 正常外伸_____

　偏移（L/R）_____

b 长度正常_____

　外伸减少_____

2. 舌灵活度

a 正常速度_____

　速度减慢_____

b 正常范围_____

　范围减小_____

c 灵活_____

　笨拙_____

3. 舔唇左右侧

a 充分_____

b 不充分_____

c 扭曲_____

　或受限_____

4. 舔上下唇外

a 活动充分_____

b 活动不充分_____

c 活动困难_____

VIII 下颌

1. 下颌张开闭合

a 正常下拉_____   b 正常上抬_____   c 不平稳扭曲_____   d 下颌关节杂音_____

　异常下拉_____　　　异常上抬_____　　　或张力障碍性运动_____　　膨出运动_____

2. 咀嚼范围

　a 正常范围_____

　　减少_____

IX 反射

1. 角膜反射_____   2. 下颌反射_____   3. 眼轮匝肌反射_____

4. 呕吐反射_____   5. 缩舌反射_____   6. 口轮匝肌反射_____

治疗师签名：_____

日期：____年____月____日

附录八 吞咽障碍的临床实践:病例分享

病例一:延髓梗死患者评估与治疗记录

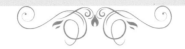

中山大学附属第三医院康复医学科
吞咽障碍患者 SOAP 病历记录表

姓名:__×××__ 性别:__男__ 年龄:__××岁__ 科室:__康复科××区__ 床号:__××__ 登记号:__×××__
联系电话:__××__
评估者:__万××__ 评估日期:__2016 年 10 月 17 日__ 发病日期:__2016 年 1 月 18 日__

临床资料	1. 疾病诊断:脑梗死(恢复期),高血压病(3 级,极高危组),椎动脉闭塞与狭窄(右侧椎动脉术后,左侧椎动脉 V4 段狭窄),锁骨骨折(右侧,术后),腹股沟疝(术后)。 2. 影像学资料:头部 MRA 提示:①脑干左侧延髓梗死灶(急性),弥散功能受限;②脑桥及双侧基底节多发小软化灶,双额顶叶多发缺血灶;③脑萎缩;④脑动脉硬化。
主观资料(S)	1. 主诉:吞咽困难,吃饭、饮水困难,入院后间歇插管进食和饮水,入院前长期使用留置胃管。 2. 现病史:吞咽困难,鼻饲喂食,左侧口角麻木,略咳嗽,痰略黄,量不多,时多时少,无发热,体重减轻 18kg,胃纳尚可。 3. 治疗史:2016 年 2 月 24 日于"珠江医院"治疗,遗留有吞咽困难,言语不利,行走不稳,左侧口角麻木,右上肢麻木、乏力,右下肢乏力感,为求进一步康复来我科治疗。 4. 既往史:短暂性缺血发作,脑血管意外;高血压病史 4 年;10 余年前曾行 2 次腹股沟疝术;七八年前曾行膀胱结石取石术;2008 年骑车摔倒致右侧锁骨骨折,植入钢板;对"磺胺类药物"及"安乃近"过敏。 5. 情绪态度:情绪平稳,态度积极,可积极配合检查及治疗。 6. 治疗反应:尚可。 7. 患者目标:不使用间歇置管,完全经口进食。
客观资料(O)	评估体位:端坐位
	基础状态:意识清醒、精神状态正常
	颈部活动:正常
	口颜面功能: 1. 整体观察:口颜面功能正常 2. 口腔内部观察:完整、清洁 3. 下颌运动:张口幅度 4cm 4. 唇、舌功能无明显异常 5. 软腭功能:抬升较差

续表

客观资料（O）	喉功能	1. 最长发音时间:10 秒 2. 音质:正常 3. 自主咳嗽功能:马上、强烈 4. 自主清嗓功能:马上、强烈
	呼吸功能	1. 呼吸类型:胸腹式 2. 呼吸次数:11 次 / 分 3. 最长呼气时间:8 秒 4. 气管切开情况:无
	相关反射	1. 咽反射:正常 2. 呕吐反射:正常 3. 咳嗽反射:正常
	吞咽功能检查	1. 吞咽动作:≥2cm 2. 反复唾液吞咽试验:4 次 3. 饮水试验:V 级 4. 颈部听诊:异常
	直接摄食评估	吞咽姿势为端坐位,头部正中位,无仰头。吞咽动作正常,饮水 1~2ml/ 口,有呛咳,吞咽启动延迟,吞咽后声音有改变。进食糊状食物 11ml,3~5ml/ 口,多次吞咽,未见呛咳,食物无漏出唇外,无口腔残留量,无食物反流,无咽部残留感,咳出痰中带有少量所进食的食物。
	吞咽造影	口腔控制及运送:口腔运送尚可 吞咽启动:明显延迟 反流:无 误吸:进食稀流质、浓流质食物均可见较多误吸 残留:进食浓流质、糊状食物均可见较多会厌谷及梨状隐窝残留 渗漏:进食稀流质、浓流质、糊状食物可见较多渗漏 经多次反复吞咽不能清除残留,咳嗽反射延迟,咳嗽力量欠佳 环咽肌开放功能:进食过程中环咽肌未见开放
评估（A）		1. 存在问题: （1）存在误吸,咳嗽反射延迟,咳嗽力量欠佳; （2）舌运动受限,舌上抬力量欠佳; （3）口腔运送能力欠佳; （4）吞咽启动明显延迟; （5）会厌谷、梨状隐窝有明显残留; （6）环咽肌不开放。 2. 诊断: （1）存在口腔期、咽期吞咽障碍; （2）显性误吸; 3. 长期目标:2 个月内拔除鼻饲管,能经口进食浓流质、糊状食物、面条、烂饭等 300ml/ 顿,5~6 顿 / 天; 4. 短期目标:3~4 周内可经口进食糊状食物由 200ml/ 顿,1~2 顿 / 天。

续表

计划 （P）	1. 改善环咽肌开放的功能,及吞咽协调性 球囊扩张术:球囊注水量 4ml,正位操作,6~10 次 / 组,1 组 / 天 2. 加强舌运动控制,强化舌肌力量及协调,从而改善吞咽的生理功能 吸舌器训练:先被动做 1 次舌头各个方向的活动(准备活动),然后用吸舌器吸住舌头,让患者做舌头各个方向的主动活动,最后将舌头往外拉伸,维持 3~5 秒,用力缩回,并完成一次吞咽动作,吞咽时保持头部微低,吞咽完成后立即咳嗽,10 个 / 次,3 次 / 组,2 组 / 天。 3. 增强吞咽反射: （1）气脉冲:将连接气囊的导气管置于患者舌根部、前咽弓、咽后壁进行气体刺激,引出吞咽动作,5 分 / 次,2 次 / 天,5 天 / 周。 （2）改良振动棒训练:让患者张开嘴巴发持续的 "啊" 音,用改良振动棒刺激患者的舌头,软腭以及咽后壁,共 5 分钟。 4. 提高呼吸控制能力来控制吞咽时的呼吸;为排除气道侵入物而咳嗽;强化腹肌,学会随意地咳嗽;强化声门闭锁 （1）呼吸训练器:每组 10 次,每天 3 组。 （2）含住发生笛发 "呜" 音,坚持 5~10 秒,8 个 / 组,3 次 / 组,2 组 / 天。 5. 增强吞咽功能 吞咽神经肌肉电刺激:运用神经肌肉低频电刺激,电极片一前一后放置,20 分 / 次,1 次 / 天,5 天 / 周。 6. 增强咽期吞咽快速启动的能力 腭咽闭合训练: 用冰棉签刺激软腭、腭弓、咽后壁及舌后部,应大范围(上下、前后)、长时间地接触刺激部位,并慢慢移动冰棉签前端,左右交替,每次 10~20 分钟,然后做一次空吞咽。如出现呕吐反射,则应终止。 7. 使咽后壁向前运动与舌根部相贴近,增加咽部的压力,使食团推进加快 Masako 吞咽训练法(舌制动吞咽法) 患者将舌尖稍后的小部分舌体固定于牙齿之间,或者治疗师将经过温开水湿润过的棉纱包住舌体,然后用手拉出一小部分舌体,最后让患者做吞咽运动,使患者咽后壁向前收缩。10 次 / 组,1 组 / 天。 8. 宣教:对患者及其照顾者的健康教育与指导。

治疗成效:

　　该患者住院治疗,每日治疗时间约为 2 小时,经上述治疗 3 周后可以经口进食浓流质食物 100ml/ 餐,2 餐 / 天;治疗 5 周后除饮水需使用增稠剂进行调配至浓流质外,可正常经口进食;治疗 8 周后可以正常饮食。

病例二:多发性肌炎患者评估与治疗记录

中山大学附属第三医院康复医学科
吞咽障碍患者 SOAP 病历记录表

姓名:×××　性别: 女 　年龄: 39 岁 　科室: 康复科 ×× 区 　床号: ×× 　登记号: ×××

联系电话: ××

评估者: 谢 ×× 　评估日期: 2016 年 4 月 27 日 　发病日期: 2015 年 11 月 20 日

临床 资料	1. 疾病诊断:多发性肌炎 2. 影像学资料:肺部 CT 示:①双肺炎症;②右肺小结节,考虑炎性结节。

主观资料（S）	1. 主诉:吞咽较为费力,不能说话,无法发声,呼吸有时感觉吃力。家人辅助下经鼻胃管进食、饮水,进食后无反流。 2. 现病史:肺部 CT 显示双肺炎症,予抗感染对症治疗效果不佳,感染进一步加重,转 ICU 后病情加重,予气管插管接呼吸机辅助呼吸,后感染控制稳定,诊断为肺部感染,气管造口状态,后拔除气管切开管,为求进一步康复收入我科。 3. 治疗史:无 4. 既往史:近期内无发热,有肺部炎症。 5. 情绪态度:情绪良好,积极配合治疗。 6. 治疗反应:主动配合。 7. 患者目标:能够正常说话与家人沟通,可以经口进食。	
客观资料（O）	评估体位:半卧位	
	基础状态:意识清醒、精神状态正常	
	颈部活动:主动关节活动度范围均有减小,被动活动基本正常	
	口颜面功能	1. 整体观察:口颜面功能正常 2. 口腔内部观察:完整、清洁 3. 下颌运动:张口幅度 4cm,下垂和咀嚼皆正常 4. 唇功能:鼓腮较差,其余正常 5. 舌功能:伸舌、舔上唇欠佳,其余尚可
	喉功能	1. 最长发音时间:4 秒 2. 音质:正常 3. 自主咳嗽功能:马上、减弱 4. 自主清嗓功能:马上、减弱
	呼吸功能	1. 呼吸类型:胸腹式 2. 呼吸次数:29 次 / 分 3. 最长呼气时间:3 秒 4. 气管切开情况:有,佩戴气管套管
	相关反射	1. 咽反射:正常 2. 呕吐反射:正常 3. 咳嗽反射:气管切开状态,未查
	吞咽功能检查	1. 吞咽动作:<2cm 2. 反复唾液吞咽试验:无 3. 饮水试验:Ⅳ级 4. 颈部听诊:正常
	直接摄食评估	治疗室端坐位进食糊状食物,3~5ml/ 口,放置于舌中,低头吞咽,吞咽启动正常,多次吞咽,未见呛咳,有少量食物流出唇外,吞咽后声音无改变,有少量口腔残留,无食物反流。

续表

客观资料(O)	吞咽造影	口腔控制及运送:尚可 吞咽启动:延迟 反流:进食稀流质、浓流质、糊状食物可见咽腔口腔反流 误吸:进食稀流质、糊状食物可见少量误吸 残留:进食稀流质、浓流质、糊状食物可见会厌谷和梨状隐窝中等量残留 渗漏:进食稀流质食物可见渗漏 环咽肌开放功能:部分开放
评估(A)		1. 存在问题: (1) 存在气管套管,无法发声; (2) 吞咽力量较差,多次吞咽才可清除进食的食物。 诊断: (1) 气管切开状态; (2) 口、咽期吞咽功能障碍; (3) 构音障碍。 2. 短期目标:2 周内可以在上、下午各佩戴说话瓣膜 2 小时,监护下端坐位可经口进食糊状食物 200~250ml/ 顿,1 顿 / 天,每次进食控制在 15~20 分钟。 3. 长期目标:1 个月内可以拔除气管插管,经口正常进食。
计划(P)		一、口颜面功能训练 1. 张口训练:张口至最大范围并维持 10 秒,然后放松,每组张口 10 个,2 组 /(次·天),5 天 / 周。 2. 舌主动辅助运动:用吸舌器、振动棒并嘱患者在各个方向运动,5 个 / 组 / 天,5 天 / 周。 3. 舌抗阻训练:用吸舌器、压舌板、纱布块施加阻力,嘱患者在各个方向运动并维持 5 秒,5 个 / 组 / 天,5 天 / 周。 4. 舌压训练:将一定注水量的球囊置于患者舌中,嘱患者主动抗阻上抬,目标压力值,记录每组的基数、峰值、持续时间,10 个 / 组 / 天,5 天 / 周。 5. 舌制动训练:用纱布块用力拉住舌头或嘱患者用牙齿咬住舌头,用力吞口水,10 个 / 组 / 天,5 天 / 周。 二、咽反射重建训练 1. 冰刺激:用冰棉签刺激舌根和咽后壁并快速滑出同时嘱患者迅速主动吞咽动作,20 个 /(次·天),5 天 / 周。 2. 气脉冲:将气脉冲导管置于舌根和咽后壁,快速挤压气脉冲气囊产生气体舌根,然后嘱患者迅速主动吞咽动作,20 个 /(次·天),5 天 / 周。 三、呼吸训练 用手法:嘱患者随手法的运动做主动辅助和抗阻呼吸训练,20 个 / 组 / 天,5 天 / 周 膈肌起搏器:两组电极片分别置于左右胸锁乳突肌外下 1/3 处和左右锁骨中线与第 2 肋间交界处,20 分 /(次·天),5 天 / 周。 四、吞咽功能电刺激 将两组电极片分别置于舌骨上肌群上,将强度调至患者能耐受的最大强度,20 分 /(次·天),5 天 / 周。 五、治疗性进食训练 进食介于 2 号和 3 号之间的食物,初始每天 50ml/d,逐步进食到 120ml/d,进食过程中配合每吞咽一口清嗓,进食后如有需要需配合漱口清除口腔残留。

治疗成效:

该患者住院治疗,每日治疗时间约为 1 小时,佩戴说话瓣膜开始为 1 小时 / 天,后逐渐延长至全天佩戴,经上述治疗 2 周后可以经口进食浓流质食物 250ml/ 餐,1 餐 / 天;治疗 3 周后,拔除气管插管;治疗 5 周后可以正常饮食。

病例三:鼻咽癌放疗术后患者评估与治疗记录

中山大学附属第三医院康复医学科
吞咽障碍患者 SOAP 病历记录表

姓名:×××　　性别:男　年龄:56 岁　科室:康复科门诊　床号:××　登记号:×××

联系电话:××

评估者:张××　评估日期:2016 年 10 月 20 日　发病日期:2016 年 1 月 18 日

临床资料	1. 疾病诊断:吞咽障碍
	2. 影像学资料:头颅 CT 示无明显异常。肺部 CT 示双肺炎症,右下肺有少量炎性结节。

主观资料 (S)	1. 主诉:吞咽困难 1 年 3 个月余,长期经口进食。
	2. 现病史:鼻咽癌放化疗术后 7 余年,近半年多次反复肺部感染,长期有发热、咳嗽、咳痰,目前为求肺炎治疗及吞咽障碍治疗来我科就医。
	3. 治疗史:患者此前未做过吞咽障碍治疗。
	4. 既往史:患者自鼻咽癌放疗术后逐渐消瘦,自述无食物药物过敏史。
	5. 情绪态度:积极配合。
	6 治疗反应:尚可。
	7. 患者目标:维持经口进食,解决肺部感染。

客观资料 (O)		评估体位:端坐位
		基础状态:意识清醒、精神状态良好
		颈部活动:尚可
	口颜面功能	1. 整体观察:面部对称,无痉挛、麻痹
		2. 口腔内部观察:完整、清洁
		3. 下颌运动:下颌下垂,咀嚼 a 级,张口幅度 4cm
		4. 唇功能:缩唇、拢唇尚可,鼓腮较差
		5. 舌功能:各方向活动均明显受限
		6. 软腭功能:抬升较差
	喉功能	1. 最长发音时间:14 秒
		2. 音质:正常
		3. 自主咳嗽功能:马上、强烈
		4. 自主清嗓功能:马上、强烈
	呼吸功能	1. 呼吸类型:胸腹式
		2. 呼吸次数:30 次 / 分
		3. 最长呼气时间:15 秒
		4. 气管切开情况:无
	相关反射	1. 咽反射:两侧减弱
		2. 呕吐反射:左侧缺失,右侧减弱
		3. 咳嗽反射:正常
	吞咽功能检查	1. 吞咽动作:≥2cm
		2. 反复唾液吞咽试验:5 次
		3. 饮水试验:Ⅳ级
		4. 颈部听诊:异常

续表

客观资料（O）	直接摄食评估	端坐为正常姿势进食绿染稀流质,一口量 2ml、3ml、5ml 无呛咳,10ml 有呛咳,进食糊状食物一口量 3ml、5ml、10ml 均无呛咳,30ml 有呛咳,吞咽后呛咳,咽部有梗塞感。
	吞咽造影	口腔控制及运送:口腔运送正常 吞咽启动:明显延迟 反流:无 误吸:进食稀流质少量误吸 残留:进食浓流质、糊状食物固体食物会厌谷及梨状隐窝有较多残留 渗漏:进食稀流质、浓流质、糊状食物可见较多渗漏 经多次反复吞咽可清除较多残留,咳嗽反射缺失,咳嗽力量欠佳 环咽肌开放功能:进食过程中环咽肌开放不完全
评估（A）		1. 存在问题: (1) 存在大量误吸,咳嗽反射缺失,咳嗽力量欠佳; (2) 舌肌无力,软腭上抬及舌根后缩力量弱,喉上抬幅度减小; (3) 口腔运送能力欠佳; (4) 吞咽启动明显延迟; (5) 会厌谷、梨状隐窝有明显残留; (6) 环咽肌开放不完全。 诊断: (1) 存在口腔期、咽期吞咽障碍; (2) 隐性误吸。 2. 长期目标:1 个月内患者可以经口进食浓流质食物 250ml/ 餐,2 餐 / 天,入量不足部分使用间歇性插管补足。 3. 短期目标:2 周内教会患者及家属间歇性插管进食的方法,并教会患者家庭自我锻炼的方法。
计划（P）		1. 改善环咽肌开放的功能 球囊扩张术:球囊注水量 2~4ml,正位操作,6~10 次 / 组,1 组 / 天 2. 加强舌运动控制,强化舌肌力量及协调,从而改善吞咽的生理功能。 吸舌器训练:先被动做 1 次舌头各个方向的活动(准备活动),然后用吸舌器吸住舌头,让患者做舌头各个方向的主动活动,最后将舌头往外拉伸,维持 3~5 秒,用力缩回,并完成一次吞咽动作,吞咽时保持头部微低,吞咽完成后立即咳嗽,10 个 / 次,3 次 / 组,2 组 / 天。 3. 增强吞咽反射: 气脉冲:将连接气囊的导气管置于患者舌根部、前咽弓、咽后壁进行气体刺激,引出吞咽动作,5 分 / 次,2 次 / 天,5 天 / 周。 4. 提高呼吸控制能力来控制吞咽时的呼吸;为排除气道侵入物而咳嗽;强化腹肌,学会随意地咳嗽;强化声门闭锁 (1) 呼吸训练器:每组 10 次,每天 3 组。 (2) 含住发生笛声 "呜" 音,坚持 5~10 秒,8 个 / 组,3 次 / 组,2 组 / 天。 5. 增强吞咽功能 吞咽神经肌肉电刺激:运用神经肌肉低频电刺激,电极片一前一后放置,20 分 / 次,1 次 / 天,5 天 / 周。 直流感应电刺激:运用直流电对患者的口腔内部、舌头、舌骨肌群等部位进行感觉刺激,促进患者这些部位的感觉恢复,10 分 / 次,1 次 / 天。

计划 (P)	5. 增强咽期吞咽快速启动的能力 腭咽闭合训练:用冰棉签刺激软腭、腭弓、咽后壁及舌后部,应大范围(上下、前后)、长时间地接触刺激部位,并慢慢移动冰棉签前端,左右交替,每次 10~20 分钟,然后做一次空吞咽。如出现呕吐反射,则应终止。 6. 使咽后壁向前运动与舌根部相贴近,增加咽部的压力,使食团推进加快。 Masako 吞咽训练法(舌制动吞咽法) 患者将舌尖稍后的小部分舌体固定于牙齿之间,或者治疗师将经过温开水湿润过的棉纱包住舌体,然后用手拉出一小部分舌体,最后让患者做吞咽运动,使患者咽后壁向前收缩。10 次 / 组,1组 / 天。 7. 使用超声波治疗改善患者颈部肌群僵硬的问题,15 分 / 次,1 次 / 天。 8. 宣教:对患者及其照顾者的健康教育与指导,并给予患者家庭训练计划指南。

治疗成效:

该患者门诊治疗,每日治疗时间约为 2 小时,患者开始治疗第一天开始即采用间歇性插管进食,治疗 2 周后,患者自述体力有所提升,咳嗽、咳痰症状减少,近 2 周内没有再次发热;患者治疗 5 周后可以经口进食 2~3 号之间食物 150ml/ 餐,2 餐 / 天;患者治疗 8 周后可以经口进食 3 号食物 250ml/ 餐,3 餐 / 天,8 周后患者回家进行自我康复治疗,并于 4 月后返回我科进行复查,行吞咽造影检查后指导患者可以经口进食 3 号食物至饱,饮水、饮汤仍需使用凝固粉进行调配或使用间歇性插管方式进食。

病例四:颅后窝占位性病变患者评估与治疗记录

中山大学附属第三医院康复医学科
吞咽障碍患者 SOAP 病历记录表

姓名:×××   性别: 女   年龄: 44 岁   科室: 康复科 ×× 区   床号: ××   登记号: 499296
联系电话: ××
评估者: 唐 ××   评估日期: 2016 年 7 月 27 日   发病日期: 2015 年 11 月

临床 资料	1. 疾病诊断:①颅后窝占位性病变;②肺部感染。 2. 影像学资料:①外院 MRI 示:后颅窝占位,脑干受压;②外院 CT 示:后颅窝胆脂瘤术后;③外院肺部 CT 示:肺部感染。
主观 资料 S	1. 主诉:自发病以来使用管饲进食,没有尝试过经口进食,血氧经常不稳定。 2. 现病史:吞咽困难,误吸较多,有反流倾向,略咳嗽,痰略黄,量不多,时多时少,无发热,体重减轻 18kg,胃纳尚可。 3. 治疗史:患者于 11 个月前突感四肢不灵活伴吞咽困难,就诊于北京天坛医院神经外科,诊断为"颅内占位性病变"于 2015 年 11 月 18 日在全麻状态下行了"脑室镜辅助后正中切口开颅肿瘤切除术";2015 年 12 月 23 日转回家乡山西运城中心医院以"后颅窝胆脂瘤术后,肺部感染等"入住 ICU、神经外科、康复科,其间肺部感染有所好转;现为进一步改善"肢体功能、吞咽功能"就诊于我院。 4. 既往史:曾于 2003 年因头昏头痛,在北京某医院行开颅手术(具体诊断不详),未遗留特别后遗症。否认各种慢性疾病及传染性疾病,否认重大手术史,否认食物药物过敏史,否认输血史,否认按计划免疫接种史。 5. 情绪态度:患者心理较为脆弱,情绪波动对治疗影响较大。 6. 治疗反应:尚可。 7. 患者目标:经口进食至饱。

客观资料（O）		评估体位:端坐位
		基础状态:意识清醒、精神状态正常
		颈部活动:正常
	口颜面功能	1. 整体观察:口颜面功能基本正常 2. 口腔内部观察:完整、清洁 3. 下颌运动:张口幅度 2.5cm 4. 唇功能:缩唇、拢唇尚可,鼓腮较差 5. 舌功能:伸舌、舔左、舔右、舔下唇尚可,舔上唇较差 6. 软腭功能:上抬欠佳
	喉功能	1. 最长发音时间:8 秒 2. 音质:正常 3. 自主咳嗽功能:马上、减弱 4. 自主清嗓功能:马上、减弱
	呼吸功能	1. 呼吸类型:胸腹式 2. 呼吸次数:16 次 / 分 3. 最长呼气时间:3 秒 4. 气管切开情况:无
	相关反射	1. 咽反射:缺失 2. 呕吐反射:缺失 3. 咳嗽反射:缺失
	吞咽功能检查	1. 吞咽动作:<2cm 2. 反复唾液吞咽试验:3 次 3. 饮水试验:V 级 4. 颈部听诊:异常
	直接摄食评估	患者端坐位,选择染色馒头,一口量 3ml,食物放入舌前,右转头吞咽,吞咽启动延迟,一次吞咽,无食物漏出唇外,吞咽后清嗓、咳嗽,咳出痰中可见染色馒头,吞咽后有声音改变,无口腔残留,无食物反流,有咽部残留感。
	吞咽造影	口腔控制及运送:口腔运送尚可 吞咽启动:明显延迟 反流:有 误吸:进食浓流质食物均可见较多误吸 残留:进食浓流质、糊状食物均可见较多会厌谷及梨状隐窝残留 渗漏:进食浓流质、糊状食物可见较多渗漏 经多次反复右转头吞咽能清除部分残留,咳嗽反射缺失,咳嗽力量欠佳 环咽肌开放功能:进食过程中环咽肌均有开放,开放尚可
评估（A）		1. 存在问题: （1）存在误吸,咽反射、咳嗽反射缺失; （2）吞咽启动延迟、吞咽动作不协调; （3）环咽肌、梨状隐窝明显残留; （4）环咽肌不开放;

评估 （A）	（5）血氧不稳定,患者呼吸动作紊乱; （6）运动性构音障碍。 诊断: （1）存在口、咽期吞咽障碍; （2）隐性误吸; （3）功能性经口进食分级:Ⅰ级。 2. 长期目标:1个月内经口进食特殊调制的3号食物100ml/餐,1餐/天,可以主动进行咳嗽、咳痰,可以自主维持血氧稳定在90%以上; 3. 短期目标:2周内可以使用呼吸训练器,吹气流量可以达到600ml/s,吸气流量可以达到400ml/s,舌功能及软腭功能可以基本恢复正常。
计划 （P）	1. 增强吞咽反射 （1）气脉冲:将连接气囊的导气管置于患者舌根部、前咽弓、咽后壁进行气体刺激,引出吞咽动作,5分/次,2次/天,5天/周。 （2）冰棉签刺激患者舌后根、咽喉壁等部位。然后嘱咐患者做吞咽动作,10个/次,1次/天,5天/周。 2. 吞咽相关肌力、喉上抬及吞咽协调训练 （1）吞咽神经肌肉电刺激:将电极片并置于患者舌骨上下肌群,20分/次,1次/天,5天/周。 （2）舌压抗阻反馈训练:球囊注水量10ml,目标值55,将球囊放入患者的舌中部,嘱咐患者做吞咽的动作,将舌面顶住硬腭,尽量长的时间将舌压反馈治疗仪上的数值维持在55以上。 3. 咽部感觉刺激:将扩张管与气脉冲相结合,将扩张管送入患者食管、咽部等部位打气给予气体刺激,增强咽部感觉,8~10个/次,2次/天,5天/周。 4. 改善环咽肌开放的功能及吞咽协调性 球囊扩张术:球囊注水量4ml,右转头操作,6~10次/组,1组/天,5天/周。 5. 促进唾液分泌、胃肠蠕动、增强口腔感觉及运动及增强患者的消化功能:咀嚼馒头,也可以使患者喜欢的食物,咀嚼过后立马吐出来,然后在进餐时打入胃中。3次/天,7天/周。 6. 提高呼吸控制能力来控制吞咽时的呼吸;为排除气道侵入物而咳嗽;强化腹肌,学会随意地咳嗽;强化声门闭锁。 （1）呼吸训练器:每组10次,每天3组,5天/周。 （2）佩戴膈肌起搏器:20分/次,1次/天,5天/次。 7. 直接摄食训练:给予患者2~3号之间由增稠剂调制后的食物,运用声门上吞咽,嘱咐患者右转头吞咽,且将手置于患者舌骨上肌群给少量帮助,因为患者有反流倾向,所以不宜过猛咳嗽,一口量3~5ml,150ml/次,1次/天,5天/次。 8. 宣教:对患者及其照顾者的健康教育与指导。

治疗成效:

该患者住院治疗,每日治疗时间约为2小时,经上述治疗3周后患者的血氧饱和度可以基本维持在90%以上,偶有掉下90%时,嘱患者进行深呼吸可以在短时间内恢复;治疗7周后可以经口进食浓流质食物50ml/餐,1餐/天;治疗9周后可以经口进食糊状食物100~150ml/餐,1餐/天,另可加50ml/餐,1餐/天;治疗9周后患者回家进行家庭康复治疗训练。

主要参考书目

1. Morris SE，Klein MD. Pre-feeding skills：a comprehensive resource for feeding development. 2nd ed. Austin TX：Therapy Skill Builders，2000

2. Arvedson JC，Brodsky L. Pediatric swallowing and feeding：assessment and management. 2nd ed. Canada：Singular Publishing Group，2002

3. Caruso AJ，Strand EA. Clinical management of motor speech disorders in Children. New York：Thieme，1999

4. Yorkston KM，Miller RM，Strand EA. Management of speech and swallowing in degenerative diseases，San Antonio，TX：Communication Skill Builders，1995

5. Ekberg O. Dysphagia diagnosis and treatment. Verlag Berlin Heidelberg：Springer，2012

6. Kirita T，Omura K. Oral cancer diagnosis and therapy. Japan：Springer，2015

7. Murry T，Carrau RL. Clinical management of swallowing disorders. 2nd ed. San Diego：Plural Publishing Inc，2006

8. Daniels SK，Huckabee ML. Dysphagia following stroke. 2nd ed. San Diego：Plural Publishing Inc，2014

9. Ickenstein GW. Diagnosis and treatment of neurogenic dysphagia. Boston：International Medical Publishers，2011

10. Palmer JB，Kraft GH. Physical medicine and rehabilitation clinics of north America. Dysphagia，2008

11. Grany MA，Groher ME. Introduction to adult swallowing disorders. Philadelphia：Butterworth Heinemann，2003

12. Leonard R，Kendall K. Dysphagia assessment and treatment planning-a team approach. San Diego：Plural Publishing Inc，2006

13. Logemann JA. Evaluation and treatment of swallowing disorder. 2nd ed. Austin：PRO-ED Inc，1998

14. Carrau RL，Murry T. Comprehensive management of swallowing disorders. San Diego：Plural Publishing Inc，2006

15. Millen AJ. The neuroscientific principles of swallowing and dysphagia. San Diego，CA：Singular Publishing Group，1999

16. Duffy JR. Motor speech disorders：Substrates，differential diagnosis，and management. 2nd ed. St. Louis，MO：Elsevier-Mosby，2005

17. 范家栋 . 腹部百例疾病影像诊断精粹 . 北京：北京大学医学出版社，2004

18. 邱蔚六 . 实用口腔疾病诊治图谱 . 济南：山东科学技术出版社，1997

19. 郭光文，王序 . 人体解剖彩色图谱 . 北京：人民卫生出版社，1986

20. 大西幸子，孙启良 . 摄食 - 吞咽障碍康复实用技术 . 北京：中国医药科技出版社，2000

21. 南登崐，黄晓琳 . 实用康复医学 . 北京：人民卫生出版社，2009

22. 尚克中,程英升.吞咽障碍诊疗学.北京:人民卫生出版社,2005

23. 黄昭鸣,杜晓新.言语障碍的评估与矫治.上海:华东师范大学出版社,2006

24. 蒋朱明,吴蔚然.肠内营养.北京:人民卫生出版社.2002:143-147

25. 邵孝鉷.现代急诊医学.北京:北京医科大学、中国协和医科大学联合出版社,1997,7:1472

26. 欧阳来祥.吞咽困难评估与治疗-临床实用手册.新北:心理出版社,2008

27. 曾西,许予明.实用吞咽障碍治疗技术.北京:人民卫生出版社,2014

28. 才藤栄一,植田耕一郎.摂食嚥下リハビリテーション.第3版.医歯薬出版株式会社,2016

29. 谷铣之,殷蔚伯,余子豪.肿瘤放射治疗学.第2版.北京:北京医科大学-中国协和医科大学联合出版社,1993

30. 王天铎.喉科手术学.第2版.北京:人民卫生出版社,2007

31. 邱蔚六.口腔颌面外科理论与实践.北京:人民卫生出版社,1998

索　引

Z